ENZYMOPATHOLOGIE

ENZYMOPATHOLOGIE

ENZYME IN KLINIK UND FORSCHUNG

VON

DR. MED. ROLAND RICHTERICH

BASEL

MIT 132 ABBILDUNGEN

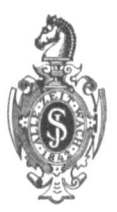

SPRINGER-VERLAG

BERLIN · GÖTTINGEN · HEIDELBERG

1958

ISBN-13: 978-3-642-86612-8   e-ISBN-13: 978-3-642-86611-1
DOI: 10.1007/ 978-3-642-86611-1

MEINER MUTTER
IN DANKBARKEIT UND VEREHRUNG

Vorwort

Die Fortschritte auf dem Gebiet der Enzymforschung beginnen in zunehmendem Maße für die ärztliche Forschung und Therapie Früchte zu tragen. Bereits haben die in voller Entwicklung stehenden Erkenntnisse über die Enzyme die Grundlagen der Biologie, speziell der physiologischen und pathologischen Vorgänge des menschlichen Organismus, beträchtlich vertieft und erweitert. Es ist deshalb nicht verfrüht und von klinischer Seite besonders begrüßenswert, wenn R. RICHTERICH die weitverstreuten Erhebungen zusammengetragen und vom Standpunkt des Mediziners eine Enzymopathologie aufzubauen versucht hat. RICHTERICH war dank eigener Forschertätigkeit, Ausbildung und Mitarbeit an medizinisch-theoretischen und klinischen Instituten der alten und neuen Welt besonders dazu berufen. Eine medizinische Preisaufgabe der Firma J. R. Geigy A. G. Basel, die im Juni 1958 den 200. Jahrestag ihrer Gründung begeht, für welche die Themastellung mir übertragen war, gab den günstigen Anlaß, das schon längere Zeit geplante Werk in die Tat umzusetzen und auf diesen Termin fertigzustellen.

Das wegen der Weite des Stoffes beträchtliche und doch übersichtliche Werk gliedert sich in drei Teile. Zuerst wird die Biologie der Enzyme geschildert, besonders deren Effekt auf einzelne Lebensvorgänge und deren Zusammenwirken in Form von Systemen, die einer zentralen Steuerung unterworfen sind, hervorgehoben. Im zweiten Teil, der allgemeinen Enzymopathologie, kommt die Bedeutung enzymatischer Prozesse bei krankhaften Vorgängen zur Besprechung, wobei bereits bei den heredofamiliären Hyp- und Anenzymien Einblick in ein wichtiges Problem der Medizin, in die neuerdings abgrenzbaren chemischen Mißbildungen gegeben wird. Die Bedeutung der Enzyme bei gestörter Zellfunktion, bei Endokrinopathien, bei der Autolyse, Fibrinolyse, Proteolyse, bei Entzündung und Krebsbildung wird systematisch dargestellt. Im dritten Teil, der speziellen Enzymopathologie, werden die heute erfaßbaren Fermentvorgänge bei Krankheiten der einzelnen Organe geschildert. Dabei konnten entsprechend den verschieden weit fortgeschrittenen Kenntnissen über die Enzymaktivitäten der einzelnen Organe und Zellsysteme die Darlegung natürlich nicht überall gleich eingehend ausfallen und mußten sich manchmal auch mehr auf die physiologischen Erhebungen beschränken. Ausführlich wurden die in der Klinik verwendbaren diagnostischen und therapeutischen Enzyme in ihrer Wirkung und Bedeutung aufgezeigt.

Die Annahme geht wohl nicht fehl, daß das Werk dank der klaren Darstellungsgabe, der umfassenden Fachkenntnis des Autors und der eingehenden Bibliographie den wissenschaftlich interessierten Ärzten, den Klinikern und Forschern wertvolle Einblicke und eine erwünschte Übersicht bietet. Wenn es gleichzeitig durch die vielen Hinweise auf ungeklärte Probleme Anregung für die weitere Forschung gibt, so wäre dies als eine erfreuliche Antwort auf die Bemühungen der Arbeit zu betrachten.

Basel, im März 1958

Professor Dr. OTTO GSELL
Medizinische Universitäts-Poliklinik Basel

Dank des Verfassers

Der Gedanke, die medizinisch wichtigen Aspekte der Enzymologie zusammenfassend darzustellen, geht in die Jahre 1951/1952 zurück, als ich mich am anatomischen Institut der Universität Basel mit histochemischen Methoden beschäftigte. Unter der Leitung von Herrn Prof. Dr. E. LUDWIG und Herrn Prof. Dr. G. WOLF-HEIDEGGER erlebte ich damals die große Bedeutung der Morphologie als Ausgangspunkt und Grundlage jeder biologischen Forschung. In der medizinischen Klinik von Herrn Prof. Dr. H. STAUB hatte ich später die einmalige Gelegenheit, die Wesensidentität der wissenschaftlich-forschenden und klinisch-ärztlichen Denkweise zu erfahren und manche Anregung zu empfangen. Während dieser Jahre reifte allmählich der Plan einer systematischen Darstellung des Grenzgebietes zwischen der Enzymologie und der inneren Medizin. Auf Anregung von Herrn Prof. Dr. O. GSELL wurde der größte Teil der Arbeit während eines mehrjährigen Aufenthaltes an der Boston University School of Medicine geschrieben; zunächst im Department of Cancer Research (Dr. HENRY M. LEMON), dann an der inneren Klinik der Massachusetts Memorial Hospitals (Dr. CHESTER S. KEEFER) und schließlich im Department of Pharmacology (Dr. EARL H. DEARBORN). Ohne ständige Anregung durch die Leiter und Mitarbeiter dieser Institute, ohne ihre kritischen Einwände und täglichen Gelegenheiten zu Diskussionen wäre diese Arbeit kaum möglich gewesen. Für ihre wertvolle Hilfe bei den Korrekturen danke ich herzlich Herrn Prof. Dr. H. AEBI, Bern, Herrn Dr. H. THOMMEN, Basel, und Herrn Dr. H. KAUFMANN, Boston; dann allen jenen mir persönlich nicht bekannten Forschern, die durch ihre großzügige Zustellung von Separata die oft mühsame Literaturarbeit beträchtlich erleichtert haben. Dem Springer-Verlag in Heidelberg verdanke ich die rasche und kompetente Drucklegung. Ganz besonderer Dank gebührt meiner Frau, ohne deren Interesse und Mithilfe die Abfassung der Monographie nicht möglich gewesen wäre.

Bürgerspital Basel, im Mai 1958 R. RICHTERICH

Medizinische Universitätsklinik Basel
(Vorsteher: Prof. Dr. H. Staub)

Inhaltsverzeichnis

Dritter Teil

Spezielle Enzymo-Pathologie

Erstes Kapitel: Bindegewebe

Erster Teil

Biologie der Enzyme

Erstes Kapitel

Biochemie der Enzyme

„Es dürfte leicht dazu kommen, daß die physiologische Chemie zu einem Teil der katalytischen
würde."

K. Ludwig, 1852

A. Proteinnatur der Enzyme

a) Bausteinanalyse

Wie jedes andere Protein sind auch die Enzyme aus einzelnen *Aminosäuren* aufgebaut. Voraussetzung zu einer Analyse dieser Bausteine ist die Reindarstellung eines Enzymes in kristalliner Form. Liegt ein so gereinigtes Enzympräparat vor, so kann durch die Behandlung mit Säure, Lauge oder proteolytischen Enzymen eine Aufspaltung der Peptidbindungen erzwungen und das ursprünglich hochmolekulare Enzym in seine niedrigmolekularen Bestandteile, die Aminosäuren, zergliedert werden. Im Anschluß an diese Hydrolyse werden die einzelnen Aminosäuren mit mikrobiologischen oder chromatographischen Methoden quantitativ bestimmt. Ein Beispiel einer solchen Analyse wurde auf Tab. 1 wiedergegeben. Es handelte sich dabei um eine Zusammenstellung des Aminosäuregehaltes eines am Glykogenabbau in der Muskulatur beteiligten Enzymes, der *Glucose-1-phosphat→Amylose-Transglucosidase* (Phosphorylase). Die Trennung der einzelnen Aminosäuren erfolgte durch Papierchromatographie. Außer Aminosäuren enthielt die *Glucose-1-phosphat→Amylose-Transglucosidase* (Phosphorylase) noch geringe Mengen an organischem Phosphat und Adenin. Enzyme bestehen also nicht ausschließlich aus Proteinen, sondern gelegentlich werden auch Kohlenhydrate, Nucleotide und andere Stoffe als Bausteine nachgewiesen.

Tabelle 1. *Bausteinanalyse der Glucose-1-phosphat → Amylose-Transglucosidase (Phosphorylase)* (nach Boser[1])

Aminosäure	g/100 g Enzym
Asparaginsäure . . .	14,6
Glutaminsäure	14,4
Histidin	1,4
Arginin	13,5
Lysin	9,0
Serin	4,8
Glykokoll	2,3
Alanin	5,4
Valin	5,8
Tyrosin	7,6
Phenylalanin	8,9
Leucin und Isoleucin .	6,7
Prolin	5,0
Oxyprolin	0,0
Threonin	0,0
Cystin	2,9
Tryptophan	2,1
Ribose	0,5
Mannose	0,0
Organisches Phosphat	0,31
Adenin	0,44
Total	105,5

[1] Boser, H.: Z. physiol. Chem. **300**, 1 (1955).

b) Kristalline Enzyme

Nur an kristallin reinen Enzympräparaten können Fragen der Identität, Spezifität, Kinetik und des Wirkungsmechanismus von Enzymen endgültig abgeklärt werden. Für den Biologen ist das Vorliegen reiner Enzyme besonders für immunologische und pharmakologische Arbeiten unumgänglich. Ausschließlich an reinen Präparaten kann der Antigencharakter eines Enzymes und die Antigen-Antikörper-Reaktion studiert werden. Auch die Untersuchung der Toxicität von Enzymen erfordert kristalline Präparate, da schon geringe Verunreinigungen zu einer Entstellung der Resultate führen können. Die erste Darstellung eines Enzymes in kristalliner Form, der Urease, gelang SUMNER[1] im Jahre 1927. Seither wurden etwa 100 verschiedene Enzyme in kristalliner Form gewonnen. Die Präparation erfolgte mit den Methoden der Eiweißchemie, also der Salz- und Lösungsmittel-Fraktionierung, Adsorption, Chromatographie, Dialyse, Elektrophorese und Zentrifugierung.

Die Kristallisierung eines Enzymes ist nicht identisch mit der Isolierung eines einzigen chemisch reinen Proteines. Um einwandfrei abzuklären, ob es sich tatsächlich um eine einzige Proteinkomponente handelt, müssen enzymologische (Versuch des Nachweises verschiedener Enzymaktivitäten), physikalisch-chemische (Elektrophorese, Chromatographie, Ultrazentrifuge) und serologische Methoden (Bestimmung der Antigennatur) herangezogen werden. Pankreatische *Ribonuclease* wurde von KUNITZ[2] im Jahre 1940 kristallin präpariert. Trotz scheinbarer Reinheit hatten die Kristalle aber neben der Ribonuclease-Wirkung auch noch proteolytische Aktivität. Erst McDONALD[3] gelang es, durch weitere Reinigung die beiden Enzyme zu trennen. Neuerdings wird berichtet, daß die Ribonuclease selbst papierchromatographisch aus zwei verschiedenen Komponenten besteht[4].

Wichtig ist auch die Beobachtung, daß zwischen kristallinen Enzymen mit gleicher Aktivität aber verschiedenem Ursprung *Speciesunterschiede* nachweisbar sind (Tab. 2). In einzelnen Fällen sind diese so groß, daß verschiedene Cofaktoren

Tabelle 2. *Speciesunterschiede von kristallinen Enzymen*

Enzym	Ursprung	Unterschiede
L-Glutamat→PN-Transhydrogenase (Glutaminsäure-Dehydrase)	Hefe, Escherichia coli	TPN als Wasserstoff-Acceptor
	Pflanzen	DPN als Wasserstoff-Acceptor
	Tiere	TPN oder DPN als Wasserstoff-Acceptor
DPN·H₂ → Aldehyd-Transhydrogenase (Alkohol-Dehydrase)	Hefe	Inaktiviert durch Jodacetat
	Tiere	Keine Hemmung durch Jodacetat
Glucose → DPN-Transhydrogenase (Glucose-Dehydrase)	Escherichia coli	Hemmung durch Toluol
	Tiere (Leber)	Keine Hemmung durch Toluol
Pepsin	Kalb, Schwein (Magen)	Immunologische und geringe physikalische Unterschiede (gemischte Löslichkeit)
Cytochrom c	Kuh, Pferd, Schwein, Huhn (Herzmuskel)	Verschiedene elektrophoretische Motilität

[1] SUMNER, J. B.: J. biol. Chem. **69**, 435 (1927).
[2] KUNITZ, M.: J. gen. Physiol. **24**, 15 (1940).
[3] McDONALD, M. R.: J. gen. Physiol. **32**, 39 (1948).
[4] MARTIN, A. J. P., u. R. R. PORTER: Biochem. J. **49**, 215 (1951).

zur Aktivität des Enzymes notwendig sind. In anderen handelt es sich um sehr feine Differenzierungen, die nur mit immunologischen Methoden erfaßbar sind. Diese Speciesdifferenzen manifestieren sich vor allem im verschiedenen Antigencharakter der Enzyme und bilden die Grundlage für die Lehre von den Anti-Enzymen.

B. Konstitution der Enzyme

a) Proteinkomponente

Enzyme besitzen die typische Proteinstruktur. Die einzelnen Aminosäuren sind in einer bestimmten Reihenfolge durch Peptidbindungen zu *Polypeptiden* vereinigt. Für die Spezität der Enzyme ist vorwiegend die *Oberflächenstruktur*, d. h. die Reihenfolge und die freien Endgruppen der Aminosäuren, verantwortlich. Dafür spricht das Verhalten der Enzyme bei verschiedenem p_H und bei der Denaturierung. Bei verschiedenen Enzymen gelingt es, durch spezifische Blockierung einiger weniger Oberflächengruppen, das Enzym zu inaktivieren. So wird die Urease bereits durch geringe Mengen des Quecksilbersalzes der p-Chlorbenzoesäure inaktiviert. Da diese Substanz mit freien —SH-Gruppen unter der Bildung eines Merkaptides reagiert, so läßt sich aus dieser Beobachtung folgern, daß eine Blockierung dieser —SH-Gruppen zu einer Enzyminaktivierung führt. Aus solchen Beobachtungen ist die Hypothese des „*aktiven Zentrums*" eines Enzyms entstanden. Man nimmt an, daß nicht die ganze Enzymoberfläche, sondern vielmehr einige wenige Gruppen für die Aktivität und Spezifität eines Enzyms verantwortlich sind.

b) Cofaktoren

Außer dem Proteinanteil besitzen zahlreiche Enzyme noch eine weitere niedrigmolekulare Komponente, die für die Aktivität unerläßlich ist und daher als integraler Bestandteil des Enzymes angesehen werden muß. Diese Komponente wird als Cofaktor bezeichnet. Die Auffassung, daß die meisten Enzyme aus einem *hochmolekularen Trägerprotein* und einer *niedrigmolekularen, aktiven Gruppe* zusammengesetzt sind, geht auf PERRIN[1] zurück und wurde in den letzten 50 Jahren verschiedentlich neu formuliert. Unter Enzym-Symplex, Homozymase, Holoferment, Holoenzym und Symplex wird das ganze, aktive Enzym verstanden. Die niedrigmolekulare, aktive Gruppe geht unter den Namen aktive Gruppe, Cozymase, Coferment, Coenzym, Agon, während die Protein-Komponente als Träger, Apozymase, Apoenzym, Apoferment und Pheron bezeichnet wird. Am geläufigsten sind die Ausdrücke Apoenzym, Coenzym und Holoenzym (Abb. 2).

Der *Cofaktor-Begriff* machte manche Wandlungen mit und wird auch heute noch von einzelnen Autoren in ganz verschiedenem Sinne gebraucht. BERTRAND[2] verwendet im Jahre 1897 die Ausdrücke Coenzym und Coferment zur Bezeichnung anorganischer Ionen, deren Anwesenheit für die Aktivität einiger Enzyme unbedingt notwendig war. Diese Gruppe bezeichnet man heute ausschließlich als *anorganische Komplemente.*

Unter echten *Coenzymen* versteht man heute niedrigmolekulare Substanzen, deren Anwesenheit für die Aktivität eines einzelnen Enzyms unumgänglich notwendig ist, die aber nicht in die Reaktionsgleichung des katalysierten Vorganges eingehen. Zu diesen Coenzymen gehören eine Reihe von Vitaminabkömmlingen, nämlich das Thiaminpyrophosphat (TPP, vgl. S. 181), Pyridoxal-5-phosphat

---

[1] PERRIN, J.: J. Chim. phys. **3**, 102 (1907).
[2] BERTRAND, G.: C. R. Acad. Sci. (Paris) **124**, 1032, 1035 (1897).

(vgl. S. 184), Riboflavinphosphat (FMN, vgl. S. 182) und Riboflavinadenin-nucleotid (FAD, vgl. S. 182).

Daneben gibt es noch eine Gruppe von — fälschlicherweise — als „Coenzyme" bezeichneten Substanzen, die in Wirklichkeit Substrate von Enzymen sind. Das Charakteristische dieser Verbindungen ist, daß sie Bestandteile eines multi-katalytischen Systemes sind und während den verschiedenen nacheinander ab-laufenden Vorgängen dauernd reversibel verändert werden. Diese Cofaktoren, bei denen es sich wiederum um Vitaminderivate handelt, wie das Diphosphopyri-dinnucleotid (DPN, vgl. S. 183), Triphosphopyridinnucleotid (TPN, vgl. S. 183) und Coenzym A (vgl. S. 186) sollen nach HOFFMANN-OSTENHOF[1] als enzymatische Komplemente bezeichnet werden. Die Aufgabe dieser Cofaktoren wird im Rahmen der Besprechung der multikatalytischen Systeme (S. 22) und der Vitamine (S. 179) dargestellt.

c) Anorganische Komplemente

Unter anorganischen Komplementen versteht man anorganische Verbin-dungen oder Ionen, deren Anwesenheit für die Aktivität bestimmter Enzyme unumgänglich nötig ist. Eine Zusammenstellung einer Reihe solcher En-zyme mit Angabe des Metalles oder der Ionen findet sich auf Tab. 3. Nahe verwandt mit den anorganischen Komple-menten sind eine Reihe von Substanzen, die als *Aktivatoren* bezeichnet werden. Es handelt sich dabei um Ionen oder Salze, die die Enzymak-tivität stark zu steigern fähig sind, bei denen die Reaktion jedoch auch in Abwesenheit der Akti-vatoren abläuft. Eine scharfe Grenze zwischen diesen beiden Stoffgrup-pen, den anorganischen Komplementen und den anorganischen Aktivatoren läßt sich in vielen Fällen nicht ziehen. So ist noch unklar, ob Magnesium ein Bestand-teil oder ein Aktivator der alkalischen Phosphatase ist.

Tabelle 3.
Metalle als anorganische Komplemente und Aktivatoren

Metall	Enzym	Kom-plement	Aktivator
Eisen . .	Cytochrome	+	
	Cytochrom c-Reductase	+	
	Peroxydasen	+	
	Katalasen	+	
Kupfer .	Phenol-Oxydase (Tyrosinase)	+	
	Ascorbinat-Oxydase	+	
Zink . . .	Carbonat-Anhydratase	+	
	Peptidasen		+
Magnesium	Peptidasen		+
	Glutamin-Synthese	+	
	Phosphatasen	?	+
Mangan .	Peptidasen		+
Molybdän	Xanthin (und Aldehyd)→O₂-Transhydrogenase	+	
Kobalt . .	Peptidase		+
Kalium. .	D-2-Phosphoglycerat-Dehy-dratase (Enolase)		+
Calcium .	Actomyosin	+	

C. Enzymatische Katalyse

Der Ausdruck Katalyse geht auf BERZELIUS zurück, der als erster das Prinzip dieses Vorganges klar angab. Mit genialem Blick in die Zukunft erkannte er bereits im Jahre 1838 die engen Zusammenhänge zwischen den bekannten „Kontakt-Prozessen" und der biologischen Katalyse durch Enzyme. Seit der ersten Definition durch BERZELIUS wurde der Katalysebegriff mehrfach neu um-schrieben. Besonders klar scheint die Definition von MITTASCH[2]. „Ein Kataly-sator ist ein Stoff, der scheinbar durch bloße Gegenwart eine chemische Reaktion

---

[1] HOFFMANN-OSTENHOF, O.: Enzymologie. Wien: Springer 1954 (*M*).

[2] MITTASCH, A.: Über Katalyse und Katalysatoren in Chemie und Biologie. Berlin: Julius Springer 1936.

oder Reaktionsfolge nach Richtung und Geschwindigkeit bestimmt, und zwar in der Regel auf dem Wege der Schaffung neuer Elementarakte und damit gewisser mehr oder weniger gut erkennbarer Zwischenstufen oder Zwischenzustände."

Aus der Thermodynamik ist bekannt, daß sich jede chemische Verbindung in einem labilen Zustand befindet, also die Tendenz hat, sich in eine andere Verbindung umzuwandeln. Nach dem Prinzip des 2. Hauptsatzes kann eine Reaktion nur dann stattfinden, wenn es gleichzeitig zu einer Abnahme der freien Energie kommt. Alle Moleküle besitzen eine gewisse Energiemenge, die in den meisten Fällen aber nicht genügt, um das Molekül zu „aktivieren", d. h. in einen solchen Zustand zu bringen, der eine Umwandlung ermöglicht. Denken wir uns eine Verbindung, wie dies auf Abb. 1 dargestellt wurde, als eine Kugel, die sich in einer Hohlkugel befindet und sich aus eigenem Antrieb (freie Energie) ununterbrochen umherbewegt. Die Impulse sind bald gering, bald stark und in äußerst seltenen Fällen werden sie genügen, um die Barriere A zu

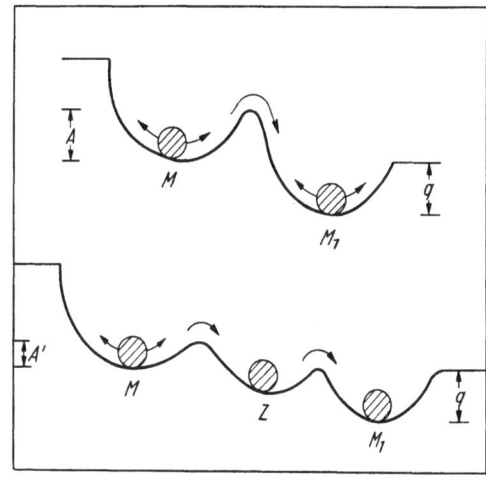

Abb. 1. Energetik katalytischer und nicht-katalysierter Reaktionen

überwinden. Erhält nun ein Molekül genügend Energie, um die Barriere A zu überschreiten — man spricht von der Aktivierungsenergie —, so geht das Molekül in eine andere Form über; eine Reaktion hat sich abgespielt. Die neue Verbindung, M_1, hat weniger Energie als M, und dieser Verlust an freier Energie tritt

als Reaktionswärme in Erscheinung. Die Wirkung von Enzymen und Katalysatoren denkt man sich so, daß es anstelle einer einzigen Umwandlung, von M zu M_1, zu zwei Teilreaktionen kommt. Schon eine viel geringere Aktivierungsenergie wird genügen, um den Zwischenstoff Z zu bilden und auch zum nächsten Sprung, zu M_1, ist weniger Energie nötig. Diese erniedrigende Wirkung der Enzyme auf die Aktivierungsenergie wird durch eine atomare Umordnung des Moleküles unter der Wirkung des Katalysators erklärt.

Die Annahme eines „Zwischenstoffes" erklärt zwanglos die Beobachtung, daß Enzyme die Aktivierungsenergie einer chemischen Reaktion zu steigern vermögen. Es ist naheliegend, diesen Zwischenstoff als eine

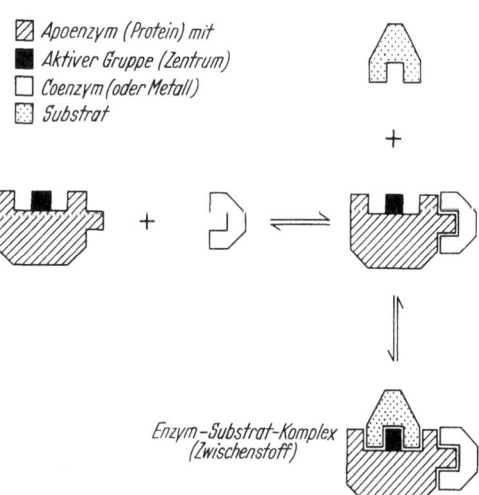

Abb. 2. Komponentenhypothese (in Anlehnung an McElroy[1])

Verbindung zwischen Enzym und Substrat zu denken, die im zweiten Reaktionsschritt in die Reaktionsprodukte und das Enzym zerfällt (Abb. 2). Als Anknüpfungspunkt zwischen Enzym und Substrat dienen die „aktiven Zentren"

[1] McElroy, W. D.: Quart. Rev. Biol. **22,** 25 (1947).

oder die bereits besprochenen Cofaktoren. Von einer ganz anderen Seite her kommend postulierten MICHAELIS und MENTEN[1] bereits im Jahre 1913 einen solchen Enzym-Substrat-Komplex. Durch genaues Studium der Kinetik, d. h. des Reaktionsverhaltens von Enzym, Substrat und Endprodukt, kamen sie zur Auffassung, daß die Vorstellung der Bildung einer labilen intermediären Verbindungen den beobachteten Verhältnissen am besten gerecht wird.

D. Milieu-Faktoren

a) Temperatur

Unter dem Begriff *Umgebungs- oder Milieufaktoren* wird eine Reihe unspezifischer Faktoren zusammengefaßt, die indirekt zu einer Beeinflussung der Enzymaktivität führen. An erster Stelle soll der Begriff des *Temperaturoptimums* erwähnt werden. Die van t'Hoffsche Reaktionsgeschwindigkeit—Temperaturregel besagt, daß eine Steigerung der Temperatur um 10° C zu einer Verdoppelung der Geschwindigkeit biochemischer Reaktionen führt. Diese Regel gilt auch für die Enzyme und wird auf Abb. 3 illustriert. Die meisten Enzyme der Warmblüter haben ihr Optimum zwischen 37° C und 40° C. Daneben sind auch Enzyme bekannt, bei denen das Optimum viel höher oder niedriger liegt. Wird das Temperatur-Optimum eines Enzymes überschritten, so kann es zu einer *Hitze-Inaktivierung* durch Denaturierung kommen. Die einzelnen Enzyme verhalten sich in dieser Hinsicht recht verschieden. So sind etwa das Trypsin und die Ribonuclease hitzeresistent. Ungereinigte Enzympräparate sind meist weniger hitze-empfindlich als gereinigte, da die gleichzeitig vorliegenden Proteine wie Schutzkolloide wirken.

Die Wirkung der *Kälte* auf die Aktivität von Enzymen ist noch wenig erforscht. Es ist aber bekannt, daß selbst Tiefkühlung auf − 22° C die Enzymaktivität nicht völlig zu unterdrücken vermag. Darauf werden die häufig bei gekühlten Lebensmittelkonserven beobachteten geschmacklichen Veränderungen zurückgeführt[2]. Nicht selten kommt es nach Aufbewahrung eines Enzymes in der Kälte nach dem Auftauen zu einer Steigerung der Enzymaktivität[3]. Nichtbeachtung dieser wenig erforschten und erklärbaren Erscheinung bringt grobe Entstellungen der Resultate mit sich. Enzyme sollen frisch analysiert werden und nur dann, wenn eine Kälteaktivierung oder -inaktivierung ausgeschlossen wurde, dürfen Gewebe oder Blut auch nach der Aufbewahrung in der Kälte analysiert werden.

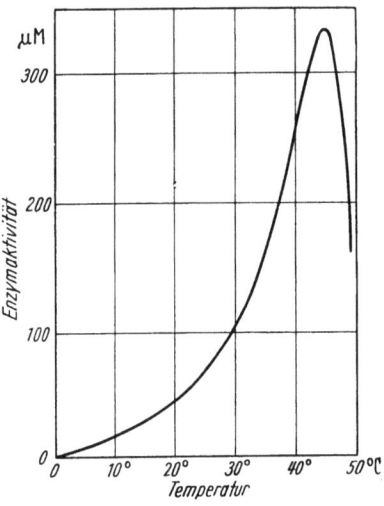

Abb. 3. Temperaturabhängigkeit der Aktivität der Pankreas-Lipase (aus RICHTERICH[4])

b) Wasserstoffionenkonzentration

Den Pionierarbeiten von SØRENSEN[5] und MICHAELIS[6] ist es vor allem zu verdanken, daß die Bedeutung der Wasserstoffionenkonzentration heute nicht mehr

[1] MICHAELIS, H., u. M. L. MENTEN: Biochem. Z. 49, 333 (1913).
[2] JOSLYN, M. A.: Advanc. Enzymol. 9, 613 (1949) (*Uer.*).
[3] RICHTERICH, R., et al.: Enzymologia 18, 261, 1957.
[4] RICHTERICH, R.: Acta anat. 14, 263 (1952).
[5] SØRENSEN, S. P. L.: Biochem. Z. 21, 131 (1909).
[6] MICHAELIS, L.: Die Wasserstoffionenkonzentration, 2. Aufl. Berlin: Julius Springer 1922 (*M.*).

unterschätzt wird. Jeder biologische Vorgang, sei er physiologischer, pharmakologischer oder biochemischer Natur, steht in Abhängigkeit von der Wasserstoffionenkonzentration. Aus naheliegenden Gründen vermeidet man den Ausdruck Wasserstoffionenkonzentration und benützt dessen negativen Logarithmus, das p_H, zu quantitativen Angaben. Enzyme sind besonders empfindlich gegen Veränderungen des p_H, und eine maximale Aktivität läßt sich meist nur in einem engen p_H-Bereich nachweisen.

E. Nachweismethoden

a) Gewebsschnitte

Die Methode der Gewebsschnitte zum Studium von Enzymen und Stoffwechselvorgängen wurde von WARBURG[1] in die enzymologische Technik eingeführt. Seine epochemachenden Untersuchungen über die Atmung und Glykolyse von Tumoren führten rasch zu einer weiten Verbreitung dieses Verfahrens. Die Methode hat eine Reihe von Vorteilen, die sie ganz besonders zum Studium multikatalytischer Systeme und komplexer Stoffwechselvorgänge, wie Atmung und Glykolyse, geeignet machen. Das geringe Trauma während der Schnittherstellung führt im allgemeinen nicht zu einer Inaktivierung selbst empfindlicher Enzyme. Es ist daher oft nicht nötig, Cofaktoren und besondere Substrate zuzufügen. Die Enzyme und Enzymsysteme liegen in ihrem „natürlichen" Zusammenhang vor, und der Ablauf ganzer Reaktionsfolgen wird dadurch gewährleistet. Diese strukturelle Intaktheit gilt besonders auch für die bei der Herstellung von Extrakten oft geschädigten Mitochondrien. Unter den Nachteilen muß angeführt werden, daß eine mikroskopische Untersuchung solcher Schnitte häufig doch recht beträchtliche Alterationen geweblicher und cytologischer Strukturen aufdeckt. Diese sind am geringsten, wenn die Elektrolytkonzentration und besonders die Tonizität so physiologisch als möglich gehalten wird.

b) Homogenat-Technik

Die einfachste Methode, um sich rasch über den Enzymgehalt eines Gewebes zu orientieren, ist die Herstellung eines Homogenates. Eine Reihe besonderer Apparate steht zur Verfügung, die eine schnelle Zubereitung eines einheitlichen Homogenates von gewünschtem Dispersionsgrad erlauben. Als Lösung wird meist physiologische Kochsalzlösung verwendet; besser sind jedoch isotonische KCl-Lösungen oder Anelektrolytgemische (Sucrose). POTTER[2] entwickelte die Homogenatmethode auch zum Studium komplexer Vorgänge, wie der Respiration oder Glykolyse, die früher ausschließlich im Schnitt untersucht werden konnten. Dies verlangt jedoch eine sorgfältige Zubereitung des Homogenates und den Zusatz einer langen Reihe von Elektrolyten, Coenzymen, Substraten und Aktivatoren. Zum Studium isolierter Schritte in multikatalytischen Systemen ist die Methode jedoch unerläßlich.

c) Fraktionierte Zentrifugierung

Wichtig sind Angaben über die Lokalisation von Enzymen in verschiedenen Zellorganellen wie Zellkern, Mitochondrien, Mikrosomen, Golgi-Apparat und Zellsaft. Zu einer solchen intra

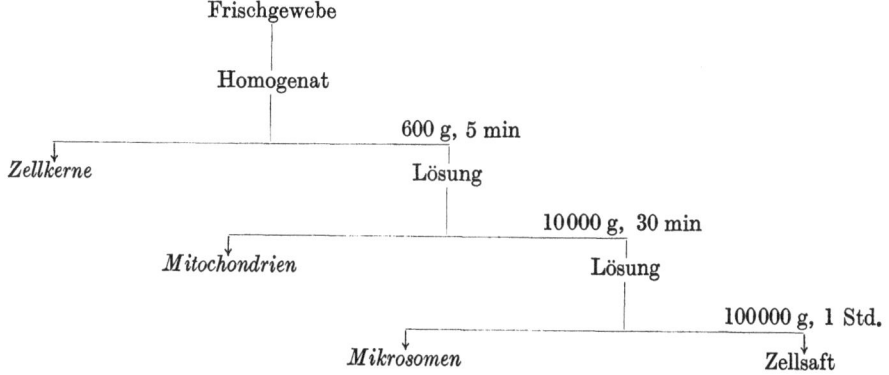

Abb. 4. Trennung der Zellorganellen eines Leberhomogenates durch fraktionierte Zentrifugation

[1] WARBURG, O.: Biochem. Z. **142**, 317 (1923).
[2] POTTER, V. R., u. C. A. ELVEHJEM: J. biol. Chem. **114**, 495 (1936).

cellulären Lokalisation der Enzymaktivität wurden die Methoden der fraktionierten Zentrifugierung entwickelt. Dazu wird in einer Sucroselösung sorgfältig ein Homogenat des zu analysierenden Gewebes hergestellt. Durch wiederholte Zentrifugierung bei verschiedenen Geschwindigkeiten können so alle im spezifischen Gewicht vom Zellsaft abweichenden Zellstrukturen getrennt werden (Abb. 4). Die Reinheit der Fraktionen und ihre Identität wird mikroskopisch überprüft. Zur Markierung der Mitochondrien kann eine Vitalfärbung mit Janusgrün durchgeführt werden. Meist begnügt man sich mit einer Separation der *vier Hauptfraktionen:* Kern, Mitochondrien, Mikrosomen und Zellsaft. Es gelingt heute, selbst den Golgi-Apparat in den Zellen der Epididymis und die Kupfferschen Sternzellen[1] der Leber mit etwas modifizierten Verfahren zu isolieren.

d) Messung der Enzymaktivität

Die *Messung der Enzymaktivität* beruht auf dem Nachweis des Verschwindens von Substrat oder des Auftretens von Reaktionsprodukten. Bei manometrischen Methoden erfolgt sie während der Reaktion oder Inkubation, bei biochemischen Methoden nach Abschluß der Inkubation. Die gewählte Methode richtet sich nach der zu analysierenden Substanz. *Manometrische Methoden* erlauben die Messung des Gasaustausches während der Inkubation und können für eine große Zahl von Enzymen adaptiert werden. *Spektrophotometrische Methoden* werden besonders zur Aktivitätsbestimmung von Enzymen der Oxydo-Reduktion herangezogen, da diese oft gut definierte Spektren aufweisen. Rasch, einfach und zuverlässig sind die *colorimetrischen Methoden,* die für eine große Zahl von Enzymen verwendet werden können. Diese Verfahren sind besonders auch für das klinische Laboratorium geeignet. Ältere Methoden, wie die Titrimetrie und die Viscositätsbestimmung, können nicht mehr empfohlen werden, da sie ungenau und zeitraubend sind.

e) Einheiten der Enzymaktivität

Ist das Molekulargewicht eines Enzymes bekannt, so kann die Aktivität nach den Angaben von WARBURG[2] als die *molare Wirksamkeit* (Wechselzahl, Umsatzzahl oder "turnover number") ausgedrückt werden. Diese Einheit ist definiert als: Mol des umgesetzten Substrates per Mol Enzym per Minute. Bei Enzymen, bei denen das Molekulargewicht nicht bekannt ist, kann man sich damit helfen, daß eine willkürliche Zahl, etwa 100000, eingesetzt wird. Angaben über die molare Wirksamkeit einer Reihe von Enzymen wurden auf Tab. 4 zusammengestellt. Aus dieser Liste geht hervor, daß die Größenordnung der Aktivität der einzelnen Enzyme außerordentlich großen Schwankungen unterworfen ist.

Tabelle 4. *Molare Wirksamkeit einiger Enzyme*

Enzym	Organ (Species)	Molare Wirksamkeit
L-Aminosäure→O$_2$-Transhydrogenase (L-Amino-Oxydase)	Niere (Ratte)	6
Phosphoenolpyruvat → ADP-Transphosphatase (Pyruvat-Kinase)	Muskel (Mensch)	12
DPN · H$_2$→ Aldehyd-Transhydrogenase (Alkohol-Dehydrase)	Leber (Pferd)	220
Pepsin	Magen (Rind)	1000
Glucose(1 → 6)-Phosphomutase (Phosphoglucomutase) .	Leber (Kaninchen)	16800
Cholinesterase	Serum (Mensch)	210000
Katalase	Leber (Pferd)	5000000
Acetylcholinesterase	Elektrisches Organ (Electrophorus sp.)	18000000

In der Praxis werden oft sehr künstliche und schwer verständliche *Einheiten* gewählt. Für die klinisch so wichtigen hydrolytischen Enzyme soll eine Einheit mindestens die drei folgenden Faktoren enthalten: Enzymmenge, Aktivitätsangabe und Reaktionsdauer. Die Aktivitätsangabe, d. h. die Menge des verschwundenen Substrates oder des neu aufgetretenen Produktes, soll in Mol erfolgen. So lange keine standardisierten Untersuchungsmethoden vorliegen, muß auch eine genaue Angabe der Reaktionsbedingungen gefordert werden.

Grundsätzlich sei noch festgehalten, daß es korrekter ist, von der Konzentration als von der Aktivität eines Enzymes in einem Untersuchungsobjekt (Organ, Plasma) zu sprechen, da der Enzymnachweis unter optimalen Bedingungen erfolgt. Die Mehrzahl von Veränderungen

---

[1] GEORGE, S. S., M. FRIEDMAN u. S. O. BYERS: Science **120**, 463 (1954).

[2] WARBURG, O.: Wasserstoffübertragende Fermente. Freiburg i. Br.: Ed. Cantor 1949.

der „Enzym-Aktivität" sind auf Konzentrationsänderungen und nicht auf eine Beeinflussung der Aktivität einer gegebenen Enzymmenge durch im Untersuchungsobjekt enthaltene Aktivatoren oder Inhibitoren zurückzuführen. Die Aussage, daß die Aktivität der alkalischen Plasma-Phosphatase bei gewissen Knochenkrankheiten erhöht sei, ist falsch, weist sie doch implicit auf das Vorliegen eines Aktivators hin, während in Tat und Wahrheit die Enzymmenge im Plasma, d. h. die Enzymkonzentration abnorm erhöht ist.

f) Histologische Mikrochemie[1, 2]

In den Jahren 1930—1940 wurden von der Carlsberger Forschergruppe in Dänemark unter LINDERSTRØM-LANG und HOLTER eine Reihe genialer Mikroanalysenmethoden entwickelt, die die Lokalisation gewisser Enzyme in einzelnen Mikrotomschnitten erlauben. Voraussetzung dafür sind mikroanalytische Methoden, die die Erfassung von Bruchteilen von μg Stoffen erlauben. So kann mit der von ihnen entwickelten Mikromethode zum Stickstoffnachweis nach dem Kjehldahlschen Prinzip noch 0,01 μg Stickstoff erfaßt werden[3]. Ähnliche sensitive Methoden wurden auch für den Nachweis von Gasen, Säuren und Laugen ausgearbeitet. Diese Methoden sind genügend empfindlich, um die Aktivität der in einem Mikrotomschnitt vorliegenden Enzyme zu messen. Abwechslungsweise werden diese Schnitte, etwa einer Magenwand, enzymatisch analysiert und dann histologisch-statistisch ausgewertet. Durch Auszählung der einzelnen Zelltypen in jedem Mikrotomschnitt können die biochemischen Erscheinungen in bestimmten Schnitten mit gewissen Zelltypen korreliert werden. Diese Methoden erlauben nur dann eine histologische Lokalisation enzymatischer Vorgänge, wenn ein heterogenes, geschichtetes Organ vorliegt, wie etwa beim Magen (vgl. S. 430), Darm, bei der Niere und Nebenniere.

g) Histochemie[4]

Die Histochemie umfaßt alle jene analytisch-chemischen Reaktionen, die zur Lokalisation von spezifischen Substanzen im Gewebe entwickelt wurden und deren Ausfall durch die Betrachtung mit dem Mikroskop beurteilt wird. Histochemische Reaktionen sind schon lange bekannt. So wurde etwa der Nachweis der Stärke mittels Jod-Jodkali bereits im Jahre 1826 von CAVENTOU[5] beschrieben. Der erste histochemische Nachweis eines Enzymes geht auf EHRLICH[6] zurück, der im Jahre 1885 die Nadi-Reaktion beschrieb. Nach der heutigen Auffassung handelte es sich dabei um einen Nachweis der Cytochrom-Oxydase, die in der Anwesenheit von α-Naphthol und Dimethyl-p-phenylendiamin Indophenolblau bildet. Einige weitere Enzymreaktionen wurden in der Folge angegeben, doch war es die Entwicklung einer histochemischen Nachweismethode der alkalischen Phosphatase durch TAKAMATSU[7] in Japan und GOMORI[8] in Amerika, die in wenigen Jahren zu einer stürmischen Entwicklung dieses neuen Forschungszweiges führte (Tab. 5).

Es sei kurz auf einige allgemeine Regeln und Schwierigkeiten beim histochemischen Enzymnachweis eingegangen. Enzyme sind viel empfindlicher gegenüber der Fixierung und Einbettung als etwa das Glykogen, und es kann während diesen Vorgängen zu einer beträchtlichen Abnahme der Enzymkonzentration kommen. Vom enzymologischen Standpunkt aus muß die Verwendung der Gefriertrocknung zur Fixierung von Geweben als am günstigsten angesehen werden. Zum eigentlichen Enzymnachweis wird das Inkubationsgemisch so gewählt, daß an der Stelle der Enzymaktivität direkt oder indirekt ein Niederschlag eines sichtbaren Reaktionsproduktes erscheint. Dieser Schritt ist kritisch, und bei Nichtbeachtung der genauen Vorschriften werden zahlreiche Artefakte auftreten, deren Unterscheidung von den Stellen echter Enzymaktivität außerordentlich schwierig sein kann[9, 10, 11]. Die Inter-

---

[1] *M.:* LINDERSTRØM-LANG, K.: Proteins and Enzymes. Stanford, Calif.: Stanford University Press 1952. — GLICK, D.: Technique of Histo- and Cytochemistry. New York, N. Y.: Interscience 1949.

[2] *Ue.:* GLICK, D.: Advanc. Enzymol. **9**, 585 (1949). — HOLTER, H.: Advanc. Enzymol. **13**, 1 (1952).

[3] BRÜEL, D., H. HOLTER, K. LINDERSTRØM-LANG u. K. ROZITS: C. R. Lab. Carlsberg, sér. chim. **25**, 289 (1946).

[4] *M.:* LISON, L.: Histochimie animale. Paris: Masson & Cie. 1953. — GOMORI, G.: Microscopic Histochemistry. Chicago: University of Chicago Press 1952. — DANIELLI, H.: Cytochemistry. London: John Wiley 1953. — PEARSE, A. G. E.: Histochemistry, Theoretical and Applied. Boston: Little Brown 1953.

[5] CAVENTOU, J. B.: Ann. Chim. et Phys. **31**, 337 (1826).

[6] EHRLICH, P.: Das Sauerstoffbedürfnis des Organismus. Berlin: Hirschwald 1885.

[7] TAKAMATSU, H.: Manshu Igaku Zasshi **31**, 34 (1938).

[8] GOMORI, G.: Proc. Soc. exp. Biol. (N. Y.) **42**, 23 (1939).

[9] MARTIN, A. J. P., u. F. JACOBY: J. Anat. **83**, 351 (1949).

[10] RICHTERICH, R.: Acta anat. (Basel) **14**, 263 (1952).

[11] RICHTERICH, R.: Acta anat. (Basel) **15**, 243 (1952).

pretation histochemischer Reaktionen ist keinesfalls einfach und setzt nicht nur genaue histologische Kenntnisse, sondern auch Vertrautheit mit zahlreichen Fehlerquellen und Artefakt-Möglichkeiten voraus. Schließlich sei noch betont, daß die histochemischen Methoden zur Lokalisation von Enzymen in Geweben und Zellen entwickelt wurden und daß eine Interpretation intracellulärer Reaktionen nur unter größter Vorsicht erfolgen kann.

Tabelle 5. *Histochemische Methoden zum In situ-Nachweis von Enzymen*

Enzym	Autor
Cytochrom-Oxydase	EHRLICH 1885[1]
Peroxydase	ADLER und ADLER 1904[2]
Phenol-Oxydase (Tyrosinase, DOPA-Oxydase)	BLOCH und RYHINER 1916/17[3]
Dehydrogenasen	SEMENOFF 1934/35[4]
Alkalische Phosphatase	TAKAMATSU 1938[5]
	GOMORI 1939[6]
Saure Phosphatase	GOMORI 1941[7]
Amino-Oxydase	OSTER und SCHLOSSMAN 1942[8]
FDP-Triosephosphat-Lyase (Aldolase)	ALLEN und BOURNE 1943[9]
Lipase und Esterase	GOMORI 1945[10]
β-Glucuronidase	FRIEDENWALD und BECKER 1948[11]
Phosphoamidase	GOMORI 1948[12]
Acetylcholinesterase	KOELLE und FRIEDENWALD 1949[13]
Carbonat-Anhydratase	KURATA 1949[14]
Succinat-Dehydrogenase	SELIGMAN und RUTENBERG 1951[15]
Glucose-6-Phosphatase	CHIQUOINE 1953[16]
Xanthin (und Aldehyd) → O$_2$-Transhydrogenase (Xanthin-Oxydase)	BOURNE 1953[17]
Aminopeptidase	BURSTONE und FOLK 1956[18]

h) Enzymatische Analyse[19]

Die große Spezifität der Enzyme macht diese auch als Hilfsmittel der chemischen Analyse geeignet. So wird die Urease häufig zum Nachweis des Harnstoffes im klinischen Laboratorium verwendet. Zum analytischen Nachweis der Bernsteinsäure kann die Succinat-Oxidase, zum Nachweis der Aminosäuren die spezifischen Aminosäuren-Decarboxylasen herangezogen werden.

F. Spezifität[20]

a) Wirkungsspezifität

Die enzymatische Katalyse ist in zweifacher Hinsicht spezifisch: in bezug auf die Wirkung und in bezug auf das Substrat. Die Wirkungsspezifität ist sehr streng, und es liegen bis heute keine einwandfreien Angaben vor, wonach ein

[1] EHRLICH, P.: Das Sauerstoffbedürfnis der Organismen. Berlin: Hirschwald 1885.
[2] ADLER, O., u. R. ADLER: Z. physiol. Chem. **41**, 59 (1904).
[3] BLOCH, B., u. P. RYHINER: Z. ges. exp. Med. **5**, 179 (1916/17).
[4] SEMENOFF, W. E.: Z. Zellforsch. **22**, 305 (1934/35).
[5] TAKAMATSU, H.: Manshu Igaku Zasshi **31**, 34 (1938).
[6] GOMORI, G.: Proc. Soc. exp. Biol. (N. Y.) **42**, 23, (1939).
[7] GOMORI, G.: Arch. Path. **32**, 189 (1941).
[8] OSTER, K. A., u. N. C. SCHLOSSMAN: J. cell. comp. Physiol. **20**, 373 (1942).
[9] ALLEN, R. J. L., u. G. H. BOURNE: J. exp. Biol. **20**, 61 (1943).
[10] GOMORI, G.: Proc. Soc. exp. Biol. (N. Y.) **58**, 362 (1946).
[11] FRIEDENWALD, J. S., u. B. BECKER: J. cell. comp. Physiol. **31**, 303 (1948).
[12] GOMORI, G.: Proc. Soc. exp. Biol. (N. Y.) **69**, 407 (1948).
[13] KOELLE, G. B., u. J. S. FRIEDENWALD: Proc. Soc. exp. Biol. (N. Y.) **70**, 617 (1949).
[14] KURATA, K.: Trans. Soc. Path. Jap. **38**, 108 (1949).
[15] SELIGMAN, A. M., u. A. M. RUTENBERG: Science **113**, 317 (1951).
[16] CHIQUOINE, A. D.: J. Histochem. Cytochem. **1**, 429 (1953).
[17] BOURNE, G. H.: Nature (Lond.) **172**, 193 (1953).
[18] BURSTONE, M. S., u. J. E. FOLK: J. Histochem. Cytochem. **4**, 217 (1956).
[19] *M.:* STETTER, H.: Enzymatische Analyse. Weinheim: Verlag Chemie 1951.
[20] *Ue.* = GOTTSCHALK, A.: Advanc. Carbohydrate Chem. **5**, 49 (1950).

einziges kristallines und chemisch reines Enzym mehr als eine Wirkung auszuüben vermag. Immer wieder wird über angeblich multikatalytische Wirkung von einigermaßen reinen Präparaten berichtet. Die genauere Nachprüfung ergab aber stets, daß es sich um ein Enzymgemisch handelte. Theoretisch ist denkbar, daß ein Protein verschiedene Enzymeigenschaften besitzt. Es könnten sich auch verschiedene Coenzyme an ein gemeinsames Apoenzym anlagern. Auch die Hypothese mehrerer „aktiver Zentren" an einem einzigen Eiweißkörper kann zur Zeit nicht widerlegt werden.

b) Substratspezifität

Eine relativ kleine Zahl von Enzymen vermag nur ein einziges Substrat zu spalten; man spricht von einer *absoluten Spezifität*. In diese Gruppe gehört z. B. die Urease, die einzig und allein den Harnstoffzerfall in Ammoniak und Kohlensäure katalysiert und selbst nahe Strukturanaloge nicht anzugreifen fähig ist. Die Großzahl der Enzyme weist aber nur eine *relative Spezifität* auf, d. h. eine ganze Reihe mehr oder weniger nahe verwandte Verbindungen werden angegriffen. So spalten die Phosphomonoesterasen eine große Zahl verschiedener Phosphorsäureverbindungen.

Das andere Extrem sind Enzyme, die strukturell völlig voneinander verschiedene Substrattypen angreifen. Als Beispiel sei die Xanthin (und Aldehyd) → O_2-Transhydrogenase (Xanthin-Oxydase) erwähnt, die einerseits Purinderivate, anderseits Aldehydhydrate zu dehydrieren vermag. Die Mehrzahl der Enzyme nimmt eine Mittelstellung zwischen diesen beiden Extremen ein.

c) Stereochemische Spezifität

Kohlenhydrate und Eiweiße liegen im tierischen Organismus in vorwiegend einer stereochemischen Konfiguration vor. So überwiegen im tierischen Organismus die „natürlichen" L-Aminosäuren. In welcher Menge daneben noch D-Aminosäuren vorkommen, ist z. Z. nicht entschieden. In guter Übereinstimmung mit diesen Beobachtungen steht der Nachweis von spezifischen L-Aminosäuren → O_2-Transhydrogenasen *(L-Aminosäure-Oxydasen)*, neben denen aber auch die entsprechenden D-Enzyme im tierischen Organismus angetroffen werden. Die Spezifität dieser Enzyme ist so, daß immer nur eines der beiden Isomere abgebaut wird. Eine solche stereochemische Spezifität ist besonders typisch für alle kohlenhydrat- und eine Reihe von eiweißspaltenden Enzymen. Auch in dieser Gruppe kann man zwischen absoluter und relativer stereochemischer Spezifität unterscheiden.

d) Ursache der Spezifität

Für die Wirkung eines Enzymes ist entweder ein Cofaktor oder das „aktive Zentrum" des Proteinmoleküles verantwortlich. Im Gegensatz dazu ist für die Spezifität nicht das Coenzym, sondern vielmehr das Apoenzym bestimmend. EMIL FISCHER hat als erster das Enzym-Substrat-Verhältnis mit einer *Schlüssel-Schloß-Beziehung* verglichen. Wieweit eine solche Analogievorstellung mit der Wirklichkeit übereinstimmt, läßt sich z. Z. nicht sagen, doch ist denkbar, daß die Oberflächenstrukturen von Enzym und Substrat irgendwie strukturchemisch verpaßt sind. Dafür spricht auch die von der Enzymen getroffene stereochemische Auslese.

G. Effektoren[1]

a) Aktivatoren

Aktivatoren sind Substanzen, die die Enzymaktivität zu steigern vermögen. Es handelt sich dabei um eine heterogene Gruppe von Stoffen, deren

[1] *Uer.:* ROCHE, J., u. N. VAN THOAI: Expos. ann. Biochim. méd. 8, 337 (1947).

Wirkungsmechanismus wahrscheinlich in jedem Falle verschieden ist und die noch schlecht erforscht sind. Eine genauere Analyse wird dadurch erschwert, daß fließende Übergänge zwischen anorganischen Komplementen und Aktivatoren beobachtet werden (Tab. 3). Einzelne Aktivatoren wirken durch die *Enthemmung eines Enzymes*, und man hat von einer Protektor- oder Schutzwirkung gesprochen. So werden etwa —SH-Enzyme durch Substanzen, die eine Oxydation verhindern, „aktiviert". Von einer „*Substrat-Aktivierung*" kann man dann sprechen, wenn ein Substrat in der Anwesenheit eines Aktivators besser vom Enzym angegriffen wird. So mag die aktivierende Wirkung der Gallensäuren auf die *Lipase* auf einer Änderung des Dispersionsgrades des Substrates beruhen.

Kinasen sind proteolytische Enzyme, die eine inaktive Enzymvorstufe, das Proenzym, in die aktive Form umzuwandeln vermögen. Es handelt sich also um echte Peptidasen und nicht um Aktivatoren. Bekannte Beispiele sind die *Enterokinase* und die *Fibrinokinase*.

b) Inhibitoren[1, 2]

Inhibitoren sind Substanzen, die die Aktivität eines Enzymes bremsen oder hemmen. Ihr Angriffspunkt muß entweder bei der Bildung des Enzym-Substrat-komplexes oder bei dessen Zerfall gesucht werden. Am häufigsten wird zwischen kompetitiven und nicht-kompetitiven Hemmstoffen unterschieden.

Bei der *kompetitiven Inhibition* reagiert der Hemmstoff direkt mit dem Enzym, d. h. er verdrängt im Enzym-Substratkomplex das natürliche Substrat. Die Kinetik einer solchen Kompetition wird durch die Konzentration von Substrat und Inhibitor einerseits und durch die Affinität von Substrat und Inhibitor zum Enzym anderseits bestimmt. Zwei Gruppen von Stoffen können zu einer kompetitiven Hemmung führen: Reaktionsprodukte und nicht-spaltbare Substrat-analoge. Da die Endprodukte einer Reaktion eine ähnliche Konfiguration wie das Substrat aufweisen, so ist die Inhibition gut verständlich. Man spricht von einer „Hemmung durch Reaktionsprodukte". Bei der zweiten Gruppe handelt es sich um Substanzen mit substratähnlicher Konfiguration, die aber vom Enzym nicht gespalten werden. Da diese zu einer Blockierung des Enzymes und damit ganzer Stoffwechselketten führen, spricht man von „Antimetaboliten".

Bei der *nicht-kompetitiven Hemmung* handelt es sich um eine viel weniger spezifische Erscheinung. In diesem Falle wird nicht das „aktive Zentrum" des Enzymes durch den Inhibitor blockiert, vielmehr benachbarte Stellen des Enzym-moleküles. Dies führt zu einer Verdrängung des Substrates und dadurch zu einer Beeinträchtigung der Enzymaktivität.

Daß es schließlich auch noch einen sog. „*unkompetitiven*" Hemmungstyp gibt, sei bloß erwähnt.

Diese Einteilung der Inhibitoren ist auf der Kinetik der Enzym-Substrat-Inhibitor-Beziehung aufgebaut. Daneben lassen sich die Hemmkörper aber auch nach anderen Gesichtspunkten einteilen. So kann man von *unspezifischen* und *spezifischen Inhibitoren* sprechen. Unspezifische, wie alle Denaturierungsmittel, beeinträchtigen die Aktivität einer größeren Zahl von Enzymen, während die spezifischen, wie etwa Eserin, nur ein einziges Enzym, hier die Acetylcholin-esterase, hemmen. Im folgenden seien einige Beispiele angeführt.

Reaktionshemmung durch Reaktionsprodukte. Die während der Spaltung von Glutamin durch die Glutaminase I anfallende Glutaminsäure führt zu einer Hemmung der Reaktion. Beim Verfolgen der Enzymaktivität über eine längere Zeitperiode führt dies zu einer Abflachung der Kurve.

---

[1] *M.:* WORK, T. S., u. E. WORK: The Basis of Chemotherapy. Edinburgh: Oliver and Boyd 1948.

[2] *Uer.:* SIZER, I. W.: Science **125**, 54 (1957).

Hemmung durch Antimetaboliten. Woods[1] beobachtete im Jahre 1940, daß die Sulfonamide die p-Aminobenzoesäure aus Stoffwechselvorgängen verdrängen. Da die p-Aminobenzoesäure als Coenzym verschiedener Stoffwechselvorgänge funktioniert, glaubte er den Wirkungsmechanismus dieser Chemotherapeutica gefunden zu haben. Wenn sich die Lösung dieses Problemes auch nicht so einfach herausstellte, so führte die Beobachtung doch zu einer Stimulierung des Studiums des biologischen Antagonismus.

Hemmung durch Reaktion mit SH-Gruppen. Eine große Zahl von Enzymen benötigen zu ihrer Aktivität freie SH-Gruppen. Jeder Eingriff physikalischer oder chemischer Natur, der zu einer Blockierung dieser Gruppen führt, hemmt die Aktivität der Enzyme.

Hemmung durch Bindung des anorganischen Komplementes. Da für die Aktivität von Enzymen oft anorganische Komplemente essentiell sind, hebt eine Blockierung, z. B. durch Komplexsalzbildung, die Enzymaktivität auf. So hemmt Fluorid die D-2-Phosphoglycerat-Dehydratase (Enolase) durch die Bindung des Magnesiums, das das anorganische Komplement dieses Enzymes ist.

Hemmung durch Reaktion mit Coenzym oder prosthetischer Gruppe. Ähnliches Verhalten zeigen alle jene Inhibitoren, die Schwermetalle binden oder mit Coenzymen reagieren. Stets kommt es zu einer Blockierung der „aktiven" Gruppe der Enzyme.

Natürliche Hemmkörper. Eine Sonderstellung nehmen die natürlichen Hemmkörper ein, wie sie ausschließlich bei proteolytischen Enzymen beobachtet werden. Bekannt sind der Trypsin- und Fibrinolysin-Inhibitor („Anti-Fibrinolysin").

Hemmung durch Antikörper. Enzyme sind Proteine und haben darum meist Antigeneigenschaften. Durch wiederholte Injektion reiner Enzyme können in einer anderen Species Antikörper produziert werden, die mit dem Antigen — hier dem Enzym — reagieren. Diese „Anti-Enzyme" sind scharf von den eben erwähnten natürlichen Enzym-Inhibitoren auseinanderzuhalten.

Im Einzelfall ist es gelegentlich schwierig, den Wirkungsmechanismus eines Inhibitors zu analysieren. Die große Bedeutung dieser Substanzen liegt darin, daß sie als Pharmaka auch bei In vivo-Versuchen Aufschluß über die biologische Bedeutung von Enzymen zu geben vermögen.

H. Klassifikation und Nomenklatur

a) Klassifikation[2,3]

Die modernste und übersichtlichste Klassifikation ist diejenige von Hoffmann-Ostenhof[1,2]. Nicht nur können ohne Schwierigkeiten neue Enzyme eingereiht werden, sondern sie erlaubt auch eine rasche Orientierung über den Wirkungsmechanismus der einzelnen Enzyme (Tab. 6). Grundsätzlich sind drei Reaktionstypen zu unterscheiden:

$$\text{I.} \quad A + B \rightarrow C + D$$
$$\text{II.} \quad A + B \rightarrow C$$
$$\text{III.} \quad A \rightarrow B$$

Beim ersten Reaktionstypus kommt es gleichzeitig zu Veränderungen beider vorliegender Substrate. In diese Klasse gehören zunächst die *Hydrolasen*, die einen Molekülbestandteil des ersten Substrates auf Wasser übertragen. Also zum Beispiel:

$$\beta\text{-Glycerophosphat} + \text{Wasser} \rightarrow \text{Glycerin} + \text{Phosphat},$$

eine Reaktion, die durch die Phosphomonoesterasen katalysiert wird.

---

[1] Woods, D. D.: J. exp. Path. **21**, 74 (1940).
[2] *M.:* Hoffmann-Ostenhof, O.: Enzymologie. Wien: Springer 1954.
[3] *Ue.:* Hoffmann-Ostenhof, O.: Advanc. Enzymol. **14**, 219 (1953).

Tabelle 6. *Klassifikation der Enzyme* (nach HOFFMANN-OSTENHOF[1, 2])

I. Hydrolasen   R—R′ + HOH → R—OH + R′—H
   1. Esterasen
     a) Carbonsäure-Esterasen (z. B. Lipase)
     b) Phospho-Esterasen (z. B. alkalische Phosphatase)
     c) Schwefelsäure-Esterasen (z. B. Phenol-Sulfatase)
   2. Glykosidasen
     a) Oligosaccharidasen (z. B. β-Glucosidase)
     b) Polysaccharidasen (z. B. β-Amylase)
   3. Amidasen
     a) Aminasen (z. B. Adenosinmonophosphat-Aminase (Adenylat-Aminase))
     b) Acylamidasen (z. B. Glutaminase)
     c) Cycloamidasen (z. B. Histidase)
     d) Amidinasen (z. B. Arginin-Amidinase [Arginase])
     e) Nucleosidasen (z. B. Nucleosidase)
   4. Peptidasen
     a) Exopeptidasen (z. B. Carboxypeptidase)
     b) Endopeptidasen (z. B. Trypsin)
   5. Polyphosphatasen (z. B. ATP-Monophosphatase)
   6. Phospho-Amidasen (z. B. Phospho-Amidase)
   7. Halogenasen (z. B. Jodtyrosin-Dejodase)
   8. C—S-Hydrolasen
     a) Thioätherasen (z. B. Cystathioninase)
     b) Thioesterasen (z. B. Succinyl-Coenzym A-Deacylase)
     c) Thioglycosidasen (z. B. β-Thioglucosidase)
   9. C—C-Hydrolasen (z. B. L-Kynureninase)
II. Transferasen   R—A + R′—B → R—B + R′—A
   1. Transmethylasen (z. B. Betain → Homocystein-Transmethylase)
   2. Transacylasen (z. B. Acetylphosphat → Coenzym A-Transacetylase (Cholinacetylase))
   3. Transglykosylasen (z. B. Glucose-1-phosphat → Amylose-Transglucosidase (Phospho-rylase))
   4. Transphosphatasen (z. B. Adenosintriphosphat → Glucose-Transphosphatase (Hexo-kinase))
   5. Transaminasen (z. B. L-Glutaminat → Oxalacet-Transaminase)
   6. Transadenylasen (z. B. Adenosintriphosphat → Nicotinamid-Mononucleotid-Trans-adenylase)
   7. Transsulfarasen (z. B. Thiosulfat → Cyanid-Transsulfarase (Rhodanese))
   8. Coenzym A-Transferasen (z. B. Coenzym A-Transferase)
   9. Transadenosylasen (z. B. Adenosintriphosphat → Methionin-Transadenosylase)
  10. Transglutamasen und Transaspertasen (z. B. Glutamotransferase)
III. Oxydoreductasen
   1. Anaerobe Transhydrogenasen (z. B. DPN · H_2 → Pyruvat-Transhydrogenase (Milch-säure-Dehydrase))
   2. Aerobe Transhydrogenasen (z. B. Xanthin und Aldehyd → O_2-Transhydrogenase (Xanthin-Oxydase))
   3. Anaerobe Transelektronasen (z. B. DPN · H_2 → Cytochrom c-Transelektronase (DPN-Cytochrom c-Reductase)
   4. Oxydasen (Aerobe Transelektronasen) (z. B. Phenol-Oxydase (Tyrosinase))
   5. Peroxydasen und Katalasen (z. B. Katalase)
IV. Lyasen und Syntheasen
   1. Carbolyasen und Carbosyntheasen
     a) Carboxylasen und Decarboxylasen (z. B. Pyruvat-Decarboxylase [Carboxylase])
     b) Triosephosphat-Lyasen (z. B. FDP-Triosephosphat-Lyase (Aldolase))
   2. Hydratasen und Dehydratasen (z. B. Carbonat-Anhydratase)
   3. C—S-Lyasen (z. B. Cystein-Desulfhydrase)
   4. C—N-Lyasen und Syntheasen (z. B. Aspartase)
V. Isomerasen und Racemasen
   1. Isomerasen (z. B. Glucose-6-phosphat-Isomerase (Phosphohexose-Isomerase))
   2. Racemasen (z. B. Lactat-Racemase)

---

[1] HOFFMANN-OSTENHOF, O.: Enzymologie. Wien: Springer 1954.
[2] HOFFMANN-OSTENHOF, O.: Advanc. Enzymol. **14**, 219 (1953).

Weiterhin gehören in diese Klasse die *Transferasen*, Enzyme, die einen Molekülbestandteil — außer Wasserstoff und Elektronen — von einem ersten auf ein zweites Substrat übertragen. Hier sei die Reaktion

$$\text{Alanin} + \alpha\text{-Ketoglutarat} \rightarrow \text{Glutaminsäure} + \text{Brenztraubensäure}$$

erwähnt, die durch eine Transaminase katalysiert wird.

Schließlich verbleiben in Klasse I die *Oxydo-Reductasen*, Enzyme, die den Transport von Wasserstoff oder Elektronen vollziehen. So etwa die folgende Transhydrogenierung:

$$\text{DPN} \cdot \text{H}_2 + \text{Brenztraubensäure} \rightarrow \text{Milchsäure} + \text{DPN} ,$$

bei der Wasserstoff von reduziertem Diphosphopyridinnucleotid auf die Brenztraubensäure übertragen wird. Das entsprechende Enzym wird als DPN $\cdot$ H$_2$ $\rightarrow$ Pyruvat-Transhydrogenase (Milchsäure-Dehydrase) bezeichnet.

In der Klasse II finden sich die *Lyasen* und *Syntheasen*, bei denen in der einen Reaktionsrichtung beide Substrate, in der anderen nur ein Substrat verändert wird. Als Beispiel sei die folgende Reaktion erwähnt:

$$\text{Fructose-1,6-phosphat} \rightarrow \text{3-Phosphoglycerinaldehyd} + \text{Dioxyacetonphosphat} .$$

Das entsprechende Enzym wurde früher als Aldolase oder Zymohexase, heute besser als FDP-Triosephosphat-Lyase bezeichnet.

Die letzte verbleibende Klasse umfaßt die *Isomerasen* und *Racemasen*, bei denen es ausschließlich zu einer intramolekularen Umlagerung kommt. Das bekannteste Beispiel ist die Glucose (1 → 6)-Phosphomutase (Phosphoglucomutase), die die folgende Umlagerung katalysiert:

$$\text{Glucose-1-phosphat} \rightarrow \text{Glucose-6-phosphat}.$$

b) Nomenklatur[1]

Zu Beginn des Studiums enzymatischer Reaktionen waren so wenige Enzyme bekannt, daß die Namengebung kaum Schwierigkeiten bereitete. Da es sich dabei vorwiegend um Enzyme mit digestiver Funktion handelte, treffen wir die älteste Kategorie von Enzymnamen beim Trypsin, Steapsin und der Diastase. Wenn diese Trivialnamen auch den neueren Nomenklatur-Regeln nicht mehr standhalten, so haben sie sich doch so eingebürgert, daß es nicht sehr sinnvoll wäre, sie durch neue ersetzen zu wollen. Im Jahre 1883 schlug DUCLAUX[2] vor, an das Substrat eines Enzymes die Endsilbe -ase zur Bezeichnung anzuhängen. Zum Glück wurde diesem Vorschlag sofort Folge geleistet, so daß sich aus der Großzahl der neueren Enzymnamen zum mindesten das Substrat ablesen läßt. Die Zahl der Enzyme hat in den letzten Jahren an die Tausend erreicht und da zahlreiche Enzyme nicht nur ein Substrat, anderseits ein Substrat oft von mehreren Enzymen angegriffen wird, so erweist es sich als immer schwieriger, ein Enzym nach der Duclauxschen Regel zu bezeichnen. Es ist daher als großer Fortschritt anzusehen, daß HOFFMANN-OSTENHOF[1] kürzlich einige Regeln zur Benennung von Enzymen aufstellte. Wir verwenden in der vorliegenden Monographie ausschließlich seine Nomenklatur, fügen aber in Klammern auch noch die älteren, geläufigen Bezeichnungen der Enzyme bei.

[1] *Uer.*: HOFFMANN-OSTENHOF, O.: Advanc. Enzymol. **14**, 219 (1953).
[2] DUCLAUX, E.: Traité de Microbiologie. Paris 1883.

I. Energetik

a) Thermodynamik der enzymatischen Katalyse

Definitionsgemäß können enzymatische Reaktionen in beiden Richtungen ablaufen. Eine solche Umkehr der Enzymwirkung wurde zuerst von KASTLE und LOEVENHART[1] im Jahre 1900 beobachtet. Es gelang ihnen, mittels Lipase aus Buttersäure und Äthanol einen Buttersäure-Äthylester zu synthetisieren. In zahllosen Fällen mißlangen jedoch solche Versuche, und erst in den letzten Jahren wurde die Ursache dieses Verhaltens klar. Ein Enzym kann nur einen solchen Vorgang beschleunigen, der thermodynamisch möglich ist, d. h. unter Abnahme der freien Energie abläuft. Je nach der thermodynamischen Situation lassen sich *drei Reaktionstypen* unterscheiden:

1. Reaktionen, bei denen die Gleichgewichtslage auf der Seite der Endprodukte liegt, d. h. bei denen energiereiche zu energiearmen Substanzen abgebaut werden. Solche *exergonen*, d. h. mit Abnahme der freien Energie verlaufende Reaktionen, werden vor allem von den Hydrolasen katalysiert.

2. Reaktionen, bei denen Ausgangs- und Endprodukt etwa dieselbe freie Energie aufweisen. In diesen Fällen kann die Reaktion spontan nach beiden Seiten verlaufen. Als Beispiel für eine solche *anergone Reaktion* kann die Wirkung der Glucose-1-phosphat → Amylose-Transglucosidase (Phosphorylase) angeführt werden.

3. Schließlich gibt es *endergone Reaktionen*, bei denen aus energiearmen energiereiche Verbindungen synthetisiert werden. Eine solche Reaktion kann in vitro nur dadurch erzwungen werden, daß die Gleichgewichtslage stets extrem gehalten wird. In vivo kann sie nur dann stattfinden, wenn der energieverbrauchende Vorgang mit einem energieliefernden gekoppelt ist.

b) Energiereiche Phosphatester

Im Jahre 1927 isolierten EGGLETON und EGGLETON[2] Kreatinphosphat aus der Muskulatur und wenige Jahre später zeigten MEYERHOF und SURANYI[3], daß es beim spontanen Zerfall dieser Verbindung zur Freisetzung größerer Energiemengen in Form von Wärme kommt. LUNDSGAARD[4] blockierte die Glykolyse in der Muskulatur durch Vergiftung mit Jodacetat und beobachtete, daß dennoch eine Muskelkontraktion auftrat. Gleichzeitig aber verschwand das Kreatinphosphat. Die weitere Forschung ergab, daß es nicht das Kreatinphosphat, sondern vielmehr das wenige Jahre später von LOHMANN[5] isolierte Adenosintriphosphat war, das als unmittelbare Energiequelle der energieverbrauchenden Muskelkontraktion aufgefaßt werden muß. Heute sind eine große Zahl energiereicher Phosphatverbindungen bekannt, die als potentielle Energiespeicher dienen können (Tab. 7). Für den Gehalt an freier Energie ist nicht die Verbindung als solche, sondern vielmehr der Bindungstypus maßgebend. Außer den Pyrophosphatbindungen, wie sie im Adenosintriphosphat vorliegen, kommen auch Guanidinophosphat-, Acylphosphat- und Enolphosphatbindungen in Frage. Die theoretischen Aspekte dieser energiereichen Bindungen wurden besonders von LIPMANN[6] entwickelt. Dieser zeigte, daß gewisse Enzyme fähig sind, solche Bindungen von einem Molekül auf ein anderes zu übertragen, ohne daß es gleich-

---

[1] KASTLE, J. H., u. A. S. LOEVENHART: Amer. chem. J. **24**, 491 (1900).
[2] EGGLETON, P., u. G. P. EGGLETON: Biochem. J. **21**, 190 (1927).
[3] MEYERHOF, O., u. J. SURANYI: Biochem. Z. **191**, 106 (1927).
[4] LUNDSGAARD, E.: Biochem. Z. **217**, 162 (1930).
[5] LOHMANN, K.: Naturwissenschaften **17**, 624 (1929).
[6] LIPMANN, F.: Advanc. Enzymol. **6**, 231 (1946) *(Uer.)*.

zeitig zu einem Energieverlust kommt. Es handelt sich also um einen Spezialfall der anergonen Reaktionen. Eine solche Übertragung kann nicht nur von einem auf ein zweites Molekül, sondern von diesem wiederum auf ein drittes, viertes und fünftes erfolgen. Dabei entsteht offenbar eine Zwischensubstanz, bei der die energiereiche Bindung am Enzym verankert wird. Solche Reaktionen im Falle der energiereichen Phosphatester werden von den *Transphosphorylasen* katalysiert. Die Forschung der letzten Jahre ergab, daß es neben den Phosphatestern auch noch andere, biologisch wichtige energiereiche Bindungen gibt. Am bekanntesten ist das Acetyl-Coenzym A, das bei der Biosynthese des Acetylcholins eine zentrale Stellung einnimmt. Noch neueren Datums sind die Untersuchungen über das „aktive Methionin", das als Methylgruppen-Donator bei Transmethylierungen eine wichtige Rolle spielt.

Tabelle 7. *Energiereiche Bindungen* ($\sim$)

Bindung	Bindungstyp	$\Delta F°$, cal
Adenosintriphosphat	Pyrophosphat	—10500
Adenosindiphosphat	Pyrophosphat	—10500
Kreatinphosphat	Guanidinophosphat	—11800
Acetylphosphat	Acylphosphat	—15000
Phosphorylenolpyruvat	Enolphosphat	—16000
Acetyl-Coenzym A	Thiolester	—12000

c) Bildung energiereicher Bindungen

Die Bildung der „Energiedepots des Organismus", der energiereichen Bindungen, erfolgt vorwiegend während des oxydativen Abbaues von Kohlehydraten und Fetten. Bei der Oxydation eines Glucosemoleküles im Organismus werden etwa 686000 cal frei. Wie sorgfältige Untersuchungen zeigten, vermag die Zelle etwa 50—75% dieser freien Energie in energiereiche Phosphatverbindungen umzusetzen und auf diese Weise zu erhalten. Aber nicht nur bei der Glykolyse und der Oxydation über den Krebs-Cyclus, sondern auch bei der Atmung kommt es zur Speicherung von Energie in der Form energiegeladener Verbindungen. Man spricht von der Atmungskettenphosphorylierung oder *oxydativen Phosphorylierung*.

Die Bildung energiereicher Phosphate kann durch gewisse Pharmaka *selektiv gehemmt* werden, ohne daß die übrigen Stoffwechselfunktionen maßgeblich beeinflußt werden. Am häufigsten werden dazu *2,4-Dinitrophenol* oder *Azide* verwendet. Das Merkwürdige an dieser Erscheinung ist, daß die energieliefernden Vorgänge nicht gehemmt werden, die Bildung der energiereichen Phosphate jedoch unterbrochen wird. Dies geht aus Tab. 8 hervor. Die Sauerstoffaufnahme wurde bei diesem Mitochondrienprä-

Tabelle 8. *Wirkung von 2,4-Dinitrophenol auf die Aufnahme von Sauerstoff (Mikroatome, Oxydation) und Phosphat (Mikromole, Phosphorylierung) eines Mitochondrienpräparates aus der Niere* (nach LOOMIS und LIPMANN[1])

	Sauerstoffaufnahme(μA)	Phosphataufnahme (μM)
Kein 2,4-Dinitrophenol	8,0	17,5
$1,8 \cdot 10^{-4}$m 2,4-Dinitrophenol	7,9	1,3

parat aus der Niere nach 2,4-Dinitrophenolzusatz nicht beeinträchtigt, jedoch wurde die Phosphataufnahme blockiert. Die aus dem Energiestoffwechsel freigesetzte Energie verpufft als Wärme, anstatt in Bindungsenergie angelegt zu werden.

d) Verwertung der Bindungsenergie

Die Großzahl der energiereichen Bindungen wird zunächst als Adenosintriphosphat angelegt. Da zur Bildung jedes ATP-Moleküles ein Molekül ADP vorhanden sein muß, so wird es nicht selten in einer Zelle an Acceptoren mangeln.

---

[1] LOOMIS, W. F., u. F. LIPMANN: J. biol. Chem. **173**, 807 (1948).

In solchen Fällen wird die energiereiche Bindung an andere Substrate weitergegeben und wie Lohmann[1] zuerst zeigte, kommt dafür besonders das Kreatin in Frage. Durch ein spezifisches Enzym, die $ATP \rightarrow Kreatin\text{-}Transphosphatase$, wird die Phosphatgruppe vom Donator ATP auf den Acceptor Kreatin übertragen (Abb. 88). Auf diese Weise werden neue ADP-Gruppen zur Phosphorylierung frei.

Die energiereichen Bindungen sind die Energiequelle für alle jene Stoffwechselvorgänge, bei denen freie Energie verbraucht wird, die also vom endergonen Typus sind. Dieser Reaktionsverlauf ist außerordentlich charakteristisch für alle Manifestationen des „Lebens", wie Proteinsynthese, Wachstum, Stoffwechsel, Zellteilung. Aber nicht nur für biochemische Mechanismen benötigt der Organismus Energie, sondern auch für verschiedene andere typische Manifestationen. So wird bei der Muskelkontraktion Phosphat-Energie verbraucht. Solche Phosphatbindungsenergie dürfte auch beim aktiven Transport, z. B. des Zuckers durch die Darmwand, eine Rolle spielen. Bei elektrischen Fischen stammt die elektrische Energie wahrscheinlich aus der Hydrolyse von Acetylcholin. Schließlich gibt es eine Reihe von Leuchtkäfern, bei denen die Biolumineszenz ihre Energie aus ATP bezieht.

K. Multikatalytische Systeme

a) Begriff

Nach Abklärung der einzelnen enzymatisch katalysierten Schritte müssen diese wieder in das Gesamtbild des Stoffwechselablaufes eingeordnet werden. Enzymatische Reaktionen verlaufen nie allein; sie sind vielmehr ein Einzelschritt eines gesamthaften Geschehens in einem Mitochondrium, einer Zelle, einem Organ, einem Organismus. Die Hierarchie der anatomischen, physiologischen und biochemischen Einheiten ist ein Wesensmerkmal des Lebenden. Zwischen den Einzelenzymen und dem Stoffwechsel einer ganzen Zelle liegen die multikatalytischen Systeme, auch als Fermentketten oder multiple Enzymsysteme bezeichnet. Diese Einheiten bestehen aus zwei bis etwa 20 Einzelenzymen, die geordnet zusammen funktionieren, um bestimmte Stoffwechselaufgaben zu erfüllen.

Es wird zwischen einem *lockeren* und einem *strengen Typ* von multikatalytischen Systemen unterschieden. Als Beispiel der ersten Form kann die Wirkung der Verdauungsenzyme angeführt werden. Hier werden Eiweiße von einem Enzym zum nächsten, von Pepsin zum Trypsin, zu den Peptidasen weitergereicht, bis sie schließlich in die einzelnen Aminosäuren aufgespalten sind. Als bereits komplizierter muß das multikatalytische System der Blutgerinnung gelten, das sich zwar noch immer extracellulär abspielt, an dem aber doch eine große Zahl von schwer erfaßbaren Einzelkomponenten beteiligt sind. Unter dem strengen Typ der multikatalytischen Systeme sind vor allem die intracellulär lokalisierten und dem Energiestoffwechsel der Zelle dienenden Systeme wie die Glykolyse, der Krebs-Cyclus und die Endoxydation zu erwähnen.

b) Schrittmacher

Wird in einem multikatalytischen System die Reaktionsfolge an einer Stelle unterbrochen, so kommt es zu einem Stillstand des ganzen Systems. Daraus folgt, daß die am langsamsten ablaufende Reaktion die Geschwindigkeit des ganzen Vorganges bestimmt. „Dies sind die Reaktionen, die ich „Schrittmacher" *des Stoffwechsels* nennen möchte[2]". Im angelsächsischen Sprachgebrauch spricht man von *"limiting factors"*, womit grundsätzlich dasselbe gemeint ist.

---

[1] Lohmann, K.: Naturwissenschaften **17**, 624 (1929).
[2] Krebs, H. D.: Dtsch. med. Wschr. **1956**, 4 *(Ue.)*.

Das Funktionieren eines multikatalytischen Systemes ist an zahlreiche enzymatische- und Milieufaktoren gebunden, die außerordentlich schwierig zu isolieren sind. Mit in vitro Versuchen ist es unmöglich, solche komplexe Mechanismen zu analysieren, und nur durch die Kombination des Studiums dieser Vorgänge im ganzen Organismus, im Organ, im Gewebsschnitt, im Homogenat und in den Zellfraktionen unter verschiedenen experimentellen Bedingungen kann Aufschluß über die Bedeutung der in jedem Spezialfall limitierenden Faktoren erhalten werden.

c) Alternative Stoffwechselwege

Der Stoffwechsel der lebenden Zelle kann nicht mit einer Maschine verglichen werden, die einen bestimmten technischen Prozeß mit monotoner Präzision ununterbrochen vollzieht. Vielmehr stehen einem lebenden System zum Abbau oder Aufbau einer chemischen Verbindung eine ganze Reihe verschiedener Wege offen, bei denen das Endziel teils direkt, teils indirekt erreicht wird. In welchem Falle welcher Abbauweg eingeschlagen wird, kann zur Zeit nur vermutet werden. Es steht aber fest, daß die Unterbrechung eines einzelnen Stoffwechselschrittes in der Mehrzahl der Fälle nicht zu einem Stillstand des ganzen Reaktionsablaufes führt, sondern dieser auf ein anderes Geleise umgeleitet wird. Als Beispiel sind auf Abb. 40 fünf Möglichkeiten angedeutet, wie Glucose-6-phosphat in der Leber ab- oder umgebaut werden kann. Jeder einzelne dieser Schritte wurde beobachtet, für jeden Weg stehen die Enzyme zur Verfügung und doch wird, aus unbekannten Gründen bald dieser, bald jener Weg eingeschlagen. Es ist außerordentlich wichtig, daß der Begriff des „alternativen Stoffwechselweges" bei biologischen Betrachtungen nicht vergessen wird.

d) Die großen multikatalytischen Systeme

Die Zelle lebt und hat daher vor allem zwei biochemische Aufgaben zu bewältigen. Zunächst muß sie ununterbrochen Proteine aufbauen, Zellbausteine ersetzen und die alten abbauen. Diese Aufgabe wird durch das multikatalytische *System der Proteinsynthese* bewältigt. Die zweite Aufgabe der lebenden Zelle besteht darin, Energie in Form von energiegeladenen Phosphatgruppen bereitzustellen. Verschiedene Möglichkeiten stehen zur Verfügung. Die Kohlenhydrate können zu Milchsäure abgebaut werden. Dieser unökonomische Weg wird als Milchsäuregärung oder *Glykolyse* bezeichnet. Wichtiger als die Glykolyse, bei der schließlich Milchsäure in unverwendbarer Form anfällt, ist der vollständige Abbau der Kohlenhydrate. Es kommt zunächst zur Glykolyse, doch wird die anfallende Brenztraubensäure nicht zu Milchsäure umgebaut, sondern gelangt in den Tricarbonsäure- oder Krebs-Cyclus. Der Krebs-Cyclus ist ein raffiniertes, multikatalytisches System, bei dem die Brenztraubensäure einerseits durch Decarboxylierung in Kohlendioxyd und anderseits durch Dehydrierung in Wasserstoff zerlegt wird.

Während der Glykolyse und dem Krebs-Cyclus werden bereits ansehnliche Energiemengen gewonnen (Tab. 9). Wichtiger ist aber die Oxydation des

Tabelle 9. *Energetik des Kohlehydratabbaues*

Reaktionsfolgen	Reaktion	Freigesetzte Energie cal	$\sim$ P No.	Gespeicherte Energie %
Glykolyse	Glucose → Milchsäure	58 000	2	36
Glykolyse + Krebs-Cyclus + Endoxydation	Glucose → $CO_2 + H_2O$	688 000	38	60

2*

auffallenden Wasserstoffes durch den aus der Atmung bezogenen Sauerstoff. Die energieliefernde Vereinigung von Sauerstoff und Wasserstoff zu Wasser erfolgt durch das multikytalytische System der *biologischen Oxydo-Reduktion* oder Atmungs-kettenphosphorylierung. Der Energiegewinn während des Abbaues von Glucose durch Verbrennung wurde auf Tab. 9 dargestellt. Es geht daraus deutlich hervor, daß der Abbau über den Krebs-Cyclus mit Endoxydation der Glykolyse sowohl in bezug auf die Gesamtmenge des Energiegewinnes als auch in bezug auf den Nutz-effekt weit überlegen ist. Einige weitere wichtige multikatalytische Systeme wurden auf Abb. 5 zusammenfassend dargestellt.

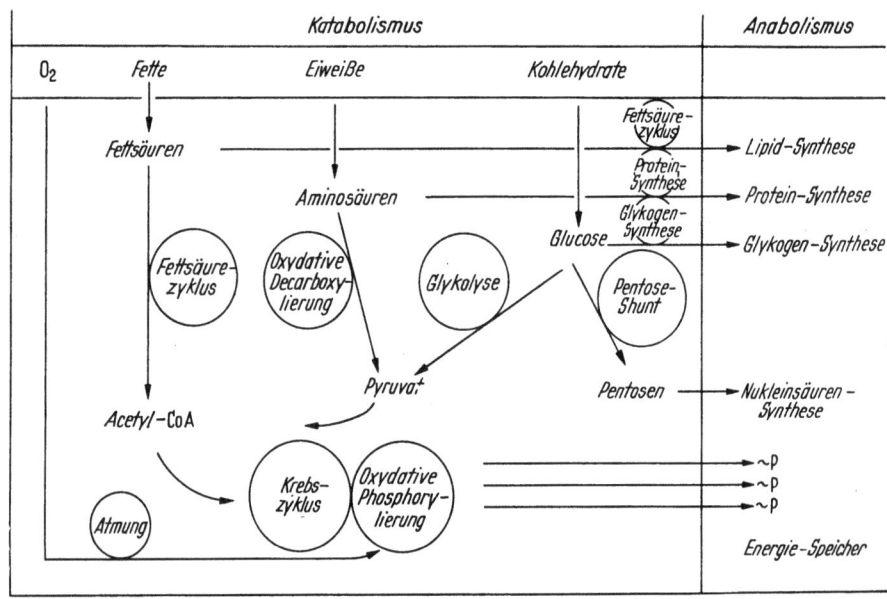

Abb. 5. Integration der multikatalytischen Systeme des Intermediärstoffwechsels

L. Intermediärstoffwechsel

a) Glykolyse[1]

Die «fermentation lactique» wurde von CLAUDE BERNARD[2] bereits im Jahre 1877 klar erkannt. WARBURG[3] prägte den Ausdruck Glykolyse und verstand darunter den fermentativen Abbau von Kohlehydratmolekülen zu sauren Endprodukten, vornehmlich Milchsäure. Die Untersuchungen von MEYERHOF, EMBDEN, LUNDSGAARD und anderen führten zu einer völligen Abklärung der einzelnen an dieser Reaktion beteiligten enzymatischen Schritte. Auch wurden die beteiligten Enzyme alle nachgewiesen und in den meisten Fällen genau studiert. Der ganze Vorgang läßt sich in zwölf Teilschritte (Tab. 10) aufgliedern, von denen jeder enzymatisch katalysiert wird.

---

[1] *M.:* HARDEN, A.: Alcoholic Fermentation. 4th edition. New York, N. Y.: Longmans and Green 1932.
[2] BERNARD, C.: Leçons sur le diabète. Paris: Baillière 1877.
[3] WARBURG, O.: Biochem. Z. **142**, 317 (1923).

Tabelle 10. *Teilreaktionen und Enzyme der Glykolyse*

Reaktion	Enzym	Bemerkungen
(1) Glykogen + Phosphat → Glucose-1-phosphat (Cori-Ester)	*Glucose-1-phosphat → Amylose-Transglucosidase* (Phosphorylase)	Konservierung der Bindungsenergie in Form von $\sim$ P
(2) Glucose-1-phosphat → Glucose-6-phosphat (Robison-Ester)	*Glucose (1 → 6) Phosphomutase* (Phosphoglucomutase)	Coenzym: Glucose-1,6-diphosphat. Gehemmt durch Fluorid und Schwermetalle
(3) Glucose-6-phosphat → Fructose-6-phosphat (Neuberg-Ester)	*Glucose-6-phosphat-Isomerase* (Oxoisomerase)	
(4) Fructose-6-phosphat + ATP → Fructose-1,6-phosphat + ADP	*ATP → Fructose-6-phosphat-Transphosphatase* (Phosphohexokinase)	ATP als Phosphatdonator, Mg^{++} und K^+ als anorganische Komplemente, gehemmt durch Jodacetat
(5) Fructose-1,6-phosphat → D-3-Phosphoglycerinaldehyd + Phosphodioxyaceton	*FDP-Triosephosphat-Lyase (Aldolase)*	Gehemmt durch Schwermetalle
(6) Phosphodioxyaceton → D-3-Phosphoglycerinaldehyd	*Phosphotriose-Isomerase*	
(7) D-3-Phosphoglycerinaldehyd → 1,3-Diphosphoglycerinsäure (Warburg-Negelein-Ester)	*Phosphoglycerinaldehyd → DPN-Transhydrogenase* (Triosephosphat-Dehydrase)	Gleichzeitige Oxydation und Phosphorylierung. Gehemmt durch Jodacetat
(8) 1,3-Diphosphoglycerinsäure → 3-Phosphoglycerinsäure	*1,3-Diphosphoglycerat → ADP-Transphosphatase* (Phosphoglycerat-Kinase)	Phosphorylierung von ADP, Mg^{++} als anorganisches Komplement
(9) 3-Phosphoglycerinsäure → 2-Phosphoglycerinsäure	*Glycerat (2 → 3) Phosphomutase* (Phosphoglyceromutase)	Coenzym: 2,3-Diphosphoglycerinsäure
(10) 2-Phosphoglycerinsäure → Phosphoenolbrenztraubensäure	*2-Phosphoglycerat-Dehydratase* (Enolase)	Mg^{++} als anorganisches Komplement, Fluorid gehemmt, Gewinn einer Phosphatgruppe
(11) Phosphoenolbrenztraubensäure → Brenztraubensäure	*Phosphoenolpyruvat → ADP-Transphosphatase* (Pyruvat-Kinase)	Mg^{++} und K^+ als anorganische Komplemente. Phosphorylierung von ADP
(12) Brenztraubensäure → Milchsäure	*DPN · H$_2$ → Pyruvat-Trans-Hydrogenase* (Milchsäure-Dehydrase)	Gekoppelt mit Reaktion (7) über das DPN-DPN · H$_2$-System. Mg^{++} als anorganisches Komplement

b) Krebs-Cyclus[1]

Die Großzahl der Zellen gewinnt ihre Energie aus dem oxydativen Abbau von Nahrungsstoffen, das heißt durch deren Verbrennung mittels Sauerstoff. Da Sauerstoff nur in Ausnahmefällen direkt als Oxidans wirken kann, sind eine Reihe von Reaktionen zwischen das Substrat und den Sauerstoff eingeschaltet: die Oxydations- oder Atmungsketten. Auf Grund verschiedener Beobachtungen über die aktivierende Wirkung von Citronen-, Bernstein- und Fumarsäure auf die aerobe Verbrennung der Zucker, postulierte KREBS[2] im Jahre 1937 eine geniale Hypothese, die den Test der Zeit mit geringen Modifikationen überstand. Bei diesem Krebsschen oder Tricarbonsäure-Cyclus handelt es sich um ein multikatalytisches System, das aus sieben Teilreaktionen (Tab. 11) zusammengesetzt ist und im Gegensatz zur Glykolyse einen cyclischen Charakter aufweist. Dieses System ist in seiner Art einzigartig und nimmt eine zentrale Stellung im Rahmen

---

[1] *Ue.:* OCHOA, S.: Advanc. Enzymology **15**, 183 (1954).
[2] KREBS, H. A., u. W. A. JOHNSON: Enzymologia **4**, 148 (1937).

aller oxydativen Stoffwechselvorgänge ein. Das Abbauprodukt der Glykolyse ist die Brenztraubensäure. Diese wird über Acetyl-CoA in den Cyclus eingeführt. Durch eine Reihe von Reaktionsschritten wird unter ununterbrochenem Gewinn kleiner Energiemengen das Pyruvat völlig zu Wasser und Kohlendioxyd abgebaut. Auch Fettsäuren und verschiedene Aminosäuren können unter Energiegewinn auf diese Weise oxydiert werden. Der Krebs-Cyclus steht somit im Zentrum des Endabbaues der Nährstoffe überhaupt und muß als essentiell für die Funktionstüchtigkeit der lebenden Zelle angesehen werden. Im Gegensatz zur Glykolyse, die im Zellsaft stattfindet, ist der Tricarbonsäure-Cyclus ein wohlorganisiertes System, das vor allem in den Mitochondrien lokalisiert ist.

Tabelle 11. *Teilreaktionen und Enzyme des Krebs-Cyclus*

Reaktion	Reaktion	Cofaktoren
(1) Brenztraubensäure + CoA		
	System der oxydativen Pyruvat-Decarboxylierung (Pyruvat-Dehydrase, Pyruvat-Oxydase)	DPN, α-Lipoinsäure, TPP
(2) Acetyl-CoA + Oxalessigsäure		
	Acetyl-CoA → Oxalacetat-Transacetylase ("condensing enzyme")	
(3) Citronensäure		
	Aconitat-Hydratase (Aconitase)	Fe++
(4) d-Isocitronensäure		
	Decarboxylierende d-Isocitrat → TPN-Transhydrogenase (Isocitronensäuredehydrase)	
(5) α-Ketoglutarsäure		
	System der oxydativen Decarboxylierung der α-Ketoglutarsäure	DPN, ADP, Phosphat, Mg, CoA
(6) Bernsteinsäure		
	Succinat-Dehydrogenase (Bernsteinsäure-Dehydrase)	
(7) Fumarsäure		
	Fumarat-Hydratase (Fumarase)	
(8) 1-Apfelsäure		
	l-Malat → DPN-Transhydrogenase (Apfelsäure-Dehydrase)	DPN
(9) Oxalessigsäure		

c) Oxydative Phosphorylierung[1, 2]

Unter Oxydation werden drei Vorgänge verstanden, die scheinbar verschieden, aber im Prinzip identisch sind, nämlich: 1. Vorgänge, die mit einer Sauerstoff-

---

[1] *M.:* WIELAND, H.: Über den Verlauf der Oxydationsvorgänge. Stuttgart: Enke 1933. — OPPENHEIMER, C., u. K. G. STERN: Biological Oxidation. The Hague: Junk 1939. — GREEN, D. E.: Mechanismus of Biological Oxidations. Cambridge: Cambridge University Press 1940. — A Symposium on Respiratory Enzymes. University of Wisconsin Press, Madison 1942. — WARBURG, O.: Schwermetalle als Wirkungsgruppen von Fermenten. Berlin: Saenger 1946. — Respiratory Enzymes. Edited by H. A. LARDY. 2nd edition. Minneapolis: Burgess 1949.

[2] *Uer.:* CHANCE, B., u. G. R. WILLIAMS: Advanc. Enzymol. **17**, 65 (1956). — KREBS, H. A.: Expos. ann. Biochim. med. **15**, 11, 1953.

aufnahme verlaufen, 2. Reaktionen, bei denen Wasserstoff abgegeben wird und 3. Prozesse, bei denen Elektronen abgegeben werden. Das Fundamentalproblem der biologischen Oxydation ist die Frage, wie der Organismus Substanzen zu verbrennen vermag, die außerhalb der lebenden Zelle stabil sind. Zwei historisch bedeutungsvolle Hypothesen zur Erklärung dieses merkwürdigen Verhaltens sind erwähnenswert. WARBURG[1] erklärte diese Erscheinung durch die Annahme, daß im Organismus Sauerstoff aktiviert wird, wodurch Substrate oxydiert werden können, die unter anorganischen Verhältnissen stabil sind. WIELAND[2] schrieb dem Sauerstoff eine nur passive Rolle zu und betrachtete als das Hauptmerkmal der biologischen Oxydation die Abspaltung von Wasserstoff, die Dehydrierung. Wie die Forschung seither zeigte, sind beide Auffassungen richtig und in der Zelle verwirklicht. Wasserstoffabspaltung und Sauerstoffaktivierung sind zusammen in ein System integriert, das als Atmungskette bezeichnet wird.

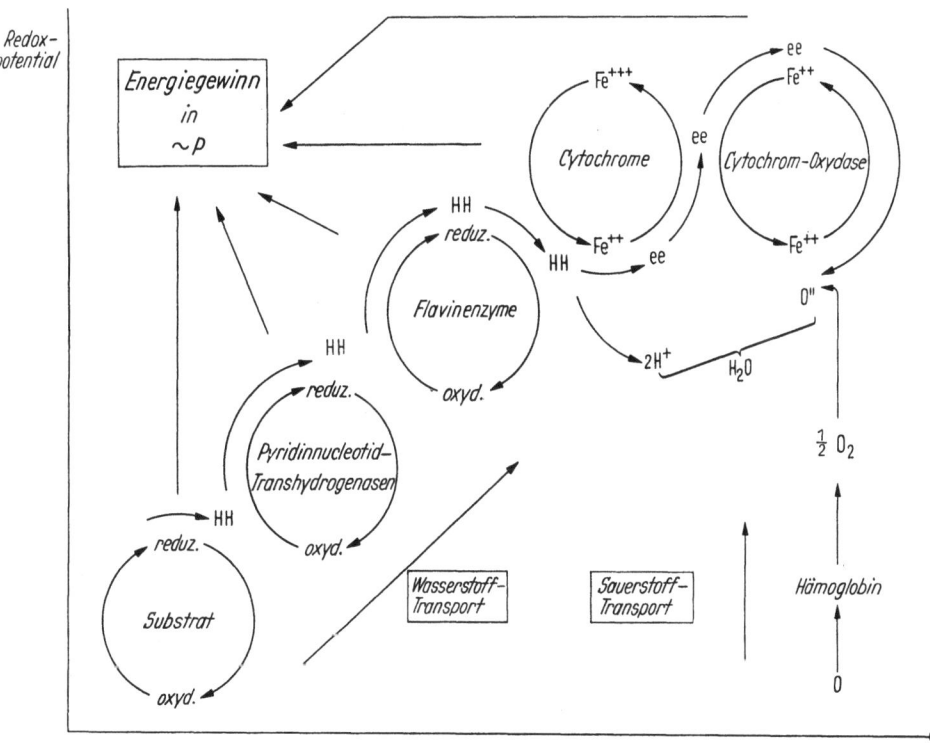

Abb. 6. Biologische Endoxydation

Da es sich bei Oxydationsvorgängen immer um einen Elektronentransport handelt, so wird die Wahrscheinlichkeit eines Reaktionsablaufes weniger durch die Energetik bestimmt, als vielmehr durch das Redox-Potential. Das Potentialgefälle natürlich vorkommender Substanzen ist so groß, daß eine direkte Oxydation durch Sauerstoff außer Frage steht. Aber ähnlich wie sich die Zelle zur Überwindung großer energetischer Differenzen einer Reihe von enzymatischen Schritten mit geringem Energiegewinn bedient, so überbrückt der Organismus auch ein hohes Redox-Potential schrittweise. Wie sich eine solche Atmungskette, das heißt ein Komplex von einzelnen Redox-Systemen, die gegenseitig aufeinander

[1] WARBURG, O.: Schwermetalle als Wirkungsgruppen von Fermenten. Berlin: Saenger 1946.

[2] WIELAND, H.: Über den Verlauf von Oxydationsvorgängen. Stuttgart: Enke 1933.

abgestimmt sind, in der Natur verhält, wurde in Abb. 6 dargestellt. Jede Verbrennung oder Oxydation von Nahrungsstoffen durch Sauerstoff unter der Bildung von Wasser erfolgt schließlich durch eine solche Atmungskette.

Wie aus Abb. 6 hervorgeht, manifestiert sich die Oxydation des Substrates zunächst als Wasserstoffabspaltung oder besser als Wasserstoffübertragung auf ein neues System. Die daran beteiligten Enzyme werden daher als *Transhydrogenasen* bezeichnet. Der vom Substrat abgespaltene Wasserstoff wird auf die Pyridinnucleotide und dann auf die Flavinenzyme übertragen. Von den Flavoproteinen bis zur „Aktivierung" des Sauerstoffes, das heißt bis zur Bildung von Wasser, äußert sich die Oxydation nicht mehr als Wasserstoff-, sondern vielmehr als Elektronenübertragung. Die daran beteiligten Enzyme werden daher *Transelektronasen* genannt. Erfolgt die Elektronenübertragung in Abwesenheit von Sauerstoff, wie etwa von den Flavoproteinen auf das Cytochrom, so kann man von *anaeroben Transelektronasen* sprechen, erfolgt die Übertragung nur in Anwesenheit von Sauerstoff auf Sauerstoff, so ist von eigentlichen *Oxydasen* die Rede.

d) Fettsäure-Cyclus[1, 2, 3, 4]

Das Prinzip des oxydativen Abbaus der Fettsäuren, die β-Oxydation, wurde von KNOOP[5] bereits im Jahre 1904 entdeckt. DAKIN[6] postulierte wenig später, daß die Degradation über die intermediäre Bildung von α, β-ungesättigten Fettsäuren, β-Oxysäuren und β-Ketosäuren erfolge, wonach ein C_2-Körper abgespalten werde und sich der ganze Vorgang cyclisch wiederhole. Der Beweis für diese Hypothese wurde aber erst vor wenigen Jahren erbracht, als es gelang, die Intermediärprodukte direkt im Gewebe nachzuweisen. Dabei zeigte sich, daß der postulierte C_2-Körper mit dem Produkt der oxydativen Decarboxylierung des Pyruvates, dem Acetyl-CoA, identisch ist.

Die einzelnen Enzyme des Fettsäureabbaues wurden durch KENNEDY, LEHNINGER, GREEN, LARDY, LYNEN, OCHOA und WEINHOUSE erst vor kurzem isoliert. Der wahrscheinliche Abbauweg und die wichtigsten Enzyme wurden auf Tab. 12 zusammengefaßt, wobei die Nomenklatur von BEINERT et al.[7] verwendet wurde. Die genaue Zahl der beteiligten Enzyme, ihre Spezifität und Eigenschaften sind aber zur Zeit noch wenig erforscht. Es geht aus der Tabelle deutlich hervor, daß der Abbau genau nach der von KNOOP postulierten Reaktionsfolge abläuft. Der Fettsäurecyclus spielt nicht nur für die Degradation der Lipide eine Rolle, sondern nimmt auch in der Biosynthese der höheren Fettsäuren, des Cholesterins und der Steroide eine zentrale Stellung ein.

e) Oxydativer Abbau des Glucose-6-phosphates

Das Glucose-6-phosphat steht im Zentrum des Zuckerstoffwechsels des tierischen Organismus. Auf Abb. 40 werden die wichtigsten alternativen Stoffwechselwege dieser Schlüsselsubstanz des Intermediärstoffwechsels der Zucker angedeutet. Erst in den letzten Jahren gelang es, einen neuen, offenbar sehr wichtigen Stoffwechselpfad dieser Substanz zu entdecken. Es zeigte sich nämlich, daß durch einen oxydativen Abbau aus dieser Hexose Pentosen entstehen können.

---

[1] LYNEN, F., u. S. OCHOA: Biochim. biophys. Acta **12**, 299 (1953).
[2] LYNEN, F.: Bull. Soc. Chim. biol. **25**, 1061 (1953).
[3] *Hb.*: KENNEDY, E. P., u. A. L. LEHNINGER: In "Phosphorus Metabolism". Edited by W. D. McELROY u. B. GLASS, II, p. 253. Baltimore: John Hopkins Press 1952.
[4] *Uer.*: VILLEE, C. A.: New Engl. J. Med. **251**, 21, 64, 1954
[5] KNOOP, F.: Hofmeisters Beitr. Chem. Physiol. Path. **6**, 150 (1904).
[6] DAKIN, H. D.: J. biol. Chem. **6**, 203, 221 (1909).
[7] BEINERT, H., et al.: Science **124**, 614 (1956).

Tabelle 12. *Teilreaktionen und Enzyme des Fettsäure-Cyclus*

Reaktion	Enzym	Cofaktoren
(1) Fettsäure		
→(2) Aktivierte Fettsäure (Acyl-CoA)	*Thiokinasen* (z. B. Acyl-Thiokinase, Capryl-Thiokinase, Acetat-Thiokinase)	ATP, CoA
(3) α, β-ungesättigte aktivierte Fettsäure (α, β-ungesättigtes Acyl-CoA)	*Acyl-Dehydrogenase* (z. B. Butyryl-Dehydrogenase, Caproyl-Dehydrogenase)	FAD
(4) aktivierte β-Oxy-Fettsäure (β-Oxy-Acyl-CoA)	*Enoyl-Hydratasen* (z. B. But-2-enoyl-Hydratase, Crotonase)	
(5) aktivierte β-Keto-Fettsäure (β-Keto-Acyl-CoA)	*β-Hydroxyacyl-Dehydrogenasen* (z. B. β-Hydroxybutyryl-Dehydrogenase)	DPNH$_2$
(6) aktivierte Fettsäure (Acyl-CoA)	*β-Ketoacyl-Thiolase* (z. B. Acetoacetyl-Thiolase)	CoA
	Acetyl-CoA	
	Citrat ——→ Krebs-Cyclus	

Tabelle 13. *Oxydativer Abbau des Glucose-6-phosphates ("Hexose-monophosphate-shunt")*

Reaktion	Enzym	Cofaktoren
(1) Glucose-6-phosphat	*Glucose-6-phosphat → TPN-Transhydrogenase* (Zwischenferment, Glucose-6-phosphat-Dehydrase)	TPN
(2) 6-Phosphogluconsäure	*Decarboxylierende 6-Phosphogluconat → TPN-Transhydrogenase*	TPN
(3) Ribulose-5-phosphat	*Phosphopentose-Isomerase*	
(4) Ribose-5-phosphat	*Glykolaldehyd-Transferasen* (Transketolase)	TPP
Phosphoglycerinaldehyd + Glycerinaldehyd		

Damit gelang es, eine Brücke zwischen dem Stoffwechsel der Hexosen und der für die Synthese der Nucleinsäuren essentiellen Pentosen zu schlagen. Ein solcher oxydativer Abbau über Pentosen wurde bereits von WARBURG und CHRISTIAN[1] beobachtet, doch konnten die Einzelheiten erst in den letzten Jahren abgeklärt werden[2-4]. Die einzelnen am Abbau beteiligten Enzyme (Tab. 13) sind zur Zeit noch wenig charakterisiert. Während früher allgemein angenommen wurde, daß der weitaus größte Teil des in der Leber anfallenden Glucose-6-phosphates zur Glykogensynthese verwendet wird, so zeigten neuere Untersuchungen, daß vielleicht bis zu 75% dieser Substanz über den Hexosemonophosphat-Shunt abgebaut wird.[5] Diese Feststellung würde gut zu dem sehr großen Umsatz an Nucleoproteinen in der Säugetierleber passen.

M. Therapeutische Verwendung von Cytochrom c

a) Einleitung

Im Jahre 1941 berichtete KLAR[6] über eine überraschende Besserung des klinischen Status bei Patienten mit schwerer dekompensierter Herzinsuffizienz nach der Verabreichung eines Cytochrom c haltigen Medikamentes. Diese Beobachtung wurde von PROGER[7] aufgenommen, der in den folgenden Jahren eine größere Zahl von Arbeiten über die theoretischen und praktischen Aspekte einer solchen Behandlungsweise veröffentlichte [8-14]. Die Behandlung mit Cytochrom c setzte sich aber nicht durch. Leider entwickelte sich die Frage eines therapeutischen Nutzens des Cytochrom c in den letzten Jahren zu einer Polemik, die eine objektive und neutrale Stellungnahme schwierig macht. Anderseits bietet eine Besprechung der mit dieser Behandlungsweise verknüpften Fragen Gelegenheit auf die engen Zusammenhänge zwischen theoretischer und praktischer Medizin hinzuweisen; gleichzeitig aber auch zu zeigen, wie außerordentlich schwierig es sein kann, Beobachtungen der Grundlagenforschung nach ihrem „praktischen Nutzen" auszuwerten.

In den vorangehenden Abschnitten diskutierten wir das multikatalytische System der Endoxydation oder Zellatmung, in dem das Cytochrom c eine wichtige Stellung einnimmt. Es ist naheliegend bei Krankheiten, bei denen der primäre Defekt in der Zellatmung gesehen wird, diese nach Möglichkeit zu verbessern. Dahin sind schließlich auch alle therapeutischen Eingriffe bei der häufigsten Form einer verminderten Zellatmung, der Herzinsuffizienz, ausgerichtet: Verbesserung der Herzaktion durch Digitalisierung, Ausschwemmung von Ödemen durch Quecksilberdiuretica und Verabreichung von Sauerstoff in der Hoffnung, das Angebot an die Zellen zu steigern.

[1] WARBURG, O., u. W. CHRISTIAN: Biochem. Z. **287**, 440 (1936); **292**, 287 (1937).
[2] HORECKER, B. L., u. P. Z. SMYRNIOTIS: J. biol. Chem. **193**, 371 (1951).
[3] HORECKER, B. L., P. Z. SMYRNIOTIS u. J. E. SEEGMÜLLER: J. biol. Chem. **193**, 383 (1951).
[4] SEEGMÜLLER, J. E., u. B. L. HORECKER: J. biol. Chem. **194**, 261 (1952).
[5] BLOOM, B., M. R. STETTEN u. D. W. STETTEN: J. biol. Chem. **204**, 681 (1953).
[6] KLAR, E.: Klin. Wschr. 1941, 1215.
[7] PROGER, S., M. AISNER u. R. B. SQUIRES: J. clin. Invest. **21**, 630 (1942).
[8] PROGER, S.: Bull. New Engl. med. Center **5**, 80 (1943).
[9] PROGER, S., D. DEKANEAS u. G. SCHMIDT: J. clin. Invest. **23**, 949 (1944).
[10] PROGER, S., D. DEKANEAS u. G. SCHMIDT: J. clin. Invest. **24**, 864 (1945).
[11] PROGER, S., D. DEKANEAS u. G. SCHMIDT: J. biol. Chem. **160**, 233 (1945).
[12] PROGER, S., u. D. DEKANEAS: Bull. New Engl. med. Center 8, 145 (1946).
[13] PROGER, S., u. D. DEKANEAS: Bull. New Engl. med. Center 7, 149 (1945).
[14] PROGER, S., u. D. DEKANEAS: Science **104**, 389 (1946).

Eine sorgfältige Überlegung zeigt, daß sich die Frage eines therapeutischen Wertes des Cytochroms auf die folgenden Probleme reduziert: 1. Ist die intracelluläre Cytochrom c-Konzentration bei anoxischen Zuständen limitierend für die Zellatmung? 2. Gelangt exogen verabreichtes Cytochrom c überhaupt in die Mitochondrien und 3. vermag ein Überschuß die verminderte Zellatmung zu stimulieren? Solange diese drei Fragen nicht positiv beantwortet werden können, ist es schwierig zu entscheiden ob dem Cytochrom c ein Platz in der internistischen Therapie zukommt.

b) Biochemie und Biologie der Cytochrome[1]

MacMunn[2] beobachtete bereits Ende des letzten Jahrhunderts, daß in tierischen Organextrakten ein eisenhaltiger, hämoglobinähnlicher, aber nicht mit diesem identischer Farbstoff vorkommt. Erst 45 Jahre später gelang es Keilin[3] mit einer verbesserten Untersuchungstechnik die Existenz dieses Hämochromogenes zu bestätigen. Die Spektralanalyse zeigte aber, daß es sich dabei nicht um eine einheitliche Substanz handelte, sondern um drei nahe verwandte Körper, die Keilin als *Cytochrom a, b und c* bezeichnete. Diese Cytochrome entpuppten sich als Hämoproteide, Eiweiße mit einem eisenhaltigen Porphyrinring als prosthetische Gruppe. Die Cytochrome sind, ähnlich wie das Hämoglobin, am Sauerstofftransport beteiligt. Ihr Wirkungsmechanismus ist jedoch von demjenigen des Hämoglobins verschieden. Beim Sauerstofftransport von der Lunge in das Gewebe wird dieser physikalisch an die eisenhaltige prosthetische Gruppe des Hämoglobins gebunden. Bei der Aktivierung des

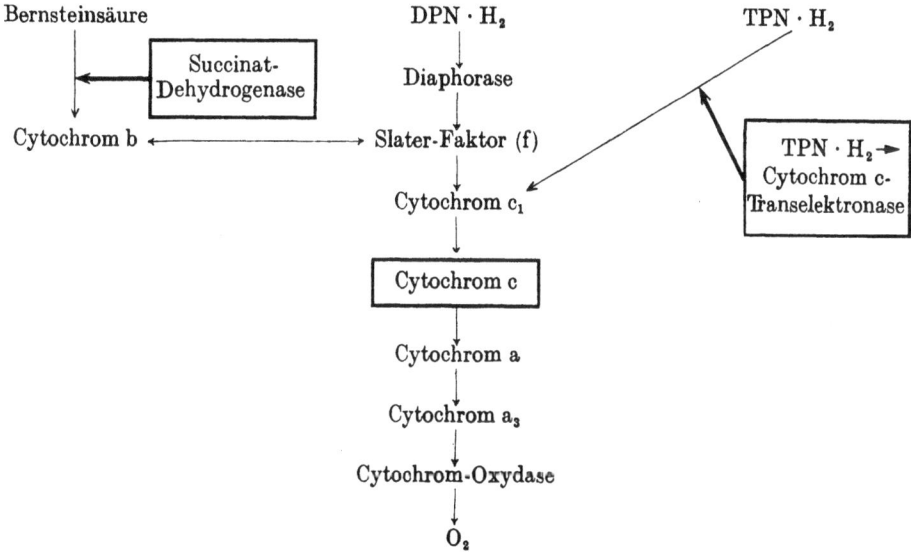

Abb. 7. Cytochrom-System (nach Keilin und Slater[4] und Wainio und Cooperstein[1])

Sauerstoffes durch die Cytochrome kommt es jedoch zu einem Valenzwechsel des Cytochromeisens. Die Zellhämine oder Cytochrome sind essentielle Bestandteile der Endoxydation und aktivieren den Sauerstoff vor seiner Reaktion mit dem durch die Dehydrasen bereitgestellten Wasserstoff. Es ist bis heute nicht entschieden, ob die Cytochrome eigentliche Enzyme sind oder vielmehr enzymatische Komplemente. Sie sind ausschließlich in den Mitochondrien lokalisiert und haben ein Molekulargewicht von etwa 13000. Ihre Kristallisation gelang aus mehreren Organen.

Das Zusammenspiel der einzelnen Komponenten des Cytochrom-Systemes wurde noch nicht endgültig abgeklärt. Während das System auf Abb. 6 einfach als „Cytochrom" und „Cytochrom-Oxydase" bezeichnet wurde, so folgt auf Abb. 7 eine ausführlichere Darstellung

[1] Uer.: Wainio, W. W., u. S. J. Cooperstein: Advanc. Enzymol. 17, 329 (1956).
[2] McMunn, C. A.: Phil. Trans. roy. Soc. London 177, 267 (1886).
[3] Keilin, D.: Proc. roy. Soc. London B 98, 312 (1925).
[4] Keilin, D., u. E. C. Slater: Brit. med. Bull. 9, 89 (1953).

des ganzen Systemes mit allen Einzelkomponenten in der gegenwärtig am wahrscheinlichsten Reihenfolge. Es geht daraus deutlich hervor, daß das Cytochrom c zwar eine zentrale Stellung einnimmt, daß jedoch mehrere andere Faktoren zur Aktivierung des Sauerstoffes notwendig sind. Welcher dieser einzelnen Reaktionsschritte die Zellatmung limitiert, kann zur Zeit nicht entschieden werden.

Die große Bedeutung des Cytochrom c für die Zellatmung erklärt, weshalb dieses Enzym in allen tierischen Zellen vorkommt. Seine Konzentration steht, wie aus Tab. 14 hervorgeht, in guter Korrelation zur Sauerstoffaufnahme der untersuchten Organe. Dies wirft die Frage auf, ob das Cytochrom c für die Zellatmung limitierend ist oder ob es im Überschuß vorliegt. STADIE und MARSH[1] verglichen den Sauerstoffverbrauch einzelner Organe mit der auf Grund der vorliegenden Cytochrom c-Konzentration möglichen Sauerstoffaktivierung. Wie aus Tab. 14 hervorgeht, ist das Cytochrom c in allen Geweben im Überschuß vorhanden und ist daher kaum die kritische Komponente in der Regulation der Zellatmung.

Tabelle 14. *Auf Grund des Cytochrom c-Gehaltes mögliche und tatsächliche Sauerstoffaufnahme einiger Organe* (nach STADIE und MARSH[5])

Organ	Cytochrom c % Trocken- gewicht	Q_{O_2}	
		Möglich	Physiologisch
Herzmuskel . . .	0.22	1133	3— 60
Nierenrinde. . . .	0.14	720	10— 50
Leber	0.06	309	10— 30
Skeletmuskel . . .	0.05	257	5—110
Hirnrinde	0.04	206	10— 40

Bei der Untersuchung der Sauerstoffaufnahme von Organhomogenaten kann durch Zusatz von Cytochrom c und einem Reduktionsmittel (Hydrochinon oder Ascorbinsäure) der Sauerstoffverbrauch gesteigert werden[2]. Dies wird meist dahin interpretiert, daß die Cytochrom-Oxydase, die mit dem Cytochrom c gekoppelt ist, in einem relativen Überschuß vorliegt, der durch den exogenen Zusatz von Cytochrom c aufgehoben wird. PROGER[3] schloß daraus, daß durch Zusatz dieser Substanz die Zellatmung verbessert wird. Dagegen sind aber zwei Argumente anzuführen. Zunächst wird die Zellatmung, wie aus diesen Ausführungen hervorgeht, wahrscheinlich weder durch das Cytochrom c noch durch die Cytochrom-Oxydase limitiert, sondern durch eine der übrigen Komponenten des Systemes. Zweitens dürfen Resultate von Studien an Homogenaten nicht auf intakte Zellen und Organismen übertragen werden. ELLIOTT[4] beobachtete keine Wirkung von Cytochrom c auf die Sauerstoffaufnahme intakter Gewebe in vitro und auch STADIE und MARSH[5] gelang es nicht, durch Cytochrom c-Zusatz in der Anwesenheit von Glucose und Bernsteinsäure die Sauerstoffaufnahme von Diaphragma-, Nieren- und Leberschnitten zu steigern.

c) Pharmakologie des Cytochrom c[6]

Ausführliche Studien über die Toxicität des Cytochrom c stehen noch aus. Aus den zahlreichen tierexperimentellen und klinischen Beobachtungen geht aber hervor, daß diese bei gereinigten Präparaten gering sein muß. Toxische Nebenerscheinungen wurden unseres Wissens auch nach der intravenösen Verabreichung relativ großer Mengen nicht beobachtet. Das Cytochrom c wird aus tierischen Organen hergestellt und es besteht daher die Gefahr einer Sensibilisierung. Leider ist die Antigennatur der Handelspräparate bisher noch ungenügend untersucht, besonders da offenbar bei Patienten mit allergischer Diathese Nebenerscheinungen beobachtet wurden[7].

Die Verteilung und Ausscheidung von intravenös verabreichtem Cytochrom c ist noch wenig erforscht. BEINERT[8, 9] berichtete, daß diese Substanz sich rasch

---

[1] STADIE, W. C., u. J. B. MARSH: J. clin. Invest. **26**, 899 (1947).

[2] ELLIOTT, K. A. C., u. M. E. GREIG: Biochem. J. **32**, 1407 (1938).

[3] PROGER, S., u. D. DEKANEAS: Bull. New Engl. med. Center 8, 145 (1946).

[4] ELLIOTT, K. A. C., u. M. E. GREIG: Biochem. J. **32**, 1407 (1938).

[5] STADIE, W. C., u. J. B. MARSH: J. clin. Invest. **26**, 899 (1947).

[6] *Uer.:* AMMON, R., u. H. FEDTKE: Med. Mschr. **1948**, 141. — FEINEN, F. J.: Dtsch. med. Wschr. **1955**, 146. — WOLLENBERGER, A.: Dtsch. med. Wschr. **1956**, 248. — WERTH, G.: Dtsch. med. Wschr. **1956**, 249.

[7] BODEN, E. H., H. GILLMANN u. H. D. HORN: Therapiewoche **5**, 34 (1954).

[8] BEINERT, H.: Science **111**, 469 (1950).

[9] BEINERT, H., P. MATTHEWS u. E. O. RICHEY: J. biol. Chem. **49**, 167 (1950).

im extracellulären Raum verteilt und der größte Teil innert wenigen Stunden im Urin ausgeschieden wird. Diese rasche Diffusion aus dem intravasculären Raum und durch die Glomerulummembran ist in Anbetracht des niedrigen Molekulargewichtes des Cytochrom c leicht verständlich.

Das schwierigste Problem der Pharmakologie des Cytochrom c ist jedoch die Frage, ob dieses aus dem Blut die Zell- und Mitochondrienmembran zu passieren vermag, oder ob es überhaupt nicht an seinen natürlichen Wirkort gelangt[1]. Nach WARBURG[2] und PAUL[3] ist es unwahrscheinlich, daß exogenes Cytochrom c die Zellmembran passiert. Im Gegensatz dazu beobachtete TSON[4], daß aus Herzmuskelmitochondrien (Sarkosomen) gelöstes Cytochrom c während einer Inkubation wieder in diese eingebaut wird. Es ist interessant, daß KEILIN[5] bereits früher darauf aufmerksam machte, daß sich zellgebundenes und gelöstes Cytochrom c in mancher Hinsicht unterscheiden. Die experimentell gemachten Beobachtungen über ein differenziertes Verhalten von „endogenem" und „exogenem" Cytochrom c finden möglicherweise darin ihre Deutung. Es darf beim Studium der Cytochromaufnahme in die Zelle auch nicht vergessen werden, daß sich eine an Cytochrom verarmte Zelle möglicherweise anders verhält als eine „normale" Zelle. Man hat, allerdings ohne objektive Unterlagen, von einem „Cytochrom-Hunger" gesprochen[6]. Weiterhin muß berücksichtigt werden, daß eine Störung der Zellatmung selbst zu einer Änderung der Zellpermeabilität führt[7,8], die ihrerseits die Cytochrom c Aufnahme zu beeinflussen vermag.

Aus diesen Ausführungen geht hervor, daß die Frage einer Penetration von exogen zugeführtem Cytochrom c in die Zelle durch Homogenat- und Gewebsschnittexperimente nicht beantwortet werden konnte. Es wurde daher verschiedentlich versucht, diese Frage im Tierexperiment zu entscheiden. Zunächst sind einige Untersuchungen über die Wirkung des Cytochrom c bei akut anoxischen Zuständen zu erwähnen. PROGER et al. berichteten, daß der ATP-Gehalt von Herz und Niere von anoxischen Ratten rasch abnimmt und daß diese Veränderung durch vorherige Verabreichung von Cytochrom c vermindert wird. STADIE und MARSH[9] wiederholten diese Experimente mit besserer Untersuchungstechnik, bestätigten die Abnahme des ATP bei anoxischen Tieren, fanden jedoch keinen Unterschied zwischen mit Cytochrom c- und unbehandelten Tieren. Auch die Überlebenszeit von Ratten in einer sauerstoffarmen Atmosphäre wird durch die Gabe von Cytochrom c nicht beeinfluß[10, 11]. Beim Vorliegen eines atmosphärischen Unterdruckes hatte Cytochrom c keine Schutzwirkung[12], doch kam es zu einer geringgradigen Verarmung an Cytochrom c[13,14]. LEMLEY und MENEELY[15] fanden im Herzmuskel solcher Tiere eine verminderte Sauerstoffaufnahme. Die

---

[1] BERAUD, T., u. A. VANOTTI: Schweiz. med. Wschr. **1955**, 281.

[2] WARBURG, O.: Schwermetalle als Wirkungsgruppen von Fermenten. Freiburg i. Br.: Editio Cantor 1949.

[3] PAUL, K. G.: In "The Enzymes". Edited by J. B. SUMNER and K. MYRBÄCK. Volume II/1, S. 358. New York N. Y.: Academic Press 1951.

[4] TSON, C. L.: Biochem. J. **49**, 47 (1951).

[5] KEILIN, D., u. E. F. HARTREE: Proc. roy. Soc. London B **106**, 418 (1940).

[6] BJÖRCK, G.: Cardiologia (Basel) **18**, 11 (1951).

[7] YAMAFUJI, K., u. T. FUJIKI: Biochem. Z. **317**, 99 (1944).

[8] GROSSFELD, H. D.: Exp. Cell Res. **2**, 141 (1951).

[9] STADIE, W. L., u. J. B. MARSH: J. clin. Invest. **26**, 899 (1947).

[10] MICHEL, H. O., u. I. H. SCHEINBERG: J. biol. Chem. **169**, 169 (1947).

[11] MILLER, W. N., P. ANDERSON u. A. DORFMAN: Science **107**, 421 (1948).

[12] CHRISTENSEN, W. R., u. M. CLINTON: Proc. Soc. exp. Biol. (N. Y.) **66**, 360 (1947).

[13] SALZBERG, H. S., u. H. P. JACOBY: Proc. Soc. exp. Biol. (N. Y.) **73**, 589 (1950).

[14] BEINERT, H., u. K. R. REISSMANN: J. biol. Chem. **181**, 67 (1949).

[15] LEMLEY, J. M., u. G. R. MENEELY: Amer. J. Physiol. **169**, 66 (1952).

Konzentration der Pyruvat → O_2-Transhydrogenase (Milchsäure-Dehydrase) war normal, doch war diejenige des DPN um 17%, diejenige des Cytochrom c um 30% erniedrigt. In vitro Zusatz von Cytochrom c normalisierte die defekte Sauerstoff-aufnahme. Lang und Feinen[1] beobachteten nach protrahierter Verabreichung von Cytochrom c eine Konzentrationszunahme der Cytochrom-Oxydase in der Herzmuskulatur und den Nieren. Dieser Befund ist möglicherweise als adaptive oder induzierte Enzymsynthese zu interpretieren. Schließlich seien noch drei tierexperimentelle Beobachtungen angeführt, die schwierig zu deuten sind. Nach Salzberg und Jacoby[2] soll Cytochrom c keinen Effekt auf die narkotische Wirkung von Äthanol und Barbituraten haben, doch fand Feinen[3], daß der üblicherweise erfolgende Anstieg der Blutzucker- und Brenztraubensäure-Konzen-tration nach vorgänger Verabreichung von Cytochrom c ausblieb. Nach Drabkin[4] steigert die Verabreichung von Cytochrom c die Regenerationsfähigkeit von Rattenlebern um etwa 25%.

Überblickt man diese tierexperimentellen Beobachtungen, so muß festgestellt werden, daß eine therapeutische Wirkung von Cytochrom c in keinem Falle sicher nachgewiesen wurde. Es ist daher, selbst unter der Annahme, daß das Cyto-chrom c in die Zelle gelangt, sehr fraglich, ob es irgendwelche Indikationen für die Gabe von Cytochrom c gibt. Lang und Feinen[1] kamen bei ihren Untersuchun-gen über die Wirkungen einer chronischen Verabreichung von Cytochrom c zum Schluß: „Limitierende Faktoren der Gewebsatmung im intakten Organismus sind im allgemeinen weder Gehalt an Enzymen, noch Gehalt an betreffenden Substra-ten, sondern Kreislauf- und Diffusionsverhältnisse des Sauerstoffes."

In den klinischen Untersuchungen über die Wirkung von Cytochrom c bei anoxischen Zuständen wird immer wieder hervorgehoben, daß dieses Enzym einen sehr raschen Wirkungseintritt habe (10 — 30 min) und daß sein Effekt rasch abflaue. Besonders bei intravenöser Verabreichung war dies ausgeprägt. Wir fragen uns, ob in den relativ unreinen Handelspräparaten nicht eine andere Komponente vorlag, die für diese kurzfristige Wirkung verantwortlich war, oder ob etwa das Cytochrom c außer den oben besprochenen Wirkungen auch noch pharmakologische Effekte besitzt, die bisher unerkannt blieben.

d) Therapie mit Cytochrom c

Strenge Indikationen für die Gabe von Cytochrom c liegen bis heute keine vor. Meist wird kurzweg die „Anoxie" als Indikation angeführt. Nach den klassischen Untersuchungen von Barcroft, van Slyke und Peters sind vier essentiell verschiedene Formen der Anoxie zu unterscheiden: die anoxische, die anämische, die hämodynamische und die histotoxische Anoxie. Es scheint vorteilhaft, die einzelnen Krankheitszustände, bei denen die Verabreichung von Cytochrom c empfohlen wird, in dieser Reihenfolge zu besprechen.

Anoxische Anoxie. Diese Form der Anoxie liegt dann vor, wenn die Sauerstoff-sättigung des Blutes in den Lungencapillaren unvollständig ist, sei es als Folge eines verminderten Sauerstoff-Partialdruckes (sauerstoffarme Atmosphäre, Höhenluft, Unterdruck) einer Störung der Diffusion des Sauerstoffes von den Alveolen in die Capillaren oder beim Vorliegen eines Rechts-links-Shunts. Im Tierversuch vermochte Cytochrom c die Lebensdauer weder in einer sauerstoff-armen Atmosphäre, noch bei Unterdruck zu verlängern. Untersuchungen über die Wirkung von Cytochrom c bei der anoxischen Anoxie des Menschen stehen mit

---

[1] Lang, K., u. F. J. Feinen: Biochem. Z. **321**, 343 (1951).
[2] Salzberg, H. S., u. H. P. Jacoby: Proc. Soc. exp. biol. (N. Y.) **66**, 360 (1947).
[3] Feinen, F. J.: Dtsch. med. Wschr. **1956**, 249.
[4] Drabkin, D. L.: J. biol. Chem. **171**, 409 (1947).

Ausnahme einer Mitteilung über angeblich gute Erfolge bei der Höhenkrankheit[1] noch aus.

Anämische Anoxie. Bei der anämischen Anoxie ist die Sauerstofftransportfähigkeit des Blutes eingeschränkt, sei es als Folge einer Anämie, einer Kohlenmonoxydvergiftung oder einer Methämoglobinämie. Tierversuche über die Wirkung des Cytochrom c bei der anämischen Anoxie liegen nicht vor. Beim Menschen wird über eine günstige Wirkung bei Kohlenmonoxydvergiftungen berichtet[2,3]. Nach einer intravenösen Gabe von 25 mg Cytochrom c sollen die Patienten innert 10—30 Minuten aus dem Coma wieder ansprechbar sein. Da gleichzeitig noch Sauerstoff gegeben wurde, ist es kaum möglich, den günstigen Ausgang ausschließlich auf das Cytochrom c zurückführen zu wollen. Da Cytochrom c beim physiologischen pH nicht in eine Bindung mit Kohlenmonoxyd eingeht, müßte die Wirkung dieser Substanz auf einer cellulären Ebene gedacht werden. Ob auch die ,,lebensrettende Wirkung" des Cytochrom c bei einem einzigen Fall einer Phandormvergiftung[4] hier angeführt werden muß, ist nicht klar, da ja ohnehin über 90% der Schlafmittelvergiftungen gerettet werden.

Hämodynamische Anoxie: Bei dieser Form der Anoxie ist der Gasaustausch zwischen Blut und Gewebe gestört, sei es als Folge einer Herzinsuffizienz, eines Schockzustandes oder einer lokalen Stase. Auch über die Wirkung von Cytochrom c bei der hämodynamischen Anoxie liegen keine tierexperimentellen Untersuchungen vor. KLAR[5] berichtete über die günstige Wirkung von Cytochrom c bei schwersten kardialen Dekompensationen. Seine Beobachtungen wurden aber von AMMON und FEDTKE[6] nicht bestätigt. FEINEN[7] sah eine ausgezeichnete Wirkung des Cytochrom c bei dekompensierten Mitralstenosen, kombinierten Vitien, Pneumonektomien und Perikarditiden, gibt aber keine objektiven Unterlagen. Beim Herzinfarkt ist Cytochrom c wahrscheinlich wirkungslos[3] Über die Behandlung der Angina pectoris mit Cytochrom c sind die Angaben widersprechend. Nach BAKST und RINZLER[8] vermag Cytochrom c bei körperlicher Belastung den anginösen Schmerz weder zu verhindern noch zu verzögern. Im Gegensatz dazu soll jedoch das Auftreten anoxischer EKG-Veränderungen verhindert werden[1]. Die Beurteilung der Wirksamkeit von Medikamenten bei der Angina pectoris ist bekanntlich außerordentlich schwierig. Man denke an das große Krankengut, das analysiert werden mußte, bevor dem Heparin eine Wirksamkeit bei dieser Krankheit abgesprochen werden konnte. Ebenfalls hier anzuführen sind angeblich günstige Wirkungen des Cytochrom c bei cerebralen Durchblutungsstörungen[9,10].

Histotoxische Anoxie. Trotz genügendem Sauerstoffangebot an die Zellen ist deren Atemfunktion infolge Blockierung der Endoxydation gestört. Bei der Cyanidvergiftung wird die Anoxie auf eine Inhibition der Cytochrom-Oxydase zurückgeführt. Der genaue Angriffspunkt des Diphtherietoxines ist nicht bekannt. Möglicherweise ist auch die Narkose hier anzuführen. Die tierexperimentellen Beobachtungen von FEINEN[7] sprechen für eine Beeinflussung der Narcotica-

[1] RUFF, S., H. FEDTKE u. R. AMMON: Z. Kreislaufforsch. **39**, 146 (1950).
[2] FEDTKE, H., u. R. AMMON: Klin. Wschr. **1948**, 603.
[3] STELTER, R.: Medizinische **1953**, 351.
[4] BOECKH, E. H.: Dtsch. med. Wschr. **1953**, 274.
[5] KLAR, E.: Klin. Wschr. **1941**, 1215.
[6] AMMON, R., u. H. FEDTKE: Med. Mschr. **1948**, 141.
[7] FEINEN, F. J.: Dtsch. med. Wschr. **1956**, 249.
[8] BAKST, H., u. S. H. RINZLER: Proc. Soc. exp. Biol. (N. Y.) **67**, 531 (1948).
[9] MATTHES, K.: Kreislaufuntersuchungen am Menschen mit fortlaufend registrierenden Methoden. Stuttgart: Thieme 1950.
[10] PROGER, S., u. D. DEKANEAS: Bull. New. Engl. med. Center **7**, 149 (1945).

wirkung durch Cytochrom c. Beim Menschen soll dieses Enzym eine gute Wirkung bei der diphtherischen Myokarditis haben und bleibende Herzschädigungen verhindern[1,2]. FEINEN empfiehlt die Gabe von Cytochrom c bei der Narkose, da dadurch der Anstieg der Blutzucker und Pyruvatkonzentration verhindert werde.

Für weitere in der Literatur angeführte Indikationen, wie „Vergiftungen", „schwere komatöse Stoffwechselentgleisungen", akutes Kreislaufversagen, akute Blutungsanämie, Spontanpneumothorax, Migräne, Claudicatio intermittens, Herzmuskelinsuffizienz, Einengung der Atemoberfläche durch pulmonale Prozesse, Verringerung des Atemvolumens durch Thoraxstarre oder Kyphoskoliose, Pneumonien, chronische Anämien[3], Leberfunktionsstörungen[4] und progressive muskuläre Dystrophie[5] liegen nur spärliche und kaum objektive Unterlagen vor.

Es wurde ursprünglich postuliert, daß das Cytochrom c die Verwendung des Sauerstoffes durch die Zelle auch bei stark reduziertem Angebot zu verbessern vermag. Man kann daher gegen unsere Einteilung der therapeutischen Versuche den Einwand erheben, daß es keine Rolle spiele, wo der Sauerstofftransport an die Zelle unterbrochen sei, da das Cytochrom c die Sauerstoffverwendung, d. h. den Nutzeffekt auch bei reduziertem Angebot, verbessere. Da jedoch für eine solche Hypothese keinerlei objektive Unterlagen vorliegen, schien es vorteilhafter, die Untersuchungen nach den verschiedenen Formen der Anoxie zu gliedern. Abschließend muß festgehalten werden, daß zur Zeit keine objektiv fundierten Indikationen für die therapeutische Verwendung des Cytochrom c vorliegen.

Zweites Kapitel

Stoffwechsel und submikroskopische Struktur der Zelle

„Zu dem Chemiker hat der Morpholog ein großes Vertrauen. Er holt sich oft Rat bei ihm in der Überzeugung, daß die verschiedenen Organe verschiedne Stoffe verschieden bearbeiten, und daß verschiedene Säfte sich das Organ, in dem sie sich sammeln, wieder wechselweise ausbilden; dagegen bereitet er dem Chemiker die Versuche gleichsam vor und macht ihn aufmerksam, wohin er sie, durch die Gestalt angereizt, eigentlich zu leiten habe."

J. W. von Goethe

A. Morphologische Forschung

a) Zelltheorie[6,7]

Die Schöpfung des Konzeptes der Zelle als unterster biologischer Einheit verdanken wir SCHWANN[8], der im Jahre 1839 seine fundamentale Monographie „Mikroskopische Untersuchungen über die Übereinstimmung in der Struktur und dem Wachsthum der Thiere und Pflanzen" veröffentlichte. Darin behandelte er

---

[1] AMMON, R., u. H. FEDTKE: Med. Wschr. 1948, 141.

[2] AMMON, R.: Pharmacie 5, 6 (1950).

[3] BODEN, E. H., GILLMAN u. H. D. HORN: Therapiewoche 5, 34 (1954).

[4] BRIGANTI, S., u. A. DI CHIARI: Minerva chir. 10, 1 (1955).

[5] SERRA, C., u. G. ZANETTI: Acta neurol. (Napoli) 6, 925 (1952).

[6] M.: SCHMIDT, W. J.: Hundert Jahre Zellforschung. Protoplasma Monographien 17, Berlin 1938.

[7] Uer.: BAKER, J. R.: Quart. J. micr. Sci. 89, 103 (1948); 90, 87 (1949); 93, 157 (1952); 94, 407 (1953).

[8] SCHWANN, T.: Mikroskopische Untersuchungen über die Übereinstimmung in der Struktur und dem Wachsthum der Thiere und Pflanzen. Berlin: Sander 1839.

nicht bloß die Morphologie der Zelle, sondern diskutierte auch die Phänomene des Wachstums und der Ernährung der Zellen auf eine geradezu moderne Weise. Wie weit der Stoffwechselgedanke bei diesen ersten Cytologen bereits durchgedrungen war, geht auch aus dem folgenden Vergleich der tierischen und pflanzlichen Zellen hervor, den Purkinje[1] im Jahre 1837 gab: „Die körnige Grundform drängt wieder die Analogie mit der Pflanze auf, welche bekanntlich beinahe ganz aus Körnern oder Zellen zusammengesetzt ist. Wie hier nun jedes Zellchen seine vita propria hat und aus dem allgemeinen Saft seinen spezifischen Inhalt bereitet, und durch dessen Vermittlung wieder in den eigenen Saftbehältern eigenthümliche Stoffe abgesetzt werden, so könnte man sich auch den Enchymbildungs- und Entwicklungsprozeß vorstellen.“

Im Jahre 1855 wurden gleichzeitig zwei Arbeiten veröffentlicht, in denen zum ersten Male die Zellteilung als das Grundprinzip des Wachstums erkannt wurde. Wohl hatte Goethe[2] schon 30 Jahre früher unter den Hauptmerkmalen der „lebendigen Einheit“ die Eigenschaft „sich zu trennen, sich zu vereinen“ angeführt, aber es bedurfte der endgültigen Widerlegung der generatio sponatanea, um den Boden für eine solche Auffassung vorzubereiten. Remak[3], dem das Verdienst zufällt, die Zusammenhänge zwischen Wachstum und Teilung als erster erkannt zu haben, schrieb: „alle thierischen Zellen entstehen aus den embryonalen Zellen durch fortschreitende Theilung“, und weiter „überall findet sich das Prinzip der Theilbarkeit, der Spaltbarkeit“. Im gleichen Jahre postulierte Virchow[4] sein berühmtes Axiom: „omnis cellula e cellula“. Jede Zelle geht „durch legitime Succession an eine Ursprungszelle zurück“. Diese Erkenntnis war eine der Voraussetzungen zur Entwicklung der Cellularpathologie, die in der Folge zu einer Umstellung und Neuorientierung der ganzen Medizin führen sollte[5].

„Ein pathologischer Prozeß im Sinne der Cellularpathologie stellt sich demnach so dar: Ein äußeres Ding wirkt auf eine lebende Zelle ein und verändert dieselbe in mechanischer oder chemischer Weise. Das äußere Ding ist die Causa externa oder, wie man kurzweg sagt, die Krankheitsursache; der veränderte Zustand dagegen heißt Passio, Leiden. Tritt in der lebenden Zelle infolge der Veränderungen, welche sie erfahren hat, eine Tätigkeit (Actio s. Reactio) ein, so heißt die Veränderung Reizzustand (Irritamentum) und die Krankheitsursache Irritans. Tritt dagegen keine Tätigkeit ein, beschränkt sich der Zustand auf die Veränderung, welche die Zelle ‚erlitten‘ hat, so haben wir es mit einer bloßen ‚Störung‘ (Laesio) oder mit einer Lähmung (Paralyse) zu tun. Da nun aber dieselbe Ursache auf eine Zelle reizend, auf eine andere bloß störend, auf eine dritte selbst lähmend einwirken kann, so nimmt man eine gewisse Verschiedenheit der inneren Zustände als Grund dieses verschiedenen Verhaltens an. So kommt man zu der inneren Ursache oder der Praedispositio.“

Diese rein morphologische Betrachtung, die selbst die Pharmakologie strukturell deutet („Wir glauben an die Wirksamkeit von Arzneien, weil wir die Beziehungen bestimmter Stoffe zu spezifischen Orten im Körper für ausgemacht halten“), hat heute ihre Grenzen erreicht. Eine neue Pathologie beginnt sich anzubahnen, die nicht mehr rein morphologisch orientiert ist, sondern welche die biochemischen Erkenntnisse der letzten 100 Jahre mit den morphologischen Beobachtungen vereinigt. Eine Pathologie, nicht mehr der Zellen allein, oder des Intermediärstoffwechsels allein, vielmehr eine Pathologie der „biokatalytischen Systeme“, eine Arbeitsrichtung, die sowohl den Forderungen des Morphologen als auch denjenigen des Biochemikers gerecht wird.

---

[1] Purkinje, J. E.: Symbolae ad ovi avium historiam ante incubationem. Lipsiae 1837 (Prag).

[2] Goethe, J. W. von: Wilhelm Meisters Wanderjahre.

[3] Remak, R.: Untersuchungen über die Entwicklung der Wirbelthiere. Berlin: Reimer 1855.

[4] Virchow, R.: Virchows Arch. path. Anat. 8, 23 (1855).

[5] Virchow, R.: Virchows Arch. path. Anat. 79, 7, 209 (1880).

Aber auch die Zelle ist nicht die einzige wichtige Einheit der Morphologie, denn wie HERTWIG[1] sagt: „die Zelle kann nicht als die einzige morphologische und physiologische Lebenseinheit bezeichnet werden, in welche sich der Körper der Pflanzen und Tiere zerlegen läßt. Wir nehmen vielmehr in der Zusammensetzung der lebenden Substanz eine lange Stufenfolge einfacher und immer zusammengesetzter werdender lebender Elementarteile an. Die Zelle ist also nur eine Stufe in der Organisation der lebenden Substanz". Diese Erkenntnis der morphologischen Hierarchie, von Zelle zu Gewebe, von Organ zu Organismus, darf von der neuen Pathologie und Klinik nicht vernachlässigt werden. Diese soll vielmehr auch den extracellulären Raum in Betracht ziehen, an die Regulation durch übergeordnete humorale und nervöse Faktoren denken und, auf cellulärer Ebene beginnend, schließlich die Integration aller Systeme zu einem Organismus, für den Arzt den kranken Menschen, anstreben.

b) Dimensionen biologischer Systeme

Von der Größenordnung des mit dem Auge Erkennbaren ging die Forschung aus (Tab. 15 u. 16). Noch heute bildet der „klinische Blick" die Grundlage der ärztlichen Diagnostik. Noch immer erfaßt der erfahrene Pathologe die Großzahl der Krankheitsveränderungen durch die Betrachtung. Dann kam das Mikroskop den versagenden Sinnen zu Hilfe und erweiterte das Blickfeld hinunter bis zum Mikron. In diesem Bereich liegt die Zelle mit ihren Derivaten. Heute steht dieser celluläre Bereich bereits den diagnostischen Methoden zur Verfügung. Der Mikrobiologie kam das Elektronenmikroskop zu Hilfe, das Strukturen von der Größe eines zwanzigsten Teiles eines Mikrons sichtbar zu machen vermag. Eine solche ultramikroskopische Bearbeitung ist aber noch nicht in die Pathologie eingedrungen.

Tabelle 15. *Größenordnung biologischer Einheiten*

	Durchmesser $m\mu$	Länge $m\mu$
Zelle (Leber)	50000	50000
Zellkern (Leber).	5000	5000
Escherichia coli	3000	6000
Pseudomonas pyocyanea .	750	1000
Mitochondrien (Leber) . .	500	2000
Mikrosomen (Leber) . . .	600	600
Variola Virus	175	
Bakteriophagen	40	
Gen (berechnet).	20	125
Glykogenmolekül	10	
Globulin	7	500
Hämoglobin	6	
Saccharose	0.5	1
Wasserstoffmolekül . . .	0.2	

Vom anderen Extrem her kam die Strukturchemie mit den Methoden der kristallographischen Analyse und die Kolloidchemie mit ihren indirekten Verfahren den morphologischen Arbeitsrichtungen entgegen, und bereits beginnen sich die Methoden zu überschneiden. In manchen Größenbereichen stehen heute zwei, ja drei verschiedene Verfahren zur Ermittlung der Größe und Struktur zur Verfügung, und so wird das rein strukturelle Wissen immer mehr zum gesicherten Gut der Wissenschaft.

---

[1] HERTWIG, O.: Allgemeine Biologie. Jena 1912.

Tabelle 16. *Morphologische Hierarchie*

Einheiten	Meter	Morphologische Einheiten	Wissenschaft	Hilfsmittel	Pathologische Forschung
Meter	1	Organismus	Anatomie, Topographie	Auge, Meßstab	Typenlehren (HIPPOKRATES)
Zentimeter	$1 \cdot 10^{-1}$ $1 \cdot 10^{-2}$	Organ	Organographie		Organpathologie (MORGAGNI)
Millimeter	$1 \cdot 10^{-3}$ $1 \cdot 10^{-4}$	Gewebe	Histologie	Lupe Mikroskop	Gewebspathologie (BICHAT)
	$1 \cdot 10^{-5}$	Zelle	Cytologie	Immersion	Zellpathologie (VIRCHOW)
Mikron	$1 \cdot 10^{-6}$ $1 \cdot 10^{-7}$ $1 \cdot 10^{-8}$	Organellen Micellen, Makromoleküle	Micellarlehre Makromolekulare Chemie	Ultraviolett-mikroskop Elektronen-mikroskop Polarisations-mikroskop	Enzymopathologie
Millimikron	$1 \cdot 10^{-9}$	Moleküle	Strukturchemie	Röntgenstrahlen	Molekularpathologie (SCHADE)
Ångstrom	$1 \cdot 10^{-10}$	Atome	Elektronentheorie	Elektronenstrahlen	

B. Protoplasma

a) Submikroskopische Struktur

„Die Zelle ist ein Klümpchen Protoplasma, in dessen Innerem ein Kern liegt"[1]. Schon die ersten Mikroskopiker fühlten sich zwischen der Vorstellung der Zelle als „Protoplasma-Sack" und derjenigen als stabile Struktur hin- und hergerissen. Das „Beweismaterial" für die einzelnen Auffassungen — man denke an die „Schaumstruktur" des Protoplasmas wie sie von BÜTSCHLI[2] vertreten wurde — muß heute als Fixierungs-Artefakte gedeutet werden. Daß aber auch von chemischer Seite erkannt wurde, daß in der Zelle eine gewisse räumliche Ordnung herrschen muß, geht aus den Ausführungen von HOFMEISTER[3] hervor: „Wie wir uns immer die räumliche Unterbringung der chemischen Organisation in der Zelle vorstellen, eine Forderung läßt sich auf keinen Fall umgehen, daß die Wandungen des Reaktionsraumes gegen die jeweilig darin stattfindenden Reaktionen relativ widerstandsfähig sein müssen, daß sie z. B. dort, wo Oxydationen stattfinden, für die betreffende Oxydase, wo Eiweißspaltungen erfolgen, für das proteolytische Ferment vergleichsweise unangreifbar sind."

Die moderne Auffassung über die Struktur des Protoplasmas geht auf den Zürcher Botaniker NÄGELI[4] zurück, der im Jahre 1858 seine Untersuchungen über die Feinstruktur von Gelen veröffentlichte. NÄGELI forderte, daß diese Gele aus organisierten, kristallinen Substanzen von hohem Molekulargewicht zusammen-

---

[1] SCHULTZE, M.: Arch. Anat. Physiol. wiss. Med. 1 (1861).
[2] BÜTSCHLI, O.: Untersuchungen über mikroskopische Schäume und das Protoplasma. Leipzig 1892.
[3] HOFMEISTER, F.: Organisation der Zelle. Braunschweig 1901.
[4] NÄGELI, C.: Micellartheorie. Ostwalds Klassiker No. 227, herausgegeben von A. FREY. Leipzig 1928.

gesetzt seien, den Micellen. Er beschrieb damit die Membran der Dialysier-
schläuche, die Zwischenwände zwischen den einzelnen „Stoffwechselkammern"
der älteren Auffassung. Dabei dachte er sich die Micelle als einen bausteinartigen
Klotz. Aus der Kolloidchemie, die besonders von OSTWALD[1] gefördert wurde,
entwickelte sich zunächst als rein technisches Hilfsmittel zur Erforschung und
Entwicklung neuer hochpolymerer Substanzen die makromolekulare oder
polymere Chemie. Besonders die Arbeiten von STAUDINGER[2] zeigten, daß die
Regeln der Strukturchemie in dieser Größenordnung ihre Bedeutung verlieren,
und daß sich diese Makromoleküle grundsätzlich von den molekularen Verbindungen verschieden verhalten. Die Übertragung und Verarbeitung dieser
neuen Forschungsrichtung in bezug auf biologische Systeme verdanken wir FREY-
WYSSLING[3]. Seine Forschungen zeigten, daß sich das Protoplasma in mancher
Hinsicht wie ein aus Makromolekülen zusammengesetztes Gel verhält. Nach
seinen Untersuchungen liegt das Protoplasma in einer Form vor, die etwa in der
Mitte zwischen einem reticulären und einem corpusculären Kolloid steht. Ein
reticulär-fibrilläres Stützgerüst durchzieht die ganze Zelle und verleiht ihr eine
gewisse Formfestigkeit. Diese Fibrillen werden durch sog. *Haftpunkte* zusammengehalten, die aber in einem steten Wechsel begriffen sind. Dieser Wechsel der
Haftpunkte ist das wesentliche Merkmal des lebenden Protoplasmas im Vergleich
zu einem toten Kolloid und gibt ihm die dynamischen Struktureigenschaften.
Neben den fibrillären Strukturen finden sich auch globuläre Makromoleküle, die
aber weniger fest mit dem Netzwerk verbunden sind. Eine Darstellung eines
solchen submikroskopischen Proto-
plasmaabschnittes erfolgt in Abb. 8.
Der Aggregatzustand des Netzwer-
kes ist nicht starr, sondern kann
von einer Phase in eine andere übergehen und damit auch verschiedene
Eigenschaften annehmen. Der
Hauptunterschied gegenüber älteren Hypothesen liegt darin, daß
nicht mehr die „Schachteln" des
Protoplasmas im Vordergrund stehen, als vielmehr ein lockeres, ver-
schiebbares, plastisches Gerüstwerk
aus makromolekularen Proteinket-
ten. Eine solche Hypothese erklärt
eine große Zahl der typischen Proto-
plasmaeigenschaften wie Plastizi-

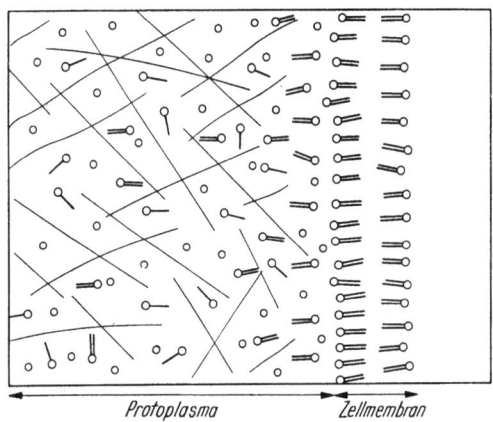

Abb. 8. Submikroskopische Struktur des Protoplasmas und
der Zellmembran (nach FREY-WYSSLING und DANIELLI)

tät, Viscosität, Elastizität, Tonizität und Spinnfähigkeit. Sie erklärt auch, weshalb
das Protoplasma trotz des hohen Eiweißgehaltes eine geringe Viscosität aufweist.
Die Eiweiße liegen eben nicht in Lösung vor, sondern vielmehr als kompakte
strukturelle Einheiten.

b) Enzymologie

Das Protoplasma besteht aus einem makromolekularen Gerüst, das durch
Haftpunkte zusammengehalten wird und das der Zelle einerseits ihre Stabilität,

[1] OSTWALD, W.: Die Welt der vernachlässigten Dimensionen. Dresden u. Leipzig:
Steinkopff, 4. Aufl. 1919.
[2] STAUDINGER, H., u. M. STAUDINGER: Die makromolekulare Chemie und ihre Bedeutung
für die Protoplasmaforschung. Wien: Springer 1954.
[3] FREY-WYSSLING, A.: Die submikroskopische Struktur des Protoplasmas. Wien:
Springer 1955.

anderseits ihre flüssigkeits-imitierenden Eigenschaften verleiht. In dieses Gerüst-werk eingebaut findet sich eine große Zahl von Enzymen.

Die Enzyme, makromolekulare Eiweiße, liegen mehr oder weniger stark ver- ankert in der Gerüstsubstanz. FREY-WYSSLING[1] nimmt an, daß die Apoenzyme selbst Gerüstproteine sind. Ja, es liegen gute Unterlagen für die Hypothese vor, daß der weitaus größte Teil dieser makromolekularen Fibrillen und Netze aus Enzymen zusammengesetzt ist. Einzig die „aktiven Zentren" oder prosthetischen Gruppen werden an der Oberfläche der Gerüststrukturen lokalisiert sein und die

Tabelle 17. *Einige Enzyme mit vorwiegender Lokalisation im Zellsaft und in den Mikrosomen (Rattenleber)*

Enzym	Prozent der gesamten Enzymaktivität				Autor
	Kern	Mitochondr.	Mikrosomen	Zellsaft	
1. *Glykolytisches System*					
Glykolyse	5	3		82	2
Glucose-1-phosphat → Amylose-Trans-glucosidase (Phosphorylase)	—	—	—	80	2
Glucose (1→6)-Phosphomutase (Phospho-glucomutase)	—	—	—	100	2
FDP-Triosephosphat-Lyase (Aldolase) . .	3	1		96	3
2. *Transhydrogenasen*					
TPN · H_2→Glutathion-Transhydrogenase (Glutathion-Reductase)	0	0		90	3
Glucose-6-phosphat→TPN-Transhydro-genase (Glucose-6-phosphat-Dehydro-genase)	—	—	—	85	4
3. *Transelectonasen*					
DPN · H_2→Cytochrom c-Transelectonase (Cytochrom c-Reductase)	—	27	48	4	5
4. *Purin-Stoffwechsel*					
DPN-Nucleosidase	37	4	53	42	6
5. *Phosphorylierung*					
ADP→ADP-Transphosphatase (Myokinase)	5	29	1	31	7
6. *Kohlenhydrat-Abbau*					
Glucose-6-Phosphatase	6	13	75	6	2

biologische Enzymaktivität wird sich vorwiegend als Oberflächenkatalyse ab-spielen. Jeder Änderung der Gerüststruktur, Wechsel der Haftpunkte, Änderung der Hydratation muß daher zu einer Beeinflussung der Enzymsysteme führen.

Zunächst finden sich im Protoplasma alle Enzyme der *Glykolyse*. Es ist interessant, daß dieses phylogenetisch ältere Stoffwechselsystem in den wenig organisierten Teilen der Zelle lokalisiert ist. Weiterhin finden sich im Zellsaft und den Mikrosomen verschiedene Enzyme des *Purinstoffwechsels*. Auch die an der Bereitstellung des Adenosindiphosphates beteiligte Myokinase ist sowohl in den Mitochondrien als auch im Zellsaft nachweisbar. Bereits wurde auf zwei alternative Abbauwege der Glucose, nämlich die Glykolyse und die Oxydation,

[1] FREY-WYSSLING, A.: Die submikroskopische Struktur des Protoplasmas. Wien: Springer 1954.
[2] HERS, H. G., et al.: Bull. Soc. Chim. biol. **33**, 21 (1951).
[3] KENNEDY, E. P., u. A. L. LEHNINGER: J. biol. Chem. **179**, 957 (1949).
[4] MUELLER, G. C., u. J. A. MILLER: J. biol. Chem. **180**, 1125 (1949).
[5] HOGEBOOM, G. H.: J. biol. Chem. **177**, 847 (1949).
[6] SUNG, S. C., u. J. N. WILLIAMS: J. biol. Chem. **197**, 175 (1952).
[7] NOVIKOFF, A. B., et al.: J. biol. Chem. **194**, 153 (1952).

hingewiesen, und die Demonstration des Vorkommens von Glucose-6-Phosphatase weist auf einen dritten Stoffwechselweg hin. Dieses Enzym hat die Funktion, vor der Entlassung der Glucose in den Blutstrom zur Blutzuckerregulation die Phosphatgruppe abzuspalten. Seine Lokalisation in den wenig organisierten Teilen des Protoplasmas ist verständlich, und es stellt sich die Frage, ob das Enzym nicht in der Nähe der Zellmembran lokalisiert ist.

C. Zellkern[1, 2]

a) Histochemische Beobachtungen[3]

Der Zellkern war eine der ersten Strukturen über die genaue Unterlagen der chemischen Zusammensetzung vorlagen. Bereits im Jahre 1924 beschrieben FEULGEN und ROSSENBECK[4] eine histochemische Methode zum Nachweis der Desoxyribonucleinsäure. Ein genaues Studium der Zellteilungsvorgänge mit dieser Methode führte zur Theorie der Anordnung der Desoxyribonucleinsäure in den Chromosomen und ihrer Identifizierung mit den „Genen". Die Methylgrün-Pyronin-Färbung wurde von PAPPENHEIM[5] in die histologische Färbetechnik eingeführt. Nur eine beschränkte Zahl von Strukturen schienen sich damit anzufärben und der Ausdruck der Basophilie wurde zur Beschreibung dieser Elemente gewählt. Im Jahre 1940 führte BRACHET[6] den Ribonuclease-Test in die Histochemie ein und konnte überzeugend zeigen, daß ein Großteil der basophilen Substanzen aus Ribonucleinsäuren besteht. Das Verschwinden der Basophilie nach der Behandlung von Mikrotomschnitten mit kristalliner Ribonuclease wird seither ausgiebig zur histologischen und cytologischen Lokalisation der Ribonucleinsäuren verwendet. Die Ribonucleinsäure findet sich sowohl im Protoplasma wie auch im Zellkern. Im Zellkern liegt sie vorwiegend im Nucleolus, aber auch im übrigen Teil, während sich die protoplasmatische Lokalisation nach dem Stand der Proteinsynthese in der Zelle richtet. Um 1935 begann CASPERSSON[7] mit der Entwicklung der Ultraviolett-Spektrophotometrie zur Identifizierung und zur quantitativ-histochemischen Analyse der Nucleoproteine. Die enge Übereinstimmung zwischen den Beobachtungen von BRACHET[8] mit der Ribonuclease-Basophilie-Methode und diesen spektrophotometrischen Verfahren während der Proteinsynthese gipfelten in einer überzeugenden Hypothese der Kern-Protoplasma-Beziehung während der Bildung neuer cellulärer Eiweiße.

b) Biochemie

Im Jahre 1868 begann MIESCHER[9] im Laboratorium von HOPPE-SEYLER in Tübingen aus chirurgischen Verbänden die Zellkerne von Eiterzellen zu isolieren. Damit wurde er zum Begründer der modernen Isolierungsmethoden der Zellbestandteile. Diese Arbeiten von MIESCHER, KOSSEL und anderen führten zur

---

[1] M.: DAVIDSON, J. N.: The Biochemistry of Nucleic Acids. New York, N. Y.: John Wiley 1950. — MILOVIDOV, P. F.: Physik und Chemie des Zellkernes. Berlin: Gebr. Bornträger 1949 und 1954.

[2] Ue.: SCHLENK, F.: Advanc. Enzymol. 9, 455 (1949). — ALLFREY, V. G., A. E. MIRSKY u. H. STERN: Advanc. Enzymol. 16, 411 (1955).

[3] Ue.: SWIFT, H.: Int. Rev. Cytol. 2, 1 (1953). — LESSLER, M. A.: Int. Rev. Cytol. 2, 231 (1953). — KURNICK, N. B.: Int. Rev. Cytol. 4, 221 (1955). — GLIMSTEDT, G., u. S. LAGERSTEDT: Ergebn. med. Grundlagenforsch. 1, 83 (1955).

[4] FEULGEN, R., u. H. ROSSENBECK: Z. physiol. Chem. 135, 203 (1924).

[5] PAPPENHEIM, A.: Virchows Arch. path. Anat. 157, 18 (1899).

[6] BRACHET, J.: C. R. Soc. Biol. (Paris) 133, 88 (1940).

[7] CASPERSSON, T.: Cell Growth and Cell Function. New York: Norton 1950 (M.).

[8] BRACHET, J.: Embryologie chimique. Paris: Masson. 2 ème 1947.

[9] MIESCHER, F.: Die histochemischen und physiologischen Arbeiten. Leipzig 1897.

Erkenntnis, daß die Nucleoproteine einerseits aus einem einfachen Eiweiß, Protaminen oder Histonen, und einem Komplex von Nucleinsäuren zusammengesetzt sind. Der Unterschied zwischen Desoxyribonucleinsäuren und Ribonucleinsäuren beruht auf der Zuckergruppe, die sich in diesen Verbindungen nachweisen läßt. Während die Zusammenhänge zwischen Desoxyribonucleinsäuren und den Genen formal abgeklärt sind, ist die Natur der Beziehung zwischen Ribonucleinsäuren und der Proteinsynthese noch unklar. Auf Grund neuerer Untersuchungen ist die Zusammensetzung der Nucleoproteine aus den verschiedenen Purinbasen species- und wahrscheinlich auch organspezifisch. Der Aufbau der Purine erfolgt im Organismus, wie Untersuchungen mit Isotopen zeigten, u. a. aus Ammoniak, Glykokoll und Kohlendioxyd (vgl. S. 168). Ob diese Synthese im Protoplasma oder Kern erfolgt, steht noch nicht fest, und auch die einzelnen an dieser Biosynthese beteiligten Enzyme sind nicht bekannt. Der Abbau der Nucleinsäuren erfolgt durch eine Reihe wenig spezifischer Enzyme.

Die Ribonucleinsäure wird zunächst durch die *Ribonuclease* zu Mononucleotiden depolymerisiert. Dieses Enzym wurde 1940 von KUNITZ[1] in kristalliner Form hergestellt. Es handelt sich dabei um ein niedrigmolekulares Enzym (15000) mit einem p_H-Optimum um 7,7. Das Enzym ist bisher noch wenig im Zusammenhang mit medizinischen und biologischen Problemen untersucht worden. Die höchste Enzymaktivität kann im Pankreas nachgewiesen werden, und an jener Stelle soll ausführlicher auf eventuelle Zusammenhänge zwischen autolytischer Ribonuclease-Aktivität und den Schocksymptomen bei der akuten Pankreatitis eingegangen werden.

Analog wird die Desoxyribonucleinsäure zuerst durch die *Desoxyribonuclease* depolymerisiert. Auch dieses Enzym wurde von KUNITZ[2] kristallisiert. Nach der Depolymerisation der Nucleoproteine werden diese durch eine Reihe weiterer Enzyme abgebaut, deren Spezifität bisher noch wenig erforscht ist. Die Mononucleotide werden durch Phosphatasen, den *Nucleotidasen*, hydrolytisch in Nucleoside und Phosphorsäure gespalten. Die Nucleoside werden damit zum Substrat der *Nucleosidasen*, die die glykosidische Bindung zwischen Zucker und Purin oder Pyrimidinbase aufbrechen. Die Aminogruppe der Basen kann dann durch *Deaminasen* abgespalten werden.

c) Regel von BOIVIN und VENDRELY

Es liegt eine große Zahl indirekter Beobachtungen vor, die dafür sprechen, daß die Desoxyribonucleinsaure den Hauptanteil der ,,Gene" ausmacht. Als Hinweis auf einen möglichen Wirkungsmechanismus dieser Gensubstanz sei auf die Untersuchungen von AVERY et al.[3] hingewiesen, die zeigten, daß die Transformation von S- zu R-Pneumokokken durch Nucleoproteine ausgelöst werden kann. Besonders bedeutungsvoll war die Demonstration von BOIVIN et al.[4], daß der Desoxyribonucleinsäuregehalt einzelner Zellen bei einer bestimmten Species konstant ist und daß die beobachteten Abweichungen innerhalb der technischen Fehlerbreite liegen. Selbst dann, wenn z. B. durch Fasten eine Abnahme des Ribonucleinsäuregehaltes der Zellen erzwungen wurde, blieb der celluläre Desoxyribonucleinsäuregehalt konstant[5]. Wird der Desoxyribonucleinsäuregehalt als chemisches Analogon für die Genmasse angesehen, so liegt in diesen Beobachtungen eine vorzügliche Bestätigung der Regel der ,,Konstanz der Gene" einer Species.

[1] KUNITZ, M.: J. gen. Physiol. **24**, 15 (1940).
[2] KUNITZ, M.: Science **108**, 19 (1948).
[3] AVERY, O. T., C. M. MacLeod u. M. McCarty: J. exp. Med. **79**, 137 (1944).
[4] BOIVIN, A., R. VENDRELY u. C. VENDRELY: C. R. Acad. Sci. (Paris) **226**, 1061 (1948).
[5] DAVIDSON, J. N.: Cold Spr. Harb. Symp. quant. Biol. **12**, 50 (1947).

Damit steht wiederum die Beobachtung in guter Übereinstimmung, daß die haploiden Zellen, nämlich Spermatozoen und Eizellen, nur halb so viel Desoxyribonucleinsäure aufweisen wie die diploiden Körperzellen[1]. Es gibt einige Organe, die nicht genau dieser Regel folgen. So wird in der Leber der kleinen Säugetiere, in der sich regelmäßig diploide und polyploide Zellen nachweisen lassen, häufig eine geringe Abweichung gefunden[2]. Diese Verhältnisse wurden in den letzten Jahren eingehend untersucht und in allen prinzipiellen Fragen bestätigt. So kennen wir heute für jede Species den genauen Desoxyribonucleinsäuregehalt des Zellkernes, und wenn wir von wenigen Ausnahmen — Geschlechtszellen, polyploide Zellen — absehen, so ist die Desoxyribonucleinsäuremenge per Organ oder per Untersuchungsobjekt einzig von der Zahl der vorliegenden Zellen und der Species abhängig.

d) Desoxyribonucleinsäuregehalt als Basis für vergleichende enzymologische Untersuchungen

Bei jeder biochemischen Untersuchung stellt sich die Frage, auf welcher Basis die Werte ausgedrückt werden sollen: als Einheiten per 100 mg Frischgewicht, Trockengewicht, fettfreies Trockengewicht, Protein, Stickstoff usw. Da die Interpretation von Untersuchungsbefunden in vielen Fällen von der Wahl der Bezugssubstanz abhängt, überrascht es nicht, daß einzelne Forscher schon vor über 100 Jahren diese Problematik erkannten. Eine Reihe von Autoren drücken ihre Resultate auf der Basis des *Frischgewichtes* aus. Dies scheint uns gefährlich, denn die ersten nachweisbaren Veränderungen, z. B. nach der Gabe von Steroidhormonen[3], oder das erste Stadium von Organerkrankungen[4] sind Störungen in der Permeabilität der Gewebe, die zu einem erhöhten Wassergehalt der Organe führen. Die Verwendung des Frischgewichtes ist daher nur in solchen Fällen erlaubt, bei denen sich keine Störungen in der Hydratation der Gewebe nachweisen lassen. Bei der Verwendung des *Trockengewichtes* macht sich eine andere Erscheinung störend bemerkbar. Je nach dem Ernährungszustand des untersuchten Tieres liegt Fett in verschiedener Menge vor und führt zu einer unerwünschten Beeinflussung der Resultate. Dies ist von geringer Bedeutung in Organen mit geringem Fettgehalt, wie etwa der Niere, kann aber zu groben Entstellungen bei der Untersuchung der Leber führen. VOIT[5] zeigte im Jahre 1881, daß fettreiche und fettarme Tiere in ihrem Trockengewicht zwar stark schwanken, daß aber diese Unterschiede bei der Bestimmung des *fettfreien Trockengewichtes* weitgehend verschwinden. Auf Grund dieser Untersuchungen kam MAGNUS-LEVY[6] zum Schluß, daß für vergleichende Untersuchungen das fettfreie Trockengewicht als Basis herangezogen werden sollte. Diese auch von LOWRY und HASTINGS[7] empfohlene Methode hat ebenfalls ihre Nachteile. So gehen die physiologisch wichtigen Steroide und *Phospholipide* bei der Extraktion verloren. Noch wichtiger ist aber das Argument, daß in bindegewebsreichen Geweben ein völlig falsches Bild von der Zahl der aktiven Zellen erhalten wird. Dieses letzte Argument spricht auch gegen die Verwendung des *Stickstoff*- oder des *Proteingehaltes* als Bezugswert. Beide werden in einem kollagenreichen Narbengewebe außerordentlich hoch sein und eine sehr niedrige Enzymaktivität vortäuschen, obschon vielleicht die im Gewebe vorliegenden Zellen eine hohe Aktivität aufweisen. Dies gilt auch für Untersuchungen der Schleimhäute und Epithelien, bei denen jedes Untersuchungsobjekt einen verschiedenen Gehalt an Bindegewebe hat.

Es ist interessant, daß KOSSEL[8] bereits im Jahre 1881 die Verwendung des *Nucleoprotein-Phosphors* als Bezugswert für vergleichende biochemische Untersuchungen vorschlug. Diese bis vor wenigen Jahren als am zuverlässigsten erscheinende Methode muß heute abgelehnt werden. Zunächst ist der bestimmte Nicht-Lipid-Phosphor keinesfalls identisch mit dem gesamten Nucleoprotein-Phosphor. Noch wichtiger ist die Beobachtung, daß die Gesamt-Nucleoproteine infolge großer Variabilität der Ribonucleinsäure unter experimentellen Bedingungen

[1] Siehe Fußnote 4 S. 39.

[2] THOMSON, R. Y., F. C. HEAGY, W. C. HUTCHINSON u. N. DAVIDSON: Biochem. J. **53**, 460 (1953).

[3] ROBERTS, S., u. C. M. SZEGO: Physiol. Rev. **33**, 593 (1953).

[4] EPPINGER, H.: Die Permeabilitätspathologie. Wien: Springer 1949.

[5] VOIT, C.: In Handbuch der Ernährung, herausgegeben von L. HERMANN, Bd. 6, T. 1, p. 345. Leipzig: Vogel 1881.

[6] MAGNUS-LEVY, A.: Biochem. Z. **24**, 363 (1910).

[7] LOWRY, O. H., u. A. B. HASTINGS: In "Cowdrys Problems of Ageing", herausgegeben von A. I. LANSING, p. 105. Baltimore: Williams & Wilkins, Comp. 1952.

[8] KOSSEL, A.: Z. physiol. Chem. **6**, 422 (1881).

großen Schwankungen unterworfen sind. Die Entdeckung der Konstanz der Desoxyribonucleinsäuremenge per Zelle durch BOIVIN und VENDRELY[1] gab zum erstenmal die Möglichkeit, experimentelle Untersuchungsresultate auf einer cellulären Basis auszudrücken. DAVIDSON[2] erkannte als erster diese Bedeutung der neuen Entdeckung und schlug vor, Untersuchungsresultate über Wachstum, Differenzierung und Regeneration auf einer *Desoxyribonucleinsäure-Basis* auszudrücken. Bereits liegen gegen 100 Untersuchungen vor, in denen von diesem Vorschlag Gebrauch gemacht wurde, und damit wird es zum erstenmal möglich, die Untersuchungen aus verschiedenen Laboratorien direkt und absolut miteinander vergleichen zu können[3].

e) Enzyme und Stoffwechsel[4]

Die Methode der fraktionierten Zentrifugierung vermochte über das Enzymprofil des Zellkernes keinesfalls so große Klarheit zu bringen wie etwa über die Mitochondrien. Vielmehr herrscht z. Z. noch eine rege Diskussion über die Lokalisation bestimmter Enzyme im Zellkern. Die Schwierigkeiten bei der Analyse der Kernenzyme scheinen vor allem darin zu liegen, daß die Kernmembran einerseits permeabel ist und andererseits, daß sich eine Reihe von Stoffen an ihr adsorbieren. Aus diesen Gründen verzichten wir auf eine tabellarische Darstellung der im Kern nachgewiesenen Enzyme und verweisen für Einzelheiten auf die kürzlich erschienenen Übersichtsreferate.

1. Mit überraschender Einstimmigkeit berichten alle Autoren, daß der Zellkern Zucker anaerob zu glykolysieren vermag. Die Lokalisation eines Teiles der *glykolytischen Enzyme* im Kern steht für Pflanzenzellen sicher fest und ist für tierische Zellen wahrscheinlich, da die Mehrzahl der am glykolytischen Abbau beteiligten Enzyme im Kern gefunden wurden. Es muß daraus entnommen werden, daß der Kern mindestens einen Teil des Energieverbrauches durch die Glykolyse deckt.

2. Trotz zahlreichen Versuchen ist es bisher nicht gelungen, Enzyme der Oxydo-Reduktion im Zellkern nachzuweisen. Die jahrzehntealte Frage, ob die Zellkerne einen eigenen *oxydativen Stoffwechsel* besitzen, muß daher wahrscheinlich negativ beantwortet werden.

3. Eine Reihe von Enzymen, die möglicherweise am Abbau der *Nucleoproteine* beteiligt sind, konnten im Zellkern nachgewiesen werden. Anderseits gelang es nicht, eine Nucleoproteinsynthese oder die daran beteiligten Enzyme in der Kernfraktion zu demonstrieren.

4. Im Zusammenhang mit der Frage der regulativen Wirkung des Zellkernes auf das Protoplasma sprach BRACHET[5] die Vermutung aus, daß eine solche Regulation durch eine nucleäre Synthese von Coenzymen erfolgen könnte. Da solche Hypothesen meist zu schön sind, um wahr zu sein, war es eine große Überraschung, als HOGEBOOM und SCHNEIDER[6] zeigten, daß die Synthese von DPN ausschließlich im Zellkern erfolgt.

5. LANG u. Mitarb.[7,8] veröffentlichten eine Reihe von Studien über die Lokalisation von Enzymen in Pankreaszellen und machten dabei die überraschende Beobachtung, daß mit ihrer Methode ein Großteil des Trypsinogens, der Lipase und Amylase in der Kernfraktion nachgewiesen werden konnte. Andere Autoren bestreiten diese Beobachtungen. Histochemisch wird in Pankreaskernen nie eine Lipasereaktion gefunden[9]. Das Pankreas ist für die fraktionierte Analyse ein außerordentlich schwieriges Organ, da die große Aktivität autolytischer Enzyme zu einer raschen Auflösung aller Zellstrukturen führt.

6. Schließlich liegen eine große Zahl von Beobachtungen histochemischer Art über die Lokalisation der alkalischen Phosphatase im Zellkern vor. Diese Angaben sind aus technischen Gründen schwierig zu interpretieren[10], und es sei auf die erschöpfende Darstellung von CHÈVREMONT und FIRKET[11] hingewiesen.

[1] BOIVIN, A., R. VENDRELY u. C. VENDRELY: C. R. Acad. Sci. (Paris) **226**, 1061 (1948).
[2] DAVIDSON, J. N., u. I. A. LESLIE: Nature (Lond.) **165**, 49 (1950).
[3] GRAY, D. E., u. H. A. DELUCA: Amer. J. Physiol. **184**, 30 (1956).
[4] *Ue.:* DOUNCE, A. L.: Int. Rev. Cytol. **3**, 199 (1954).
[5] BRACHET, J.: Nature (Lond.) **168**, 205 (1951).
[6] HOGEBOOM, G. H., u. W. C. SCHNEIDER: J. biol. Chem. **197**, 611 (1952).
[7] SIEBERT, G., K. LANG, L. MÜLLER, E. LUCIUS, E. MÜLLER u. E. HÜHLE: Biochem. Z. **323**, 532 (1953).
[8] LANG, K., G. SIEBERT u. F. FISCHER: Biochem. Z. **324**, 1 (1953).
[9] RICHTERICH, R.: Acta anat. (Basel) **14**, 342 (1952).
[10] RICHTERICH, R.: Acta anat. (Basel) **15**, 243 (1952).
[11] CHÈVREMONT, M., u. H. FIRKET: Int. Rev. Cytol. **2**, 261 (1953).

D. Mitochondrien[1,2]

a) Zur Geschichte

Im Jahre 1890 veröffentlichte ALTMANN[3] sein Buch über „Die Elementarorganismen und ihre Beziehungen zu den Zellen", das auch heute noch als eines
der grundlegenden Werke der Mitochondrienforschung angesehen werden muß.
ALTMANN war durch die außerordentliche morphologische Ähnlichkeit zwischen
diesen stäbchenförmigen Zellstrukturen und den Bakterien beeindruckt und
bezeichnete diese Elemente als „Bioplasten". Er sah in ihnen die unterste morphologische Einheit lebender Systeme, eine Ansicht, die gerade heute wieder von
einer Reihe prominenter Biochemiker vertreten wird. Der Ausdruck Mitochondrium wurde wenige Jahre später von BENDA[4] geprägt, dem wir auch eine ausgezeichnete histologische Fixierungs- und Färbemethode dieser Strukturen verdanken. Etwa zur gleichen Zeit berichtete MICHAELIS[5] über die Vitalfärbung der
Mitochondrien durch Janusgrün, eine histochemische Reaktion, die erst in den
letzten Jahren abgeklärt wurde[6]. Auf Grund des Färbeverhaltens kam KINGS-
BURY[7] zum Schluß, daß die Mitochondrien aus Lipiden und Proteinen zusammengesetzt und daß in ihnen die oxydativen Zellvorgänge lokalisiert sind. Die
Entdeckung der Großzahl der oxydativen Vorgänge in den Mitochondrien ist
keinesfalls neu und selbst heute muß man den Argumenten, wie sie etwa von
MAYER[8] zur Stützung dieser Hypothese aufgezählt wurden, nachgeben. Besonders
verblüffend mutet heute an, daß ihre Indizien zur Lokalisation der cellulären
Oxydation in den Mitochondrien besonders auf Beobachtungen über das Verhalten von Fetten aufgebaut waren, und dies erinnert an die kürzlich erfolgte
Lokalisation des Fettsäureabbaues in den Mitochondrien. Im Jahre 1934 ent-
deckten BENSLEY und HOERR[9] ein Verfahren zur Abtrennung der Mitochondrien
von den übrigen Zellbestandteilen. Diese Beschreibung blieb aber unbeachtet,
und erst einige Jahre später begann CLAUDE[10] diese Methoden auszubauen und
zu entwickeln. Aus seinen Untersuchungen ging die Technik der fraktionierten
Zentrifugierung hervor.

b) Feinstruktur

Mit den konventionellen Methoden der Fixierung und Färbung imponieren
die Mitochondrien als $1-4\ \mu$ lange, etwa $0,4-0,8\ \mu$ dicke, stäbchen- bis filament-
förmige Gebilde, deren Größe und Form unter verschiedenen experimentellen
Bedingungen starken Schwankungen unterworfen ist. Die Entwicklung geeigneter
Einbettungs-, Schnitt- und Fixiermethoden ermöglicht die Herstellung von
äußerst feinen Gewebsschnitten, die zum erstenmal ein Studium der sublicht-
mikroskopischen Struktur der Mitochondrien erlauben. Eine ausgezeichnete
Darstellung dieses Gebietes gab PALADE[11], dem wir in der vorliegenden Darstellung weitgehend folgen. Nach seinen Angaben enthüllt sich das Mitochondrium

---

[1] *M.*: LINDBERG, O., u. L. ERNSTER: Chemistry and Physiology of Mitochondria and
Microsomes. Wien: Springer 1954.
[2] *Uer.*: GLIMSTEDT, G., u. S. LAGERSTEDT: Ergebn. Grundlagenforsch. 1, 83 (1956). —
COWDRY. E. V.: J. Histochem. Cytochem. 1, 183 (1952).
[3] ALTMANN, R.: Die Elementarorganismen und ihre Beziehungen zu den Zellen. Leipzig:
Veit 1890.
[4] BENDA, C.: Verh. physiol. Ges. **1899**, 376.
[5] MICHAELIS, L.: Arch. mikr. Anat. **55**, 558 (1899).
[6] COOPERSTEIN, S. J., A. LAZAROW u. J. W. PATTERSON: Exp. Cell Res. 1, 56 (1953).
[7] KINGSBURY, B. F.: Anat. Rec. **6**, 39 (1912).
[8] MAYER, A., F. RATHERY et G. SCHAEFFER: J. Physiol. Path. gén. **16**, 607 (1914).
[9] BENSLEY, R. R., u. N. HOERR: Anat. Rec. **60**, 449 (1934).
[10] CLAUDE, A.: Cold Spr. Harb. Symp. quant. Biol. **2**, 263 (1941).
[11] PALADE, G. E.: J. Histochem. Cytochem. 1, 188 (1953).

als eine längliche Kammer, von einer deutlichen Membran eingehüllt, mit zentral vorragenden Septen, die zu einer Unterteilung in einzelne Kleinkammern führen. Die Mitochondrien besitzen eine eigentliche Membran und in ihrem Innern eine strukturelle Organisation. Die Septen führen zu einer starken Vergrößerung der internen Oberfläche und machen solche Elemente zur Oberflächenkatalyse besonders geeignet. Daß die Mitochondrien eine eigentliche Membran besitzen, geht nicht nur aus den morphologischen Beobachtungen, sondern auch aus mehreren indirekten Hinweisen hervor. So verhalten sich die Mitochondrien osmotisch wie eine Zelle, d. h. in einer hypotonischen Lösung haben sie die Tendenz zu schwellen, in einer hypertonischen zu schrumpfen[1, 2]. Weiterhin scheinen die Mitochondrien in ihrem Inneren eine Reihe gelöster Enzyme, z. B. saure Phosphatase, Ribonuclease und andere Proteine zu enthalten, die sich erst dann in der Lösung nachweisen lassen, wenn die Mitochondrienstruktur durch Ultraschall oder andere Eingriffe aufgebrochen wird.

c) Enzymologie[3]

Die alte histologische Beobachtung über das Vorkommen von fein zerteilten Phospholipiden in den Mitochondrien wurde durch Analysen von zentrifugiertem Material bestätigt[4]. Die Bedeutung dieser Phospholipide ist z. Z. unklar, es sei aber erwähnt, daß bisher in allen biologischen Membranen Lipide nachgewiesen werden konnten und daß es wahrscheinlich ist, daß auch in den Mitochondrien die Lipide einen integralen Bestandteil der Membran ausmachen. Auf den hohen Gehalt an gelösten Proteinen[5] und Enzymen wurde bereits aufmerksam gemacht.

Tabelle 18. *Einige Enzyme mit vorwiegender Lokalisation in den Mitochondrien (Rattenleber)*

Enzym	% der gesamten Enzymaktivität				Autor
	Kern	Mito-chondr.	Mikro-somen	Zellsaft	
1. *Krebs-Cyclus* Succinat-Dehydrogenase (Succinat-Oxidase) . . .	14	70	4	1	6
2. *Transhydrogenasen* Cholin-Dehydrogenase (Cholin-Oxydase)	9	78	13		7
Betainaldehyd → DPN-Transhydrogenase (Betainaldehyd-Oxydase oder Dehydrase) . . .	12	50	8	22	8
3. *Transelektronasen* Cytochrom c	10	51	2	—	9
4. *Phosphorylierung* ATP-Monophosphatase (ATP-asen)	20	64	14	7	10
Saure Phosphomonoesterase	5	38	21	34	11
5. *Nucleoproteinstoffwechsel* Uricat → O_2-Transhydrogenasen (Uricase)	6	65	32	2	12

[1] CLAUDE, A.: J. exp. Med. **84**, 51, 61 (1946).
[2] HOGEBOOM, G. H., W. C. SCHNEIDER u. G. E. PALADE: J. biol. Chem. **172**, 619 (1948).
[3] *Uer.*: SCHNEIDER, W. C.: J. Histochem. Cytochem. **1**, 212 (1953).
[4] SWANSON, M. A., u. C. ARTOM: J. biol. Chem. **187**, 281 (1950).
[5] HOGEBOOM, G. H., u. W. C. SCHNEIDER: Nature (Lond.) **166**, 302 (1950).
[6] SCHEIN, A. H., E. PODBER u. A. B. NOVIKOFF: J. biol. Chem. **190**, 331 (1951).
[7] KENSLER, C. J., u. H. LANGEMANN: J. biol. Chem. **192**, 551 (1951).
[8] WILLIAMS, J. N.: J. biol. Chem. **195**, 37 (1952).
[9] SCHNEIDER, W. C., A. CLAUDE u. G. H. HOGEBOOM: J. biol. Chem. **172**, 451 (1948).
[10] NOVIKOFF, A. B., et. al.: J. biol. Chem. **194**, 153 (1952).
[11] PALADE, G. E.: Arch. Biochem. **30**, 144 (1951).
[12] SCHNEIDER, W. C., u. G. H. HOGEBOOM: J. biol. Chem. **195**, 161 (1952).

Weiterhin ist die Mitochondriensubstanz außerordentlich reich an Vitaminen, die bekanntlich als Cofaktoren für verschiedene Enzyme funktionieren.

Bereits liegen über hundert Arbeiten über die Lokalisation von Enzymen in den Mitochondrien vor, von denen einige Beispiele in Tab. 18 zusammengestellt wurden. Zunächst zeigt es sich, daß alle Enzyme des Krebs-Cyclus in den Mitochondrien vorkommen, und daß diese Organellen zweifellos die Hauptlokalisation des Tricarbonsäure-Cyclus darstellen. Aber auch die Enzyme, die am Abbau der Fettsäuren beteiligt sind, finden sich fast ausschließlich in den Mitochondrien. Der Nachweis, daß auch alle Enzyme der Endoxydation, Transhydrogenasen und Transelectronasen, sowie die Enzyme der Phosphorylierung in den Mitochondrien lokalisiert sind, machen diese cellulären Einheiten zum Schauplatz der energieliefernden oxydativen Stoffwechselvorgänge. Auch eine Reihe von Enzymen, die wohl vorab mit dem Abbau von Nucleinsäuren verbunden sind, kommen vorzugsweise in der Mitochondrienfraktion vor. Zu diesen Enzymen mit allgemeinen Stoffwechselfunktionen kommen nun je nach Organ noch weitere spezifische Systeme, die vorwiegend synthetische Aufgaben bewältigen. Als Beispiel sei bloß die Synthese der Hippursäure aus Glykokoll und Benzoesäure in den Leberzellen erwähnt, ein multikatalytisches System, dessen Aktivität bei der entsprechenden Leberfunktionsprüfung gemessen wird.

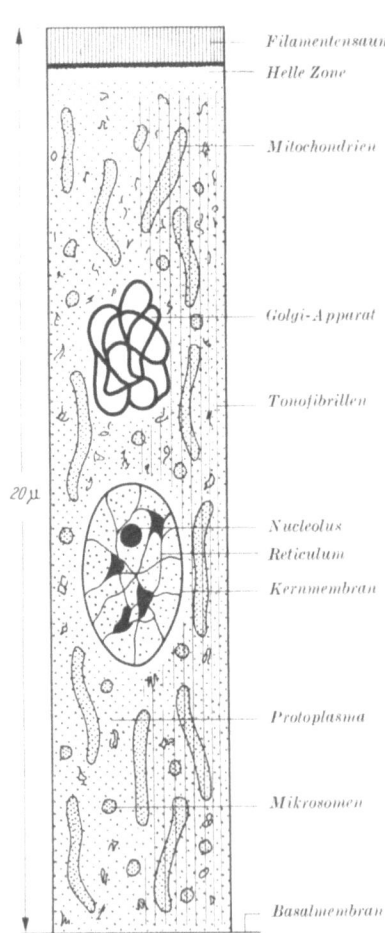

Abb. 9. Schematische Darstellung einer Darmepithelzelle und ihrer Organellen

E. Weitere Organellen

a) Begriff der Organelle

Im Prinzip besteht eine Zelle aus der Zellmembran, dem Zellsaft und dem Kern. Betrachten wir jedoch eine tierische Zelle, z. B. eine Oberflächenepithelzelle der Darmmucosa (Abb. 9) unter dem Mikroskop, so treten außer diesen Grundstrukturen noch weitere Zellbestandteile in Erscheinung, die sich teils durch ihre Dichte, teils durch ein anderes färberisches Verhalten vom Protoplasma abheben. Es scheint angebracht, diese intracellulären Strukturen, wie die in der Protozoologie seit langem Gebrauch ist, als Zellorganellen zu bezeichnen, kommt diesen kleinsten Strukturen doch eine gewisse Selbständigkeit zu, wenn auch ihre Aufgabe derjenigen der ganzen Zelle untergeordnet ist.

Die bekanntesten Kleinstrukturen der Zelle sind die bereits erwähnten Mitochondrien und Mikrosomen. In zahlreichen Zellen, besonders solchen mit sekretorischer Aufgabe, fällt eine lipidhaltige, supranucleär gelegene Organelle auf, die als Golgi-Apparat bezeichnet wird. Weitere Strukturen sind die Stärkekörner, die sich durch Spezialfärbungen leicht von den Mitochondrien unterscheiden lassen und die in der Leber besonders prominent sind.

b) Mikrosomen

Die Entdeckung der Mikrosomen ist alt und steht in enger Beziehung zur Beschreibung der Brownschen Molekularbewegung in lebenden Protozoen. Aber auch nach der Anwendung von Fixier- und Färbemitteln lassen sich kleinste Partikel nachweisen, bei denen es oft schwierig fällt, sie deutlich von Artefakten zu unterscheiden. Ihre Größe liegt nahe beim Auflösungsvermögen des Mikroskopes, und es handelt sich vorwiegend um kugelähnliche Gebilde mit einem Durchmesser von weniger als 1 Mikron. Histochemisch fällt die intensive, durch Ribonuclease entfernbare Basophilie auf, die schon lange vermuten ließ, daß diese Elemente einen hohen Ribonucleinsäuregehalt aufweisen. Dies wurde inzwischen durch Untersuchungen mittels fraktionierter Zentrifugierung bestätigt.

c) Golgi-Apparat[1]

Die physiologische Bedeutung des Golgi-Apparates ist seit langem ein Streitobjekt der Histologen und Physiologen. Aus der großen Zahl von Arbeiten scheint hervorzugehen, daß dieser etwas mit der Sekretion in Drüsenzellen zu tun hat, doch sind die näheren Zusammenhänge unbekannt. SCHNEIDER und KUFF[2] gelang es kürzlich aus Nebenhoden, einem ausgezeichneten Objekt zum Studium des Golgi-Apparates, durch die Methode der fraktionierten Zentrifugierung eine besondere Fraktion abzutrennen, die beinahe ausschließlich den Golgi-Apparat enthielt. Ihre Beobachtungen bestätigten die älteren histochemischen Resultate. Es zeigte sich, daß diese Struktur einen hohen Gehalt an Lipiden und PAS-positiven Mucopolysacchariden enthielt, daneben aber auch intensive alkalische Phosphatase-Aktivität aufwies. Es ist wohl bekannt, daß im Epididymis, wie auch im Dünndarm[3] der Golgi-Apparat eine intensive histochemische Reaktion für alkalische Phosphatase gibt.

F. Zellmembran[4]

a) Struktur der Zellmembran und Membran-Hypothesen

Die Entdeckung des Membrancharakters der lebenden Zellen und des differenzierten Verhaltens lebender und toter Membranen verdanken wir in erster Linie den Botanikern. So beobachtete HOFMEISTER[5] bereits im Jahre 1867, daß Zucker nicht aus lebenden Zellen in das umgebende Medium übertritt; sobald jedoch die Zelle abstirbt, penetriert der Zucker aus der Zelle in die Umgebungsflüssigkeit.

Bereits Ende des letzten Jahrhunderts fiel auf, daß die Penetration von Substanzen in lebenden Systemen weitgehend von ihrer Lipidlöslichkeit abhängig ist. Dies geht z. B. aus den in Abb. 10 enthaltenen Angaben hervor, die die Beziehung zwischen Lipoidlöslichkeit und Penetration von Nicht-Elektrolyten

[1] Ue.: HIBBARD, H.: Quart. Rev. Biol. **20**, 1 (1945). — WORLEY, L. G.: Ann. N. Y. Acad. Sci. **47**, 1 (1946).

[2] SCHNEIDER, W. C., u. E. L. KUFF: Amer. J. Anat. **94**, 209 (1954).

[3] VERZÁR, F., E. SAILER u. R. RICHTERICH: Helv. physiol. Acta **10**, 231 (1952).

[4] BROOKS, S. C., u. M. M. BROOKS: The Permeability of Living Cells. Berlin-Zehlendorf: Gebr. Bornträger 1941. — BLADERGROEN, W.: Chimie physique médicale. Basel: Wepf 1943. — HÖBER, R., et al.: Physical Chemistry of Cells and Tissues. London: Churchill 1945. — DAVSON, H., u. J. F. DANIELLI: The Permeability of Natural Membranes. 2nd edition. Cambridge: Cambridge University Press 1952. — Active Transport and Secretion. Edited by R. BROWEN and J. F. DANIELLI. New York N. Y.: Academic Press 1954. — ROTHSTEIN, A.: The Enzymology of the Cell Surface. Wien: Springer 1954. — LE FÈVRE, P. G.: Active Transport Through Animal Cell Membranes. Wien: Springer 1955.

[5] HOFMEISTER, F.: Lehre von der Pflanzenzelle. S. 4, 1867.

aus dem Blut in die Kammerwasserflüssigkeit des Auges illustrieren. Solche Beobachtungen veranlaßten OVERTON[1] seine bekannte Lipidhypothese der Zellmembran zu postulieren. In ihrer ursprünglichen Form sah diese Auffassung
die Zellmembran als ein Mosaik von lipophilen und lipophoben Feldern. Moderne Modifikationen der Hypothese betrachten die Zellhülle weniger in ihrer
Ausdehnung als in ihrer Tiefe aus fettlöslichen und fettabstoßenden Bezirken
zusammengesetzt[2]. Das vertiefte Studium von mono- und multimolekularen
Filmen trug wesentlich zum Ausbau dieser Auffassungen bei. Besonders DAVSON
und DANIELLI[3] wiesen auf eine Reihe von Analogien zwischen der Zellmembran

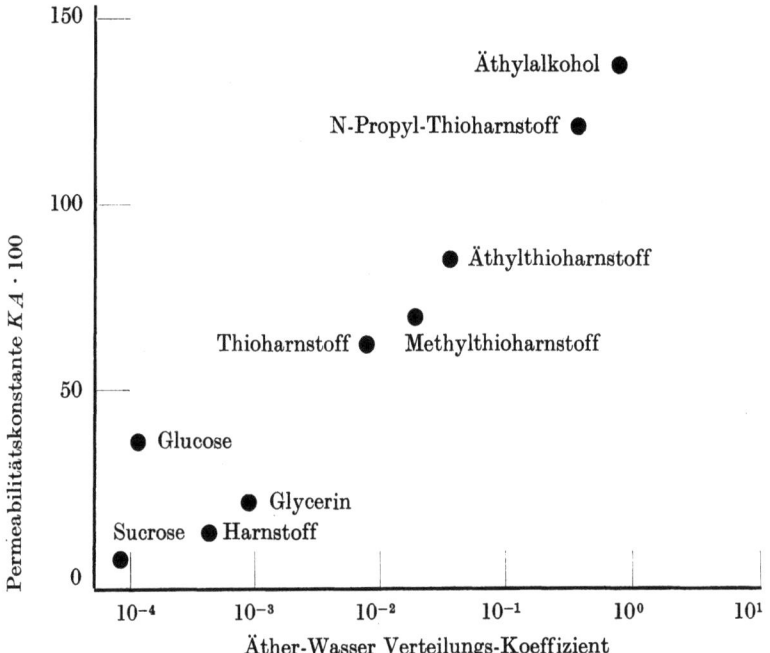

Abb. 10. Beziehung zwischen der Lipidlöslichkeit und der Penetrationsgeschwindigkeit einiger Anelektrolyte
aus dem Blut in die Kammerwasserflüssigkeit des Kaninchenauges (nach ROSS[4])

und dimolekularen Lipidfilmen hin. Nach ihrer Ansicht kann die Zellhülle am
besten mit einem beidseitig von Eiweißen überzogenen, dimolekularen, lipophilen
Film verglichen werden. Eine Schwäche der meisten Auffassungen liegt darin,
daß die Membran zu sehr als eine vom Protoplasma unabhängige Einheit gedacht
wird. Es ist wahrscheinlicher, daß das Protoplasma in der unmittelbaren Nähe
der Zellhülle bereits Membrancharakter anzunehmen beginnt und daß der Übergang von der retikulären Stützstruktur zur letzten, geordneten Oberflächenstruktur allmählich erfolgt (Abb. 8).

Der Satz EPPINGERs: „Membran und Membran ist nicht immer dasselbe" ist
von grundlegender Bedeutung. Mit Recht wies er darauf hin, daß die Beobachtungen an Modellversuchen wie Kollodium-Membranen und Dialysierschläu-
chen nicht vorurteilslos auf lebende Zellen übertragen werden dürfen. Die Annahme einer strukturellen Ähnlichkeit zwischen solchen Modellen und lebenden

[1] OVERTON, E.: Vjschr. d. naturforsch. Ges. Zürich **44**, 88 (1899).
[2] COLLANDER, R.: Handbuch der Naturwissenschaften. 2. Aufl., 7, S. 804. Jena 1932.
[3] DAVSON, H., u. J. F. DANIELLI: The Permeability of Natural Membranes. Cambridge:
Cambridge University Press 1952. 2nd edition.
[4] ROSS, E. J.: J. Physiol. **112**, 229 (1951).

Zellen führte zu manchen Trugschlüssen, da man „vielfach vergaß, zwischen toten und lebenden Membranen zu unterscheiden"[1]. Aber auch in bezug auf verschiedene biologische Membranen ist hervorzuheben, daß beachtliche Unterschiede vorliegen. Die Hülle einer Valonia, eines Erythrocyten, eines Seeigeleies oder einer Leberzelle verhält sich qualitativ wie quantitativ recht andersartig. Man denke auch an den außerordentlichen Lipidreichtum der Nervenzellen und die Fettarmut der Nierenzellen. Erst wenn die Forschung die Natur der Membran der verschiedenen Organzellen abgeklärt hat, wird man daran denken können, den Membrancharakter mit den spezifischen Stoffwechselaufgaben der einzelnen

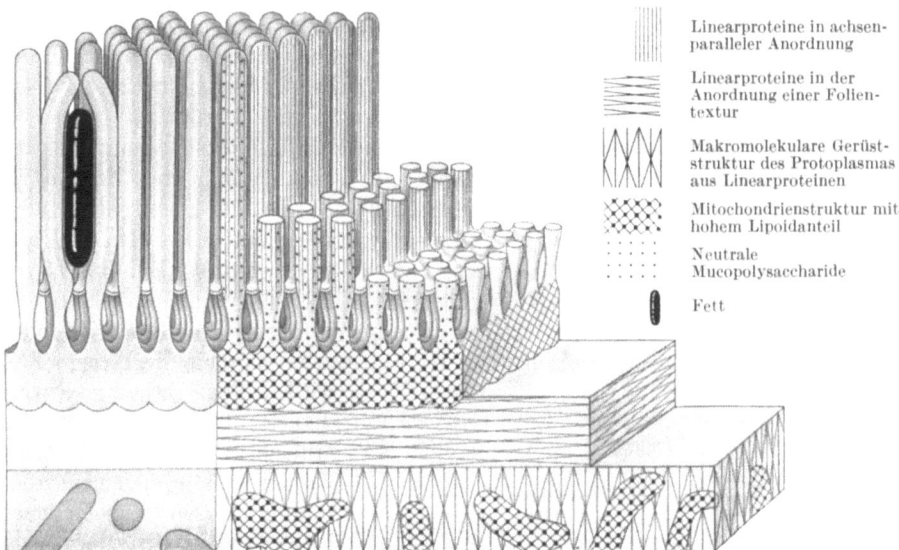

Linearproteine in achsenparalleler Anordnung

Linearproteine in der Anordnung einer Folientextur

Makromolekulare Gerüststruktur des Protoplasmas aus Linearproteinen

Mitochondrienstruktur mit hohem Lipoidanteil

Neutrale Mucopolysaccharide

Fett

Abb. 11a u. b. Schematische Darstellung des Filamentensaumes (aus Ludwig und Richterich[3])

Zellen zu verknüpfen. Der Satz EPPINGERs gilt aber auch, wenn man an die verschiedenen in einer einzelnen Zelle vorliegenden Membranen denkt. Die drei obligaten Strukturen mit Membrancharakter, die Zellmembran, Mitochondrienmembran und Kernmembran, sind sicherlich sowohl strukturell wie auch funktionell differenziert und spezialisiert. Das beste Beispiel für die morphologische und physiologische Komplexität einer solchen „Membran" ist der Stäbchensaum der Darmepithelzellen. In Abb. 8 wurde eine Rekonstruktion dieser Zelloberfläche auf Grund von morphologischen und histochemischen Untersuchungen wiedergegeben. Die außerordentliche Differenzierung dieser auch funktionell auffallend spezialisierten Membran geht daraus deutlich hervor. Diese Ausführungen zeigen, daß der Begriff der „Membran" eine gefährliche Verallgemeinerung ist, die zwar gegenwärtig gerechtfertigt werden kann, aber nicht ein falsches Wissen und Verstehen vortäuschen soll.

b) Physikalische Permeabilität

Verschiedene Permeabilitätsphänomene können rein physikalisch-chemisch erklärt werden. Im Anschluß an HÖBER[2] sei dieser Permeabilitätstypus als

---

[1] EPPINGER, H.: Die Permeabilitätspathologie. Wien: Springer 1949.
[2] HÖBER, R.: Physikalische Chemie der Zelle und der Gewebe. 6. Aufl. Leipzig: Engelmann 1926.
[3] LUDWIG, E., u. R. RICHTERICH: Acta anat. (Basel) **21**, 168 (1954).

„physikalische Permeabilität" bezeichnet. Im Gegensatz dazu zeigt die lebende Zelle eine Reihe von Permeabilitätserscheinungen, die nur durch eine Eigengesetzlichkeit des biologischen Systems erklärt werden können und die BERNARD auf das „arrangement vital" zurückführte. HÖBER nannte diese physikalisch-chemisch nicht deutbaren Permeabilitätsvorgänge „physiologische Permeabilität". EPPINGER[1] sprach von einer „selektiven Permeabilität", und in den letzten Jahren wurden für dieselbe Erscheinung die Ausdrücke „aktiver Transport" oder „aktiver Transfer" verwendet. Alle diese Namen bedeuten ein und dasselbe, daß nämlich ein bestimmter Permeabilitätsvorgang nicht physikalisch-chemisch erklärt werden kann. Eine klare Unterscheidung zwischen der „physikalischen" und der „physiologischen Permeabilität" muß schon aus thermodynamischen Gründen gefordert werden. Lebende Systeme sind durch ihre Fähigkeit charakterisiert, ein Ungleichgewicht aufrechtzuerhalten und ihre Form und Eigenschaften gegen die nivellierende Tendenz der anorganischen Welt zu behaupten. Ein solches Verhalten kann unter keinen Umständen physikalisch erklärt werden.

Unter den physikalisch-chemisch deutbaren Permeabilitätserscheinungen ist an erster Stelle die Diffusion zu erwähnen. Als besonders typisches Beispiel ist die Penetration des Kohlendioxydes zu erwähnen, das nach der klassischen Studie von OSTERHOUT[2] in der Form von Gasmolekülen oder elektroneutralen Teilchen rasch lebende Zellen passiert. Auf Grund der oben erwähnten Membranhypothesen ist auch die Penetration lipidlöslicher Substanzen als reine Diffusion aufzufassen. Bedeutend komplizierter werden die Verhältnisse, wenn es sich nicht um elektroneutrale, sondern um dissoziierte Substanzen handelt. In diesem Fall wird die Penetrationsgeschwindigkeit oft stark vom p_H des Milieus abhängig. In Tab. 19 wurden die minimalen anästhetischen Dosen verschiedener Narcotica für den Meerwurm Arenicola zusammengestellt. Die Wirkung nicht-ionisierter Substanzen wie etwa des Chloroforms ist unabhängig vom p_H. Schwache Basen, wie Cocain und Procain, sind dann am aktivsten, wenn sie am wenigsten ionisiert sind, wenn also die größte Zahl der Teilchen in elektroneutraler Form vorliegt. Offenbar hemmt die Ionisation die Penetration. Eine ausgezeichnete Darstellung dieser besonders für die Pharmakologie wichtigen Überlegungen findet sich in der Monographie von ALBERT[4].

Tabelle 19. *Beziehung zwischen dem Ionisationsgrad und der anaesthetischen Wirkung einiger Narcotica bei Arenicola (nach CLOWES und KELTSCH[3])*

Pharmaka	Minimale anoethetische Dosen bei		
	p_H 7,0	p_H 8,0	p_H 9,0
1. *Nicht-ionisierte Pharmaka*			
Isopropylalkohol	2,5	2,5	2,5
Chloroform	0,012	0,012	0,025
2. *Schwache Basen* (pKa um 8,5)			
Cocain	0,01	0,005	0,0025
Procain	0,002	0,001	0,0005
3. *Schwache Säuren* (pKa um 8,0)			
Amytal	0,006	0,025	0,05
Nembutal	0,003	0,006	0,012

Die einfache Diffusion wird in biologischen Systemen oft dadurch kompliziert, daß semipermeable Membranen vorliegen. In diesem Fall wird die Penetration des Wassers durch die osmotischen Verhältnisse reguliert. Auch diese Erscheinung kann physikalisch-chemisch erklärt werden. Schließlich muß der Vollständigkeit halber auch das Donnan-Gleichgewicht erwähnt werden, auf das wir aber nicht näher einzugehen brauchen.

[1] EPPINGER, H.: Die Permeabilitätspathologie. Wien: Springer 1949.
[2] OSTERHOUT, W. J. V.: J. gen. Physiol. **5**, 225 (1922).
[3] CLOWES, G. H., u. A. K. KELTSCH: Proc. Soc. exp. Biol. (N. Y.) **29**, 312 (1931).
[4] ALBERT, A.: Selective Toxicity. London: Methuen 1951 (*M.*).

c) Physiologische Permeabilität

Bereits um die Jahrhundertwende zeigten HÖBER[1] und HÉDON[2], daß die Resorption von Zuckern im Darm selektiv erfolgt und daß *Glucose* viel rascher resorbiert wird als die übrigen Monosaccharide. Besonders wichtig war die Beobachtung, daß diese selektive Resorption nach dem Tode verschwindet[3] und durch die Verabreichung bestimmter Gifte wie Phlorrhizin aufgehoben werden kann[4]. VERZÁR[5] postulierte, daß es beim Transfer von Zuckern intermediär zu einer Phosphorylierung kommt. In den letzten Jahren wurde das Problem des Zuckertransportes besonders an Hefen analysiert, doch ist es noch fraglich, ob daraus verallgemeinernde Schlüsse gezogen werden dürfen. Für Einzelheiten verweisen wir auf die eindrückliche Darstellung von ROSENBERG und WILLBRANDT[6]. Ebenfalls in diese Kategorie von Permeabilitätsvorgängen gehören die Rückresorption und Sekretion zahlreicher Substanzen in der Niere. Die gemeinsame Eigenschaft aller dieser aktiv transportierten Moleküle ist ihre Fähigkeit, mit bestimmten Stoffwechselprodukten in eine intermediäre und reversible Verbindung einzugehen.

Einer völlig andere Form des aktiven Transfers begegnen wir beim *Transport von elektrisch geladenen Teilchen*, Anionen und Kationen. Da die Zellmembran einen polaren Charakter aufweist, ist es schwer verständlich, wie elektrisch geladene Teilchen die elektrostatische Abstoßung zu überwinden vermögen. Daß ein solcher gerichteter Transport aber vorkommt, geht etwa aus den folgenden Beobachtungen hervor: Die Funduszellen der Magenschleimhaut sezernieren eine große Zahl von Wasserstoffionen. Alle Versuche, die Säuresekretion durch die Ausscheidung einer elektroneutralen Verbindung und einer nachfolgenden Hydrolyse zu deuten, erwiesen sich als unbefriedigend, so daß eine eigentliche Ionensekretion angenommen werden muß. Durch die Injektion von Radiokalium wurde gezeigt, daß innert 48 Std. etwa 50% des gesamten intracellulären Kaliums im Säugetierkörper gegen ein Diffusionsgleichgewicht ausgetauscht wird. Schließlich kann die charakteristische Zusammensetzung der lebenden Zelle mit ihrem Reichtum an Kalium und ihrer Verarmung an Natrium nur durch den aktiven Transport mindestens eines dieser beiden Ionen gedeutet werden.

Es ist interessant, daß die Mehrzahl dieser aktiven Transportmechanismen durch die Verabreichung von 2,4-Dinitrophenol blockiert werden kann. Dies läßt darauf schließen, daß zum Transport energiereiche Phosphatverbindungen aus dem Energiedepot der Zelle benötigt werden. Wie diese Bindungsenergie im einzelnen aber dem Transport dient, ist zur Zeit nicht klar. Da die Zellmembran dem Übertritt elektrisch geladener Teilchen Widerstand leistet, wurden besondere Täger- oder „Carrier-"-Systeme postuliert, welche die Ionen in elektroneutraler Form „über die Zellwand heben" und im Zellinneren wieder elektrisch geladen absetzen. Auf diese Weise würde das Trägersystem regeneriert und erneut zum Transport verwendbar. Bei der Besprechung der Endoxydation (S. 23) wurde gezeigt, daß die lebende Zelle die großen Potentialdifferenzen bei der Oxydation durch eine schrittweise Überwindung bewältigt. Auch beim Ionentransport handelt es sich vornehmlich um die Überbrückung einer Potential-Barriere. Es ist daher nicht unwahrscheinlich, daß dieselben oder ähnliche Enzymsysteme wie bei der Zellatmung auch beim Ionentransport eine Rolle spielen. Die bekannteste

---

[1] HÖBER, R.: Pflüg. Arch. ges. Physiol. **74**, 246 (1899).
[2] HÉDON, E.: C. R. Soc. Sci. (Paris) **52**, 29, 41, 87 (1900).
[3] McLOED, J. J. R., H. E. MAGEE u. C. B. PURVIS: J. Physiol. **70**, 404 (1930).
[4] NAKASAWA, F.: Tôhoku J. exp. Med. **3**, 288 (1922).
[5] VERZÁR, F.: Absorption from the Intestine. London: Longmans 1930.
[6] ROSENBERG, T., u. W. WILLBRANDT: Int. Rev. Cytol. **1**, 65 (1952) (*Uer.*).

Hypothese dieser Art postulierte CONWAY[1], dessen „Redox-pumpe" an der Zelloberfläche die Anionen oxydieren und die Kationen reduzieren soll, dann beide
in elektroneutraler Form durch die Zellmembran transportieren und die Oxydation,
beziehungsweise Reduktion im Zellinnern wieder rückgängig machen soll.

Drittes Kapitel

Biologie der Enzyme

> „Wir bekommen begründeten Anlaß, zu vermuten,
> daß in den lebenden Pflanzen und Tieren Tausende
> von katalytischen Prozessen zwischen den Geweben
> und Flüssigkeiten vor sich gehen."
>
> Berzelius 1834

A. Proteinsynthese und Enzymumsatz

a) Biochemische Probleme der Proteinsynthese[2, 3]

Entwicklung und Wachstum sind Hauptmerkmale lebender Organismen, und
ein beträchtlicher Teil der aus der Verbrennung von Nahrungsstoffen gewonnenen
Energie wird zur Aufrechterhaltung und Vermehrung der Zellstruktur verwendet.
Die dazu benötigten Energiemengen erscheinen um so eindrucksvoller, wenn wir
bedenken, daß, wie SCHOENHEIMER[4] in seinen Isotopenuntersuchungen zeigte, die
Großzahl der körpereigenen Proteine in einem ununterbrochenen Auf-, Um- und
Abbau begriffen ist. Wie erfolgt die *Synthese* dieser komplexen und spezifischen
Proteine der lebenden Zelle?

Am naheliegendsten ist die Annahme, daß die Proteinsynthese nach denselben
Prinzipien wie die *Proteolyse*, aber in *umgekehrter Richtung* abläuft. Die Aufspaltung von Peptidketten wird durch eine Reihe von proteolytischen Enzymen, den
Peptidasen, katalysiert. Um die Reaktion jedoch in die umgekehrte Richtung zu
drängen, sind große Energiemengen nötig. Aus thermodynamischen Gründen ist es
daher sehr unwahrscheinlich, daß der Organismus einen so unökonomischen Weg
zur Synthese der Proteine einschlägt. Die Synthese von Proteinen wird durch *2,4-
Dinitrophenol* blockiert. Da diese Substanz die Bildung energiereicher Phosphatbindungen unterbricht, muß die Proteinsynthese mit der oxydativen Phosphorylierung
gekoppelt sein. Wie die Energie der Phosphatbindungen für die Peptidsynthese
verwendet wird (intermediäre Bildung von Phosphatestern?), welche Enzyme und
Cofaktoren dabei benötigt werden, ist allerdings noch unklar. Heute werden zwei
grundsätzlich verschiedene Anschauungen über die Synthese von Proteinen
vertreten. Die eine Forschergruppe teilt die Auffassung, daß dabei bruch-
stückweise die einzelnen kurzen Peptide zu längeren Ketten zusammengefügt

---

[1] CONWAY, E. J.: Int. Rev. Cytol. **2**, 419 (1953); **4**, 377 (1955) (*Uer.*).

[2] *Hb.*: COHEN, P. P.: In "The Enzymes". Edited by J. B. SUMNER and K. MYRBÄCK.
Volume II/2, p. 886. New York, N. Y.: Academic Press 1952.

[3] *Ue.*: BORSOOK, H.: Fortschr. Chem. organ. Naturstoffe **9**, 292 (1952). — LANG, K.:
In „Biologie und Wirkungen der Fermente", 4. Mosbacher Colloquium der Gesellschaft für
physiol. Chem., S. 1. Berlin: Springer 1953. — POLLISTER, A. W.: In "Dynamics of Growth
Processes". Edited by E. J. BOELL: Princeton Univ. Press, Princeton N. J. 1954, p. 33. — MÜLLER,
W. A.: Dtsch. med. Wschr. **1956**, 532. — STEINBERG, D., M. VAUGHAM u. C. B. ANFINSON:
Science **124**, 389 (1956).

[4] SCHOENHEIMER, R.: The Dynamic State of Body Constituents. Cambridge, Mass.:
Harvard University Press 1942.

werden. Im Gegensatz dazu nehmen andere Forscher an, daß die Bildung einer größeren Zahl von Peptidbindungen gleichzeitig erfolgt. Diese Hypothese wurde nach den Angaben von LIPMANN[1] in Abb. 12 dargestellt. An der Oberfläche von Enzymen (M) soll es zu einer Aktivierung bestimmter Zentren (Z) durch die Anlagerung von energiereichen Phosphatbindungen (PP) kommen. Die Phosphatgruppen werden anschließend gegen die Carboxylgruppen spezifischer Aminosäuren ausgetauscht. Die dadurch aktivierten Carboxylreste gehen mit den benachbarten Aminogruppen in eine Peptidbindung ein. Schließlich spaltet sich das ganze neu geformte Polypeptid vom Enzym ab. Eine Reihe von Forschern nehmen an, daß es sich bei der Matrize (M) nicht um ein langmolekulares Enzym, sondern vielmehr um Nucleoproteine handelt und glauben, damit gleichzeitig die Funktion dieser Substanzen bei der Eiweißsynthese deuten zu können.

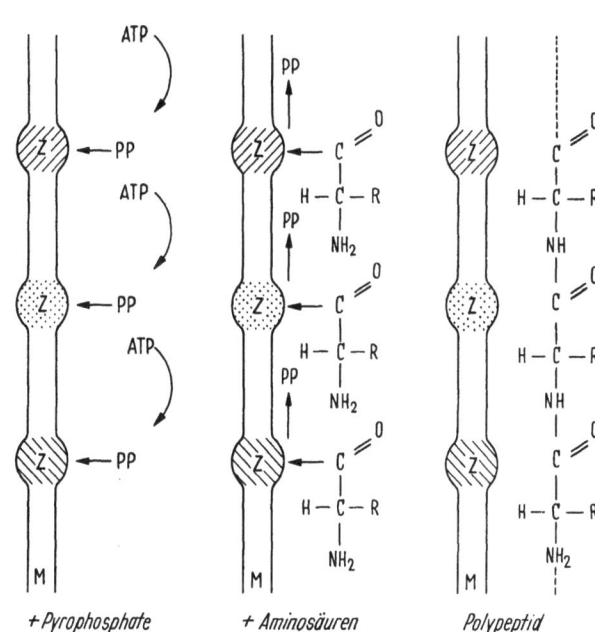

Abb. 12. Modell der Proteinsynthese (nach LIPMANN[1])

b) Lokalisation der Proteinsynthese

Die intensive Basophilie einerseits, die Größenzunahme des Nucleolus anderseits wird seit vielen Jahren als Zeichen einer gesteigerten cellulären Proteinsynthese betrachtet. Diese beiden, ursprünglich als unabhängig voneinander aufgefaßten Veränderungen, können heute als Manifestationen eines einheitlichen Vorganges, nämlich der Synthese und des Transportes von Nucleinsäuren interpretiert werden. Die chemische Natur der ,,Basophilie'' der älteren Histologen, d. h. der Anfärbbarkeit mit basischen Farbstoffen, konnte lange nicht abgeklärt werden. Durch die Vorbehandlung von Mikrotomschnitten mit Ribonuclease gelang es BRACHET[2,3,4], diese Färbereaktion zum Verschwinden zu bringen. Auf diese indirekte Weise identifizierte er die Basophilie mit dem Vorliegen von Ribonucleinsäuren. Die qualitativen Beobachtungen von BRACHET fanden durch die Untersuchungen von CASPERSSON[5] ihre quantitative Bestätigung. Durch die Entwicklung einer Methode zur *Ultraviolett-Spektrophotometrie* im mikroskopischen Bereich gelang es, die Spektren kleinster Zellabschnitte auszumessen. Die spezifische Absorption von Proteinen und Nucleinsäuren im Wellenbereich zwischen 2400—3000 Å erlaubte ein quantitatives Studium dieser Substanzen in verschiedenen Regionen der Zelle während der Proteinsynthese. Als erste Ver-

---

[1] LIPMANN, F.: In W. D. McELROY u. B. GLASS: Mechanism of Enzyme Action. Baltimore, Md.: Johns Hopkins Press 1954.

[2] BRACHET, J.: Expos. ann. Biochim. méd. **12**, 1 (*Uer.*).

[3] BRACHET, J.: Ann. N. Y. Acad. Sci. **50**, 861 (1950).

[4] BRACHET, J.: Embryologie chimique. Paris: Masson 1947, 2 éme édition (*M.*).

[5] CASPERSSON, T.: Cell Growth and Cell Function. New York, N. Y.: Norton 1950 (*M.*).

änderung wird eine Anhäufung von diaminosäurereichen Eiweißen und Nucleinsäuren im "nucleolus-associated chromatin" beobachtet. Diese treten in das Kernkörperchen über, wodurch dessen Größe zunimmt und dessen Färbereaktion intensiv basophil wird. Vom Nucleolus diffundieren die Proteine und Ribonucleinsäuren durch den Zellkern, um sich zunächst an der Kernmembran anzusammeln. Diese erhält dadurch eine charakteristische basophile Färbbarkeit. Schließlich treten die neugebildeten Proteine und Ribonucleinsäuren in das Protoplasma über, wo sie sich besonders in den Mikrosomen nachweisen lassen. Die sich gegenseitig ergänzenden Beobachtungen von BRACHET und CASPERSSON führten zu einem gewissen Verständnis der sich während der Eiweißsynthese abspielenden intracellulären Stoffverschiebungen. Wenn der Ursprungsort der neugebildeten Proteine auch nicht sicher abgeklärt ist, so scheint doch die folgende Deutung recht wahrscheinlich:

1. Aus histochemischen Beobachtungen und aus Untersuchungen über die genetische Steuerung der Proteinsynthese muß angenommen werden, daß der Zellkern mindestens eine regulierende Wirkung auf die Eiweißsynthese ausübt.

2. Als eigentlicher Initiator ist der Nucleolus anzusehen. An dieser Stelle kommt es zunächst zur Synthese und Ansammlung von Ribonucleinsäuren, die in der Folge die Proteinsynthese induzieren. Größere Eiweißmengen werden wohl kaum im Kern selbst gebildet[1].

3. Die Ribonucleinsäuren wandern vom Nucleolus an die Kernmembran und von dort in die Mikrosomen. Sie sind für die intensive Basophilie verantwortlich. Gleichzeitig mit dieser Migration kommt es zu einer Zunahme der Proteinsubstanz, die sich ebenfalls zunächst in den Mikrosomen nachweisen läßt.

c) Protein- und Enzymsynthese in vitro

Durch die Verwendung radioaktiver Isotopen kann der Einbau von Aminosäuren und die Proteinsynthese in Organschnitten auch in vitro verfolgt werden. Daß die Eiweißsynthese nicht das Privilegium einer einzigen Zellorganelle ist, geht aus Untersuchungen über den Einbau markierter Aminosäuren in Zellfraktionen[2] hervor. Bei der Inkubation von Aminosäuren mit Leberzellfraktionen findet sich ein großer Teil der aufgenommenen, markierten Aminosäuren in der Mikrosomenfraktion, doch liegen auch ansehnliche Mengen in den übrigen Organellen vor.

Wir sprachen bisher ausschließlich von „Proteinsynthese", ohne im Speziellen auf Enzyme einzugehen. Alle diese Beobachtungen lassen sich aber vorbehaltlos auf die Enzymsynthese übertragen, die ja bloß einen Spezialfall der allgemeinen Proteinsynthese darstellt. Aus praktischen Gründen ist es einfacher, bald die Proteinmenge, bald die Enzymaktivität zu bestimmen. Einige besondere Studien über die *in vitro Enzymsynthese* seien aber noch angeführt:

Die intensive Synthese von Verdauungsenzymen im Pankreas macht dieses Organ besonders zu solchen Untersuchungen geeignet. Zur in vitro-Synthese von *Amylase* in Pankreasschnitten sind Aminosäuren, Glucose und Sauerstoff nötig. Methionin, das im Amylasemolekül fehlt, wird zur Synthese nicht benötigt[3, 4, 5, 6]. Die in vitro-Synthese der *Xanthin (und Aldehyd)* → O_2-*Transhydrogenase* (Xanthin-Oxydase) in Rattenleberschnitten wird durch die Zugabe von Glykokoll, Methionin, Riboflavin und Bicarbonat gesteigert, während Glucose und Sauerstoff nicht notwendig sind[7]. Aus Pankreasschnitten, die mit radioaktivem $NaH^{14}CO_3$ inkubiert wurden, isolierte ANFINSON[8] radioaktive Ribonuclease in kristalliner

[1] Vgl. D. MAZIA u. D. M. PRESCOTT: Nature (Lond.) **175**, 300 (1955).

[2] BORSOOK, H., et al.: J. biol. Chem. **184**, 529 (1950).

[3] HOKIN, L. E.: Biochem. J. **50**, 216 (1952); Biochim. biophys. Acta **8**, 225 (1952).

[4] YOUNATHAN, E. S., u. E. FRIEDEN: J. biol. Chem. **220**, 801 (1956).

[5] RAMACHANDRAN, S., u. P. S. SARMA: J. Sci. and Industr. Res. India **14 C**, 168 (1955).

[6] HOKIN, M. R., u. L. E. HOKIN: J. biol. Chem. **219**, 85 (1956).

[7] DHUNGAT, S. B., u. A. SREENIVASAN: J. biol. Chem. **197**, 830 (1952).

[8] ANFINSON, C. B.: J. biol. Chem. **185**, 827 (1950).

Form, während DALY et al.[1] die Aufnahme von Glykokoll-N[15] in Trypsinogen und Chymotrypsinogen studierten.

Ein neuer Weg zum Studium der in vitro Enzymsynthese wurde von GALE and FOLKES[2] eröffnet. Im Jahre 1954 gelang es ihnen, in einem zellfreien Staphylokokken-System die Synthese verschiedener Enzyme zu induzieren. Diese wurde durch den Zusatz von Nucleinsäurederivaten beträchtlich gesteigert, ein weiteres Indiz für die enge Beziehung zwischen Nucleinsäuren und Proteinsynthese.

d) Enzym-Umsatz

Genaue Angaben über den Umsatz von Enzymen im Organismus liegen bis heute noch keine vor. Die folgenden indirekten Hinweise lassen aber darauf schließen, daß dieser recht beträchtlich sein muß. LANG[3] schätzt die tägliche Produktion von *Verdauungsenzymen* beim Menschen auf etwa 6—8 g, während er die *totale Enzym-Synthese* beim Menschen auf etwa 50 g, also die Hälfte der gesamten Eiweißsynthese, ansetzt. Über Hefen liegen Angaben vor, die darauf hinweisen, daß diese Zellen täglich eine Mehrfaches ihrer Körpersubstanz an Enzymen produzieren. Dies gilt wahrscheinlich auch für embryonale und wachsende Zellen. In der Muskulatur wird Myosin und Actin langsamer umgesetzt als die übrigen, vorwiegend aus Enzymen bestehenden cellulären Eiweiße[4]. Im Zellkern wird das Strukturprotein Histon viel langsamer umgesetzt als das enzymatische Residualprotein[5]. Beim Menschen wird täglich etwa 1% des Hämoglobins ersetzt, während in derselben Zeitperiode etwa 13% der Cytochrome umgesetzt werden.

e) Inaktivierung und Degradierung der Enzyme

Aus Beobachtungen über die ununterbrochene Enzymsynthese und den hohen Enzymumsatz lebender Zellen muß geschloßen werden, daß gleichzeitig entsprechende Enzymmengen inaktiviert werden. Unter Inaktivierung wird der Verlust der Enzymnatur, unter Degradation der Abbau des Enzymproteines zu niedrigmolekularen Einheiten verstanden. Es ist klar, daß diese beiden Erscheinungen nicht miteinander identisch zu sein brauchen. Die biologische Inaktivierung und Degradation der Enzyme wurde bisher noch nie systematisch untersucht. Wir müssen uns daher darauf beschränken, einige Möglichkeiten anzudeuten, die dem Organismus zu diesem wichtigen Vorgang zur Verfügung stehen.

Eine Reihe von Enzymen werden durch *Ausscheidung im Magen-Darm-Trakt* aus dem Körper entfernt. Die sezernierten Verdauungsenzyme (Speicheldrüsen, Magen, Pankreas, Darm) fallen zum großen Teil bakteriellen Peptidasen zum Opfer. Eine gewisse Restaktivität läßt sich aber noch im Stuhl nachweisen. Mit dem steten *Verlust von Oberflächenepithelzellen* („Zellmauserung") im Darmkanal gehen auch ansehnliche Mengen intracellulärer Enzyme für den Organismus verloren.

Gewisse Enzyme treten aus den Zellen in den *Blutstrom* über und werden, wie die Amylase, im *Urin* oder, wie die alkalische Phosphatase, in der *Galle* ausgeschieden.

Es ist wahrscheinlich, aber noch keinesfalls bewiesen, daß intracelluläre Enzyme auch dem Angriff *proteolytischer Fermente* zum Opfer fallen und dadurch

[1] DALY, M. M., V. G. ALLFREY u. A. E. MIRSKY: J. gen. Physiol. **39**, 207 (1955).
[2] GALE, E. F., u. J. P. FOLKES: Nature (Lond.) **173**, 1223 (1954).
[3] LANG, K.: In „Biologie und Wirkungen der Fermente", 4. Mosbacher Colloquium der Gesellschaft für physiol. Chemie, S. 1. Berlin: Springer 1953.
[4] BIDINOST, L. E.: J. biol. Chem. **190**, 423 (1951).
[5] DALY, M. M., F. G. ALLFREY u. A. E. MIRSKY: J. gen. Physiol. **36**, 173 (1952).

inaktiviert, später degradiert werden. Die „aktiven Zentren" der Enzyme sind recht labile Strukturen und schon geringe Eingriffe mögen zu einer Inaktivierung der Enzyme führen. Insbesondere die SH-Gruppen dürften leicht der Oxydation anheimfallen. Auch der Abbau von Coenzymen und anderen Cofaktoren mag bei der biologischen Inaktivierung eine Rolle spielen.

Sicher bedeutungsvoll, aber noch wenig analysiert, ist die intravitale *thermale Inaktivierung* der Enzyme. Wie alle Eiweiße, so haben auch die Enzyme bei Körpertemperatur eine Tendenz zur Degradierung, und dieser „Alterungsvorgang" spielt möglicherweise bei der biologischen Inaktivierung der Enzyme die Hauptrolle. Eine interessante Studie über die thermale Inaktivierung der sauren Plasma-Phosphatase wurde kürzlich von LONDON et al.[1] veröffentlicht. Diese Autoren

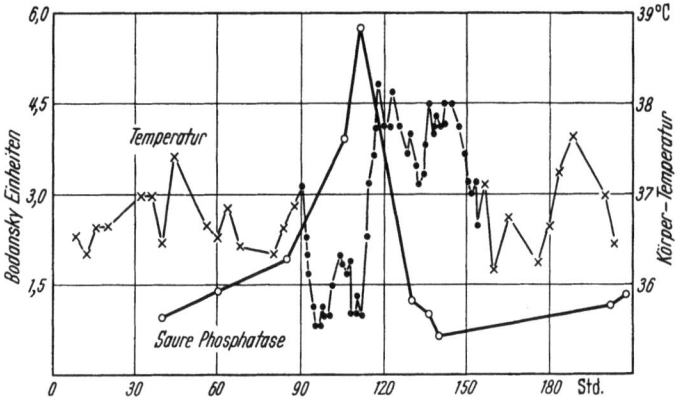

Abb. 13. Abhängigkeit der Konzentration der sauren Plasma-Phosphatase von der Körpertemperatur
(aus LONDON et al.[1])

verabreichten Patienten mit Prostata-Carcinomen und abnorm hoher saurer Plasma-Phosphatase zunächst Largactil zur Unterbrechung der Regulation der Körpertemperatur und variierten diese anschließend durch Erwärmen und Abkühlen. Wie aus Abb. 13 hervorgeht, kam es beim Abfall der Körpertemperatur zu einem Anstieg der Konzentration der sauren Plasma-Phosphatase und beim Anstieg der Körpertemperatur zu einem Abfall der Enzymkonzentration im Plasma. Diese Veränderungen sind sehr wahrscheinlich als Ausdruck der thermalen Inaktivierung zu interpretieren, da in dem kurzen Zeitintervall, in dem sich die Veränderungen abspielten, eine Beeinflussung der Enzymsynthese unwahrscheinlich ist.

B. Enzymprofil von Organen und Geweben

"... there exists a common, fundamental chemical ground-plan of composition and metabolism to which all animals, and very probably other living organisms also, conform, and that, superimposed on these foundations, there are numerous secondary, specific and adaptational variations".

E. Baldwin, 1937

a) Morphologische und biochemische Differenzierung

Etwa 100 verschiedene Zelltypen lassen sich morphologisch in einem Organismus unterscheiden. In diesen Zellen spielt sich die Gesamtheit jener unendlichen Zahl von Stoffwechselreaktionen ab, die wir als den *Intermediärstoffwechsel*

---

[1] LONDON, M., R. McHUGH u. P. B. HUDSON: Cancer Res. **14**, 718 (1954).

bezeichnen. Sind diese, das „Leben“ der Organismen ausmachenden Vorgänge in jeder Zelle vorhanden, oder sind die Zellen vielmehr spezialisiert, jede nur eine beschränkte Zahl von Funktionen ausübend? Zunächst kann kein Zweifel bestehen, daß eine Aufgabe von allen lebenden Zellen erfüllt werden muß: die Gewinnung von Energie. Die vergleichende Erforschung der Mechanismen zur Energiegewinnung bei Einzellern und Vielzellern zeigt auch, daß im Leben nur einige wenige Wege verwirklicht sind, die der Energiegewinnung dienen, vor allem die Glykolyse und Endoxydation. Die Gesamtheit dieser Vorgänge sei als „*Energie-stoffwechsel*“ bezeichnet. Die Mehrzahl der Organe und Gewebe vermögen aber nicht bloß Energie zur Aufrechterhaltung der Form aufzubringen, sondern erfüllen darüber hinaus noch eine Reihe *spezifischer Aufgaben*. Die Pankreaszellen synthetisieren und sezernieren Amylase, Lipase und Trypsinogen. Die Magenzellen scheiden Wasserstoffionen aus. Die Leber produziert und eliminiert eine große Zahl von Substanzen. In den Nierentubuli wird Ammoniak zur Exkretion bereitgestellt. Eine Reihe dieser selektiven Aufgaben benötigen Energie und sind damit eng an den „Energiestoffwechsel“ gebunden. Im Gegensatz zum Energiestoffwechsel, der primär vor allem der Erhaltung der Form und der Art dient, liegen hier spezifische funktionelle Pflichten vor, die nur von einzelnen bestimmten Zelltypen erfüllt werden. Eine vollständige Analyse dieser sekundären, spezifischen Aufgaben einzelner Zelltypen und besonders deren Korrelation mit der Morphologie wurde noch nicht vollzogen. Gegenwärtig müssen wir uns darauf beschränken, das *Enzymprofil* einiger weniger Zelltypen herauszuarbeiten. Das Enzymprofil, auch als Enzymmuster oder Enzymmosaik bezeichnet, gibt Aufschluß über die potentiellen Stoffwechselreaktionen einer bestimmten Zelle. So wie jede Zelle ihr charakteristisches morphologisches Gepräge hat, so ist auch für jede Zelle ein spezifisches und einzigartiges Enzymprofil zu erwarten.

b) Glykolyse

Bei glykogenhaltigen Organen wird die Glykolyse durch die *Phosphorolyse* oder *Glykogenolyse* eingeleitet, wobei Glykogen zu Glucosederivaten abgebaut wird. Bei der *anaeroben Glykolyse*, das heißt der Milchsäurebildung unter Sauerstoffabschluß, wird diese Glucose über eine Reihe von Zwischenstufen zu Milchsäure degradiert. Die anaerobe Glykolyse ist bei zahlreichen Mikroorganismen die einzige energieliefernde Reaktion. Aber auch eine Reihe von menschlichen Organen besitzen, wie aus Tab. 20 hervorgeht, eine ansehnliche anaerobe Glykolyse. Auffallend ist die intensive Milchsäuregärung von neoplastischen und embryonalen Geweben. Da die anaerobe Glykolyse als phylogenetisch älteste Form des Energiegewinnes angesehen

Tabelle 20.   *Atmung und Glykolyse verschiedener Organe* (nach WARBURG[1])

Organ oder Gewebe	Q_{O_2}	$Q_M^{O_2}$	$Q_M^{N_2}$
Niere (Ratte)	21	0	3
Thyreoidea (Ratte)	13	0	2
Testis (Ratte)	12	0	8
Pankreas (Kaninchen)	5	0	3
Leber (Ratte)	12	1	3
Thymus (Ratte)	6	1	8
Darmmucosa (Ratte)	12	2	4
Gehirn, Cortex (Ratte)	11	3	19
Embryo (Ratte)	13	6	23
Retina (Ratte)	31	45	88
Jensen-Sarkom (Ratte)	9	17	34
Flexner-Jobling-Sarkom (Ratte) .	7	25	31
Rous-Sarkom (Hühnchen) . . .	5	20	30
Blasen-Carcinom (Mensch)	10	24	36
Sarkom (Mensch)	5	16	28
Larynx-Carcinom (Mensch). . . .	8	15	19

---

[1] WARBURG, O.: The Metabolism of Tumours. London: Constable 1930.

wird, kann dies als Zeichen einer Primitivität des Energiestoffwechsels gedeutet werden. Im Gegensatz dazu ist die hohe anaerobe Milchsäureproduktion im Gehirn und in der Retina noch rätselhaft. Alle Versuche einer teleologischen Deutung dieser Erscheinung sind bisher gescheitert.

Werden tierische Organe oder Gewebe mit *Sauerstoff* in Kontakt gebracht, so wird die Glucose, ja selbst bereits vorliegende Milchsäure, zu Brenztraubensäure abgebaut. Diese anfallende Brenztraubensäure wird anschließend über den Krebs-Cyclus und die Endoxydation zu Kohlendioxyd und Wasser abgebaut. Der Energiegewinn beim vollständigen Abbau der Glucose ist etwa 10 mal so groß wie bei der anaeroben Glykolyse (Tab. 9). Da die Milchsäure bei den meisten ausgewachsenen Organen vollständig abgebaut wird, so wird der $Q_M^{O_2}$ null. Ein typisches Verhalten zeigen, wie aus Tab. 20 hervorgeht, die Niere, die Schilddrüse, der Hoden und das Pankreas. Daneben gibt es aber auch einige Organe, die trotz genügendem Sauerstoffangebot noch Milchsäure bilden (Tab. 20). Außer der Retina[1] und dem Gehirn[2] besitzen nach neueren Untersuchungen auch das Nierenmark[3,4], die Mucosa des Jejunums[5], die Synovialhaut[6], die myeloischen Zellen des Knochenmarkes[7] und die Placenta[8] eine relativ hohe aerobe Glykolyse. Eine gemeinsame Deutung ist bei der großen Verschiedenheit der einzelnen Zelltypen schwierig. Eine direkte Beziehung zur Blutversorgung liegt kaum vor.

c) Zellatmung

Die Verbrennung von Nahrungsstoffen erfolgt im Organismus fast ausschließlich durch Sauerstoff. Die Messung des Sauerstoffverbrauches ist daher ein guter Indicator für die Gesamtmenge der in einem Organ oder Gewebe ablaufenden oxydativen Vorgänge. Bei der *Grundumsatzbestimmung* wird der Sauerstoffverbrauch des intakten Organismus gemessen, während im Warburg-Apparat derjenige isolierter Organschnitte oder Homogenate bestimmt wird. Wie aus Tab. 21 hervorgeht, schwanken die einzelnen Organe in bezug auf ihren Sauerstoffverbrauch beträchtlich. An der Spitze steht die Nierenrinde, deren Energiestoffwechsel ausschließlich oxydativ ist. Dies erklärt, weshalb es schon bei einer geringgradigen lokalen Anoxie zu schweren Funktionsausfällen

Tabelle 21. *Sauerstoffverbrauch der Organe (absolut) und Organsysteme (relativ) bei der Ratte* (nach FIELD et al.[9])

Organ	mm³O₂/Std. per g Frischgewicht	O₂-Verbrauch in % des Grundumsatzes
Nieren	4,1	5,0
Leber	2,0	*15,8*
Herz	1,9	1,4
Gehirn	1,8	3,8
Milz	1,3	0,5
Lungen	1,3	1,1
Hoden	1,0	1,1
Magen-Darm	1,0	7,3
Muskulatur	0,9	*50,0*
Haut	0,4	*10,7*
Fett, Bindegewebe	0,2	1,8
Skelet	0,2	1,4
Sehnen	0,1	0,4
Blut	0,1	0,2

kommt. Bei der Betrachtung des Organismus als Ganzes ist es vorteilhaft, die prozentuale Sauerstoffaufnahme ganzer Organe zu berechnen (Tab. 21). Bei dieser,

[1] NEGELEIN, E.: Biochem. Z. **165**, 122 (1925).
[2] WEIL-MALHERBE, H.: Biochem. J. **32**, 2257 (1938).
[3] DICKENS, F., u. H. WEIL-MALHERBE: Biochem. J. **30**, 659 (1936).
[4] GYÖRGY, P., W. KELLER u. T. BREHME: Biochem. Z. **200**, 356 (1928).
[5] DICKENS, F., u. H. WEIL-MALHERBE: Biochem. J. **35**, 7 (1941).
[6] BYWATERS, E. G. L.: J. Path. Bact. **44**, 247 (1937).
[7] WARREN, C. O.: Cancer Res. **3**, 621 (1943).
[8] MURPHY, J. B., u. J. S. HAWKINS: J. gen. Physiol. 8, 115 (1925).
[9] FIELD, J., S. BELDING u. A. MARTIN: J. cell. comp. Physiol. **14**, 143 (1939).

den tatsächlichen Verhältnissen viel näher kommenden Darstellungsweise stehen Muskulatur und Leber an der Spitze. Wird der individuell gemessene Sauerstoffverbrauch aller Organe summiert, so werden Zahlen erhalten, die innerhalb von 10—20% Abweichung mit dem Grundsatz zusammenfallen[1]. In Anbetracht der zahlreichen potentiellen Fehlerquellen ist die Genauigkeit und Übereinstimmung der Resultate der in vitro (Warburg-Apparat) und in vivo (Grundumsatz-Messung) Analysen überraschend.

d) Spezifischer Funktionsstoffwechsel

Bereits das Studium des Energiestoffwechsels erlaubt eine gewisse Differenzierung der verschiedenen Zelltypen auf biochemischer Grundlage. So hat das Bindegewebe einen sehr niedrigen, die Nierenrinde einen sehr hohen Sauerstoffverbrauch. Man ist versucht, dies mit dem trägen Stoffumsatz des Bindegewebes (Bradytrophie) einerseits, den zahlreichen chemischen Aufgaben (Rückresorption, Sekretion) der Niere andererseits, in Beziehung zu setzen. Werden nun aber die spezifischen Aufgaben der einzelnen Organe ins Auge gefaßt, etwa die Knochenbildung durch Osteoblasten oder die Enzymsynthese im Pankreas, so sind sehr große Unterschiede im Enzymprofil dieser beiden Organe zu erwarten (Tab. 22).

Tabelle 22. *Enzymaktivität einiger gesunder und neoplastischer Rattenorgane*
(nach GREENSTEIN und LEUTHARDT[2])

Organ oder Gewebe	Arginin-Amidinase (Arginase)	Alkal. Phosphatase	Cytochrom-Oxydase	Esterase
Leber	213	4	12	312
Niere	60	1500	14	70
Pankreas	4	3	—	1600
Milz	10	21	4	82
Gehirn	3	14	13	4
Muskulatur	8	2	6	4
Hepatoma 31	21	543	3	104
Jensen-Sarkom	46	44	2	83
Epithelialer Tumor . . .	48	18	2	72

Die *Arginin-Amidinase* (Arginase), ein an der Harnstoffsynthese beteiligtes Enzym, liegt in der größten Konzentration in der Leber vor, während die übrigen Organe eine relativ geringe Aktivität aufweisen. Die *alkalische Phosphatase* ist unter den angeführten Organen in der Niere weitaus am aktivsten. Histochemische Untersuchungen lokalisieren das Enzym vorwiegend im proximalen Tubulusabschnitt. Eine Teilnahme an Rückresorptionsvorgängen, eventuell des Zuckers, ist wahrscheinlich. Die *Cytochrom-Oxydase* ist eines der wichtigsten Enzyme der Endoxydation und daher besonders in den Organen mit hoher Sauerstoffaufnahme aktiv. Neoplastische Gewebe haben eine geringe Aktivität an Cytochrom-Oxydase. Die *Esterase-Aktivität* (Cholinesterase + Lipase) überwiegt erwartungsgemäß im Pankreas. Die hohe Aktivität in der Leber ist auf die dort synthetisierte Cholinesterase zurückzuführen.

Diese Beobachtungen bestätigen die Vermutung, daß jeder Zelltyp ein spezifisches Enzymprofil aufweist. Es gelingt heute durch die Analyse einer Reihe von Enzymen eine Organdiagnose ebenso sicher zu stellen wie mit den morphologischen Methoden. Diese Untersuchungen bedürfen aber noch ihrer Ausdehnung in das Gebiet des Pathologischen, das bisher — mit Ausnahme des

---

[1] FIELD J., S. BELDING u. A. MARTIN: J. cell. comp. Physiol. **14**, 143 (1939).
[2] GREENSTEIN, J. P., u. F. M. LEUTHARDT: J. nat. Cancer Inst. **6**, 317 (1946).

Krebses — vernachlässigt wurde. Aus histochemischen Untersuchungen ist bekannt, daß biochemische Alterationen des Stoffwechsels den pathologisch-anatomischen Veränderungen stets vorausschreiten. Eine tiefere Analyse pathogenetischer Vorgänge kann daher heute nur noch von biochemischen Methoden erwartet werden.

C. Enzymologie und Embryonalentwicklung[1, 2]

«La tâche essentielle, dans le futur, sera trouver un terrain commun entre l'embryologie expérimentale et l'embryologie chimique; c'est la fusion de ces deux disciplines qui seule permettra de percer les mystères de l'ontogénèse».

Brachet, 1947

a) Problemstellung

Die Erforschung des Enzymprofiles des Embryos während der Entwicklungsphase hat eine zweifache Aufgabe. Zunächst soll sie deskriptiv die biochemischen Vorgänge während der Keimentwicklung abklären und mit den gleichzeitig stattfindenden morphologischen Veränderungen korrelieren. Weiterhin soll sie alle jene Veränderungen, die als Differenzierung und Organisation bezeichnet werden, und die letzten Endes morphologischer Ausdruck biochemischer Alterationen sind, zu deuten versuchen. Während über die rein deskriptive Phase der Erforschung bereits viel Material vorliegt, ist der zweite Schritt, die Abklärung der dem Formwandel zugrunde liegenden Chemismen, noch Programm. ,,Es besteht wohl heute kein Zweifel mehr, daß dem sichtbaren Formbildungsgeschehen im Verlauf der Ontogenese ein unsichtbares, höchst verwickeltes Netz chemischer und physikalischer Prozesse zugrunde liegt. Man muß daher bei der Behandlung der Biochemie der Entwicklung nicht so sehr betonen, daß Stoffwechselprozesse im wachsenden Keim ablaufen, sondern sich vielmehr die Frage vorlegen, wie chemische Umsetzungen zu sichtbaren morphologischen Strukturen führen'' (DUSPIVA[3]). Das Studium der Biochemie der Entwicklung hat damit eine Bedeutung, die weit über die der Embryologie hinausreicht. Es liegt hier ein einzigartiges Modell vor, um die Schöpfung der Form aus dem Stoffwechsel zu analysieren.

b) Befruchtung

Wer je den Befruchtungsvorgang eines Seeigeleies unter dem Mikroskop beobachtete, der behält den Eindruck eines gewaltsamen Ereignisses, das über das Ei hereinbricht und zu einer plötzlichen Veränderung seiner Zustandsform führt. Die biochemischen Alterationen, zwar nicht direkt sichtbar, aber doch meßbar, sind noch größer als die morphologischen. Innert Sekunden steigt die Sauerstoffaufnahme und Kohlendioxydabgabe auf sehr hohe Werte an. Dieser abrupte Übergang von einer vita minima der unbefruchteten Eizelle zu einer vita maxima nach dem Eindringen des Spermatozoons geht aus Abb. 14 deutlich hervor. Als Substrat für diese oxydativen Vorgänge mögen Zucker dienen, verschwindet doch

---

[1] *M.:* NEEDHAM, J.: Chemical Embryology. 3 volumes. Cambridge: Cambridge University Press 1931. — NEEDHAM, J.: Biochemistry and Morphogenesis. Cambridge: Cambridge University Press 1942. — LEHMANN, F. E.: Einführung in die physiologische Embryologie. Basel: Birkhäuser 1945. — BRACHET, J.: Embryologie chimique. 2ème édition. Paris: Masson 1947. — "The Chick Embryo in Biological Research". Edited by R. W. MINER, Ann. N. Y. Acad. Sci. **55**, 37—344 (1955). "Recent Studies in the Mechanisms of Embryonic Development". Edited by R. W. MINER, Ann. N. Y. Acad. Sci. **49**, 661 (1948).

[2] *Uer.:* GUSTAVSON, T.: Int. Rev. Cytol. **3**, 277 (1954). — DUSPIVA, F.: Naturwissenschaften **42**, 305 (1955).

[3] DUSPIVA, F.: Naturwissenschaften **42**, 305 (1955).

innert wenigen Minuten nach der Befruchtung über die Hälfte des in der Eizelle gespeicherten Glykogens[1]. Gleichzeitig mit der Steigerung der Sauerstoffaufnahme werden große Mengen Ammoniak freigesetzt und eine intensive Synthese von Glutamin setzt ein. BRACHET[2] verglich die bei der Befruchtung auftretenden Stoffwechselerscheinungen mit denjenigen bei der Muskelkontraktion. Ähnlich wie die Muskelkontraktion ist auch die Befruchtung ein „Alles oder Nichts"-Ereignis und in beiden Fällen spielt die plötzliche Zustandsänderung der Zellproteine eine wesentliche Rolle. LOEB[3] bezeichnete dieses Ereignis bei der Befruchtung als „*Entwicklungsanregung*". Welcher Art der mysteriöse Vorgang ist, der eine stoffwechselruhende Zelle plötzlich unwiderbringlich in eine biochemisch höchst aktive Zelle überführt, ist aber noch immer eines der Geheimnisse der Natur.

c) Energiestoffwechsel[4]

Die unmittelbar im Anschluß an die Befruchtung auftretende Stimulierung der Sauerstoffaufnahme hält nur für kurze Zeit an und verschwindet langsam, je näher der Keim dem Gastrulastadium kommt. Gleichzeitig nimmt die *anaerobe Glykolyse* überhand, die zu einer Ansammlung von Milchsäure[5] und einem Absinken des p_H des Keimes führt. Auch der Hühnchenkeim deckt seinen Energiebedarf während der ersten drei Tage ausschließlich durch die Glykolyse[6]. Die anaerobe Glykolyse, phylogenetisch die älteste Form des Energiestoffwechsels, erfolgt vorwiegend im undifferenzierten Zellsaft. Damit steht das Vorliegen einer sehr kleinen Zahl von Mitochondrien in diesen Frühstadien in guter Übereinstimmung. Sobald jene

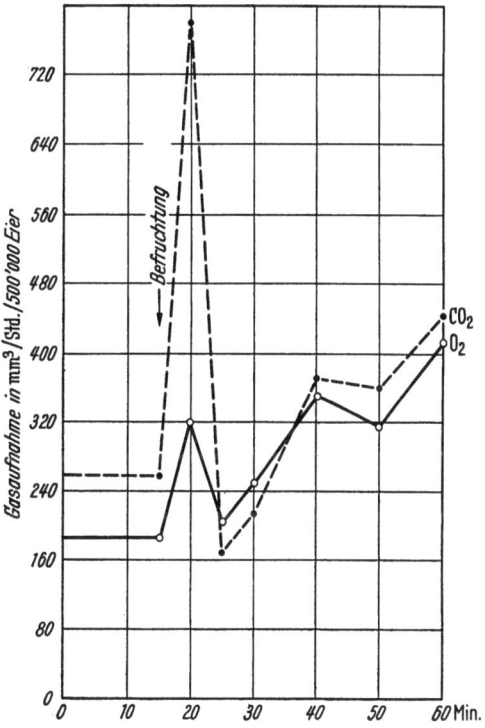

Abb. 14. Gasaustausch des Seeigelkeimes vor, während und nach der Befruchtung (nach LASER und ROTHSCHILD[7])

Stadien erreicht werden, in denen die Synthese von Proteinen einsetzt, fällt die anaerobe Glykolyse ab und die *aerobe Glykolyse* nimmt ihren Platz ein. Weshalb es im rasch wachsenden embryonalen Gewebe zu einer aeroben Glykolyse kommt, ist nicht ganz klar. Vielleicht ist dies phylogenetisch bedingt; immerhin entstehen bei der aeroben Glykolyse eine große Zahl von intermediären Stoffwechselprodukten, die vielleicht zum Aufbau von neuem Zellmaterial verwendet werden.

Die *Zellatmung* spielt erst relativ spät bei der Eientwicklung eine Rolle. Der langsame Anstieg der oxydativen Vorgänge muß durch eine physiologische Insuffizienz der daran beteiligten Enzyme erklärt werden. Die *Cytochrom-Oxydase*

[1] OERSTRÖM, Å., u. O. LINDBERG: Enzymologia 8, 367 (1940).
[2] BRACHET, J.: Embryologie chimique. 2ème édition. Paris: Masson 1947.
[3] LOEB, J.: Die chemische Entwicklungsanregung des Eies. Berlin: Julius Springer 1909.
[4] SPRATT, N. T.: Ann. N. Y. Acad. Sci. **55**, 39 (1952) (*Uer.*).
[5] LENNERSTRAND, R.: Z. vgl. Physiol. **20**, 287 (1933).
[6] NEEDHAM, J.: Chemical Embryology. 3 volumes. Cambridge: Cambridge University Press 1931.
[7] LASER, H., u. L. ROTHSCHILD: Proc. Roy. Soc. London B **126**, 539 (1939).

ist beim Hühnchenkeim in den Frühstadien in sehr geringen Konzentrationen vorhanden[1]. Während die anaerobe Glykolyse in den ersten beiden Tagen ihren Gipfelpunkt erreicht, sinkt die *Cytochrom-Oxydase* und die *Succinat-Oxydase* in ihrer Aktivität noch weiter ab. Zwischen dem 2. und 4. Entwicklungstag nimmt die Konzentration der *Cytochrom-Oxydase* gewaltig zu, während aber anderseits das *System der Succinat-Oxydase* erst etwa am 5. Tag voll ausgebildet ist[2].

d) Proteinsynthese

Der gewaltige Aufbau von körpereigenem Eiweiß ist biochemisch das Hauptmerkmal der Ontogenese. Dieser setzt jedoch nicht unmittelbar nach der Befruchtung ein. Zunächst kommt es zusammen mit der Hydratation des Frühkeimes zu ausschließlich *katabolischen Vorgängen*, die sich in einem Anstieg des Ammoniakes, des Rest-Stickstoffes und der Harnsäure manifestieren, ohne daß der Proteingehalt wesentlich zunimmt. Offenbar erfolgt zuerst ein Umbau der bereits vorhandenen Eiweiße. Vom Blastulastadium an wird das C^{14} nicht mehr in den niedrigmolekularen Proteinen gefunden, es erscheint vielmehr in der Ribonucleinsäurefraktion[3]. Vorgängig der jetzt einsetzenden Zunahme der neusynthetisierten Proteine kommt es zu einem gewaltigen Anstieg der Ribonucleinsäuren. Die damit auftretende intensive Basophilie der Embryozellen veranlaßte seinerzeit BRACHET[4] die Zusammenhänge zwischen Basophilie und Eiweißsynthese mit histochemischen Methoden zu analysieren und führte zur Entwicklung der bereits an anderer Stelle angeführten Hypothese. Rasch kommt es nun zum Auftreten der organspezifischen Enzyme und Proteine. Bereits am 3. Tag lassen sich in dem noch offenen Linsenbläschen des Hühnchenkeimes dieselben Antigene wie im erwachsenen Linsenprotein nachweisen[5]. Etwa am 11. Tag tritt das Muskelmyosin auf und eine Reihe weiterer Enzyme und Proteine, die sich sowohl mit serologischen[6, 7], wie auch enzymologischen Methoden demonstrieren lassen.

e) Biochemie der Organisatorbezirke

Im Zusammenhang mit der Organisator-Funktion einzelner Regionen des sich entwickelnden Keimes kann die Frage gestellt werden, ob der Stoffwechsel in diesen Bezirken anders abläuft. Grundsätzlich verlaufen in diesen Arealen dieselben Reaktionen wie im übrigen Keim, doch gilt das morphologische Gesetz des „Entwicklungsgefälles" auch in bezug auf den Stoffwechsel. So kommt es in Keimbezirken, in denen Differenzierungen erfolgen, zu einer sichtbaren Vermehrung der Mitochondrien[8]. Durch biochemische Untersuchungen wurde gezeigt, daß die Stoffwechselvorgänge differenzierter sind und gemäß der nächst folgenden Entwicklungsstufe ablaufen. Dasselbe Gefälle läßt sich auch in bezug auf die Proteinsynthese nachweisen. Isotopenuntersuchungen mit C^{14} zeigten, daß dieses besonders rasch in den Organisatorbezirken eingebaut wird[9]. Histochemisch kann die Intensität der Proteinsynthese in den einzelnen Arealen durch die Basophilie beurteilt werden. Wiederum wurde ein dorso-ventrales und kranio-kaudales Gefälle beobachtet[10].

---

[1] PHILIPPS, F. S.: J. exp. Zool. **86**, 257 (1941).
[2] ALBAUM, H. G., A. B. NOVIKOFF u. M. OGUR: J. biol. Chem. **165**, 125 (1946).
[3] FLICKINGER, R. A.: Exp. Cell Res. **6**, 172 (1954).
[4] BRACHET, J.: Embryologie chimique. 2ème édition. Paris: Masson 1947.
[5] TEN CATE, G., u. W. J. VAN DOORENMAALEN: Proc. kon. ned. Akad. Wet. **53**, 894 (1950).
[6] HAUROWITZ, F., u. C. F. CRAMPTON: Exp. Cell Res. **2**, Suppl. 51 (1952).
[7] JOHNSON, I. S., u. C. A. LEONE: J. exp. Zool. **130**, No. 3 (1955).
[8] GUSTAVSON, T., u. P. LENIQUE: Exp. Cell Res. **3**, 251 (1952).
[9] FLICKINGER, R. A.: Exp. Cell Res. **6**, 172 (1954).
[10] TÖNDURY, G.: Münch. med. Wschr. **1955**, 1009.

f) Enzyme und Organdifferenzierung

Die Enzyme des Energiestoffwechsels und der Eiweißsynthese sind integrale Bestandteile der embryonalen Zellen, ohne die Wachstum und Entwicklung unmöglich sind. In den erwachsenen Zellen der tierischen Organismen kommen daneben noch eine große Zahl weiterer Enzyme vor, die mit den spezifischen Funktionen dieser Zelltypen in Beziehung stehen. Diese Enzyme treten aber nicht im Erwachsenenalter plötzlich in Erscheinung, sondern finden sich bereits im Keim. Das Verhalten der organ- und zellspezifischen Enzyme während der Embryogenese kann durch histochemische Methoden und Analysen von isolierten Teilen des Embryos beurteilt werden. Die Frage des ersten Auftretens von Enzymen ist schwer zu beantworten und hängt vor allem von der Empfindlichkeit der verwendeten Methode ab. Immerhin geht aus der Literatur hervor, daß im Hühnchenkeim am ersten Tage der Bebrütung mindestens etwa 20 Enzyme nachweisbar sind und daß sich diese Zahl in wenigen Tagen etwa verdreifacht.

In den ersten Entwicklungstagen sind die spezifischen Enzyme diffus über den ganzen Embryo verteilt, eine lokale Anhäufung läßt sich nicht nachweisen. Mit dem Einsetzen der Organdifferenzierung beginnen sich die Enzyme räumlich zu separieren. Bereits in frühen Stadien läßt sich aus der Koinzidenz bestimmter Enzyme mit der präsumptiven Anlage von Organen ein gewisser Zusammenhang erkennen. So lokalisiert sich etwa die *alkalische Phosphatase* besonders in jenen Bezirken, aus denen später die Osteoblasten hervorgehen. Parallel mit der zunehmenden Differenzierung nimmt die Aktivität dieses Enzymes in den entsprechenden Bezirken zu (Abb. 15). Nicht nur im Skelet, sondern auch im Mesonephros erhöht sich die Enzymaktivität, in guter Übereinstimmung mit der intensiven Enzymaktivität der ausgebildeten Niere. In Organen, bei denen im Erwachsenenzustand nur eine sehr geringe Konzentration eines bestimmten Enzymes

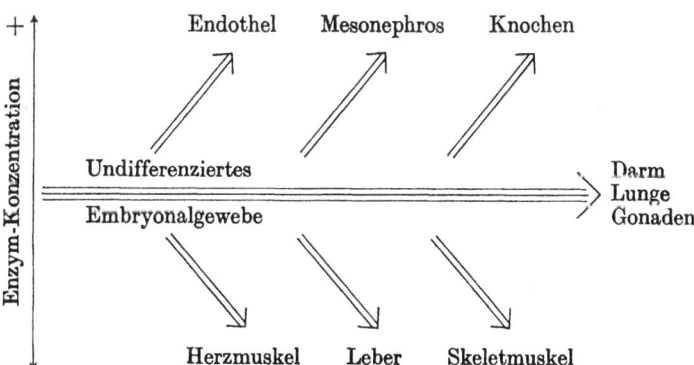

Abb. 15. Konzentrationsveränderungen der alkalischen Phosphatase während der Keimentwicklung in den verschiedenen Organbezirken

vorliegt, kommt es bei der zunehmenden Differenzierung umgekehrt zu einer Abnahme der Aktivität. So verschwindet, wie aus Abb. 15 hervorgeht, die alkalische Phosphatase bei der Differenzierung der Leber, dem Skelet- und Herzmuskel, alles Organen, in denen das Enzym im adulten Zustand in sehr geringer Konzentration vorliegt.

Während der Ontogenese wird ein Stoffwechselprofil von einem nächst höher stehenden abgelöst. Die anaerobe Glykolyse im Zellsaft wird durch das Auftreten von Mitochondrien und deren komplexen oxydativen Enzymen überholt. Der Aufbau kleinmolekularer Eiweiße durch vorwiegenden Umbau wird bei der Gastrulation durch die komplexe Proteinsynthese im Zusammenhang mit Ribonucleinsäuren ersetzt. Die zunächst fehlenden organspezifischen Enzyme und Proteine treten zuletzt auf und geben den Organen ihren adulten differenzierten Charakter. Aus diesen Feststellungen ergibt sich auch für biochemische Verhältnisse die Gültigkeit der zuerst von DARWIN[1] auf Grund von morphologischen Beobachtungen postulierten Regel der Organisation: "The embryo in the course of development generally rises in organisation".

g) Biochemische Erforschung der Teratologie[2, 3]

Durch die Einwirkung bestimmter Agentien zu einem bestimmten Zeitpunkt während der Embryonalentwicklung gelingt es im Tierversuch Phänokopien genetisch bedingter Mißbildungen zu erzeugen. Für die Art der Mißbildung sind maßgebend: der Zeitpunkt der Einwirkung des Agens („teratogenetische Determinationsperiode", „kritische Phase") und die Art des Agens („Organaffinität" von Viren). Aus der großen Zahl der bisher studierten Agentien seien mitosehemmende Gifte, Röntgenstrahlen, Sauerstoff- und Vitaminmangel und Viren erwähnt. (Tab. 23). Beim Menschen gelang es bisher nur bei Strahlenwirkungen und Virusinfektionen, einen Kausalzusammenhang mit Mißbildungen nachzuweisen. Die Art und Ausdehnung der Mißbildung wird vor allem durch die teratogenetische Periode bestimmt. Meist handelt es sich um Störungen die im Anschluß an die Gastrulation, also in den Frühstadien der Organdifferenzierung auftreten. Es ist interessant, daß die Gene während demselben Zeitpunkt ihre Wirkung auf den sich entwickelnden Organismus auszuüben beginnen[4, 5].

Tabelle 23. *Teratogene Agentien mit ihrem mutmaßlichen Angriffspunkt*[6]

Agens	Wirkungen im Tierversuch	Äquivalent beim Menschen
Rubeolen	Mißbildungen (Störung der Proteinsynthese ?)	sicher[7], (Mißbildungen nach Rubeoleninfekt während der Gravidität)
Sauerstoffmangel	Mißbildungen (celluläre Anoxie ?)	wahrscheinlich, (Mißbildungen nach CO-Vergiftung[8] und bei Fallotscher Tetralogie[9])
Hypoglykämie	Mißbildungen (Substratmangel für Energieproduktion)	wahrscheinlich, (Mißbildungen bei diabetischen Müttern bei Insulinüberdosierung[10])
Temperaturerhöhung	Mißbildungen (Steigerung des Katabolismus ?)	wahrscheinlich, (Mißbildungen nach akuten fieberhaften Erkrankungen[11])
Starvation	Mißbildungen (Störung der Proteinsynthese ?)	wahrscheinlich, (gehäufte Mißbildungen bei unterernährten Frauen[12]
Hypovitaminosen	Mißbildungen (Störung der Coenzymfunktion ?)	?
Blausäurevergiftung	Mißbildungen (Hemmung der Cytochrom-Oxydase ?)	?

[1] DARWIN, CH.: The Origin of Species (1859), p. 421. London: Dent, 1951.
[2] TÖNDURY, G.: Münch. med. Wschr. 1955, 1009.
[3] TÖNDURY, G.: Ergebn. med. Grundlagenforsch. 1, 667 (1956).
[4] BALTZER, F., u. W. SCHÖNMANN: Revue suisse Zool. 58, 459 (1951).
[5] BRACHET, J.: Experientia (Basel) 7, 344 (1951).
[6] BÜCHNER, F.: Dtsch. med. Wschr. 1956, 1341.
[7] GREGG, N.: Trans. Ophthalm. Soc. Austr. 3, 35 (1941).
[8] HALLERVORDEN, J.: Allg. Z. Psychiat. 124, 289 (1949).
[9] OLIN, C. B., u. H. B. TURNER: J. Amer. med. Ass. 149, 932 (1952).
[10] MAYER, J. B.: Ergebn. inn. Med. N.F. 4, 368 (1953).
[11] BRINSMADE, A., u. H. RÜBSAMEN: Naturwissenschaften 43, 259 (1956).
[12] KLEBANOW, D.: Dtsch. med. Wschr. 1949, 606.

h) Anhang: Placenta-Enzyme

Eine zusammenfassende Darstellung des Stoffwechsels und der Enzymologie der Placenta steht bisher noch aus. Aus der großen Zahl der faszinierenden Probleme, die sich bei einer Bearbeitung dieses Gebietes ergeben werden, seien erwähnt:

1. Die Natur der (enzymatischen?) aktiven Transportmechanismen, wie sie für Glucose[1,2,3], Fructose[4,2], Phosphat[1], Aminosäuren[5], Riboflavin[6], Aneurin[7] und Vitamin C[8-10] nachgewiesen wurden und die für den Transfer dieser Substanzen von der mütterlichen auf die fetale Seite der Placenta verantwortlich sind.

2. Der Kohlenhydratstoffwechsel der Placenta, der sich zwischen den Glucose-abbau im mütterlichen Organismus und den Fructoseumsatz im Fetus einschaltet.

3. Die Zusammenhänge zwischen den verschiedenen morphologischen Placenta-typen (GROSSER) und der funktionellen biochemischen Beschaffenheit der Placenta.

Als Ausgangspunkt zu einer eingehenderen Darstellung dieses Gebietes wurden auf Tab. 24 die bisher in der Placenta nachgewiesenen Enzyme zusammengefaßt.

Tabelle 24. *In der Placenta nachgewiesene Enzyme*

I. Hydrolasen

    Esterasen

        Acetylcholinesterase[11]

        Gruppenspezifische Phosphomonoesterasen[12,13,14]

            Typus I (alkalische Phosphatase)[13,15]

            Typus II (saure Phosphatase)[13,16]

    Glykosidasen

        Maltase, Lactase, Sucrase (?)[17,18]

        β-Glucuronidase[19]

        Lysozym[20]

        Inulase[21]

        Amylase[21]

    Amidasen

        Asparaginase[17]

        Glutaminase[22]

        Arginin-Amidinase (Arginase)[23]

[1] VILLEE, C. A.: J. appl. Physiol. **5**, 437 (1953).

[2] DAVIES, J.: Amer. J. Physiol. **181**, 532 (1955).

[3] ALEXANDER, D. P., et al.: J. Physiol. **129**, 367 (1955).

[4] HAGERMAN, D. D., u. C. A. VILLEE: J. clin. Invest. **31**, 911 (1952).

[5] PAGE, E. W., et al.: Amer. J. Obstet. Gynec. **73**, 589 (1957).

[6] LUST, J. E., D. D. HAGERMAN u. C. A. VILLEE: J. clin. Invest. **33**, 38 (1954).

[7] SLOBODY, L., M. WILLNER u. J. MESTERN: Amer. J. Dis. Child. **77**, 736 (1944).

[8] ELMY, A., u. C. A. BECKER: Klin. Wschr. **1938**, 1432.

[9] LUND, C., u. M. KIMBLE: Amer. J. Obstet. Gynec. **46**, 635 (1943).

[10] HAMIL, B., et al.: Amer. J. Dis. Child. **74**, 417 (1947).

[11] ORD, M. G., u. R. H. S. THOMPSON: Nature (Lond.) **165**, 927 (1950).

[12] CUNHA, P. DA: C. R. Soc. Biol. (Paris) **124**, 1023 (1937).

[13] DEMPSEY, E. W., u. G. B. WISLOCKI: Amer. J. Anat. **80**, 1 (1947).

[14] DUMONT, M.: Presse méd. **1957**, 535.

[15] THOMSEN, K.: Arch. Gynäk. **187**, 1 (1955).

[16] THOMSEN, K.: Arch. Gynäk. **187**, 264 (1955).

[17] MAEDA, K.: Biochem. Z. **143**, 347 (1923).

[18] PIANE, G. DELLE: Boll. Soc. ital. Biol. sper. **1**, 431 (1926).

[19] FISHMAN, W. H., and A. J. ANLYAN: Cancer Res. **7**, 808 (1947).

[20] PRUDDEN, J. F., N. LANE u. J. LEVISON: Proc. Soc. exp. Biol. (N.Y.) **72**, 220 (1949).

[21] LÖB, W., u. S. HIGUCHI: Biochem. Z. **22**, 316 (1909).

[22] LUSCHINSKY, H. L.: Arch. Biochem. **31**, 132 (1951).

[23] TARANTINO, C., u. F. PASQUINELLI: Sperimentale, Arch. biol. **98**, 578 (1947).

Tabelle 24. (Fortsetzung)

Peptidasen
    L-Hippuricase[1]
    Oxytocinase[2]
    Glycylglycin-Dipeptidase[3]
    Glycyl-L-Leucin-Dipeptidase[3]
    Homotrypsin (Kathepsin I)[4, 5]
    Homopepsin (Kathepsin II)[6]
    Prothrombinase (Thromboplastin)[7]
Polyphosphatasen
    Pyrophosphatasen[8]
    Nucleotid-Pyrophosphatase[8]
    Orthophosphatase

II. Transferasen
Transacylasen
    Acetylphosphat → CoA-Transacetylase[9]
    Acetyl-CoA → Cholin-Transacetylase (Cholinacetylase)[10]
Transphosphatasen
    ATP → Fructose-6-phosphat-Transphosphatase (Phosphohexokinase)[11]
Transadenylasen
    ATP → Riboflavinphosphat-Transadenylase[12]
Transaminasen[13]

III. Oxydoreductasen
Aerobe Transhydrogenasen
    Monoamin → O_2-Transhydrogenase (Monoamin-Oxydase[14])
    Diamin → O_2-Transhydrogenase (Diamin-Oxydase, Histaminase)[15]
Anaerobe Transhydrogenasen
    α-Glycerinphosphat → DPN-Transhydrogenase (Glycerinphosphat-Dehydrase)[16, 17]
    Isocitrat → TPN-Transhydrogenase (Isocitrat-Dehydrogenase[18]
    Malat → DPN-Transhydrogenase (Apfelsäure-Dehydrase)[18]
Oxydasen
    Cytochrom-Oxydase[19]
    Polyphenol-Oxydase[1]
Peroxydasen und Katalasen
    Katalase[20]
Fragliche Substratspezifität
    Succinat-Dehydrogenase[21]
    Cytochrome[22]
    „6-β-Hydroxylase"[23]

[1] MAEDA, K.: Biochem. Z. **143**, 347 (1923).
[2] PAGE, E. W.: Amer. J. Obstet. Gynec. **52**, 1014 (1946).
[3] VESCIA, A., u. A. FIDANZA: Boll. Soc. ital. Biol. sper. **24**, 832 (1948).
[4] GOLDSTEIN, B., u. E. MILGRIM: Ukrain. biokhem. Z. **8**, 168 (1935).
[5] STARK, G., u. G. SIEBERT: Arch. Gynäk. **185**, 50 (1954).
[6] ABE, M.: Jap. J. Obstet. and Gynec. **15**, 44 (1932).
[7] CHARGAFF, E.: J. biol. Chem. **161**, 389 (1945).
[8] HORII, I.: Arb. dritten Abt. anat. Inst. kaiserl. Univ. Kyoto, Ser. C Hft. **4**, 10 (1933).
[9] COMLINE, R. S., u. F. R. WHATLEY: Nature (Lond.) **161**, 350 (1948).
[10] COMLINE, R. S.: J. Physiol. **105**, 6P (1946).
[11] WAJZER, J., u. R. ZELNIK: C. R. Acad. Sci. (Paris) **232**, 1254 (1951).
[12] LUST, J. E., D. D. HAGERMAN u. C. A. VILLEE: J. clin. Invest. **33**, 38 (1954).
[13] GLENDENING, M. B., A. M. COHEN u. E. W. PAGE: Proc. Soc. exp. Biol. (N.Y.) **90**, 25 (1955).
[14] LUSCHINSKY, H. L., u. H. O. SINGHER: Arch. Biochem. **19**, 95 (1948).
[15] SWANBERG, H.: Acta physiol. scand. Suppl. 79, **23**, 1 (1950).
[16] THUNBERG, T.: Biokhimiya **2**, 413 (1937).
[17] CUNHA, P. da: C. R. Soc. Biol. (Paris) **124**, 1023 (1937).
[18] VILLEE, C. A., u. D. D. HAGERMAN: J. biol. Chem. **205**, 873 (1953).
[19] JAMES, H. P., H. W. ELLIOTT u. E. PAGE: Proc. Soc. exp. Biol. **67**, 130 (1948) (N.Y)
[20] LÖB, W., u. S. HIGUCHI: Biochem. Z. **22**, 316 (1909).
[21] TESAURO, G.: Boll. Soc. ital. Biol. sper. **10**, 325 (1935).
[22] BUSSE, O.: Z. physiol. Chem. **242**, 271 (1936).
[23] BERLINER, D. L., u. H. A. SALHANIK: J. clin. Endocr. **16**, 903 (1956).

Tabelle 24. (Fortsetzung)

IV. *Lyasen und Syntheasen*
  Carbolyasen und Carbosyntheasen
    FDP-Triosephosphat-Lyase (Aldolase)[1]
  Hydratasen und Dehydratasen
    Fumarat-Hydratase (Fumarase)[2]
    Aconitat-Hydratase (Aconitase)[3]
V. *Isomerasen und Racemasen*
  Isomerasen
    Glucose-6-phosphat-Isomerase (Phosphohexose-Isomerase)[4]

D. Enzymprofil und Lebensalter

a) Ausbildung des organspezifischen Enzymprofiles

In den späteren Phasen der Embryonalentwicklung beginnen sich in den prospektiven Organanlagen diejenigen Enzyme anzusammeln, die für das Enzymprofil des ausgereiften Organes charakteristisch sind. Die volle Ausbildung dieses Enzymmosaikes, mindestens in quantitativer Hinsicht, wird aber in vielen Fällen erst im Erwachsenenalter erreicht. Aus den wenigen bisher vorliegenden Untersuchungen scheint hervorzugehen, daß die meisten in adulten Organen nachweisbaren Enzyme bei der Geburt bereits vorhanden sind, d. h. daß der Weg der spezifischen Proteinsynthese angebahnt ist. Zusammen mit den Wachstumsvorgängen kommt es zu einer allmählichen Zunahme der Enzymkonzentration, die meist im frühen Erwachsenenalter ihren Höhepunkt erreicht. Die spezifischen Organfunktionen, etwa die Muskelkontraktion, die Entgiftung in der Leber, das Funktionieren des zentralen Nervensystemes nehmen ebenfalls ihre Tätigkeit langsam auf. Bei manchen Organen sind bei der Geburt nur Andeutungen einer spezifischen Aktivität nachweisbar und dann innert Tagen, Wochen, Monaten und Jahren nimmt die Funktionstüchtigkeit und Reservekapazität der Organfunktionen zu, um schließlich im Erwachsenenzustand ihre optimale Ausbildung zu erreichen. Auch die morphologische Differenzierung der Organe ist bei der Geburt keinesfalls abgeschlossen. Die kindliche Leber, das kindliche Gehirn läßt sich morphologisch durch manche Kennzeichen deutlich vom erwachsenen, voll ausgebildeten Organ unterscheiden. Immerhin gibt es einige Organe, bei denen die Morphologie trotz funktioneller Insuffizienz kaum von derjenigen der ausgebildeten Organe abweicht. Man denke etwa an die Niere oder die Muskulatur.

Solche Betrachtungen lassen das gleichzeitige Studium der Morphologie, Physiologie und Biochemie der sich entwickelnden Organe besonders faszinierend erscheinen. Anstelle einer Aufzählung der in der Literatur verstreuten Einzelbeobachtungen ziehen wir es vor, am Beispiel der biochemischen, physiologischen und funktionellen Entwicklung des Nervensystemes diese Zusammenhänge etwas eingehender zu betrachten[5]. Die funktionelle Differenzierung des zentralen Nervensystemes folgt, wie besonders aus den Untersuchungen von COGHILL[6] hervorgeht, bestimmten Gesetzmäßigkeiten. Am frühesten reift das Rückenmark (*SC*), gefolgt von der Medulla oblongata (*HB*), dem Mesencephalon (*MB*)

---

[1] BUSSE, O.: Z. physiol. Chem. **242**, 271 (1936).
[2] CUNHA, P. DA, u. K. P. JACOBSOHN: C. R. Soc. Biol. (Paris) **123**, 609 (1936).
[3] CUNHA, P. DA, u. K. P. JACOBSOHN: C. R. Soc. Biol. **131**, 649 (1939).
[4] VILLEE, C. A.: J. biol. Chem. **205**, 113 (1953).
[5] Biochemistry of the Developing Nervous System. Edited by H. WAELSCH. New York N. Y.: Academic Press 1955. (*Uer.*)
[6] COGHILL, G. E.: Anatomy and the Problem of Behaviour. Cambridge: Cambridge University Press 1929.

und zuletzt dem Telencephalon (*FB*). Werden diese einzelnen Hirnteile während der Embryonalentwicklung auf ihre Konzentration an Acetylcholinesterase analysiert, so ergibt sich, daß die Enzymkonzentration in den frühreifenden Ab-

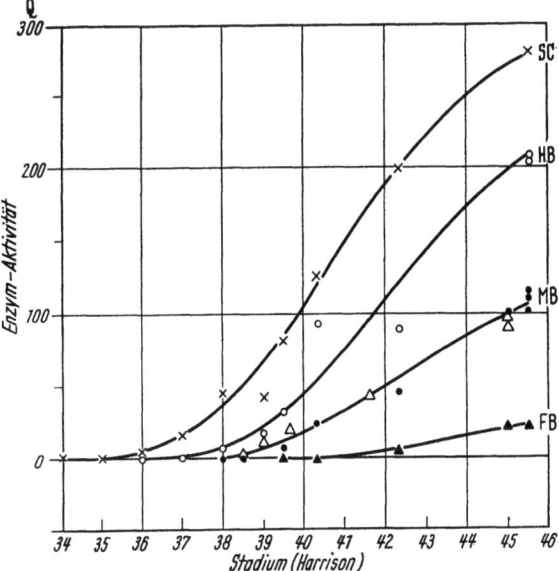

Abb. 16. Zunahme der Acetylcholinesterase-Konzentration im Rückenmark (*SC*), Medulla oblongata (*HB*), Mesencephalon (*MB*) und Telencephalon (*FB*) von Amblystoma punctatum (nach BOELL und SHEN[2])

schnitten viel rascher zunimmt als in den sich erst später differenzierenden (Abb. 16). Schließlich sei noch eine Studie über die Beziehung zwischen der Konzentration der Acetylcholinesterase und der zentralnervösen Funktion erwähnt. SAWYER[1] korrelierte die Enzymkonzentration mit der Motilität der Embryonen von Amblystoma punctatum (Abb. 17) und beobachtete, daß der plötzliche Anstieg der Enzymkonzentration mit dem Auftreten der ersten Schwimmbewegungen zusammenfiel. Diese Beispiele zeigten die engen Beziehungen zwischen der morphologischen, funktionellen und biochemischen Differenzierung.

b) Enzymatische Insuffizienz im Kindesalter

Das unterschiedliche Verhalten von Kind und Erwachsenem bei zahlreichen Krankheiten führte schon früh zur Abspaltung der Pädiatrie von der inneren Medizin. Besonders fällt auf, daß das Kind gegenüber exogenen Einwirkungen, wie Ernährungsstörungen, viel weniger widerstandsfähig als der Erwachsene ist. Diese Disposition muß auf eine mangelnde Entwicklung und damit auf eine ungenügende Reservekapazität der spezifischen Organfunktionen zurückgeführt werden. Wie weit dabei die ungenügende Ausbildung und Differenzierung von Enzymen und biokatalytischen Systemen beteiligt ist, kann z. Z.

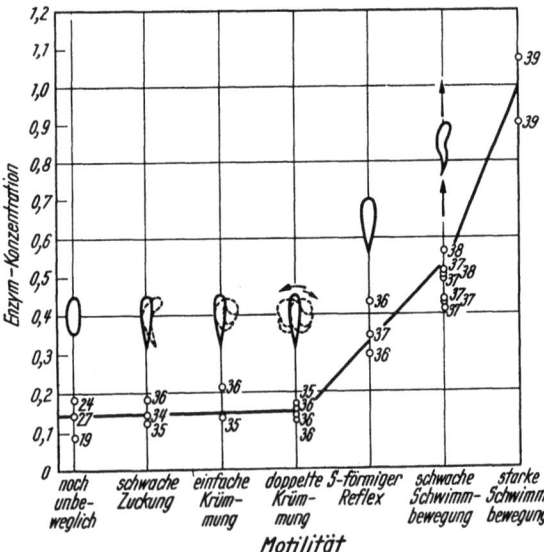

Abb. 17. Beziehungen zwischen der Motilität und der Cholinesterase-Konzentration im zentralen Nervensystem bei Amblystoma punctatum (nach SAWYER[1])

nur vermutet werden. Da eine systematische Darstellung dieses interessanten und für die praktische Medizin bedeutungsvollen Gebietes noch nicht ver-

[1] SAWYER, C. H.: J. exp. Zool. **92**, 1 (1943); **94**, 1 (1943).
[2] BOELL, E. J., u. S. C. SHEN: J. exp. Zool. **113**, 583 (1950).

sucht wurde, müssen wir uns auf die Aufzählung einiger typischer Beispiele beschränken.

Die Verdauungsfunktion der Säuglinge und Kleinkinder ist labil. Schon geringe qualitative oder quantitative Abweichungen in der Ernährung können zu einer Erkrankung führen. Es liegt nahe, dies auf eine ungenügende Sekretion von Verdauungsenzymen und auf eine mangelnde Differenzierung der an der Resorption beteiligten intracellulären Fermente zurückzuführen. So ist die Sekretion von Peptidasen (Pepsin) im Magen des Kindes im Vergleich zum Erwachsenen außerordentlich gering (Tab. 25). Wie spät die biochemische Differenzierung der Darmmucosa erfolgt, geht daraus hervor, daß die für die Resorption

Tabelle 25. *Alter und Magen-Peptidasen* (nach BUCHS[1])

Alter	Enzymkonzentration im Magensekret	Tagesproduktion an Enzymeinheiten
Säugling	0,7	150
Kleinkind, 1—5 Jahre	1,5	750
Schulkind, 6—15 Jahre	3	3000
Erwachsene	4	6000

sicher wichtige Adenosin-Aminase, Esterase und alkalische Phosphatase beim Fetus noch fehlt[2]. Ebenfalls hier zu erwähnen ist die relative Pankreasinsuffizienz auch gesunder Säuglinge und Kleinkinder.

Eine ähnliche funktionelle Insuffizienz der Leber ist dem Pädiater seit vielen Jahren bekannt[3]. Das Enzymprofil von Neugeborenen ist quantitativ außerordentlich verschieden von demjenigen des Erwachsenen und es ist erstaunlich, daß Leberkrankheiten beim Kleinkind nicht noch häufiger sind. Vergleichende Untersuchungen dieser Art stehen beim Menschen noch aus, doch wurden in Tab. 26 einige der Literatur entnommene Untersuchungen an Tieren zusammengestellt.

Tabelle 26. *Enzymkonzentration der Leber als Funktion des Alters* (Beispiele)

Enzym	Bemerkungen	Literatur
Adenosintriphosphatase	Sehr niedrig bei Neugeborenen. Progressive Zunahme mit Alter	[4] [5]
D-Aminosäure → O_2-Transhydrogenase (D-Aminosäure-Oxydase)	Zunahme zwischen neugeborenen und erwachsenen Tieren beträgt +570%	[5] [6]
Cholin-Dehydrogenase (Cholin-Oxydase)	Progressive Zunahme gegen das Erwachsenenalter	[7] [8]
Cytochrom-Oxydase	Zunahme von neugeboren zu jung, dann Abnahme	[9] [4]
Dehydropeptidase I	Zunahme von jungen zu erwachsenen Tieren	[10]
Esterase		[11]
Xanthin → O_2-Transhydrogenase (Xanthin-Oxydase)	Fehlt bei Neugeborenen vollständig	[12]

[1] Zit. E. FREUDENBERG: In „Lehrbuch der Pädiatrie". Herausgegeben von G. FANCONI u. A. WALLGREN. Basel: Schwabe 1950.
[2] STERN, H., et al.: J. gen. Physiol. **35**, 559 (1952).
[3] PERL, E.: Schweiz. med. Wschr. **1957**, 334.
[4] POTTER, V. R., W. C. SCHNEIDER u. G. J. LIEBL: Cancer Res. **5**, 21 (1945).
[5] ROSS, M. H., u. J. O. ELY: J. Franklin Inst. **258**, 63 (1954).
[6] KURIAKI, K., u. C. J. KENSLER: J. Biochem. **41**, 409 (1954).
[7] KENSLER, C. J., et al.: Proc. Soc. exp. Biol. (N. Y.) **79**, 39 (1952).
[8] RICHERT, D. A., u. W. W. WESTERFIELD: J. biol. Chem. **199**, 829 (1952).
[9] KUNKEL, H. O., u. J. E. CAMPBELL: J. biol. Chem. **198**, 229 (1952).
[10] BARTLETT, P. D.: Enzymologia **15**, 77 (1951).
[11] COPENHAVER, J. H., R. O. STAFFORD u. W. H. McSHAN: Arch. Biochem. **26**, 260 (1950).
[12] WESTERFELD, W. W., u. D. A. RICHERT: J. biol. Chem. **184**, 163 (1950).

Auch die Niere ist eines der Organe mit „werdender Funktion"[1] und verfügt beim Neugeborenen und Säugling über eine nur geringe Reservekapazität[2]. Insbesondere sind die Schutzmechanismen gegen eine Acidose nicht ausgereift:

Schon beim gesunden Kind fällt die geringe Phosphatkonzentration im Urin auf. Das hohe p_H des Urins und die geringe Ausscheidung von Puffersubstanzen verunmöglicht eine adäquate Ausscheidung von Wasserstoffionen[3]. Möglicherweise liegt auch die für die Säuresekretion wichtige Carbonat-Anhydratase in ungenügender Konzentration vor, doch fehlen darüber experimentelle Untersuchungen noch. Kleinkinder haben eine Tendenz Natriumchlorid zu retinieren[4]. Auch ist die Chloridionen-Clearance von Kleinkindern und besonders Frühgeburten per Einheit Körperoberfläche deutlich vermindert[5]. Die Ammoniakproduktion, beim Erwachsenen der wichtigste Schutzmechanismus gegen eine Acidose, ist sowohl bei jungen Tieren[6] als auch bei Kindern[7,8] ungenügend. Da die Fähigkeit Ammoniak auszuscheiden vor allem von der Konzentration der Glutaminase I in der Nierenmedulla abhängt[9], so ist anzunehmen, daß auch in diesem Falle eine Enzyminsuffizienz für die geringe Ammoniaksekretion verantwortlich ist. Biochemische Untersuchungen darüber stehen aber noch aus.

Es sind auch einzelne Enzyme bekannt, deren Konzentration im Kindesalter besonders hoch ist. An erster Stelle muß die alkalische Knochen-Phosphatase erwähnt werden, deren Konzentration in direkter Beziehung zum Knochenwachstum steht (vgl. S. 368 ff). Die hohe Konzentration dieses an der Ossifikation beteiligten Enzymes mag einer der Gründe für die rasche Heilung von Frakturen im Kindesalter sein.

c) Enzyme und Altern

Das Studium der Biochemie und der Enzymologie des alternden Organismus steht noch im Anfangsstadium. Dies geht deutlich daraus hervor, daß in der letzten Auflage von COWDRYs[10] "Problems of Ageing" die Enzyme bei der Besprechung der einzelnen Organsysteme kaum Erwähnung fanden. Die Gerontologie ging, wie jede medizinische Forschung, zunächst vom Studium der morphologischen Veränderungen aus und auch heute beschränkt sich der größte Teil der Forschung auf eine anatomische und histologische Bearbeitung der Altersveränderungen. Erst dann, wenn genügend morphologische Unterlagen vorliegen, wird es möglich sein, geeignete Objekte zum Studium der Physiologie, physikalischen Chemie und Biochemie auszuwählen. Es ist an sich unwahrscheinlich, daß Alterationen der Enzymkonzentration in Organen direkt für bestimmte Altersveränderungen verantwortlich sind. Viel eher muß an Störungen der Permeabilität der biologischen Membranen gedacht werden. Bei der engen Verknüpfung zwischen Permeabilität und Biochemie der Zelle ist aber eine enge gegenseitige Beeinflussung dieser beiden Erscheinungen anzunehmen. Wo auch die primäre Störung bei Altersveränderungen gedacht wird, so kommt es doch zu zahlreichen Ausfällen im Intermediärstoffwechsel der Zellen, die ihrerseits deren Funktion beeinträchtigen. Aus diesem Grunde ist eine eingehendere Analyse der Wirkung des Alters auf das Enzymprofil zu fordern; besonders, da ja auch jede Therapie von Funktionsausfällen als Folge von Alterserscheinungen symptomatisch sein muß.

[1] PFAUNDLER, M. VON: Jb. Kinderheilk. **54**, 247 (1901).
[2] Uer.: McCANCE, R. A., u. E. M. WIDDOWSON: Brit. med. Bull. **13**, 3 (1957).
[3] DEAN, R. F. A., u. R. A. McCANCE: J. Physiol. **107**, 182 (1948).
[4] OHLMANN, J.: Z. Kinderheilk. **26**, 291 (1920).
[5] McCANCE, R. A., u. W. F. YOUNG: J. Physiol. **99**, 265 (1941).
[6] CORT, J. H., u. R. A. McCANCE: J. Physiol. **124**, 358 (1954).
[7] GORDON, H. H., H. McNAMARA u. R. H. BENJAMIN: Pediatrics **2**, 290 (1948).
[8] HUNGERLAND, H., u. R. SCHULZ: Arch. Kinderheilk. **153**, 91 (1956).
[9] RICHTERICH, R., L. GOLDSTEIN u. E. H. DEARBORN: Nature (Lond.) **178**, 698 (1956).
[10] COWDRY's Problems of Ageing. Edited by A. I. LANSING. 3rd edition. Baltimore: Williams & Wilkins 1952.

Eine Klassifikation der bisher vorliegenden und in der Literatur verstreuten Beobachtungen über biochemische und enzymologische Organveränderungen im hohen Alter steht bisher noch aus. Wir müssen uns daher darauf beschränken, einige ausgewählte Beispiele zu erwähnen.

Wie aus Tab. 27 hervorgeht, nimmt die Atmung und anaerobe Glykolyse von Rinderknorpel mit zunehmendem Alter progressiv ab. Bei alten Tieren beträgt die Sauerstoffaufnahme nur noch etwa ein Zehntel derjenigen von Kälbern. Die Abnahme der Zellatmung konnte mit regressiven, morphologischen Veränderungen korreliert werden. Das Studium avasculärer Strukturen ist besonders interessant, da in diesem Falle die Permeabilität eine weniger intensive Wirkung auf den Stoffwechsel ausübt, als bei gefäßreichen Organen. Als Beispiel einer solchen Struktur kann die Linse angeführt werden. MÜLLER[1] beobachtete, daß die Linsen von Kälbern Hexosediphosphat etwa doppelt so rasch zu Triosen spalten als diejenigen von alten Rindern.

Auch die Phosphorylierung war in den Linsen alter Rinder nur etwa halb so intensiv wie bei Kälbern[2]. Bei menschlichen Katarakten war die Sauerstoffaufnahme[3] und die Konzentration der Carbonat-Anhydratase[4] stark reduziert.

Im Zusammenhang mit der Pathogenese der Atheromatose der Gefäße wurde in den letzten Jahren dem Stoffwechsel der Gefäßwände vermehrt Beachtung geschenkt. Dennoch liegen erst wenige Untersuchungen über enzymatische Veränderungen vor. Wahrscheinlich kommt es in der Rattenaorta im hohen Alter zu einer Abnahme der Zellatmung[7, 8]. Über die Veränderungen anderer Enzyme während des Alterungsvorganges in den Gefäßen berichteten KIRK et al.[9, 10, 11].

Tabelle 27. *Atmung und anaerobe Glykolyse des Knorpels von verschieden alten Tieren (Rinder)*
(nach BOWIE et al.[5] und ROSENTHAL et al.[6])

Alter	Sauerstoffaufnahme Q^{O_2}	Anaerobe Glykolyse $Q_M^{N_2}$
Jung (unter 6 Monate) . . .	0,097	1,100
Erwachsen (1—7 Jahre) . .	0,026	0,437
Alt (8—11 Jahre)	0,008	0,259

Von besonderem Interesse, aber ebenfalls noch mangelhaft erforscht, sind die biochemischen Veränderungen im zentralen Nervensystem[12]. Bei Patienten, die an einer Arteriosclerosis cerebri oder senilen Demenz verstorben waren, wurde eine um etwa 15% verminderte Sauerstoffaufnahme beobachtet[13]. Eine Nachprüfung dieser Untersuchungen ergab, daß die Reduktion der Zellatmung auch bei gesunden alten Leuten auftritt und somit als biologische und nicht pathologische Altersveränderung aufzufassen ist[14, 15, 16]. Neben der verminderten Sauerstoffaufnahme kommt es beim Menschen im hohen Alter auch zu einer Abnahme der aeroben und anaeroben Glykolyse[17], während andererseits die Konzentration der sauren Phosphatase zunimmt[18]. Untersuchungen über das Verhalten der Acetylcholinesterase stehen noch aus. Aus diesen wenigen Angaben muß geschlossen werden, daß im hohen Alter signifikante quantitative Alterationen im Stoffwechsel der Nervenzellen auftreten. Wie weit die meist gefundene Abnahme der Enzymkonzentration auf die leicht negative Stickstoffbilanz alternder Organismen zurückzuführen ist (vgl. BOURNE[19]), wie weit es sich dabei um spezifische Altersveränderungen handelt, kann z. Z. nicht entschieden werden.

[1] MÜLLER, H. K.: Arch. Augenheilk. **110**, 206 (1936/37).
[2] SÜLLMANN, H.: Arch. Augenheilk. **110**, 303 (1937).
[3] ORZALESI, F.: Boll. d'Ocul. **17**, 357 (1939).
[4] BAKKER, A.: Brit. J. Ophthalmol. **32**, 910 (1948).
[5] BOWIE, M. A., O. ROSENTHAL u. P. A. WHEELER: Ann. Rheum. Dis. **2**, 216 (1940/41).
[6] ROSENTHAL, O., M. A. BOWIE u. G. WAGONER: J. cell. comp. Physiol. **19**, 333 (1942).
[7] BRIGGS, F. N., S. CHERNICK u. I. L. CHAIKOFF: J. biol. Chem. **179**, 103 (1949).
[8] LAZOVSKAYA, L. N.: Biochimia 8, 171 (1943).
[9] KIRK, J. E., u. T. J. S. LAURSEN: J. Geront. **10**, 288 (1955).
[10] SORENSEN, L. B., u. J. E. KIRK: J. Geront. **11**, 28 (1956).
[11] KIRK, J. E., u. M. DYRBYE: J. Geront. **11**, 129 (1956).
[12] HIMWICH, H. E., u. W. A. HIMWICH: J. Chron. Dis. **3**, 487 (1956).
[13] FREYHAN, F. A., R. B. WOODFORD u. S. S. KETY: J. nerv. ment. Dis. **113**, 449 (1951).
[14] FAZEKAS, J. F., R. W. ALMAN u. A. N. BESSMAN: Amer. J. med. Sci. **223**, 245 (1952).
[15] SCHEINBERG, P., et al.: Amer. J. Med. **106**, 651 (1952).
[16] TALLEY, R. W.: Amer. J. med. Sci. **230**, 61 (1955).
[17] REINER, J. M.: J. Geront. **2**, 315 (1947).
[18] JOSEPHY, H.: Arch. Neurol. Psychiat. (Chicago) **61**, 164 (1949).
[19] BOURNE, G. H.: Nature (Lond.) **179**, 472 (1957).

d) Enzymologisches Altern der Erythrocyten

Im Gegensatz zum Blasten vermag der Reticulocyt und reife Erythrocyt nicht mehr Häm, Cholesterin und Stromaeiweiße zu synthetisieren. Der biochemische Verlust der Eiweißsynthese steht in guter Korrelation mit dem morphologisch nachweisbaren Verschwinden der Ribonucleinsäuren beim Übergang vom Reticulocyten zur ausgereiften Zelle. Bei einem Unterbruch der Enzymsynthese und fortschreitender thermaler und enzymatischer Inaktivierung der Zellproteine ist eine progressive Abnahme der Enzymkonzentration im alternden Erythrocyten zu erwarten. Tatsächlich ist die Konzentration der Cholinesterase[1,2], der Katalase[2] und der Glyoxalase[2] in den Reticulocyten höher als in den Erythrocyten. Der Enzymverlust folgt wahrscheinlich einer exponentiellen Kurve. Es wurde mehrfach der Versuch unternommen, das Altern und Absterben der Erythrocyten mit dem Verlust eines spezifischen Enzymes zu erklären. So soll nach GREIG und HOLLAND[3] der Verlust der Cholinesterase mit der Kationenpermeabilität in Beziehung stehen, während LEMBERG und LEGGE[4] glauben, daß durch das Verschwinden der Katalase das Hämoglobin nicht mehr vor dem Abbau durch Wasserstoffperoxyd geschützt wird. Es ist aber kaum wahrscheinlich, daß das Altern der Erythrocyten durch den Verlust eines spezifischen Enzymes erklärt werden kann.

E. Vergleichende Enzymologie[5,6]

> "Our final theory of evolution will see it largely as a biochemical process."
>
> J. B. S. Haldane

a) Aufgabe der vergleichenden Biochemie

Die vergleichende Anatomie stellt sich die Aufgabe, den gemeinsamen Grundplan, den ,,Urtyp", der den komplizierten und differenzierten Strukturen der Lebewesen zugrunde liegt, herauszuarbeiten und zu erleuchten. Damit wird die vergleichende Morphologie auch zu einer der wichtigsten Arbeitsrichtungen der Phylogenetik, der Stammesgeschichte der heute lebenden Organismen. Die vergleichende Biochemie — im Gegensatz zu ihrer morphologischen Schwester — führte bis heute ein Schattendasein, obschon ihr sicher eine große Bedeutung zukommt. Form und Funktion sind Manifestationen des Stoffwechsels. Sollte daher nicht auch der vergleichenden Morphologie eine vergleichende Biochemie und Enzymologie zugrunde liegen?

Aus verschiedenen Gründen ist das Studium der vergleichenden Biochemie und Enzymologie von grundsätzlicher Bedeutung für die Biologie. Zunächst scheint es wertvoll, Unterlagen über die *biochemische Stammesgeschichte* der Lebewesen zu besitzen. So wie es in der vergleichenden Morphologie gewisse Grundtypen oder Baupläne gibt, so muß es auch gewisse grundlegende Chemismen geben, von denen sich die zahllosen in der Natur vorkommenden Varianten ableiten. Es ist möglich, daß sich die stammesgeschichtliche Forschung der Zukunft mehr auf biochemisches Beweismaterial als auf formale Veränderungen stützen wird. Die vergleichende Biochemie vermag weiterhin grundlegende Beiträge zum Problem der *Beziehung zwischen Stoffwechsel und Form* zu liefern. Wenn auch die Interpretation solcher Untersuchungen schwieriger sein mag als etwa bei der

---

[1] PRITCHARD, J. A.: Amer. J. Physiol. **158**, 72 (1949).
[2] ALLISON, A. C., u. G. P. BURN: Brit. J. Hematol. **1**, 291 (1955).
[3] GREIG, M. E., u. W. C. HOLLAND: Arch. Biochem. **23**, 370 (1949).
[4] LEMBERG, R., u. J. W. LEGGE: Hematin Compounds and Bile Pigments. Interscience, New York N. Y. 1949.
[5] *M.:* BALDWIN, E.: An Introduction to Comparative Biochemistry. Cambridge: Cambridge University Press 1937. — FLORKIN, M.: L'évolution biochimique. Paris: Masson 1944. — Comparative Animal Physiology. Edited by C. L. PROSSER. Philadelphia Pa.: Saunders 1952. — SCHEER, B. T.: Comparative Physiology. New York N. Y.: Wiley 1948.
[6] *Uer.:* WALD, G.: In "Modern Trends in Physiology and Biochemistry". New York, N.Y.: Academic Press 1952.

biochemischen Embryologie, so bilden sie doch eine wertvolle Ergänzung und Erweiterung dieses ohnehin komplexen Gebietes.

b) Vergleichende Enzymologie der Stickstoff-Ausscheidung[1,2]

Die Bildung von Eiweißen im Körper ist eine absolute Notwendigkeit aller tierischer Organismen. Im Gegensatz zu pflanzlichen Lebewesen sind die Tiere nicht fähig, anorganischen Stickstoff zu verwenden, vielmehr auf die Zufuhr von organischem Stickstoff angewiesen. Bei gesunden Tieren wird stets ein Überschuß an Stickstoff eingenommen; es liegt eine positive Stickstoff-Bilanz vor. Eine der allgemeinsten biochemischen Krankheitsmanifestationen ist die negative Stickstoff-Bilanz, ein Zeichen dafür, daß die Eiweißzufuhr, die intracelluläre Proteinsynthese, der biologische Eiweißabbau oder die Ausscheidung gestört ist. Der Stickstoffüberschuß, d. h. das vom Körper nicht verwendete oder verwendbare Eiweiß wird zum größten Teil im Urin ausgeschieden. Da im Organismus die Aminosäuren Abbauprodukt und Transportform der Eiweiße sind, handelt es sich bei den im Urin ausgeschiedenen Substanzen entweder um diese direkt oder aber um deren Stoffwechselderivate.

Am einfachsten wäre die direkte Exkretion von Aminosäuren. Es ist merkwürdig und unerklärt, weshalb diese Eliminationsform in der Natur so selten vorkommt. Zwar enthalten alle Lebewesen geringe Aminosäuremengen in ihren Ausscheidungsprodukten, doch spielen diese quantitativ eine nebensächliche Rolle. Bei den Säugetieren und beim Menschen werden selbst die im Glomerulum filtrierten Aminosäuren wieder rückresorbiert.

Viel häufiger als die Aminosäuren wird deren einfachstes stickstoffhaltiges Abbauprodukt, das Ammoniak, ausgeschieden. Diese Organismen werden als *ammonotelisch* bezeichnet. Beim Paramaecium wird über 90% des Stickstoffes in der Form von Ammoniak eliminiert[3], während von Sepia, Octopus, Coelenteraten und Crustaceen etwas geringere Mengen ausgeschieden werden. Das Ammoniak ist eine außerordentlich giftige Substanz und führt bereits in sehr geringen Mengen zu Zeichen einer akuten Intoxikation. Die Gefahr einer Ammoniakvergiftung ist bei Organismen, die im Wasser leben, gering, da bei ihnen NH_3 direkt in das umgebende Wasser hinaus zu diffundieren vermag. Das Ammoniak ist daher das ideale Ausscheidungsprodukt für biochemisch wenig differenzierte, ausschließlich oder vorwiegend im Wasser lebende Tiere. Die faszinierenden Untersuchungen von H. SMITH[4] über den Lungenfisch zeigten, daß dieses Tier im frischen Wasser vorwiegend Ammoniak ausscheidet, nach seiner Einkugelung im Dreck jedoch fast ausschließlich Harnstoff. Die an der Ammoniakbildung beteiligten Enzyme sind bisher noch wenig abgeklärt. Es wird meist von „*Deaminasen*" gesprochen, obschon dieser Ausdruck enzymologisch unklar ist. Eine ammonotelische Stickstoffausscheidung wird nicht nur bei primitiven, sondern auch bei phylogenetisch höher stehenden Lebewesen beobachtet. So scheiden Süßwasserfische ansehnliche Ammoniakmengen durch die Kiemen aus. Da diese Exkretion gegen einen Konzentrationsgradienten erfolgt, so ist es wahrscheinlich, daß es sich dabei um einen enzymatisch katalysierten Vorgang handelt. Die hohe Konzentration an Glutaminase I in den Fischkiemen[5] ist möglicherweise für die Ammoniakausscheidung verantwortlich, indem dieses Enzym Ammoniak aus Plasma-Glutamin

[1] *M.:* FLORKIN, M.: L'évolution du métabolisme des substances azotées chez les animaux. Paris: Masson 1945.

[2] *Ue.:* DELAUNAY, H.: Biol. Rev. **6**, 265 (1931). — DELAUNAY, H.: Ann. Physiol. Physicochim. Biol. **10**, 695 (1934).

[3] CUNNINGHAM, B., u. P. L. KIRK: J. cell. comp. Physiol. **18**, 299 (1941).

[4] SMITH, H. W.: J. biol. Chem. **88**, 97 (1930).

[5] FORSTER, R., u. J. H. COPENHAVER: Persönliche Mitteilung.

abspaltet. Eines ähnlichen Mechanismus wie die Süßwasserfische bedienen sich
die Säugetiere, um Ammoniak auszuscheiden. In den Sammelröhren der Niere
findet sich eine so hohe Konzentration an Glutaminase I, daß die Menge dieses
Enzyms völlig ausreicht, um die Exkretion des im Urin eliminierten Ammoniakes
zu katalysieren[1]. In Anbetracht der außerordentlich niedrigen Ammoniak-
konzentration im Plasma muß ja auch in diesem Falle ein aktiver Prozeß gefordert
werden. Somit lassen sich bei den ammonotelischen Tieren vier biochemisch und
anatomisch verschiedene Exkretionstypen unterscheiden (Tab. 28). Zunächst die
Bildung von Ammoniak durch Harnstoffspaltung im Hepato-Pankreas gewisser

Tabelle 28. *Vergleichende Biochemie der Stickstoffausscheidung*

Endprodukt	Substrat	Enzym	Organ		Beispiel
			Bildung	Ausscheidung	
1. Ammoniak	Harnstoff	Urease	Leber	Magen-Darm	Krebse, Schnecken
Ammoniak	Amino-säuren	Gruppen-spezifische Amidasen (?)	?	Oberfläche (Diffusion)	Protozoen
Ammoniak	Glutamin	Glutaminase (?)	Kiemen	Kiemen (akti-ve Sekretion)	Süßwasser-fische
Ammoniak	Glutamin	Glutaminase I	Nieren	Nieren (aktive Sekretion)	Säugetiere
2. Trimethyl-aminoxyd	? (Methionin ?)	?	?	Nieren	Meerfische
3. Harnstoff	Arginin	Arginin-Amidinase	Leber	Nieren (Filtration)	Meerfische
Harnstoff	Ammoniak	Krebs-Cyclus	Leber	Nieren (Filtration)	Säugetiere
4. Harnsäure	?	?	Leber	Nieren (Filtration u. Sekretion)	Vögel

Krebse und Schnecken; es handelt sich dabei um die einzigen Tiere bei denen
in der Leber eine Urease nachgewiesen werden kann. Dann die Bereitstellung
des Ammoniakes durch Deaminierung von Aminosäuren durch „gruppenspezifische Amidasen" und die hydrolytische Spaltung von Glutamin durch die
Glutaminase I. Je nach der Organisationshöhe und dem Milieu erfolgt die Ausscheidung des Ammoniakes direkt durch die Körperoberfläche (einfache Organismen), die Kiemen (Süßwasserfische) oder die Nieren (Amphibien, Reptilien,
Säugetiere). Im ersten Fall handelt es sich um passive Diffusion, in den beiden
letzten Fällen um eine aktive Sekretion gegen einen Konzentrationsgradienten.
    Damit kommen wir zu den *ureatelischen Tieren*, jenen Lebewesen, die ihren
Stickstoffüberschuß in der Form von Harnstoff ausscheiden. Harnstoff ist etwa
400 mal weniger toxisch als Ammoniak und hat auch den Vorteil, daß es sich
um eine osmotisch aktive Substanz von niedrigem Molekulargewicht handelt.
Wie bei der Ammoniakausscheidung können auch bei den ureatelischen Tieren

---

[1] RICHTERICH, R., L. GOLDSTEIN u. E. H. DEARBORN: Nature (Lond.) **178**, 698 (1956).

phylogenetisch, anatomisch und biochemisch verschiedene Mechanismen unterschieden werden. Die einfachste Form der Harnstoffbildung besteht in der Abspaltung von Harnstoff aus der Aminosäure Arginin durch das Enzym *Arginin-Amidinase* (Arginase) (Abb. 18). Diese exergone Reaktion ist der einfachen

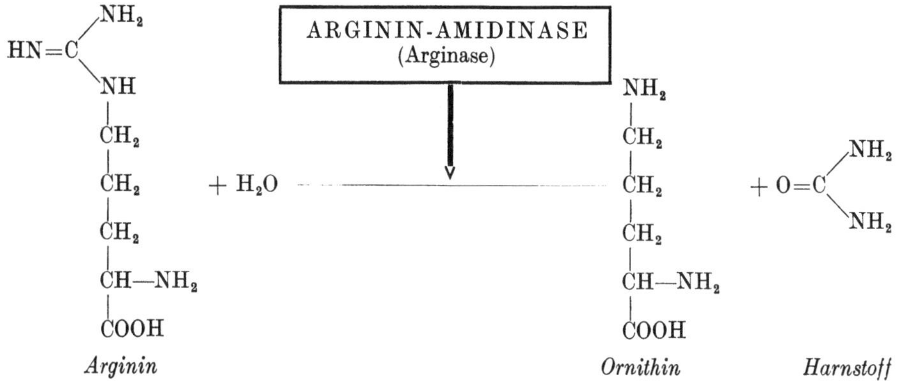

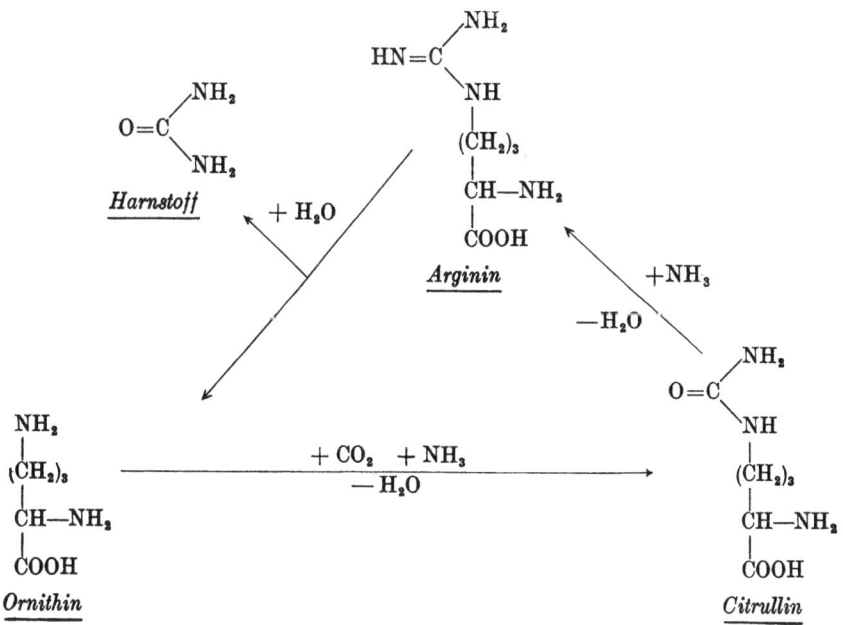

Abb. 18. Wirkungsweise der Arginin-Amidinase (Arginase)

Deaminierung von Aminosäuren gleichzusetzen. Sie findet sich bei einigen Wirbellosen, etwa dem Regenwurm, und bei allen Fischen. Bei diesen Organismen wird eine direkte Beziehung zwischen der Arginin-Amidinase (Arginase) Konzentration der Leber und der Ausscheidung von Harnstoff beobachtet. Bei den höher organisierten Lebewesen erfolgt die Harnstoffbildung nicht mehr durch die

Abb. 19. Ornithin- oder Krebs-Henseleit-Cyclus

direkte Abspaltung von Harnstoff aus der Aminosäure Arginin. Wie KREBS und HENSELEIT[1] vielmehr zeigten, bedient sich die Leber dieser Tiere eines komplizierten Kreisprozesses, um aus Ammoniak und Kohlendioxyd Harnstoff zu

[1] KREBS, H. A., u. K. HENSELEIT: Z. physiol. Chem. **210**, 33 (1932).

bilden. Wie aus Abb. 19 hervorgeht, nimmt die Aminosäure Ornithin Ammoniak und Kohlendioxyd unter Wasserabspaltung auf und wird dadurch zum Citrullin. Durch Aufnahme eines weiteren Ammoniakmoleküles und unter Abspaltung von Wasser geht das Citrullin in Arginin über, das durch eine *Arginin-Amidinase* (Arginase) in Harnstoff und Ornithin zerlegt wird. Die einzelnen Enzymsysteme, die diese Vorgänge katalysieren, wurden bisher noch wenig untersucht.

Der Krebscyclus und die Harnstoff-Ausscheidung fehlt bei Reptilien und Vögeln. Dies wird immer wieder als Beispiel für den Verlust eines Stoffwechselweges im Laufe der Phylogenese angeführt. Eine solche Folgerung ist kaum berechtigt, ist doch der Mechanismus der Harnstoffsynthese bei den Säugetieren biochemisch so verschiedenartig von demjenigen bei den Fischen, daß eine andere Entwicklungsrichtung eine ebenso einleuchtende Erklärung darstellt. Die Ausscheidung von Harnstoff kommt nur für Tiere in Frage, die große Wassermengen ausscheiden. Jene Lebewesen, denen nur geringe Wassermengen zur Verfügung stehen, scheiden ihre Stickstoffabfälle als *Harnsäure* aus. Der *uricotelische* Exkretionsmodus findet sich besonders bei Vögeln, bei denen die Harnsäure als konzentrierte, breiige Masse sezerniert wird. Die Harnsäuresynthese ist eine differenzierte, biochemische Funktion der Leber dieser Tiere, im einzelnen aber noch wenig erforscht.

c) Vergleichende Morphologie und Biochemie

Wie in der Morphologie, so gibt es auch in der Biochemie gewisse Typen, von denen sich die Reaktionsfolgen bei den verschiedenen Species ableiten lassen. Der Begriff der *Verwandtschaft* kann somit nicht bloß morphologisch, sondern auch biochemisch belegt werden. Insbesondere aus dem Studium der Enzymprofile der verschiedenen Species können wertvolle Schlüsse auf den phylogenetischen Zusammenhang der Arten gezogen werden. Nicht nur im Gebiet der Morphologie, sondern auch in der Biochemie gibt es verschieden hoch differenzierte Formen, und zwar werden im allgemeinen mit zunehmender Entwicklungshöhe die einzelnen Stoffwechselabläufe komplizierter.

Das Prinzip der *Homologie*, d. h. das Erreichen desselben Endzustandes auf verschiedenen Wegen ist auch in der Biochemie verwirklicht. Als bestes Beispiel dafür mag die Harnsäureausscheidung bei fliegenden Lebewesen, Insekten und Vögeln, dienen. Es sei hier darauf hingewiesen, daß die alte Einteilung der Tiere in ammonotelische, ureatelische und uricotelische auf dem Prinzip der Homologie aufgebaut und daher biologisch falsch ist. Oberflächlich erweckt diese Einteilung den Eindruck einer Verwandtschaft etwa zwischen Vögeln und Insekten. Analysiert man aber die einzelnen biochemischen Vorgänge näher, so findet man, daß ganz verschiedene Reaktionsabläufe „zufällig" Anlaß zu demselben Endprodukt geben. Dieses Einteilungsschema hat daher nur noch historische Bedeutung.

Nicht nur der Begriff der Homologie kann von der vergleichenden Morphologie auf die Enzymologie übertragen werden, sondern auch derjenige der *Orthogenese*. FLORKIN führt die Stufenfolge der Stickstoffausscheidungs-Mechanismen als Beispiel für einen progressiven orthogenetischen Prozeß an. Allerdings dürfte dies kaum allein, wie er annimmt, auf eine verbesserte Elimination des toxischen Ammoniaks zurückzuführen sein, sondern auch auf eine Vermeidung des damit verbundenen Energieverlustes und Einsparung an Aminosäuren. Als Beispiel für einen retrograden orthogenetischen Vorgang führt FLORKIN den Purinabbau an, der mit zunehmender Differenzierungshöhe einfacher wird. Die Ursachen dieser biochemischen Entdifferenzierung wurden noch nicht analysiert. Zur Bezeichnung des progressiven Enzymverlustes prägte FLORKIN den Begriff der «*enzymaphérèse*». Der offenbar während der Stammesgeschichte erfolgende Enzymverlust findet seine Parallele in den hereditären Stoffwechselanomalien durch mutativen Enzymverlust.

Schließlich muß das *biogenetische Grundgesetz* erwähnt werden. "On the other hand it is highly probable that with many animals the embryonic or larval stages show us, more or less completely, the condition of the progenitor of the whole group in its adult state"[1]. Trotz des Mißbrauches dieser von DARWIN so sorgfältig formulierten Regel durch den Häckelschen Monismus besteht kein Zweifel über ihre Existenz. Von biochemischer Seite liegen bisher noch wenig Untersuchungen vor, um die Gültigkeit der Regel auch für die Enzymologie zu sichern. Immerhin durchläuft nach den Untersuchungen von NEEDHAM[2] der Hühnchenembryo

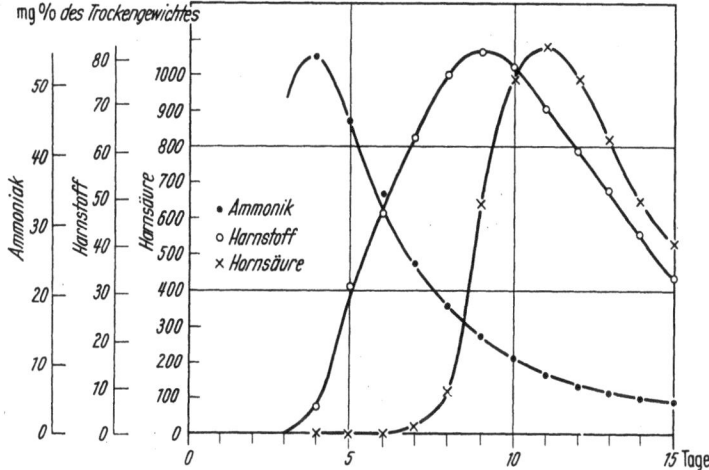

Abb. 20. Ausscheidung stickstoffhaltiger Abbauprodukte beim Hühnchenembryo (nach NEEDHAM et al.[2])

während seiner Entwicklung einzelne phylogenetisch ältere Stufen der Stickstoffausscheidung, die als Indiz für die Gültigkeit der biogenetischen Regel auch für die Biochemie angesehen werden können (Abb. 20). In engem Zusammenhang mit der biogenetischen Regel steht die Frage der *rudimentären Organe*, oder hier der rudimentären biochemischen Mechanismen. Zweifellos existieren solche, doch liegen bis auf den heutigen Tag noch keine Untersuchungen vor, die objektive Unterlagen dafür geben. Erst mit einer besseren Abklärung der noch kaum begonnenen Erforschung der Biologie der Enzyme wird es möglich werden, gewisse Enzyme als „rudimentär" zu bezeichnen.

F. Induzierte Enzymsynthese[3,4,5]

> "in short, wee see beautiful adaptations every-
> where and in every part of the organic world"
>
> Ch. Darwin, 1859

a) Anpassungsfähigkeit

Die *Anpassungsfähigkeit* ist eine Eigenschaft aller organischer Systeme, vom Mitochondrium über die Zelle, das Organ, den Organismus, die individuelle

[1] DARWIN, CH.: The Origin of Species (1859), p. 427. London: Dent. 1951.
[2] NEEDHAM, J., J. BRACHET u. R. BROWN: J. exp. Biol. **12**, 321 (1935).
[3] *M.:* SEVAG, M. G.: Immuno-Catalysis. 2nd edition. Springfield, Ill.: Thomas 1951.
[4] *Hb.:* SPIEGELMAN, S.: In "The Enzymes". Edited by J. B. SUMNER and K. MYRBÄCK: I/1, p. 267. New York, N. Y.: Academic Press 1950.
[5] *Ue.:* GALE, E. F.: Bact. Rev. **7**, 139 (1943). — GALE, E. F.: Advanc. Enzymol. **6**, 1 (1946). — STANIER, R. Y.: Ann. Rev. Microbiol. **5**, 35 (1951). — MONOD, J., u. M. COHN: Advanc. Enzymol. **13**, 67 (1952).

Psyche, bis zur sozialen Organisation. Jedes dieser Systeme ist einer Anpassung oder Adaptation fähig, und gerade als Arzt wundern wir uns täglich wie ungeheuer plastisch, anpassungsfähig ein Mensch in physischer und psychischer Hinsicht sein kann. Diese Adaptationsfähigkeit ist es, die besonders dem an der Systematik interessierten Mikrobiologen immer wieder schlechte Streiche spielte. Die Fähigkeit der Einzeller, und ganz besonders der Bakterien, überall dort aufzutreten, wo man sie nicht erwartet, um dann, wenn man sie zu haben glaubt, wieder neue Eigenschaften aufzuweisen, war maßgeblich an dem Chaos der bakteriellen Systematik beteiligt, das bis vor etwa 25 Jahren herrschte.

WORTMANN[1] machte bereits im Jahre 1882 die fundamentale Beobachtung, daß gewisse Bakterienstämme, wenn sie auf einem stärkehaltigen Medium kultiviert werden, Amylase produzieren, daß die Enzymsynthese beim Wachstum auf einem stärkefreien Medium jedoch ausbleibt. Auf diese erste Beobachtung geht die Bedeutung des Wortes *enzymatische Adaptation*, in dem Sinne wie wir es heute verwenden, zurück. Da aber der Ausdruck Adaptation von manchen Wissenschaften, von der Paläontologie bis zur Psychologie, in Anspruch genommen wird, einigte man sich[2] in diesem speziellen Falle von *Induktion* zu sprechen. Das Substrat, das die Enzymsynthese auslöst, wird als der Induktor bezeichnet, das Ferment als das induzierte Enzym.

b) Induktion in wachsenden und ruhenden Zellen und in zellfreien Systemen

Die Erforschung der Enzyminduktion begann mit dem Studium bakterieller Kulturen, die während ihres Wachstums bestimmten Substraten ausgesetzt wurden. Durch die periodische Überprüfung der Enzymaktivität der Stämme wurde kontrolliert, ob eine Zunahme der Enzymaktivität stattfand. Bei solchen Studien über die Enzyminduktion (Tab. 29) stellt sich die Frage, ob es sich tatsächlich um eine Zunahme der Konzentration eines bestimmten Enzymes handelt, oder ob etwa die Permeabilität der Zelle gegenüber einem Substrat geändert wird, oder ob die Menge der Cofaktoren zunimmt. Eine Permeabilitätsänderung kann ausgeschlossen werden, da es leicht gelingt, die untersuchten Enzyme aus der Zelle zu extrahieren und die Aktivität in einem zellfreien System zu analysieren. Die zweite Frage, ob die Aktivität des Apoenzymes oder des Coenzymes beeinflußt wird, wurde von VON EULER[3] und SPIEGELMAN[4] ausführlich untersucht. Ihre Befunde lassen sich wie folgt zusammenfassen:

1. Induziertes Apoenzym + nicht-induziertes Coenzym = aktives Enzym.

2. Induziertes Apoenzym + induziertes Coenzym = aktives Enzym.

3. Nicht-induziertes Apoenzym + nicht-induziertes Coenzym = inaktives Enzym.

4. Nicht-induziertes Apoenzym + induziertes Coenzym = inaktives Enzym.

Es kann somit kein Zweifel bestehen, daß das Apoenzym, der Proteinanteil, an der Induktion beteiligt ist und die Cofaktoren eine nebensächliche Rolle spielen. Die Enzyminduktion wird somit zu einem Spezialfall der provozierten Proteinsynthese.

Im Jahre 1954 berichteten GALE und FOLKES[5], daß es ihnen gelang, in einem aus toten Staphylokokken bestehenden zellfreien System eine Enzyminduktion

[1] WORTMANN, J.: Z. physiol. Chem. **6**, 287 (1882).
[2] COHN, M., et al.: Nature (Lond.) **172**, 1096 (1953).
[3] EULER, H. VON, u. G. JANSSON: Z. physiol Chem. **169**, 226 (1927).
[4] SPIEGELMAN, S., J. M. REINERT u. I. MORGAN: Arch. Biochem. **13**, 113 (1947).
[5] GALE, E. F., u. J. P. FOLKES: Nature (Lond.) **173**, 1223 (1954).

zu erzwingen. Durch Ultraschall wurden Staphylokokken zertrümmert und anschließend in einem Medium unter Zusatz von Glucose, Galaktose und Wasserstoffperoxyd inkubiert. Eine periodische Überprüfung der Katalase- und β-Galaktosidase-Aktivität und der Fähigkeit aus Glucose Säure zu bilden zeigte,

daß es zu einer Induktion dieser Enzymsysteme kam (Abb. 21). In der Abwesenheit von ATP blieb die Enzymsynthese völlig aus, während nach Zusatz dieses energiereichen Phosphates eine geringe Induktion erfolgte. Eine weitere Steigerung der Synthese wurde durch den Zusatz von Aminosäuren erlangt. Die intensivste Aktivierung der Enzymbildung erfolgte jedoch durch die Beigabe von Purin-Pyrimidingemischen. Penicillin hemmt die Synthese von β-Galaktosidase, während diejenige der Katalase und die Bildung von Säure aus Glucose nicht beeinträchtigt wird. Diese selektive Hemmung der Proteinsynthese durch Antibiotica eröffnet neue Möglichkeiten zur Deutung des Wirkungsmechanismus dieser Pharmaka. Die Beobachtung, daß die Enzymsynthese durch den Zusatz von Purin-

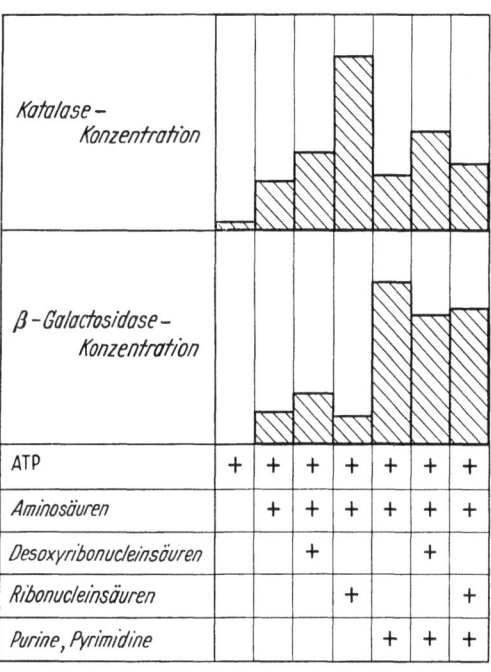

Katalase-Konzentration							
β-Galactosidase-Konzentration							
ATP	+	+	+	+	+	+	+
Aminosäuren		+	+	+	+	+	+
Desoxyribonucleinsäuren			+			+	
Ribonucleinsäuren				+			+
Purine, Pyrimidine					+	+	+

Abb. 21. Enzyminduktion in einem zellfreien Staphylokokken-System (nach GALE und FOLKES[1])

Pyrimidingemischen gesteigert wird, ist eine neue Bestätigung der alten Hypothesen von BRACHET und CASPERSSON, wonach eine enge Wechselbeziehung zwischen Nucleinsäuren und der Proteinsynthese besteht.

Tabelle 29. *Enzyminduktion in Mikroorganismen* (nach MONOD und COHN)[2]

Organismus	Enzym	Reaktion
Saccharomyces fragilis	β-Galaktosidase (Lactase)	Lactose + H_2O → Glucose + Galaktose
S. cerevisiae	Cytochrom-Oxydase und Cytochrom c	Cytochrom c-Fe^{++}→ Cytochrom c-Fe^{+++}
Escherichia coli	Maltose → Amylose-Transglucosidase (Amylomaltase)	Maltose + (Glucose)$_n$→ Glucose + (Glucose)$_{n+1}$
E. coli	L-Tyrosin-Decarboxylase	L-Tyrosin → Tyramin + CO_2
Clostridium septicum	L-Ornithin-Decarboxylase	L-Ornithin → Putrescin + CO_2
Cl. welchii	L-Histidin-Decarboxylase	L-Histidin → Histamin + CO_2

c) Stoffwechsel und Enzyminduktion

Die Untersuchung der Enzyminduktion unter verschiedenen Umgebungsbedingungen zeigte bald, daß diese durch den Zusatz von Sauerstoff beträchtlich gesteigert wird[3]. Dies gilt allerdings nicht für alle Systeme; vielmehr richten sich

[1] GALE, E. F., u. J. F. FOLKES: Nature (Lond.) **173**, 1223 (1954).
[2] MONOD, J., u. M. COHN: Advanc. Enzymol. **13**, 67 (1952).
[3] SCHULTZ, A. S., L. ATKIN u. C. N. FREY: J. Amer. chem. Soc. **62**, 2271 (1940).

die optimalen Bedingungen weitgehend nach den untersuchten Mikroorganismen. Heute formuliert man die sauerstoffaktivierende Wirkung vorsichtiger, indem man annimmt, daß alle jene Eingriffe die Enzyminduktion steigern, die die Bereitstellung energiereicher Phosphatverbindungen — der Voraussetzung zu allen synthetischen Vorgängen — fördern.   Die Bedeutung des Energiestoffwechsels für die Enzym-Induktion kann auch nach dem Zusatz von Inhibitoren beobachtet werden. So führt die Beigabe von 2,4-Dinitrophenol, das die Phosphorylierung und Zellatmung entkoppelt, zu einer Blockierung der Enzymsynthese[1].

Außer Energie benötigt die Bakterienzelle zur Synthese von Enzymen aber auch deren Bausteine: die Aminosäuren. Werden die Mikroorganismen vorgängig durch Entzug des exogenen Stickstoffes gefastet, so unterbleibt eine Enzyminduktion. Wird Stickstoff in Form von Aminosäuren von außen zugefügt, so kann eine Enzymsynthese wiederum erfolgen. Zusatz von p-Fluor-Phenylalanin, eines Aminosäure-Antagonisten, blockiert die induzierte Enzymsynthese nach dem Prinzip der kompetitiven Hemmung.

d) Spezifität

Jedes Enzym besitzt eine gewisse *Spezifität*, die im einzelnen Fall von der Spaltung eines einzigen bis zu einer großen Zahl relativ verschiedener Substrate reichen kann. Auch die Enzyminduktion ist ein spezifischer Vorgang, denn sie kann nur durch eine beschränkte Zahl von Substraten eines Enzymes ausgelöst werden.

In der lebenden Zelle liegen die einzelnen Stoffwechselfunktionen selten als isolierte Prozesse vor, sind vielmehr zu multikatalytischen Systemen zusammengefaßt. Dabei wird das Endprodukt der Reaktion I häufig zum Substrat der Reaktion II. Wird das Enzym der Reaktion I induziert, so mag die Anhäufung der Endprodukte seiner katalytischen Tätigkeit Anlaß zur Induktion des Enzymes der Reaktion II geben. In einem solchen Falle kann der Induktor des Enzymes I als *exogener*, sein Reaktionsprodukt, das die Induktion des Enzymes II auslöst als *endogener Induktor* aufgefaßt werden. Dieser Vorgang wird als *"sequential induction"* oder „Ketteninduktion" bezeichnet. Das bekannteste Beispiel ist der Galactoseabbau durch Mikroorganismen, an dem mindestens zwei Enzyme beteiligt sind, die beide durch den Zusatz von Galactose induziert werden. An der Oxydation von Tryptophan durch gewisse Pseudomonas-Arten sind mindestens 3 verschiedene Enzyme beteiligt. Zusatz von Tryptophan allein führt zu einer Induktion der ganzen Enzymkette[2].

e) Enzyminduktion und Antibiotica-Resistenz[3, 4]

Die immer häufiger beobachteten Mißerfolge der Antibiotica-Therapie lenkten das Auge des Arztes in den letzten Jahren auf das Problem der Resistenz und Resistenzentwicklung von pathogenen Mikroorganismen. Der Nachweis dieses Phänomens ist keinesfalls neu, beobachtete doch EHRLICH bereits im Jahre 1907 die Entwicklung resistenter Trypanosomen in Tieren, die mit suboptimalen Dosen von trypanociden Chemotherapeutica behandelt wurden. Aber erst die Popularisierung und der Mißbrauch, zunächst des Penicillins, neuerdings der Breitspektrum-Antibiotica, ließ das Kuriosum zu einem wichtigen praktischen Problem werden.

[1] MONOD, J.: Ann. Inst. Pasteur **70**, 381 (1944).
[2] STANIER, R. Y.: J. Bact. **54**, 339 (1947).
[3] *M.:* EAGLE, H., R. FLEISCHMAN u. M. LEVY: J. Bact. **63**, 623 (1952).
[4] *Hb.:* ABRAHAM, E. P.: In "The Enzymes". Edited by J. B. SUMNER and K. MYRBÄCK. Vol. I/2, p. 1170. New York, N. Y.: Academic Press 1950.

Prinzipiell läßt sich bei der mikrobiellen Resistenz zwischen einer *natürlichen* und einer *erworbenen Resistenz* unterscheiden. Die Ursache der natürlichen Resistenz, in mancher Hinsicht dem auch beim Menschen bekannten Phänomen ähnlich, ist nicht bekannt. Nach der einen Hypothese wird angenommen, daß die resistenten Mikroorganismen alternative Stoffwechselwege besitzen, die nicht antibioticaempfindlich sind. Andere glauben, daß die Bakterien Enzyme besitzen, welche die Antibiotica zu inaktivieren oder abzubauen vermögen. Wahrscheinlich sind beide Wege in der Natur verwirklicht. Als Beispiel eines solchen Enzymes sei kurz auf die *Penicillinase* eingegangen. Ein Enzym, das Penicillin zu inaktivieren vermag, wurde im Jahre 1940 zuerst von ABRAHAM und CHAIN[1] in einem auf einem penicillin-haltigen Medium wachsenden Stamm von Escherichia coli nachgewiesen. Seither wurde dasselbe Enzym in einer großen Zahl verschiedener gram-negativer und gram-positiver Organismen, nie aber in tierischem Gewebe nachgewiesen. Besonders häufig findet sich die Penicillinase in penicillin-resistenten Staphylococcus aureus-Stämmen.

Chemisch beruht die Wirkung der Penicillinase auf einer Umwandlung des antibiotisch-aktiven Penicillins in die inaktive Penicilloinsäure (Abb. 22). Da bei dieser Reaktion ein cyclischer Amidring aufgespalten wird, gehört das Enzym zu den *Amidasen*, und zwar zu den *Cycloamidasen*. Das p_H-Optimum liegt um 7,2. Eine kristalline Darstellung ist noch nicht gelungen, doch handelt es sich um ein thermolabiles Protein mit einem Molekulargewicht um 50000.

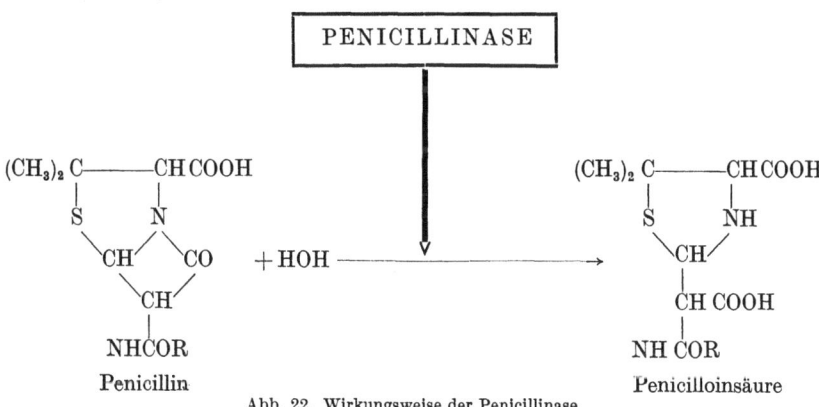

Abb. 22. Wirkungsweise der Penicillinase

Viel wichtiger für die klinische Medizin ist die *erworbene Resistenz* der Mikroorganismen als Folge ihres Kontaktes mit geringen Mengen von Antibiotica. Eine erworbene Resistenz kann durch drei grundsätzlich voneinander verschiedene Mechanismen verursacht werden: Selektion, Mutation und Adaptation.

Die *Selektionstheorie* nimmt an, daß die pathogenen Mikroorganismen nie in einer homogenen Population vorkommen, sondern daß sich darunter auch vereinzelte Zellen mit einer natürlichen Resistenz finden. Durch die bactericide Wirkung der Antibiotica werden die meisten Organismen abgetötet, doch kommt es in der Folge zu einem Überwuchern der natürlich resistenten Zellen.

Bei der Deutung der erworbenen Resistenz als *Mutation* wird postuliert, daß es während der antibiotischen Behandlung zu einer plötzlichen mutativen Änderung des Erbgutes kommt. Die natürliche Resistenz wird also während der Behandlung erworben.

Nach der *Adaptationshypothese* sollen die Mikroorganismen während der Behandlung durch die Wirkung der Antibiotica neue biochemische Reaktionen entwickeln, die die Bakterien gegenüber der Wirkung von Antibiotica unempfindlich machen. Man könnte an die

[1] ABRAHAM, E. P., u. E. CHAIN: Nature (Lond.) **146**, 837 (1940).

Entwicklung alternativer Abbauwege denken, die nicht mehr antibiotica-empfindlich sind[1], oder aber an die Induktion von antibiotica-inaktivierenden Enzymen, wie etwa der Penicillinase.

Die Annahme, daß es während der antibiotischen Therapie zu einer Induktion von inaktivierenden Enzymen kommt, ist verlockend und wurde verschiedentlich auch experimentell bestätigt. Immerhin kann in den meisten Fällen die Annahme alternativer, antibiotica-unempfindlicher Stoffwechselwege nicht ausgeschlossen werden, solange der genaue Angriffspunkt der Antibiotica nicht abgeklärt ist. In der Praxis ist es außerordentlich schwierig, zwischen einer erworbenen Resistenz als Folge von Selektion, Mutation oder Adaptation zu unterscheiden. Nur durch über Generationen fortgesetzte Züchtung der fraglichen Mikroorganismen gelingt es, Aufschluß über den wahrscheinlichen Resistenzmodus zu erlangen. Eine Vermeidung von Selektion und Mutation ist gegenwärtig unmöglich. Im Gegensatz dazu bietet die Hypothese der induzierten Adaptation die verlockende Möglichkeit, Antibiotica zusammen mit induktionshemmenden Substanzen zu verabreichen und so der Ausbildung einer natürlichen erworbenen Resistenz vorzubeugen.

f) Enzyminduktion bei Säugetieren und beim Menschen

i. Methodische Schwierigkeiten

Es dauerte über 50 Jahre bis das Phänomen der Induktion bei Mikroorganismen allgemein Anerkennung fand und in seinen Einzelheiten einer Analyse zugänglich wurde. Es überrascht daher nicht, daß die Existenz eines analogen Phänomens bei den experimentell viel schwieriger zugänglichen höheren Tieren zur Zeit noch diskutiert wird. Die technischen Schwierigkeiten sind mannigfacher Art. Die Analyse des induzierten Gewebes muß unter optimalen Bedingungen durchgeführt werden. Es sollten „ruhende" Zellen untersucht werden, um eine Zellvermehrung sicher auszuschließen. Unspezifische Faktoren wie Ernährung, hormonale Einflüsse, Störung der Tiere durch experimentelle Eingriffe machen eine sichere Differenzierung zwischen Induktion und sekundärer Beeinflussung der Enzymkonzentration schwierig.

Tabelle 30. *Enzyminduktion bei Säugetieren* (ausgewählte Beispiele nach KNOX et al.[2])

Induziertes Enzym	Organ (Species)	Induktor	% Änderung der Enzym-konzentration	Schrifttum
Arginin-Amidinase (Arginase)	Leber (Ratte)	proteinreiche Diät	+106	3
ATP→Glucose-Transphosphatase (Hexokinase)	Darmmucosa (Ratte)	kohlenhydrat-reiche Diät	+ 60	4
D-Aminosäure→O_2-Transhydrogenase(-Oxydase)	Leber (Ratte)	proteinreiche Diät	+470	5
Xanthin→O_2-Transhydrogenase (-Oxydase)	Leber (Maus)	Xanthin	+ 70	6
Diamin→O_2-Transhydrogenase (Histaminase)	Leber (Meer-schweinchen)	Histidin	+100	7
Tryptophan-Peroxydase	Leber (Ratte)	DL-Tryptophan i. p.	+450	8

[1] GALE, E. F., u. A. E. RODWELL: J. Bact. **55**, 161 (1948).
[2] KNOX, W. E., V. H. AUERBACH u. E. C. C. LIN: Physiol. Rev. **36**, 164 (1956). (*Uer.*).
[3] LIGHTBODY, H. D., u. A. KLEINMAN: J. biol. Chem. **129**, 71 (1939).
[4] LONG, C.: Biochem. J. **53**, 7 (1953).
[5] LANG, K.: Klin. Wschr. **1947**, 868.
[6] DIETRICH, L. S.: J. biol. Chem. **211**, 79 (1954).
[7] DANZUKA, H.: Osaka Igaku Zazzi **39**, 455 (1940).
[8] KNOX, W. E.: Brit. J. exp. Path. **32**, 462 (1951).

Diese erst in den letzten Jahren beachteten technischen Schwierigkeiten lassen einen großen Teil der in der älteren Literatur enthaltenen Angaben über Enzyminduktion fragwürdig erscheinen. Dennoch sei kurz auf einige besonders interessante Arbeiten hingewiesen (Tab. 30). KNOX et al.[1] veröffentlichten kürzlich eine sehr umfangreiche Übersichtsarbeit über das Gebiet der Enzymadaptation, wobei sie allerdings den Begriff viel weiter faßten, als dies hier der Fall ist. Für Einzelheiten sei auf dieses wichtige Referat verwiesen.

ii. Induktion der Speicheldrüsen-Amylase

Bereits im Jahre 1845 wies BOUCHARDAT[2] das Vorkommen eines stärkespaltenden Enzymes im Speichel nach. Diese Amylase kann, wie BERNARD[3] zuerst zeigte, in den Speicheldrüsen der meisten Säugetiere gefunden werden, fehlt jedoch merkwürdigerweise beim Hund[3, 4, 5]. Diese Speciesdifferenzen gehen auch daraus hervor, daß nach einer Ligatur des Parotisganges beim Hund und bei der Katze ein Anstieg der Konzentration der Plasma-Amylase ausbleibt, während bei allen übrigen Species, einschließlich dem Menschen, ein solcher nachgewiesen werden kann[6]. Ein weiterer Speciesunterschied geht daraus hervor, daß nach Exstirpation der Parotis bei der Ratte im Gegensatz zu anderen Tieren die Konzentration der Plasma-Amylase abfällt[7].

Über die Induktion der Speicheldrüsen-Amylase liegen bisher nur zwei tierexperimentelle Untersuchungen vor. Durch die Verfütterung einer kohlenhydratreichen Diät soll es beim Hund zu einem Auftreten von Amylase in den Speicheldrüsen und in der Saliva kommen[8]. Die groben enzymatischen Analysenmethoden, die geringe Konzentrationszunahme und die kleine Zahl von Tieren lassen aber die erwähnten Schlüsse nicht zu. WIBERG und TUBA[9] analysierten das Verhalten der Amylasen einiger Organe von Ratten, die verschieden ernährt wurden. Sie fanden aber keine Veränderungen der Enzymkonzentration in der Parotis.

Die hohe Amylase-Konzentration des menschlichen Speichels und die Möglichkeit, die Diät experimentell zu variieren, werfen die Frage auf, ob es nicht auch beim Menschen gelingt, die Induktion dieses Enzymes zu studieren. SIMON[10] verfolgte die Amylase-Konzentration des Speichels bei Patienten, die entweder eine kohlenhydratreiche oder eine gemischte Diät erhielten. Die kohlenhydratreich ernährten Patienten hatten eine beträchtlich höhere Enzymkonzentration im Speichel als die gemischt ernährten. Die Untersuchungen von NEILSON und LEWIS[11] sind besonders erwähnenswert, verwendeten diese Autoren doch dieselben Individuen als Untersuchungsobjekte und Kontrollen. Studenten erhielten für drei Tage eine kohlenhydratreiche, dann für drei Tage eine proteinreiche und schließlich eine gemischte Diät. Verabreichung von Kohlenhydraten führte zu einem Anstieg der Speichel-Amylase. In diesem Zusammenhang muß erwähnt werden, daß beim Menschen bei konstanter Diät die Amylase-Konzentration des Speichels sehr konstant ist[12]. Daß man selbst im innersten Afrika mit der notwendigen Begeisterung die Enzyminduktion studieren kann, geht aus der interessanten Studie von SQUIRES[13] hervor. Da isolierte Völker oft recht unterschiedliche

[1] KNOX, W. E., V. H. AUERBACH u. E. C. C. LIN: Physiol. Rev. 36, 164 (1956) (Uer.).
[2] BOUCHARDAT, G., u. SANDRAS: C. R. Soc. Biol. (Paris) 20, 143, 1085 (1845).
[3] BERNARD, C.: Leçons sur les propriétés physiologiques et les alterations pathologiques des liquides de l'organisme 2, 249 (1859).
[4] BIDDER, F. H., u. C. SCHMIDT: Die Verdauungssäfte und der Stoffwechsel. Mittau und Leipzig: Reyher 1852.
[5] MENDEL, L. B., u. F. P. UNDERHILL: J. biol. Chem. 3, 135 (1907).
[6] KING, C. E.: Amer. J. Physiol. 35, 301 (1914).
[7] McGEACHIN, R. L., u. J. R. GLEASON: Science 123, 841 (1956).
[8] NEILSON, C. H., u. O. P. TERRY: Amer. J. Physiol. 15, 406 (1905/06).
[9] WIBERG, G. S., u. J. TUBA: Canad. J. Biochem. Physiol. 33, 817 (1955).
[10] SIMON, L. G.: J. Physiol. Path. gén. 9, 261 (1907).
[11] NEILSON, C. H., u. D. H. LEWIS: J. biol. Chem. 4, 501 (1908).
[12] HESS, L. C., u. B. T. SMITH: J. Dent. Res. 27, 593 (1948).
[13] SQUIRES, B.: J. Physiol. 119, 153 (1953).

Nahrung einnehmen, so stellt sich die Frage, ob die Speichel-Amylase-Konzentration sich nach der jeweiligen Diät richtet. SQUIRES[1] untersuchte das Verhalten der folgenden vier Gruppen: 1. 90 primitive Tswana aus dem Protektorat Betschuanaland, die vorwiegend von Kohlenhydraten leben. 2. 10 primitive Buschmänner aus der Wüste Kalahari, die fast ausschließlich Fleisch verzehren. 3. 32 Europäer auf der üblichen, gemischten Diät und 4. 5 Buschmänner, die während drei Monaten eine europäische Diät erhielten. Wie aus den auf Abb. 23 dargestellten Resultaten dieser Untersuchungen hervorgeht, bestand tatsächlich ein Zusammenhang zwischen der Nahrung und der Konzentration der Speichel-Amylase. Möglicherweise handelt es sich bei den beobachteten Unterschieden um rassische Variationen, doch spricht die in der 4. Gruppe beobachtete Induktion gegen eine solche Deutung.

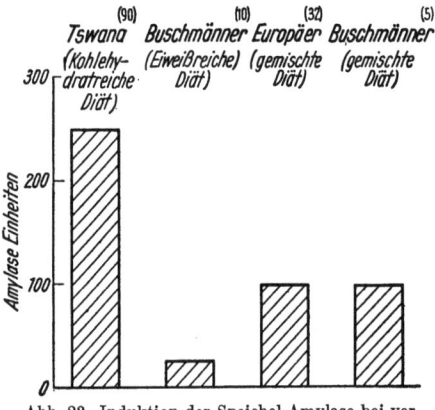

Abb. 23. Induktion der Speichel-Amylase bei verschieden ernährten Populationen (nach SQUIRES[1])

iii. Induktion des Tryptophan-Oxydase-Systems der Leber

Die ersten zuverlässigen Angaben über die Induktion von Enzymen bei Säugetieren gehen auf KNOX[2, 3] zurück, der das Verhalten des Tryptophan-Oxydase-Systems der Leber unter verschiedenen experimentellen Bedingungen analysierte. Das Tryptophan-Oxydase-System baut L-Tryptophan zu Kynurenin ab. Nach KNOX und MEHLER[4, 5] soll dieses multikatalytische System aus drei Einzelreaktionen zusammengesetzt sein (Abb. 24). Die postulierten Enzyme wurden aber noch nicht isoliert. Dieses System ist von besonderer Wichtigkeit, weil wahrscheinlich die Biosynthese des Nicotinamides vom Tryptophan aus über das Kynurenin als Zwischenprodukt erfolgt.

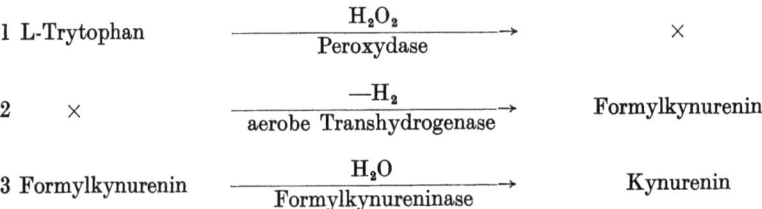

Abb. 24. Tryptophan-Oxydase-System (nach MEHLER und KNOX[4, 5])

KNOX und MEHLER[4] beobachteten, daß die Konzentration des Tryptophan-Oxydase-Systems in der Rattenleber nach der Verabreichung von Tryptophan in wenigen Stunden stark ansteigt. Eine ähnliche Aktivitätszunahme der Leber wurde aber auch nach der Verabreichung anderer Substanzen, wie etwa Phenylalanin, Tyrosin, Histamin und Kynurenin, beobachtet[3]. Der Beweis für die Unspezifität der Synthesesteigerung bei der zweiten Gruppe von Stoffen wurde darin

[1] SQUIRES, B.: J. Physiol. 119, 153 (1953).
[2] KNOX, W. E., u. A. H. MEHLER: Science 113, 237 (1951).
[3] KNOX, W. E.: Brit. J. exp. Path. 32, 462 (1952).
[4] KNOX, W. E., u. A. H. MEHLER: J. biol. Chem. 187, 419 (1950).
[5] MEHLER, A. H., u. W. E. KNOX: J. biol. Chem. 187, 431 (1950).

gesehen, daß die Induktion nach Adrenalektomie ausblieb. Auf Grund einer sorgfältigen Analyse kam KNOX[1] zum Schluß, daß eine Zunahme der Konzentration eines Enzymes nur dann auf eine Induktion zurückgeführt werden darf, wenn die folgenden Kriterien erfüllt sind:

1. Die Zunahme der Enzymkonzentration muß signifikant sein. Die analytische Untersuchung muß im zellfreien Homogenat erfolgen, um Permeabilitäts- und Cofaktoreneinflüsse auszuschalten.

2. Die Induktion darf nur durch das Substrat des Enzymes oder nahe verwandte Substanzen auslösbar sein.

3. Es muß sich um eine Zunahme der Enzymkonzentration in den Zellen handeln und nicht etwa um eine numerische Hyperplasie.

Nur dann, wenn diese drei Kriterien erfüllt sind, kann von einer echten Induktion gesprochen werden. Besonders schwierig ist es im allgemeinen, die echte Induktion von endokrin verursachten Synthese-Steigerungen zu differenzieren. Im vorliegenden Fall blieb die Induktion nach Adrenalektomie nur beim Enzymsubstrat, dem Tryptophan, erhalten, nicht aber bei den übrigen erwähnten Substanzen. Es ist also wahrscheinlich, daß es sich bei der Konzentrationszunahme nach der Verabreichung von Phenylalanin, Tyrosin, Kynurenin und Histamin um einen über die Nebenniere ausgelösten Effekt handelte. Dies geht auch daraus hervor, daß ein analoger Anstieg der Enzymkonzentration durch die Verabreichung von Cortison erzielt werden konnte[2].

g) Adaptives Verhalten der alkalischen Darm-Phosphatase

In Anbetracht des ständig schwankenden Substratangebotes an die Enzyme der resorbierenden Darmepithelzellen ist zu erwarten, daß das Enzymprofil weitgehend durch die Diät bestimmt wird. Angaben über das Verhalten der einzelnen intracellulären Enzyme wären daher interessant, stehen aber z. Z. noch aus. Einzig über die Konzentrationsänderungen der alkalischen Phosphatase der Darmmucosa unter verschiedenen nutritiven Verhältnissen liegen experimentelle Untersuchungen vor. Im Hungerzustand nimmt die Konzentration der alkalischen Darm-Phosphatase stark ab[3-6]. Gleichzeitig kommt es bei der Ratte auch zu einer Abnahme der Konzentration des Enzymes im Plasma[6]. Dieses parallele Verhalten der Enzyme wurde von FLOCK[6] dahin interpretiert, daß die Darmmucosa eine der Quellen der Plasma-Phosphatase darstellt. Dieses parallele Verhalten von Darm- und Plasmaenzymen im Hungerzustand wurde kürzlich von TUBA und ROBINSON[7] bestätigt. TUBA und DICKIE[8] fanden nach Fütterung von Glucose eine starke Zunahme der Konzentration der alkalischen Phosphatase in der Darmwand, während Galaktose etwas weniger wirksam war. Arabinose und Xylose stimulierten die Enzymsynthese nicht, während Fructose und Mannose, wie zu erwarten, eine intermediäre Stellung einnahmen. Diese Beobachtungen wurden als eine Stütze der Phosphorylierungshypothese der Resorption von Kohlenhydraten interpretiert. Nach der Verabreichung einer fettreichen Diät kommt es bei der Ratte zu einer Zunahme der Enzymkonzentration in der Darmwand und im Plasma[4, 6, 9, 10].

Die zuerst von VERZÁR postulierte und seither mehrfach modifizierte Phosphorylierungshypothese der Zuckerresorption erhielt eine starke Stütze in den tierexperimentellen Beobachtungen über die Zusammenhänge zwischen der Nebennierenrindenfunktion, der Glucose-Resorption im Darm und dem Verhalten der alkalischen Darm-Phosphatase. Die experimentellen Beobachtungen sind zu überzeugend, als daß eine Beziehung zwischen diesen drei Komponenten heute noch abgelehnt werden könnte. KUTSCHER und WÜST[11] berichteten im

[1] KNOX, W. E.: Brit. J. exp. Path. **32**, 462 (1952).
[2] KNOX, W. E., u. V. H. AUERBACH: J. biol. Chem. **214**, 307 (1955).
[3] WEIL, L., u. M. A. RUSSEL: J. biol. Chem. **136**, 9 (1940).
[4] CANTOR, M. M., P. A. WRIGHT u. J. TUBA: Trans. roy. Soc. Canad. Sect. 6, **42**, 51 (1948).
[5] MADSEN, N. B., u. J. TUBA: J. biol. Chem. **195**, 741 (1952).
[6] FLOCK, E. V., u. J. L. BOLLMAN: J. biol. Chem. **175**, 439 (1948).
[7] TUBA, J., u. M. I. ROBINSON: J. biol. Chem. **203**, 947 (1953).
[8] TUBA, J., u. N. DICKIE: Canad. J. Biochem. Physiol. **32**, 621 (1954).
[9] GOULD, B. S.: Arch. Biochem. **4**, 175 (1944).
[10] TUBA, J., u. R. K. SHAW: Canad. J. Res. Sect. E, **28**, 41 (1950).
[11] KUTSCHER, W., u. H. WÜST: J. Naturwiss. **29**, 319 (1941); Z. physiol. Chem. **273**, 235 (1942).

Jahre 1942, daß es nach Adrenalektomie zu einer Abnahme der Konzentration der alkalischen Phosphatase in den Darmepithelien von Ratten kommt. Ähnliche Befunde wurden später auch von FOLLEY und GREENBAUM[1] erhoben. VERZÁR, SAILER und RICHTERICH[2, 3] nahmen diese Beobachtungen wieder auf und führten eine Reihe von Rattenexperimenten durch, bei denen die Enzymkonzentration im Darm nach Adrenalektomie und nach verschiedenen Formen einer Substitutionstherapie untersucht wurde. Es zeigte sich, daß Adrenalektomie zu einem signifikanten Abfall der Enzymkonzentration in der Darmschleimhaut führt (Abb. 25) und daß es durch die Verabreichung von Nebennierenrindenhormonen gelingt, diese Depression der Enzymsynthese aufzuheben. TISSIÈRES[4] und VERNE und HÉBERT[5-9] überprüften diese Befunde mit histochemischen Methoden und versuchten diese Störung der Eiweißsynthese näher zu lokalisieren. Sie beobachteten nach Adrenalektomie eine Abnahme der Enzymkonzentration im Filamentensaum. Mit Hilfe von sehr kurzen Inkubationszeiten versuchten auch VERZÁR et al.[10] die Ausfälle nach Adrenalektomie und die Restitution durch Nebennierenrindenhormone histochemisch abzuklären. Es kam vor allem zu einer Verminderung der Enzymsynthese im Filamentensaum und im Golgi-Apparat. Verabreichung von Nebennierenrindenhormonen führte zu einer weitgehenden Normalisierung des histochemischen Bildes.

VERNE und HÉBERT[11, 12] stellten sich bereits im Jahre 1949 die Frage, zu welchem Zeitpunkt während der Embryogenese es zu einem Beginn der Synthese von alkalischer Phosphatase im Darmepithel kommt. Mit Hilfe von histochemischen Methoden zeigten sie, daß ein solches Enzym erst nach der Aufnahme der Funktion der Nebennierenrinde demonstriert werden kann. Diese Beobachtungen wurden von MOOG[13] bestätigt, die auch eine Reihe von experimentellen Untersuchungen über die Modifikation des Auftretens der Synthese dieses Enzymes durch Adrenalektomie oder Steroidverabreichung durchführte. Kürzlich konnte MOOG[14] die zunächst mit histochemischen Methoden gemachten Beobachtungen auch mit analytischen Verfahren bestätigen. Besonders interessant waren ihre Untersuchungen, wonach es auch an explantierten Darmzellen in der Gewebskultur gelingt, die Abhängigkeit der Phosphatase-Synthese von Nebennierensteroiden nachzuweisen[15].

Falls die Synthese der alkalischen Darm-Phosphatase an eine intakte Nebennierenrinde gebunden ist und falls die Resorption von Zucker an die Tätigkeit dieses Enzymes geknüpft ist, so sollte nach Adrenalektomie eine Störung in der Zuckerresorption auftreten. Dies ist tatsächlich der Fall. Wie zuerst VERZÁR und SAILER[2] und kürzlich auch GYÖKÖSSY et al.[16] demonstrierten, ist die Resorption von Glucose nach Adrenalektomie defekt. Diese Ausfalls-

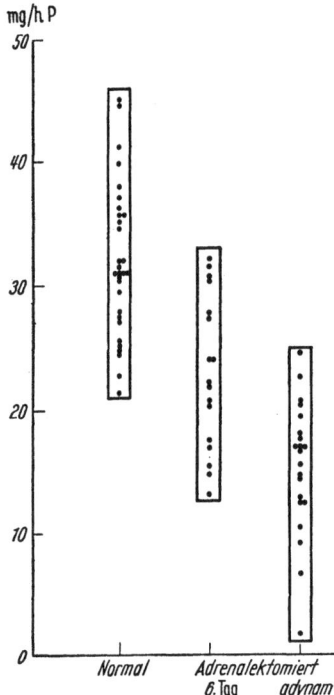

mg/h P

Abb. 25. Abhängigkeit der alkalischen Darm-Phosphatase von der Nebennierenfunktion (nach VERZÁR, SAILER u. RICHTERICH[3])

erscheinung wird, wie auch der Ausfall der Synthese der alkalischen Phosphatase, durch die Verabreichung verschiedener Nebennierenrindensteroide behoben. Diese Experimente ver-

[1] FOLLEY, S. J., u. A. L. GREENBAUM: Biochem. J. 40, 46 (1946).

[2] VERZÁR, F., u. E. SAILER: Helv. physiol. Acta 10, 247 (1952).

[3] VERZÁR, F., E. SAILER u. R. RICHTERICH: Helv. physiol. Acta 10, 231 (1952).

[4] TISSIÈRES, A.: Acta anat. (Basel) 2, 224 (1948).

[5] VERNE, J., u. S. HÉBERT: C. R. soc. Biol. (Paris) 142, 390 (1948).

[6] VERNE, J., u. S. HÉBERT: C. R. Soc. Anat. 3, 22 (1948).

[7] VERNE, J., u. S. HÉBERT: S. R. Ass. Anat. Strasbourg; C. R. Soc. Biol. (Paris) 143, 201 (1949).

[8] VERNE, J., u. S. HÉBERT: C. R. Acad. Sci. (Paris) 228, 1917 (1949).

[9] VERNE, J., u. S. HÉBERT: Ann. endocr. 10, 456 (1949).

[10] VERZÁR, F., E. SAILER u. R. RICHTERICH: Helv. physiol. Acta 10, 231 (1952).

[11] VERNE, J. S. HÉBERT: Ann. endocr. 10, 456, 460 (1949).

[12] VERNE, J., u. S. HÉBERT: C. R. Acad. Sci. (Paris) 228, 1917 (1949).

[13] MOOG, F.: J. exp. Zool. 124, 329 (1953).

[14] MOOG, F.: J. exp. Zool. 130 (1955).

[15] MOOG, F., u. M. H. KIRSCH: Nature (Lond. 175, 723 (1955).

[16] GYÖKÖSSY, J., P. KERTAI u. G. LUDANY: Arch. int. Pharmacodyn. 101, 228 (1955).

mögen zwar noch nicht endgültig den Beweis eines Kausalzusammenhanges zwischen der alkalischen Phosphatase und der Glucoseresorption zu erbringen, weisen aber doch auf eine solche Beziehung hin.

G. Enzyme und Antigene[1, 2, 3]

a) Immunologie und Enzymologie

Seit der Entdeckung des Tetanus-Antitoxins durch von BEHRING und KITASATO[4] im Jahre 1890 entwickelte sich die Immunologie zu einem der fruchtbarsten biologischen Forschungsgebiete. Die praktische Auswertung ihrer Entdeckungen führte zu den segensreichsten Schöpfungen für die Menschheit. Sowohl Diagnose als auch Prophylaxe und Therapie der Infektionskrankheiten sind heute ohne Mithilfe immunologischer Methoden kaum mehr denkbar. Der große praktische Nutzen der Serologie steht in krassem Gegensatz zum relativ schlecht fundierten Wissen um die Natur der sich bei der Antigen-Antikörper-Reaktion abspielenden Vorgänge. Die Hauptursache dafür sehen wir darin, daß die Immunologie sich von Beginn an ausschließlich biologischer Methoden bediente, die einerseits zwar sehr empfindlich, andererseits aber physikalisch-chemisch und chemisch schwer zu deuten sind. Erst in den letzten Jahren begann sich die Lücke zwischen der Immunologie einerseits, der Eiweißchemie und Enzymologie anderseits zu schließen.

Eine der auffälligsten Eigenschaften der Antigene und Antikörper ist ihre außerordentliche Spezifität. Bereits PAUL EHRLICH[5] wies auf das spezifische Verhalten der Immunkörper hin und verglich diese Eigenschaft mit der Beziehung zwischen „Schlüssel und Schloß", einem Vergleich, mit dem EMIL FISCHER bereits früher das Verhältnis zwischen Enzym und Substrat charakterisierte. Die Ähnlichkeit zwischen enzymatischen und gewissen immunologischen Vorgängen entging schon den älteren Forschern nicht und auch in der Literatur der letzten 50 Jahre stößt man immer wieder auf Hinweise auf einen Zusammenhang zwischen diesen beiden biologischen Erscheinungen. Die von EHRLICH angebahnte Denkweise wurde in der Folge besonders von LANDSTEINER[6], WESTPHAL[7] und MARRACK[2] vertreten. Weshalb die Analogien zwischen Immunologie und Enzymologie nicht ausführlicher studiert wurden, mag vor allem methodisch bedingt sein. So schrieb MARRACK[2], einer der besten Kenner dieses Gebietes: "It would be better if it were possible to study the effects of variations of the chemical structure of both partners in enzyme reactions and immunity reactions on the affinity between them. However, in each case only one partner — the substrate in an enzyme reaction and antigen in an immune reaction — can be varied as we wish; in general we have to take enzymes as they occur naturally, and antibodies as they are formed in response to our injections." Das zahlenmäßig zwar ansehnliche, aber in der Weltliteratur verstreut liegende Beobachtungsmaterial wurde im

[1] M.: SEVAG, M. G.: Immuno-Catalysis. 2nd edition. Springfield, Ill.: Thomas 1951.
[2] Hb.: MARRACK, J. R.: In "The Enzymes". I/1, p. 343, 1950. Edited by J. B. SUMNER and K. MYRBÄCK. New York N. Y.: Academic Press.
[3] Uer.: MARRACK, J. R.: Ergebn. Enzymforsch. 7, 281 (1938) — SEVAG, M. G.: Ergebn. Hyg. Bakt. 28, 424 (1954).
[4] BEHRING, E. A. VON, u. S. KITASATO: Dtsch. med. Wschr. 16, 1113, 1145 (1890).
[5] EHRLICH, P.: Gesammelte Arbeiten zur Immunitätsforschung. Berlin: Hirschwald 1904.
[6] LANDSTEINER, K.: The Specificity of Serological Reactions. Springfield, Ill.: Thomas 1936.
[7] WESTPHAL, O.: In „Handbuch der Enzymologie". 2, S. 1129. Herausgegeben von F. F. NORD und R. WEIDENHAGEN. Leipzig: Akademische Verlagsgesellschaft Becker und Erler 1940.

Jahre 1945 von SEVAG in einer leider wenig beachteten Monographie „Immuno-
Catalysis" zusammengefaßt. Der Verfasser entwickelte darin eine neue Hypo-
these über die Beziehungen zwischen Enzymen und Immunkörpern, die als
Grundlage für die vorliegende Darstellung dienen soll. Prinzipiell ähnliche Auf-
fassungen wurden von BURNET[1] („enzymatische Antikörperproduktion") und
GÜNTHER[2] (Fließbandtheorie") vorgebracht.

b) Enzymatische Natur und Wirkung der Antigene

Enzyme sind aus zwei Komponenten zusammengesetzt, einem hochmolekularen Protein-Trägermolekül und einer prosthetischen Gruppe oder „aktivem
Zentrum". Beide Anteile sind zur Enzymaktivität notwendig und bestimmen
einerseits die Wirkungs-, andererseits die Substratspezifität des Enzymes. Während
der Reaktion zwischen Enzym und Substrat kommt es zur Bildung einer labilen
Zwischensubstanz, die anschließend in das Enzym und die Reaktionsprodukte
zerfällt. Auch die Antigene bestehen aus zwei Komponenten, einem hochmolekularen Proteinanteil, dem Trägermolekül, und einer spezifischen prosthetischen
Gruppe, dem Hapten.

Zur Auslösung einer Antikörperbildung sind sowohl prosthetische Gruppe als
auch Protein notwendig, doch wird die Spezifität ausschließlich durch das Hapten
bestimmt. Die Wichtigkeit der Proteinkomponente geht daraus hervor, daß die
Antigennatur einer Substanz durch die Behandlung mit proteolytischen Enzymen
oder durch Denaturierung verlorengeht. Wie bei den Enzymen handelt es sich
also auch bei den Antigenen um konjugierte Proteine. Eine weitere Ähnlichkeit
zwischen Antigenen und Enzymen liegt in deren Spezifität. Aus methodischen
Gründen kann diese Analogie aber nicht so deutlich demonstriert werden. Die
Spezifität von Enzymen wird auf Grund ihrer Reaktion mit bestimmten Substraten ermittelt. Bei den Antigenen ist das Substrat a priori unbekannt und die
Spezifität kann nur auf Grund des Reaktionsproduktes beurteilt werden. Diese
Differenz ist aber mehr scheinbarer als reeller Natur, denn auch bei den Enzymen
ist das Reaktionsprodukt spezifisch, und bei den Antigenen muß das Substrat
ebenfalls eine gewisse Spezifität aufweisen, da es sonst nicht zur Bildung einer
Zwischenverbindung kommen würde.

Als dritte Analogie zwischen Immunkörpern und Enzymen sei die Kinetik
angeführt. Während der Immunisierung kommt es im Serum zu einer starken
Zunahme der Antikörper. Nach der Verabreichung von Pneumokokken-Antigen
steigen die Antikörperproteine im Kaninchenserum auf das 1000fache an[3].
Nach HEIDELBERGER[4] werden nach der Verabreichung eines synthetischen Antigens,
eines Azo-Benzidinsalzes, das an ein kristallines Eiweiß gekoppelt wurde, für
jedes Antigenmolekül etwa 12 Antikörpermoleküle gebildet. Diese „Unpro-
portionalität" zwischen Antigen und Antikörper erinnert stark an das mengen-
mäßig ungleiche Verhältnis zwischen Enzym und Substrat, bzw. Reaktionsprodukt.

Ein Hauptmerkmal enzymatischer Vorgänge besteht darin, daß das Enzym
während der Reaktion nicht verschwindet und auch nicht in den Reaktionsprodukten nachgewiesen werden kann. Gilt dies auch für Antigene? Der erste
Nachweis, daß Antigene nicht in Antikörper eingebaut werden, wurde wohl von
DOERR und FRIEDLI[5] erbracht. Sie behandelten Kaninchen mit atoxylhaltigen

[1] BURNET, F. M.: The Production of Antibodies. 2nd ed. Melbourne: Macmillan 1949.
[2] GÜNTHER, O.: Immunitätstheorien 1954.
[3] BIORNEBOE, M.: J. Immunol. 37, 201 (1939).
[4] HEIDELBERGER, M.: Bact. Rev. 3, 49 (1939).
[5] DOERR, F., u. H. FRIEDLI: Zit. bei E. BERGER u. H. ERLENMEYER: Z. Hyg. 113, 79 (1931).

Azo-Proteinen. Das Fehlen von Arsen im spezifischen Antiserum veranlaßte sie, die Hypothese, wonach das Antigen in den Antikörper eingebaut würde, abzulehnen. Diese Beobachtung wurde indessen auch mit radioaktiv markierten Antigenen bestätigt. Mindestens vier Beobachtungen sprechen somit dafür, daß die Antigene Enzyme sind und die Antikörper Endprodukte einer enzymatischen Reaktion.

c) Antikörper als Reaktionsprodukte

Seit vielen Jahren ist bekannt, daß Antikörper durch proteolytische Enzyme in vitro zerstört werden. Untersuchungen mit physikalisch-chemischen Methoden, besonders der Elektrophorese und der Ultrazentrifuge, ergaben, daß die Antikörper in die Globulinfraktion gehören, und zwar meistens zu den γ-Globulinen. Die großen Schwierigkeiten beim Versuch, die natürlichen γ-Globuline von den Immunkörpern zu trennen, weisen auf die strukturelle Ähnlichkeit zwischen den beiden hin. Wahrscheinlich erfolgt die Synthese der γ-Globuline in den Zellen des reticulo-endothelialen Systemes.

Die Bildung oder Synthese der Antikörper wird somit zu einem Spezialfall der Proteinsynthese. Die chemische Ähnlichkeit zwischen den „normalen" γ-Globulinen und den Immunkörpern machen es wahrscheinlich, daß beide von einem gemeinsamen Vorläufer oder „Precursor" abstammen. Ob am Schluß des ganzen synthetischen Vorganges ein γ-Globulin oder ein Immunkörper entsteht, wird vornehmlich durch das Fehlen oder die Anwesenheit von Antigenen bestimmt. Beim gegenwärtigen Stand des Wissens um die an der Proteinsynthese beteiligten Vorgänge kann die Natur des Antigen-Enzymes nicht entschieden werden. Dieses mag auf die Ribonucleinsäuren oder aber auf die Proteine einwirken.

Es will uns scheinen, daß ein solcher Mechanismus die merkwürdigen Zeitverhältnisse der Antikörperbildung zu erklären vermag. Nach der parenteralen Verabreichung von Antigenen verschwinden diese rasch aus der Blutbahn und lokalisieren sich an Stellen, wo eine Proteinsynthese stattfindet. Die „Fixierung" des Antigenes kann durch die Annahme der Bildung eines labilen intermediären Enzym-Substrat-Komplexes gedeutet werden. Die Proteinsynthese im erwachsenen Organismus ist ein relativ langsamer Vorgang und das verzögerte Auftreten von Antikörpern im Serum wird dadurch verständlich.

d) Antikörper als Enzyminhibitoren

Die Antikörper sind nicht allein das Reaktionsprodukt der Antigene, sondern vermögen auch mit diesen zu reagieren. SEVAG deutete diese zweite Eigenschaft

Enzymatische Reaktion	Antigen-Antikörper-Reaktion
Nomenklatur E Enzym S Substrat P Reaktionsprodukt	A Antigen (Enzym) G Gammaglobulin-Precursor (Substrat) AK Antikörper (Reaktionsprodukt)
Reaktionsgleichung $E + S \leftrightarrow (ES) \leftrightarrow P + E$	$A + G \rightarrow (GA) \rightarrow A + AK$

Reaktionsgleichung bei Hemmung durch Reaktionsprodukte (kompetitiv)

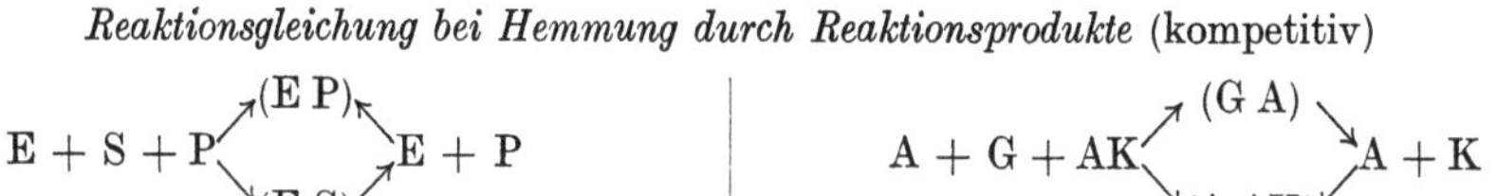

$$E + S + P \overset{(EP)}{\underset{(ES)}{\rightleftarrows}} E + P \qquad A + G + AK \overset{(GA)}{\underset{(AAK)}{\rightleftarrows}} A + K$$

Abb. 26. Vergleich der Antikörperbildung mit einer enzymatischen Reaktion und der Antigen-Antikörper-Reaktion mit einer kompetitiven Hemmung

durch die Annahme, daß sich die Antikörper als Enzyminhibitoren verhalten. Diese
Beziehungen wurden in Abb. 26 dargestellt. Bei der Antigen-Antikörper-Reaktion
kommt es zu einer kompetitiven Hemmung durch Reaktion des Produktes
(Antikörper) mit dem Enzym (Antigen). Diese Annahme findet Bestätigung in
einer Reihe von Untersuchungen über sog. *Anti-Enzyme*. Da Enzyme Proteine
sind, können sie nach parenteraler Verabreichung zur Bildung spezifischer Antikörper Anlaß geben (Tab. 31). Bringt man Antigen, in diesem Fall Enzym, und
Antikörper in vitro zusammen, so verhält sich der Antikörper in manchen Fällen
als Enzyminhibitor. Dies ist allerdings nur dann zu erwarten, wenn das ,,aktive
Zentrum'' des Enzymes mit der aktiven Antigengruppe, dem Hapten, identisch
oder benachbart ist.

Tabelle 31. *Enzyme als Antigene* (Beispiele)

Enzym	Kristallin	Substrat	Inhibition in vitro	Toxicität	Schrifttum
Emulsin	—	Amygdalin	35%	—	1
Amylase	—	Stärke	30—90%	—	2
Urease	+	Harnstoff	55—80%	+	3
Trypsin, Trypsinogen . .	+	Protein	+	+	4
Pepsin, Pepsinogen . . .	+	Protein	+	+	5
Katalase	+	H_2O_2	0	+	6, 7

e) Enzyme als Antigene und Toxine[8]

Bereits Ende des letzten Jahrhunderts erschienen in der Literatur die ersten
Hinweise darauf, daß Enzyme Antigennatur besitzen und daß es nach der Verab-
reichung von artfremden Enzymen zur Bildung spezifischer Anti-Enzyme kommt.
Die älteste Beobachtung dieser Art mag auf HILDEBRANDT[1] zurückgehen, der im
Jahre 1893 zeigte, daß es nach der parenteralen Verabreichung von Emulsin zur
Synthese von Anti-Emulsin kommt. Dieser Antikörper hemmte die Aktivität
des Emulsins auch in vitro. Ähnliche Beobachtungen wurden indessen mit über
50 verschiedenen Enzymen gemacht (Tab. 31).

Das exakte Studium der Anti-Enzyme konnte erst gelingen, nachdem SUM-
NER[9] das erste Enzym, die Urease, in kristallin reinem Zustand herstellte. SUMNER
und seine Mitarbeiter[10] begannen bald mit den ersten immunologischen Untersuchungen mit diesem Präparat und veröffentlichten eine Reihe grundlegender
Beobachtungen, die kurz dargestellt werden sollen.

Die intravenöse Verabreichung von 100 E Urease führt beim Kaninchen innert einer Stunde
zu Konvulsionen und zum Tod. Diese akute Toxicität der Urease ist auf die in vivo durch das
Enzym ausgelöste Harnstoffspaltung und die damit verbundene Freisetzung des toxischen
Ammoniaks zurückzuführen. Durch die Behandlung der Kaninchen mit langsam steigenden
Mengen von Urease, von 2,5—600 E, konnten die Tiere gegen hohe Enzymmengen geschützt
werden. Im Serum wurden Antikörper nachgewiesen, die die Urease durch Komplexbildung
neutralisieren, also in eine echte Antigen-Antikörper-Reaktion eingingen. Auch die passive
Immunisierung mit Urease-Antikörpern gelang und schützte vor einer Ammoniakvergiftung.

---

[1] HILDEBRANDT, H.: Virchows Arch. path. Anat. **131**, 5 (1893).
[2] LÜERS, H., u. F. ALBRECHT: Fermentforsch. **8**, 52 (1926).
[3] KIRK, J. S., u. J. B. SUMNER: J. biol. Chem. **94**, 21 (1931).
[4] TEN BROEK, C.: J. biol. Chem. **106**, 729 (1934).
[5] SEASTONE, C. V., u. R. M. HERRIOTT: J. gen. Physiol. **20**, 797 (1937).
[6] TRIA, E.: J. biol. Chem. **129**, 377 (1939).
[7] CAMPBELL, D. H., u. L. FOURT: J. biol. Chem. **129**, 385 (1939).
[8] *Uer.:* TREFFERS, H. P.: Advanc. Protein Chem. **1**, 70 (1944).
[9] SUMNER, J. B.: J. biol. Chem. **69**, 435 (1927).
[10] KIRK, J. S., u. J. B. SUMNER: J. biol. Chem. **94**, 21 (1931).

Damit war zum ersten Male einwandfrei der Nachweis erbracht, daß ein kristallin reines Enzym Antigencharakter besitzt und daß im Organismus Anti-Enzyme gebildet werden. In Anbetracht der großen Zahl von heute kristallin vorliegenden Enzymen überrascht es, wie wenige Untersuchungen dieser Art unternommen wurden. Einzig die Katalase[1, 2], das Trypsinogen und das Trypsin[3], das Pepsinogen und das Pepsin[4] wurden auf ihre immunologischen Eigenschaften hin untersucht. In jedem Fall wurde das Auftreten spezifischer Antikörper beobachtet.

f) Toxine als Enzyme und Antigene

Der Nachweis der Antigennatur und der Toxicität gewisser Enzyme, zum Beispiel der Urease, wirft die wichtige Frage auf, ob auch die üblicherweise als „Gifte" oder „Toxine" bezeichneten Substanzen Antigencharakter besitzen und ihrer Natur nach Enzyme sind. Die erste Frage ist leicht zu beantworten. Aus zahlreichen Untersuchungen ist bekannt, daß die verschiedensten pflanzlichen und tierischen Toxine Antigene sind und bei parenteraler Verabreichung zur Bildung von spezifischen Antikörpern Anlaß geben. Mehrere diagnostische und prophylaktische immunologische Methoden beruhen direkt auf dem Prinzip der Antigennatur tierischer und pflanzlicher Gifte.

Die zweite Fragestellung, das Problem der Natur der Toxinwirkung, ist schwieriger zu beantworten. Die genaue Wirkungsweise der pflanzlichen und tierischen Gifte ist in den meisten Fällen unklar und die Bezeichnungen der Toxine sind rein deskriptiv. So spricht man von hämolytischen, nekrotisierenden, lethalen, lytischen Faktoren, je nach dem hervorstechenden Merkmal der Giftwirkung. Andererseits zeigten enzymologische Analysen solcher Gifte, daß darin oft beträchtliche Mengen von Enzymen vorkommen. Es ist daher a priori nicht unwahrscheinlich, daß die Wirkungen der Toxine auf die in ihnen enthaltenen Enzyme zurückzuführen sind. Da wir an anderer Stelle ausführlicher auf die Enzymnatur bakterieller Gifte zurückkommen, seien diese Beziehungen hier am Beispiel der Schlangengifte etwas ausführlicher dargestellt (Tab. 32).

Schlangengifte haben eine sehr vielfältige biologische Wirkung, die nicht bloß von

Tabelle 32.

Biologische Wirkungen einiger Enzyme aus Schlangengiften

Enzym	Wirkung
Peptidasen (Fibrinolysine) . .	Fibrinogeno- u. Fibrinolyse, anticoagulierende Wirkung
Hyaluronidase	"Spreading factor"-Effekt
Cholinesterase	„Curare-ähnliche" Wirkung
Phospholipase A	Hämolyse
Phosphatasen, Nucleotidasen	Schockzustand, Lähmung des Zellstoffwechsels

Species zu Species, sondern auch innerhalb einer Art je nach Jahreszeit und geographischen Verhältnissen stark variiert. Die in den letzten Jahren durchgeführten Analysen ergaben, daß es sich bei den Toxinen um heterogene Gemische handelt, in denen sich oft außerordentlich hohe Konzentrationen an Enzymen nachweisen lassen[5, 6]. Es ist wahrscheinlich, daß gewisse charakteristische Wirkungen der Schlangengifte auf das Vorliegen bestimmter Enzyme zurückzuführen sind (Tab. 32). DE LACERDA[7] wies bereits im Jahre 1884 darauf hin, daß in Schlangengiften große Mengen proteolytischer Enzyme vorkommen. Die Peptidase-

[1] TRIA, E.: J. biol. Chem. **129**, 377 (1939).
[2] CAMPBELL, D. H., u. L. FOURT: J. biol. Chem. **129**, 385 (1939).
[3] TEN BROECK, C.: J. biol. Chem. **106**, 729 (1934).
[4] SEASTONE, C. V., u. R. M. HERRIOTT: J. gen. Physiol. **20**, 797 (1937).
[5] ZELLER, E. A.: Advanc. Enzymol. **8**, 459 (1948) (*Uer.*).
[6] ZELLER, E. A.: In "The Enzymes". I/2, p. 986. Edited by J. B. SUMNER and K. MYRBÄCK. New York N. Y.: Academic Press 1951 (*Hb.*).
[7] LACERDA, J. B. DE: C. R. Acad. Sci. (Paris) **93**, 466 (1881).

Konzentration soll der anticoagulierenden Wirkung der Schlangengifte parallel gehen[1] und dürfte für die häufig bei Bissen beobachtete Gerinnungsstörung verantwortlich sein. Die genaue Natur der Peptidasen ist nicht bekannt, doch dürfte es sich dabei um fibrinolysin-ähnliche Enzyme handeln. Auf das Vorkommen von Hyaluronidasen werden wir bei der Besprechung der "spreading factor"-Wirkung zurückkommen. Hier sei nur erwähnt, daß die rasche lokale Diffusion bestimmter Schlangengifte wahrscheinlich auf das Vorliegen solcher bindegewebs-erweichender Enzyme zurückzuführen ist. Bei der Untersuchung von Colubriden-Giften fällt der außerordentlich hohe Gehalt an Acetylcholinesterasen auf. Dieses Enzym dürfte die curare-ähnliche Endplattenlähmung[2] verursachen, ist aber nicht mit dem noch wenig abgeklärten „Neurotoxin" identisch[3]. Schlangengifte enthalten häufig eine hämo-lytische Komponente. Wie LÜDECKE[4] zuerst nachwies, dürfte das Enzym Phospho-lipase A (Phosphatidase, Lecithinase A) dafür verantwortlich sein. Dieses Enzym katalysiert die Umwandlung des in den Erythrocyten vorliegenden nicht-hämolytischen Lecithins in das stark hämolysierende Lysolecithin[5]. Die hohe Phosphatase- und Nucleotidase-Konzentration der Schlangengifte steht möglicherweise mit der Schockwirkung in Beziehung. Wie anläßlich der Besprechung der akut hämorrhagischen Pankreasnekrose gezeigt wird, kommt es bei der intravenösen Verabreichung von Nucleinsäuren-Abbauprodukten zur Auslösung eines Schock-zustandes.

Viertes Kapitel

Biokatalytische Systeme

> „Ist das ganze Dasein ein ewiges Trennen und Verbinden, so folgt auch, daß die Menschen im Betrachten des ungeheuren Zustandes auch bald trennen, bald verbinden werden."
>
> J. W. von Goethe

A. Begriff des „biokatalytischen Systems"

a) Analyse und Synthese

Der Siegeszug der Biochemie führte zu einer tiefschürfenden Analyse des Intermediärstoffwechsels und der daran beteiligten Enzyme. Das in vitro-Studium cellulärer Vorgänge eröffnete zahlreiche Möglichkeiten des Stoffwechselablaufes im intakten Organismus. Die heutigen Auffassungen vom Zellstoffwechsel gründen sich weitgehend auf das Hineindenken von in vitro-Reaktionen in den lebenden Organismus. Mit dem raschen Fortschritt und der überwältigenden Entwicklung der physiologischen Chemie wurde in manchen Fällen das Studium des intakten Organismus vernachlässigt, so daß heute ein recht einseitiges Bild über den Stoffwechsel vorliegt. Nachdem es nun mit großem Erfolg gelang, die einzelnen cellulären Reaktionen zu isolieren und zu analysieren, steht das viel größere Problem bevor, sie wieder in die lebende Einheit zurückzuversetzen.

Eine Möglichkeit, dieses Problem in Angriff zu nehmen, besteht darin, die physiologischen und biochemischen Methoden gleichzeitig zum Studium eines einzigen Vorganges heranzuziehen, so wie das etwa auf Abb. 27 angedeutet wurde. Die Stoffwechselbilanz des ganzen Organismus gibt Aufschluß über die Verteilung und Ausscheidung bestimmter Metaboliten. Das Studium des Stoffwechsels und der Funktion einzelner Organe gelingt durch die Perfusionstechnik. Zur Analyse des Energiestoffwechsels wird die Gewebsschnittmethode herangezogen. Im

---

[1] BOQUET, P.: Venins de serpents et antivenins. Paris: Flammarion 1948.
[2] KELLAWAY, C. H.: Ann. Rev. Biochem. 8, 541 (1939).
[3] GHOSH, B. N.: Österr. Chem. Ztg. 43, 158 (1940).
[4] LÜDECKE, K.: Inaug.-Diss. München 1905.
[5] ERCOLI, A.: In „Handbuch der Enzymologie". 1, S. 480. Herausgegeben von F. F. NORD und R. WEIDENHAGEN. Leipzig: Akademische Verlagsgesellschaft Becker und Erler 1940 (Hb.).

Homogenat wird die Aktivität und Anwesenheit einzelner Enzyme untersucht, während die fraktionierten Zellorganellen eine Analyse der großen multikatalyti-

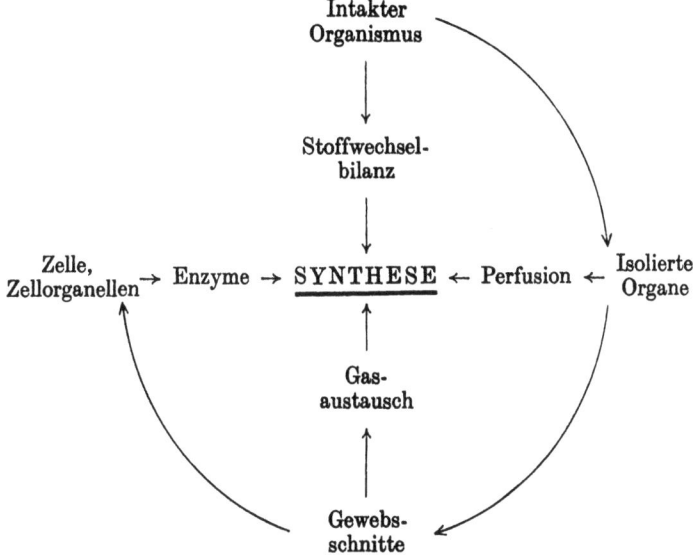

Abb. 27. Integration biochemischer Untersuchungen

schen Systeme erlauben. Die in vitro-Analysen entwerfen ein Bild vom Intermediärstoffwechsel, das dann mit den Untersuchungen am ganzen intakten Organismus und am isolierten Organ in Beziehung gesetzt werden kann.

b) Das biokatalytische System

Die Aktivität eines Enzymes in vitro wird nicht allein von der Menge des vorhandenen Enzymes bestimmt, als vielmehr von einer ganzen Reihe von Faktoren. In seiner Gesamtheit schlagen wir für die Bezeichnung dieses komplexen Systems den Begriff des „biokatalytischen Systemes" vor. Grundsätzlich lassen sich, wie auf Abb. 28 dargestellt, vier Faktorengruppen unterscheiden, welche die katalytische Wirkung eines Enzymes auf ein Substrat beeinflussen. Die

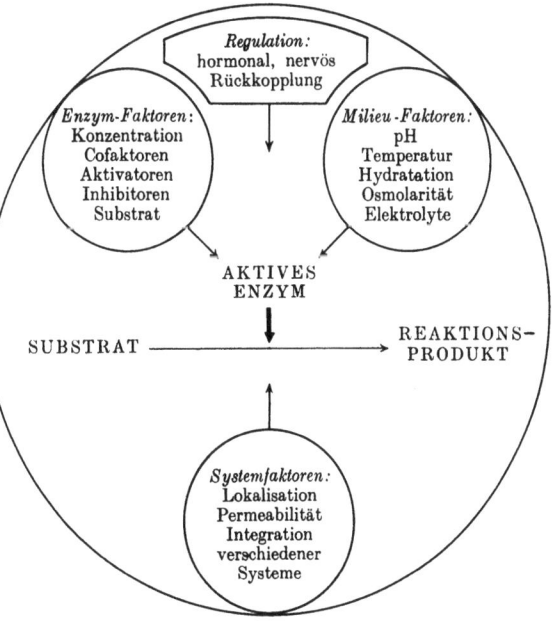

Abb. 28. Biokatalytisches System

enzymatischen Faktoren haben eine direkte Wirkung auf den Aktivitätsgrad des Enzymes. Zunächst ist die Konzentration des Enzymes maßgeblich, denn ohne

Enzym gibt es keine Katalyse. Zur Aktivität zahlreicher Fermente sind Cofaktoren notwendig, Coenzyme, enzymatische und anorganische Komplemente, ohne
die das Enzym inaktiv ist. Schließlich liegen ständig in der Zelle Substanzen vor,
die enzymologisch als Aktivatoren oder Inhibitoren aufgefaßt werden müssen.
Die zweite Gruppe von Einflüssen seien als *Milieu-Faktoren* bezeichnet. Ein
optimales p_H ist Voraussetzung zur Aktivität eines Enzymes, doch sei betont,
daß dieses verschieden vom in vitro bestimmten p_H-Optimum sein kann. Die
Bedeutung der Temperatur für katalytische Vorgänge ist wohl bekannt. Noch
weniger erforscht, aber ebenfalls sehr wichtig ist der Wassergehalt, die Osmolarität
und die Anwesenheit bestimmter Elektrolyte für die Aktivität katalytischer
Systeme. Während die Wirkungen dieser beiden ersten Faktorengruppen vorwiegend
das Enzym in seiner Aktivität beeinflussen, so stehen auch das *Substrat* und die
Reaktionsprodukte exogenen Einflüssen offen. Die Permeabilität der einzelnen
cellulären Strukturen wie Zellmembran, Mitochondrienmembran und Kern-
wand spielt eine wichtige Rolle, indem sie entscheidet, ob ein Substrat überhaupt
mit einem Enzym in Kontakt kommt und weiterhin, ob das Reaktionsprodukt
wegdiffundieren kann oder durch lokale Anhäufung zu einer Hemmung der
Enzymaktivität führt. Die Aufrechterhaltung der strukturellen Intaktheit der
einzelnen Zellorganellen ist Voraussetzung für eine normale Funktion. Schließlich sind die Einzelenzyme stets Bestandteile größerer multikatalytischer Systeme
und das Zusammenwirken dieser übt wiederum einen Einfluß auf die Aktivität
der enzymatischen Einzelreaktionen aus. Dem ganzen biokatalytischen System
übergeordnet sind die Regulationseinrichtungen, die die Aktivität des Systemes
steuern und den jeweiligen Bedürfnissen der Zelle anpassen. In einzelnen Fällen
mag dies hormonal oder nervös erfolgen, besonders wichtig ist aber die Regulation
der einzelnen Systeme durch Rückkopplung (feedback).

c) Problemstellung

Mit dem Versuch, die Aktivität von Enzymen in vivo zu analysieren, sind
insbesondere drei Probleme verknüpft, die in der Folge kurz diskutiert werden
sollen. Die erste fundamentale Frage ist diejenige, ob überhaupt zwischen einer
bekannten physiologischen oder biochemischen Tätigkeit eines Organes und
dessen Enzymprofil ein Zusammenhang besteht. Die Niere ist reich an Glut-
aminasen, also ammoniak-abspaltenden Enzymen. Andererseits vermag sie
in vivo beträchtliche Ammoniakmengen zu produzieren. Besteht eine Beziehung
zwischen Enzymaktivität und Ammoniakproduktion? Die Glucose-6-Phos-
phatase der Leber spaltet Glucose-6-phosphat in Phosphat und Glucose. Da die
Leber maßgeblich an der Blutzuckerregulation beteiligt ist, wirft sich die Frage
auf, ob diese Regulation durch Steuerung der Aktivität der Glucose-6-Phosphatase
erfolgt. Das Pankreas ist sehr reich an Carbonat-Anhydratase. Auffällig ist
andererseits der hohe Bicarbonatgehalt des Pankreassekretes. Besteht ein Zusammenhang zwischen diesen beiden Erscheinungen? Dieses Problem der intravitalen Aufgabe der Enzyme sei als das *Problem des Kausalzusammenhanges
zwischen Enzymaktivität und physiologischer Funktion* bezeichnet.

Alle physiologischen Vorgänge sind regulierbar. Falls es gelingt, einen Zusammenhang zwischen Funktion und Enzymprofil nachzuweisen, so stellt sich
damit die nächste Frage, diejenige nach der *Natur der Regulation der intravitalen
Enzymaktivität*. Der Physiologe schreibt die Regulation bestimmten Stimuli zu.
Der Enzymologe meint dasselbe, wenn er von limitierenden Faktoren spricht.
Da an der optimalen Wirksamkeit eines biokatalytischen Systemes etwa 10
unabhängige Einzelfaktoren beteiligt sind, kann jeder einzelne dieser Faktoren
limitierend werden und damit die Aktivität des ganzen Systemes bestimmen.

Als letztes und größtes Problem stellt sich die Frage nach der *in vivo erfolgenden Regulation der Aktivität biokatalytischer Systeme* durch die Beeinflussung der limitierenden Faktoren. Es ist wahrscheinlich, daß drei Faktorengruppen eine regulatorische Wirkung auf die biokatalytischen Systeme ausüben: Hormone, Nerven und Rückkopplung. Welcher dieser einzelnen „Stimuli" aber das biokatalytische System beeinflußt und welcher Art diese Beeinflussung ist, d. h. welcher Teil des ganzen Systemes zum Endorgan wird, ist nicht bekannt.

B. Das Problem des Kausalzusammenhanges zwischen intravitaler Enzymaktivität und physiologischer Funktion[1]

a) Direkter Nachweis des Kausalzusammenhanges

In einigen seltenen Fällen gelingt es, direkt die Bedeutung der Enzyme für eine bestimmte Funktion nachzuweisen. Ein Beispiel einer direkt nachweisbaren biologischen Funktion der Enzyme ist die Aufspaltung der Nahrungsmittel im Verdauungstrakt. Durch direkte Analyse, in vivo oder in vitro, kann gezeigt werden, daß eine enge Beziehung zwischen der Aktivität der Verdauungsenzyme und ihrer Wirkung, d. h. der Digestion von Nahrungsstoffen besteht. Aber selbst in diesem einfachen, extracellulären, multikatalytischen System sind die Verhältnisse recht kompliziert. Während der letzten 50 Jahre nahm man an, daß das p_H im Magensaft um 1 sei, womit optimale Verhältnisse für die Aktivität des Pepsins gewährleistet wären. In den letzten Jahren ergaben jedoch Untersuchungen mit der Elektrodensonde, daß dies falsch ist und daß die Wasserstoffionenkonzentration im Laufe des Tages zwischen 2 und 5 schwankt. Von anderer Seite wurde indessen gezeigt, daß das Pepsin auch bei einem p_H von $3-4$ noch proteolytische Aktivität („Kathepsin") aufweist. Damit wird klar, daß selbst in diesem einfachen System zahlreiche Faktoren wie: verschiedene Enzyme, p_H-Verhältnisse, Konzentration und Art der Nahrungsmittel, Inhibitoren usw. eine Rolle spielen.

b) Korrelation durch in vivo-Nachweis enzymatischer Reaktionsprodukte

In einigen Fällen gelingt es, Aufschluß über die biologische Enzymfunktion aus dem Studium der Endprodukte zu erhalten. Dabei müssen aber verschiedene Voraussetzungen erfüllt sein, da sich sonst grobe Irrtümer einschleichen können. Zunächst muß der Ursprung eines Reaktionsproduktes einwandfrei in einem bestimmten Organ sein. Bis vor etwa 20 Jahren wurde angenommen, daß das im Urin ausgeschiedene Ammoniak aus dem Blut-Harnstoff gebildet wird. Experimente mit hepatektomierten Tieren machten dies aber unwahrscheinlich. Erst später wurde beobachtet, daß ein Teil des Blut-Glutamines während der Nierenpassage verschwindet und daß die Nieren eine recht hohe Glutaminase-Aktivität besitzen. An einen Versuch einer Korrelation von Enzymaktivität der Niere und Ammoniakausscheidung konnte erst gedacht werden, nachdem das Blut als direkte Ammoniakquelle ausgeschlossen war.

Eine zweite Bedingung besteht darin, daß alternative Bildungswege ausgeschlossen sind. Der direkte Nachweis eines Enzymes in einem Organ und der Nachweis des Reaktionsproduktes etwa in einem Sekret genügt keinesfalls, um den Kausalzusammenhang zu erbringen. Dies wird besonders deutlich durch die Untersuchungen über die Beziehung zwischen der Carbonat-Anhydratase-Aktivität der roten Blutkörperchen und der Kohlendioxydabgabe in der Lunge

[1] *Uer.*: HOLZER, H.: Ergebn. med. Grundlagenforsch. **1**, 189 (1956).

illustriert. Die Anwesenheit großer Mengen von Carbonat-Anhydratase in den Erythrocyten war seit langem bekannt. Da die Erythrocyten maßgeblich am Kohlendioxydtransport beteiligt sind, war es naheliegend anzunehmen, daß die Carbonat-Anhydratase diese Funktion ausübt. Da jedoch das Bicarbonat auch spontan außerordentlich rasch zerfällt, war es schwierig, den Beweis zu erbringen, daß dieses Enzym den Zerfall katalysiert. ROUGHTON[1] gelang es zu berechnen, daß bei spontanem Zerfall des Bicarbonates in der Lunge die Erythrocyten sich mindestens 50 sec in den Lungencapillaren aufhalten müßten, bis alles in der Ausatmungsluft erscheinende Kohlendioxyd spontan aus Bicarbonat abgespalten wird. Da sich die Erythrocyten aber bloß 2—6 sec in der Lunge aufhalten, so muß auf eine enzymatische Beschleunigung des Vorganges durch die Carbonat-Anhydratase geschlossen werden. So gelingt es in seltenen Fällen durch den Enzymnachweis einerseits, den Nachweis des Reaktionsproduktes andererseits und schließlich die Demonstration, daß der Vorgang katalytisch ablaufen muß, eine Beziehung zwischen Enzym und physiologischer Funktion aufzudecken.

c) Indirekte Korrelation zwischen Enzymaktivität und Funktion

In wiederum anderen Fällen gelingt es, durch die Bestimmung der Enzymaktivität unter verschiedenen physiologischen Bedingungen, diese mit einer speziellen Funktion in Beziehung zu setzen. Als Beispiel sei die Korrelation zwischen der Aktivität der alkalischen Phosphatase und dem Knochenwachstum angeführt.

Beim Knochenwachstum kommt es zu einer lokalen Anhäufung von alkalischer Phosphatase. Die folgenden indirekten Beobachtungen machen einen Kausalzusammenhang sehr wahrscheinlich: 1. Bei der Embryonalentwicklung der Selachierzähne, die hornartig sind, aber nie aus Knochen bestehen, fehlt das Enzym, während es in den Zahnanlagen aller Tiere, die echte Zähne besitzen, in hoher Konzentration vorliegt. 2. Bei der Verknöcherung der Patella kommt es zum Auftreten einer hohen Konzentration an alkalischer Phosphatase, die gut mit der Zahl der aktiven Osteoblasten korreliert werden kann. Nach Abschluß der Verknöcherung verschwindet das Enzym. 3. Die alkalische Plasma-Phosphatase, die z. T. aus dem Knochen stammt, ist während der Wachstumsperiode sowie bei allen Krankheiten, die mit gesteigerter Osteoblastenaktivität einhergehen, erhöht. 4. Eine seltene Ossifikationsstörung, die sog. Hypophosphatasie, ist wahrscheinlich auf einen genetisch bedingten Ausfall der Synthese der alkalischen Phosphatase zurückzuführen.

d) Identifizierung von Enzymen durch Verwendung von Enzyminhibitoren

Die geschickte Verwendung von Enzyminhibitoren in vivo trug in den letzten Jahren viel zum Verständnis der physiologischen Aufgabe von Enzymen bei. Die Indikation zur Verwendung von Inhibitoren ist zweifacher Art. Zunächst gelingt es durch die Verwendung von Substanzen, die die oxydative Phosphorylierung entkoppeln, Aufschluß darüber zu erhalten, ob zu einer spezifischen Funktion ein energieliefernder Prozeß benötigt wird. Durch die Verwendung von 2,4-Dinitrophenol oder Aziden wurde der Nachweis erbracht, daß zahlreiche Vorgänge von der oxydativen Phosphorylierung abhängig sind. So etwa die Wasserstoffionensekretion im Magen und der Elektrolyttransport durch Zellmembranen.

Die zweite Indikation zur Verwendung von Inhibitoren liegt dann vor, wenn ein Hemmstoff ausschließlich ein einziges oder nur wenige nahe verwandte Enzyme blockiert. Bekannt sind die Untersuchungen über die lähmende Wirkung von Acetylcholinesterase-Hemmern auf die Funktion des zentralen Nervensystemes. Die hohe Aktivität der Carbonat-Anhydratrase im Pankreas wird seit Jahren mit der Bicarbonatsekretion in Zusammenhang gebracht. Da jedoch

---

[1] ROUGHTON, F. J. W.: Harvey Lect. **39**, 96 (1944) (*Uer.*).

alternative Wege zur Bicarbonatbildung offenstehen, konnte ein Kausalzusammenhang nicht bewiesen werden. Die Einführung eines selektiven Inhibitors, der Carbonat-Anhydratase, des Diamox ermöglichte eine endgültige Abklärung dieser umstrittenen Frage. Unter sonst gleichen Bedingungen führt die Verabreichung von Diamox beim Menschen zu einer starken Abnahme, ja einem Ausfall der Bicarbonatsekretion. Damit ist der Nachweis der physiologischen Bedeutung dieses Enzymes erbracht.

Die größte Gefahr bei dieser Methode liegt darin, daß der verwendete Inhibitor nicht spezifisch ist, vielmehr eine Reihe von Enzymen blockiert. Ein bekanntes Beispiel einer solchen wahrscheinlich falschen Interpretation ist die Deutung der Wirkung der Quecksilberdiuretica durch Blockierung der Succinat-Dehydrase. Quecksilber ist ein Hemmstoff für alle SH-haltigen Substanzen, darunter auch über 100 verschiedene Enzyme. Ausfall der Rückresorption von Natrium nach der Verabreichung von Quecksilberdiuretica mag auf der Beeinflussung der energieliefernden Vorgänge, oder der Beeinflussung eines spezifischen Enzymes beruhen. Der in vitro-Nachweis, daß die Nieren-Succinat-Dehydrase durch pharmakologische Quecksilberdosen gehemmt wird, besagt keinesfalls, daß der Ausfall dieses Enzyms für die Wirkung dieser Diuretica verantwortlich ist.

e) Weitere Methoden und Schlußfolgerungen

In jedem Einzelfall ist es dem Geschick des Experimentators anheimgestellt, weitere Methoden zum Beweis eines Kausalzusammenhanges zwischen Enzym und Funktion zu erbringen. Vitaminmangel führt zu einem Ausfall der Coenzyme bestimmter Enzyme. Eine Funktionsstörung mag auf diese Weise mit einem Enzymdefekt identifiziert werden. Bei genetischen Defekten liegt nicht selten der Ausfall eines Enzymes an der Basis einer Reihe von biochemischen Störungen. Durch die Verwendung von Antimetaboliten kann die normale Enzym-Substrat-Beziehung gestört werden und auf diese Weise Information über die Bedeutung eines Enzymes für seine intravitale Funktion erhalten werden.

Bevor wir aber zur nächsten Frage übergehen, seien grundsätzlich noch einige Bemerkungen festgehalten, die bei der Interpretation von Untersuchungen häufig außer acht gelassen werden: 1. Der Nachweis eines Enzymes in einem Gewebe, Organ oder Zelltyp besagt nicht, daß das Enzym von physiologischer Bedeutung ist. 2. Alternative und nicht-katalytische Stoffwechselwege müssen sorgfältig ausgeschlossen werden, bevor ein spezifisches Enzym mit einer bestimmten Funktion verknüpft wird. Nur nach der Beantwortung dieser Fragen soll ein Kausalzusammenhang als erwiesen angenommen werden. Die Anwendung solcher rigiden Kriterien macht die Medizin zwar um eine Reihe von Hypothesen über „Dysenzymien", „Enzymopathien" und „enzymatische Dysfunktionen" ärmer. Der Verlust wird aber leicht zu ertragen sein.

C. Das Problem der in vivo limitierenden Faktoren

a) Problemstellung

Das biokatalytische System ist eine biologische Einheit, die sich aus enzymatischen Milieu- und System-Faktoren zusammensetzt. Im Gegensatz zum Enzymstudium in vitro, wo optimale Bedingungen als Voraussetzung verlangt werden, liegen nie alle Faktoren eines biokatalytischen Systemes in optimalen Konzentrationen vor. Vielmehr wird durch die limitierende Wirkung eines oder mehrerer der Faktoren die Enzymaktivität reguliert und in Schranken gehalten. Diese Faktoren sind die wirklichen limitierenden Faktoren der Lebensvorgänge, die wahren Schrittmacher der biologischen Prozesse. Wenn wir eine Krankheit als Enzymstörung deuten, so denken wir dabei weniger an den Ausfall eines spezifischen Enzymes als vielmehr an eine Alteration der limitierenden Faktoren.

b) Enzymkonzentration

Die Bedeutung der Enzymkonzentration für biochemische Aufgaben läßt sich besonders in jenen Fällen demonstrieren, in denen die Enzymsynthese unterbleibt. Man kann von einer „Hypenzymie" oder in extremen Fällen von einer „Anenzymie" sprechen. Eine solche Hypenzymie findet sich bei den verschiedensten angeborenen oder Erbleiden. Als Beispiel seien die Anenzymien auf Grund eines genetischen Defektes bei einigen Stoffwechselanomalien angeführt. Auf Tab. 33 wurden solche Krankheiten mit Angabe des defekten Enzymes zusammengestellt. Bei der biochemischen Entdifferenzierung der Krebszellen verschwinden häufig die spezifischen Funktionen. So hört die Magenkrebszelle auf, Pepsin zu synthetisieren und diese Eigentümlichkeit kann zur Diagnose herangezogen werden.

Auf Grund solcher Beobachtungen muß angenommen werden, daß die Enzymaktivität in gewissen Fällen sicher die physiologische Kapazität einer Funktion bestimmt, also limitiert. Dies geht auch daraus hervor, daß es durch Enzyminduktion gelingt, eine Organfunktion zu steigern. Die Verabreichung von Ammoniumchlorid führt zu einer erhöhten Ausscheidung von Ammoniak im Urin. Dies ist auf eine Konzentrationszunahme der ammoniakabspaltenden Glutaminase I zurückzuführen.

Tabelle 33. *Hereditäre Hyp- und Anenzymien mit nachgewiesenem Enzymdefekt*

Krankheit	Fehlendes Enzym	Nachweis
Methämoglobinämie. . . .	Methämoglobin-Reductase	GIBSON 1948[1]
Hypophosphatasie	Alkalische Phosphatase	RATHBUN 1948[2]
Albinismus	Phenol-Oxydase (Tyrosinase)	FITZPATRICK et al. 1950[3]
Hepato-lentikuläre Degeneration.	Polyphenol-Oxydase (Coeruloplasmin)	SCHEINBERG u. GITLIN 1952[4]
Glykogenspeicherkrankheit	Glucose-6-Phosphatase	CORI u. CORI 1952[5]
Oligophrenia phenylpyruvica	L-Phenylalanin → DPN-Transhydrogenase	JERVIS 1953[6]
Galaktose-Krankheit . . .	Uridin-diphosphat-glucose → Galactose-1-phosphat-Transuridylase	ISSELBACHER et al. 1956[7]

Außer den erwähnten Beispielen liegen aber auch eine Reihe von Hinweisen darauf vor, daß die Enzymaktivität im Überschuß vorliegen kann und andere Faktoren limitierend sind. Bei diesen biokatalytischen Systemen besteht in bezug auf die Enzymkonzentration eine beachtliche Reservekapazität. Die folgenden Beispiele mögen dies illustrieren:

Beim Erwachsenen werden die Verdauungsenzyme stets im Überschuß sezerniert. Einzig bei bestimmten Krankheiten, wie etwa dem Magen-Carcinom

[1] GIBSON, Q. H.: Biochem. J. **42**, 13 (1948).
[2] RATHBUN, J. C.: Amer. J. Dis. Child. **75**, 822 (1948).
[3] FITZPATRICK, T. B., et al.: Science **112**, 223 (1950).
[4] SCHEINBERG, I. H., u. D. GITLIN: Science **116**, 484 (1952).
[5] CORI, G. T., u. C. F. CORI: J. biol. Chem. **199**, 661 (1952).
[6] JERVIS, G. A.: Proc. Soc. exp. Biol. (N. Y.) **82**, 514 (1953).
[7] ISSELBACHER, K. J., et al.: Science **123**, 635 (1956).

oder der atrophischen Gastritis, wird die Enzymmenge limitierend und dann evtl. auch Ursache von Ausfallserscheinungen. Der Cytochrom c-Gehalt der einzelnen Organe ist in großem Überschuß vorhanden. Wie aus Tab. 14 hervorgeht, besteht eine beträchtliche Diskrepanz zwischen dem möglichen Sauerstoffverbrauch (berechnet auf Grund des Cytochrom c-Gehaltes und unter der Annahme, daß die Cytochrom c-Konzentration der limitierende Faktor ist) und dem tatsächlichen Sauerstoffverbrauch. Diese Beobachtung ist ein wichtiges Argument für die Zwecklosigkeit einer Therapie mit Cytochrom c (vgl. S. 28). Der theoretisch mögliche und tatsächliche Substratumsatz einiger Muskelenzyme wurde auf Tab. 34 zusammengestellt. Wiederum besteht eine Diskrepanz zwischen der in vivo-Enzymaktivität und der in vitro-Kapazität.

Tabelle 34. *Mögliche (berechnete) und tatsächliche (beobachtete) Enzymaktivität einiger Enzyme der Skeletmuskulatur in vivo* (nach LANG[1])

Enzym	Substratumsatz	
	Möglich	Beobachtet
Glucose-1-phosphat → Amylose-Transglucosidase	1290	58
Glucose(1 → 6)-Phosphomutase.	2168	97
Phosphorylierende Phosphoglycerinaldehyd-DPN → Transhydrogenase		
(Triosephosphat-Dehydrase)	2688	120
DPN · H_2 → Pyruvat-Transhydrogenase (Milchsäure-Dehydrase) . .	4827	219

c) Cofaktoren

Da die Cofaktoren als aktive Zentren von Enzymen wirken, führt ihr Ausfall zu einem Ausfall des ganzen biokatalytischen Systems. Den Cofaktoren kommt daher wahrscheinlich eine große Bedeutung bei der Regulation der biokatalytischen Systeme zu.

Bei einer B_6-Hypovitaminose treten zentralnervöse Ausfallserscheinungen wie Paraesthesien, Sensibilitätsstörungen und Konvulsionen auf. Das Vitamin B_6 ist ein Cofaktor für zahlreiche Enzyme, darunter auch den Transaminasen und der Glutamin-Transaminase-Deamidase. Die Störung im Glutaminstoffwechsel mag in kausalem Zusammenhang mit den zentralnervösen Ausfällen stehen. Ähnliche Krankheitssymptome wie bei der B_6-Hypovitaminose werden bei der Behandlung mit Isoniacid beobachtet. Dies beruht vielleicht darauf, daß das Isoniacid mit dem Vitamin B_6 um dessen Cofaktorfunktion kompetitiert, sich also wie ein Antimetabolit verhält. Dieses Beispiel illustriert, wie der Ausfall des Cofaktors zu einem Ausfall des ganzen Systemes führen kann.

Auch die anorganischen Komplemente und die Spurenelemente werden in seltenen Fällen zu einer Einschränkung der Funktion eines biokatalytischen Systemes führen.

d) Aktivatoren und Inhibitoren

Es kann kein Zweifel bestehen, daß sowohl Aktivatoren wie auch Inhibitoren eine wichtige Rolle im Rahmen biokatalytischer Systeme spielen. Eine Aktivatorwirkung dürfte der sezernierten Galle zufallen, die zu einer Emulgierung der Fette im Darm führt. Der feinere Dispersionsgrad ermöglicht einen wirksameren Abbau durch die Lipase. Die SH-haltigen Gruppen des Glutathions und das Vitamin C-Redox-System mögen eine Protektorwirkung auf labile Enzyme ausüben. Die die

---

[1] LANG, K.: In „4. Mosbacher Colloquium der Gesellschaft für physiologische Chemie". S. 1. Berlin: Springer 1953.

proteolytischen Proenzyme (Pepsinogen, Trypsinogen) aktivierenden Enzyme (Fibrokinase, Enterokinase) sind keine echten Aktivatoren, sondern Kinasen. Unter den natürlichen Hemmkörpern sind an erster Stelle die Inhibitoren der Peptidasen zu erwähnen (Trypsin-Inhibitor, Fibrolysin [Plasmin]-Inhibitor), denen sicher eine wichtige Aufgabe bei der intravitalen Regulation der entsprechenden Enzymsysteme zufällt. Die Reaktionsprodukte dürften im Sinne der kompetitiven Inhibition bei der Selbstregulation der Aktivität biokatalytischer Systeme eine Rolle spielen. Die Großzahl der gut studierten Inhibitoren besteht jedoch aus unphysiologischen Substanzen und ist ohne Bedeutung für die intravitale Enzymaktivität.

e) Substrat

Das Substratangebot ist von großer Bedeutung für die intravitale Aktivität biokatalytischer Systeme. Aus exogenen Gründen, z. B. bei Hunger, mag es fehlen, oder infolge einer Störung der Permeabilität nicht an den Wirkort des Enzymes gelangen. Ein alternativer Abbauweg kann bevorzugt werden oder die Substrataktivierung kann ausfallen.

Durch Hungern wird die Ammoniakausscheidung im Urin auf ein Minimum beschränkt, obschon es zu einer Acidose, also zu einer Stimulation der Ammoniakbildung kommt. Diese bereits von EPPINGER gemachte Beobachtung findet ihre Deutung wohl darin, daß das Substrat für die Ammoniakbildung, Glutamin, ausfällt. Durch die Zufuhr bestimmter Aminosäuren kann trotz negativer Stickstoffbilanz die Ammoniakausscheidung aufrechterhalten werden. Zucker ist die unmittelbare Energiequelle für die Großzahl der Stoffwechselvorgänge in der Zelle. Eine Hypoglykämie jeglicher Ätiologie führt zu einem unmittelbaren Zusammenbruch aller cellulären Funktionen. Bei schwersten Leberschädigungen, besonders bei solchen mit einem porto-cavalen Shunt, kann es zu einem Anstieg des Blutammoniaks kommen. Dies wird durch die defekte Synthese von Harnstoff oder Glutamin gedeutet. Auf Grund der — falschen — Annahme, daß die Glutaminsynthese wegen Mangel an Glutaminsäure ausfalle, wurden therapeutische Versuche mit Glutaminsäure durchgeführt, die aber nicht sehr erfolgreich waren. Offenbar ist die Glutaminsäure unter den gegebenen Verhältnissen nicht der limitierende Faktor.

Die Diskussion der Bedeutung des Substrates für intravitale Enzymsysteme wird dadurch erschwert, daß in vielen Fällen noch nicht abgeklärt ist, welche Substanz als das natürliche Substrat bestimmter Enzyme angesehen werden muß. Dies gilt besonders für gewisse hydrolytische Enzyme wie die alkalische Phosphatase im Knochen, die saure Prostata-Phosphatase und die Cholinesterase in der Leber und im Plasma.

f) Milieueinflüsse

Unter den Umweltfaktoren ist an erster Stelle die *Temperatur*[1] zu erwähnen. Jeder biologische Vorgang folgt der Reaktionsgeschwindigkeit-Temperatur-Regel, d. h. eine Erhöhung der Temperatur um 10° C führt zu einer Verdoppelung der Reaktionsgeschwindigkeit. Es kann kein Zweifel bestehen, daß die verschiedenen biologischen Veränderungen bei Herabsetzung der Temperatur auf eine Reaktionshemmung der biokatalytischen Systeme zurückzuführen sind. Die Bedeutung der Körpertemperatur für enzymatische Vorgänge beim Menschen ist keinesfalls geklärt. Die induzierte Hypothermie mit ihren günstigen therapeutischen Wirkungen bei bestimmten Krankheitszuständen führt sicherlich zu einer

---

[1] PRECHT, H., J. CHRISTOPHERSEN u. H. HENSEL: Temperatur und Leben. Berlin-Göttingen-Heidelberg: Springer 1955 (*M.*).

starken Abbremsung der enzymatischen Reaktionen und damit des ganzen Stoffwechsels. Andererseits mag die plötzliche Aktivitätssteigerung aller Enzyme um
etwa 50%, wie sie beim künstlichen Fieber erzeugt wird, zu einer beträchtlichen
Umstellung des Stoffwechsels führen. Sollte der therapeutische Effekt des
,,Heilfiebers" und der Behandlung mit körperfremden Proteinen darauf beruhen?

Auch Veränderungen im *intracellulären* p_H müssen zu ansehnlichen Veränderungen der Enzymaktivität führen. Leider liegen gegenwärtig noch immer
nur indirekte Hinweise über das ,,natürliche" intracelluläre p_H vor[1]. Auch ist
nicht bekannt, ob in den einzelnen Zellorganellen verschiedene p_H-Verhältnisse
vorliegen. Ebenso unklar ist, in welchem Rahmen das p_H variiert, wenn wir von
einer intracellulären Acidose oder Alkalose sprechen. Aus den wenigen indirekten
Angaben, wie sie etwa aus Versuchen mit Indicatorsubstanzen oder der Messung
des Gewebs-p_H (das aber ansehnlich vom intracellulären p_H abweichen mag) durch
feinste Elektroden bekannt sind, ist zu entnehmen, daß das p_H in der Zelle um
höchstens eine p_H-Einheit von der Norm (7,45) abweicht. Bei Tieren mit Hepatomen führt die intravenöse Gabe von Glucose zu einem starken Absinken des
Gewebs-p_H in der Leber. Dies ist auf das Überwiegen des Zuckerabbaues auf dem
Wege der Glykolyse zu erklären, der zu einer lokalen Anhäufung von Milchsäure
führt. Dabei muß es zu einer Beeinträchtigung der Funktion anderer multikatalytischer Systeme kommen.

Bisher noch nicht analysiert wurde der Einfluß des *Wassergehaltes* der Organe
und Zellen auf die Enzymaktivität. Da sich eine enzymatische Reaktion nur in
einer Lösung abspielen kann, ist aber ein tiefgreifender Einfluß zu erwarten. Dies

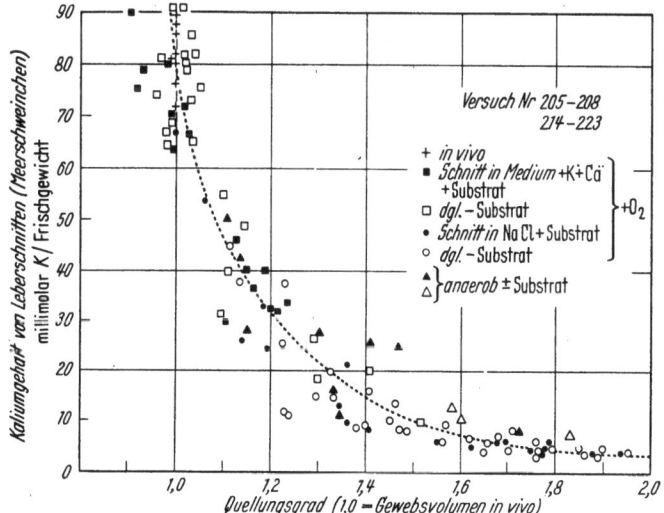

Abb. 29. Abhängigkeit des Quellungsgrades von Leberschnitten des Meerschweinchens vom Kaliumgehalt
(nach AEBI[2])

geht aus den schwersten Ausfallserscheinungen funktioneller und biochemischer
Art hervor, die beim klinischen Bild der Dehydratation einerseits, der Ödem-
krankheit andererseits beobachtet werden.

Die *osmotischen Verhältnisse* im extracellulären Raum und in der Zelle werden
vom lebenden Organismus aufs feinste reguliert. Dies geschieht vor allem durch

---

[1] WIERCINSKI, F. J.: The pH of Animal Cells. Wien: Springer 1955 *(M.)*.
[2] AEBI, H.: Experientia (Basel) **7**, 346 (1951).

den Austausch von Elektrolyten zwischen den einzelnen Körperräumen. Beim
Studium von isolierten und extrahierten Enzymen ist die Osmolarität der verwendeten Lösungen im allgemeinen nicht sehr bedeutungsvoll. Anders aber, wenn
Zellfraktionen oder Gewebsschnitte untersucht werden. Da bei Schnitten, wie
auch Organellen-Fraktionen, Membranen vorliegen, ist die Aufrechterhaltung
optimaler osmotischer Verhältnisse von größter Bedeutung. Beim Vorliegen von
Abweichungen von der Isosmie, sei es einer Hypertonie oder Hypotonie, kommt es
zu Störungen der Permeabilität mit Schwellung bzw. Schrumpfung der untersuchten Elemente.

Schließlich ist die *Elektrolytzusammensetzung* des Mediums von großer
Bedeutung. Am eingehendsten wurde in diesem Zusammenhang die Wirkung des
Kaliums untersucht. Der Kaliumgehalt der Zelle ist weitgehend für ihren
Quellungsgrad verantwortlich (Abb. 29). Dies ist eine interessante Bestätigung
der früher schon von EPPINGER[1] geäußerten Vermutung, wonach der Wasser-
reichtum der kranken Zellen mit dem Ersatz des intracellulären Kaliums durch
eingewandertes Natrium in Beziehung stehen soll.

g) Systemfaktoren

Die einzelnen Enzymsysteme sind in der Zelle so lokalisiert, daß der Tätigkeit
der multikatalytischen Systeme keine Schranken gegenüberstehen. Diese *räumliche Anordnung* ist wichtig für das wohlorganisierte Funktionieren der großen
Zahl gleichzeitig in einer Zelle ablaufenden Stoffwechselreaktionen. Der Großteil
der Glykolyse erfolgt im Zellsaft, doch werden die Abbauprodukte zur Endoxydation an die räumlich isolierten Mitochondrien weitergegeben. WARBURG sieht
eine der Ursachen des gestörten Energiestoffwechsels der Krebszellen in der
abnormen Struktur der Mitochondrien dieser Zellen. Ob allerdings die Stoffwechselstörung oder die Strukturalteration primär ist, kann nicht entschieden
werden (vgl. S. 230).

Die einzelnen Lokale der enzymatischen Tätigkeit sind durch *Membranen*
voneinander getrennt. Mindestens drei solcher Barrieren unterbrechen die
Kontinuität der Zelle: Zellmembran, Kernmembran und Mitochondrienmembran.
Die Intaktheit dieser Membranen, die in erster Linie von den Elektrolytverhält-
nissen abhängt, ist für den geregelten Ablauf enzymatischer Vorgänge Voraussetzung. Eine Hemmung der Penetration mag das Durchdringen des Substrates
verhindern oder zu einer lokalen Anhäufung von Reaktionsprodukten mit enzym-
lähmender Wirkung führen. Eine abnorm gesteigerte Permeabilität ermöglicht
das Wegdiffundieren von Cofaktoren, Substraten, Aktivatoren und limitiert die
Aktivität des biokatalytischen Systemes auf diese Weise.

D. Das Problem der Steuerung biokatalytischer Systeme

a) Mögliche Regulationsmechanismen

Die biokatalytischen Systeme sind biologische Einheiten, die der Regulation
durch übergeordnete Zentren unterstellt sind. Das großartige Zusammenwirken
der verschiedensten Stoffwechselreaktionen auf cellulärer und Organstufe kann
nur durch die Annahme eines raffinierten und wohldifferenzierten Steuerungs-
mechanismus erklärt werden. Diese Steuerung erfolgt wohl z. T. indirekt über
hormonale und nervöse Faktoren, z. T. aber auch direkt durch das biokatalytische
System im Sinne einer Eigenregulation.

---

[1] EPPINGER, H.: Die Permeabilitätspathologie. Wien: Springer 1949.

Für kein einziges Enzymsystem ist die Frage der Regulation bis heute abgeklärt, so daß alle Ausführungen über die verschiedenen Möglichkeiten spekulativer Natur sind. Voraussetzung zum Studium der regulativen Faktoren ist eine genaue Kenntnis der limitierenden Bedingungen für jedes Enzymsystem. Erst dann kann experimentell das Problem der Regulation angegangen werden.

b) Hormonale Regulation

Die Wirkung der Hormone auf die biokatalytischen Systeme ist mannigfacher Art und kann keinesfalls durch einen einzigen Mechanismus erklärt werden. Prinzipiell möchten wir zwischen einer Sofort-Reaktion und einer verzögerten Reaktion unterscheiden.

Die *Sofort-Reaktion* beruht wahrscheinlich auf einer Änderung der Permeabilitätsverhältnisse und beeinflußt die Aktivität der Enzyme über die Milieu- und System-Faktoren. Die kurzfristig eintretende Reaktion wurde besonders eingehend beim Insulin analysiert. Trotz zahlreicher Untersuchungen ist aber bis heute nicht ganz klar, ob dieses Hormon direkt die Permeabilität der Zellmembran oder aber bestimmte Enzyme beeinflußt. Beim Thyroxin besteht die Sofort-Wirkung in einer Entkopplung der oxydativen Phosphorylierung, wodurch trotz gesteigerter Zellatmung ein Energiegewinn verhindert wird. Bei den Steroidhormonen wird eine Sofort-Reaktion nur in seltenen Fällen beobachtet. Die Permeabilitätsstörungen stehen hier im Vordergrund.

Die verzögerte oder *Spät-Wirkung* der Hormone ist viel weniger spezifisch. Meist handelt es sich um eine indirekte Beeinflussung der Enzymkonzentration durch eine Alteration der cellulären Eiweißsynthese, d. h. um einen gesteigerten Anabolismus oder Katabolismus. Besonders eingehend wurde der Späteffekt bei den Steroidhormonen untersucht. Da diese grob in anabolische (Androgene Oestrogene) und katabolische (Corticoide) eingeteilt werden können, sind der größte Teil der im Experiment beobachteten Änderungen in der Enzymkonzentration von Organen unspezifische Manifestationen des abnormen Eiweißstoffwechsels. Nur in den wenigen Fällen, bei denen es zu einer Divergenz zwischen Eiweißstoffwechsel und Enzymsynthese kommt, ist eine spezifische hormonale Wirkung anzunehmen. Wahrscheinlich sind auch die Spätfolgen nach Thyroxinverabreichung unspezifischer Natur. Die Entkopplung der oxydativen Phosphorylierung dürfte zu schweren Störungen in allen jenen Enzymsystemen führen, die ihre Energie aus der oxydativen Phosphorylierung beziehen.

c) Nervöse Regulation

Zahlreiche Stoffwechselreaktionen sind von einer intakten Innervation abhängig. Ausfall des vegetativen Systems führt zu Zuständen, die klinisch als trophische Störungen bezeichnet werden und bei denen es sich um hochgradige Ausfälle im Organ- und Gewebsstoffwechsel handelt. Es ist aber nicht klar, ob diese Störungen auf vasculärem Wege zustande kommen und einfach Manifestationen einer Anoxie sind, oder ob eine direkte Wirkung auf die einzelnen Zellen anzunehmen ist.

Die Denervierung der Nickhaut der Katze führt zu einer Abnahme der Monoamin → O_2-Transhydrogenase[1]. Eingehende Untersuchungen über die Wirkung einer Nervendurchtrennung auf das Enzymprofil der Skeletmuskulatur ergaben, daß es zu einem progressiven Enzymschwund in den gelähmten Muskeln kommt (vgl. S. 401). In beiden Fällen kann aber nicht entschieden werden, ob die

[1] BURN, J. H., u. J. ROBINSON: Brit. J. Pharmacol. 7, 304 (1952).

Änderung des Enzymmusters direkt auf die Denervation oder aber auf die
Inaktivität zurückzuführen ist, sozusagen als biochemisches Korrelat zur Inaktivi-
tätsatrophie.

d) Steuerung durch Rückkopplung

Aus der Elektronenröhrentechnik entwickelte sich der Ausdruck der Rückkopplung oder des "feedback". Man versteht darunter einen Mechanismus, der
seine eigene Aktivität zu steuern vermag. Der Vergleich mit einem Thermo-
regulator ist vielleicht am einfachsten. Sobald die Temperatur absinkt, wird
Wärme produziert, die ihrerseits die Tätigkeit des Regulators unterbricht. Bei
Enzymsystemen denkt man sich den Vorgang so, daß durch die Aktivität des
Systemes zunächst Reaktionsprodukte erzeugt werden. Diffundieren diese weg,
so bleibt die Aktivität, falls genügend Substratangebot vorliegt, erhalten. Bleiben
diese jedoch in situ liegen, so bremst das Reaktionsprodukt die enzymatische
Tätigkeit durch kompetitive Hemmung, bis der Ausgangszustand wieder erreicht
ist. Es geht daraus deutlich hervor, daß die biokatalytischen Systeme im Prinzip
offenen dynamischen Systemen gleichzusetzen sind, in denen stets ein gewisser
Gleichgewichtszustand zwischen Hemmung und Förderung vorliegt. Schon
geringe Verschiebungen beeinträchtigen die Aktivität und ein neues Ungleichgewicht wird erreicht. Die Tätigkeit der Enzyme führt diese Abweichung
rasch wiederum in einen Gleichgewichtszustand zurück. Es ist wahrscheinlich,
daß die Großzahl der biokatalytischen Systeme auf diese Weise durch Rückkopplung gesteuert wird.

Zweiter Teil

Allgemeine Enzymo-Pathologie

"One way of defining life is as an orderly func-
tioning of enzymes. Diseases manifest itself as a
disorder, inhibition or hyperfunction of enzymes."

J. B. Sumner und K. Myrbäck, 1950

Erstes Kapitel

Enzymo-Pathologie

A. Bedeutung der biokatalytischen Systeme für die Pathogenese

a) Aufgabe der Pathophysiologie

Die ungeheure Vielfalt von Symptomen bei einem einzigen Krankheitsbild
ist einer der verwirrendsten Aspekte der klinischen Medizin. Ohne zunächst
offensichtlichen Zusammenhang liegen beim Morbus Addison Zeichen einer
Dysfunktion des Magen-Darm-Kanales, eine merkwürdige Pigmentation, unklare
Allgemeinbeschwerden und eine Reihe von Elektrolytanomalien nebeneinander
vor. Diese Vielfalt ohne Einheit ist der Grund dafür, weshalb auch heute noch die
Kunst der klinischen Diagnosestellung sowohl ein umfassendes Wissen, als auch
die Fähigkeit, geschickt zu assoziieren, voraussetzt. Falls diese beiden versagen,
bleibt nur noch die Methode der systematischen Eliminierung eigentlich der
einzigen wissenschaftlichen Methode der Diagnosestellung.

Die verschiedenen der Diagnostik zur Verfügung stehenden Symptome haben
nicht bloß einen qualitativen, sondern auch einen quantitativen Wert. Einzelne
sind bei einem bestimmten Krankheitsbild regelmäßig vorhanden (Leitsymptome),
andere sind unspezifisch und genügen allein nicht zur Diagnosestellung. Es ist
a priori anzunehmen, daß ein Symptom um so größere diagnostische Bedeutung
hat, je näher seine unmittelbare Ursache dem eigentlichen Sitz der Krankheit
steht. Man kann demnach von Symptomen erster, zweiter und dritter Ordnung
sprechen.

In der Hoffnung, diese Vielfalt von Symptomen rational deuten zu können,
suchte man schon früh nach einem gemeinsamen Nenner, der eine logische
Deutung aller Manifestationen erlauben sollte. Die Medizingeschichte gibt zahlreiche Beispiele einer solchen Deutungsweise, die aber beim Fehlen einer wissenschaftlichen Physiologie, Pathologie und Biochemie fehlschlagen mußten und
daher bis in die neuste Zeit hinein zu manchen Irrtümern Anlaß gaben.

Zwischen Krankheitsursache und Symptom schiebt sich das ein, was als
Pathogenese oder *Patho-Mechanismus* bezeichnet wird. Bei einzelnen Krank-
heiten, etwa Infektionen, ist die Ursache bekannt, der Pathomechanismus der
Entstehung von Symptomen jedoch in manchen Fällen noch ungelöst. Beim
Diabetes anderseits können die meisten klinischen Manifestationen erklärt werden,

die Ursache jedoch ist noch immer rätselhaft. Die Erforschung der Pathogenese bedient sich der Methoden der Biochemie, der Physik, der Physiologie und der Pharmakologie, je nachdem, welcher Art das zu deutende Symptom ist. Es ist klar, daß an der Pathogenese aller Symptome alle hierarchischen Einheiten des Organismus beteiligt sind, von der Psyche über die zentralnervöse und humorale Regulation, über kreislaufdynamische Faktoren bis hinunter zum Stoffwechsel der einzelnen Zellen. Jeder Versuch, ein Symptom nur auf einer einzigen Ebene zu deuten, ist falsch und muß früher oder später zu einer Widerlegung der darauf aufgebauten Hypothese führen. Alle in dieser Hinsicht unitaristischen Erklärungsversuche versagten in der Vergangenheit und müssen auch in der Zukunft versagen. Nur eine umfassende Theorie, die alle Faktoren, von der zentralen Regulation bis hinunter zu molekularen Einheiten in Betracht zieht, wird sich auf die Länge behaupten können. Wir setzen dies voraus, damit uns nicht der Vorwurf gemacht wird, einseitig und allzu materialistisch die Medizin auf Grund von enzymologischen Beobachtungen erklären zu wollen.

Die meisten Theorien der allgemeinen Pathogenese der letzten 100 Jahre waren entweder materialistisch orientiert und sahen in der ,,Krankheitsursache" eine pathologisch-anatomische oder biochemische Lokalläsion, oder aber spiritualistisch und versuchten jede Erkrankung auf eine Regulationsstörung zurückzuführen. Beide sind zweifellos richtig. Der praktizierende Arzt wird bald dieser, bald jener Methode folgen, je nach den Beschwerden des Patienten und der Natur seiner Symptome. In der vorliegenden Darstellung wird aus naheliegenden Gründen ausschließlich von biochemischen und physikalisch-chemischen Läsionen die Rede sein. Unter den verschiedenen materialistischen Hypothesen des Krankheitsgeschehens ist besonders die Lehre EPPINGERS hervorzuheben. Den Grund dafür, weshalb die von ihm entwickelte Lehre von der serösen Entzündung auch heute noch völlige Gültigkeit hat, sehen wir darin, daß er sie von vornherein als die ,,Lehre vom Krankheitsbeginn" bezeichnete und ihre Anwendbarkeit auf einige klar beschriebene Krankheiten beschränkte.

So wie es eine Anzahl von Krankheiten gibt, bei denen die Permeabilitätsstörung als wichtigster Pathomechanismus anzusehen ist, so gibt es eine große Zahl von Krankheiten, bei denen eine ,,biochemische Läsion" vorliegt. Um so erstaunlicher mutet es an, daß der Versuch einer allgemeinen Deutung der Pathogenese dieser Krankheiten auf einer biochemischen und enzymologischen Grundlage bis heute noch nie unternommen wurde. Ansätze dazu finden sich in den grundlegenden Arbeiten von SCHADE, doch fehlten zu seiner Zeit die notwendigen Kenntnisse des Intermediärstoffwechsels, um das Problem auf einer breiteren Basis angehen zu können. Es lockt uns daher der Versuch, eine Anzahl von Krankheiten als Symptome einer zugrunde liegenden Störung biokatalytischer Systeme zu deuten.

b) Enzymo-Pathologie

Wir sind der Auffassung, daß eine Reihe von Krankheitsursachen, seien sie exogener oder endogener Art, zu einem *Primärereignis* führen, das auf einer selektiven und spezifischen Störung einer oder mehrerer biokatalytischer Systeme beruht. Die Abklärung dieses Primärereignisses gelang bis heute nur in einigen wenigen Fällen. Sieht man die selektive Permeabilität einerseits, den Stoffwechsel anderseits als zentrale und typische Funktionen der lebenden Zelle an, so kann das Primärereignis als Permeabilitätsstörung oder als biochemische Läsion imponieren. Nun besteht aber kein Zweifel, daß die Aufrechterhaltung der selektiven Permeabilität, von BERNARD auf ein »arrangement vital« zurückgeführt, auf einen intakten Zellstoffwechsel angewiesen ist. Das zunächst als Permeabilitätsstörung anmutende Primärereignis muß daher in Realität auf eine vorgängige Störung des Zellstoffwechsels bezogen werden. Diese beiden Aspekte, Permeabilität einerseits, Zellstoffwechsel anderseits, sind so eng verknüpft, daß eine Differenzierung zur Zeit nur akademische Bedeutung besitzt. Für die vorliegende Darstellung betrachten wir die Permeabilität als einen Faktor im Rahmen der ganzen multikatalytischen Systeme, ohne jedoch damit die hervorragende Bedeutung der Permeabilitätsverhältnisse für die Pathogenese vieler Krankheiten schmälern zu wollen.

Die Krankheitsursache, bald exogener, bald endogener Art, führt zunächst zur Auslösung eines Primärereignisses. Das Primärereignis, die Störung in einem spezifischen biokatalytischen System, verursacht eine Reihe biochemischer Ausfälle und Permeabilitätsstörungen, beeinflußt hormonale und nervöse Regulationen und führt schließlich — und wohl zuletzt — auch zu morphologischen Auswirkungen mit allen ihren Folgeerscheinungen (Abb. 30). Eine solche Auffassung erlaubt eine Klassifikation der Symptome nach ihrem Wert für die klinische Diagnostik. Führt das Primärereignis selbst zu Manifestationen, so müssen diese als Leitsymptome angesehen werden. Führen erst Auswirkungen der durch das Primärereignis ausgelösten Kettenreaktionen zu klinisch erfaßbaren

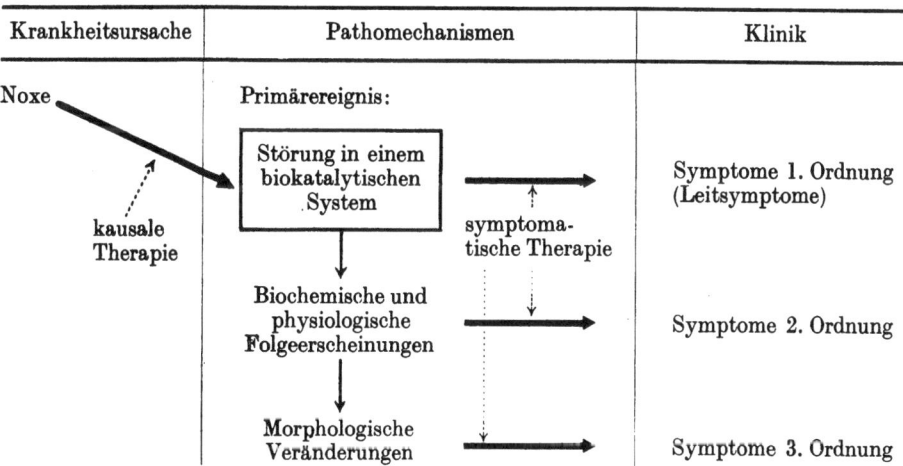

Krankheitsursache	Pathomechanismen	Klinik
Noxe	Primärereignis:	
kausale Therapie	Störung in einem biokatalytischen System	Symptome 1. Ordnung (Leitsymptome)
	symptomatische Therapie	
	Biochemische und physiologische Folgeerscheinungen	Symptome 2. Ordnung
	Morphologische Veränderungen	Symptome 3. Ordnung

Abb. 30. Stellung der biokatalytischen Systeme im Zentrum des Krankheitsgeschehens

Veränderungen, so werden diese zu Symptomen zweiter und dritter Klasse. Auch die verschiedenen Formen der Therapie können in dieses Schema eingeordnet werden. Unter einer spezifischen Therapie verstehen wir eine Behandlung, die die Auslösung des Primärereignisses verhütet, unter einer symptomatischen eine solche, die die Ausbildung der zu den einzelnen Symptomen führenden Mechanismen unterbricht.

Bei einer *lokalen Infektion* kommt es unter der Einwirkung von Mikroorganismen zu einer intra- und extracellulären Stoffwechselstörung. Das Primärereignis bei solchen exogenen Einwirkungen ist noch nicht abgeklärt. Die Infektionsanfälligkeit, Disposition, ist jedoch biochemisch bedingt. So liegen beim Diabetiker in der Haut Abbauprodukte des Glucose-Stoffwechsels vor, die auch in vitro die Bakterienvermehrung fördern. Das Primärereignis führt unter anderem zu einer Steigerung des Stoffwechsels. Ein Symptom des erhöhten Stoffumsatzes der entzündeten Region ist die Wärme. Die als Folge der defekten energieliefernden Vorgänge auftretende Permeabilitätsstörung führt zur Schwellung. Die lokale

Anhäufung des Kaliums, das Resultat des intracellulären Kaliumverlustes mag bei der Auslösung des Schmerzes eine Rolle spielen. Schließlich muß als letztes Glied der Kette auch die
functio laesa auftreten. Diese Kardinalsymptome, bereits von HIPPOKRATES klar erkannt und
von CELSUS ergänzt, sind daher so bedeutungsvoll, weil sie unmittelbare Folgen des Primärereignisses darstellen.

Ein komplexeres, aber noch eindrucksvolleres Beispiel liegt bei der *Oligophrenia phenylpyruvica* vor. Als Ursache für diese Erkrankung wird ein genetisch bedingter Enzymdefekt,
das Fehlen der L-Phenylalanin → DPN-Transhydrogenase (Phenylalaninase, L-Phenylalanin-
Dehydrase) in der Leber, angesehen. Dieser Enzymausfall führt zu einer Reihe von Symptomen: erhöhte Phenylalanin-Konzentration im Plasma, Intelligenzdefekt, vergrößerter
Kopfumfang und etwas dunklere Haut- und Haarfarbe. Auf Abb. 31 wurde die Variabilität
dieser Symptome dargestellt. Die klarste Abgrenzung gegenüber der Norm ergibt sich in bezug
auf die Plasma-Phenylalanin-Konzentration. Das in der Natur selten verwirklichte Phänomen
des Fehlens einer Überschneidung biologischer Werte wurde hier Realität, und diese Tatsache
allein weist darauf hin, daß eine fundamentale, dem „Alles oder Nichts"-Gesetz folgende

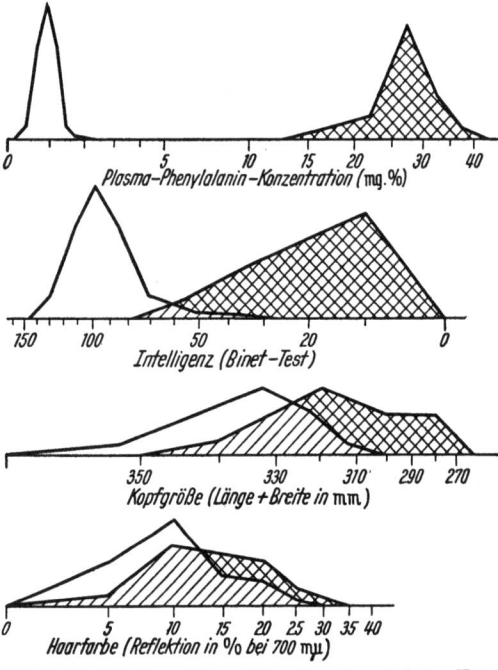

Abbweichung von der Norm vorliegen
muß. Es gibt keine Zwischenformen
zwischen der Oligophreniaphenylpyru-
vica und der Norm, wie das bei den
meisten Krankheiten der Fall ist. Vergleichen wir nun auf derselben Abbildung die Resultate des *Binet*-Testes,
der Kopfgröße und der Lichtreflektion
der Haut, so ergibt sich die übliche,
durch die biologische Variabilität
bedingte grobe Überschneidung der
Werte.

Der diagnostische Wert der
einzelnen Symptome geht aus
dieser Darstellungsweise deutlich
hervor, und wir müssen annehmen, daß eine Überschneidung der
einzelnen Krankheitsmerkmale
mit Normalwerten um so häufiger auftritt, je weiter die Sym-
ptomenursache vom primären
biochemischen Defekt entfernt
ist. Diese „*Symptomenhierarchie*"
oder *biologische und diagnostische
Wertigkeit der einzelnen Symptome*
wurde auf Abb. 32 dargestellt.
Die erhöhte Phenylalanin-Konzentration im Blut kann als pri-

Abb. 31. Häufigkeitsverteilung einiger Symptome bei einer Kontrollgruppe und Patienten mit Oligophrenia phenylpyruvica
(aus HARRIS[1])

märes oder Leitsymptom, die Oligophrenie als sekundäres und die übrigen klinischen Manifestationen als tertiäre Symptome aufgefaßt werden.

Zwischen diesen beiden extremen Krankheitsformen, der exogenen Lokalaffek-
tion und dem endogenen, vererbten Leiden, finden sich alle Übergänge. In den
meisten Fällen lassen sich die klinischen Erscheinungen nach der entwickelten
Art mit einem Primärereignis in Zusammenhang bringen. Ein solches Schema
soll aber nicht starr aufgefaßt werden, denn wie jedes Krankheitsbild dynamisch
sich verändert, so kommt es zu Verschiebungen und Veränderungen in den einzelnen Pathomechanismen. Die theoretischen und praktischen Vorteile einer solchen
Erklärung liegen auf der Hand. Für den Studenten und Kliniker ermöglicht sie
ein Ableiten der Krankheitsmanifestation aus der Pathogenese, für den Forscher
lenkt sie den Blick in die Nähe des „Primärereignisses".

---

[1] HARRIS, H.: An Introduction to Human Biochemical Genetics. Cambridge: Cambridge
University Press 1954, S. 79.

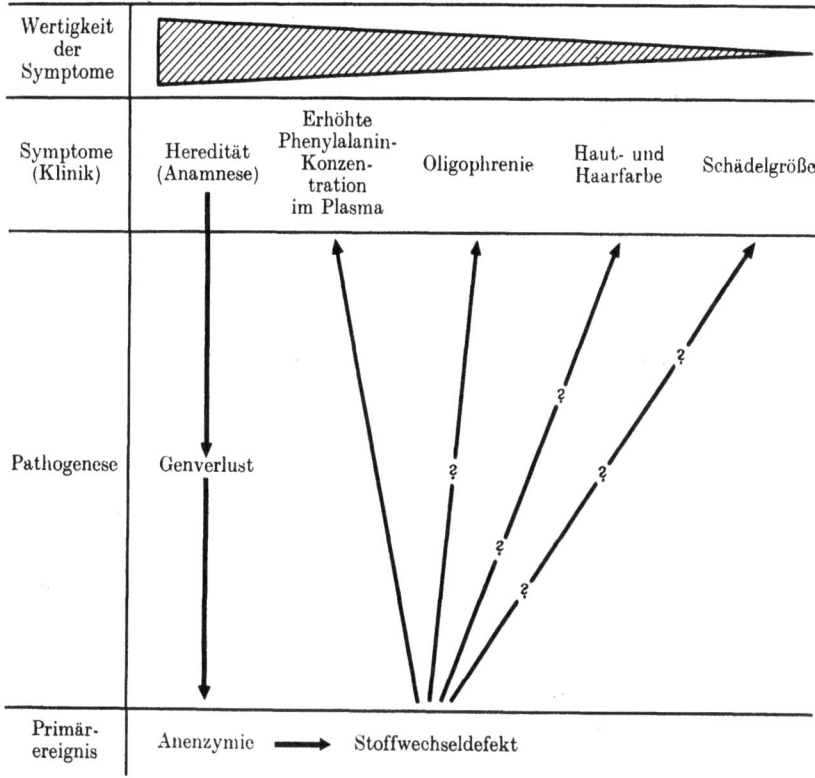

Wertigkeit der Symptome					
Symptome (Klinik)	Heredität (Anamnese)	Erhöhte Phenylalanin-Konzentration im Plasma	Oligophrenie	Haut- und Haarfarbe	Schädelgröße
Pathogenese	Genverlust				
Primär-ereignis	Anenzymie ⟶ Stoffwechseldefekt				

Abb. 32. „Symptomenhierarchie" (Biologische und diagnostische Wertigkeit der Symptome) bei der Oligophrenia phenylpyruvica

c) Enzymopathien

Auf Grund der auf S. 90 entwickelten Auffassung über die biokatalytischen Systeme können die Enzymopathien in die folgenden Gruppen eingeteilt werden: enzymatische Ausfälle, Milieueinwirkungen und System- und Regulationsstörungen (vgl. Abb. 28 und Tab. 35).

Unter den enzymatischen Faktoren ist an erster Stelle der Ausfall von Enzymen zu erwähnen, die *Hyp-* oder *Anenzymie*. Eine Reihe von Krankheiten sind bekannt (Tab. 33), deren Ursache auf einen genetisch bedingten Enzymausfall zurückzuführen ist. Der Enzymausfall ist nach den wenigen bisher vorliegenden Untersuchungen partiell und nicht vollständig. Unter den erworbenen Hyp- oder Anenzymien kann zwischen reversiblen und irreversiblen Ausfällen unterschieden werden. Ein irreversibler Enzymverlust wird nicht selten in krebsig entarteten Zellen beobachtet. Auf diesem Grundsatz beruht die Diagnose des Magen-Krebses durch Nachweis einer verminderten Pepsin-Sekretion im Magen oder Pepsinogen-Ausscheidung im Urin. Als Beispiel eines reversiblen Enzymverlustes sei die bei Parenchymschädigungen auftretende Unfähigkeit der Leber, Cholinesterase zu synthetisieren oder aus Benzoesäure und Glykokoll Hippursäure zu konjugieren, erwähnt. Diese beiden Formen der Hyp- oder Anenzymie müssen durch einen Ausfall der Proteinsynthese gedeutet werden. Ähnliches wird aber auch beobachtet, wenn die Bausteine der Enzyme, die Aminosäuren, fehlen. So führt eine

Tabelle 35. *Klassifikation der Enzymopathien*

A. *Hyp- und Anenzymien*

  1. *Hyp- und Anenzymie als Folge einer Synthesestörung*
     a) Genetisch bedingter Enzymdefekt (z. B. Glykogenspeicherkrankheit)
     b) Erworbene Störung der Enzymsynthese
        1) Eiweißmangel (z. B. Plasma-Cholinesterase bei Hungerzuständen)
        2) Fehlen essentieller Aminosäuren (Tierexperiment)
        3) Fehlen essentieller Fettsäuren (?)
        4) Störung im Energiestoffwechsel (z. B. Hyperthyreose)
        5) Fehlen eines Coenzymes (z. B. Avitaminose)
        6) Ausfall eines Spurenelementes (z. B. Kobaltmangel)

  2. *Hyp- und Anenzymie als Folge einer gesteigerten Enzymdegradierung*
     a) Negative Stickstoffbilanz (z. B. Addisonsche Krankheit)
     b) Fieber (z. B. thermale Inaktivierung der sauren Plasma-Phosphatase)
     c) Enzymverlust durch die Nieren (z. B. Nephrosen)

  3. *Hyp- und Anenzymie als Folge einer Effektorwirkung*
     a) Ungenügendes Substratangebot (z. B. Glucose bei Hypoglykämie)
     b) Wirkung von Inhibitoren (z. B. Cyanidvergiftung)
     c) Fehlen von Aktivatoren (z. B. Gallensäuren für Pankreas-Lipasen)

B. *Hyperenzymien*

  1. *Abnorm gesteigerte Enzymsynthese* (z. B. Fibrinolysine in Prostata-Carcinomzellen)
  2. *Gestörte Ausscheidung eines Enzymes* (z. B. alkalische Plasma-Phosphatase bei Leberkrankheiten)
  3. *Abnorme Permeabilität der Zellen* (z. B. Übertritt glykolytischer Enzyme aus den Leberzellen ins Blut bei Hepatitis epidemica)
  4. *Zelltrauma* (z. B. Transaminasen-Übertritt ins Blut beim Herzinfarkt)
  5. *Fehlen von Inhibitoren* (z. B. Ausfall des Trypsin-Inhibitors bei der akut hämorrhagischen Pankreatitis ?)
  6. *Gesteigerte Produktion von Aktivatoren* (z. B. Ausschüttung von Fibrinokinasen bei Lungentrauma)

C. *Komplexe Störungen*

  1. *Abnorme Milieuverhältnisse*
     a) Temperaturstörungen
        1) Kälte (z. B. reduzierte Enzymaktivität bei der Hypothermie)
        2) Wärme (z. B. gesteigerte Enzymdegradation im Fieber)
     b) Abnorme Wasserstoffionen-Konzentration (z. B. in Alkalose und Acidose)
     c) Störungen der Hydratation und des Elektrolytgleichgewichtes (z. B. Dehydratation, Salzmangel, Hypokaliämie)

  2. *Störungen der Systemfaktoren*
     a) Trauma (z. B. Freisetzung von Peptidasen)
     b) Permeabilitätsstörungen (z. B. Herzinsuffizienz)
     c) Regulationsstörungen (z. B. Akromegalie)

proteinarme Ernährung zu einer Enzymverarmung in den meisten Organen und damit zu mannigfachen biochemischen Ausfällen. Im Gegensatz zu dieser generellen Enzymopathie verursacht das Fehlen essentielle Aminosäuren den Ausfall von Enzymen, bei denen die entsprechende Aminosäure als Baustein benötigt wird. Eine weitere Form der Hypenzymie wird beim Fehlen von Cofaktoren beobachtet. So führt Vitaminmangel durch Ausfall von Coenzymen zu biochemischen Läsionen, die als „Primärereignis" für die mannigfachen klinischen Erscheinungen bei den Hypovitaminosen gelten müssen. Durch die Verabreichung „falscher" Cofaktoren, der sog. Anti-Metaboliten, kann das natürliche Coenzym aus seiner Position im Enzym verdrängt und auf diese Weise indirekt eine Avitaminose erzeugt werden. Schließlich müssen auch die Spurenelemente erwähnt werden, deren Ausfall ebenfalls eine Blockierung wichtiger biochemischer Reaktionen erzeugen kann.

Die aktuelle Enzymkonzentration eines Gewebes oder Organes wird nicht ausschließlich durch die Enzymsynthese, sondern auch durch das Maß der *Enzymdegradierung* bestimmt. Hypenzymie auf Grund eines gesteigerten Eiweißkatabolismus spielt bei Hungerzuständen eine Rolle. Beim Fieber kann die gesteigerte thermale Inaktivierung zu einer reversiblen Hypenzymie führen. Schließlich mag es bei Nephrosen als Folge der glomerulären und tubulären Insuffizienz zu einem abnormen Enzymverlust in den Urin kommen.

Ebenfalls unter den enzymatischen Faktoren sind die Aktivatoren und Inhibitoren einzuordnen. Während *Inhibitoren* für die natürliche Regulation der Aktivität biokatalytischer Systeme von beschränkter Bedeutung sind, so sind doch die meisten Ausfallserscheinungen bei Vergiftungen durch eine Enzymhemmung verursacht. Enzyminhibition ist das wichtigste Primärereignis in der Toxikologie und einer der fundamentalsten Wirkungsmechanismen in der Pharmakologie. Als Beispiele seien die Cyanidvergiftung der Zellatmung und die Hemmung der Carbonat-Anhydratase durch Diamox erwähnt. Auch das Fehlen eines natürlichen *Aktivators*, wie etwa der Gallensäuren für die Pankreas-Lipase, kann zu einer Hemmung der in vivo-Aktivität biokatalytischer Systeme führen. Schließlich verdient an dieser Stelle auch der *Substratausfall* einer Erwähnung. Dieser Faktor ist für den Zusammenbruch des Zellstoffwechsels bei der Hypoglykämie verantwortlich.

In seltenen Fällen mag auch eine *Hyperenzymie* als Primärereignis eine Rolle spielen. An erster Stelle ist die abnorm gesteigerte Enzymsynthese zu erwähnen. Beim Prostata-Carcinom kann es als Folge der durch die Krebszellen in großer Menge synthetisierten Fibrinolysine zu einer schweren hämorrhagischen Diathese mit intravitaler Fibrinolyse kommen. Hyperenzämien als Folge von Ausscheidungsstörungen werden bei der Amylase (Nierenkrankheiten) und der alkalischen Phosphatase (Leberkrankheiten) beobachtet. Eine Permeabilitätsstörung („seröse Hepatitis") dürfte für den Übertritt glykolytischer Enzyme und Transaminasen aus der Leber in den Kreislauf bei der epidemischen Hepatitis verantwortlich sein. Die Hyperenzymie des Plasmas (*Hyperenzämie*) beim Herzinfarkt ist direkt auf die Nekrose der Herzmuskelfasern zurückzuführen. Bei einigen Krankheiten ist die Abnahme der Produktion von natürlichen Inhibitoren von Bedeutung, so etwa bei der akuten Pankreasnekrose (Ausfall des Trypsin-Inhibitors) und bei der akuten Fibrinolyse (Ausfall des Plasmin-Inhibitors). Schließlich können auch Aktivatoren in abnormer Menge produziert oder ausgeschüttet werden. Ein solcher Mechanismus wird als Ursache der akuten Fibrinolyse beim Übertritt von Fibrinokinasen aus dem Lungengewebe und dem Amnion in den Blutstrom angeschuldigt.

Die Bedeutung abnormer *Milieufaktoren* für die Aktivität biokatalytischer Systeme ist noch wenig erforscht. Zahlreiche wenig spezifische Ausfallserscheinungen werden bei der Dehydratation beobachtet. Dies gilt sowohl für die eigentliche Dehydratation, als auch für die sekundäre Wasserverarmung als Folge eines Elektrolytverlustes. Störungen im cellulären p_H dürften für die Ausfälle bei der Acidose und Alkalose verantwortlich sein. Die große Bedeutung bestimmter Elektrolyten für die Aktivität von Enzymen macht es wahrscheinlich, daß auch Elektrolytanomalien ihre Krankheitsmanifestationen über eine Lähmung von katalytischen Systemen hervorrufen. Die elektrokardiographischen Anomalien bei der Hyper- und Hypokaliämie sind sicher Folgen eines gestörten Myokardstoffwechsels.

Störungen bei den *Systemfaktoren* sind schwierig zu interpretieren. Beim Trauma kommt es zu einem Zerreißen der physiologischen Enzymketten, wodurch eine schwere lokale biochemische Läsion gesetzt wird. Das Verhältnis zwischen Enzym und Substrat wird gestört, toxische Stoffwechselprodukte häufen sich an, der Energiestoffwechsel wird blockiert. Permeabilitätsstörungen führen indirekt zu einer Beeinflussung der Enzymaktivität, indem sie das Substratangebot beeinflussen oder die Konzentration von Aktivatoren und Inhibitoren (Elektrolyten) verändern. Schließlich seien noch die *Regulationsstörungen* erwähnt, die an jedem der besprochenen Faktoren angreifen können. Solange das biokatalytische Endorgan nervöser und humoraler Einflüsse nicht abgeklärt ist, kann nicht ausgesagt werden, auf welche Weise die übergeordneten Steuerungsvorrichtungen ihre Funktion ausüben.

B. Enzymuntersuchungen zu diagnostischen Zwecken[1]

a) Biochemische Diagnosemethoden

Während der letzten 50 Jahre nahm die Zahl der biochemischen Analysen von Körpersäften zu diagnostischen Zwecken beträchtlich zu. Obschon von manchen Klinikern bedauert, wird diese Entwicklung in den kommenden Jahren sicher weiter fortschreiten. Für die vermehrte Bedeutung der Labordiagnose lassen sich gute Gründe anführen. Bei der verfeinerten Diagnostik und Klassifikation der einzelnen Krankheiten wird es immer häufiger ungenügend, Diagnose, Prognose und Therapie rein klinisch beurteilen zu wollen. Zahlreiche biochemische Anomalien und Entgleisungen, man denke an die verschiedenen Syndrome bei Elektrolytstörungen, sind klinisch nicht erfaßbar und nur bei adäquater chemischer Abklärung kann eine sinnvolle Behandlung durchgeführt werden. Mit der zunehmenden Verschiebung der Medizin von der therapeutischen zur prophylaktischen Aufgabe stellt sich auch immer mehr die Frage nach einfachen und zuverlässigen Verfahren, die für Massenuntersuchungen in Frage kommen. Insbesondere im Zusammenhang mit dem Krebs wird es immer dringender, Methoden zur Früherfassung zu entwickeln.

Die vorzügliche Kenntnis und sichere Diagnostik der Infektionskrankheiten, aber auch deren Bedeutungsverlust von einem breiten hygienischen Standpunkt aus, beruht zum größten Teil auf der Entwicklung von Methoden, die eine Früherfassung und sichere Diagnose erlauben. Die serologischen Methoden trugen jedenfalls mehr zum Verschwinden der Syphilis bei, als die Entwicklung der Chemotherapeutica und Antibiotica. Dies muß auch für die große Zahl der Stoffwechselerkrankungen, besonders die Arteriosklerose und den Krebs gelten. Nur durch die Entwicklung geeigneter Verfahren zur Früherfassung kann eine weitere Zunahme dieser Krankheiten vermieden werden.

Wir entwickelten die Auffassung, daß das „Primärereignis" bei zahlreichen Krankheiten in einem Ausfall biokatalytischer Systeme lokalisiert ist. Es liegt daher nahe, nach diagnostischen Methoden zu suchen, deren Ausfall von der Intaktheit dieser Systeme abhängig ist. Für die Großzahl der Krankheiten stehen uns aber solche Methoden noch nicht zur Verfügung. Es mag wertvoll sein, den heutigen Stand der diagnostischen Methoden am Beispiel des Krebses kurz zu diskutieren.

Auf Abb. 33 wurde das Krankheitsgeschehen des Krebses vergleichsweise neben den Methoden der medizinischen Diagnostik zusammengestellt. Die Pathogenese der Neoplasmen

---

[1] *Uer.:* Courtois, J.: Expos. ann. Biochim. méd. **7**, 165 (1947). — Huggins, C., u. P. Talalay: Advanc. intern. Med. **3**, 275 (1949). — Tagnon, H. J.: Concours méd. **77**, 959 (1955).

ist in ihren Einzelheiten zwar noch wenig abgeklärt, doch kann wenig Zweifel bestehen, daß die sieben angeführten Stufen in der Naturgeschichte des Krebses, vom „Primärereignis" bis zum „klinischen Krebs" der Realität entsprechen. Zwischen jeder einzelnen dieser Schritte ist — je nach Tumor — ein Zeitraum von einem Monat bis zu einem Jahre eingeschoben. Klinisch wird eine Krebsdiagnose mit wenigen Ausnahmen zu spät gestellt. Dies überrascht keinesfalls, wenn wir die große Zahl von Veränderungen auf Abb. 33 überblicken, die sich vor der klinischen Manifestation des Malignomes abspielen. Auch das Röntgenbild kommt in den meisten Fällen zu spät, vermag es doch erst die zu groben anatomischen Veränderungen führenden und durch das Wachstum des Krebses ausgelösten Alterationen aufzudecken. Die Methoden der klinischen Pathologie, die exfoliative Cytologie, Biopsie und Laparotomie sind bereits bedeutend zuverlässiger, aber leider nur selten anwendbar.

Größenordnung	Organismus	Medizinische Diagnostik
atomar	„Spontan" Genetik Hormone → „Primärereignis" Strahlung Diät Chemikalien	
molekular	Proteindenaturierung (? Enzymverlust) (? Virus-Aktivierung)	? ? Immunologische Diagnose
	Enzymdefekt	Enzym-Diagnostik
makromolekular	Biochemische Läsion	Funktions-Diagnostik
mikroskopisch	„Krebszelle"	Biopsie, exfoliative Zytologie
makroskopisch	Wachstumsstörung	Röntgenbild
	KREBS	Klinische Diagnostik

Abb. 33. Pathogenese des Krebses

Unter Funktionsdiagnostik verstehen wir die quantitative Messung einer Organfunktion, etwa der Leber, der Niere oder des Magens. Diese Methoden sind zwar unspezifisch und geben keinen Aufschluß über die Ätiologie der funktionellen Insuffizienz, sind aber doch sehr wertvoll, weil sie eine quantitative Erfassung einer Schädigung ermöglichen und so eine objektive Beurteilung des Krankheitsverlaufes erlauben.

Zur *Enzym-Diagnostik* rechnen wir alle Abweichungen im Enzymprofil der Körpersäfte, die als Folge einer malignen Entartung von Körperzellen auftreten. Als typischer Enzymdefekt wurde beim Krebs die abnorme Glykolyse eingehend untersucht, doch ließen sich die dabei gemachten Beobachtungen nicht auf die Praxis übertragen. Von großer praktischer Bedeutung ist hingegen der Nachweis der sauren Plasma-Phosphatase beim Prostata-Carcinom. Dieses von den Krebszellen in abnormer Menge gebildete Enzym tritt in das Blut über und macht auf diese Weise eine Frühdiagnose möglich. Umgekehrt kommt es bei der malignen Entartung der Pepsinogen-bildenden Zellen im Magen zu einem Verlust der Fähigkeit, Pepsinogen zu synthetisieren, und diese biochemische Entdifferenzierung kann ebenfalls, sei es durch Bestimmung des Pepsins im Magensaft oder des Pepsinogens im Urin, zu diagnostischen Zwecken verwendet werden.

Dem Primärereignis beim Krebs noch näher als die Enzymdefekte sind die als Proteindenaturierung bezeichneten Veränderungen. Theoretisch ist zu erwarten, daß an dieser Stelle mit serologischen Methoden noch größere Zuverlässigkeit zu erreichen wäre, doch versagten bisher alle diesbezüglichen Versuche.

Solche Überlegungen machen es verständlich, weshalb in den letzten Jahren enzymologische Methoden immer mehr Eingang in die klinische Diagnostik fanden. Im allgemeinen steht das abnorme Verhalten von Enzymen dem Primär-ereignis näher als die zuletzt auftretenden physiologischen und morphologischen Veränderungen. Heute sind etwa 10 Methoden im Laboratorium gebräuchlich, während etwa die gleiche Zahl von Verfahren gelegentlich zu besonderen diagnostischen Aufgaben herangezogen wird (Tab. 36). Es sei erwähnt, daß neben diesen, direkt auf dem Enzymnachweis beruhenden Methoden auch die meisten der eingebürgerten biochemischen Analysenmethoden auf dem Nachweis einer Störung biokatalytischer Systeme beruhen. So ist der Nachweis der Plasma-Eiweiße ein Verfahren zur Erfassung von Störungen in der Eiweißsynthese. Die Bestimmung des Plasma-Harnstoffes gibt bei intakter Nierenfunktion Aufschluß über die Harnstoff-Synthese in der Leber. Die sog. Testacidprobe (vgl. S. 178) gibt in vivo ein Maß für die Aktivität des p-Oxyphenylpyruvat-Oxydase-Systemes.

Tabelle 36. *Methoden der Enzym-Diagnostik: Direkte Verfahren*

Enzym	Körperflüssigkeit	Ausfall (Beispiele)
Lipase	Plasma, Urin, Pankreassaft, Exsudat	erhöht bei Pankreaserkrankungen
Cholinesterase	Plasma	erniedrigt bei Leberkrankheiten
Alkalische Phosphatase	Plasma	erhöht bei Knochenumbau und Leberkrankheiten; erniedrigt bei der Hypophosphatasie
Saure Phosphatase	Plasma	erhöht beim Prostata-Carcinom
α-Amylase	Plasma, Urin, Pankreassaft, Exsudat	erhöht bei Pankreas- und Nieren-krankheiten; erniedrigt bei Leber-krankheiten
β-Glucuronidase	Urin	erhöht bei Nieren- und Blasen-Carcinomen
Pepsin (Pepsinogen)	Magensaft (Urin)	erhöht beim Ulcus duodeni; erniedrigt beim Magen-Carcinom
Fibrinolysine (Plasmin)	Plasma	erhöht bei der Fibrinolyse
L-Glutaminat → Pyruvat-Trans-aminase	Plasma	erhöht bei Leberkrankheiten und beim Herzinfarkt
L-Glutaminat → Oxalacetat-Trans-aminase	Plasma	erhöht beim Herzinfarkt und Leber-krankheiten
Pyruvat → O_2-Transhydrogenase (Milchsäure-Dehydrase)	Plasma	erhöht beim Herzinfarkt, Krebs und Leberkrankheiten
Diamin → O_2-Transhydrogenase (Histaminase)	Plasma	erhöht während der Gravidität und bei Thyreotoxikosen
Polyphenol-Oxydase (Coeruloplasmin)	Plasma	erniedrigt bei der Wilsonschen Krankheit
Katalase	Plasma	erniedrigt bei der Akatalasie
FDP-Triosephosphat-Lyase (Aldolase)	Plasma	erhöht bei Krebs, Leberkrankheiten und muskulärer Dystrophie
Carbonat-Anhydratase	Plasma, Urin	erhöht bei hämolytischen Anämien
Glucose-6-phosphat-Isomerase (Phosphohexose-Isomerase)	Plasma	erhöht bei muskulärer Dystrophie, Leberkrankheiten und Krebs

b) Übertritt von Enzymen in den extracellulären Raum

i. Der Zustand der Enzyme in der Zelle

Der Zustand der Enzyme in der lebenden Zelle kann von verschiedenen Gesichtspunkten aus betrachtet werden. Für die Frage der Enzymentweichung aus der Zelle sind besonders die Verankerung der Enzyme, ihre Lokalisation und

Eiweißnatur maßgebend. Über die Verankerung der Enzyme an der protoplasmatischen Struktur der Zelle ist wenig bekannt. Es ist jedoch anzunehmen, daß diese recht stabil ist, da ja die Apoenzyme selbst Bestandteile des reticulären Grundgerüstes der Zelle sind. WILLSTÄTTER und ROHDEWALD[1] schlugen seinerzeit vor, zwischen Lyo- und Desmoenzym zu unterscheiden. Auf Grund von Extraktionsversuchen glaubten sie die schwer löslichen Desmoenzyme von den locker gebundenen Lyoenzymen differenzieren zu können. Wenn sich eine solche Einteilung auch im Prinzip aufrechterhalten läßt, so finden sich doch alle fließenden Übergänge.

Als weitere Grundlage einer Klassifikation der intracellulären Enzyme mögen die Beobachtungen mit der Methode der fraktionierten Zentrifugierung dienen. Danach kann zwischen Enzymen des Zellkernes, der Mitochondrien, der Mikrosomen und des Zellsaftes unterschieden werden. Es ist anzunehmen, daß die an die Strukturintegrität gebundenen Enzyme, besonders diejenigen der Mitochondrien, stärker in der Zelle verankert sind als etwa die glykolytischen Enzyme, die gelöst im Zellsaft vorkommen.

ii. Enzymentweichung aus der Zelle

Normalerweise lassen sich im menschlichen Plasma um die 50 Enzyme in aktivem Zustande nachweisen. Es stellt sich daher die wichtige Frage, weshalb gewisse Enzyme aus den Zellen in den extracellulären Raum übertreten, während andere ausschließlich in der Zelle nachgewiesen werden können. Zwei Faktoren könnten a priori dafür verantwortlich sein: das Molekulargewicht und die intracelluläre Lokalisation der Enzyme.

Aus der Eiweißpathologie ist bekannt, daß die Permeabilität der einzelnen Körperschranken oder Barrieren die Durchlässigkeit hochmolekularer Körper vor allem auf Grund des *Molekulargewichtes* dieser Substanzen reguliert. Tatsächlich finden sich unter den Plasmaenzymen eine Reihe relativ niedrigmolekularer Enzyme, etwa das Pepsinogen, die α-Amylase und die Ribonuclease (Tab. 37). Weshalb sollte aber die ebenfalls niedrigmolekulare Carbonat-Anhydratase der Erythrocyten nur unter pathologischen (hämolytische Anämien) und nicht auch physiologischen Verhältnissen in den Kreislauf übertreten? Das Cytochrom c, eine weitere niedrigmolekulare Substanz, wurde unseres Wissens noch nie im Plasma nachgewiesen. Anderseits treffen wir im Plasma eine Reihe relativ hochmolekularer Enzyme, etwa die Phosphatasen, die FDP-Triosephosphat-Lyase (Aldolase) und die $DPN \cdot H_2 \rightarrow$ Pyruvat-Transhydrogenase (Milchsäure-Dehydrase) Das Molekulargewicht als einziger bestimmender Faktor für die physiologische Enzymentweichung kann somit nicht befriedigen.

Eine bedeutend bessere Korrelation kann zwischen der *intracellulären Lokalisation der Enzyme* und deren Vorkommen im Plasma nachgewiesen werden. Im Plasma finden sich ausschließlich Enzyme, die in den Mikrosomen oder im Zellsaft lokalisiert sind. Dies stimmt zunächst für alle Enzyme, die sezerniert werden. Diese ununterbrochen in großen Mengen im Magen-Darm-Kanal synthetisierten Enzyme treten teils in das Lumen, teils in den Blutstrom über. Man kann von einer „*exogen-endogenen Divergenz der Sekretion*" sprechen. Die Entweichung in den Kreislauf ist konstant und beträgt einen bestimmten Prozentsatz der gesamten Produktion. Eine Reihe von enzymatischen Funktionsprüfungen (Pepsinogen, Amylase, Lipase) beruhen auf dem Prinzip der Enzymdivergenz. Die alkalische Phosphatase liegt beim wachsenden Knochen nicht bloß in den Osteoblasten, sondern auch extracellulär vor, so daß ihr Erscheinen im Plasma leicht erklärbar ist. Die saure Phosphatase wiederum ist ein Enzym, das normalerweise von der

---

[1] Vgl. E. BAMANN u. W. SALZER: Ergebn. Enzymforsch. **7**, 28 (1938) (*Uer.*).

Tabelle 37. *Penetrationsfähigkeit von Enzymen*

Enzym	Organ	Molekular-gewicht	Lokalisation	Plasma		Urin		$p \cdot {}^{(2)}$
				n. [1]	p. [2]	n. [1]	p. [2]	
Carbonat-Anhydratase	Erythro-cyten	30 000	Membran	0	+	0	+	Hämolyti-sche Anämien
Cholinesterase	Leber	? (>60 000)	Zellsaft, Mikrosomen	+++	+	0	0	Leber-krankheiten
L-Glutaminat- → Pyruvat-Transaminase	Leber	?	Zellsaft, Mikrosomen	+	+++	0	0(+ ?)	Leber-krankheiten
FDP-Triose-phosphat-Lya-se (Aldolase)	Leber	150 000	Zellsaft	+	+++	0	0	Leber-krankheiten
α-Amylase	Pankreas	45 000	Zellsaft, Mikrosomen	+	+++	+	+++	Pankreas-krankheiten
Lipase	Pankreas	? (<60 000)	Zellsaft, Mikrosomen	+	+++	+	+++	Pankreas-krankheiten
Pepsinogen	Magen	35 000	Zellsaft	+	+++	+	+++	Ulcus duodeni
Ribonuclease	?	15 000	Zellsaft, Mikrosomen	+	++	+	++	Krebs
Cytochrom c		13 000	Mitochondrien	0	0	0	0	

n. = normalerweise
p. = unter bestimmten pathologischen Verhältnissen.

Prostata sezerniert wird. Ihr Auftreten im Blutstrom kann daher ebenfalls als Divergenz betrachtet werden. Da die Glykolyse vorwiegend im Zellsaft stattfindet, steht der Nachweis von drei Enzymen dieses multikatalytischen Systemes (FDP-Triosephosphat-Lyase, DPN · H_2 → Pyruvat-Transhydrogenase, Glucose-6-phosphat-Isomerase) im Plasma ebenfalls in Übereinstimmung mit unserer „Lokalisationsregel". Auch die Transaminasen sind nach Untersuchungen mit der Methode der fraktionierten Zentrifugation im Zellsaft und in den Mikrosomen lokalisiert.

Die Deutung der Enzymentweichung als Funktion der intracellulären Lokalisation mag unter pathologischen Verhältnissen nicht die einzige Ursache einer Hyperenzämie sein. In diesen Fällen kann auch eine abnorme Enzymproduktion eine Störung der Zellpermeabilität oder eine mechanische, traumatische Schädigung der Zellen von Bedeutung sein.

iii. Enzyme im Blutplasma

Eine Zusammenstellung der bisher im Plasma nachgewiesenen Enzyme folgt auf Tab. 38. Prinzipiell kann zwischen Enzymen, die im Plasma eine spezifische Funktion ausüben und solchen, deren Aufgabe nicht bekannt ist oder die einzig auf Grund einer Enzymentweichung im Plasma erscheinen, unterschieden werden. Unter den Enzymen mit funktioneller Bedeutung im extracellulären Raum sind vor allem die Bestandteile des multikatalytischen Systemes der Blutgerinnung zu erwähnen. Für die übrigen Enzyme ist die physiologische Bedeutung nicht abgeklärt.

Die Pionierarbeiten von Cohn[1] und seinen Mitarbeitern erlauben eine Lokalisation der Enzyme in den einzelnen Eiweißfraktionen des Plasmas. Wie die Antikörper sind auch die Fermente vor allem in den Fraktionen III und IV nachweisbar. Die Proenzyme und Enzyme der Blutgerinnung liegen in der Fraktion III.

---

[1] Cohn, E. J.: Blood **3**, 471 (1948).

Tabelle 38. *Vorkommen von Enzymen in Körperflüssigkeiten (Mensch)*

Enzym	Vorkommen			Bemerkungen
	Plasma	Urin	Liquor cerebro-spinalis	
I. Hydrolasen				
I. Esterasen				
Lipase	+	+	+(?)	vgl. S. 504 ff.
Cholinesterase	+	—	+[1]	vgl. S. 560 ff.
Procainesterase	+[2]			Erhöht bei Thyreotoxicose, erniedrigt in Gravidität[2]
Cholesterinesterase	+			
Phospholipasen	+[3]		+[4]	
Alkalische Phosphatase	+	—	+	vgl. S. 368 ff.
Saure Phosphatase	+	—		vgl. S. 618 ff.
Ribonuclease	+[5]	+[5]	+[6]	Zunahme nach bilateraler Nephrektomie[20]
Desoxyribonuclease	+[7]	+[8]	+[9]	
II. Glykosidasen				
β-Glucuronidase	+	—	+	vgl. S. 212 ff.
α-Amylase	+	+	—	vgl. S. 488 ff.
Hyaluronidase	+			vgl. S. 326 ff.
Lysozym	+			vgl. S. 307
II. Amidasen				
,,Aminasen''	+[10]			
Asparaginase	+[11]			
Glutaminase	+[12]			
Arginin-Amidinase (Arginase)	+[17]			
IV. Peptidasen				
Glycyl-L-leucin-Dipeptidase	+[18]			
Leucyl-glycyl-glycin-Tripeptidase	+[19]			Zunahme bei Frakturen
Pepsinogen	+	+		vgl. S. 455 ff.
Trypsinogen	+(?)			vgl. S. 255
Chymotrypsinogen	+(?)			vgl. S. 255
Plasminogen	+			vgl. S. 265 ff.
Renin	+			vgl. S. 420 ff.
Hypertensinase	+			vgl. S. 420 ff.
Thrombokinase	+(?)			vgl. S. 296 ff.
Prothrombin	+			vgl. S. 295 ff.
Thrombin	+			vgl. S. 295 ff.
Insulinase	+			vgl. S. 203 ff.
V. Polyphosphatasen				
Pyrophosphatase I	+[13]	—[13]		
II. Transferasen				
I. Transaminasen				
L-Glutaminat → Pyruvat-Trans-aminase	+	+		vgl. S. 555
L-Glutaminat → Oxalacetat-Trans-aminase	+	+		vgl. S. 413
Glutaminat-α-Ketosäure-Trans-aminase-Deamidase	+[14]			
III. Oxydoreductasen				
I. Anaerobe Transhydrogenasen				
DPN $\cdot$ H$_2$ → Pyruvat-Transhydro-genase	+			vgl. S. 417

Fußnoten 1—20 s. S. 116

Tabelle 38 (Fortsetzung)

Enzym	Vorkommen			Bemerkungen
	Plasma	Urin	Liquor cerebro-spinalis	
Testosteron → DPN-Transhydro-genase	$+^{15, 16}$			
II. Aerobe Transhydrogenasen Diamin → O_2-Transhydrogenase .	$+$			vgl. S. 250
III. Oxydasen Polyphenol-Oxydase	$+$			vgl. S. 189
IV. Peroxydasen und Katalasen, Katalase	$+$			vgl. S. 165
IV. Lyasen und Syntheasen				
FDP-Triosephosphat-Lyase . . .	$+$			vgl. S. 402
V. Isomerasen und Racemasen				
Glucose-6-phosphat-Isomerase . .	$+$			vgl. S. 402

Die Fraktion IV enthält eine Reihe hydrolytischer Fermente sowie die noch wenig untersuchten Metallenzyme. Ob die Enzyme frei oder gebunden im Plasma vorkommen, kann nicht entschieden werden. Auch ist es schwierig, den Aktivitätsgrad der Plasmaenzyme in vivo zu beurteilen. Bei den proteolytischen Enzymen müssen die in allen Systemen vorkommenden, natürlichen Inhibitoren in Betracht gezogen werden. Die elektrophoretische Lokalisation der Plasmaenzyme wurde bisher noch nicht sehr eingehend analysiert. Nach den Untersuchungen von BAKER und PELLEGRINO[1] wandert die α-Amylase als langsamstes γ-Globulin, die Cholinesterase zwischen den $α_2$- und β-Globulinen und die alkalische Phosphatase mit den α-Globulinen.

---

[1] BAKER, R. W. R., u. C. PELLEGRINO: Scand. J. clin. Lab. Invest. **6**, 94 (1954).

Fußnoten zur Tab. 38.

[1] REISS, M., u. R. E. HEMPHILL: Nature (Lond.) **161**, 18 (1948).

[2] KISCH, B., H. KOSTER u. E. STRAUSS: Exp. Med. Surg. 1, 51 (1943) — KISCH, B., u. E. STRAUSS: Exp. Med. Surg. **1**, 66 (1943). — KOSTER, H., u. B. KISCH: Exp. Med. Surg. **1**, 71 (1943). — STRAUSS, E., u. B. KISCH: Exp. Med. Surg. **1**, 371 (1943). — HAZARD, R., u. J. RAVASSE: C. R. Soc. Biol. (Paris) **139**, 13 (1945).

[3] BÖKAY, A.: Z. physiol. Chem. **1**, 157 (1877/78).

[4] KOVACS, E.: Canad. J. Biochem. Physiol. **33**, 99 (1955).

[5] ALEKSANDROWICZ, J., u. L. SPIRER: Sang **26**, 212 (1955).

[6] KOVACS, E.: Canad. J. Med. Sci. **31**, 437 (1953).

[7] SCHREIER, K., A. RASPE u. V. HEINKE: Klin. Wschr. **1956**, 1096.

[8] KOSZALKA, T., K. SCHREIER u. K. I. ALTMAN: Biochim. biophys. Acta **15**, 194 (1954).

[9] KOVACS, E.: J. Pediat. **45**, 569 (1954).

[10] Eigene unveröffentlichte Beobachtung.

[11] Eigene unveröffentlichte Beobachtung.

[12] Eigene unveröffentlichte Beobachtung.

[13] ROCHE, J., u. J. COURTOIS: Expos. ann. Biochim. méd. **4**, 219 (1944).

[14] Eigene unveröffentlichte Beobachtung .

[15] RICHTERICH, R., H. H. WOTIZ u. H. M. LEMON: Experientia (Basel) **10**, 208 (1954).

[16] WOTIZ, H. H., R. RICHTERICH u. H. M. LEMON: J. biol. Chem. **213**, 969 (1955).

[17] FRIEDMAN, M. M., u. E. BECKER: Clin. Chem. **1**, 110 (1955).

[18] FLEISHER, G. A.: Arch. Biochem. **61**, 119 (1956).

[19] STERN, K., A. M. CULLEN u. V. T. BARBER: J. clin. Invest. **28**, 419 (1949).

[20] RABINOVITCH, M., u. S. R. DOHI: Amer. J. Physiol. **187**, 525 (1956).

iV. Übertritt von Enzymen in den extravasculären Raum

Enzyme sind Eiweiße und verhalten sich in bezug auf den Übertritt in den extravasculären Raum wie die übrigen Bluteiweißkörper, d. h. ihre Penetrationsfähigkeit hängt vor allem vom Molekulargewicht ab. Niedrigmolekulare Proteine wie etwa die α-Amylase können in allen Körperflüssigkeiten nachgewiesen werden. Die α-Amylase wird im Speichel[1], Blutplasma[2], Urin[3], in der Lymphe[4], Perikardflüssigkeit[5], Lebergalle[6], und in der menschlichen Milch[7] beobachtet. Einzig im Liquor cerebrospinalis soll das Enzym fehlen[8].

Systematische Untersuchungen über das Vorkommen anderer Enzyme stehen noch aus. Einzelbeobachtungen ergaben, daß die alkalische Phosphatase in die Pleura- und Ascitesflüssigkeit übertritt und die Fibrinolysine (Plasmin) in den gesamten extracellulären Raum, einschließlich nekrotische Gewebe und Wunden. Einzelne Enzyme diffundieren in Gelenkexsudate und mischen sich mit den von der Synovia sezernierten Enzymen. Über die Enzyme des Liquor cerebrospinalis liegen nicht genügend Unterlagen vor, um Schlüsse auf die Enzymsynthese im Plexus chorioideus und die Permeabilität der Blut-Liquor-Schranke zu erlauben.

V. Übertritt von Enzymen in den Urin und die Galle

Zahlreiche Enzyme treten nicht bloß aus den Zellen in den Blutstrom über, sondern entweichen aus diesem auch in den Urin oder die Galle. Wie später ausführlicher dargestellt wird, werden alle jene Enzyme im Urin eliminiert, deren Molekulargewicht weniger als 60000 beträgt, d. h. die das Glomerulumfilter passieren. Im allgemeinen sind Urinanalysen zu diagnostischen Zwecken nicht so zuverlässig wie die Bestimmung der Enzymkonzentration im Plasma. Außer den in der Niere filtrierten Enzymen kommen im Urin auch solche vor, die in der Niere oder den ableitenden Harnwegen dem Urin beigemischt werden. So gelangt aus der Prostata die saure Phosphatase und aus Blasentumoren die β-Glucuronidase in den Urin. Spuren von alkalischer Phosphatase sind wahrscheinlich durch Zerfall und Abschilferung der enzymreichen proximalen Tubuluszellen zu erklären. Durch die Galle werden sicher die alkalische Phosphatase, wahrscheinlich auch gewisse Transaminasen, eliminiert. Das Molekulargewicht dieser beiden Enzyme macht eine Ausscheidung durch die Nieren unmöglich. Möglicherweise folgen auch andere Enzyme dieser Regel, doch liegen noch keine systematischen Untersuchungen über den Enzymgehalt der Galle vor.

c) Der Enzymnachweis zu diagnostischen Zwecken

Der Nachweis von Enzymen zu diagnostischen Zwecken ist bedeutend schwieriger als derjenige von chemisch wohl definierten, relativ niedrigmolekularen Substanzen. Einige der in der Praxis immer wieder auftretenden Schwierigkeiten seien kurz erwähnt:

1. Das Problem der optimalen Reaktionsbedingungen. Um zuverlässige Resultate zu erhalten, ist es notwendig, daß in bezug auf Enzym, Substrat, p_H, Temperatur, Elektrolytkonzentration usw. optimale Bedingungen für die Aktivität des Enzymes vorliegen. Insbesondere darf auch die Inkubationsdauer nicht zu lange gewählt werden.

[1] BOUCHARDAT, G., u. SANDRAS: C. R. Soc. Biol. (Paris) **20**, 143, 1085 (1845).
[2] MAGENDIE, F.: C. R. Soc. Biol. (Paris) **23**, 189 (1846).
[3] CONHEIM, J.: Virchows Arch. path. Anat. **28**, 241 (1863).
[4] RÖHMANN, F.: Arch. ges. Physiol. **52**, 157 (1892).
[5] CARLSON, A. J., u. A. B. LUCKHARDT: Amer. J. Physiol. **23**, 148 (1908).
[6] POPPER, H.: Zit. von H. POPPER u. H. NECHELES: Amer. J. Dig. Dis. **15**, 359 (1948).
[7] KUTTNER, M., u. M. SOMOGYI: Proc. Soc. exp. Biol. (N. Y.) **32**, 564 (1934).
[8] SOMOGYI, M.: Arch. intern. Med. **67**, 665 (1941).

2. Der Nachweis der Reaktionsprodukte. Dieses im Prinzip analytische Problem soll sich auch analytisch-chemischer Methoden bedienen und nicht der veralteten physikalisch-chemischen Verfahren wie Viscosimetrie, Titrimetrie usw. Am geeignetsten sind im allgemeinen die photometrischen oder colorimetrischen Nachweismethoden. Semi-quantitative Verfahren sind wertlos.

3. Das Problem der Modifikationen. Es ist klar, daß ein bedeutend größeres Erfahrungsgut in der Literatur vorliegen würde, falls zum Enzymnachweis weniger Methoden zur Verfügung ständen. Die wenigsten dieser Verfahren stellen wirkliche Verbesserungen dar; meist handelt es sich um geringfügige Modifikationen, auf die leicht verzichtet werden könnte. Eine Ausnahme stellen die immer häufiger verwendeten Mikromethoden dar, die eine Enzymanalyse in 0,1—0,2 ml Plasma erlauben und die besonders in der Kinderpraxis den üblichen Verfahren deutlich überlegen sind.

4. Das Problem der Reproduzierbarkeit. Es ist fast unmöglich, eine in der Literatur angegebene Methode zum Nachweis eines Enzymes exakt zu reproduzieren. Häufig liegen geringe Differenzen in der Reinheit des Substrates vor, oder gewisse Milieubedingungen wie p_H, Temperatur und Elektrolytkonzentration werden nicht gleich kontrolliert, oder der Nachweis des Reaktionsproduktes erfolgt mit einer anderen Methode.

5. Das Problem der Enzym-Einheiten. Es sei betont, daß eine Umrechnung von Resultaten mit einer Nachweismethode zu denjenigen eines anderen Verfahrens nicht erlaubt ist, da bei jeder Technik andere kinetische Verhältnisse vorliegen. Enzymkonzentrationen, die mit einer bestimmten Methode erhalten wurden, können nur gegen Normalwerte mit derselben Methode verglichen werden, nicht aber durch Multiplikation mit einem Faktor mit den Resultaten eines anderen Verfahrens. Aus diesem Grund verzichten wir in dieser Monographie auf solche Umrechnungen, geben jedoch bei allen Tabellen und Abbildungen die Normalwerte für die verwendete Untersuchungstechnik an.

Auf Grund der beiden zuletzt besprochenen Schwierigkeiten ist zu fordern, daß 1. in jedem Laboratorium selbst die Normalwerte für eine bestimmte Enzymanalyse bestimmt werden und 2., daß in Publikationen neben Angaben über ein abnormes Verhalten von Enzymen immer auch die entsprechenden Normalwerte angeführt werden.

Bei der Einführung einer Enzym-Bestimmungsmethode im Laboratorium ist es zunächst notwendig festzulegen, welches die Normalwerte und die biologische Variation dieser Größen sind. Dabei sind folgende Gesichtspunkte zu beachten: Zur Festlegung der Normalwerte sollen möglichst viele gesunde Individuen untersucht werden. Spitalpatienten während der Rekonvaleszenz und mit leichten Erkrankungen sind ein ungeeignetes Objekt für normative Studien. Die Konzentration von Enzymen hängt nicht nur vom Gesundheitszustand ab, sondern auch von einer Reihe sekundärer Faktoren wie Alter, Geschlecht, Ernährung usw. Es ist daher notwendig, daß diese Faktoren bei der Festlegung der Normalwerte berücksichtigt werden. Die Auswertung der normativen Untersuchungen soll mit statistischen Methoden erfolgen. Meist genügt die Bestimmung des Mittelwertes und der quadratischen Streuung.

Wie immer in der Biologie, so lassen sich auch bei Analysen von Körperflüssigkeiten fließende Übergänge zwischen der Norm und extremen pathologischen Abweichungen beobachten. Es ist daher häufig schwierig, die in den Grenzbereichen der Norm liegenden Resultate zu interpretieren. Dabei helfen die folgenden vier, aus der experimentellen Medizin entnommenen Regeln:

1. Werte, die weniger als zweimal die quadratische Streuung vom Mittelwert entfernt sind, sind als normal zu interpretieren.

2. Liegt der Wert zwischen zwei- und dreimal der quadratischen Streuung vom Mittelwert entfernt, so liegt eine fragliche Abnormität vor. Die Untersuchung ist zu wiederholen.

3. Nur Werte, die mehr als dreimal die quadratische Streuung vom Mittelwert entfernt sind, dürfen sicher als pathologisch bewertet werden.

4. Beim geringsten Zweifel in der Interpretation eines Resultates ist die Bestimmung zu wiederholen.

C. Therapie mit Enzymen

Die Begriffe „Dysenzymie", „Enzymtherapie", „enzymatische Stimulierung", „biogene Katalysatoren" usw. erfreuen sich in den letzten Jahren einer zunehmenden Beliebtheit. Die Gefahr eines Mißbrauches dieser hochklingenden Ausdrücke, sowohl durch unethische pharmazeutische Häuser, wie auch von einer gewissen Gruppe von Ärzten, die sich durch Ignoranz jeglicher biochemischer und exakt-klinischer Grundlagen auszeichnen, ist zur Zeit sehr groß. Es sei daher ausdrücklich vor einer Beeinflussung des persönlichen Urteils durch solche pseudowissenschaftliche Begriffe gewarnt. Es liegt nichts Spektakuläres, Mysteriöses in den Enzymen vor, vielmehr handelt es sich bei der Entwicklung der modernen Enzymologie einfach um eine Weiterentwicklung der Biochemie und Pharmakologie.

Eine *Ersatzbehandlung* mit Enzymen ist in allen jenen Fällen angezeigt, wo eine Synthese der körpereigenen Enzyme ausbleibt und zu Krankheitsmanifestationen führt. Die Indikationen sind klar beim Ausfall der Enzymsekretion im Magen-Darm-Trakt. Eine ideale Indikation läge bei den genetisch bedingten An- und Hypenzymien vor, doch ist die biochemische Forschung nicht genügend fortgeschritten, um solche Versuche zu ermöglichen. Auch die Behandlung von durch Cofaktorausfall bedingten Lähmungen von Enzymsystemen kann als enzymatische Substitutionstherapie betrachtet werden. So führt etwa die Verabreichung von Vitaminen bei einer Hypovitaminose zu einer Restitution der ausgefallenen Enzymsysteme. Auch der Ersatz von Spurenelementen, die Korrektur von Elektrolytanomalien und weitere symptomatische oder kausale Eingriffe können im weitesten Sinne des Wortes als eine enzymatische Substitutionsbehandlung aufgefaßt werden, deren Zweck ja in einer Neubelebung ausgefallener Enzymsysteme liegt.

Während die Substitutionstherapie das Auftreten eines „Primärereignisses" verhütet, versucht die *symptomatische Behandlung* das Auftreten symptombedingender Pathomechanismen zu verhindern. Wie die Forschung der letzten Jahre zeigte, müssen fast alle bekannten Pharmaka in diese Gruppe eingeordnet werden, da diese direkt oder indirekt am Enzymprofil der Zelle angreifen und auf diese Weise ihre Wirkung ausüben.

Zweites Kapitel

Heredofamiliäre Hyp- und Anenzymien („Chemische Mißbildungen")

A. Vererbung und Enzyme[1],[2]

a) "Inborn Errors of Metabolism"

GARROD[3] war der erste, der die Bedeutung genetischer Faktoren für Stoffwechselvorgänge erkannte und diese bereits zu einem Zeitpunkt zu studieren begann, als die experimentelle Vererbungslehre noch in ihren Anfangsgründen

---

[1] *M.:* HARRIS, H.: An Introduction to Human Biochemical Genetics. Cambridge: Cambridge Univ. Press 1953. — WAGNER, R. P., u. H. K. MITCHELL: Genetics and Metabolism. New York, N. Y.: Wiley 1955.
[2] *Uer.:* CHILDS, B.: Amer. J. Med. Sci. **228**, 680 (1954). — MÜLLER, W. A.: Münch. med. Wschr. **1955**, 1208. — DE BUSK, A. G.: Advanc. Enzymol. **17**, 393 (1956).
[3] GARROD, A. E.: Inborn Errors of Metabolism. Oxford: Frowde, Hodder and Stoughton 1909.

stand. Im Jahre 1902 veröffentlichte er im Lancet eine Arbeit über "The Incid-
ence of Alkaptonuria: A Study of Chemical Individuality". Darin finden sich
die folgenden Ausführungen:

> "If it be, indeed the case, that in alkaptonuria and the other conditions mentioned we
> are dealing with individualities of metabolism and not with the results of morbid processes,
> the thought naturally presents itself that these are merely extreme examples of variations
> of chemical behaviour which are probably everywhere present in minor degrees and that just
> as no two individuals of a species are ever absolutely identical in bodily structure neither are
> their chemical processes carried on exactly the same lines. Such chemical differences will
> obviously be far more subtle than those of form, for whereas the latter are evident to any
> careful observer, the former will only be revealed by elaborate chemical methods."

In der Folge untersuchte GARROD auch die Cystinurie, Pentosurie, Porphyrie und
den Albinismus. Er analysierte, soweit dies beim damaligen Wissensstande möglich
war, die genetischen und biochemischen Eigentümlichkeiten bei diesen Krankheiten und zog daraus eine Reihe noch immer gültiger Schlüsse.

b) Gutartige Stoffwechselvarianten

Bevor ausführlicher auf die eigentlichen Krankheiten als Folge der "Inborn
Errors of Metabolism" eingegangen wird, seien zunächst einige normale Stoff-
wechselvarianten erwähnt. Jedes biologische Phänomen ist einer gewissen
Variabilität individueller und kollektiver Art unterworfen. Die Konstanz des
Erscheinungsbildes trotz dieser Schwankungen ist eines der überzeugendsten
Merkmale der lebenden Organismen. Diese Variabilität ist seit langem bekannt,
erhielt aber in der biochemischen Forschung erst in den letzten Jahren ihren wohl-
verdienten Platz. Schon bei den morphologischen Mißbildungen ist es schwierig,
eine Grenze zwischen Norm, Anomalie und Krankheit zu ziehen und nur eine
teleologische Definition kann jedenfalls angewandt werden. Daß dasselbe auch
für biochemische Werte gilt, ist jedem Arzt aus der Interpretation von Labo-
ratoriumsbefunden bekannt, die keinesfalls so eindeutig und objektiv sind, wie
gelegentlich angenommen wird. Neben dieser quantitativen Variabilität des
Stoffwechsels gibt es in gewissen Fällen auch eine qualitative, indem ein Stoffwechselvorgang bei einem einzelnen Individuum grundsätzlich andersartig abläuft. Einige der bekanntesten Beispiele solcher biochemischer Individualitäten
sind die Blutgruppen, die β-Amino-Isobutyracidurie und die „Taster"-Eigenschaft.

c) Angeborene Stoffwechselanomalien

Solche Betrachtungen über die Möglichkeit alternativer Stoffwechselwege beim
Menschen führen uns zu den vererbten Stoffwechselanomalien im Sinne GARRODs.
Die eigentliche Ursache der Abwegigkeiten war lange unklar und ist auch heute
noch Gegenstand von Diskussionen und Untersuchungen. GARROD selbst glaubte
alle diese biochemischen Defekte auf einen Unterbruch in einer Reaktionskette
zurückführen zu können, einen "metabolic block", wie sich die Angelsachsen
so treffend und bildhaft ausdrücken. Die Ursache dieses Blockes war dabei nicht
definiert. Wir versuchen in diesem Kapitel im Anschluß an die grundlegenden
Arbeiten von GARROD[1] und HARRIS[2] diese hereditären Anomalien durch den Ausfall eines spezifischen Enzymes zu erklären. Dabei denken wir in erster Linie an
das Fehlen eines Enzymes, eine *An- oder Hypenzymie*, in zweiter Linie an den
Ausfall von Effektoren. Versuchen wir auf Grund dieser Auffassung die heredi-

---

[1] GARROD A. E.: Inborn Errors of Metolism. 2nd edition Oxford: Oxford University
Press 1923.

[2] HARRIS, H.: An Introduction to Human Biochemical Genetics. London: Cambridge
University Press 1953.

tären und angeborenen Stoffwechselanomalien zu klassifizieren, so lassen sich grundsätzlich zwei Typen auseinanderhalten:

1. *Anomalie auf Grund eines Stoffwechsel-Blockes.* Mit der fortschreitenden Abklärung des Intermediärstoffwechsels der Körpersubstanzen zeigt sich immer deutlicher, daß dieser in Form von Reaktionsketten verläuft. Ausfall eines bestimmten Enzymes führt — beim Fehlen alternativer Wege — zu einem Steckenbleiben des Metabolismus auf dieser Stufe. Als Beispiele für diese Form seien die Oligophrenia phenylpyruvica, die Alkaptonurie, die p-Oxyphenylurie und die Glykogenspeicherkrankheit erwähnt.

2. *Anomalie durch Ausfall einer Eiweißfunktion.* Durch eine Störung der Eiweißsynthese kommt es zum Ausfall eines spezifischen Proteins, das eine nichtkatalytische Aufgabe besitzt. Grundsätzlich unterscheiden sich diese Störungen nicht von denjenigen der ersten Gruppe. In den klinischen Manifestationen ist es jedoch nicht der Enzymausfall, der im Vordergrund steht, sondern eine andere Eiweißfunktion. In Anbetracht der biologischen Multivalenz der Proteine ist dies leicht verständlich. Beispiele sind die Afibrinogenämie, die Agammaglobulinämie und das Fehlen von Gerinnungsfaktoren. Da bei der Protein-Synthese Enzyme sicher von maßgebender Bedeutung sind, so rechtfertigt sich eine Besprechung solcher Krankheiten in diesem Kapitel.

d) „Ein Gen- ein Enzym-Hypothese"[1]

Die *Entwicklungsmechanik*, begründet von ROUX[2] und SPEMANN[3], versucht der Vererbungslehre von einer anderen Seite her beizukommen. Der ausgebildete Organismus ist nicht bloß eine Realisation des Genotypus, vielmehr das Resultat der gegenseitigen Beeinflussung von Erbfaktoren und Umwelteinflüssen im weitesten Sinne des Wortes (Peristase). Für den Arzt ist die Lehre von den *Phänokopien* von besonderer Bedeutung, zeigt diese doch, daß Umwelteinflüsse zu Entwicklungsstörungen führen, die in ihrer vollen Ausbildung nicht von genetischen Defekten unterschieden werden können. Die Vererbungslehre erhielt dadurch eine nicht unbeachtliche Einschränkung in ihrer Bedeutung für die Entwicklungsstörungen; man denke etwa an die durch das Rubeola-Virus in den ersten Schwangerschaftsmonaten verursachte Embryopathie.

Während sich Entwicklungsmechanik und Genetik gegenseitig annähern und ergänzen, so liegt zwischen diesen beiden Wissenschaften noch ein großes leeres Gebiet, das als *Phänogenetik* bezeichnet wird. Das Grundproblem dieses noch in den Anfangsgründen stehenden Wissenszweiges läßt sich etwa in die folgenden Fragen fassen: Welche Vorgänge spielen sich zwischen dem Vorliegen eines Genes in seinem Locus und dem ausgebildeten Merkmal ab? Was für biochemische Mechanismen werden vom Gen induziert und wie führen sie schlußendlich zur Realisierung eines bestimmten morphologischen oder biochemischen Merkmals?

Zweifellos ist die biochemische Genetik in einer besseren Ausgangslage um solche Fragen angehen zu können, als die morphologische Genetik. Da die Form ein komplexer und wenig verstandener Ausdruck des Stoffwechsels ist, liegt es näher, zunächst die Beziehungen zwischen Gen und Stoffwechsel abzuklären und

---

[1] *Uer.:* BEADLE, G. W.: Harvey Lect. 1944/45. — BEADLE, G. W.: Chem. Rev. **37**, 15 (1945). — BEADLE, G. W.: Physiol. Rev. **25**, 643 (1945). — BEADLE, G. W.: Fortschr. Chem. organ. Naturstoffe **5**, 300 (1948). — PONTECORVO, G.: Biochem. Soc. Symposia **4**, 40 (1950). — TAGGARD, J. V., u. H. H. MASON: Amer. J. Med. **8**, 90 (1950). — MITCHELL, H. K.: Vitam. and Horm. **8**, 127 (1950). — HOROWITZ, H. H.: Advanc. Genet. **3**, 33 (1950). BUTENANDT A.: Naturwissenschaften **40**, 91 (1953) — KARLSON P.: Ergeb. Enzymforsch. **13**, 85 (1954)

[2] ROUX, W.: Die Entwicklungsmechanik. Leipzig: Engelmann 1905.

[3] SPEMANN, H.: Naturwissenschaften **15**, 946 (1927)

erst später sich dessen Wirkung auf die Formgestaltung zuzuwenden. So ist es leicht verständlich, daß sich die Phänogenetik in den ersten Jahren ihres Daseins besonders darauf konzentrierte, das Verhältnis zwischen einem bestimmten Gen und einem bestimmten Stoffwechselvorgang zu ermitteln. Daß dabei bereits recht schöne Resultate erzielt wurden, sei anhand einiger bekannter Modelle kurz gezeigt.

Pigmentbildung bei Insekten. An erster Stelle sind die Untersuchungen über die Pigmentbildung bei Ephestia kühniella, der Mehlmotte, zu erwähnen, die zunächst von morphologischer Seite durch KÜHN[1] und seine Mitarbeiter, später mit biochemischen Methoden durch die Arbeitsgruppe um BUTENANDT[2] durchgeführt wurden. Die Wildform dieser Motte, sowohl der Raupe als auch der Imago, weist eine charakteristische Färbung auf, die auf die Anwesenheit bestimmter Pigmente, der sog. Ommochrome, zurückzuführen ist. Durch Mutation entstehen Formen, bei denen die Pigmentsynthese ausbleibt und die daher farblos sind. Wird ein Extrakt aus der farbigen Varietät in die farblose Raupe injiziert, so kommt es zu einer Pigmentierung der farblosen Mutante. Der pigmentinduzierende Stoff konnte durch chemische Analyse als Kynurenin isoliert werden. Nach einer eingehenden Abklärung der Bildung der Ommochrome gelingt es heute, ein Bild der Pigmentsynthese und der Störung bei der farblosen Mutante zu entwerfen (Abb. 34). Bei der farblosen Form liegt offenbar ein Stoffwechselblock zwischen dem Tryptophan und dem Kynurenin. Durch die Verabreichung von Kynurenin wird diese Lücke übersprungen und die normale Pigmentsynthese kann fortschreiten. Das Enzym, das die Umwandlung von Tryptophan zu Kynurenin vollzieht, wurde als a^+-Enzym, das Gen, das die Bildung des Enzyms induziert, als a^+-Gen bezeichnet. Wie BEADLE[3] etwa zur gleichen Zeit zeigte, gilt der eben erwähnte Mechanismus auch für Drosophila melanogaster. Auch bei dieser Fliege kann eine farblose Mutante gezüchtet werden, bei der durch die Verabreichung von Kynurenin eine Pigmentierung erzeugt wird.

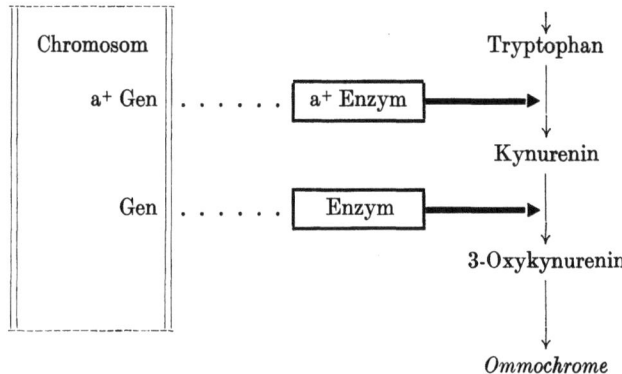

Abb. 34. Genabhängige Pigmentierung bei Ephestia kuhniella und Drosophila melanogaster
(nach BUTENANDT[4] und BEADLE[5])

Das bisher noch nicht identifizierte Enzym wurde als v^+-Enzym, das entsprechende Gen als v^+-Gen bezeichnet. Interessanterweise läßt sich bei der Drosophila eine weitere farblose Mutante züchten, bei der Kynurenin keine Pigmentierung hervorruft, bei der jedoch 3-Oxykynurenin therapeutisch erfolgreich ist. Diese zweite Möglichkeit eines Stoffwechselblockes wurde ebenfalls auf Abb. 34 angedeutet. Damit liegen hier Beispiele von Stoffwechselketten vor, bei denen mindestens zwei Reaktionen durch Gene gesteuert werden, und zwar offenbar durch die Synthese bestimmter Enzyme. Die Identifizierung dieser Enzyme gelang allerdings noch nicht.

[1] KÜHN, A.: Nachr. Akad. Wiss. Göttingen, math.-physikal. Kl. **1941**.

[2] BUTENANDT, A.: Naturwissenschaften **40**, 91 (1953). — KARLSON, P.: Ergeb. Enzymforsch. **13**, 85 (1954).

[3] BEADLE, G. W.: Fortschr. Chem. organ. Naturstoffe **5**, 300 (1948) — Chem. Rev. **37**, 15 (1945)

[4] BUTENANDT, A.: Naturwissenschaften **40**, 91 (1953).

[5] BEADLE, G. W.: Physiol. Rev. **25**, 643 (1954).

Stoffwechsel von Neurospora crassa. Noch aufschlußreicher als die an Insekten gemachten Untersuchungen waren die Studien von BEADLE[1] und HOROWITZ[2] an Neurospora crassa, einem Ascomyceten. Die Wildform dieses Schlauchpilzes ist wenig anspruchsvoll und vermag alle ihre Zellbestandteile mit Ausnahme des Biotins aus Kohlenhydraten und anorganischen Salzen zu synthetisieren. Durch Mutationsversuche gelang es eine größere Zahl von Stämmen zu züchten, die völlig andere Ansprüche an ihr Nährmedium stellen. So gibt es Varianten, die einzelne bestimmte Aminosäuren (Arginin, Prolin, Tryptophan, Methionin, Lysin, Isoleucin, Valin oder Cholin) oder bestimmte Vitamine (Thiamin, Nicotinsäure, Riboflavin, Pantothensäure), Wuchsstoffe (Bernsteinsäure, p-Aminobenzoesäure) und Nucleinsäuren (Purine, Pyrimidine) zu ihrem Wachstum benötigen. Bei jeder dieser Mutanten fehlt ein bestimmtes Gen, das die Synthese eines Enzymes induziert, das normalerweise den zugefügten Stoff

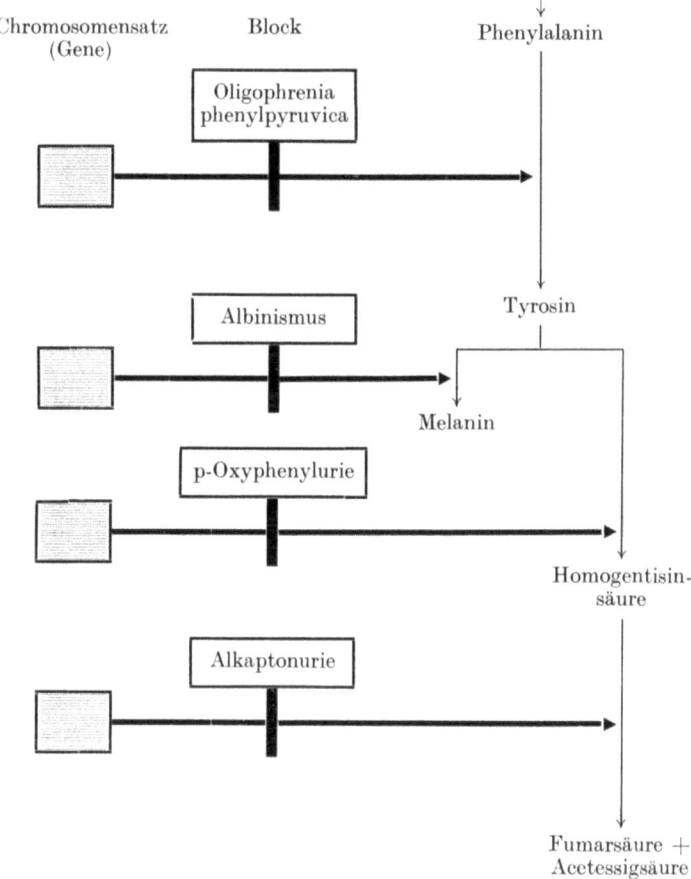

Abb. 35. Hereditäre Enzymopathien im Phenylalanin- und Tyrosinstoffwechsel des Menschen

bildet. Durch den Ausfall des Enzymes bleibt der Stoffwechselvorgang stecken und das Reaktionsprodukt, sei es Aminosäure, Vitamin oder Wuchsstoff, muß zum optimalen Wachstum dem Nährmedium von außen zugeführt werden. So gelang es bisher, nicht weniger als 484 Mutanten zu züchten, von denen 84% für ihr optimales Wachstum auf eine einzige, ganz spezifische Substanz angewiesen sind. Ein Beispiel sei etwas ausführlicher dargestellt. Im Jahre 1932 veröffentlichten KREBS und HENSELEIT[3] ihre grundlegende Arbeit über die

---

[1] BEADLE, G. W.: Chem. Rev. **37**, 15 (1945). — Physiol. Rev. **25**, 643 (1945). — Fortschr. Chem. organ. Naturstoffe **5**, 300 (1948).

[2] HOROWITZ, N. H.: Advanc. Genet. *3*, 33 (1950).

[3] KREBS, H. A., u. K. HENSELEIT: Z. physiol. Chem. **210**, 33 (1932).

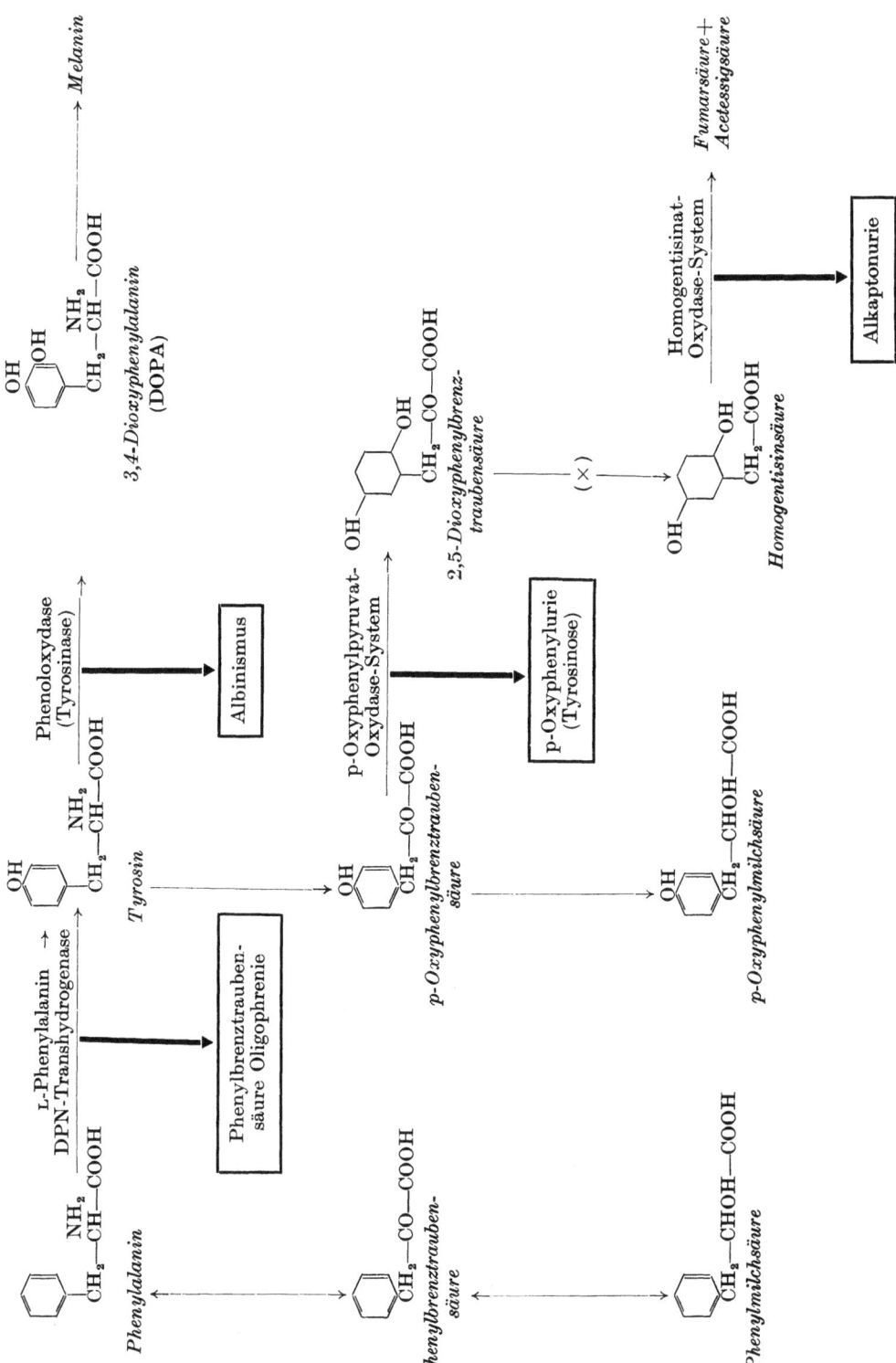

Abb. 36. Phenylalanin- und Tyrosin-Stoffwechsel des Menschen und Angriffspunkte der heredofamiliären Anenzymien
(nach LERNER[1])

[1] LERNER, A. B.: Advanc. Enzymol. **14**, 73 (1953).

Harnstoffsynthese in der Säugerleber. Sie postulierten einen cyclischen Vorgang, an dem Citrullin, Arginin und Ornithin beteiligt sind (Abb. 18). Diese stark kritisierte Hypothese gewann an Überzeugungskraft, als gefunden wurde, daß die Harnstoffsynthese bei Neurospora crassa genau nach dem postulierten Reaktionsablauf erfolgt. Es gelang, sieben verschiedene Mutanten zu züchten, bei denen je ein spezifisches Enzym fehlte und die Harnstoffsynthese dadurch blockiert wurde.

Störungen des Phenylalanin-Stoffwechsels beim Menschen. Schließlich müssen wir ein Beispiel aus der Humanbiologie anführen, das ebenso aufschlußreich wie die erwähnten Tier- und Pflanzenexperimente ist. Es sind beim Menschen vier verschiedene Stoffwechselstörungen, oder vielleicht besser Ausfälle im Abbau des Phenylalanins bekannt, die vererbbar sind und die zu einem charakteristischen klinischen Bild Anlaß geben. Da die einzelnen Krankheiten im nächsten Abschnitt ausführlicher besprochen werden, sei auf Abb. 35 und 36 bloß eine Übersicht über diese Anomalien gegeben. In jedem Fall handelt es sich um einen Stoffwechselblock als Folge eines genetisch bedingten Enzymdefektes.

Aus diesen Beispielen geht mit Deutlichkeit hervor, daß die Anwesenheit jedes Enzymes an die Intaktheit eines entsprechenden Genes gebunden ist, daß ein Genausfall zu einem Enzymausfall und damit zu einer Störung eines Reaktionsablaufes führt. Diese Beziehung wurde von BEADLE[1] als *„One Gene-One Enzyme Hypothesis"* bezeichnet. Der Begriff der „Ein Gen- ein Enzym-Hypothese" klingt in der deutschen Sprache zwar etwas merkwürdig, zeigt aber das Prinzip dieser Auffassung auf anschauliche Weise. Die Genlokalisation dieser „Enzym-Gene" ist noch wenig erforscht, möglicherweise handelt es sich zum Teil auch um protoplasmatische Vererbung. Es liegen aber wie GOLDSCHMIDT[1] hervorhebt, gewisse Anhaltspunkte dafür vor, daß zusammenhängende Stoffwechselvorgänge durch benachbarte Gene gesteuert werden. In diesem Zusammenhang ist die Beobachtung von ROPER[2] erwähnenswert, der zeigte, daß drei bei der Synthese des Biotins durch Neurospora aufeinanderfolgende Reaktionen durch drei gekoppelte, d. h. eng zusammenliegende Gene induziert werden.

Es stellt sich schließlich die Frage, welcher Art die nachgewiesene Korrelation zwischen Genen und Enzymen ist. Drei Hypothesen drängen sich auf:

1. Gen und Enzym sind verschiedene Ausdrücke für dieselbe Substanz,
2. das Gen induziert die Synthese eines Enzymes und
3. das Gen aktiviert bereits vorliegende Enzyme.

Am wahrscheinlichsten ist heute die zweite Auffassung. Wenn wir bedenken, welche engen Wechselbeziehungen zwischen den Nucleinsäuren, einem wichtigen Bestandteil der Gene einerseits und der Eiweißsynthese andererseits, bestehen, so ist eine Steuerung der Enzymsynthese, die ja eigentlich nur eine besondere Form der Eiweißsynthese darstellt, am besten vorstellbar. Die Beobachtung aus der Embryologie, daß die Synthese spezifischer Eiweiße etwa gleichzeitig mit dem Beginn der Genwirkung zusammenfällt (vgl. S. 62) kann als indirekte Stütze dieser Hypothese angeführt werden.

B. Abweichungen im Eiweißstoffwechsel[3]

a) Grundlagen des Tyrosin- und Phenylalanin-Stoffwechsels

Das *Phenylalanin* ist eine essentielle Aminosäure und nimmt die eine zentrale Stellung im Eiweißstoffwechsel des Körpers ein. Ein beträchtlicher Teil davon wird in Tyrosin umgewandelt, doch werden in allen tierischen Proteinen etwa 7%

---

[1] GOLDSCHMIDT, R. B.: Cold Spr. Harb. Symp. quant. Biol. **16**, 1 (1951).
[2] ROPER, J. A.: Nature (Lond.) **166**, 156 (1950).
[3] *Uer.:* LERNER, A. B.: Advanc. Enzymol. **14**, 73 (1953). — SCHREIER, K.: J. Pediat. **46**, 86 (1955). — DALGLIESH, C. E.: Advanc. Protein Chem. **10**, 31 (1955).

Phenylalanin nachgewiesen. Das Tyrosin seinerseits ist der Ausgangsstoff zur Bildung einer Reihe wichtiger Körpersubstanzen. Die folgenden alternativen Stoffwechselwege sind von besonderer Bedeutung:

Ein ansehnlicher Teil davon wird zur Proteinsynthese verwendet, ist Tyrosin doch in allen tierischen Aminosäuren in einer Konzentration von etwa 7% vorhanden. Im Nebennierenmark ist das Tyrosin Ausgangsstoff zur Synthese des Adrenalins und Noradrenalins. An derselben Stelle erfolgt auch die Bildung der sog. Pressoramine und der Nebennieren-Melanine. In der Schilddrüse wird Tyrosin durch enzymatische und spontan ablaufende Vorgänge zum Schilddrüsenhormon umgewandelt. In der Haut und im Uvealtrakt dient Tyrosin als Ausgangsprodukt für die Synthese des Melanins. Schließlich kann Tyrosin über die p-Oxyphenylbrenztraubensäure zu Fumar- und Acetessigsäure abgebaut werden. Diese „alternativen Abbauwege" wurden auf Abb. 36 dargestellt, wobei auch einige der besser bekannten Enzyme angeführt wurden.

b) Oligophrenia phenylpyruvica

i. Bemerkungen zur Klinik

Einer der bedeutungsvollsten Beiträge der Biochemie zur Lehre von den Geisteskrankheiten war die Beobachtung von FÖLLING[1] im Jahre 1934, daß bei gewissen Idioten im Urin abnorm große Mengen von Phenylbrenztraubensäure ausgeschieden werden. Obschon nur eine kleine Zahl der Schwachsinnigen, nämlich etwa 0,5% aller Anstaltsinternierten die Merkmale dieser Krankheit aufweisen, so ist ihre Erforschung dennoch aus mehreren Gründen von hervorragender Bedeutung. Zunächst führte diese Entdeckung zu einer — wenn auch quantitativ geringen — Unterteilung des buntdurchwürfelten Syndromes oder sogar nur Symptomes der Oligophrenie. Dann aber zeigte dieses Krankheitsbild, daß eine relativ einfache Stoffwechselstörung ohne Erzeugung pathologisch-anatomischer Veränderungen zu einer Geisteskrankheit führen kann. Schließlich erweckt die Aufdeckung solcher abwegiger Stoffwechselvorgänge die Hoffnung, daß es in absehbarer Zeit gelingen mag, diese prophylaktisch oder therapeutisch beeinflussen zu können.

Psychiatrisch handelt es sich bei diesen Patienten mit wenigen Ausnahmen um schwere Formen des Schwachsinnes, um Imbezille und Idioten. Physisch sind sie — etwa im Gegensatz zu Hypothyreotikern — unauffällig, obschon statistisch eine etwas blassere Haut- und Haarfarbe, eine etwas kleinere Statur und ein verminderter Kopfumfang nachweisbar sind. Die Beziehungen zwischen der Häufigkeit dieser Symptome und dem biochemischen Defekt wurden bereits an anderer Stelle erwähnt (vgl. S. 106 u. Abb. 31). Eine so deutlich umschriebene Abnormalität muß genetisch bedingt sein. JERVIS[2] fand in seinem Patientengut in nicht weniger als 15% der Patienten eine parenterale Konsanguinität, was weit über der Durchschnittspopulation liegt und auf einen recessiven Erbfaktor hinweist. Ähnliche Verhältnisse beobachteten auch FÖLLING[1] und SORSBY[4].

ii. Stoffwechselanomalie

Bei der Oligophrenia phenylpyruvica wird im Urin eine große Menge von Phenylbrenztraubensäure und deren Abbauprodukte ausgeschieden[3, 5, 6, 7]. Die

[1] FÖLLING, A.: Z. physiol. Chem. **227**, 169 (1934).
[2] JERVIS, G. A.: In The Biology of Mental Health and Disease. S. 422. New York N. Y.: Hoeber 1952.
[3] ARMSTRONG, M. D., K. N. F. SHAW u. K. S. ROBINSON: J. biol. Chem. **213**, 797 (1955).
[4] SORSBY, A.: Clinical Genetics. London: Butterworth & Co. 1953.
[5] FÖLLING, A., K. CLOSS u. T. GAMNES: Z. physiol. Chem. **256**, 1 (1938).
[6] DANN, M., E. MARPLES u. S. Z. LEVINE: J. clin. Invest. **22**, 87 (1943).
[7] ARMSTRONG, M. D., u. K. S. ROBINSON: Arch. Biochem. **52**, 287 (1954).

Exkretion dieser Metaboliten im Urin ist die Folge einer erhöhten Konzentration im Plasma und im Liquor cerebrospinalis[1]. Bilanzuntersuchungen ergaben, daß bei solchen Patienten nach der Belastung mit Phenylalanin eine erhöhte Menge Phenylbrenztraubensäure ausgeschieden wird, während andere Aminosäuren wie Tyrosin, Tryptophan keinen solchen Effekt besitzen. Eine erhöhte Exkretion wird aber auch nach der Verabreichung von Phenylbrenztraubensäure oder Phenylmilchsäure beobachtet, was darauf hinweist, daß die Interkonversion dieser Derivate nicht gestört ist[1]. Zusammenfassend müssen diese Beobachtungen dahin interpretiert werden, daß bei diesen Patienten der normale Abbau des Phenylalanins blockiert ist (Abb. 36).

Damit nähern wir uns der Frage nach dem Enzymsystem, das die irreversible Umwandlung von Phenylalanin zu Tyrosin katalysiert. EMBDEN und BALDES[2] zeigten schon im Jahre 1913, daß bei der Perfusion von Leber mit Phenylalanin Tyrosin gebildet wird. Aber erst vor wenigen Jahren konnten UDENFRIEND und COOPER[3] in der Säugetierleber das an dieser Reaktion beteiligte Enzym nachweisen. Nach den wenigen vorliegenden Angaben handelt es sich um ein kompliziertes System, das DPN und Sauerstoff benötigt und dessen Spezifität eng auf Phenylalanin beschränkt ist. Das Enzym wird gelegentlich als Phenylalaninase bezeichnet, doch ist es korrekter von einer L-*Phenylalanin → DPN-Transhydrogenase* zu sprechen (Abb. 37). Die Vermutung, daß bei der Oligophrenia phenylpyruvica dieses Enzymsystem fehlen könnte, wurde zuerst von JERVIS[4] geäußert. Diese

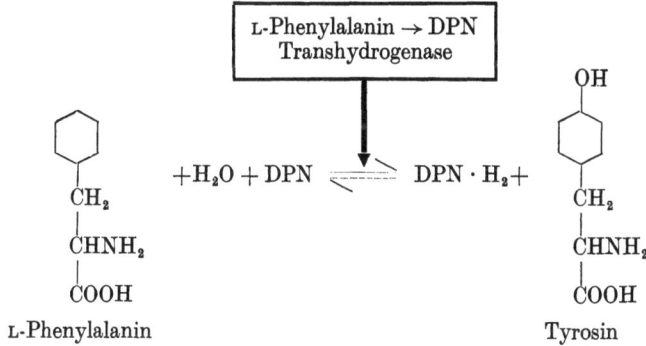

Abb. 37. Wirkungsweise der L-Phenylalanin → DPN-Transhydrogenase (Phenylalaninase)

Hypothese gewann durch die Untersuchungen von UDENFRIEND und BESSMAN[5] an Gewicht. Nach der Verabreichung von 3-C^{14} markiertem Phenylalanin isolierten diese Autoren nach verschiedenen Zeitintervallen das Phenylalanin und Tyrosin aus dem Plasma von zwei Patienten mit Oligophrenia phenylpyruvica und zwei Kontrollpatienten. Im gleichen Zeitintervall bildeten die Kontrollpatienten etwa 10mal soviel Tyrosin wie die beiden Idioten. Diese Beobachtung allein erlaubte aber noch keine bindenden Schlüsse in bezug auf das Fehlen eines Enzymes, könnte doch auch ein Aktivator oder Cofaktor fehlen. Das experimentum crucis führte JERVIS[6] im Jahre 1953 durch, indem er mit der Methode von UDENFRIEND und COOPER[3] direkt die Aktivität der L-Phenylalanin → DPN-

[1] JERVIS, G. A., et al.: J. biol. Chem. **134**, 195 (1940).
[2] EMBDEN, G., u. K. BALDES: Biochem. Z. **55**, 301 (1913).
[3] UDENFRIEND, S., u. J. R. COOPER: J. biol. Chem. **194**, 503 (1952).
[4] JERVIS, G. A.: J. biol. Chem. **169**, 651 (1947).
[5] UDENFRIEND, S., u. S. P. BESSMAN: J. biol. Chem. **203**, 961 (1953).
[6] JERVIS, G. A.: Proc. Soc. exp. Biol. (N. Y.) **82**, 514 (1953).

Transhydrogenase der gesunden Leber mit derjenigen der Leber von zwei Patienten mit Oligophrenia phenylpyruvica verglich. Wie aus Tab. 39 hervorgeht, konnte er in der kranken Leber überhaupt keine Enzymaktivität nachweisen. Es besteht somit kein Zweifel mehr, daß die Oligophrenia phenylpyruvica auf einem genetisch bedingten Enzymdefekt beruht.

Tabelle 39. *Konzentration der* L-*Phenylalanin → DPN-Transhydrogenase (Phenylalaninase) in der Leber von drei gesunden Individuen und zwei Patienten mit Oligophrenia phenylpyruvica* (nach JERVIS[1])

Experiment	Enzymeinheiten
Kontrollpatienten A	33
B	27
C	20
Oligophrenia phenylpyruvica V.N. . .	0
W.J. .	0

iii. Pathogenese und Therapie

Während neue Wege zum Verständnis der primären Störung, des „Primärereignisses", eröffnet wurden, ist die Pathogenese der Krankheitsmanifestationen noch wenig abgeklärt. Insbesondere die Entstehung der Geisteskrankheit ist noch unklar. Die heute am meisten vertretene Auffassung ist diejenige, daß das Phenylalanin oder eines seiner Abbauprodukte eine toxische Wirkung auf die Nervenzellen ausübt und so zu den klinischen Manifestationen führt. Die helle Haut- und Haarfarbe bei dieser Krankheit mag teils genetisch bedingt, teils Folge der reduzierten Tyrosinkonzentration, des Ausgangsproduktes zur Melaninsynthese sein. Da das Phenylalanin die Aktivität der Phenol-Oxydase (Tyrosinase), des wichtigsten Enzymes der Melaninbildung, hemmt, kann die verminderte Pigmentbildung auch durch die erhöhte Phenylalaninkonzentration im Organismus erklärt werden[2].

Diese Stoffwechseluntersuchungen haben nicht nur akademische Bedeutung. Ihr Endzweck ist die Erklärung der Pathogenese des klinischen Erscheinungsbildes und damit Voraussetzung zu einer rationellen Therapie. Theoretisch könnten zwei therapeutische Wege beschritten werden: die Substitution der fehlenden Enzyme und — falls die erwähnte Toxintheorie richtig ist — eine diätetische Einschränkung des Phenylalanins. Eine Substitutionstherapie steht heute noch außer Frage, da es zuerst gelingen müßte, das fehlende Enzym in einigermaßen reiner Form darzustellen. Somit bleibt die Ernährung mit einer *phenylalaninfreien Diät.* Dieser Weg wurde zum erstenmal im Jahre 1953 von BICKEL[3] beschritten. Seither liegen bereits eine Reihe von Versuchen dieser Art aus verschiedenen Ländern vor[4]. WOOLF et al.[5] ernährten zwei dreijährige Patienten während 9 und 10 Monaten mit Proteinhydrolysaten, aus denen das Phenylalanin durch Adsorption an Tierkohle entfernt worden war. Sie berichteten über eine dramatische Besserung des geistigen Zustandes dieser Kinder und eine signifikante Zunahme des Intelligenzquotienten. Das Elektroencephalogramm eines der beiden Kinder normalisierte sich unter der Behandlung. Diese günstige Wirkung einer phenylalaninfreien Diät wurde inzwischen von ARMSTRONG et al.[6] bestätigt. Bei fünf Patienten fiel die Phenylalanin-Konzentration des Plasmas zur Norm ab und gleichzeitig kam es zu einer objektiven Besserung der Geisteskrankheit.

---

[1] JERVIS, G. A.: Proc. Soc. exp. Biol. (N. Y.) **82**, 514 (1953).
[2] DANCIS, J., u. M. E. BALIS: Abstr. Soc. Ped. Res. **1954**, 7.
[3] BICKEL, H.: Mschr. Kinderheilk. **101**, 200 (1953); Lancet **2**, 812 (1953); Acta paediat. (Uppsala) **43**, 64 (1954).
[4] BLAINEY, J. D., u. R. GULLIFORD: Arch. Dis. Child. **31**, 452 (1956).
[5] WOOLF, L. I., R. GRIFFITH u. A. MONCRIEFF: Brit. med. J. **1**, 57 (1955).
[6] ARMSTRONG, M. D., u. F. H. TYLER: J. clin. Invest. **34**, 565 (1955).

c) p-Oxyphenylurie (Tyrosinose)

MEDES[1] berichtete im Jahre 1932 über den abnormen Aminosäurestoffwechsel eines an Myasthenia gravis leidenden Patienten. Dieser schied im Urin große Mengen von p-*Oxyphenylderivaten* und *Tyrosin* aus. Da es sich dabei offensichtlich um eine Störung im Tyrosinabbau handelte, bezeichnete MEDES das Krankheitsbild als Tyrosinose. Trotz intensivem Suchen gelang es bis auf den heutigen Tag nicht, einen weiteren solchen Fall zu finden und, wie unten erwähnt wird, ist es sehr zweifelhaft, ob es sich dabei wirklich um eine Krankheit sui generis handelte. Im Urin des von MEDES beschriebenen Patienten ließen sich kontinuierlich große Mengen von Tyrosin und p-Oxyphenylbrenztraubensäure nachweisen. Bei der Verabreichung von Proteinen, Phenylalanin oder Tyrosin stieg die Ausscheidung noch weiter an. Da dieser Patient Tyrosin im Urin ausschied, kann die Abbaustörung nicht — wie bei der Oligophrenia phenylpyruvica — auf einem Fehlen der L-Phenylalanin → DNP-Transhydrogenase, d. h. des Enzymes, das die Umwandlung von Phenylalanin zu Tyrosin vollzieht, beruhen. Wurde Homogentisinsäure verabreicht, so trat diese Substanz nicht in den Urin über, wodurch sich diese Stoffwechselanomalie deutlich von der im nächsten Abschnitt besprochenen Alkaptonurie unterschiedet. Es muß aus diesen zwei Beobachtungen geschlossen werden, daß bei der Tyrosinose ein metabolischer Defekt zwischen der p-Oxyphenylbrenztraubensäure und der 2,5-Dioxyphenylbrenztraubensäure vorliegt. Worin die Ursache dieses Blockes beim Patienten von MEDES lag, wird wohl immer dahingestellt bleiben, es sei denn man nehme an, es habe sich um eine C-Hypovitaminose, eine Lebererkrankung oder eine muskuläre Dystrophie gehandelt, bei denen eine symptomatische Tyrosinose nicht selten beobachtet wird (vgl. S. 179).

d) Alkaptonurie

i. Geschichtliches und Klinisches

Die Alkaptonurie ist medizingeschichtlich ein hochinteressantes Krankheitsbild. Das Phänomen des sich spontan schwarz färbenden Urins ist eine so auffällige Eigentümlichkeit, daß gewiß nur wenige Fälle nicht in die medizinische Literatur eingingen. Die Anomalie wurde mehrfach schon in den ersten Lebenstagen beobachtet, und wir wissen daher, daß sie kongenital ist. In seinem Buch "Inborn Errors of Metabolism" widmet GARROD[2] der Alkalptonurie ein langes Kapitel und faßt darin auf autoritäre Weise die gesamte frühere Literatur zusammen. Er wies bereits auf die wichtige Tatsache hin, daß ein Patient entweder alkaptonurisch ist oder nicht, d. h. daß sich keine Übergangsformen zwischen normal und Alkaptonurie nachweisen lassen. Richtig faßte er diese Anomalie als eine Abbaustörung der Aminosäuren Phenylalanin und Tyrosin auf, die zu einem Block auf der Stufe der Homogentisinsäure führt. Er beschrieb das familiäre Vorkommen, und während einer Konsultation beim berühmten Genetiker BATESON machte ihn dieser darauf aufmerksam, daß dieses Verhalten gut durch die damals gerade wiederentdeckten Mendelschen Regeln erklärt werden kann. Das „Alles oder Nichts"-Verhalten der Krankheit, die große Zahl von Verwandtenheiraten und das Nichtbefallensein der 1. Paternalgeneration entspricht dem Bild, das bei einem rezessiven Erbleiden zu erwarten ist.

Außer dem sich an der Luft braunschwarz verfärbenden Urin sind die Alkaptonuriker meist beschwerde- und symptomfrei. Einzig osteoarthritische Veränderungen, besonders der Wirbelsäule scheinen etwas häufiger als erwartet

---

[1] MEDES, G.: Biochem. J. **26**, 917 (1932).
[2] GARROD, A. E.: Inborn Errors of Metabolism. 2nd edition. Oxford: Oxford University Press 1923.

vorzukommen. Die Häufigkeit der Krankheit mag etwa daraus hervorgehen, daß in den letzten 26 Jahren an der Mayo Klinik 12 Fälle beobachtet wurden[1]. Schon VIRCHOW[2] machte auf die sonderbare, im mittleren bis höheren Alter auftretende Erscheinung der Ochronose aufmerksam. Dabei kommt es zur Ablagerung eines braunschwarzen Pigmentes im Knorpelgewebe, in Sehnen, Ligamenten und in den Skleren, d. h. in allen Geweben mit dichten Kollagenbündeln. Der Mechanismus dieser Pigmentierung ist noch nicht abgeklärt, doch ist das Pigment nicht identisch mit dem Melanin der Haut, weist hingegen histochemisch Ähnlichkeiten mit den in der Nebenniere abgelagerten Melaninen auf[3].

ii. Stoffwechselanomalie

Bei der Alkaptonurie kommt es zu einer täglichen Ausscheidung von mehreren Gramm *Homogentisinsäure*, einem Zwischenprodukt des normalen Tyrosinabbaues. Seit diese Substanz von WOLKOW und BAMANN[4] im Jahre 1891 isoliert wurde, scheiterten alle Versuche, weitere abnorme Stoffwechselprodukte im Urin von Alkaptonurikern nachzuweisen. Auch gelang es bisher noch nie einwandfrei im Blut von Patienten Homogentisinsäure zu demonstrieren. Die Beobachtungen, daß die orale Verabreichung von etwa 5 g Homogentisinsäure beim Gesunden nicht zu einer Ausscheidung im Urin führt, spricht für einen raschen und aktiven Abbau im Organismus. EMBDEN[5] verschluckte im Selbstversuch 8 g Homogentisinsäure. Es kam zu einer sehr geringgradigen Ausscheidung im Urin. Im Gegensatz dazu scheidet der Alkaptonuriker oral verabreichte Homogentisinsäure quantitativ im Urin aus.

Diese als Naturexperiment anmutende Stoffwechselanomalie wurde während Jahrzehnten ausgiebig studiert. Durch die Verabreichung verschiedenster Aminosäurenderivate hoffte man, Aufschluß über den normalen Abbauweg des Tyrosins zur Homogentisinsäure zu erhalten. Trotz zahlreichen Experimenten dieser Art sind die Verhältnisse aber noch keinesfalls geklärt[6,7,8]. Den ersten Hinweis darauf, daß es sich bei der Alkaptonurie um einen Enzymdefekt handeln könnte, fanden wir bei GARNIER und VOIRIN[9] im Jahre 1892. Diese Forscher nahmen als erste an, daß die Homogentisinsäure ein normales Stoffwechselprodukt sei und daß die erhöhte Ausscheidung bei der Alkaptonurie wohl auf einen ungenügenden Abbau dieser Substanz zurückzuführen sei. SUDA et al.[10] gelang es im Jahre 1951 in der Leber ein Enzymsystem nachzuweisen, das die Oxydation von Homogentisinsäure katalysiert. Die Homogentisinsäure wird dabei zunächst zu Maleylacetessigsäure oxydiert[11,12], dann durch eine cis-trans-Isomerisierung zu Fumarylacetessigsäure umgewandelt[11,12,13] und anschließend durch die Fumarylacetoacetat-Hydrolase in Acetessigsäure und Fumarsäure zerlegt. Die drei Enzyme wurden

---

[1] MARTIN, W. J., et al.: Ann. intern. Med. **42**, 1052 (1955).

[2] VIRCHOW, R.: Virchows Arch. path. Anat. **37**, 212 (1866).

[3] FITZPATRICK, T. B., u. A. B. LERNER: Arch. Dermat. **69**, 133 (1954).

[4] WOLKOW, E., u. E. BAMANN: Z. physiol. Chem. **15**, 228 (1891).

[5] EMBDEN, H.: Z. physiol. Chem. **17**, 182 (1893).

[6] NEUBERGER, A., C. RIMINGTON u. J. M. WILSON: Biochem. J. **41**, 438 (1947).

[7] HARRIS, H.: An Introduction to Human Biochemical Genetics. London: Cambridge University Press 1953.

[8] LERNER, A. B.: Advanc. Enzymol. **14**, 73 (1953).

[9] GARNIER, L., u. G. VOIRIN: Arch. Physiol. (Paris) **4**, 225 (1892).

[10] SUDA, M., et al.: J. Biochem. **38**, 297 (1951).

[11] RAVDIN, R. G., u. D. I. CRANDALL: J. biol. Chem. **189**, 137 (1951).

[12] SCHEPARTZ, B.: J. biol. Chem. **205**, 185 (1953).

[13] CRANDALL, D. I.: J. biol. Chem. **212**, 565 (1955).

bisher noch wenig studiert[1,2]. Es scheint recht wahrscheinlich, daß bei Patienten mit Alkaptonurie das *Homogentisinat-Oxydase-System* insuffizient ist oder fehlt. Nach SCHREIER und PLÜCKTHUN[3] soll in der Leber solcher Patienten eine Verminderung der Enzymkonzentration nachweisbar sein. Eingehende Untersuchungen darüber stehen aber noch aus, und die Frage muß nach besserer biochemischer Abklärung der betreffenden Enzymsysteme wieder aufgenommen werden.

e) Hautpigmentierung und Albinismus[4]

i. Einführung

Was wir als Hautfarbe oder Teint bezeichnen, ist nicht durch die Anwesenheit einer einzigen Substanz bedingt, sondern durch das Zusammenwirken von mindestens fünf chemisch verschiedenen Stoffen: Melanin, Melanoid, Karotin, oxydiertes und reduziertes Hämoglobin. Unter pathologischen Verhältnissen kann es zu einem Überwiegen einer dieser Komponenten kommen, die dadurch der Haut ein charakteristisches Kolorit von diagnostischer Bedeutung verleihen. So sprechen wir von einem Erythem, wenn das oxydierte Hämoglobin überwiegt. Umgekehrt wird eine relative Vermehrung des reduzierten Hämoglobins als Cyanose bezeichnet. Bei übertriebener Ernährung mit karotinreichen Substanzen, etwa Karotten, kommt es nicht allzu selten zum klinischen Bild eines Karotin-Ikterus, der manchmal differentialdiagnostische Schwierigkeiten bereitet. Ein Reichtum an Melanin liegt bei den dunklen Hautrassen vor sowie bei verschiedenen abnormen Pigmentierungen, auf die unten ausführlicher eingegangen wird. Eine abnorme Vermehrung von Melanoid ist selten, doch beruht die typische Verfärbung bei der Ichthyosis und die „graue" Farbe der Comedonenköpfe darauf. Zu diesen rein chemischen Faktoren kommen aber noch physikalische, wie etwa das Tyndall-Phänomen, das für die blaue Farbe der Mongolenflecke und die blauen Skleren bei der Osteogenesis imperfecta verantwortlich ist.

Betrachten wir das Phänomen der Pigmentierung, und damit meinen wir in der Folge die Melaninablagerung, von einem ätiologischen Gesichtspunkt, so zeigt sich, daß eine große Zahl verschiedenster Faktoren damit in Beziehung stehen (Tab. 40).

Tabelle 40. *Ursachen der Melanin-Pigmentierung*

I. Keine Zunahme der Melanocyten
  a) Exogene Ursachen: Ultraviolettlicht, Röntgenstrahlen, Hitze, mechanische und chemische Irritation
  b) Endogene Ursachen
    1. hereditär (Rasse, Familie)
    2. hormonal (Hypophysen- und Nebennierenrindenstörungen)
    3. nutritiv (Avitaminosen, Resorptionsstörungen)
    4. Intoxikationen (Schwermetalle)

II. Zunahme der Melanocyten
  a) Heredität (Rasse, Familie)
  b) Epheliden, Naevi
  c) Phakomatosen
  d) Melanome

[1] KNOX, W. E., u. S. W. EDWARDS: J. biol. Chem. **216**, 479 (1955).
[2] EDWARDS, S. W., u. W. E. KNOX: J. biol. Chem. **220**, 77 (1956).
[3] SCHREIER, K., u. H. PLÜCKTHUN: Z. Kinderheilk. **71**, 462 (1952).
[4] *Uer.:* FITZPATRICK, T. B., u. A. B. LERNER: Arch. Dermat. **69**, 133 (1954). — LERNER, A. B., u. T. B. FITZPATRICK: Physiol. Rev. **30**, 91 (1950). — LERNER, A. B., u. T. B. FITZPATRICK: In Human Pigment Cell Growth. New York, N. Y.: Academic Press 1953. — LERNER, A. B.: Advanc. Enzymol. **14**, 73 (1953).

ii. Enzymatische Bildung der Melanine

BOURQUELOT und BERTRAND[1] wiesen im Jahre 1895 nach, daß gewisse Pilze (Russula sp.) aus Tyrosin schwarze Pigmente zu bilden vermögen. Das dabei wirksame Enzym wurde als „Tyrosinase" bezeichnet, obschon der allgemeinere Begriff „*Phenol-Oxydase*" korrekter ist. Bereits um die Jahrhundertwende berichteten mehrere Forscher, daß maligne Melanome Phenol-Oxydase enthalten, doch wurde diese Beobachtung später als falsch oder zumindest unzuverlässig angesehen. Von großer Bedeutung für die zukünftige Entwicklung waren die Arbeiten von BLOCH[2], der im Jahre 1927 zeigte, daß menschliche Haut, die in eine Lösung von Dioxyphenylalanin (DOPA) eingetaucht wurde, Melanin bildet. Das diese Umwandlung vollziehende, allerdings noch hypothetische Enzym wurde von ihm als DOPA-Oxydase bezeichnet. Im folgenden Jahr gelang es RAPER[3] und seinen Mitarbeitern durch Untersuchungen an Pflanzen und Mehlwürmern (Tenebrio molitor) eine Reihe von Zwischenprodukten der Melaninsynthese zu isolieren.

Damit war die Erforschung der Melaninbildung in eine Sackgasse geraten. Einerseits gelang es nicht, das von BLOCH postulierte Zwischenprodukt DOPA in der Haut nachzuweisen, und andererseits scheiterten alle Versuche, Phenol-Oxydase in der Haut aufzufinden. Die Sachlage änderte sich, als HOGEBOOM und ADAMS[4] im

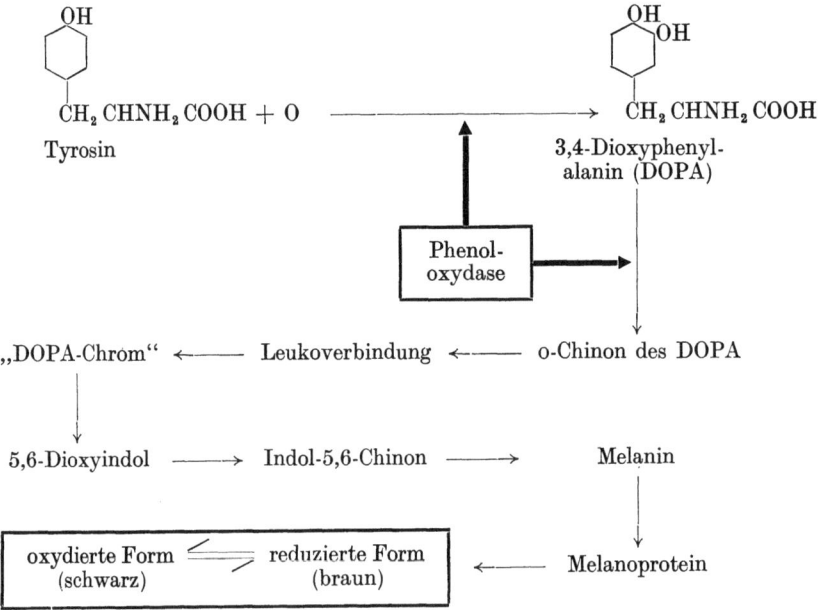

Abb. 38. Wirkungsmechanismus der Phenoloxydase (Tyrosinase) und Synthese des Melanins (nach LERNER[5])

Jahre 1943 einwandfrei Phenol-Oxydase in malignen Melanomen tierischen und menschlichen Ursprunges demonstrierten. Besonders überzeugend war jedoch der

---

[1] BOURQUELOT, E., u. G. BERTRAND: C. R. Soc. Biol. (Paris) **47**, 582 (1895).
[2] BLOCH, B.: In Handbuch der Haut- und Geschlechtskrankheiten. Herausgegeben von J. JADASSOHN. Bd. 1, S. 434. Berlin: Springer 1927.
[3] RAPER, H. S.: Ergebn. Enzymforsch. **1**, 270 (1932).
[4] HOGEBOOM, G. H., u. M. H. ADAMS: J. biol. Chem. **145**, 273 (1942).
[5] LERNER, A. B.: Advanc. Enzymol. **14**, 73 (1953).

direkte histochemische[1] und autoradiographische[2] Nachweis des Enzymes in der menschlichen Haut. Dazu wurden Mikrotomschnitte menschlicher Haut nach Ultraviolettbestrahlung in eine Tyrosinlösung eingestellt und die Enzymaktivität auf Grund der in vitro erfolgenden Melaninsynthese beurteilt. Mit dieser Methode wurde nicht allein die Existenz des Enzymes in der Haut nachgewiesen, sondern es gelang auch, den Aktivitätsgrad und die Wirkung von Hemmstoffen zu untersuchen. Das Enzym liegt unter physiologischen Verhältnissen offenbar in einem inaktiven Zustand vor und nur durch eine Aktivierung, etwa durch Ultraviolettbestrahlung, wird es angeregt. Im Gegensatz zu dieser physiologischen Inaktivität der Hautmelanocyten sind diejenigen der Haarwurzeln auch ohne vorgängige Bestrahlung aktiv[3].

Das maßgebliche Enzym, die Phenol-Oxydase, mit der die DOPA-Oxydase identisch ist, wurde in der Folge besonders von LERNER und FITZPATRICK[4] untersucht. Es handelt sich dabei um ein kupferhaltiges Enzym, das sowohl die Oxydation von Tyrosin zu DOPA als auch diejenige von DOPA zu DOPA-Chinon (DOPA-Oxydase) katalysiert (Abb. 38). Während dieser Oxydation kommt es zu einem Ladungswechsel des Kupfers. Interessanterweise ist DOPA selbst ein Aktivator für den ersten Reaktionsschritt (Abb. 38). Sobald DOPA-Chinon gebildet ist, erfolgt die weitere Oxydation und Polymerisation zu Melanin durch verschiedene in der Zelle vorhandene unspezifische Oxydationssysteme, wie etwa die Cytochrom-Oxydase.

iii. Physiologische Regulation der Phenol-Oxydase-Aktivität

Wie aus der vorangehenden Diskussion hervorgeht, liegt der limitierende Faktor für die Bildung von Melanin in der Formation von DOPA-Chinon durch die in den Mitochondrien[5] der Melanocyten lokalisierte Phenol-Oxydase. Da alle in der menschlichen Haut vorkommenden Melanocyten dieses Enzym enthalten, überrascht es, daß die Bildung des Enzymes räumlich und zeitlich bestimmten Gesetzmäßigkeiten folgt. Dies kann dadurch erklärt werden, daß unter physiologischen Verhältnissen das Enzym durch Inhibitoren in inaktivem Zustand gehalten wird und daß die Aktivierung des biokatalytischen Systemes nur unter bestimmten Voraussetzungen erfolgt. Biochemische Untersuchungen zeigten, daß das biokatalytische System der Phenol-Oxydase von zahlreichen Faktoren beeinflußt wird. Es handelt sich daher um ein bereits recht gut analysiertes Beispiel eines biokatalytischen Systemes, das allein schon aus diesem Grund eine nähere Besprechung verdient.

Unter den biologisch wichtigen *Inhibitoren* der Phenol-Oxydase sind an erster Stelle die SH-Gruppen-haltigen Substanzen zu erwähnen[6]. Solche Verbindungen mit reduzierenden Sulfhydrylgruppen, wie etwa das Glutathion, sind in der Haut in großer Konzentration nachweisbar. Ihr Wirkungsmechanismus beruht auf einer Bindung des Kupfers, des anorganischen Komplementes der Phenyl-Oxydase (Tyrosinase), wodurch die Enzymaktivität völlig blockiert wird. Dies konnte auch mit histochemischen Methoden bestätigt werden[1]. Führen wir einige Beobachtungen an, die für eine Steuerung der Phenol-Oxydase-Aktivität durch das Vorliegen von Sulfhydrylgruppen sprechen:

[1] FITZPATRICK, T. B., et al.: Science **112**, 223 (1950).
[2] FITZPATRICK, T. B., u. A. KUKITA: J. invest. Dermat. **26**, 173 (1956).
[3] KUKITA, A., u. T. B. FITZPATRICK: Science **121**, 893 (1955).
[4] FITZPATRICK, T. B., u. A. B. LERNER: Arch. Dermat. **69,** 133 (1954).
[5] LERNER, A. B., et al.: J. biol. Chem. **178**, 185 (1949).
[6] FLESCH, P., u. S. ROTHMAN: Science **108**, 505 (1948).

Dunkle Haut, also Haut mit hoher Phenol-Oxydase(Tyrosinase)-Konzentration, besitzt eine geringere Menge an Sulfhydrylgruppen als helle Haut[1]. — Durch Ultraviolett- oder Röntgenbestrahlung in geringen Dosen kann durch Stimulation der Melanocyten eine Pigmentierung hervorgerufen werden. Es ist bekannt, daß einer der Mechanismen dieser Strahlungen auf einer oxydativen Zerstörung von SH-Gruppen beruht. Es ist daher naheliegend anzunehmen, daß die Wirkung der Irradiation auf die Pigmentierung auf eine Lähmung der Enzyminhibitoren zurückzuführen ist. Tatsächlich kommt es, wie mit histochemischen Methoden gezeigt wurde, nach Bestrahlung zu einer Abnahme der SH-Gruppen in der Haut[2].— Auch die als Folge von Entzündungen auftretende Pigmentierung kann durch die dabei erfolgende Abnahme der SH-Gruppen erklärt werden[1]. — Die Verabreichung von Thiouracil, einer Substanz, die mit freien SH-Gruppen reagiert und diese biologisch inaktiviert, führte bei einem Patienten mit malignem Melanom zu einer Abnahme der Melanurie[3]. — Bei der Vitiligo kommt es zu einer lokalen Verarmung an SH-Gruppen, wobei allerdings nicht klar ist, ob es sich dabei um Folge oder Ursache dieser Störung handelt[1]. — Klinisch wird bei verschiedenen Formen von Schwermetallvergiftungen häufig eine feine, diffuse Pigmentierung beobachtet. Die Hemmwirkung von Arsen, Bismuth, Eisen, Gold, Silber und Quecksilber mag wiederum auf eine Bindung der SH-Gruppen und damit einer Aktivierung der Phenol-Oxydase (Tyrosinase) beruhen. Auch die diffuse Dunkelung der Haut bei der Hämochromatose und Hämosiderose kann auf diese Weise gedeutet werden, ist doch die Eisen- und Kupferkonzentration bei diesen Krankheiten in der Haut stark erhöht. Durch die intracutane Verabreichung von Kupfersulfat wird die Phenol-Oxydase in vivo aktiviert[4].

Es sei erwähnt, daß Schwermetalle unter gewissen Umständen auch als Inhibitoren der Phenol-Oxydase wirken können. Bei hoher intracellulärer Konzentration führen sie zu einer Verdrängung des Kupfers aus dem Phenol-Oxydase-Komplex und inaktivieren das Enzym auf diese Weise. Da jedoch die Affinität der SH-Gruppen zu Schwermetallen sehr groß ist, dürfte dies bei parenteraler Metallverabreichung nie intravital eintreten. Durch lokale konzentrierte Applikation kann es vielleicht gelingen, auf diese Weise die Phenol-Oxydase zu hemmen. Es mag sein, daß dieser Mechanismus bei den „Depigmentierern" der Dermatologen (Quecksilber, Bismuth) eine Rolle spielt. Neben diesen beiden Stoffgruppen, den SH-Verbindungen und den Schwermetallen, die das Enzym durch Bindung bzw. Verdrängung des Kupfers hemmen, sind auch einige Antimetaboliten bekannt, deren Wirkungsmechanismus in einer Kompetition mit dem natürlichen Substrat des Enzymes, dem Tyrosin, besteht[5].

Die Bildung des Melanins kann nicht bloß durch eine Blockierung der Phenol-Oxydase (Tyrosinase) gehemmt werden, sondern auch während der späteren Oxydationsstufen der Melaninsynthese. So wird die Konversion des DOPA zu DOPA-Chinon durch eine Reihe von p-Oxyphenylderivaten unterbrochen, von denen besonders eingehend das Hydrochinon, der Monobenzyläther des Hydrochinons und das p-Oxypropiophenon untersucht wurden.

Orale Verabreichung von Hydrochinon bei Tieren löst eine irreversible Depigmentierung aus[5]. Lokale Injektion derselben Verbindung führt bei Tieren zu einem umschriebenen Pigmentverlust[5]. Bei Negern, die mit Gummihandschuhen arbeiteten, entwickelte sich an den Händen ein lokales Leukoderm. Eine Analyse zeigte, daß dem Gummi Hydrochinon-Monobenzyläther als Antioxydans zugefügt worden war[6]. Verschiedene Formen abnormer Pigmentierungen, wie etwa die Melanosis Riehl und das Chloasma gravidarum, konnten durch die lokale Behandlung mit diesen Verbindungen therapeutisch günstig beeinflußt werden[5].

Schließlich kann der Vorgang der Melaninbildung durch Oxydationsmittel zwischen der Umwandlung von DOPA-Chinon und Melanin unterbrochen werden. Als Beispiel dafür sei das Vitamin C erwähnt, das in großen Dosen nach ROTHMAN[7]

[1] SCOTT, E. J. VAN, S. ROTHMAN u. C. R. GREENE: J. invest. Dermat. **20**, 111 (1953).
[2] FRÉDÉRIC, J.: Arch. Biol. (Liège) **60**, 79 (1949).
[3] WHITE, A. G.: J. Lab. clin. Med. **32**, 1254 (1947).
[4] YOSHIDA, Y., u. Y. TOGASHI: J. invest. Dermat. **24**, 573 (1955).
[5] DENTON, C. R., A. B. LERNER u. T. B. FITZPATRICK: J. invest. Dermat. **18**, 119 (1952).
[6] LERNER, A. B., u. T. B. FITZPATRICK: J. Amer. Med. Ass. **52**, 577 (1953).
[7] ROTHMAN, S.: J. invest. Dermat. **5**, 61 (1942).

die Addison-Pigmentierung und nach SCOTTI[1] diejenige der Berloque-Dermatitis zu beeinflussen vermag.

Damit wären wenigstens andeutungsweise eine Reihe der Faktoren besprochen, die die Melaninsynthese zu hemmen oder fördern vermögen. Die Intensität der Pigmentierung ist jedoch nicht bloß das Produkt der lokalen Synthese, sondern die Differenz zwischen Bildung und Exkretion der Melanine. Diese Gleichgewichtsverhältnisse wurden noch wenig erforscht, doch steht fest, daß die Elimination des Pigmentes auf mindestens zwei Wegen erfolgt, einerseits durch einen direkten Verlust durch die Haut und andererseits durch Exkretion im Urin[2]. Dieser zweite Weg ist besonders eindrucksvoll bei Patienten mit Melanomen, bei denen die Melanurie oft zum Leitsymptom wird. In solchen Fällen kann es, wie dies WAGNER[3] schon 1864 beschrieb, zu einer generalisierten Melanose kommen.

iv. Endokrine Regulation der Melaninsynthese

Schon im ersten Abschnitt wurde erwähnt, daß die Intensität der Hautpigmentierung zu einem nicht unbeträchtlichen Anteil von der Sekretion der inneren Drüsen beeinflußt wird, und schon manche klinische Diagnose endokriner Erkrankungen wurde auf Grund einer Pigmentanomalie gestellt. Einige solche endokrin bestimmte Pigmentstörungen seien kurz skizziert:

Im Laufe des Tages kommt es zu einer geringen Dunklerfärbung der Haut. Während der prämenstruellen Phase nimmt die Hautpigmentierung zu. Im letzten Trimester der Gravidität tritt die typische Hyperpigmentation gewisser Körperstellen auf. Das Wachstum maligner Melanome wird durch eine Gravidität beschleunigt. Bei hypo-ovariellen Mädchen kommt es unter Oestrogenbehandlung zu einer verstärkten Hautpigmentierung. Die pathognomonische Addisonpigmentierung nimmt unter Cortisonbehandlung ab. Bei der Hungerkrankheit kommt es zu einer verstärkten Melaninablagerung in der Haut. Die wachsfarbene Haut bei der hypophysären Unterfunktion ist pathognomonisch. Beim Morbus Cushing und der Akromegalie sind Pigmentierungen häufig.

Diese Beobachtungen lassen sich am besten unter der Annahme eines besonderen melanocytenstimulierenden Hormones (MSH), dem Intermedin, deuten, wie dies zuerst von ATWELL[4] und ZONDEK[5] postuliert wurde. Nach jahrzehntelanger Diskussion um die Existenz eines solchen Hormones beim Menschen ist nach den schönen klinischen und experimentellen Untersuchungen von LERNER et al.[6] diese Frage im positiven Sinne zu beantworten. LERNER postulierte auch die Existenz einer hypophysär-adrenalen Achse, die eine große Zahl der oben erwähnten klinischen Beobachtungen zu deuten erlaubt. Der genaue biochemische Angriffspunkt dieses Hormones ist noch unklar, doch steht fest, daß das MSH sicher kein direkter Aktivator der Phenol-Oxydase (Tyrosinase) ist.

v. Der Albinismus als Stoffwechselanomalie

Der Albinismus ist ein allgemein biologisches Phänomen, das bei allen Lebewesen, die einer Pigmentbildung fähig sind, beobachtet wird. Es ist verblüffend zu sehen, daß MECKEL[7] den Albinismus bereits im Jahre 1816 unter den „Hemmungsmißbildungen" klassifizierte. Es geht daraus hervor, daß die Analogie solcher sichtbaren Erkrankungen mit den mehr greifbaren Deformitäten schon früh erkannt wurde. GARROD[8] widmete in seiner Monographie dem Albinismus

---

[1] SCOTTI, G.: Dermatologia (Napoli) 1, 232 (1950).

[2] JACOBSEN, V. C., u. G. H. KLINK: Arch. Path. (Chicago) 17, 141 (1934).

[3] WAGNER, E.: Arch. Heilk. 5, 280 (1864).

[4] ATWELL, W. J.: Science 49, 48 (1919).

[5] ZONDEK, B., u. H. KROHN: Klin. Wschr. 1932, 405, 849.

[6] LERNER, A. B., K. SHIZUME u. I. BUNDING: J. clin. Endocr. 14, 1463 (1954).

[7] MECKEL, J. F.: Handbuch der pathologischen Anatomie. Band 2, Teil 2, p. 3, 1816.

[8] GARROD, A. E.: Inborn Errors of Metabolism. 2nd edition. Oxford: Oxford University Press 1923.

ein ganzes Kapitel und führt ihn als erstes Beispiel der fünf "Inborn Errors of Metabolism" an. Nach den Untersuchungen von SANDERS[1] handelt es sich um ein recessives Erbleiden. Klinisch werden mehrere Formen unterschieden, doch beschränken wir uns an dieser Stelle auf die generalisierte Varietät, obschon medizinisch der okulären größere Bedeutung zukommt.

Noch bis vor wenigen Jahren wurde angenommen, daß es sich bei dieser Erkrankung um einen morphologischen Defekt, nämlich um eine Amelanocytose handelt. Indessen konnte mittels Spezialfärbungen gezeigt werden, daß die Haut eines Albinos ebensoviele Melanocyten enthält, wie diejenige eines gesunden Individuums. Der Defekt liegt vielmehr, wie dies FITZPATRICK et al.[2] mit ihrer histochemischen Methode zeigten, in einem völligen Fehlen der Phenol-Oxydase. Wir müssen daraus schließen, daß es sich beim Albinismus um eine hereditäre Anenzymie handelt. Dafür sprechen auch die Beobachtungen, daß es selbst unter intensivster hormonaler Stimulation, wie etwa während der Gravidität, nicht zu einer Pigmentierung kommt. Leider liegen bis heute noch keine Untersuchungen über den Tyrosinstoffwechsel beim Albinismus vor.

Es sei hier noch auf die interessanten Arbeiten einer japanischen Forschergruppe hingewiesen[3], die tierische Pigmente verschiedensten Ursprunges untersuchte, und dabei zum Schluß kam, daß die Synthese aller Melanine unter der Kontrolle eines einzigen Genes steht. Diese von völlig anderer Seite gemachte Beobachtung ist eine schöne Bestätigung der Auffassung des Albinismus als genetische Anenzymie im Sinne der „Ein Gen — ein Enzym"-Hypothese.

f) Renale Aminoacidurien

i. Cystinurie

Im Jahre 1810 beobachtete WOLLASTON[4] einen Nierenstein von ungewöhnlicher Natur. Eine chemische Untersuchung ergab, daß es sich dabei um Cystin handelte. Solche Cystinsteine wurden in der Folge immer wieder beobachtet und GARROD[5] widmete in seiner Monographie der Cystinurie ein besonderes Kapitel. Er betrachtete die Cystinurie als einen angeborenen Stoffwechseldefekt, der wie der Albinismus, die Pentosurie und die Alkaptonurie auf einen "metabolic block" zurückzuführen sei. Trotz intensiver Forschung gelang es aber nie, eine solche Stoffwechselstörung nachzuweisen. Die Einführung papierchromatographischer Methoden in das klinische Laboratorium führte in den letzten Jahren zu einer klareren Auffassung dieses Krankheitsbildes. Zunächst wiesen DENT und ROSE[6] nach, daß diese Patienten nicht bloß Cystin im Urin ausscheiden, sondern auch abnorme Mengen von Lysin und Arginin. Diese Beobachtung kann als ein Argument gegen die Hypothese von GARROD ausgelegt werden. Die Annahme, daß es sich bei der Cystinurie nicht um einen generalisierten Defekt im Cystinabbau handeln kann, wurde aber ganz besonders von den papierchromatographischen[7] und polarographischen[8] Plasmauntersuchungen gestützt, bei denen sich ergab, daß die Plasmakonzentration von Cystin, Arginin und Lysin bei diesen Patienten normale Werte aufweist.

Die Beobachtung, daß etwa jedes 300ste Individuum abnorme Cystinmengen im Urin ausscheidet[9], spricht dafür, daß die Krankheit häufiger vorkommt, als

---

[1] SANDERS, J.: Genetica **20**, 96 (1938).
[2] FITZPATRICK, T. B., et al. 1950: Science **112**, 223 (1950).
[3] KIKKAWA, H., Z. OGITA u. S. FUJITO: Science **121**, 43 (1955).
[4] WOLLASTON, W. H.: Philos. Trans. B. **1810**, 223.
[5] Siehe Fußnote 8, S. 135.
[6] DENT, C. E., u. G. A. ROSE: Quart. J. Med. **20**, 205 (1951).
[7] DENT, C. E.: Biochem. Soc. Symp. No. 3. Cambridge: Cambridge University Press 1949.
[8] FOWLER, D., H. HARRIS u. F. L. WARREN: Lancet **1952**, 544.
[9] PATCH, F. S.: Canad. med. Ass. J. **31**, 250 (1934).

allgemein angenommen wird. Eine besonders interessante Studie wurde von HARRIS und WARREN veröffentlicht[1]. Diese Autoren fanden bei der Durchuntersuchung von 232 Individuen mit Cystinurie aus insgesamt 21 verschiedenen Familien, daß selbst die Cystinurie kein einheitliches Krankheitsbild ist, sondern vielmehr in zwei genetisch, biochemisch und klinisch verschiedenen Formen auftritt. Nach diesen Untersuchungen muß heute die Cystinurie so definiert werden, daß es sich um ein Erbleiden handelt, bei dem es zur Ausscheidung abnormer Mengen von Cystin, Arginin und Lysin kommt und bei dem nicht selten Cystinsteine gefunden werden. Eine Differenzierung der erwähnten beiden Formen hat vorerst nur theoretische Bedeutung.

Die nierenphysiologischen Untersuchungen der letzten Jahre zeigten, daß nicht bloß Wasser, Elektrolyten und Zucker filtriert und rückresorbiert werden, sondern auch Proteine und Aminosäuren. Es liegen gute Gründe dafür vor, daß sowohl die Zucker- wie auch Aminosäuren-Rückresorption enzymatisch erfolgt. Daß bei der Cystinurie eine Störung der Rückresorption vorliegt, wurde kürzlich experimentell bewiesen. Eine Abklärung des tubulären Ausfalles mittels der Clearance-Technik zeigte, daß die endogene Cystin-Clearance bei Patienten etwa 30mal höher liegt als bei normalen Individuen. Der Ausfall der Rückresorption geht besonders klar daraus hervor, daß die exogene Cystin-Clearance dieselben Werte aufwies wie die Inulin-Clearance[2, 3].

ii. Renale Rachitis mit renaler Glucosurie, Phosphaturie und Aminoacidurie[4]
(De Toni-Debré-Fanconi-Syndrom)

Im Gegensatz zur Cystinose handelt es sich bei diesem merkwürdigen Krankheitsbild um genetisch bedingte renale Defekte in der Rückresorption von Glucose, Phosphat und Aminosäuren. Das proteusartige Bild dieser Krankheit wird am besten dadurch erklärt, daß offenbar nicht alle drei Symptome gleichzeitig manifest werden, sondern daß die drei Defekte qualitativ, quantitativ und zeitlich unabhängig voneinander auftreten können. Es sei daran erinnert, daß es neben der hereditär bedingten Form des de Toni-Debré-Fanconi-Syndroms auch Phänokopien gibt. Ähnliche Stoffwechselausfälle wurden bei Bleivergiftungen[5] und bei der D-Hypervitaminose[6] von Kindern beobachtet.

Klinisch fällt vor allem die schwere Rachitis auf, häufig auch der Zwergwuchs und die sekundären Manifestationen einer chronischen Nierenschädigung. Die einzige Störung im Blutchemismus ist die Hypophosphatämie, die allerdings mit Progression der Nierenerkrankung in eine Hyperphosphatämie übergehen kann. Diagnostisch wichtig ist der Nachweis einer Glucosurie und einer Aminoacidurie. Der Nachweis einer Aminoacidurie beim de Toni-Debré-Fanconi-Syndrom wurde zuerst von McCUNE und MASON[7] erbracht, doch war es DENT[8], der als erster zeigte, daß der Defekt in der Rückresorption liegt und daß es sich nicht um eine Überflußaminoacidurie handelt.

Das Vorkommen dieser Krankheit bei Erwachsenen ist noch umstritten, doch mehren sich die Beobachtungen, die dafür sprechen, daß gewisse Fälle des sog. „Milkman-Syndromes"[9] als adulte Manifestationen des de Toni-Debré-

[1] HARRIS, H., u. F. L. WARREN: Ann. Eugenics 18, 125 (1953).
[2] DENT, C. E., J. G. HEATHCOTE u. G. E. JORON: J. clin. Invest. 33, 1210 (1954).
[3] DENT, C. E., B. SENIOR u. J. M. WALSHE: J. clin. Invest. 33, 1216 (1954).
[4] DE TONI, G.: Ann. paediat. (Basel) 187, 42 (1956) (Uer.).
[5] CHISOLM, J. J., et al.: Amer. J. Dis. Child. 89, 159 (1955).
[6] CREVELD, S. VAN, u. P. ARONS: Ann. paediat. (Basel) 173, 299 (1944).
[7] McCUNE, D. J., H. H. MASON u. H. T. CLARKE: Amer. J. Dis. Child. 65, 81 (1943).
[8] DENT, C. E.: Biochem. J. 41, 240 (1947).
[9] MILKMAN, L. A.: Amer. J. Roentgenol. 32, 622 (1934).

Fanconi-Syndromes aufzufassen sind. STOWERS und DENT[1] zeigten, daß es bei solchen Fällen zu einer renalen Aminoacidurie kommen kann. Eine Zusammenstellung der bisher beobachteten Fälle findet sich bei SIROTA und HAMERMAN[2] und MYERSON und PASTOR[3]. Es kann natürlich kaum unterschieden werden, ob es sich bei dieser im Erwachsenenalter auftretenden Erkrankung um eine späte Manifestation des genetisch bedingten Krankheitsbildes handelt oder aber um eine Phänokopie.

Bei der häufigsten Form des de Toni-Debré-Fanconi-Syndromes handelt es sich um ein hereditäres Leiden[4]. Da bei der Rückresorption von Glucose, Aminosäuren und Phosphat sicher enzymatische Vorgänge eine Rolle spielen, so ist man gerechtfertigt, dieses Krankheitsbild unter den genetisch bedingten Anenzymien einzureihen. Es ist interessant, daß eine ähnliche Interpretation des Krankheitsbildes von DE TONI[5] bereits im Jahre 1933 postuliert wurde. Solange aber die exakte Natur der Rückresorptionsvorgänge in der Niere nicht besser abgeklärt ist, kann an eine Identifizierung der einzelnen Enzyme kaum gedacht werden.

g) Symptomatische (Überfluß-) Aminoacidurien

i. Hepatische Aminoacidurien

Bei den im vorangehenden Abschnitt erwähnten Anomalien handelte es sich um in der Niere lokalisierte Defekte, die zu einer Störung in der Resorption bestimmter Aminosäuren führten. Der Ausdruck „renale Aminoacidurie" ist daher gerechtfertigt. Die große Zahl von Krankheiten, bei denen eine Aminoacidurie beobachtet wird, bei denen aber der Defekt nicht primär in der Niere lokalisiert ist, sondern die abnorme Ausscheidung der Aminosäuren Folge einer erhöhten Aminosäure-Plasma-Konzentration ist, werden als sekundäre, symptomatische oder Überfluß-Aminoacidurien bezeichnet.

Am bekanntesten sind die hepatischen Aminoacidurien. Da ein großer Teil des Aminosäuren- und Eiweißstoffwechsels sich in der Leber abspielt, überrascht es nicht, daß bei Ausfällen der Leberfunktion ein abnormes Verhalten zahlreicher Eiweißkörper beobachtet wird. So kommt es zum Beispiel dazu, daß die Leber bestimmte Aminosäuren nicht mehr abzubauen vermag, wodurch eine erhöhte Plasma-Konzentration auftritt, die ihrerseits eine gesteigerte Ausscheidung im Urin bedingt. Schon lange bekannt ist die Ausscheidung von Tyrosinnadeln und Leucinkugeln beim hepatischen Koma. Mit der Verfeinerung der Untersuchungstechnik wird aber immer mehr offenbar, daß schon viel geringere Ausfälle in der Leberfunktion zu einer Aminoacidurie führen können. So wird etwa bei der Cirrhose oft eine gesteigerte Ausscheidung von Cystin als Folge einer erhöhten Plasma-Konzentration beobachtet, ohne daß irgendwelche Zeichen einer Nierenschädigung vorlägen[6]. Es sei aber daran erinnert, daß manche Aminosäuren toxische Eigenschaften besitzen und daß es als Folge einer Überfluß-Aminoacidurie sekundär zu einer Nierenschädigung kommen kann.

Ebenfalls zu den hepatischen Aminoacidurien möchten wir diejenige bei der Wilsonschen Krankheit (vgl. S. 189) rechnen. In dieselbe Gruppe gehört möglicher-

[1] STOWERS, J. M., u. C. E. DENT: Quart. J. Med. **16**, 275 (1947).

[2] SIROTA, J. H., u. D. HAMERMAN: Amer. J. Med. **16**, 138 (1954).

[3] MYERSON, R. M., u. B. H. PASTOR: Amer. J. Med. Sci. **228**, 378 (1954).

[4] BICKEL, H., u. H. HARRIS: Acta paediat. (Uppsala) **42**, Suppl. 90, 22 (1952).

[5] DE TONI, G.: Acta paediat. (Uppsala) **16**, 479 (1933).

[6] WALSHE, J. M., u. B. SENIOR: J. clin. Invest. **34**, 302 (1955).

weise auch die Aminoacidurie nach Totalröntgenbestrahlung[1], bei Hungerzuständen[2] und bei der Perniciosa[3].

Die Ursache der schon lange bekannten Aminoacidurie bei Frühgeburten ist noch nicht genügend abgeklärt, um eine Entscheidung treffen zu können, ob auch diese Form unter den hepatischen oder aber den renalen Defekten einzureihen ist. Da bei Frühgeburten sowohl eine physiologische Insuffizienz der Leber (vgl. S. 67) als auch der Niere (vgl. S. 68) vorliegt, kann eine nähere Abklärung nur durch Clearance-Untersuchungen erfolgen. Dasselbe gilt auch für die zuerst von HOTTINGER[2] beschriebene und seither auch von anderer Seite beobachtete[5] Aminoacidurie bei der Vitamin D-Mangel-Rachitis. Wahrscheinlich handelt es sich bei dieser Krankheit um eine renale Aminoacidurie. Eine nähere Untersuchung dieser Form ist schon daher angezeigt, weil interessante Beziehungen zwischen dem Vitamin D und den Rückresorptionsvorgängen anzunehmen sind.

ii. Cystinose

(Kaufmann-Abderhalden-Lignacsche Krankheit)

Die Cystinose ist ein von der Cystinurie prinzipiell verschiedenes Krankheitsbild, bei dem es sich primär nicht um einen renalen Defekt der Cystinrückresorption handelt, sondern um eine *generalisierte Störung des Cystin- und* möglicherweise auch *Tyrosinhaushaltes.* Da es dabei zu einer massiven Ablagerung von Cystinkristallen im Reticulo-Endothel, in der Leber, Milz, Niere, in den Augen und anderen Organen kommt, ist diese Stoffwechselstörung zu den Thesaurismosen oder Speicherkrankheiten zu rechnen. Darauf weist auch die pathologisch-anatomische Beobachtung hin, daß die Speicherzellen eine gewisse Ähnlichkeit mit denjenigen bei den Lipidosen aufweisen. ROULET[6] schlug daher für die Bezeichnung dieser Elemente den Ausdruck ,,Pseudoschaumzellen" vor.

Obschon das Krankheitsbild bereits vor über 25 Jahren von ABDERHALDEN[7], KAUFMANN[8] und LIGNAC[9] umrissen wurde, so wurden doch erst eine relativ kleine Zahl von Patienten mit dieser Stoffwechselstörung beobachtet. FREUDENBERG[10] faßte auf kompetente Weise kürzlich die wichtigsten klinischen und biochemischen Aspekte dieser interessanten Krankheit zusammen. Es scheint aus der Fachliteratur hervorzugehen, daß die Cystinose gelegentlich zusammen mit dem de Toni-Debré-Fanconi-Syndrom auftritt, und einzelne Forscher vertraten die Auffassung, daß es sich dabei um ein einheitliches Krankheitsbild handle. Solange diese Frage aber nicht endgültig entschieden ist, scheint es vorteilhafter, die beiden Syndrome als separate Krankheiten zu betrachten.

Klinisch fällt die schwere therapieresistente Rachitis, der Zwergwuchs und eine Nierenschädigung auf. Es sei jedoch betont, daß in Frühstadien die Nierenschädigung minimal sein kann, eine Beobachtung, die nach FREUDENBERG[10] stark gegen die Hypothese spricht, daß es sich bei dieser Krankheit primär um einen renalen Defekt handle. Die in Spätstadien auftretende Hyperphosphatämie ist wahrscheinlich nur Ausdruck der gestörten Nierenfunktion. Regelmäßig leiden Patienten mit einer Cystinose auch an einer Aminoacidurie, wobei es aber nur ausnahmsweise zur Ausscheidung abnormer Cystinmengen im Urin kommt. Da

---

[1] KATZ, E. J., u. R. J. HASTERLIK: J. Nat. Cancer Inst. **15**, 1085 (1955).
[2] HOTTINGER, A.: Mschr. Kinderheilk. **30**, 497 (1932).
[3] JONXIS, J. H. P., u. T. H. J. HUISMAN: Lancet **1953**, 429.
[4] SANDLER, M., u. C. M. B. PARE: Lancet **1954**, 494.
[5] WEAVER, G. A., u. D. W. NEIL: Lancet **1954**, 1212.
[6] ROULET, F.: Ann. paediat. (Basel) **156**, 284 (1941).
[7] ABDERHALDEN, E.: Z. physiol. Chem. **38**, 557 (1903).
[8] KAUFMANN, E.: Lehrbuch der speziellen pathologischen Anatomie. 7./8. Auflage, Vol. 2, S. 1107. Berlin: de Gruyter 1922.
[9] LIGNAC, G. O. E.: Dtsch. Arch. klin. Med. **145**, 139 (1924).
[10] FREUDENBERG, E.: Advanc. Pediatrics **4**, 265 (1949) (*Uer.*).

die Aminoacidurie auch in Cystinosefamilien ohne manifeste Cystinspeicherkrankheit auftritt[1], ist es wahrscheinlich, daß dieser Defekt auf eine genetisch bedingte Rückresorptionsstörung zurückzuführen ist. In seltenen Fällen wird gleichzeitig auch eine renale Glucosurie beobachtet, doch kann zur Zeit nicht sicher entschieden werden, ob es sich dabei um die Folge einer toxischen Nierenschädigung oder um einen unabhängigen, wiederum genetisch bedingten Defekt handelt.

Auf Grund der eingehenden Untersuchungen von PFÄNDLER und BERGER[2] kann heute kein Zweifel mehr bestehen, daß sowohl die Hyperaminoacidurie, wie auch die Cystinspeicherung familiärer Natur und auf einen genetischen Defekt zurückzuführen sind. Die renale Aminoacidurie wird zur Zeit am besten durch die Annahme gedeutet, daß der Genausfall einen Enzymausfall in dem an der Rückresorption von Aminosäuren beteiligten System verursacht. Die Cystinose kann jedoch kaum durch die Annahme eines renalen Enzymdefektes gedeutet werden. Vielmehr ist anzunehmen, daß durch Genausfall ein Enzym im Intermediärstoffwechsel der schwefelhaltigen Aminosäuren ausfällt und daß dadurch ein Stoffwechselblock mit pathologischer Cystinspeicherung entsteht. Die Krankheit ist somit zu den genetisch bedingten An- oder Hypenzymien zu rechnen. Schließlich noch ein Wort zur irreversiblen und progressiven Nierenschädigung dieser Patienten. Es ist bekannt, daß die intravenöse Verabreichung von Cystin bei Tieren zu beträchtlichen Nierenschädigungen führt. Es ist daher wahrscheinlich, daß diese sekundärer Natur sind und auf die toxische Wirkung des in abnormen Mengen ausgeschiedenen Cystins zurückzuführen sind.

h) Genetisch bedingte Störungen der Proteinsynthese

i. Zur Definition

Jede Hyp- oder Anenzymie ist schließlich auf einen Defekt in der Proteinsynthese zurückzuführen. Wir haben jedoch den Begriff so definiert, daß bloß jene Krankheiten als Enzymopathien aufzufassen sind, bei denen die klinischen Manifestationen auf einem Enzymdefekt beruht. Da die Eiweiße biologisch jedoch multivalent sind, das heißt je nach der Untersuchungsmethode, bald als Enzyme, bald als Substrate, bald als Antigene oder Bausteine imponieren, ist eine solche Abgrenzung willkürlich. So ist es natürlich, daß das Fehlen eines bestimmten Eiweißes im Organismus, das einen Enzymdefekt verursacht, zunächst von der Stoffwechselforschung angegangen und mit biochemischen Methoden analysiert wird. Anderseits mag das Fehlen desselben Proteines zu einem Antikörperdefekt führen, der vom Kliniker entdeckt und vom Serologen bewiesen wird. Wir glauben uns daher berechtigt, wenigstens kurz auf einige Defekte der Proteinsynthese einzugehen, bei denen nicht der Ausfall eines Enzymes im Vordergrund steht, sondern der Ausfall irgendeiner anderen Eiweißfunktion morphologischer, immunologischer oder physikalisch-chemischer Art.

ii. Hereditäre Afibrinogenämie

Bei der Untersuchung eines Bluters beobachtet RABE[3] im Jahre 1920, daß dessen Gerinnungsstörung auf dem Fehlen von Fibrinogen im Blut beruhte. HENDERSON[4] stellte 1945 sieben Fälle aus der Literatur zusammen, während VANN[5] im Jahre 1954 bereits deren 21 fand. Dabei handelt es sich um eine sowohl

---

[1] GRISLAIN, J. P., et al.: Arch. franc. Pédiat. **13**, 1 (1956).
[2] PFÄNDLER, U., u. H. BERGER: Ann. paediat. (Basel) **187**, 1 (1956).
[3] RABE, F., u. E. SALOMON: Dtsch. Arch. klin. Med. **132**, 240 (1920).
[4] HENDERSON, J. L., G. M. DONALDSON u. H. SCARBOROUGH: Quart. J. Med. **14**, 101 (1945).
[5] VANN, R. L.: Amer. J. Dis. Child. **88**, 703 (1954).

das weibliche als auch das männliche Geschlecht befallende Gerinnungsstörung, bei der sich im Blutplasma überhaupt kein Fibrinogen nachweisen läßt. In den letzten Jahren wurde eine Reihe weiterer Fälle beobachtet[1]. Diese hereditäre Form ist im Vergleich zu den erworbenen A- und Hypofibrinogenämien, wie sie besonders bei Leberkrankheiten beobachtet werden, selten. Dennoch finden wir auch hier wieder zwei klinisch identische Krankheitsbilder, wobei die erworbene Form (S. 275) als Phänokopie der angeborenen angesehen werden kann.

iii. Hereditäre Agammaglobulinämie[2]

Ein achtjähriger Knabe, der seit dem 5. Lebensjahr an nicht weniger als 19 verschiedenen Infekten erkrankt war, wurde 1952 ins Walter Reed-Hospital in Washington eingewiesen. Eine elektrophoretische Untersuchung der Bluteiweißkörper wurde durchgeführt und BRUTON et al.[3] fanden, daß der Knabe im Plasma keine γ-Globuline aufwies. Seit dieser ersten Beobachtung wurden bereits über 100 verschiedene Fälle aus allen Ländern veröffentlicht, was darauf hinweist, daß das Leiden offenbar viel häufiger ist, als zunächst angenommen wurde.

Das Fehlen der γ-Globuline führt klinisch zu drei charakteristischen Ausfallserscheinungen:

1. Die Anamnese des Patienten besteht aus einer fast kontinuierlichen Reihe von Infektionen wie Pneumokokken- und Staphylokokkeninfekten, Furunkulosen, Meningitiden, Mumps, Otitiden, Pertussis usw. Da die entsprechenden Antikörper[4] in der γ-Globulinfraktion lokalisiert sind[5], fehlt den kranken Individuen die Möglichkeit der Entwicklung einer erworbenen Resistenz.

2. Dieser Defekt der Antikörperbildung führt dazu, daß auch die Schutzimpfungen mit Diphtherie-Antitoxin, Tetanus-Toxoid, Pneumokokkenvaccine, Pertussis-, Influenza A- und B-Vaccine nicht angehen, ja daß selbst die Mantoux-Reaktion abgeschwächt oder aufgehoben wird.

3. Da auch die Blutgruppen-Isohämagglutinine wenigstens teilweise in der γ-Globulinfraktion lokalisiert sind, fehlen häufig auch diese. Ihr Nachweis ist von praktischer Bedeutung, erlaubt er doch bei Unzugänglichkeit elektrophoretischer Methoden eine einfache Diagnosestellung durch „umgekehrte" Blutgruppenbestimmung.

Von hervorstechender Bedeutung ist die kürzlich veröffentlichte Beobachtung, wonach es bei Patienten mit A-γ-Globulinämie gelingt, heteroplastische Transplantationen durchzuführen[5]. Antikörperbildung gegen nicht-eigenes Protein war die Ursache, weshalb bisher alle heteroplastischen Transplantationsversuche scheiterten. Besonders gut bekannt ist dies von den Experimenten über die Transplantation der Nieren, die bisher ausschließlich bei eineiigen Zwillingen gelang. Sollte es möglich sein, die Synthese der γ-Globuline temporär und reversibel zu unterdrücken, so eröffnen sich neue Möglichkeiten zur Durchführung heteroplastischer Transplantationen.

---

[1] SCHÖNHOLZER, G.: Dtsch. Arch. klin. Med. **108**, 496 (1939). — GLANZMANN, E., H. STEINER u. H. KELLER: Schweiz. med. Wschr. **1940**, 1243. — LAWSON, H. A.: New Engl. J. Med. **248**, 552 (1953). — CAUSSADE, L., et al.: Presse méd. **1954**, 1040. — FRICK, P. G., u. I. MCQUARRY: Pediatrics **13**, 44 (1954). — HEATON, S. C., et al.: Amer. J. Obstet. Gynec. **70**, 320 (1955). — MORITA, H., u. M. KAGAMI: Acta haemat. (Basel) **17**, 315 (1957). — IMPERATO, C.: Lettante **26**, 681 (1955). — HARDISTY, R. M., u. J. L. PINNIGER: Brit. J. Haemat. **2**, 139 (1956).

[2] *Uer.:* HAYLES, A. B., G. B. STICKLER u. B. F. MCKENZIE: Pediatrics **14**, 449 (1954). — WALL, R. L., u. S. SASLAW: Arch. intern. Med. **95**, 33 (1955). — PUTNAM, F. W.: Science **122**, 275 (1955). — HEUCHEL, G., u. D. JORKE: Medizinische **1955**, 1181. — ROMINGER, E.: Arch. Kinderheilk. **152**, 209 (1956). — COOKE, W. T., et al.: Brit. med. J. **1957**, 1151. — FAVOUR, C. B.: Stanf. med. Bull. **14**, 172 (1956). — HUTCHISON, J. H.: Lancet **1955**, 844.

[3] BRUTON, O. C.: Pediatrics **9**, 722 (1952).

[4] ENDERS, F. X.: J. clin. Invest. **23**, 510 (1944).

[5] GOOD, R. A., u. R. L. VARCO: J. Amer. med. Ass. **157**, 713 (1955).

Wir möchten die folgenden drei Typen der A-γ-Globulinämie unterscheiden:

1. Die angeborene, hereditäre Form mit frühkindlichem Ausfall der γ-Globulinsynthese, bisher ausschließlich bei Knaben beobachtet, also wahrscheinlich einem geschlechtgebundenen Erbgange folgend.

2. Die erworbene, bei beiden Geschlechtern auftretende Form. Durch einen, meist in frühster Jugend auftretenden Infektionszustand kommt es zu einer irreversiblen Störung der γ-Globulinsythese. Ein ähnliches Verhalten beobachtete FELTON[1] bei Mäusen, bei denen es nach wiederholter Injektion großer Mengen von Pneumokokkenpolysacchariden zu einer permanenten immunbiologischen Paralyse kam.

3. Die symptomatische Agammaglobulinämie. Diese wurde besonders beim Sarkoid, bei den verschiedenen Formen der Leukämie, beim multiplen Myelom, bei der Lymphogranulomatose und bei der akuten Miliartuberkulose, also alles Krankheiten, die zu einer Schädigung des reticulo-endothelialen Systemes führen, beobachtet. Die Anergie, wie sie sich etwa beim Morbus Hodgkin und der Miliartuberkulose in einem negativen Ausfall der Tuberkulinreaktion manifestiert, ist mit der Agammaglobulinämie in Zusammenhang zu bringen.

[iv. Fehlen von Gerinnungsfaktoren (vgl. S. 297)]

[v. Abnorme Hämoglobine (vgl. S. 163]

C. Störungen des Kohlenhydratstoffwechsels[2]

a) Glykogenspeicherkrankheit[3]

i. Zum klinischen Bild

Obschon diese Krankheit zuerst von WAGNER und PARNASS[4] und von VAN CREVELD[5] erwähnt wurde, verdanken wir doch VON GIERKE[6] die erste genaue Beschreibung. Zur gleichen Zeit erschien auch die Arbeit von SCHÖNHEIMER[7], in der die ersten biochemischen Beobachtungen über dieses merkwürdige Krankheitsbild enthalten waren. Es ist faszinierend zu sehen, wie VON GIERKE[6] bereits 1929 die wahre Natur dieser Krankheit erkannte. Dennoch bedurfte es 20 Jahre biochemischer Forschung, bis seine ursprüngliche Hypothese vom Ehepaar CORI[8] bewiesen wurde.

Die häufigste Form der Glykogenspeicherkrankheit ist diejenige, die zuerst von VON GIERKE beschrieben wurde. Diskrepanzen bei individuellen Fällen müssen heute zum Teil dadurch erklärt werden, daß es mindestens vier verschiedene Typen von Glykogenspeicherkrankheiten gibt, die klinisch, biochemisch und pathologisch-anatomisch deutlich verschieden sind und auf deren wichtigste Unterschiede am Schlusse dieses Abschnittes kurz eingegangen sein soll. Leitsymptom ist die Hepatomegalie, die Anlaß zur Bezeichnung Hepatomegalia glycogenica gab. Die Wachstumsverzögerung im frühen Kindesalter ist ein weiteres charakteristisches Symptom sekundärer Art. Der Erbmodus ist noch nicht endgültig abgeklärt, folgt aber wahrscheinlich dem recessiven Typus[9,10]. Pathologisch-anatomisch fällt der außerordentlich hohe Glykogengehalt auf,

[1] FELTON, L. D.: J. Immunol. **61**, 107 (1949).

[2] *Uer.:* HARTMANN, A. F.: J. Pediat. **47**, 537 (1955).

[3] *Uer.:* CREFELD, S. VAN: Medicine 18, 1 (1939). — CREFELD, S. VAN: Arch. Dis. Childh. **27**, 113 (1952). — ANDERSON, D. H.: In Carbohydrate Metabolism. Edited by V. A. NAJJAR, p. 28. Baltimore: John Hopkins 1952. — CLEMENT, D. H., u. G. C. GODMAN: J. Pediat. **36**, 11 (1950). — ZELLWEGER, H.: Dtsch. med. Wschr. **1956**, 190.

[4] WAGNER, R., u. J. K. PARNASS: Z. ges. exp. Med. **25**, 361 (1921).

[5] CREVELD, S. VAN: Mschr. Geneesk. **75**, 349 (1928).

[6] GIERKE, E. VON: Beitr. path. Anat. **82**, 497 (1929).

[7] SCHÖNHEIMER, R.: Z. physiol. Chem. **182**, 148 (1929).

[8] CORI, G. T., u. C. F. CORI: J. biol. Chem. **199**, 661 (1952).

[9] GATES, R. R.: Human Genetics. New York, N. Y.: Macmillan 1946.

[10] HANHART, E.: Schweiz. med. Wschr. **1947**, 163.

der 12—15% des Frischgewichtes der Leber beträgt. Eine deutliche Vermehrung des Glykogens wird auch in den Nieren und den meisten anderen Organen beobachtet. Hervorzuheben ist jedoch das Fehlen jeglicher abnormer Speicherung in der Milz und im Reticulo-Endothel.

Die folgenden *biochemischen Merkmale* sind von differentialdiagnostischer Bedeutung:

1. Der Nüchternblutzucker ist konstant erniedrigt. 2. Fasten führt zu einer ausgesprochenen Hypoglykämie und Ketose, ist jedoch nur selten von hypoglykämischen Anfällen gefolgt. 3. Bei der Glucosebelastung ergibt sich eine abnorm hohe Kurve mit verzögerter Senkung, während Fructose- und Galaktosebelastung einen normalen Ablauf aufweisen. 4. Verabreichung von Adrenalin ist nicht von einem Anstieg des Blutzuckers gefolgt. 5. Die initiale Hyperglykämie nach Insulingabe fehlt. 6. Der Blutglykogengehalt ist erhöht. 7. Leberfunktionsprüfungen fallen stets abnorm aus.

Bedeutungsvoll für die spätere Forschung war die Beobachtung von SCHÖN-HEIMER[1], daß der autolytische Zerfall des Glykogens in postmortalem Material im Vergleich zur normalen Leber deutlich verzögert ist. Zusammen mit VON GIERKE[2] schloß SCHÖNHEIMER daraus, daß eine Störung der Glykogenolyse vorliegen muß. Es ist verblüffend zu sehen, daß VON GIERKE[2] bereits damals von einer „dysontogenetischen An- oder Hypenzymatose" sprach.

ii. Glykogenstoffwechsel der Leber

Die Feinstruktur des Glykogens, der wichtigsten animalischen Speicherform der Kohlenhydrate, ist bedeutend einfacher als etwa diejenige der Fette oder Eiweiße, ist doch diese polymere, hochmolekulare Substanz aus einzelnen identischen Monomeren, den Glucosemolekülen, aufgebaut. Die intensive Bearbeitung der Polysaccharide während der letzten 10 Jahre, insbesondere mit der von der makromolekularen Chemie entwickelten Methodik ergab, daß die erstmals von MEYER[3] vorgeschlagene, verzweigte Kettenstruktur am wahrscheinlichsten ist (Abb. 39). Daraus geht hervor, daß das Glykogen aus strauchförmig verzweigten Glucoseketten zusammengesetzt ist, bei denen sich grundsätzlich zwei verschiedene Bindungstypen unterscheiden lassen, nämlich α-1,4-glykosidische zwischen den Kettenmolekülen und α-1,6-glykosidische an den Verzweigungsstellen (Abb. 39).

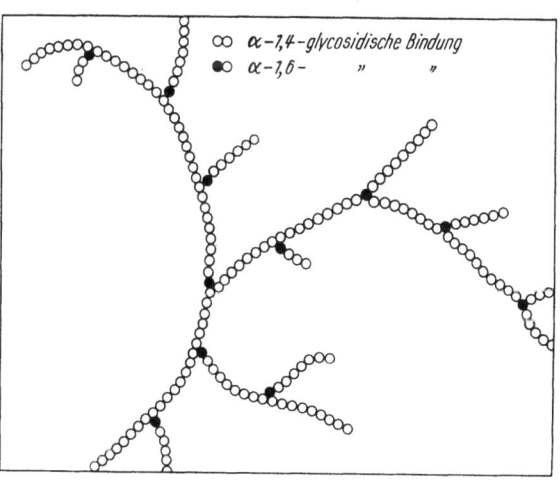

Abb. 39. Makromolekulare Struktur des Glykogens (nach MEYER[3])

Im Zentrum des Glykogenstoffwechsels steht die Leber, sind doch daselbst nicht weniger als etwa 80% der gesamten Kohlenhydratreserve gespeichert. Daneben findet sich Glykogen auch in der Muskulatur, den Nieren und anderen Organen; auffallend reichhaltig sind auch die fetalen Organe. Es ist daher verständlich, daß Leberschädigungen, wie dies ja aus der Klinik bekannt ist, häufig zu einem abnormen Zuckerstoffwechsel führen. Umgekehrt lassen sich generalisierte

[1] SCHÖNHEIMER, R.: Z. physiol. Chem. **182**, 148 (1929).
[2] GIERKE, E. VON: Beitr. path. Anat. **82**, 497 (1929).
[3] MEYER, K. H.: Experientia (Basel) **8**, 405 (1952).

Kohlehydrat-Stoffwechselstörungen besonders günstig an der Leber untersuchen, spielt sich doch hier der quantitativ größte Anteil davon ab. Nach der Resorption des Nahrungszuckers wird die Glucose über die Portalvene an die Leber herangetragen. Der größte Teil der Glucose verschwindet in der Leber, wie dies durch Messung der Blutzucker-Konzentration in der Pfortader und der Lebervene leicht nachgewiesen werden kann[1]. Die verschwundene Glucose wird quantitativ in Glykogen — eine dicht gepackte, osmotisch inaktive und daher biologisch besonders vorteilhafte Speicherform — umgewandelt. Durch gesteuerte Degradierung des Glykogens kann eine willkürliche Menge Glucose wieder in den Blutstrom entlassen werden. Die Regulation der Blutzucker-Konzentration erfolgt durch die Aktivierung oder Hemmung der an diesen Vorgängen beteiligten Enzyme.

Auf Abb. 40 wurde der Aufbau des Zuckers zu Glykogen und dessen Degradation zu Glucose mit allen Intermediärprodukten aufgezeichnet[2,3]. Die daran beteiligten Enzyme seien kurz besprochen.

Als erster enzymatisch gesteuerter Schritt muß die Aufnahme der Pfortaderglucose in die Leberzelle betrachtet werden. Diese erfolgt durch die Übertragung einer Phosphatgruppe von ATP auf die Glucose und wird durch die Hexokinase, oder präziser die *ATP → Glucose-Transphosphatase* katalysiert. Möglicherweise liegt an dieser Stelle auch der Angriffspunkt des Insulins (vgl. S. 201).

Durch die Aktivität der ATP → Hexose-transphosphatase (Hexokinase) kommt es zur Bildung von *Glucose-6-phosphat*, einer Verbindung, die eine Schlüsselstellung im Glucose- und Glykogenstoffwechsel der Leberzelle einnimmt. Der hohe Energiegehalt befähigt dieses Derivat ganz besonders dazu, eine solche zentrale Position einzunehmen, kann es doch leicht nach den verschiedensten Richtungen hin abgebaut werden. Einige dieser alternativen Stoffwechselwege seien erwähnt (Abb. 40):

1. Von großer physiologischer Bedeutung ist die Umwandlung des Glucose-6-phosphates in Fructose-6-phosphat durch die *Glucose-6-phosphat-Isomerase*. Dies ist der erste Abbauschritt gegen den aeroben und anaeroben Energiegewinn aus Zucker.

2. Weiterhin besteht die Möglichkeit der Bildung von 6-Phosphogluconat durch die *Glucose-6-phosphat-Dehydrogenase*, womit der Übergang zu den Pentosen angebahnt wird (Hexose-Monophosphat oder Pentose-Shunt vgl. S. 24).

3. Bedeutungsvoll ist die Spaltung des Glucose-6-phosphates in Phosphat und Glucose durch die *Glucose-6-Phosphatase*, wobei es gleichzeitig zu einem Übertritt des Zuckers aus der Leberzelle in die Lebervene kommt. Dieses recht spezifische Enzym kommt in großen Mengen einzig in der Leber und der Niere vor, also jenen beiden Organen, bei denen Glucose in größerer Menge aus den Zellen an den Blutstrom weitergegeben wird.

4. In der Literatur finden sich immer wieder Angaben über eine angebliche Spaltung des Glucose-6-phosphates durch die *Phosphomonoesterase vom Typus 1* (alkalische Phosphatase). Es ist sehr unwahrscheinlich, daß dies in vivo der Fall ist und daß die Phosphomonoesterase im Zuckerstoffwechsel eine Rolle spielt.

Der nächste Schritt in der Glykogensynthese besteht in einer Umwandlung des Glucose-6-phosphates in Glucose-1-phosphat. Dieser Vorgang wird durch die *Glucose (1 → 6) phosphomutase* katalysiert. Die Reaktion ist reversibel und daher auch für die Degradation des Glykogens von Bedeutung.

Vom Glucose-1-phosphat kommt es nun direkt zur Synthese des Glykogens. Die Bildung dieses verzweigten Polysaccharides verlangt ein sinnvolles Zusammenwirken zweier spezifischer Enzyme, da ja zwei verschiedene Bindungstypen formiert werden müssen. Die Formation von α-1,4-glykosidischen Bindungen, also der Kettenbildung, wird durch die *Glucose-1-phosphat → Amylose-Transglucosidase* (Phosphorylase) katalysiert. An bereits vorliegende kurze Glykogenketten, die sog. „primer", hängt dieses Enzym eine Glucosegruppe nach der anderen. Sobald die Länge der Kette eine gewisse Größe erreicht hat, hört die Aktivität dieses Enzymes auf. Auch die Wirkung der Glucose-1-phosphat → Amylose-Transglucosidase (Phosphorylase) ist reversibel, d. h. das Enzym nimmt auch am Abbau des Glykogenes teil.

Sobald durch die Aktivität der Glucose-1-phosphat → Amylose-Transglucosidase etwa 8—10 Glucosemoleküle verkettet sind, wird durch die Wirkung eines anderen Enzymes, des sog. „*branchers*" oder der „*Q-Enzyme*" eine Seitenkette angehängt. Damit ist eine neue

---

[1] CORI, C. F.: Physiol. Rev. **11**, 143 (1931) (*Uer.*).

[2] CORI, C. F.: In Carbohydrate Metabolism. Edited by V. A. NAJJAR, p. 1. Baltimore: John Hopkins 1952 (*Uer.*).

[3] CORI, G. T.: Harvey Lect. **48**, 145 (1952/53) (*Uer.*).

Ausgangslage für die Glucose-1-phosphat → Amylose-Transglucosidase (Phosphorylase) geschaffen, die durch Ankoppelung von wiederum etwa 8—12 Glucosemolekülen den „Ast" völlig ausbildet. Durch die alternierende Aktivität der Glucose-1-phosphat → Amylose-Transglucosidase (Phosphorylase) und des "branchers" wird die komplizierte, makromolekulare Strauchform des Glykogens aufgebaut.

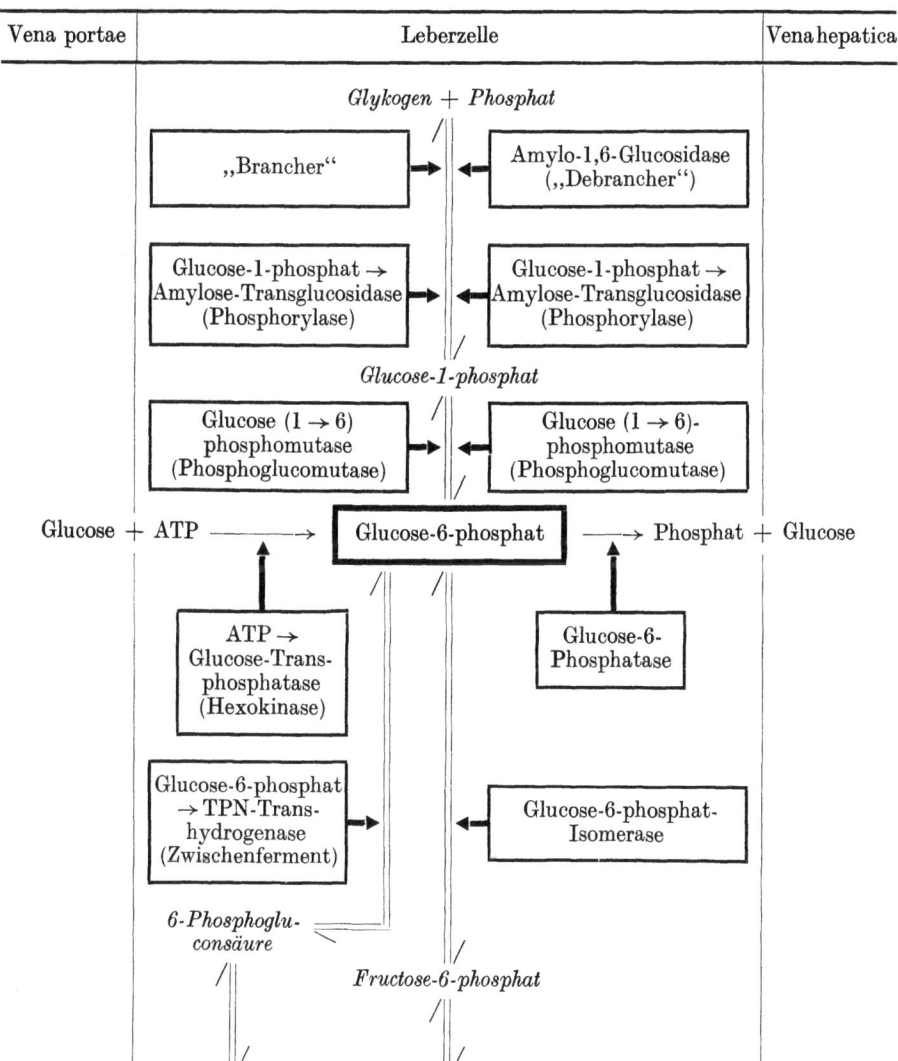

Abb. 40. Darstellung des Glykogenstoffwechsels in der Leber

Der *Abbau des Glykogens* erfolgt auf grundsätzlich ähnliche Weise. Zunächst wird durch die Glucose-1-phosphat → Amylose-Transglucosidase (Phosphorylase) Einheit um Einheit abgespalten, bis eine Verzweigungsstelle diesen Vorgang unterbricht. An dieser Stelle springt ein neues Enzym ein, der "debrancher", eine *Amylo-1,6-Glucosidase*, die das abzweigende Glucosemolekül wegspaltet und so den Weg für die Glucose-1-phosphat → Amylose-Transglucosidase wieder öffnet. Das durch diese alternierende Aktivität dieser beiden Enzyme gebildete Glucose-1-phosphat wird durch die Glucose (1 → 6) phosphomutase in Glucose-6-phosphat übergeführt, und damit wäre der Kreis geschlossen.

iii. Pathogenese der Glykogenspeicherkrankheit

Obschon bereits VON GIERKE[1] eine ,,dysontogenetische Hyp- oder An-
enzymatose" als Ursache der Glykogenspeicherkrankheit postulierte, so gelang
es doch erst vor wenigen Jahren, das hypothetische Enzym zu identifizieren.
Die CORIS[2] analysierten in den letzten Jahren eine Reihe von bioptischen und
autoptischen Lebergeweben von Kindern mit Glykogenspeicherkrankheiten.
Nicht nur wurde die Glykogenstruktur im Lebergewebe genau analysiert, sondern
soweit dies mit der vorliegenden Methodik möglich war, auch alle am Auf- und
Abbau beteiligten Enzyme. Die Glykogenstruktur war in allen Fällen mit
typischer Speicherkrankheit normal. Hingegen konnten die Autoren nachweisen,
daß die *Glucose-6-Phosphatase*, das
Enzym, welches Glucose-6-phosphat
vor der Entlassung in den Blutstrom
spaltet, in allen untersuchten Fällen
in seiner Konzentration stark vermindert war. Dies wurde indessen
auch von HARRIS und OLMO[3] bestätigt, die eine größere Zahl von normalen und pathologischen Lebern
analysierten (Tab. 41). Die Beobachtung, daß in allen Fällen eine geringe
Enzymkonzentration nachgewiesen
werden konnte, schließt eine Anenzymie aus. Vielmehr handelt es sich um eine
Hypenzymie, wie dies VON GIERKE[1] bereits im Jahre 1929 postulierte.

Tabelle 41. *Glucose-6-Phosphatase-Konzentration
in der Leber gesunder und kranker Kinder* (nach
HARRIS und OLMO[3])

Krankheit (Anzahl der Analysen)	Enzymeinheiten, Mittel und Streuung
Gesunde Kontrollen (8)	214±45
Leberkrankheiten (21)	104±49
Glykogenspeicherkrankheit (2)	10
Cardiomegalia glycogenica (1) .	342

Eine interessante Beobachtung drängt sich bei näherer Betrachtung der
Originaltabelle der CORIS[2] auf, wenn die relative Enzymkonzentration mit dem
Alter in Beziehung gesetzt wird. Es zeigt sich nämlich, daß parallel zur Alters-
zunahme eine relative Zunahme der Enzymkonzentration erfolgt, die bei der
Pubertät bereits annähernd normale Werte erreicht. Es wurde schon mehrfach
beobachtet, daß die Glykogenspeicherkrankheit mit zunehmendem Alter
milder wird und ihre Manifestationen evtl. sogar ganz verschwinden. So berichtete
VAN CREVELD[4], daß bei zwei seiner Patienten die Störungen im Blutchemismus
im Erwachsenenalter völlig aufhörten. Diese Anpassung kann entweder durch
die Annahme der Ausbildung alternativer Stoffwechselwege, oder aber durch
Enzyminduktion gedeutet werden. Die beschriebene Konzentrationszunahme des
defekten Enzymes, der Glucose-6-Phosphatase, bei Patienten mit der Speicherkrankheit bei zunehmendem Alter spricht stark dafür, daß es durch Enzyminduktion zu einer Restitution des quantitativ zunächst insuffizienten Enzymes
kommt. Die klinische ,,Heilung" dieser Stoffwechselstörung nach der Pubertät
mag so ihre Deutung finden.

iV. Weitere Formen der Glykogenspeicherkrankheit

Neben der typischen von Gierkeschen Glykogenspeicherkrankheit sind heute
noch mindestens drei weitere Typen bekannt, die sich klinisch, pathologisch und
biochemisch unterscheiden lassen.

---

[1] GIERKE, E. VON: (1929): Beitr. path. Anat. **82,** 497 (1929).
[2] CORI, G. T., u. C. F. CORI: J. biol. Chem. **199,** 661 (1952).
[3] HARRIS, R. C., u. C. OLMO: J. clin. Invest. **33,** 1204 (1954).
[4] CREVELD, S. VAN: Arch. Dis. Childh. **27,** 113 (1952). — Mschr. Geneesk. **75,** 349 (1928).

Als erste Form soll die *Cardiomegalia glycogenica* (Herzglykogenose) erwähnt werden, die zuerst von POMPE[1] beschrieben und seither auch von anderer Seite beobachtet wurde[2]. Bei dieser Speicherkrankheit weisen nicht nur Leber und Niere, sondern auch die meisten übrigen Organe, darunter die quergestreifte Muskulatur, einen stark erhöhten Glykogengehalt auf. Die Cardiomegalie ist das klinische Leitsymptom. Die Durchsetzung des Herzmuskels mit Glykogen kann so weit gehen, daß die Herzinsuffizienz im Vordergrund des klinischen Bildes steht. Alle biochemischen Merkmale der typischen Glykogenspeicherkrankheit wie Hypoglykämie, abnorme Glucosetoleranz und pathologischer Ausfall des Adrenalin- und Insulintestes fehlen. Es gelang bisher nicht einwandfrei, den biochemischen Defekt bei dieser Form der Glykogenspeicherkrankheit zu lokalisieren. ILLINGWORTH et al.[3] fanden bei vier von fünf Patienten mit Herzglykogenose eine normale Glykogenstruktur, so daß eine Abbaustörung angenommen werden muß. Aber auch die Aktivität der Glucose-6-Phosphatase ist nicht reduziert, so daß heute ein Defekt nur in der Glucose $(1 \rightarrow 6)$ phosphomutase postuliert werden kann.

Neben den schon länger bekannten Formen der Hepatomegalia und Cardio-megalia glycogenica charakterisierten die CORIS[4,5] und ANDERSON[6,7] klinisch und biochemisch kürzlich noch zwei weitere Formen der Glykogenspeicherkrankheit. Leider wurden bisher nur einige wenige Fälle genauer analysiert, so daß erst die Zukunft eine bessere Abklärung bringen wird. Klinisch steht die Hepatomegalie und die Splenomegalie im Vordergrund und pathologisch-anatomisch handelt es sich um eine Affektion des Reticulo-Endothels. Die Blutzucker-Konzentration ist normal, Hypoglykämie und Acidose fehlen, doch ist die Glucosebelastungs-kurve abnorm hoch und kehrt verzögert zur Norm zurück. Die Leberfunktions-prüfungen sind alle abnorm und in fortgeschrittenen Fällen kann Ascites nach-gewiesen werden. Der Tod erfolgt in einem hepatischen Koma. Pathologisch-anatomische Untersuchung von zwei Fällen enthüllte eine ausgedehnte Spei-cherung von Glykogen in allen Organen des Reticulo-Endothels. Das Glykogen war also nicht — wie bei der Hepatomegalia und Cardiomegalia glycogenica — in seinen physiologischen Ablagerungsstellen, sondern vielmehr fremdkörperartig in chronisch-entzündlichen Granulomen deponiert. Dieses merkwürdige Ver-halten des Glykogens wird durch die Beobachtung der CORIS[4] verständlich, wonach die *Glykogenstruktur* in beiden Fällen *abnorm* war. Die beiden bei diesen beiden Patienten defekten Enzyme wurden noch nicht identifiziert, doch besteht guter Anlaß für die Annahme, daß es sich um je einen Fall von „brancher" und „debrancher" Hypenzymie handelte. Die abnorme Struktur des Glykogens kann dadurch am besten erklärt werden. Ein weiterer Fall eines „debrancher"-Defektes mit abnormer Glykogenstruktur wurde kürzlich von MANNERS[8] be-schrieben. Auch der von BULGARELLI et al.[9] untersuchte dreijährige Knabe mit Lebercirrhose, Splenomegalie und Glykogenspeicherung dürfte in diese Gruppe gehören, doch fehlen leider Angaben über die Glykogenstruktur und Leberenzyme.

[1] POMPE, J. C.: Nederl. Tijdschr. Geneesk. **1932**, 304.
[2] HINERMAN, D. L.: Arch. Path. (Chicago) **60**, 359 (1955).
[3] ILLINGWORTH, B., G. T. CORI u. C. F. CORI: J. biol. Chem. **218**, 123 (1956).
[4] CORI, C. F., u. G. T. CORI: J. biol. Chem. **199**, 661 (1952).
[5] CORI, G. T.: Harvey Lect. **48**, 145 (1952/53).
[6] ANDERSON, D. H.: In Carbohydrate Metabolism. Edited by V. A. NAJJAR. Baltimore Md.: John Hopkins Press 1952.
[7] ANDERSON, D. H.: Lab. Invest. **5**, 11 (1956)
[8] MANNERS, D. J.: Symp. Chem. Soc. London **1954**, 3527.
[9] BULGARELLI, R., u. F. DE MATTEIS: Minerva pediat. **6**, 981 (1954).

b) Galaktosämie (Galaktosurie)[1]

i. Klinische Beobachtungen

VON REUSS[2] berichtete im Jahre 1918 über ein 8 Monate altes, 1200 g schweres Kind, das mit hochgradiger Unterernährung, Hepatomegalie und Melliturie ins Spital eingewiesen wurde. Die Ausscheidung von Zucker im Urin verschwand, als dem Kind keine Milch mehr verabreicht wurde. Der Säugling starb jedoch und die Autopsie enthüllte eine hochgradige Lebercirrhose. Anamnestisch war bedeutungsvoll, daß dem Kinde seit der Geburt Cognac verabreicht worden war. Mit Recht hütete sich VON REUSS vor zu weitgehenden Schlüssen in bezug auf die Beziehung zwischen Glykosurie und Milchernährung, da es sich um einen symptomatischen Defekt infolge der hochgradigen Lebercirrhose gehandelt haben könnte. In der Folge beobachtete aber GÖPPERT[3] vier Kinder in einer Familie, die Zucker im Urin ausschieden, solange ihnen Milch verabreicht wurde, die Glykosurie aber unterblieb, wenn die Milch entzogen wurde. FANCONI[4] beschrieb einen ähnlichen Fall bei einem Kinde mit Neurofibromatose.

Allmählich kristallisierte sich ein recht charakteristisches Krankheitsbild heraus, und obschon in der Literatur bis heute nur etwas über 50 Fälle vorliegen, so besteht kaum ein Zweifel, daß die Krankheit viel häufiger ist als bisher angenommen wurde[5]. Die Störung wird meist als „Galaktosämie" bezeichnet, gelegentlich auch als „Galaktose-Diabetes". Die Säuglinge scheiden von Geburt an das rechtsdrehende Steroeisomer der Glucose, die Galaktose, im Urin aus, solange sie mit Milch ernährt werden. Trotz kalorisch genügender Ernährung kommt es zu einer Dystrophie und Lebercirrhose. Albuminurie tritt auf und mit zunehmendem Alter verblöden die Kinder. Häufig sind auch Katarakte. Die Kinder sterben meist an Komplikationen der schweren Leberschädigung, nicht selten bereits in den ersten Lebensmonaten an einer akuten Leberatrophie mit hochgradigem Ikterus. Bioptische und autoptische Untersuchungen der Leber ergaben, daß die Veränderungen nicht von denjenigen bei der alkoholischen Cirrhose unterschieden werden können. Es kommt zunächst zur Ausbildung einer Fettleber und anschließend zu einer typischen Laennecschen Cirrhose[6].

Es ist interessant, daß das Krankheitsbild ähnlich wie bei der Glykogenspeicherkrankheit mit zunehmendem Alter milder wird, doch zeigen die Patienten ihr ganzes Leben lang eine abnorme Galaktosetoleranz. Die Beobachtung, daß alle Krankheitsmanifestationen bei frühzeitigem Absetzen der Milchverabreichung reversibel sind, ergibt eine schwere Verpflichtung für den Arzt, das Krankheitsbild so früh wie möglich zu diagnostizieren. Die genetischen Aspekte der Krankheit sind noch wenig erforscht, es steht jedoch fest, daß es sich um ein Erbleiden handelt[7,8].

ii. Physiologie und Pathologie des Galaktose-Stoffwechsels

Das Interesse des Klinikers wurde von BAUER[9] im Jahre 1906 auf diesen Zucker gelenkt, als dieser die Galaktose-Belastung in die Leberfunktionsdiagnostik

---

[1] *Uer.:* DONNELL, G. N., u. S. H. LANN: Pediatrics 7, 503 (1951). — BRAY, P. T., R. J. ISAAC u. A. G. WATKINS: Arch. Dis. Childh. 27, 341 (1952). — COX, P. J. N., u. R. J. PUGH: Brit. med. J. 2, 613 (1954). — SOUCHON, F.: Arch. Kinderheilk. 151, 1 (1955). — FLURY, M., u. H. BERGER: J. Génét. hum. 4, 1 (1955). — BERGER, H.: J. Génét. hum. 4, 7 (1955).

[2] REUSS, A. VON: Wien. med. Wschr. 1908, 799.

[3] GÖPPERT, F.: Berl. klin. Wschr. 1917, 473.

[4] FANCONI, G.: Jb. Kinderheilk. 138, 1 (1933).

[5] BAIN, H. W.: Canad. med. Ass. J. 76, 278 (1957).

[6] BELL, L. S., W. C. BLAIR u. S. J. WATSON: J. Pediat. 36, 427 (1950).

[7] BERGER, H.: J. Génét. hum. 4, 1, 7 (1955).

[8] HOLZEL, A., u. G. M. KOMROWER: Arch. Dis. Childh. 30, 155 (1955).

[9] BAUER, R.: Wien. med. Wschr. 1906, 25.

einführte. Der Test fand in der Folge weite Verbreitung und wird auch heute noch gelegentlich verwendet. Bei Parenchymschädigungen und bei Hyperthyreosen kommt es nach der Verabreichung einer Testmenge dieses Zuckers zu einem abnormen Anstieg der Plasma-Galaktose-Konzentration. Aus Tierexperimenten ist bekannt, daß die Galaktose in Glucose umgewandelt und als Glykogen in der Leber gespeichert wird. Erst in den letzten Jahren gelang es, die einzelnen biochemischen Vorgänge sowie die daran beteiligten Enzyme besser abzuklären.

Nach der Verfütterung von Galaktose gelang es KOSTERLITZ[1] im Jahre 1937 Galaktose-1-phosphat aus der Leber dieser Kaninchen zu isolieren. Auf Grund eines intensiven Studiums des Galaktosestoffwechsels in induzierten Hefemutanten postulierte er die Existenz zweier Enzyme, die die Umwandlung von Galaktose zu Glucose vollziehen sollen. Das erste dieser Enzyme, die *ATP -> Galaktose-Transphosphatase* (Galaktokinase) phosphoryliert die Galaktose durch die Übertragung einer Phosphatgruppe von ATP auf das Substrat. Das Enzym benötigt Mg^{++} zu seiner Aktivität und kommt in verschiedenen tierischen Organen und Geweben nachgewiesen vor[2].

Das zweite Enzym, das die Umwandlung von Galaktose-1-phosphat zu Glucose-1-phosphat vollzieht, die *Galaktose-1-phosphat-Isomerase* oder Galaktowaldenase, kommt ebenfalls in einer Reihe von Organen vor[3]. Dieses Enzym benötigt einen thermostabilen Cofaktor, der von CAPUTTO[4] als Uridinphosphat identifiziert wurde. Bei diesem zweiten Enzym handelt es sich nicht, wie zunächst angenommen wurde, um ein einziges Ferment, sondern um ein multikatalytisches System, das aus drei Einzelreaktionen zusammengesetzt ist, die durch je ein spezifisches Enzym katalysiert werden[5,6,7] (Abb. 41).

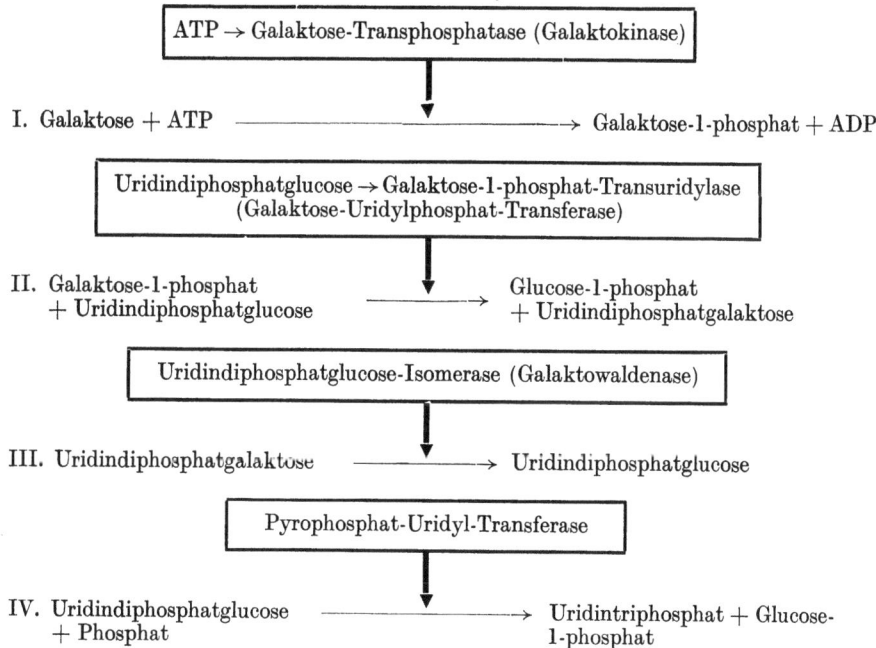

Abb. 41. Enzymatischer Abbau der Galaktose

[1] KOSTERLITZ, H. W.: Biochem. J. **31**, 2217 (1937).
[2] TRUCCO, R. E., et al.: Arch. Biochem. **18**, 137 (1948).
[3] CAPUTTO, R., et al.: J. biol. Chem. **179**, 497 (1949).
[4] CAPUTTO, R., et al.: J. biol. Chem. **184**, 333 (1950).
[5] LELOIR, L. F.: In Phosphorus Metabolism. Edited by W. D. McELROY and B. GLASS. Vol. 1, p. 67. Baltimore: John Hopkins University Press 1951.
[6] MUNCH-PETERSEN, A., H. M. KALCKAR u. E. E. B. SMITH: Kgl. danske Vidensk. Selskab Biol. Medd. **22**, 3 (1955).
[7] ISSELBACHER, K. J., et al.: Science **123**, 635 (1956).

1. Galaktose-1-phosphat, das Produkt der ATP → Galaktose-Transphosphatase (Galakto-kinase) reagiert mit dem Coenzym, der Uridindiphosphatglucose unter der Bildung von Glucose-1-phosphat und Uridindiphosphatgalaktose. Das entsprechende Enzym wird als *Uridindiphosphatglucose → Galaktose-1-phosphat-Transuridylase* bezeichnet.

2. Die dadurch gebildete Uridindiphosphatgalaktose wird durch intramolekulare Umwandlung in Uridindiphosphatglucose isomeriert. Das entsprechende Enzym wird als *Uridindiphosphatglucose-Isomerase* (Galaktowaldenase) bezeichnet.

3. Schließlich reagiert die Uridindiphosphatglucose mit einer Phosphatgruppe unter der Bildung von Glucose-1-phosphat und Uridintriphosphat. Das entsprechende noch wenig untersuchte Enzym kann als eine *Pyrophosphat-uridyl-Transferase* aufgefaßt werden.

Diese Untersuchungen weisen darauf hin, daß die Galaktose in der Leber durch dieses komplexe Enzymsystem in Glucose-1-phosphat umgewandelt und anschließend zur Glykogensynthese verwendet wird. Es überrascht daher nicht, daß es bei Leberkrankheiten zu einer Störung dieser Isomerierung und damit zu einer abnormen Galaktose-Toleranz kommt. Welches der einzelnen Enzyme bei Parenchymschädigungen der Leber defekt ist, ist nicht bekannt.

Kehren wir zur Galaktose-Krankheit zurück und fragen wir uns, ob es sich dabei um eine genetisch bedingte Hypenzymie handeln könnte. SCHWARTZ et al.[1] analysierten vor kurzem den Galaktose-Stoffwechsel der Erythrocyten bei einem Kind, das an der Galaktose-Krankheit litt. Sie fanden dabei, daß offenbar die Uridindiphosphatglucose-Isomerase (Galaktowaldenase) das defekte Enzym-system ist. Diese Beobachtungen werden aber neuerdings von ISSELBACHER et al.[2, 3] bestritten. Nach ihren Angaben benötigt die Uridindiphosphat-glucose-Isomerase (Galaktowaldenase) DPN als Coenzym. Dies wurde von SCHWARTZ et al.[1] in ihren Untersuchungen nicht berücksichtigt und führte zu einer Verfälschung der Resultate. ISSELBACHER et al.[2, 3] analysierten die Enzyme der Erythrocyten bei einer Reihe gesunder Kinder und solchen mit der Galaktose-Krankheit (Abb. 42) und kamen zum Schluß, daß es sich beim defekten Enzym

Enzym	Enzymkonzentration in hämolysierten Erythrocyten (Mittelwerte)	
	Gesunde Individuen	Galaktose-Krankheit
ATP → Galaktose-Transphosphatase (Galaktokinase)	0,1	0,08
Uridindiphosphatglucose → Galaktose-1-phosphat-Transuridylase (Galaktose-Uridyl-phosphat-Transferase)	0,82	0,02
Uridindiphosphatglucose-Isomerase (Galaktowaldenase)	0,32	0,35
Pyrophosphat-Uridyl-Transferase	1,20	1,85

Abb. 42. Hypenzymie bei der Galaktose-Krankheit (nach ISSELBACHER et al[4])

eindeutig um die Uridindiphosphatglucose → Galaktose-1-phosphat-Transuri-dylase handelt. Es kann somit kein Zweifel mehr bestehen, daß auch die Galak-tose-Krankheit auf einen genetisch bedingten Enzymdefekt zurückzuführen ist.

[1] SCHWARTZ, V., et al.: Biochem. J. **62**, 34 (1956).
[2] Siehe Fußnote 7, S. 149.
[3] KALCKAR, H. M., E. P. ANDERSON u. K. J. ISSELBACHER: Biochim. biophys. Acta **20**, 262 (1956).
[4] ISSELBACHER, K. J., et al.: Science **123**, 635 (1956).

iii. Pathogenese

Es ist seit langem bekannt, daß die Galaktose in mancher Hinsicht ein toxischer Zucker ist. Bei chronischer Verabreichung von Galaktose bei Tieren gelingt es verschiedene Manifestationen der Galaktose-Krankheit zu reproduzieren. So führt beim Hühnchen Galaktose zu einer Vergiftung, in der es terminal zu zentralnervös-bedingten Konvulsionen kommt[1]. Dieses Phänomen wurde mit der geistigen Retardierung und langsamen Verblödung von Kindern in Beziehung gesetzt[2,3]. Bei Ratten führt die Verabreichung von Galaktose zur Bildung von Katarakten[4], ein weiteres für die menschliche Erkrankung typisches Symptom[2,3]. Auch Leberschädigungen wurden beobachtet, doch ist diese Erscheinung im Tierversuch längst nicht so konstant wie bei der menschlichen Erkrankung. Zwei Hypothesen werden zur Erklärung der Toxicität der Galaktose angeführt: Die eine Forschergruppe nimmt an, daß die Galaktose selbst toxische Eigenschaften aufweist. Diese Giftigkeit könnte auf einer Permeabilitätsbeeinflussung beruhen. Dafür sprechen etwa die Beobachtungen von BELLOWS und CHINN[5], wonach es bei intravenöser Verabreichung von Galaktose bei Ratten innert weniger Minuten bereits zur Ausbildung eines Kataraktes kommt. Von anderer Seite wird die Toxicität auf die durch die Verabreichung der Galaktose verursachte Hypoglykämie zurückgeführt. Galaktose und Glucose verhalten sich nämlich antagonistisch, indem es nach der Verabreichung von Galaktose zu einem Abfall der Blut-Glucose- mit einem gleichzeitigen Anstieg der Blut-Galaktose-Konzentration kommt. Die Wirkung der Galaktose könnte in diesem Sinne auf eine chronische relative Hypoglykämie oder eine „relative glucose starvation"[6] zurückgeführt werden.

Wie dem auch sei, es bestehen doch keine Zweifel, daß die Galaktosekrankheit primär durch den abnormen Galaktose-Stoffwechsel bedingt ist. Die Beobachtung, daß es bei Kindern im Gegensatz zu Erwachsenen nach Galaktose-Verabreichung zu einer Hypergalaktosämie und einer Galaktosurie kommt, ist wohl auf die kindliche physiologische Leberinsuffizienz zurückzuführen (vgl. S. 67) und dürfte dafür verantwortlich sein, daß der kongenitale Defekt bei Kindern viel schwerwiegendere Folgen hat, als der erworbene bei Erwachsenen. Auch die zunehmende Milderung der Krankheit mit dem Älterwerden dürfte, falls nicht auch hier Enzyminduktion eine Rolle spielt, damit in Zusammenhang stehen.

Interessanterweise soll es auch bei der Galaktose-Krankheit zu einer Aminoacidurie kommen[6-9]. Dabei handelt es sich angeblich nicht um den symptomatischen Typ, die Überflußaminoacidurie, wie sie bei Leberkrankheiten beobachtet wird, sondern vielmehr um einen Defekt der tubulären Rückresorption[9]. Dieser Defekt mag genetischer oder — in Anbetracht der Giftigkeit der Galaktose — toxischer Natur sein.

iV. Symptomatische Galaktosekrankheit

Die Umwandlung der Galaktose zu Glucose erfolgt durch ein komplexes multikatalytisches System, das eine Reihe von Cofaktoren benötigt und vor allem in der Leber lokalisiert ist. Es überrascht daher nicht, daß bei Leberschädigungen

---

[1] DAM, H.: Proc. Soc. exp. Med. (N. Y.) **55**, 57 (1944).

[2] CLAY, P. R., u. C. T. POTTER: Arch. Dis. Childh. **30**, 147 (1955).

[3] RITTER, J. A., u. E. J. CANNON: New Engl. J. Med. **252**, 747 (1955).

[4] MITCHELL, H. S., u. W. M. DODGE: J. Nutrit. **9**, 37 (1935).

[5] BELLOWS, J. G., u. H. CHINN: Arch. Ophthalm. **25**, 796 (1941).

[6] MASON, H. H., u. M. D. TURNER: Amer. J. Dis. Child. **50**, 359 (1935). — BRUCK, E., u. S. RAPOPORT: Amer. J. Dis. Child. **70**, 267 (1945).

[7] BICKEL, H., u. E. M. HICKMANS: Arch. Dis. Childh. **27**, 348 (1952).

[8] HOLZEL, A., G. M. KOMROWER u. V. K. WILSON: Brit. med. J. **1**, 194 (1952).

[9] CUSWORTH, D. C., C. E. DENT u. F. V. FLYNN: Arch. Dis. Childh. **30**, 150 (1955).

verschiedenster Ätiologie eine Störung des Galaktose-Stoffwechsels in Erscheinung tritt. Es ist wahrscheinlich, daß dies auf einen Ausfall des biokatalytischen Systemes zurückzuführen ist, doch liegen bisher noch keinerlei Untersuchungen vor, die eine nähere Lokalisation der Störung erlauben. Beim Erwachsenen manifestiert sich dieser Ausfall vor allem in einer abnormen Galaktose-Toleranz. Da beim Kleinkind die Galaktose-Belastung immer abnorm ausfällt, ist es naheliegend, an eine physiologische Insuffizienz zu denken (vgl. S. 67).

Diese Überlegungen machen es wahrscheinlich, daß mindestens beim Kleinkind auch eine symptomatische Form der Galaktose-Krankheit bei schweren Leberschädigungen vorkommt. Wir glauben, daß der zuerst von VON REUSS[1] beschriebene Fall in diese Gruppe eingereiht werden muß. Es ist wichtig, daß der Versuch unternommen wird, solche Fälle von der eigentlichen Galaktose-Krankheit abzutrennen, besitzen sie doch eine andere Ätiologie, Behandlung und Prognose.

c) Pentose-Anomalie (Pentosurie)

SALKOWSKI und JASTROWITZ[2] beschrieben im Jahre 1872 einen morphinsüchtigen Patienten, bei dem sie im Urin die Ausscheidung von Pentosen nachweisen konnten. Seither wurden insgesamt etwa 250 Fälle beschrieben, von denen die älteren durch GARROD[3], diejenigen neueren Datums durch BOCK[4] und FLYNN[5] zusammenfassend dargestellt wurden. Es handelt sich dabei um eine recessive Erbkrankheit, die vorwiegend Juden männlichen Geschlechtes betrifft. Die Diagnose der Krankheit wird auf Grund einer konstanten Ausscheidung von L-Xylulose gestellt. Dabei sind die Patienten völlig beschwerdefrei, solange sie nicht — wie dies bei nicht wenigen der sogar veröffentlichten Patienten der Fall war — mit Insulin behandelt werden. Außer bei der Pentose-Krankheit kann es nach dem Genuß von Obst zu einer Ausscheidung von Arabinose und Xylose im Urin kommen. Auch bei gewissen Formen der muskulären Dystrophie wird interessanterweise eine noch unerklärte Pentosurie beobachtet[6, 7]. Alle bisher beobachteten Fälle lassen sich in diese drei Gruppen einordnen. Es ist eigenartig, daß Patienten mit Pentosurie täglich eine konstante Menge an Pentosen im Urin ausscheiden, unabhängig davon, ob in ihrer Diät Pentosen oder Hexosen verabreicht werden. Wie MARGOLIS[8] bereits im Jahre 1929 zeigte, kann die Pentosurie durch die Verabreichung von Glucuronsäure einerseits, durch Medikamente, die als Glucuronide ausgeschieden werden, wie etwa Morphin oder Amidopyrin andererseits beträchtlich gesteigert werden.

Der biochemische Defekt dieser Anomalie ist noch völlig unbekannt. GARROD[3] zählte sie wohl mit Recht zu den "Inborn Errors of Metabolism". EVERETT[9] vertritt die Ansicht, daß diese Patienten im Gegensatz zu gesunden Individuen Glucuronsäure zu decarboxylieren vermögen. Wie jedoch ENKLEWITZ[10] demonstrierte, kommt es bei gesunden Individuen nach der Verabreichung von 5 g Xylulose nicht zu einer Ausscheidung im Urin, woraus geschlossen werden muß, daß der Organismus diesen Zucker abzubauen vermag, ja daß es sich sogar um

[1] REUSS, A. VON: Wien. med. Wschr. **1908**, 799.
[2] SALKOWSKI, E., u. M. JASTROWITZ: Zbl. med. Wiss. **30**, 337 (1892).
[3] GARROD, A. E.: Inborn Errors of Metabolism. 2nd edition. Oxford: Oxford University Press 1923.
[4] BOCK, J. C.: Physiol. Rev. **24**, 69 (1944).
[5] FLYNN, F. V.: Brit. med. J. **1**, 391 (1955).
[6] ORR, W. F., u. A. S. MINOT: Arch. Neurol. Psychiat. (Chicago) **67**, 483 (1952).
[7] MARGOLIS, J. I.: Amer. J. med. Sci. **177**, 348 (1929).
[8] MARGOLIS, J. I.: J. Amer. med. Ass. **93**, 173 (1929).
[9] EVERETT, M. R.: Medical Biochemistry. 2nd edition. New York, N. Y.: Harper 1946.
[10] ENKLEWITZ, M.: J. biol. Chem. **116**, 47 (1936).

ein normales Stoffwechselprodukt handelt. Es liegt daher nahe, auch die Pentosurie als eine Hypenzymie aufzufassen, bei der der Enzymdefekt zu einem Block im normalen Pentoseabbau führt. Es handelt sich jedoch kaum um eine renale Glykosurie, wie sie in einem der folgenden Abschnitte besprochen werden, sondern vielmehr um eine Störung im Intermediärstoffwechsel der Pentosen. Es ist daher richtiger, von einer Pentose-Anomalie zu sprechen als von einer Pentosurie.

d) Fructosurie[1]

ZIMMER[2] berichtete im Jahre 1876 über einen Patienten, der in seinem Urin Fructose ausschied. Es muß sich dabei um ein seltenes Erbleiden handeln, wurden doch bis 1945 bloß etwa 60 Fälle beschrieben. Andererseits kann jedoch kein Zweifel bestehen, daß eine vererbte Anomalie vorliegt[3]. Bei normalen Individuen wird etwa 80% der verabreichten Fructose in der Leber zu Glykogen aufgebaut, während die restlichen 20% zu Milchsäure abgebaut werden. Dabei steigt die Milchsäure im Blut an und der respiratorische Quotient nimmt zu. Im Gegensatz dazu bleibt bei Patienten mit Fructosurie der Anstieg der Milchsäurekonzentration und die Zunahme des R.Q. aus[4, 5], doch kommt es zu einer Ausscheidung des Zuckers im Urin. SILVER und REINER[6] vermuteten bereits im Jahre 1934, daß es sich bei der Fructosurie um das Fehlen eines spezifischen Enzymes handeln könnte, und diese Auffassung wurde später auch von SACHS[7] vertreten. Eine Deutung dieser physiologisch interessanten Anomalie ist z. Z. unmöglich, ist doch der Intermediärstoffwechsel der Fructose und besonders die dabei beteiligten Enzyme noch wenig abgeklärt. Es ist aber möglich, daß es sich um eine genetisch bedingte Hyp- oder Anenzymie handelt.

e) Renale Glucosurien

Bei normalen Individuen kommt es erst dann zu einem Übertritt von Glucose in den Urin, wenn die Tm überschritten wird, d. h. eine Blutzucker-Konzentration von etwa 150—200 mg-/100 ml vorliegen. Seit vielen Jahren wurden aber immer wieder Individuen beobachtet, bei denen ständig Glucose im Urin nachweisbar ist, die aber völlig beschwerde- und symptomfrei sind, solange sie nicht als Diabetiker behandelt werden. Trotz intensivem Studium gelang es nie, einen generalisierten Stoffwechseldefekt nachzuweisen, und der normale Ausfall der Glucosebelastung weist ebenfalls darauf hin, daß die periphere Verwertung des Zuckers wie bei normalen Individuen erfolgt. Andererseits handelt es sich sicher um ein Erbleiden mit dominantem Modus[8, 9]. Das Fehlen allgemeiner Stoffwechselsymptome ließ schon lange vermuten, daß ein renaler Defekt vorliegen könnte, was auch Anlaß zur früher häufig verwendeten, aber irreführenden Bezeichnung „renaler Diabetes" gab. Bei der wohlbekannten Bedeutung der Rückresorptionsvorgänge für die Glucoseausscheidung ist es naheliegend, an eine Störung dieses Vorganges zu denken. Tatsächlich zeigten Experimente an Patienten, daß die Rückresorptionsfähigkeit stark reduziert ist[10]. In jeder anderen Beziehung besitzen diese Patienten eine völlig normale Nierenfunktion. Da die Rückresorption

[1] Uer.: CANTONI, M., u. R. KLINGER: Min. Med. 48, 1092 (1957).
[2] ZIMMER, Dtsch. med. Wschr. 1876, 329.
[3] LASKER, M.: Human Biol. 13, 51 (1941).
[4] HEERES, P. A., u. H. VOS: Arch. intern. Med. 44, 47 (1929).
[5] EDHEM, E. F., u. K. STEINITZ: Acta med. scand. 97, 455 (1938).
[6] SILVER, S., u. M. REINER: Arch. intern. Med. 54, 412 (1934).
[7] SACHS, B., L. STERNFELD u. G. KRAUS: Amer. J. Dis. Child. 63, 252 (1942).
[8] HOUSTON, J. C., u. W. H. MERIVALE: Guy's Hosp. Rep. 98, 233 (1949).
[9] HJÄRNE, V.: Acta med. scand. 67, 422 (1927).
[10] FRIEDMAN, M., A. SELZER et al.: Amer. J. med. Sci. 204, 22 (1942).

der Zucker — wie auch der Aminosäuren — in der Niere ein enzymatischer Prozeß ist, kann auch dieser Defekt als genetisch bedingte Anenzymie aufgefaßt werden. Allerdings sind die dabei beteiligten Enzyme noch nicht identifiziert.

D. Störungen im Steroid- und Lipidstoffwechsel

a) Das adreno-genitale Syndrom[1]

i. Zur Klinik

Unter dem Begriff des adreno-genitalen Syndroms wird heute eine Gruppe von hereditären Mißbildungen zusammengefaßt, die mit einer Hyperplasie der Nebennierenrinde einhergehen und durch die Überproduktion von Androgenen charakterisiert sind. Je nach Alter und Geschlecht des Patienten manifestiert sich diese Krankheit in anderer Gestalt (Tab. 42). Beim Knaben führt die Androgen-Überproduktion in utero und in den ersten Lebensjahren zum Bild der Macrogenitosomia praecox mit Zwergwuchs. Manifestation der Krankheit in den ersten Lebensjahren bedingt eine isosexuelle Pseudopubertas praecox mit Zwergwuchs, während in späteren Lebensaltern nur die extreme Maskulinisierung auffällig ist. Anders verhält es sich bei Mädchen. Durch die vermehrte Bildung von Androgenen in utero kommt es bei ihnen zur Ausbildung eines Pseudohermaphroditismus femininus und in den Kinderjahren zu einer heterosexuellen Pseudopubertas praecox. Im reifen Alter tritt die ganze Symptomatik des adrenalen Virilismus in Erscheinung. Wenn auch die genetischen Verhältnisse beim adreno-genitalen Syndrom unklar sind, so steht doch zweifellos fest, daß es sich um ein Erbleiden handelt. NEUGEBAUER[2] machte bereits im Jahre 1908 auf das familiäre Vorkommen der Erkrankung aufmerksam.

Tabelle 42. *Das klinische Bild des adreno-genitalen Syndroms in seiner Abhängigkeit vom Geschlecht und vom Zeitpunkt der Manifestation*

Manifestation		Knaben	Mädchen
1	In utero	Macrogenitosomia praecox	Pseudohermaphroditismus femininus
2	Frühkindlich	Isosexuelle Pseudopubertas praecox	Heterosexuelle Pseudopubertas praecox
3	Pubertät	Adrenale Maskulinisation	Adrenaler Virilismus

Differentialdiagnostisch müssen diencephal-hypophysäre Störungen, ovarielle und Nebennierenrinden-Tumoren ausgeschlossen werden. Es gibt sicher adrenale Tumoren, die ein typisches adreno-genitales Syndrom mit allen klinischen Einzelheiten zu imitieren vermögen. Es muß also zunächst immer abgeklärt werden, ob eine hereditäre Hyperplasie oder aber eine Phänokopie — eine erworbene Hyperplasie oder ein Tumor — vorliegt, da die Therapie in jedem Fall eine andere ist. Eine vorzügliche Darstellung der Symptomatik gab WILKINS[3]. FANCONI[4] faßte die kindlichen Erscheinungsformen kürzlich im Rahmen der übrigen Pubertätskrankheiten zusammen, während von anderer Seite der Pseudohermaphroditismus femininus[5] und masculinus[6] dargestellt wurde.

---

[1] *Uer.:* EBERLEIN, W. R., u. A. M. BONGIOVANNI: Helv. paediat. Acta **11**, 105 (1956).
[2] NEUGEBAUER, O. VON: Hermaphroditismus beim Menschen. Leipzig 1908.
[3] WILKINS, L.: J. Pediat. **41**, 860 (1952).
[4] FANCONI, G.: Dtsch. med. Wschr. **1955**, 337.
[5] APPEL, W., u. H. REINWEIN: Dtsch. med. Wschr. **1955**, 989.
[6] PRADER, A., u. H. P. GURTNER: Helv. paediat. Acta **10**, 397 (1955).

ii. Pathogenese

Die klinischen Manifestationen dieses Krankheitsbildes lassen sich am besten durch die Annahme einer Androgenüberproduktion mit ihrer maskulinisierenden und protein-anabolischen Wirkung erklären. Daß auch die Corticoidproduktion gestört sein kann, ergibt sich aus den gelegentlichen Beobachtungen über eine Tendenz zu vermehrter Natriumausscheidung mit Kaliumretention, seltener zu Hypoglykämie und Hypertension. Auf Grund dieser Beobachtungen vertreten BARTTER et al.[1] die folgende Hypothese: Primär handelt es sich um eine Störung der Synthese der Glucocorticoide, im besonderen des Compound F. Die niedrige Corticoidkonzentration im Blut löst eine gesteigerte Ausschüttung von ACTH aus, die ihrerseits zu einer vermehrten Produktion von Steroidhormonen, besonders Nebennieren-Androgenen Anlaß gibt (Abb. 43). Steroiduntersuchungen an

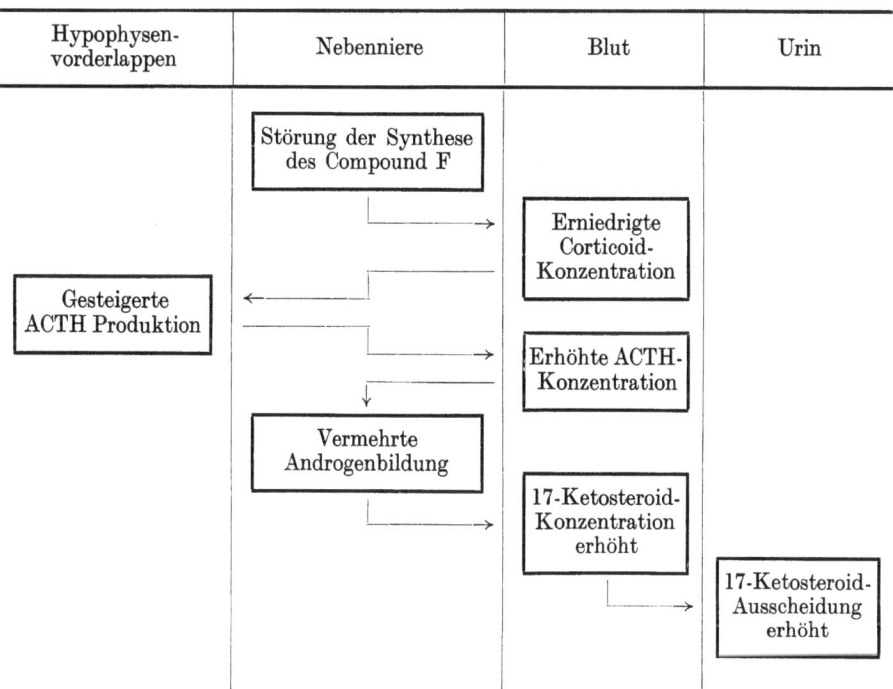

Abb. 43. Die endokrine Regulationsstörung beim adreno-genitalen Syndrom

Patienten bestätigen diese Hypothese. Die Konzentration der Blutcorticoide ist erniedrigt[2], diejenige des ACTH erhöht[3]. Auf eine gesteigerte Androgenenproduktion kann aus der Erhöhung der 17-Ketosteroid-Konzentration im Plasma[4] und Urin[5] geschlossen werden. Eine indirekte Bestätigung findet die Hypothese in den Erfolgen der Cortisonbehandlung[6]. In Kürze normalisiert sich die Ausscheidung der 17-Ketosteroide[5] und die Konzentration der Corticoide im Plasma[2], begleitet von einer wenigstens teilweisen klinischen Remission.

---

[1] BARTTER, F. C., et al.: J. clin. Invest. **30**, 237 (1951).
[2] BONGIOVANNI, A. M., W. R. EBERLEIN u. J. CARA: J. clin. Endocr. **14**, 409 (1954).
[3] SYDNOR, K. L., et al.: Proc. Soc. exp. Biol. (N. Y.) **82**, 695 (1953).
[4] GARDNER, L. I.: Proc. Soc. exp. Biol. (N. Y.) **83**, 251 (1953).
[5] WILKINS, L.: J. Pediat. *41*, 860 (1952).
[6] GOLDBERG, M.: J. clin. Endocr. **14**, 389 (1954).

iii. Stoffwechseldefekt

Nach diesen Ausführungen über die Pathogenese des adreno-genitalen Syndroms stellt sich die Frage nach dem eigentlichen Stoffwechseldefekt. In mehreren Untersuchungen wurde gezeigt, daß alle Patienten abnorme Mengen von Pregnantriol im Urin ausscheiden[1, 2]. Dieses Produkt des Progesteronstoffwechsels findet sich im Urin von gesunden Personen nur in Spuren. Nach der

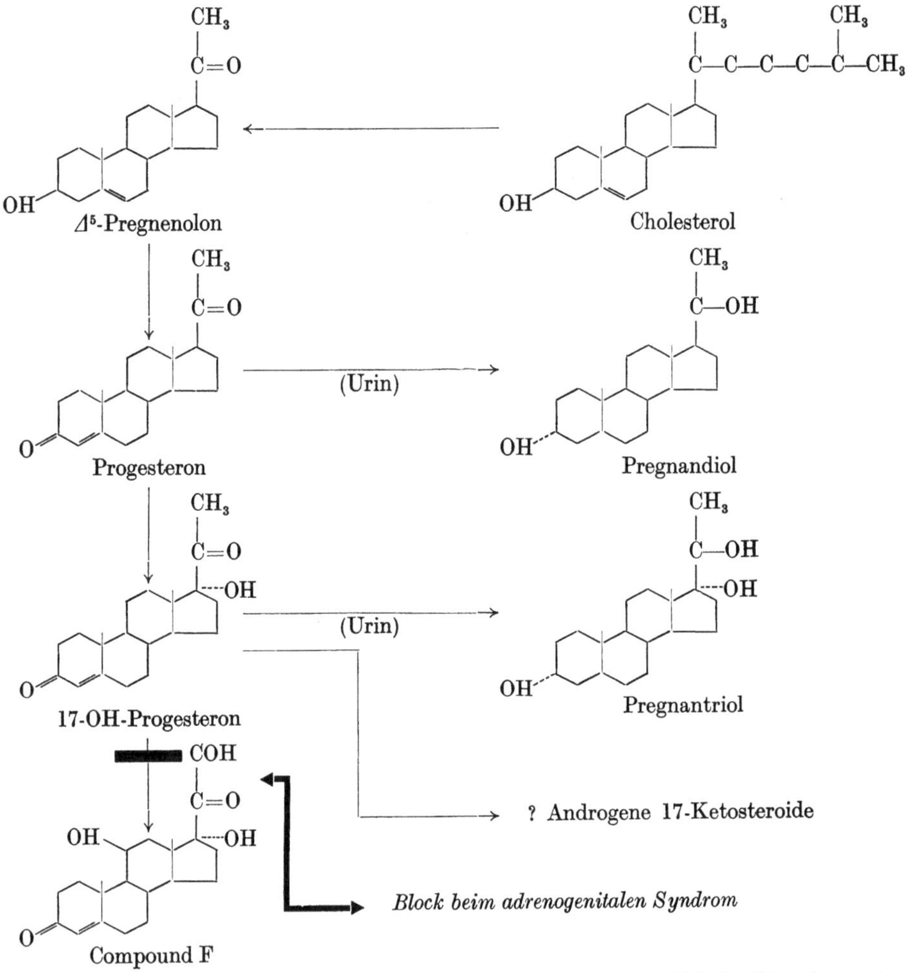

Abb. 44. Schematische Darstellung der 17-Oxycorticosteron Synthese (Compound F) in der Nebenniere (nach HECHTER et al. [3])

gegenwärtigen Auffassung ist das Progesteron das Ausgangsprodukt zur Synthese der Corticoide[3]. Auf Grund des auf Abb. 44 dargestellten Stoffwechselschemas lokalisierten BONGIOVANNI et al.[1] den Defekt in der Biosynthese der Corticoide zwischen dem 17-Oxyprogesteron und dem Compound F. Ein solcher Block wurde früher schon von BARTTER et al.[4] postuliert. Die Annahme eines Unterbruches der Corticoid-Synthese an dieser Stelle erklärt die gesteigerte Ausscheidung des

---

[1] Siehe Fußnote 2, S. 155.
[2] BONGIOVANNI, A. M.: Bull. Johns Hopk. Hosp. **92**, 244 (1953).
[3] HECHTER, O., et al.: Recent Progr. Hormone Res. **6**, 215 (1951).
[4] Siehe Fußnote 1, S. 155.

Pregnantriols, eines der Metaboliten des 17-Oxyprogesterons. Eine Stütze findet diese Auffassung auch in der Beobachtung, daß die Verabreichung von 17-Oxyprogesteron bei Patienten mit dem adreno-genitalen Syndrom zu einer vermehrten Ausscheidung von Pregnantriol führt[1].

b) Thesaurismosen[2, 3]

Die Einführung der Isotopenmethoden gab Anlaß zu einem großen Aufschwung in der Erforschung des Intermediärstoffwechsels der Lipide. Dennoch liegen noch sehr wenig Unterlagen über die einzelnen Reaktionen vor, und besonders der Stoffwechsel der substituierten Lipide wurde noch kaum angegangen. Dasselbe gilt auch für die Enzymologie des Intermediärstoffwechsels, die praktisch noch nicht existiert.

Es ist daher spekulativ, wenn wir an dieser Stelle eine Reihe von Krankheiten aufzählen, bei denen wir glauben, daß die zukünftige Forschung zeigen wird, daß es sich um genetisch bedingte An- oder Hypenzymien handelt. Zu unserer Rechtfertigung seien die folgenden Argumente angeführt:

In jedem Fall handelt es sich um Erbkrankheiten biochemischer Natur, d. h. die morphologischen und pathologischen Erscheinungen sind Folgen eines primär biochemischen Defektes.

Es handelt sich um Speicherkrankheiten, d. h. eine bestimmte Substanz wird nicht auf die übliche Art und Weise abgebaut oder ausgeschieden, sondern in abnormen Mengen gespeichert. Dies spricht für einen Defekt im Abbau. Bei einzelnen Krankheiten erfolgt die Speicherung in denjenigen Organen, in denen sich die Speicherstoffe auch normalerweise finden, so etwa bei der Hyperlipämie. In anderen Fällen erfolgt die Deponierung ins Reticulo-Endothel. Sollte es sich dabei um körperfremde Substanzen-Produkte einer abnormen Synthese — handeln, wie etwa bei gewissen Formen der Glykogenspeicherkrankheit?

Das Befallensein mehrerer Organe bei diesen Krankheiten spricht schließlich dafür, daß es sich um generalisierte Stoffwechselstörungen und nicht um lokale Defekte handelt.

Aus der großen Zahl von Anomalien seien die fünf wichtigsten erwähnt:

Idiopathische familiäre Hyperlipämie. Hier ist der Stoffwechsel der Neutralfette gestört; es kommt zu einer Hyperlipämie mit Fettablagerung in Leber, Milz und Haut.

Hand-Schüller-Christiansche Krankheit. Eine Störung des Cholesterinstoffwechsels gibt Anlaß zur Bildung von Granulomen, die sekundär zu einem Diabetes insipidus, einer Hepato-Splenomegalie und Dermatosen führen.

Gauchersche Krankheit. Eine Anomalie im Metabolismus der Cerebroside führt zu einer Ablagerung von Kerosin im Reticulo-Endothel. Klinisch imponieren die Hepato-Splenomegalie und die Anämie.

Niemann-Picksche Krankheit. Hier sind es Phosphatide (Sphingomyelin), die aus unbekannten Gründen in verschiedenen Organen, besonders der Milz, gespeichert werden.

Idiopathische Hypercholesterinämie. Ein familiäres Leiden mit abnorm hoher Blut-Cholesterin-Konzentration, Xanthelasmen und häufig auch einer Atheromatosis der Coronargefäße mit ihren Folgen.

E. Anomalien im Porphyrin- und Hämoglobin-Stoffwechsel

a) Enzymo-Pathologie der Erythrocyten[4]

i. Energiestoffwechsel

Während vielen Jahren wurden die reifen roten Blutkörperchen als innerte Elemente betrachtet, die, ohne einen Eigenstoffwechsel zu besitzen, die physikalisch-chemische Funktion des Sauerstofftransportes ausüben. Die erste Beobachtung, wonach diese Zellen auch über

---

[1] Siehe Fußnote 2, S. 155.

[2] *M.:* THANNHAUSER, S. J.: Lipidoses: Diseases of the Cellular Lipid Metabolism. Edited by H. A. CHRISTIAN. 2nd edition. New York, N. Y.: Oxford University Press 1950.

[3] *Uer.:* ADLERSBERG, D.: Arch. Path. (Chicago) **60**, 481 (1955). — THANNHAUSER, S. J., u. G. SCHMIDT: Physiol. Rev. **26**, 275 (1946).

[4] *Uer.:* GRANICK, S.: Blood **4**, 404 (1949). — PRANKERD, T. A. J.: Brit. J. Hematol. **1**, 131 (1955).

einen regen Eigenstoffwechsel verfügen, geht auf McLoed[1] zurück, der im Jahre 1913 beobachtete, daß die Glucose-Konzentration von aufbewahrtem Blut progressiv abnimmt und daß
dieser Zucker offenbar von den cellulären Elementen verbraucht wird. Zusammen mit der
noch älteren Beobachtung von Warburg[2], wonach die Erythrocyten einen sehr geringen
Sauerstoffverbrauch besitzen, weist dies darauf hin, daß die roten Blutkörperchen ihren
Energiebedarf vorwiegend aus einem glykolytischen Abbau der Glucose decken. In den
letzten 20 Jahren wurde der Intermediärstoffwechsel der Erythrocyten eingehend analysiert
und es gelang, alle Intermediärprodukte und Enzyme der Glykolyse in diesen Elementen
nachzuweisen. Im Gegensatz dazu fehlt diesen Zellen ein vollständiger Krebscyclus.

Der Vollständigkeit halber sei hier noch erwähnt, daß der Energiestoffwechsel der unreifen,
kernhaltigen Erythroblasten in mancher Hinsicht von demjenigen der reifen, kernlosen
Elemente abweicht. So besitzen die Blasten eine viel größere Sauerstoffaufnahme, die erst
beim Übergang zum Reticulocyten von der Glykolyse abgelöst wird[3]. Auf andere biochemische
Entdifferenzierungen während der Reifung der roten Blutkörperchen wiesen wir bereits im
Kapitel „Alter und Enzymprofil" (S. 70) hin.

ii. Stoffwechselaufgaben der Erythrocyten

Zum Sauerstofftransport durch das Hämoglobin der Erythrocyten ist keine Energie
notwendig, da es sich dabei um einen rein physikalisch-chemisch erklärbaren Vorgang handelt.
Der relativ hohe Energiestoffwechsel weist daher darauf hin, daß sich in den Erythrocyten.
noch andere spezifische Stoffwechselvorgänge abspielen müssen, die Energie verbrauchen.
Bisher sind drei solche energieverbrauchende Prozesse bekannt.

1. Die Aufrechterhaltung des spezifisch cellulären Elektrolytprofiles. Obschon die
Erythrocyten in einer Natriumlösung schwimmen, so enthalten sie doch die für alle tierischen
Zellen typische hohe intracelluläre Kaliumkonzentration, die nicht nur gegen ein Diffusionsgleichgewicht aufrechterhalten wird, sondern, wie aus neueren Untersuchungen hervorgeht, auch
in einem ununterbrochenen Austausch mit dem Kalium des Plasmas steht. Dieser aktive
Transportvorgang benötigt zweifellos große Energiemengen, die durch die Glykolyse geliefert
werden.

2. Der Transport von Glucose. Glucose penetriert an und für sich nicht und es ist
anzunehmen, daß der Transfer dieses Zuckers in die Zelle in Form eines Metaboliten erfolgt.
Auch die Beobachtung, daß selbst bei abnorm hoher Blutglucose-Konzentration nur eine
bestimmte Glucose-Menge in die Zelle gelangt[4], spricht für das Vorliegen eines spezifischen
Transportmechanismus. Auch dieser Vorgang benötigt ansehnliche Energiemengen.

3. Die Methämoglobin-Reduktion (s. S. 160).

iii. Stoffwechsel und Hämolyse

Die Ursache der pathologischen Hämolyse wurde bisher immer in der Einwirkung einer
lytischen Substanz auf die Erythrocytenmembran gesucht. Im Gegensatz dazu stellt sich
in den letzten Jahren immer mehr die Frage, ob Stoffwechselausfälle für die Ätiologie der
Hämolyse nicht ebenso wichtig sind, wie physikalisch-chemische Faktoren. Prankerd[5]
gibt die folgenden Beispiele für eine solche metabolisch verursachte Hämolyse. 1. Direkte
Blockierung des Elektrolyttransportes durch Substanzen wie Digitalis[6] und Blei[7]. 2. Blockierung des Elektrolyttransportes durch Hemmung der Glykolyse, etwa durch Fluorid. 3.
Störung des Phospholipid-Umsatzes in der Membran als Folge des Ausfalls energieliefernder
Prozesse.

Aus experimentellen Beobachtungen geht hervor, daß es vor der eigentlichen Hämolyse
zu einer Störung der Elektrolyttransport-Systeme kommt[8] Dafür spricht die Schwellung,
Schrumpfung oder Gleichgewichtsstörung der Erythrocyten. Es ist daher keinesfalls unwahrscheinlich, daß eine größere Zahl von hämolytischen Agentien ihre Wirkung durch eine
Blockierung der Glykolyse oder der Transport-Systeme ausüben.

[1] McLoed, J. J. R.: J. biol. Chem. 15, 497 (1913).

[2] Warburg, O.: Z. physiol. Chem. 59, 112 (1909).

[3] Harrop, G. A.: Arch. intern. Med. 23, 745 (1919).

[4] Le Févre, P. G., u. M. E. Le Févre: J. gen. Physiol. 35, 891 (1952).

[5] Prankerd, T. A. J.: Brit. J. Hematol. 1, 131 (1955).

[6] Schatzmann, H. J.: Helv. physiol. pharmacol. Acta 11, 346 (1953).

[7] Henriques, V., u. S. L. Orskov: Skand. Arch. Physiol. 74, 78 (1936).

[8] Greig, M. E., u. A. J. Gibbons: Arch. Biochem. 61, 343 (1956).

iV. Acetylcholinesterase der Erythrocyten

ALLES und HAWES[1] berichteten im Jahre 1940, daß in den Erythrocyten eine Esterase vorkommt, die sich in mancher Hinsicht von der Plasma-Cholinesterase unterscheidet, andererseits große Ähnlichkeit mit der Acetylcholinesterase des Nervensystemes aufweist (vgl. S. 502). Die Beobachtung, daß das Enzym aus gekühlten Erythrocyten mit nur geringer Hämolyse extrahiert werden kann, spricht für eine Lokalisation an der Zelloberfläche[2]. Die Vermutung wurde geäußert, daß die Acetylcholinesterase mit der selektiven Permeabilität d. h. dem Elektrolyttransport dieser Zellen in Beziehung steht[3], doch liegen keine sicheren Unterlagen für eine solche Hypothese vor.

Aus älteren Untersuchungen schien hervorzugehen, daß die Acetylcholinesterase-Konzentration der Erythrocyten bei Krankheiten des hämatopoetischen Systems starken Schwankungen unterworfen ist[4, 5, 6]. So soll es bei der perniciösen Anämie[7, 8, 9], bei der makrocytären Schwangerschaftsanämie[10], bei akuten Leukämien, bei aplastischen Anämien und bei der Myelophthise[4, 11] zu einer starken Abnahme der Enzymkonzentration kommen, während bei Remissionen der Perniciosa[7, 8, 9] und der makrocytären Schwangerschaftsanämie[10] eine Zunahme der Enzymkonzentration beobachtet wurde. Es ist aber sehr fraglich, ob die Befunde bei diesen Untersuchungen richtig interpretiert wurden. Zwei Variable machen eine richtige Beurteilung der angeblichen Konzentrationsänderungen sehr schwierig. Zunächst haben Reticulocyten und junge Zellen einen viel höheren Enzymgehalt als ausgereifte Zellen. Zweitens können Änderungen im Volumen der Erythrocyten Änderungen des Enzymgehaltes vortäuschen, bei denen es sich in Wirklichkeit nur um Konzentrationsänderungen handelt.

Tatsächlich geht aus einer neueren schönen Studie von SABINE[12, 13] hervor, daß die bisherige Interpretation der Untersuchungen falsch war. Es ist wahrscheinlich, daß das Verhalten der Acetylcholinesterase in den Erythrocyten den folgenden drei Regeln folgt: Die Acetylcholinesterase der Erythrocyten ist ein Ausdruck, der sich während der Zellreifung im Knochenmark abspielenden Eiweißsynthese. Diese synthetische Leistung findet ihren Abschluß beim Übergang der Blasten zu den Reticulocyten. Mit zunehmendem Alter der Erythrocyten nimmt der Acetylcholinesterasegehalt der Zellen ab[14]. Der Acetylcholinesterase-Gehalt einzelner, gleichaltriger Zellen ist konstant; die bei Anämien beobachteten Schwankungen sind auf Änderungen der Enzymkonzentration, d. h. des Volumens der Erythrocyten zurückzuführen. Einzig bei Leukämien dürfte eine Abnahme im Sinne einer biochemischen Entdifferenzierung zu erwarten sein.

b) Hereditäre Methämoglobinämie

i. Bildung des Methämoglobins[15]

Die wichtigste Funktion des Blutes liegt in seiner Fähigkeit, Sauerstoff aus den Lungen in die entlegensten Abschnitte des Körpers zu transportieren. Diese Eigenschaft ist an die Anwesenheit des Hämoglobins gebunden und ist bei Veränderungen dieser Substanz großen Störungen unterworfen. Von Interesse ist an dieser Stelle die Methämoglobinbildung, sind doch daran enzymatische Faktoren in einem entscheidenden Maß beteiligt. Hämoglobin und Methämoglobin stehen, wie dies auf Abb. 44a dargestellt ist, in einem empfindlichen Gleichgewicht. Autoxydative Vorgänge führen ununterbrochen zu einer Bildung von Methämoglobin und drängen damit das Gleichgewicht nach rechts. Andererseits liegt in den

[1] ALLES, G. A., u. R. C. HAWES: J. biol. Chem. **133**, 375 (1940).
[2] MENTHA, J., H. SPRINZ u. R. BARNARD: J. biol. Chem. **167**, 623 (1947).
[3] LINDVIG, P. E., M. E. GREIG u. S. W. PETERSON: Arch. Biochem. **30**, 241 (1951).
[4] BARNARD, R. D., et al.: Science **104**, 449 (1946).
[5] SAWITZKY, A., H. M. FITCH u. L. M. MEYER: J. Lab. clin. Med. **33**, 203 (1948).
[6] SAWITZKY, A., M. ROWEN u. L. M. MEYER: J. Lab. clin. Med. **34**, 178 (1949).
[7] SABINE, J. C.: J. clin. Invest. **19**, 833 (1940).
[8] MEYER, L. M., et al.: J. Lab. clin. Med. **33**, 189 (1948).
[9] BARNARD, R. D., u. J. W. MENTHA: Science **107**, 195 (1948).
[10] CLINE, J. K., R. B. JOHNSON u. W. H. JOHNSON: Sth. med. J. (Bgham, Ala.) **41**, 374 (1948).
[11] BARNARD, R. D.: Med. Rec. **160**, 610 (1947).
[12] SABINE, J. C.: Blood **6**, 151 (1951).
[13] SABINE, J. C.: Blood **10**, 1132 (1955).
[14] PRITCHARD, J. A.: Amer. J. Physiol. **158**, 72 (1949).
[15] Uer.: BODANSKY, O.: Pharmacol. Rev. **3**, 144 (1951).

Erythrocyten ein kompliziertes Enzymsystem vor, das durch Reduktion des gebildeten Methämoglobins den Organismus schützt. Es liegt hier ein interessantes Beispiel einer Kompetition zwischen einem physikalisch-chemischen und einem biologisch-enzymatischen Vorgang vor. Unter physiologischen Verhältnissen überwiegen die reduzierenden enzymatischen Vorgänge, so daß das Gleichgewicht stark nach links verschoben liegt.

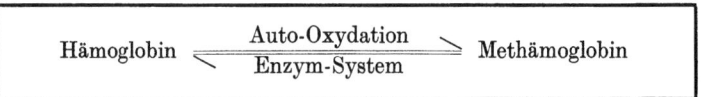

Abb. 44a. Hämoglobin-Methämoglobin-System

Die ersten Studien über dieses komplexe multikatalytische System verdanken wir WARBURG und CHRISTIAN[1], die bei in vitro-Versuchen fanden, daß Methämoglobin bei Anwesenheit von Glucose, Hexose-1-phosphat, Hexose-2-phosphat oder Milchsäure unter Sauerstoffaufnahme reduziert wird. Ihre Demonstration, daß die Methämoglobinreduktion eng mit der Glykolyse der Erythrocyten gekoppelt ist, wurde seither mehrfach bestätigt. Besonders

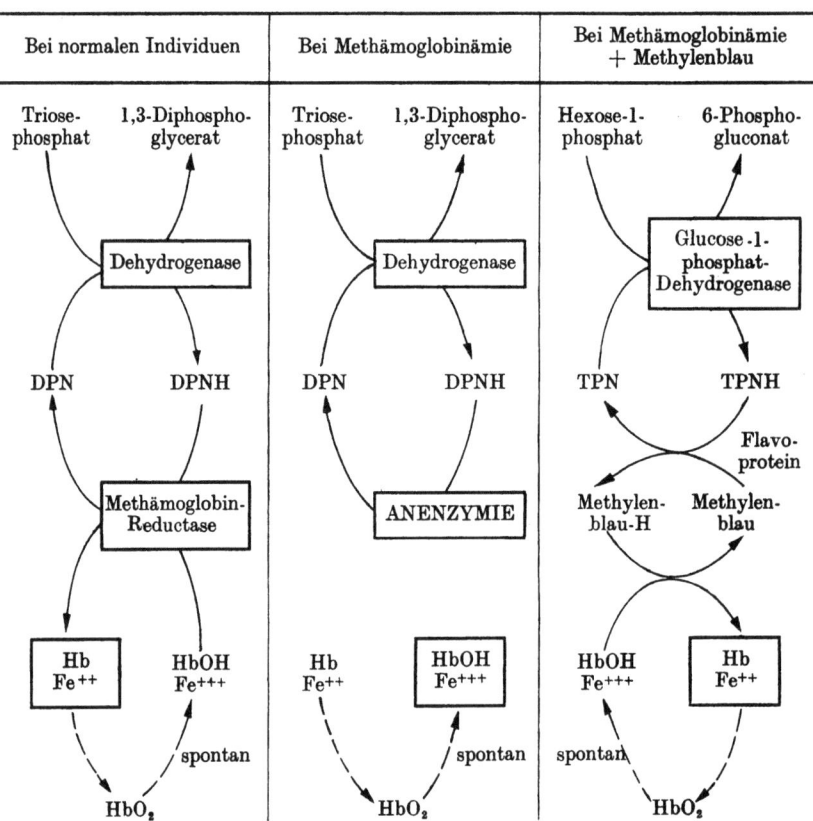

Abb. 45. Enzymatische Reduktion des Methämoglobins bei normalen Individuen und bei Patienten mit Methämoglobinämie beim Fehlen und in der Anwesenheit von Methylenblau (nach GIBSON[2]). Hb = reduziertes Hämoglobin, HbO_2 = oxydiertes Hämoglobin, HbOH = Methämoglobin

[1] WARBURG, O., u. W. CHRISTIAN: Biochem. Z. **242**, 206 (1931).

[2] GIBSON, Q. H.: Biochem. J. **42**, 13 (1948).

wichtig war auch ihre Beobachtung, daß dieser Prozeß durch Jodacetat und Fluorid gehemmt wird. In späteren Arbeiten zeigten WARBURG et al.[1], daß in diesem Reduktionssystem ein makromolekulares „Zwischenferment" und das DPN (Coenzym I) von Bedeutung sind. Das Zwischenferment WARBURGs, in der Folge auch als Diaphorase, Coenzym I-Faktor oder Methämoglobin-Reductase bezeichnet, ist ein Flavoprotein und konnte von KIESE[2] aus Pferdeblut kristallisiert werden. Obschon zahlreiche Einzelprobleme in bezug auf das methämoglobinreduzierende multikatalytische System noch ungelöst sind, so muß doch die Darstellung auf Abb. 45 als recht wahrscheinlich angesehen werden. Während der in den Erythrocyten ablaufenden Glykolyse wird zunächst DPN reduziert. Zwischen dem DPN und dem Methämoglobin ist jedoch noch das Zwischenferment (Diaphorase, Coenzym I-Faktor, Methämoglobin-Reduktase) eingeschaltet, das direkt an der Reduktion beteiligt ist.

ii. Familiäre Methämoglobinämie[3]

Die angeborene und erbliche Methämoglobinämie ist eine seltene Krankheit, von der bis heute etwa 100 Fälle beobachtet wurden. Trotz dieser geringen Zahl ist die Krankheit aber recht gut erforscht, da die meisten Fälle eingehend genetisch und biochemisch untersucht wurden. Definitionsgemäß ergibt sich die Diagnose aus dem Nachweis der Heredität einerseits, der Methämoglobinämie, die zwischen 10 und 45% beträgt, andererseits. Das Kardinalsymptom ist die Cyanose, die oft sehr intensiv ausgebildet ist. Als Folge werden bei schweren Fällen oder älteren Patienten häufig Arbeitsdyspnoe und Kopfschmerzen angetroffen. Die Polycythämie vom sekundären Typus muß als kompensatorisches Phänomen für die verminderte Sauerstofftransportfähigkeit des Blutes angesehen werden. Die meisten Patienten sind jedoch asymptomatisch und wurden mehr oder weniger zufällig entdeckt. Seit den Beobachtungen von HITZENBERGER[4] besteht kaum ein Zweifel, daß es sich bei der am häufigsten beobachteten Form um ein recessives Erbleiden handelt[5]. Das gleichzeitige Befallensein mehrerer Geschwister, das Fehlen der Krankheit bei den Eltern und die hohe Konsanguinitätsrate sprechen alle für einen recessiven Erbfaktor. Bereits LIAN[6] et al. wiesen auf einen wesentlichen Unterschied im Verhalten des Blutes von induzierten und hereditären Methämoglobinämien hin. Wird das Blut bei einer toxischen Methämoglobinämie stehen gelassen, so verschwindet das Methämoglobin allmählich. Diese spontane Reduktion fehlt bei der hereditären Methämoglobinämie. Dies spricht dafür, daß die Störung bei der genetisch bedingten Form nicht in einer abnormen Oxydation liegt, sondern vielmehr im Ausfall der reduzierenden enzymatischen Vorgänge.

Der genauere Mechanismus der hereditären Methämoglobinämie wurde aber erst durch die faszinierenden Untersuchungen von GIBSON[7] einer näheren Abklärung entgegengebracht. Dieser analysierte zunächst den enzymatischen Reduktionsvorgang bei normalen Individuen und fand, wie aus Abb. 45 hervorgeht, daß beim Glucoseabbau DPN unter Zwischenschaltung des Coenzym Faktor I (Diaphorase, „Zwischenferment", Methämoglobin-Reductase) das Methämoglobin reduziert. Anschließend analysierte GIBSON das Verhalten des Blutes von fünf Geschwistern mit Methämoglobinämie und fand, daß die ersten beiden Schritte, nämlich die Glykolyse und die Reduktion des DPN normal ablaufen. Dann aber kam es zu einem Unterbruch der Reduktionskette der nur durch das

---

[1] WARBURG, O., W. CHRISTIAN u. A. GRIESE: Biochem. Z. **282**, 157 (1935).

[2] KIESE, M.: Naunyn-Schmiedebergs Arch. exp. Path. Pharmak. **204**, 288 (1947).

[3] *Uer.:* CANTONI, L., u. E. CASSI: Policlinico **62**, 269 (1955). — HARRIS, H.: An Introduction to Human Biochemical genetics. London: Cambridge University Press 1953. — CHIARONI, T., u. F. BONATI: Minerva med. **46**, 53 (1955).

[4] HITZENBERGER, K.: Wien. Arch. inn. Med. **23**, 85 (1933).

[5] GIBSON, Q. H., u. D. C. HARRISON: Lancet **1947**, 941.

[6] LIAN, C., P. FRUMASAN u. SASSIER: Bull. Soc. Méd. hôp. (Paris) **55**, 1194 (1939).

[7] GIBSON, Q. H.: Biochem. J. **42**, 13 (1948).

Fehlen oder die ungenügende Aktivität der Methämoglobin-Reductase erklärt werden konnte. Damit war es ihm gelungen zu zeigen, daß es sich auch bei der hereditären Methämoglobinämie um eine Anenzymie handelt.

Zwei Substanzen bewähren sich bei der Behandlung der hereditären Methämoglobinämie. Vitamin C in hohen Dosen führt zu einer starken Verminderung der Methämoglobin-Konzentration[1]. Seine Wirkung scheint auf einer direkten Reduktion des Methämoglobins zu beruhen. Der Wirkungseintritt bei der Ascorbinsäurebehandlung ist relativ spät und nur selten wird eine völlige Normalisierung beobachtet, vielmehr bleibt das Gleichgewicht bei etwa 1% Methämoglobin stehen[2]. Grundsätzlich anders verhält sich das Methylenblau, das von HAUSSCHILD[3] in die Therapie der Methämoglobinämie eingeführt wurde. In therapeutischen Dosen von 1—2 mg/kg Körpergewicht führt Methylenblau in kürzester Zeit zu einem völligen Verschwinden des Methämoglobins[4]. Der Wirkungsmechanismus des Methylenblaus ist noch ungeklärt. Am wahrscheinlichsten scheint die Hypothese von GIBSON[2], wonach durch Methylenblau ein alternativer Stoffwechselweg eröffnet wird und die Reduktion des Methämoglobins nicht über DPN und Coenzym I-Faktor, sondern über TPN und Coenzym II-Faktor eingeleitet wird. Methylenblau in der erwähnten Dosis hat auch eine vorzügliche Wirkung bei der Behandlung toxischer Methämoglobinämien und wurde schon mehrfach lebensrettend verwendet[5].

c) Porphyrie

i. Enzymologische Aspekte der Porphyrinsynthese

Das Studium der Porphyrinderivate ist eines der schwierigsten Kapitel der analytischen Chemie. Zwar gelang es, die wichtigsten im Körper nachweisbaren Hämine zu isolieren und in ihrer Struktur abzuklären, doch fehlen bis heute noch genauere Angaben über die Biosynthese und Degradierung der Blutfarbstoffe und ihrer Intermediärprodukte. Es kann kein Zweifel bestehen, daß sowohl Synthese wie auch Degradierung der Hämine das Resultat enzymatischer Kräfte sind. Eine Isolierung der einzelnen dabei beteiligten Enzyme steht jedoch bis heute noch aus.

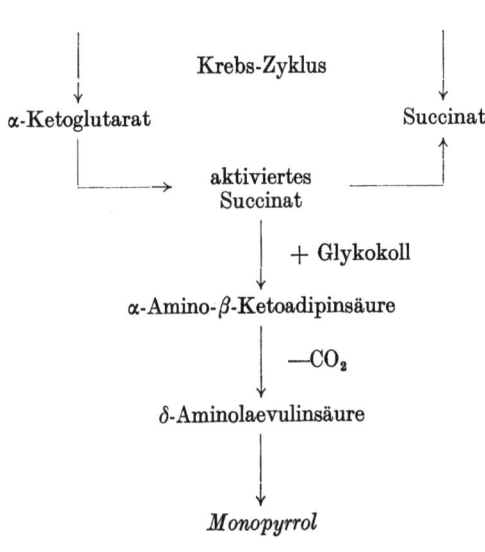

Abb. 46. Synthese der Monopyrrole

In den letzten Jahren gelang es, einzelne Schritte in der Biosynthese der Pyrrole abzuklären. SHEMIN und RUSSEL[6] erbrachten den Nachweis, daß diese von Succinyl-CoA (aktiviertem Succinat), einem Produkt des Krebs-Cyclus ausgeht, das mit Glykokoll zur Bildung von δ-Aminolaevulinsäure führt. Die δ-Aminolaevulinsäure ist wahrscheinlich ein Zwischenprodukt der Protoporphyrinsynthese (Abb. 46). Kürzlich wurde aus Erythrocyten ein Enzymsystem isoliert, das δ-Aminolaevulinsäure zum Monopyrrol Por-

---

[1] LIAN, C., P. FRUMASAN u. SASSIER: Bull. Soc. Méd. hôp. (Paris) **55**, 1194 (1939).
[2] GIBSON, Q. H.: Biochem. J. **37**, 615 (1943).
[3] HAUSSCHILD, F.: Naunyn-Schmiedebergs Arch. exp. Path. Pharmak. **184**, 458 (1937).
[4] KING, E. J., J. C. WHITE u. M. GILCHRIST: J. Path. Bact. **59**, 181 (1947).
[5] BODANSKY, O., u. H. R. GUTMAN: J. Pharmacol. exp. Ther. **90**, 45 (1947).
[6] SHEMIN, D., u. C. S. RUSSEL: J. Amer. chem. Soc. **75**, 4873 (1953).

phobilinogen katalysiert[1, 2]. Eine vollständige Synthese von Häm in vitro durch Erythrocyten gelang jedoch noch nicht.

ii. Klinische Formen der Porphyrie[3]

Trotz diesem Nachhinken der enzymologischen Grundlagenforschung gelang es WATSON und SCHMID in den letzten Jahren durch die kombinierte Verwendung biochemischer, analytisch-chemischer, histochemischer und klinischer Methoden neues Licht auf die Klassifikation und Pathogenese der verschiedenen Formen der Porphyrie zu werfen. Nach ihren Untersuchungen muß prinzipiell zwischen einer erythropoetischen und einer hepatischen Form der Porphyrie unterschieden werden.

Die *Porphyria erythropoetica*[4] ist eine angeborene Stoffwechselanomalie. In den erythropoetischen Zellen kommt es zu einer intensiven Porphyrinsynthese, die indirekt für alle Manifestationen wie Photosensibilität, hämolytische Anämie und Splenomegalie verantwortlich ist. Im Urin wird Uroporphyrin und Koproporphyrin ausgeschieden. Mittels der Fluorescenzmikroskopie, die eine in situ Lokalisation der Porphyrine erlaubt, gelingt es, zwei verschiedene Varietäten von Normoblasten zu unterscheiden. Die normalen Normoblasten zeigen keine Fluorescenz und sind für die Synthese des normalen Porphyrins verantwortlich. Im Gegensatz dazu weisen die abnormen Normoblasten eine intensive Fluorescenz auf, enthalten im Zellkern hämoglobinhaltige Einschlußkörperchen und sind wahrscheinlich als die Bildungsstätte der abnormen Porphyrine anzusehen.

Bei den *hepatischen Formen der Porphyrie*[5] erfolgt die Bildung der abnormen Porphyrinderivate nicht im erythropoetischen System, sondern vielmehr in der Leber. Drei Varietäten werden unterschieden: die akut intermittierende Porphyrie mit abdominellen und neuritischen Episoden, die „cutanea tarda" mit abnormer Photosensibilität und eine gemischte Form. Bei allen diesen Patienten enthält das Knochenmark keine abnormen Porphyrinmengen, wohl aber die Milz und die Leber.

d) Abnorme Hämoglobine[6]

Das Verständnis verschiedener anämischer Erkrankungen wurde in den letzten Jahren durch die Entdeckung mehrerer abnormer Hämoglobine gefördert. Obschon VON KÖRBER[7] bereits im Jahre 1866 auf eine Reihe von Unterschieden zwischen dem adulten Hömoglobin (Hämoglobin A) und dem fetalen Hämoglobin (Hämoglobin F) hinwies, so wurde ein genaueres Studium dieser Porphyrine erst durch die Entwicklung neuer technischer Methoden möglich. Den Anstoß zum intensiven Studium der Hämoglobine gab die Beobachtung von PAULING et al.[8], der zeigte, daß das Hämoglobin von Patienten mit Sichelzellenanämie vom normalen Hämoglobin verschieden ist. Es sind bis heute acht verschiedene

---

[1] GIBSON, K. D., A. NEUBERGER u. J. J. SCOTT: Biochem. J. **58**, 41 (1954).

[2] SCHMID, R., u. D. SHEMIN: J. Amer. chem. Soc. **77**, 506 (1955).

[3] *Uer.:* WALDENSTRÖM, J. G.: Acta med. scand. Suppl. **82**, 1 (1937). — WATSON, C. J., u. E. A. LARSON: Physiol. Rev. **27**, 478 (1947). — WATSON, C. J.: Advanc. intern. Med. **6**, 235 (1954). — SUNDERMAN, F. W., u. F. W. SUNDERMAN: Amer. J. clin. Path. **25**, 1231 (1955). — GAJDOS, A., u. M. GAJDOS-TOROK: Expos. ann. Biochim. méd. **16**, 153 (1953).

[4] SCHMID, R., S. SCHWARTZ u. R. D. SUNDBERG: Blood **10**, 416 (1955).

[5] SCHMID, R., S. SCHWARTZ u. C. J. WATSON: Arch. intern. Med. **93**, 167 (1954).

[6] *Uer.:* LECKS, H., u. I. J. WOLMAN: Amer. J. Med. Sci. **219**, 684 (1950). — ITANO, H. A.: Science **117**, 89 (1953). — ROCHE, J., u. Y. DERRIEN: Sang **24**, 97 (1953). — WHITE, J. C., u. G. H. BEAVEN: J. clin. Path. **7**, 175 (1954). — CHERNOFF, A. I.: New Engl. J. Med. **253**, 322, 365, 416 (1955).

[7] KÖRBER, E. VON: Über Differenzen des Blutfarbstoffes. Inaugural-Diss. Dorpat 1866.

[8] PAULING, L., et al.: Science **110**, 543 (1949).

Hämoglobine bekannt, die sich teils biochemisch, teils physikalisch-chemisch, teils immunologisch unterscheiden. Sicher liegt die Störung in der abnormen Synthese des Globins und nicht des Häms. Da die Molekulargewichte der normalen und abnormen Hämoglobine nahe zusammenliegen, mag die Unterschiedlichkeit weniger in der quantitativen Zusammensetzung als in der spezifischen Anordnung der Aminosäuren liegen. Auch Unterschiede im Bindungstyp zwischen Häm und Globin werden in Betracht gezogen.

Diese Anomalien der Hämoglobinsynthese sind *hereditär* bedingt und haben außer der medizinischen auch eine beträchtliche anthropologische Bedeutung, geben sie doch Hinweise auf rassische Beziehungen, die den morphologischen Untersuchungsmethoden entgehen. Seit HERRICK[1] zum ersten Male die *Sichelzellenanämie* beschrieb, wurde diese fast ausschließlich in Negroiden beobachtet. Einzig etwa dreißig Fälle sind bekannt, bei denen das Krankheitsbild angeblich in Kaukasiern nachgewiesen wurde. Eine Überprüfung dieser Kasuistiken unter Berücksichtigung der großen Fortschritte der Hämatologie, macht es unwahrscheinlich, daß es sich dabei um echte Sichelzellenanämien handelte. Die meisten Fachkenner lehnen heute ein Vorkommen der Drepanocytenanämie bei Nichtnegroiden ab. Das Vorkommen von Hämoglobin S muß somit als Zeichen negroider Abstammung angesehen werden. Das seltene Hämoglobin E wird bei etwa 13% der Bevölkerung Thailands beobachtet, kommt aber auch bei den Wedda auf Ceylon und bei etwa 6% der Indonesier vor. Es fehlt jedoch bei allen Thailändern chinesischer Abstammung. Diese Beobachtung bestätigt die Hypothese, wonach die Weddiden und Palämongoliden (Indonesier) verwandt sind und gleichzeitig im Rahmen der prämongoliden Expansion wellenartig aus den zentralasiatischen, nordchinesischen Steppen nach Süden vorgestoßen sind.

Während der Embryonalperiode wird ausschließlich *fetales Hämoglobin* (F) gebildet, doch verschwindet dieses rasch nach der Geburt. Zwar lassen sich auch beim Erwachsenen noch Spuren von Hämoglobin F nachweisen, doch überwiegt die Hämoglobin A-Synthese bei weitem. Bei drei Störungen der Globinsynthese wird auch beim Erwachsenen eine Synthese von Hämoglobin F beobachtet:
1. Bei der Thalassaemia major ist etwa 90% des Hämoglobins identisch mit — oder wenigstens mit den heutigen Methoden nicht abgrenzbar vom — Hämoglobin F.
2. Die Großzahl der Patienten mit einer Sichelzellenanämie besitzen Hämoglobin F, doch überschreitet dieses nie 40% der gesamten Hämoglobinmenge.
3. Schließlich enthält das Blut von etwa einem Drittel der Patienten mit der hereditären Sphaerocytose geringe Mengen von Hämoglobin F.

Beim *heterozygoten Vorliegen* eines abnormen Hämoglobins fehlen beim Hämoglobin D, E, G und H jegliche Ausfallerscheinungen. Einzig beim Hämoglobin S (Sichelzellenanämie) wird gelegentlich eine Hämaturie (ischämische Nekrose auf Grund der lokalen Anoxie infolge "sickling") und Milzinfarkte (Fliegen) beobachtet. Im Gegensatz dazu führt eine *homozygote Belastung* zu typischen Krankheitsbildern. Die homozygote Hämoglobin S-Krankheit, ausschließlich bei Negroiden beobachtet, führt zu einer hämolytischen Anämie, Ikterus, akuten abdominalen Krisen und Hautulcera. Homozygotes Vorliegen der seltenen Hämoglobin C-Krankheit führt einzig zu einer geringen normochromen mikrocytären Anämie, während die entsprechenden Krankheitsbilder für das Hämoglobin D und E noch nicht beschrieben wurden.

Die einfache Auffassung, daß die Thalassaemia major die homozygote Form der Minor sei, hat sich nicht voll bestätigt. Auch ist gegenwärtig sehr fraglich, ob es sich bei dieser Krankheit um eine Störung der Hämoglobinsynthese handelt.

[1] HERRICK, J. B.: Arch. intern. Med. **6**, 517 (1910).

Es ist wahrscheinlicher, daß eine Reihe von Genansfällen für die Ausbildung der einzelnen klinischen Symptome verantwortlich sind. Gemeinsam scheint jedoch bei allen Formen die Fähigkeit zu fehlen, das Eisen in das Hämoglobin einzubauen; vielleicht liegt auch noch eine quantitative Insuffizienz der Hämoglobin A-Synthese vor. Zur Zeit werden etwa 4—6 verschiedene Formen der Thalassämie unterschieden, bei denen es sich um Kombinationen zwischen der eigentlichen Thalassämie und Hämoglobin-Krankheiten handelt.

e) Katalase und Hypokatalasie (Anenzymia catalasea)

i. Zur Biochemie der Katalasen[1,2]

THÉNARD zeigte bereits im Jahre 1834, daß zahlreiche Organe und Gewebe die Fähigkeit besitzen, Wasserstoffperoxyd in Sauerstoff und Wasser zu zerlegen. Der Nachweis eines spezifischen Enzyms, der Katalase, gelang jedoch erst viel später[3]. Am enzymreichsten sind im tierischen Organismus die Erythrocyten, Leukocyten, die Leber und die Nieren. Es sei daran erinnert, daß allen eisenhaltigen Hämatinen eine gewisse Katalaseaktivität zukommt. Man spricht in diesen Fällen einer reinen Eisenhämatin-Katalyse allerdings besser von einer *Pseudokatalase-Wirkung*. Die Unterscheidung der beiden kann durch thermale Inaktivierung der echten Katalase erfolgen. Die Kristallisation einer Leber-Katalase gelang zuerst SUMNER und DOUNCE[4]. Indessen wurden auch kristalline Präparate aus Erythrocyten und Niere hergestellt. Das Molekulargewicht des Enzyms liegt um 240000. Die Katalasen bestehen aus einem hochmolekularen Eiweißträgermolekül und einer prosthetischen eisenhaltigen Gruppe, einem Häminderivat. Der Wirkungsmechanismus der Katalasen[5] ist noch nicht endgültig abgeklärt, doch handelt es sich wahrscheinlich um eine zweistufige Reaktion (Abb. 47). KEILIN und HARTREE[6] machten zuerst darauf aufmerksam, daß die Katalase den Peroxydsauerstoff auch auf Alkohole übertragen kann (Abb. 47).

a) Reaktionsgleichung

$$\text{Enzym} + H_2O_2 \longrightarrow \text{Enzym} - H_2O_2$$
$$\text{Enzym} - H_2O_2 + H_2O \longrightarrow \text{Enzym} + 2\,H_2O + O_2$$

b) Summenformel

$$H_2O_2 + RCH_2OH \longrightarrow RCOH + 2\,H_2O$$
$$H_2O_2 \longrightarrow H_2 + O$$

Abb. 47. Wirkungsweise der Katalasen

ii. Biologie der Katalasen

Es gibt kaum ein Enzym, das von biologischer und medizinischer Seite so intensiv bearbeitet wurde, wie die Katalase. Eine große Zahl von Hypothesen über dessen angebliche physiologische Bedeutung wurden postuliert, doch ist bis heute nicht sicher abgeklärt, welches die in vivo Aufgabe dieses Enzyms ist. Man kann zwischen einer „allgemein cellulären Funktion" der Katalasen (falls es eine solche überhaupt gibt) und den spezifischen Beziehungen zwischen der Katalase und dem Hämoglobin-Stoffwechsel unterscheiden. Bei zahlreichen Oxydationen, etwa der direkten Verbrennung von Aminosäuren, entsteht Wasserstoffperoxyd, das bekanntlich für lebende Zellen toxisch ist. Es war daher naheliegend, der Katalase eine Schutzfunktion gegen die toxische Wirkung des im Intermediärstoffwechsel anfallenden Wasserstoffperoxydes zuzuschreiben. Diese alte Hypothese wurde in den letzten Jahren dadurch ergänzt, daß man heute annimmt, daß der Peroxydsauerstoff direkt auf Alkohole übertragen wird, womit diesem Enzym auch

---

[1] *Uer.*: THEORELL, H.: Ergebn. Enzymforsch. **9**, 231 (1943); Advanc. Enzymol. **7**, 265 (1947).
[2] *Hb.*: THEORELL, H.: In The Enzymes. Edited by J. B. SUMNER and K. MYRBÄCK. II/1, p. 397. New York N. Y.: Academic Press 1951.
[3] JACOBSON, J.: Z. physiol. Chem. **16**, 340 (1892).
[4] SUMNER, J. B., u. A. L. DOUNCE: J. biol. Chem. **121**, 417 (1937).
[5] CHANCE, B.: Advanc. Enzymol. **12**, 153 (1951) (*Uer.*).
[6] KEILIN, D., u. E. F. HARTREE: Proc. Roy. Soc. London B **119**, 41 (1936).

eine Aufgabe in der Oxydation zufällt. Von den zahlreichen Untersuchungen über die Zusammenhänge zwischen dem *Hämoglobinumsatz* und der Katalase, die von BINGOLD[1,2] zusammengefaßt wurden, seien die folgenden Beobachtungen hervorgehoben: Bei der experimentellen Porphyrie kommt es früh zu einer starken Abnahme der Leber-Katalase. Ob ein Kausalzusammenhang vorliegt, oder ob es sich dabei um eine unspezifische Manifestation der abnormen Porphyrinproduktion handelt, kann zur Zeit nicht entschieden werden. Hämoglobin wird durch die gleichzeitig vorhandene Katalase vor der degradierenden Wirkung des Wasserstoffperoxydes geschützt. Dies geht z. B. daraus hervor, daß Wasserstoffperoxyd nur bei jenen Species eine Methämoglobinämie hervorruft, bei denen im Blut eine niedrige Katalase-Aktivität vorliegt. Bei hämolytischen Anämien kommt es zunächst zu einer Hämoglobinämie und anschließend einer Hämoglobinurie. Die hochmolekulare Katalase passiert im Gegensatz zum Hämoglobin den Nierenfilter nicht. Damit geht die Schutzfunktion der Katalase verloren, und das im Urin ausgeschiedene Hämoglobin wird vom Wasserstoffperoxyd angegriffen und zu Pentdyopent und anderen Di- und Monopyrrolen abgebaut. Diese Beobachtungen sprechen dafür, daß der Katalase eine gewisse Schutzfunktion für das Hämoglobin gegen die degradierende Wirkung des Wasserstoffperoxydes zukommt. Es ist auch möglich, daß dem Enzym auch bei der noch weitgehend ungeklärten Synthese und Abbau der Porphyrine eine Aufgabe zufällt.

iii. Akatalasie[3]

Im Jahre 1949 berichteten TAKAHARA und MIYAMOTO[1] über ein 11 jähriges Mädchen, das an einer schweren ulcerösen Stomatitis und Nekrose zwischen Mund und Nasenhöhle litt und bei dem sich das Blut beim Spülen des Mundes mit Wasserstoffperoxyd schwarz verfärbte. Auch blieb das üblicherweise beobachtete Schäumen der Lösung aus. Da auch mit frischem Venenblut dasselbe Verhalten beobachtet wurde, mußte der Schluß gezogen werden, daß die normalerweise vorhandene Katalase fehlte. Eine genaue Untersuchung der Familienangehörigen ergab, daß zwei von den vier Geschwistern an Stomatitiden und Akatalasie litten, während eine Schwester nur die Akatalasie, nicht aber die klinischen Symptome aufwies. Seit dieser ersten Beschreibung wurden insgesamt 13 Fälle veröffentlicht, alle in Japan. Es wird interessant sein zu sehen, ob die in nicht-tropischen Ländern selten beobachtete Noma auf einer ähnlichen Ursache beruhen könnte und weiterhin, ob neben dem genetisch bedingten Enzymdefekt auch symptomatische, erworbene Akatalasien vorkommen. Schließlich könnte bei diesen Krankheiten ein therapeutischer Versuch mit kristalliner Katalase unternommen werden.

F. Abweichungen im Nucleinsäuren-Stoffwechsel

Gicht[4,5]

i. Zum Begriff

Über die Ursachen und die Natur der Gicht wurden Bände gefüllt und jedes mögliche und unmögliche Agens als causa beschuldigt. Insbesondere über die

---

[1] BINGOLD, K.: Dtsch. med. Wschr. **1955**, 608 (*Uer.*).

[2] BINGOLD, K., u. W. STICH: Ergebn. inn. Med. 5, 707 (1954) (*Uer.*).

[3] Zit. K. BINGOLD: Dtsch. med. Wschr. **1955**, 603.

[4] *M.:* TALBOT, J. H.: Gout and Gouty Arthritis. New York N.Y.: Grune & Stratton 1953. — THANNHAUSER, S. J.: Lehrbuch der Stoffwechselkrankheiten. München: Bergmann 1929.

[5] *Uer.:* GUTMAN, A. B.: Advanc. intern. Med. 5, 227 (1952). — THANNHAUSER, S. J.: Dtsch. med. Wschr. **1956**, 492.

Bedeutung der Erbfaktoren herrscht seit Jahrhunderten eine rege Diskussion. Heute müssen wir uns SAMUEL JOHNSON anschließen, der bereits im Jahre 1785 schrieb: "It is foolish, in maintaining that the gout is not hereditary, and that one fit of it, when gone, is like a fever when gone"[1]. Das biochemische Studium der Gicht begann mit dem Nachweis einer erhöhten Harnsäure-Konzentration im Plasma durch GARROD den Älteren[2]. Eine konsequente Analyse von Patienten und Familienangehörigen wurde aber erst in den letzten Jahren begonnen und führte zum Begriff der *„familiären Hyperuricämie"*, die heute als Erscheinungsmerkmal der familiären Diathese gilt. Da die Harnsäure das wichtigste Abbauprodukt der Nucleoproteine ist, muß die Gicht als eine Abweichung im Nucleinsäuren-Stoffwechsel aufgefaßt werden. Diese Hypothese wird durch die Beobachtung gestützt, daß die einzige Form einer symptomatischen Gicht bei Leukämien beobachtet wird, also Krankheiten, bei denen der Nucleinsäurenumsatz gewaltig gesteigert und wohl auch gestört abläuft. Drei Hypothesen werden immer wieder zur Erklärung der Pathogenese der Gicht herangezogen: 1. Der Harnsäureabbau, die Uricolyse, ist gestört, 2. eine abnorm gesteigerte Harnsäuresynthese steht an der Wurzel des Übels und 3. die Krankheit hat ihre Ursache in einem Defekt der Harnsäureausscheidung in der Niere.

ii. Verminderte Uricolyse

Eine der ältesten Hypothesen, besonders von FOLIN[3,4] vertreten, nahm an, daß bei Patienten mit Gicht der Abbau der im Nucleinsäuren-Stoffwechsel anfallenden Harnsäure gestört ist, wodurch es zu einer Hyperuricämie mit ihren Folgen kommt. Das wichtigste Argument gegen eine solche Auffassung liegt darin, daß es bis auf den heutigen Tag nicht gelang zu zeigen, daß der menschliche Organismus überhaupt einer Uricolyse fähig ist. Kein einziges Enzym des Harnsäureabbaues kann im menschlichen Organismus nachgewiesen werden.

Nach der intravenösen Verabreichung von Nucleosiden, den "precursors" der Harnsäure, konnten THANNHAUSER und BOMMES[5] im Urin eine äquivalente Harnsäureausscheidung nachweisen. Dies spricht indirekt gegen eine intravitale Uricolyse. Eine Uricolyse kann bei in vivo-Experimenten leicht dadurch vorgetäuscht werden, daß etwa markierte Purine durch die Galle ausgeschieden und bakterielle Spaltprodukte der Uricolyse durch den enterohepatischen Kreislauf rückresorbiert werden. Es darf bei solchen Untersuchungen nie vergessen werden, daß Darmbakterien einer sehr intensiven Uricolyse fähig sind[6]. In den letzten Jahren war viel von den Untersuchungen von STETTEN et al.[7] über die Verteilung von N[1]-markierter Harnsäure im Organismus gesunder und Gichtpatienten die Rede. Auf Grund theoretischer Erwägungen kamen die Autoren zum Schluß, daß zur Aufrechterhaltung der Harnsäurekonzentration im "miscible pool" eine tägliche Einnahme von etwa 800 mg Harnsäure notwendig sei. Da aber nur etwa die Hälfte davon im Urin ausgeschieden wird, interpretierten STETTEN et al. ihre Untersuchungen als einen indirekten Beweis für eine intravitale Uricolyse. Diese indirekten Berechnungen werden von THANNHAUSER[8] mit Recht als Beweis für eine Uricolyse in vivo abgelehnt. Solange es nicht einwandfrei mit biochemischen oder enzymologischen Methoden gelingt, eine solche direkt nachzuweisen, bleibt diese Hypothese unhaltbar.

iii. Überproduktion von Harnsäure

In der älteren Literatur wurde oft die Anschauung vertreten, daß die Harnstoffsynthese eine Umkehr des Abbaues darstelle und daß dieselben Enzyme daran

---

[1] BOSWELL, J.: The Journal of a Tour to the Hebrides with Samuel Johnson (1785). p. 169. London: Dent 1948.

[2] GARROD, A. B.: A Treatise on Gout and Rheumatic Gout. 3rd edition. London: Longmans 1876.

[3] FOLIN, O., H. BERGLUND u. C. DERICK: J. biol. Chem. **60**, 361 (1924).

[4] TALBOT, J. H.: Gout and Gouty Arthritis. New York N. Y.: Grune & Stratton 1953.

[5] THANNHAUSER, S. J., u. A. BOMMES: Z. physiol. Chem. **91**, 336 (1914).

[6] THANNHAUSER, S. J., u. G. DORFMÜLLER: Z. physiol. Chem. **102**, 148 (1918).

[7] BENEDICT, J. D., P. FORSHAM u. D. STETTEN: J. biol. Chem. **181**, 183 (1949).

[8] THANNHAUSER, S. J. (1956): Dtsch. med. Wschr. **1956**, 492.

beteiligt seien. Diese Auffassung ist als falsch abzulehnen. Wie die Synthese der
Eiweiße, erfolgt auch diejenige der Nucleotide auf einem eigenen, spezifischen
Weg, der von demjenigen der Degradierung stark abweicht. Daraus folgt zunächst
die wichtige Erkenntnis, daß die Harnsäure wohl ein Produkt der Purindegradie-
rung ist, nie aber intermediär während der Purinsynthese auftritt.

Diese umstürzende Entdeckung geht auf Beobachtungen über die Verteilung von markiertem N^{15} und $C^{13}O_2$ zurück. Durch die Verabreichung von markiertem Glycin wurde der
Nachweis erbracht, daß die beiden markierten Kohlenstoffatome in Position 4 und 5 des
Purinringes inkorporiert werden[1]. Das Kohlenstoffatom in Position 6 stammt aus Kohlendioxyd, während das Atom 2 und 8 aus markiertem Formiat übernommen wird. Stickstoff-
markiertes Ammoniak wird in den Stickstoffatomen der Positionen 1, 3 und 9 getroffen,
während das Atom 7 auf Glycin-Stickstoff[2] zurückgeführt werden muß. Die Synthese der
Purine erfolgt daher, wie aus Abb. 48 hervorgeht, aus kleinmolekularen Bausteinen. Aus
diesen Untersuchungen ging auch zum ersten Mal die große Bedeutung der Verschiebung von
—C— und —C—C—-Bruchstücken für die
Biosynthese hervor. Meist handelt es sich
um Ameisensäure und Formaldehyd, die
als kleinmolekulare Bausteine verwendet werden. Solche —C—-Atome werden
besonders von Serin, Glykokoll, Aceton,
Sarcosin, Histidin und Tryptophan abgespalten und dienen als Vorläufer für
die Methylgruppen im Methionin und
Cholin. Die einzelnen an der Übertragung von —C—-Bruchstücken beteiligten
Enzyme sind noch nicht identifiziert,
können aber sinngemäß als *Transformylasen* bezeichnet werden. Als Cofaktoren
für die Transformylasen kommen vor
allem die Folsäure und das Vitamin B_{12}
in Frage.

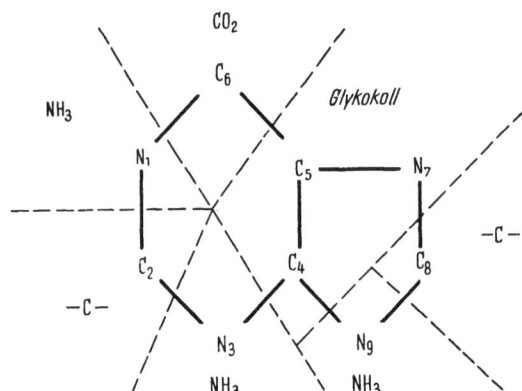

Abb. 48. Synthese des Purinringes aus niedrigmolekularen
Gruppen

Die Synthese der Nucleinsäuren
ist viel komplexer als aus diesen
Ausführungen hervorzugehen scheint, und die eigentliche Bildung des Purinringes
stellt nur einen Aspekt des ganzen Reaktionsablaufes dar. Nach der von THANN-
HAUSER[3] übernommenen Darstellung kann die biologische Nucleinsäuresynthese
wie folgt gedacht werden (Abb. 49).

Die Purinsynthese beginnt mit der Übertragung einer Pyrophosphatgruppe von ATP auf
Ribose-5-phosphat. Das beteiligte Enzym, kürzlich von SCARANO[4] in der Taubenleber nachgewiesen, muß als eine *ATP → Ribose-5-phosphat-Transphosphatase* (5-Phosphoribokinase)
bezeichnet werden. Das dadurch gebildete Ribose-1,5-phosphat vereinigt sich mit Glycin,
Formiat, Glutamin und ATP zu einem α-N-Formyl-glycinamid-ribosephosphorsäureester,
kurz als α-N-Formylglycinamidribotid bezeichnet. Durch Reaktion mit Glutamin, Kohlendioxyd und evtl. weiteren Substanzen geht dieses in das 4-Amino-5-imidazol-carboxamid-
ribotid über, das unter Formiataufnahme zur Inosinsäure wird. Enzyme, die diese Biosynthese katalysieren, wurden noch nicht identifiziert.

Für die Praxis ergeben sich aus diesen komplizierten Reaktionsabläufen eine
Reihe von Schlüssen in bezug auf die Pathogenese der Gicht. Zunächst geht
daraus klar hervor, daß die Harnsäure im Körper sowohl das Produkt einer
gesteigerten Purinsynthese wie eines erhöhten Abbaues sein kann. Falls es sich
jedoch um eine abnorme Erhöhung der Purinsynthese handelt, so müßte es
gelingen, im Körper auch eine erhöhte Konzentration an Nucleotiden nachzuweisen. Diese Frage wurde interessanterweise bereits im Jahre 1921, also lange
bevor der Intermediärstoffwechsel in allen Einzelheiten bekannt war, beantwortet.

[1] BUCHANAN, J. M., u. J. C. SONNE: J. biol. Chem. **166**, 395, 781 (1956).
[2] SHEMIN, D., u. D. RITTENBERG: J. biol. Chem. **167**, 875 (1947).
[3] THANNHAUSER, S. J.: Dtsch. med. Wschr. **1956**, 492.
[4] SCARANO, E.: Nature (Lond.) **172**, 951 (1953).

THANNHAUSER[1] analysierte damals die Nucleotid- und Harnsäurekonzentration bei Patienten mit echter Gicht und solchen mit symptomatischer Hyperuricämie bei Leukämie. Bei der Leukämie waren sowohl die Nucleotide wie auch die Harnsäurewerte abnorm hoch. Bei dieser Krankheit muß daher auf eine gesteigerte Purinsynthese geschlossen werden. Im Gegensatz dazu war aber die Nucleotid-konzentration im Serum von Patienten mit Gicht nicht erhöht, was stark gegen eine gesteigerte Purinsynthese bei der Gicht spricht.

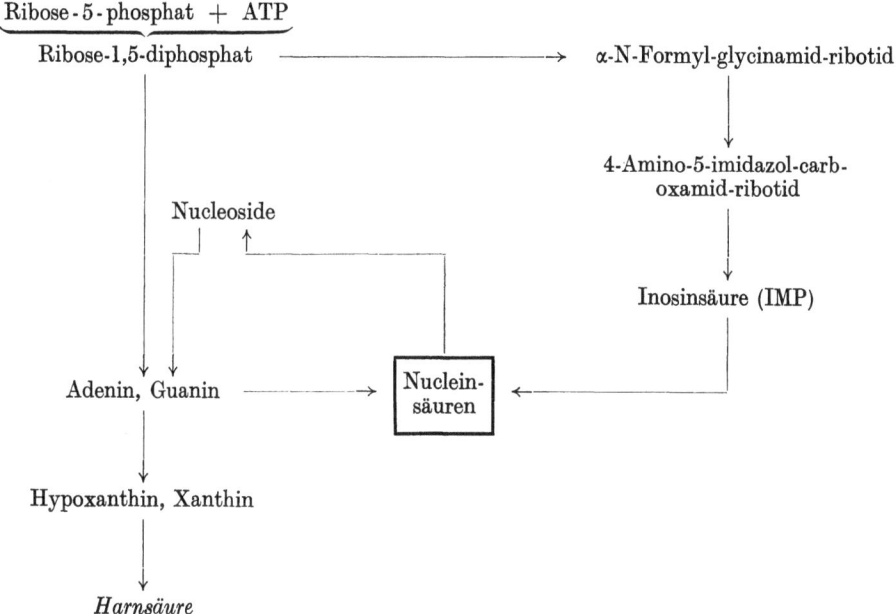

Abb. 49. Nucleinsäuren-Synthese und Degradation

iV. Gicht als Nierenfunktionsstörung

THANNHAUSER[2] vertrat bereits im Jahre 1923 die Auffassung, daß es sich bei der Gicht um einen Defekt in der Nierenausscheidung handelt. Seine damalige Begründung einer Sekretionsstörung kann aber auf Grund der modernen Entwicklung des Clearance-Konzeptes nicht mehr als stichhaltig angesehen werden. Die Harnsäure wird durch die Nieren bei verschiedenen Species auf recht unterschiedliche Art und Weise eliminiert. Bei Vögeln wird die Harnsäure nicht bloß filtriert, sondern auch noch sezerniert. Der Mensch filtriert und resorbiert etwa 90% des Filtrates. Beim Hund werden bloß etwa 75% der filtrierten Harnsäure rückresorbiert, während diese Fähigkeit bei der dalmatinischen Dogge vollständig verlorenging. Phylogenetisch betrachtet sind die Voraussetzungen eine Gicht zu erhalten beim Menschen geradezu ideal. Zunächst fehlen dem Menschen die Enzymsysteme zu einer Degradation der Harnsäure. Weiterhin besitzt er die ungeschickte Fähigkeit, über 90% der filtrierten Harnsäure wieder zu rückresorbieren. Trotz diesen Argumenten gelang es aber bis heute nicht einwandfrei, einen Nierendefekt bei der Gicht nachzuweisen. Wohl gibt es eine Gicht-Nephritis und -Nephrose, die nicht selten als Todesursache bei Gichtpatienten in Erscheinung tritt, aber in den meisten Frühfällen ist es mit den besten Methoden der Nieren-

---

[1] THANNHAUSER, S. J., u. J. CZONICZER: Dtsch. Arch. klin. Med. **135**, 224 (1921).
[2] THANNHAUSER, S. J., u. W. HEMKE: Klin. Wschr. **1923**, 65.

funktionsprüfung nicht möglich, einen Defekt in der Filtration oder Rückresorption der Harnsäure nachzuweisen. Aus diesen Gründen wird eine renale Ätiologie der Gicht von verschiedenen Forschern abgelehnt. THANNHAUSER[1] weist jedoch darauf hin, daß die Clearancetechnik unzuverlässig sein mag, um eine solche Anomalie zu erfassen, da mit dieser Methode eine geringe Sekretion der Harnsäure nicht sicher ausgeschlossen werden kann. Weiterhin ist die Rückresorption so hoch, daß geringe quantitative Unterschiede mit der Methode nicht erfaßt werden können.

Die Hypothese eines renalen Defektes wird durch die Beobachtungen über die ausgezeichnete *uricolytische Wirkung* des Atophans und neuerdings des Probenecids wesentlich gestützt. Diese Substanzen hemmen nach dem Prinzip der Kompetition die Rückresorption einer Reihe von Metaboliten, darunter auch der Harnsäure, und führen auf diese Weise zu einer Senkung der Plasma-Harnsäure-Konzentration. Chronische Behandlung führt nicht allein zu einer Prophylaxe weiterer akuter Schübe, sondern auch zu einer Mobilisierung bereits vorliegender Harnsäuredepots. Die Pathogenese der Gicht ist somit heute noch problematisch, doch liegen zahlreiche Hinweise dafür vor, daß es sich um eine Nierenerkrankung auf genetischer Grundlage handelt. Die Krankheit ließe sich daher zusammen mit den renalen Glykosurien und den renalen Aminoacidurien in die Gruppe der genetisch bedingten enzymatischen Defekte der Rückresorption einreihen.

Drittes Kapitel

Ernährungsstörungen

> ". . all constituents of matter, whether functional or structural, of simple and or of complex constitutions, are in a steady state of rapid flux."
>
> R. Schoenheimer 1942

A. Eiweiße

a) Biologische Multivalenz der Proteine

i. Protein-, Antigen- und Enzymgehalt der Zellen

Eiweiße sind mehrwertige Substanzen und besitzen eine Reihe von biologischen Eigenschaften, die nur dann in Erscheinung treten, wenn mit geeigneten Methoden eine spezifische Analyse durchgeführt wird. So mag ein organischer Chemiker das Insulin als ein hochmolekulares Protein mit einer bestimmten Bausteinanalyse und elektrophoretischen Wanderungsgeschwindigkeit beschreiben, ohne auf dessen wichtigsten Effekt, die blutzuckersenkende Wirkung, aufmerksam zu werden. Ein relativ einheitlich erscheinendes Protein kann eine Reihe von biologischen Merkmalen wie Enzymaktivität, Antigennatur, Hormoncharakter, Toxinwirkung aufweisen, ohne daß diese Eigenschaften bei einer einseitigen Analyse in Erscheinung treten.

Der Unvoreingenommene mag bei der Durchsicht des Inhaltsverzeichnisses eines der neueren Werke über die Enzyme eine Überraschung erleben, wenn er die ungeheure Zahl von Fermenten sieht, die aus lebenden Organismen isoliert wurden. Man kann daher mit Recht die Frage aufwerfen: haben alle diese Enzymproteine neben den protoplasmatischen Proteinen und den Antigenen in

---

[1] THANNHAUSER, S. J.: Dtsch. med. Wschr. **1956**, 492.

einer Zelle überhaupt Platz? Von den Schätzungen über den Enzymgehalt einzelner Zellen im Vergleich zum Eiweißgehalt seien einige kurz wiedergegeben. LANG[1] maß und berechnete den Gehalt der Pankreaszellen an Verdauungsenzymen. Eine Zusammenstellung seiner Angaben folgt auf Tab. 43. Es geht daraus hervor, daß etwa 25% des ganzen Eiweißgehaltes der Zellen ausschließlich aus Sekretionsenzymen besteht. Zweifellos muß aber gerade die Pankreaszelle mit ihrer außerordentlichen synthetischen Leistung auch eine große Menge von Enzymen des Energiestoffwechsels und der Proteinsynthese aufweisen.

VIRTANEN[2, 3] zeigte auf überzeugende Weise, daß bei wachsenden Mikroorganismen praktisch das gesamte Zelleiweiß aus Enzymen bestehen muß. Einzig bei nichtwachsenden Zellen mag ein vernachlässigbarer Anteil nicht-enzymatischer Proteine vorliegen. Nach einer Schätzung von HOFFMANN-OSTENHOF[4] soll der Enzymgehalt der Hefezellen ausgedrückt in Proteineinheiten höher liegen als der Proteingehalt selbst. Falls diese Annahme richtig ist, so muß angenommen werden, daß ein und dasselbe Eiweiß die Aktivität mehrerer

Tabelle 43. *Gehalt des Pankreas an Verdauungsenzymen* (nach LANG[1])

Enzym	% des fettfreien Trockengewichtes
Trypsin	5
Chymotrypsin	5
Carboxypeptidase . .	2
Amylase	5
Lipase (Schätzung) .	3
Total	20

Enzyme aufweist. Diese Beobachtungen machen es wahrscheinlich, daß die cellulären Eiweiße gleichzeitig mehrere Funktionen erfüllen, daß ein hochmolekulares Trägermolekül eine Reihe spezifischer prosthetischer Enzym- oder Antigengruppen besitzt.

ii. Dynamik des Eiweißstoffwechsels[5, 6]

Die moderne Lehre von der Bedeutung der Nahrungsproteine für die Aufrechterhaltung einer optimalen Gesundheit geht auf LIEBIG[7] zurück. Seine Beobachtungen über das „*Stickstoffminimum*" wurden für alle Organismen bestätigt. Für die Tierwelt muß noch weiter gegangen und festgehalten werden, daß nicht bloß Stickstoff, sondern organisch gebundener Stickstoff benötigt wird. RUBNER[8] entwickelte die Methode der Bilanzuntersuchung. Auf Grund von indirekten Hinweisen klassifizierte er die Eiweiße in drei Gruppen: 1. Das organisierte Eiweiß, das als struktureller Bestandteil der Zellen diesen ihre Festigkeit und Form verleiht, 2. das Vorratseiweiß, dessen Bedeutung als Reservesubstanz anzusehen ist und 3. das Übergangseiweiß, das direkt am Stoffwechsel teilnimmt und später auch als labiles Protein bezeichnet wurde.

Eine solche Einteilung wird heute als falsch angesehen. Es besteht kein Zweifel, daß alle lebenden Systeme in einem steten Umbau begriffen sind. Diese Lehre vom Fließgleichgewicht, bereits im panta rhei des Heraklit antizipiert, verdanken wir besonders VON BERTALANFFY[9], der in seinen Untersuchungen immer

---

[1] LANG, K.: In Biologie und Wirkung der Fermente. 4. Mosbacher Colloquium der Gesellschaft für physiologische Chemie. S. 1. Berlin: Springer 1953.

[2] VIRTANEN, A. I.: Ann. Med. exp. Fenn. **30**, 234 (1952).

[3] VIRTANEN, A. I., u. U. WINKLER: Acta chem. scand. **3**, 272 (1949).

[4] HOFFMANN-OSTENHOF, O.: Enzymologie. S. 111. Wien: Springer 1954.

[5] SCHOENHEIMER, R.: The Dynamic State of Body Constituents. Cambridge, Mass.: Harvard University Press 1942 (*M.*).

[6] MADDEN, S. C., u. G. H. WHIPPLE: Physiol. Rev. **20**, 194 (1940) (*Uer.*).

[7] LIEBIG, J. VON: Die Thier-Chemie oder die organische Chemie in ihrer Anwendung auf Physiologie und Pathologie. Braunschweig 1846.

[8] RUBNER, M.: Die Gesetze des Energieverbrauches bei der Ernährung. Leipzig: Deuticke 1902.

[9] BERTALANFFY, L. VON: Theoretische Biologie. Bd. 2. Bern: Francke 1951.

wieder hervorhob, daß alle Lebewesen als offene Systeme aufzufassen sind. Es war der Verdienst SCHOENHEIMERS[1], den Begriff des Fließgleichgewichtes, der Dynamik des Lebenden, auf die Biochemie übertragen zu haben.

iii. Biologische Multivalenz der Proteine

Alle cellulären Proteine stehen in einem engen Zusammenhang. Ihr gemeinsames Bindeglied ist der ,,protein pool", ein fiktiver Sammeltopf aus Aminosäuren, Peptiden und niedrigmolekularen Eiweißen, die leicht von einer Substanz auf eine andere verschoben werden können. Das beste Modell für diese Vorstellung scheint uns die von MANDELSTAM[2] zur Erklärung der Enzyminduktion entwickelte Hypothese (Abb. 50). Alle biologisch, aktiven Eiweiße, seien es Hormone, Enzyme, Antigene, Toxine, Gerüsteiweiße, stehen in einem labilen Gleichgewicht mit dem ,,protein pool". Bei Mehrbedarf einer bestimmten Komponente kann diese rasch auf Kosten der übrigen Eiweiße gebildet werden. Dies läßt vermuten, daß es eine eigentliche Eiweißinduktion gibt, von der die Enzyminduktion nur einen Spezialfall darstellt.

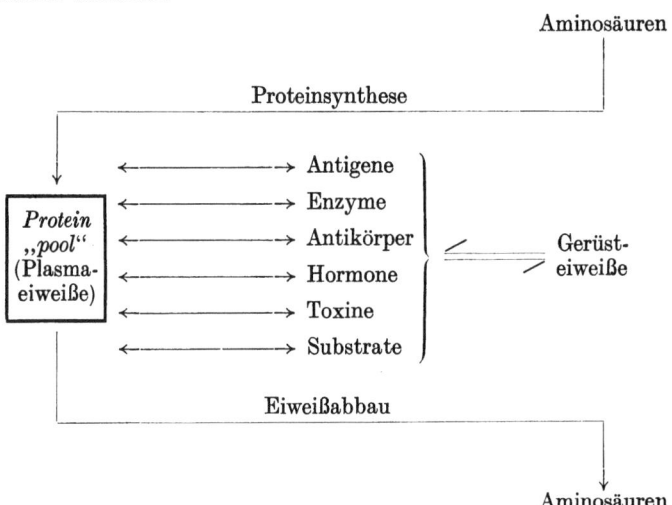

Abb. 50. Dynamik der cellulären Eiweißkörper (in Anlehnung an ein Modell der Enzyminduktion von MANDELSTAM[2])

Die zweite Frage, ob ein einziges Eiweiß mehrere biologische Funktionen zu erfüllen vermag, ist sicherlich in positivem Sinne zu beantworten. So sind zahlreiche Enzyme selbst Substrate anderer proteolytischer Fermente. Auch sind die meisten Enzyme gleichzeitig Antigene, obschon die Haptengruppe und das ,,aktive Zentrum" nicht identisch sind. SEVAG[3] spricht von der ,,multicatalytic property" von Eiweißen. Die erwähnten Schätzungen über den Eiweißgehalt und Enzymgehalt von Zellen sprechen dafür, daß manche Enzyme gleichzeitig enzymatische und strukturelle Eigenschaften besitzen, das heißt integrale Bestandteile des reticulären Protoplasmagerüstes sind. Wichtig für diese Vorstellung der ,,Multivalenz" der biologischen Proteine ist die Annahme, daß die Großzahl der aktiven Eiweiße aus einem hochmolekularen Trägermolekül und spezifischen aktiven Gruppen zusammengesetzt sind. Diese Hypothese macht es verständlich,   daß das Apoenzym ein Gerüstbestandteil der Zelle sein mag,

---

[1] Siehe Fußnote 5, S. 171.
[2] MANDELSTAM, J.: Biochem. J. **51**, 674 (1952).
[3] SEVAG, M. G.: Ergebn. Hyg. Bakt. **28**, 424 (1954).

während verschiedene hervorragende aktive Gruppen dem ganzen Eiweiß seinen enzymatischen oder Antigen-Charakter verleihen.

b) Eiweiße, Enzyme und Antikörper im Hungerzustand

i. Biochemische Alterationen im Hungerzustand

Die einfachste Methode, einen Eiweißmangel experimentell zu erzeugen, besteht im vollständigen Entzug der Nahrung. Wenn die dabei beobachteten Ausfallserscheinungen auch nicht ausschließlich als Manifestationen eines Proteinmangels anzusehen sind, so muß doch ein ansehnlicher Teil davon darauf zurückgeführt werden. Bereits mit histologischen und histochemischen Methoden lassen sich in den Leberzellen von Hungertieren charakteristische Veränderungen nachweisen. Das anfärbbare Protein verschwindet aus den Zellen, und die mit der Eiweißsynthese verknüpften Ribonucleinsäuren werden auf ein Minimum reduziert[1,2]. Der Eiweißverlust der Leberzellen beträgt bei Tieren nach zwei Tagen Nahrungsentzug etwa 20% und steigt nach einer Woche auf 40% an[3]. Gleichzeitig kommt es zu einer Dehydration der Zellen, die Reservesubstanz Glykogen verschwindet[4], und die Phospholipide und Nucleinsäuren sind nur noch in geringer Menge nachweisbar[4-6].

Falls sich Antikörper und Enzyme biologisch primär als Eiweiße verhalten, so ist zu erwarten, daß die schweren Veränderungen im Hungerzustand sich in einer Alteration der Antikörperbildungsfähigkeit und der Enzymsynthese manifestieren.

Tabelle 44. *Veränderungen des cellulären Eiweiß- und Ribonucleinsäuregehaltes der Rattenleber nach 72 Std. Starvation und 15 Tagen eiweißfreier Ernährung* (nach THOMSON et al.[6])

Diät	mg per pg Desoxyribonucleinsäure	
	Protein	Ribo-nucleinsäure-P
Normal	116,4	4,38
72 Std. Nahrungsentzug	87,1	3,28
15 Tage eiweißfreie Ernährung . .	62,3	3,12

ii. Antikörperbildung bei negativer Stickstoffbilanz[7]

Antikörper sind modifizierte γ-Globuline und somit ein Produkt der spezifischen Proteinsynthese bestimmter Zellen. Da beim Vorliegen einer negativen Stickstoffbilanz die Eiweißsynthese unterdrückt wird, stellt sich die theoretisch und praktisch wichtige Frage, ob es dabei auch zu einem Verlust der Fähigkeit, Antikörper zu bilden, kommt. CANNON et al.[8-10] analysierten diese Beziehungen im Tierexperiment. Sie erzeugten bei Kaninchen und Ratten durch Fasten zunächst eine negative Stickstoffbilanz und überprüften die immunologische Reaktion nach der Verabreichung bestimmter Antigene. Sie beobachteten, daß die Synthese von Agglutininen, Präzipitinen und Hämolysinen bei Hungertieren

[1] KOSTERLITZ, H. W.: J. Physiol. **106**, 194 (1947).
[2] LAGERSTEDT, S.: Acta anat. (Basel), Suppl. **9**, p. 116 (1949).
[3] ADDIS, T., L. J. Poo u. W. LEW: J. biol. Chem. **115**, 117 (1936).
[4] HARRISON, M. F.: Biochem. J. **55**, 204 (1953).
[5] KOSTERLITZ, H. W.: J. Physiol. **106**, 194 (1947).
[6] THOMSON, R. Y., et al.: Biochem. J. **53**, 460 (1953).
[7] *Uer.*: CANNON, P. R.: Advanc. Protein Chem. **2**, 135 (1945).
[8] CANNON, P. R., W. E. CHASE u. R. W. WISSLER: J. Immunol. **47**, 133 (1943).
[9] CANNON, P. R., et al.: Ann. Surg. **120**, 514 (1944).
[10] WISSLER, R. W., et al.: J. Immunol. **52**, 267 (1946).

stark eingeschränkt ist. Auch spätere tierexperimentelle Untersuchungen bestätigten die Abhängigkeit der Antikörperbildung von einer positiven Eiweißbilanz[1,2]. Besonders eingehend wurde die Beziehung zwischen dem Proteinumsatz und der Antikörperbildung gegen Pneumokokken[3,4], Friedländerbacillen[5], Salmonella typhi[6] und Trichinen[7] analysiert.

Diese experimentellen Beobachtungen bestätigen nicht bloß unsere Prämisse, sondern auch die seit Jahrzehnten gemachten klinischen Beobachtungen über die Zusammenhänge zwischen Ernährung, Hungersnöten und Infektionsbereitschaft[8].

Die Beziehung zwischen dem Ernährungszustand und der Antikörperbildung wurde auch bei Patienten mit serologischen Methoden eingehend untersucht, und es ergab sich, daß beim Vorliegen einer negativen Stickstoffbilanz die immunologische Reaktion auf die Verabreichung von Antigenen deutlich vermindert ist[9-11].

iii. Unspezifische Enzymveränderungen im Hungerzustand

Unter unspezifischen Alterationen verstehen wir jene Veränderungen der Enzymkonzentration, die dem Verhalten der Total-Proteine parallel gehen. So muß etwa die Abnahme einer Enzymkonzentration und des cellulären Proteins auf die Hälfte als eine parallele und gleichsinnige Manifestation des gesteigerten Katabolismus angesehen werden. Liegt jedoch eine Divergenz vor, sei es, daß die Enzymaktivität trotz Eiweißverlust gleich bleibt oder zunimmt, oder aber, daß der Enzymverlust im Verhältnis zur Abnahme der Eiweiße exzessiv ist, so sprechen wir von spezifischen Veränderungen. In den unspezifischen Enzymalterationen sehen wir einfach eine Manifestation des gestörten Eiweißumsatzes. Dieser mag direkt, durch Zwangsfütterung oder Nahrungsentzug, oder indirekt durch Hormone, Gifte oder Krebse verursacht sein; in jedem Fall handelt es sich um ein analoges Phänomen.

Aus der großen Zahl von Arbeiten über die Wirkungen einer proteinarmen Ernährung auf die Leberenzyme seien die folgenden erwähnt: Die Fähigkeit des eiweißverarmten Organes zu deaminieren, transaminieren und Glykogen zu synthetisieren ist stark vermindert[12]. Bei der Ratte führt Fasten für 7 Tage zu einer Abnahme der Katalase, alkalischen Phosphatase, Xanthin → O_2-Transhydrogenase (Xanthin-Oxydase) und des Kathepsins[13]. Die Leber-Katalase, die bei männlichen Tieren in höherer Konzentration vorliegt als bei weiblichen[14], sowie die alkalische Phosphatase und das Kathepsin nehmen etwa parallel zur Eiweißverarmung ab. Der Verlust an Xanthin → O_2-Transhydrogenase (Xanthin-Oxydase) schießt im Gegensatz dazu, wie auch von anderer Seite bestätigt wurde[15-18], weit über das erwartete Maß hinaus und muß somit zu den spezifischen Veränderungen gerechnet werden. Die alkalische Leber-

[1] Siehe Fußnote 10, S. 173.

[2] BENDITT, E. P., et al.: Proc. Soc. exp. Biol. (N. Y.) 70, 240 (1949).

[3] STEFFEE, C. H.: J. infect. Dis. 86, 12 (1950). — WISSLER, R. W.: J. inf. Dis. 80, 250 (1947).

[4] WISSLER, R. W.: J. inf. Dis. 80, 264 (1947).

[5] WOOLRIDGE, R. L.: Fed. Proc. 8, 376 (1949).

[6] LA VIA, M. F., P. A. BARKER u. R. W. WISSLER: J. Lab. clin. Med. 48, 237 (1956).

[7] TALIAFERRO, W. H., R. L. WOOLRIDGE u. E. P. BENDITT: Science 109, 443 (1949).

[8] JACKSON, C. M.: The Effects of Inanition and Malnutrition upon Growth and Structure. Philadelphia: Blakiston 1925.

[9] KREBS, E. G.: J. Lab. clin. Med. 31, 85 (1946).

[10] WOHL, M. G., S. O. WAIFE u. S. B. ROSE: Arch. intern. Med. 83, 402 (1949).

[11] WOHL, M. G., et al.: Proc. Soc. exp. Biol. (N. Y.) 70, 305 (1949).

[12] KAPLANSKY, S., B. BEREZOWSKAYA u. G. SHMERLING: Biokhimia 10, 401 (1946).

[13] MILLER, L. L.: J. biol. Chem. 172, 113 (1948).

[14] SCHULTZE, M. O., u. K. A. KUIKEN: J. biol. Chem. 137, 727 (1941).

[15] WESTERFELD, W. W., u. D. A. RICHERT: J. biol. Chem. 192, 35 (1951).

[16] MEIKLEHAM, V., et al.: J. biol. Chem. 192, 651 (1951).

[17] LITWACK, G., et al.: J. Nutrit. 52, No. 2 (1954).

[18] REMY, C., u. W. W. WESTERFELD: J. biol. Chem. 193, 659 (1951).

Phosphatase soll nach zwei Wochen Hungern zunehmen[1]. Möglicherweise führt die langdauernde Eiweißverarmung zu einer Leberschädigung, die die Ausscheidung dieses Enzyms durch die Galle beeinträchtigt und auf diese Weise zu einer lokalen Akkumulation des Enzyms verursacht. Erwähnenswert ist auch die Beeinträchtigung der Enzymkonzentration an Succinat → O_2-Transhydrogenase und Octanoat-Oxydase[2]. Schließlich veröffentlichten WAINIO et al.[3] kürzlich eine Studie, in der sie über eine Abnahme der folgenden Leberenzyme bei Hungertieren berichteten: Cytochrom-Oxydase, Succinat-Oxydase-System, D-Aminosäure → O_2-Transhydrogenase (D-Amino-Oxydase), DPN·H_2 → Cytochrom c-Transelektronase (DPN-Cytochrom c-Reduktase), Uricat → O_2-Transhydrogenase (Uricase), Xanthin → O_2-Transhydrogenase (Xanthin-Oxydase) und oxydative Pyruvat-Decarboxylierung.

iV. Spezifische Enzymveränderungen (Essentielle Aminosäuren)

Falls zur Synthese von Enzymen keine essentiellen Aminosäuren benötigt werden, so wird der Aktivitätsverlust bei proteinarmer Ernährung im allgemeinen dem Verlust an cellulärem Protein parallel gehen. Sind jedoch zur Synthese von Enzymen besondere essentielle Aminosäuren notwendig, so kann es bei einer Eiweißverarmung zu einer selektiven, weit über das zu erwartende Maß hinausschießenden Abnahme einzelner Enzyme kommen[4-9].

Die biologische Bedeutung der essentiellen Aminosäuren wurde bisher darin gesehen, daß diese nicht im Organismus produzierbaren Substanzen für gewisse Reaktionen unumgänglich notwendig seien. Die in diesem Abschnitt besprochenen Veränderungen machen es wahrscheinlicher, daß die Notwendigkeit dieser Aminosäuren darauf zurückzuführen ist, daß sie zur Synthese bestimmter Enzyme benötigt werden.

V. Bedeutung der Stickstoffbilanz für die experimentelle Enzymologie

Die Stickstoffbilanz der Organismen übt einen tiefgreifenden Einfluß auf das quantitative Enzymprofil von Organen und Geweben aus. Im allgemeinen führt eine Eiweißverarmung zu einer Abnahme der Enzymkonzentration, eine proteinreiche Ernährung zu einer Zunahme dieser aktiven Proteine. Diese Grundsätze wurden bei experimentellen Arbeiten über die Einflüsse exogener oder endogener Faktoren auf die Konzentration von Enzymen nur selten in Betracht gezogen. Einige Beispiele mögen dies beleuchten.

Die Wirkung von Pharmaka und Toxinen besteht in vielen Fällen zunächst in einer „allgemeinen", unspezifischen Schädigung der Tiere und bringt diese in eine negative Eiweißbilanz. Die dabei beobachtete Abnahme von Enzymen ist in den meisten Fällen auf eine Wirkung der Stickstoffbilanz und nicht der untersuchten Noxen zurückzuführen. Es liegen eine große Zahl von Untersuchungen über eine angebliche direkte Wirkung von Nebennierenrindenhormonen auf den Gehalt an Enzymen in Leber und Nieren vor. In den meisten Fällen kann die Enzymalteration direkt mit dem eiweißanabolischen, bzw. eiweißkatabolischen Effekt der Steroide korreliert werden. Wiederum sind die Alterationen als sekundär anzusehen. Aus dem Gebiet der experimentellen Krebsforschung liegen zahlreiche Berichte über eine „spezifische" Abnahme von Enzymen in Organen von krebstragenden Tieren vor. Da diese Tiere meist in einer schweren negativen Stickstoffbilanz sind, müssen diese Beobachtungen als Folge des abnormen Eiweißstoffwechsels gedeutet werden.

---

[1] ROSENTHAL, O., J. C. FAHL u. H. M. VARS: J. biol. Chem. **194**, 299 (1952).

[2] POTTER, V. R., u. H. L. KLUG: Arch. Biochem. **12**, 241 (1947).

[3] WAINIO, W. W., et al.: J. Nutrit. **49**, 465 (1953).

[4] WILLIAMS, J. N., u. C. A. ELVEHJEM: J. biol. Chem. **183**, 539 (1950).

[5] WILLIAMS, J. N., A. E. DENTON u. C. A. ELVEHJEM: Proc. Soc. exp. Biol. (N. Y.) **72**, 386 (1949).

[6] BOTHWELL, J. W., u. J. N. WILLIAMS: J. biol. Chem. **191**, 539 (1951).

[7] PRIGMORE, J. R., J. W. BOTHWELL u. J. N. WILLIAMS: Proc. Soc. exp. Biol. (N. Y.) **88**, 43 (1955).

[8] LEE, N. N., u. R. H. WILLIAMS: Biochim. biophys. Acta **9**, 698 (1952).

[9] BOLLAG, W., u. E. GALLICO: Biochim. biophys. Acta **9**, 193 (1952).

B. Vitamine[1,2]

a) Fettlösliche Vitamine

i. Vitamin A

Nach der Aufnahme des Vitamines im Darmkanal wird dieses direkt im Intestinaltrakt oder im subcutanen Bindegewebe verestert[3]. Ob eine *Esterbildung* auch in anderen Organen erfolgt, ist noch nicht bekannt. Die Esterform des Vitamin A ist die typische Speicherform und wird besonders in der Leber angehäuft. Im Blut ist das Vitamin A in freier Form vorhanden und wie die meisten Lipide an Eiweiße gebunden. Eine Esterase, die die gespeicherten Ester in der Leber vor der Entlassung des Vitamines in den Blutstrom spaltet, muß postuliert werden, wurde aber noch nicht nachgewiesen.

Der Angriffspunkt und *Wirkungsmechanismus* des Vitamin A ist einzig für den Sehvorgang abgeklärt. Die Pionierarbeiten von WALD[4] zeigten, daß das Vitamin A ein integraler Bestandteil des Rhodopsins ist. Der Sehpurpur muß als biochemischer Receptor für den Lichteinfall ins Auge aufgefaßt werden. Ein komplexes, aus mindestens vier Komponenten zusammengesetztes System ist an der Registrierung beteiligt. Das Vitamin A wird bei diesem cyclischen Vorgang durch eine DPN $\cdot$ H$_2$ → Aldehyd-Transhydrogenase (Alkohol-Dehydrogenase) zu Retinen reduziert und dieses anschließend in Rhodopsin umgewandelt. Lichteinfall degradiert das Rhodopsin, das durch enzymatische Aktivität wieder regeneriert wird.

Die bevorzugte *Schädigung ektodermaler Strukturen* bei der A-Hypovitaminose ist eine merkwürdige und wenig verstandene Erscheinung. Es mutet sonderbar an, daß die vitaleren inneren Organe wie Leber, Niere und Herz im allgemeinen erst spät betroffen werden. Anderseits darf nicht vergessen werden, daß die Haut etwa 10% der gesamten Körpermaße ausmacht und daß im ausgewachsenen Organismus die größte Zahl der Mitosen an dieser Stelle stattfinden.

ii. Vitamin K

Die schwere *hämorrhagische Diathese bei Leberkrankheiten*, besonders beim Obstruktionsikterus, ist dem Kliniker und Pathologen schon lange bekannt. Diese Gerinnungsstörung beruht z. T. auf einem Fehlen des Prothrombins. DAM[5] zeigte im Jahre 1935, daß zur Synthese des Prothrombins ein Vitamin nötig ist. Trotz intensiver Bearbeitung ist es aber noch nicht gelungen, den Wirkungsmechanismus des Vitamin K bei der Prothrombinsynthese abzuklären. In den letzten Jahren wurden verschiedene Pharmaka hergestellt, die mit der Prothrombinsynthese in der Leber interferieren. Der Wirkungsmechanismus dieser Substanzen ist unklar, doch wurden zwei Hypothesen postuliert. Einerseits wurde die Ansicht vertreten, daß diese Agentien eine hepatotoxische Wirkung besitzen und auf diese Weise die Prothrombinsynthese unterbrechen. Die strukturchemische Ähnlichkeit zwischen dem Vitamin K und gewissen Anticoagulantien ließ aber auch die Vermutung aufkommen, daß es sich bei der Hemmung der Prothrombinsynthese um eine kompetitive Hemmung handelt. Bisher liegen nur spärliche Untersuchungen über das Verhalten des Enzymprofils bei der K-Hypovitaminose vor. Vitamin K-Mangel sowie eine Behandlung von Tieren mit Anticoagulantien führte zu keinen signifikanten Veränderungen der Atmung, des Succinat-Oxydase-Systems und der DPN $\cdot$ H$_2$ → Cytochrom c-Transelektronase (DPN-Cytochrom c-Reductase) in der Leber[6].

b) Vitamin C[7,8]

i. Zur Klinik der C-Hypovitaminose

Trotz intensiver Popularisierung des Nutzens der Vitamine gehört der Skorbut auch heute noch zu den nicht gerade seltenen Krankheiten. Zwar sind die schweren

[1] *Jb.:* "Vitamins and Hormones". Edited by R. S. HARRIS, G. F. MARRIAN and K. V. THIMAN. Vol. 1—15. New York, N. Y.: Academic Press 1943—1957.

[2] *Hb.:* "Biochemistry and Physiology of Nutrition". Edited by G. H. BOURNE and G. W. KIDDER. New York, N. Y.: Academic Press 1953. — "The Vitamins". Edited by W. H. SEBRELL and R. S. HARRIS. New York, N. Y.: Academic Press 1954.

[3] GLOVER, J., T. W. GOODWIN u. R. A. MORTON: Biochem. J. **43**, 109 (1948).

[4] WALD, G.: Science **113**, 287 (1951).

[5] DAM, H.: Nature (Lond.) **135**, 652 (1935).

[6] GREEN, J. P., et al.: Acta pharmacol. (Kbh.) **11**, 79 (1955).

[7] *Hb.:* HARRIS, R. S., et al.: In "The Vitamins". Edited by W. H. SEBRELL and R. S. HARRIS. New York, N. Y.: Academic Press 1955. — LLOYD, B. B., u. H. M. SINCLAIR: In "Biochemistry and Physiology of Nutrition". Edited by G. H. BOURNE and G. W. KIDDER. Vol. 1, p. 369. New York, N. Y.: Academic Press 1953.

[8] *Ue.:* MEIKLEJOHN, A. P.: Vitam. and Horm. **11**, 61 (1953).

Formen verschwunden und haben der Hypovitaminose, einem klinisch zwar weniger auffälligen, aber doch realen Krankheitsbild Platz gemacht. So wird aus einer amerikanischen Privatpraxis berichtet, daß von 274 neu aufgenommenen Patienten nicht weniger als 15 an einer C-Hypovitaminose litten[1]. Eine autoptische Diagnose auf Skorbut wurde bei 33% von im ersten Lebensjahr verstorbenen Kindern gestellt, obschon nur in 9% eine entsprechende klinische Diagnose vorlag[2]. Der Skorbut ist eine proteusartige Erkrankung und führt zu Manifestationen in allen Organsystemen. Im Vordergrund stehen die pathologischen Veränderungen des Mesenchymes: die Störung der Ossifikation, die hämorrhagische Diathese und die verzögerte Wundheilung. Dies gab schon früh zur Auffassung Anlaß, daß die Funktion des Vitamin C auf einer trophischen Wirkung auf das Mesenchym beruhe.

ii. Mesenchymaufgabe des Vitamin C

Alle Bindegewebsderivate, Knochen, Mesenchym, Zähne, Capillaren, benötigen zur Ausübung ihrer statischen Funktionen Vitamin C. Die Großzahl der Ausfallserscheinungen bei der C-Avitaminose kann durch das physiologische Versagen des Bindegewebes erklärt werden. Die Diskussion über den Angriffspunkt und Wirkungsmechanismus des Vitamin C ist eng mit der Frage verknüpft, ob die fibrillären Elemente des Bindegewebes intracellulär oder im interstitiellen Raum gebildet werden.

Als Anhänger der Auffassung einer protoplasmatischen Wirkung des Vitamin C seien HANSEN[3], MALL[4] und HÖJER[5] erwähnt. Nach ihrer Ansicht sind die Zeichen einer C-Avitaminose auf eine Schädigung der Bindegewebszellen zurückzuführen, die indirekt zu einer Insuffizienz des ganzen Gewebes führt. Diese Hypothese gewann vermehrte Überzeugungskraft, seit PORTER[6] in Gewebskulturen nachwies, daß die Kollagenfibrillen in den Zellen selbst gebildet werden. Auf der anderen Seite stehen die Untersuchungen von ASCHOFF[7] und WOLBACH[8], wonach das Vitamin C nicht die Funktion der Bindegewebszellen beeinflußt, sondern für die Ablagerung einer funktionstüchtigen, interstitiellen Kittsubstanz verantwortlich ist.

iii. Vitamin C und p-Oxyphenylbrenztraubensäure-Stoffwechsel

Die Verabreichung von L-Tyrosin bei skorbutischen Meerschweinchen führt zu einer gesteigerten Ausscheidung von p-Oxyphenylbrenztraubensäure im Urin[9]. Dieselbe Stoffwechselanomalie tritt auch bei der C-Hypovitaminose des Menschen in Erscheinung[10]. Die Forschungen von SEALOCK et al.[11] ergaben, daß die Leber der C-avitaminotischen Organismen die Fähigkeit verliert, Tyrosin zu oxydieren. Eine identische Stoffwechselanomalie wurde bereits früher von MEDES[12] unter dem Namen Tyrosinose (vgl. S. 129) beschrieben; beim Falle von MEDES handelte es sich aber möglicherweise um eine genetisch bedingte Störung. Der Ausfall bei der C-Hypovitaminose kann somit als Phänokopie des durch Genausfall bedingten Defektes betrachtet werden.

---

[1] MORRIS, G. E.: Amer. Pract. 5, 658 (1954).
[2] FOLLIS, R. H., E. A. PARK u. D. JACKSON: Bull. Johns Hopk. Hosp. 87, 569 (1950).
[3] HANSEN, F.: Anat. Anz. 16, 417 (1899).
[4] MALL, F.: Amer. J. Anat. 1, 329 (1902).
[5] HÖJER, J. A.: Acta paediat. Suppl. 3, 8 (1924).
[6] PORTER, K. R.: Trans. 2nd Conf. Connective Tissue. New York, N. Y.: Josiah Macy Foundation 1951.
[7] ASCHOFF, L., u. W. KOCH: Eine pathologisch-anatomische Studie. Jena: Fischer 1919.
[8] WOLBACH, S. B., u. P. R. HOWE: Arch. Path. (Chicago) 1, 1 (1926).
[9] SEALOCK, R. R., u. H. E. SILBERSTEIN: J. biol. Chem. 135, 251 (1940).
[10] ROGERS, W. F., u. F. H. GARDNER: J. Lab. clin. Med. 34, 1491 (1949).
[11] SEALOCK, R. R., u. R. L. GOODLAND: Science 114, 645 (1951).
[12] MEDES, G.: Biochem. J. 26, 917 (1932).

Beim Abbau des Tyrosins im Organismus wird diese Aminosäure zunächst durch die ʟ-*Tyrisin → α-Ketoglutarat-Transaminase* in p-Oxyphenylbrenztraubensäure übergeführt. Diese wird durch das komplexe System der *p-Oxyphenylpyruvat-Oxydase* auf noch nicht in allen Einzelheiten abgeklärtem Weg zu Homogentisinsäure oxydiert.[1, 2] Zu dieser Reaktion sind mehrere Enzyme, sowie Ascorbinsäure[3], Glutathion[4] u. a. Cofaktoren notwendig. Die Oxydation des p-Oxyphenylpyruvates ist die einzige bekannte enzymatische Reaktion, bei der Vitamin C Coenzymfunktion ausübt.

LEVINE[5] veröffentlichte eine interessante Studie über die p-Oxyphenyl-brenztraubensäure-Ausscheidung im Urin von *Frühgeburten*. Diesem Pädiater fiel auf, daß eiweißreich ernährte Frühgeburten abnorme Mengen von Tyrosin und p-Oxyphenylpyruvat im Urin ausscheiden, während dies bei mit Muttermilch ernährten Säuglingen nicht der Fall war. Bilanzuntersuchungen zeigten, daß bei

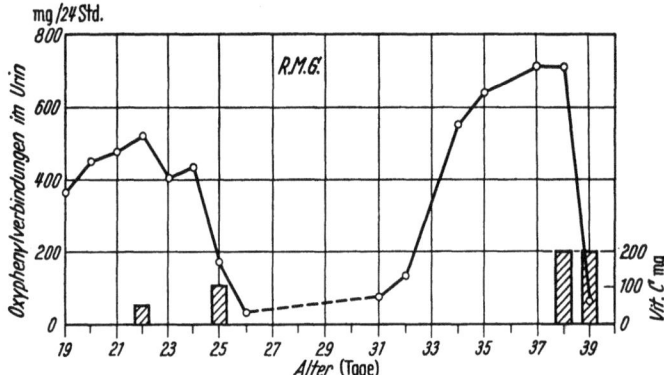

Abb. 51. p-Oxyphenylurie bei Frühgeburten und ihr Verschwinden nach der Verabreichung von Vitamin C (nach LEVINE[5])

den nicht mit Muttermilch ernährten Frühgeburten eine C-Hypovitaminose vorlag, die zur erwähnten Störung des Phenylalaninstoffwechsels Anlaß gab[6]. Nach der Verabreichung von Vitamin C verschwand die abnorme Ausscheidung von Aminosäuremetaboliten (Abb. 51).

FELIX und LEONHARDI[7] führten die Belastung mit p-Oxyphenylbrenztrauben-säure als sog. *Testacidprobe* in die klinische Leberfunktionsprüfung ein. Bei einer Schädigung des Leberparenchymes wird das p-Oxyphenylpyruvat nicht abgebaut, sondern in den Urin ausgeschieden[8]. Es ist nicht unwahrscheinlich, daß dieser abnorme Ausfall bei Leberkrankheiten auf eine subklinische C-Hypovitaminose zurückzuführen ist und nicht direkt auf die Parenchymschädigung. Diese Hypothese wird durch die Beobachtungen von KIRNBERGER[9] gestützt, der nach der Verabreichung von Vitamin C bei Cirrhotikern einen erhöhten Abbau von p-Oxy-phenylbrenztraubensäure fand. Ein abnormer Ausfall der Testacidprobe wurde aber nicht nur bei Leberschäden, sondern auch bei verschiedenen Myo-pathien[10] und rheumatischen Erkrankungen[11] beobachtet. Da auch bei diesen

[1] KNOX, W. E., u. M. LE MAY-KNOX: Biochem. J. **49**, 686 (1951).
[2] WILLIAMS, J. N., u. A. SREENIVASAN: J. biol. Chem. **203**, 605, 613 (1953).
[3] SEALOCK, R. R., u. H. E. SILBERSTEIN: J. biol. Chem. **135**, 251 (1940).
[4] ROGERS, W. F., u. F. H. GARDNER: J. Lab. clin. Med. **34**, 1491 (1949).
[5] LEVINE, S. Z.: Harvey Lect. **42**, 303 (1946/47).
[6] JONXIS, J. H. P., u. T. H. J. HUISMAN: Haandschr. Kindergeneestede **25**, 30 (1957).
[7] FELIX, K., u. R. TESKE: Z. physiol. Chem. **267**, 173 (1941). — FELIX, K., u. G. LEON-HARDI: Z. physiol. Chem. **287**, 141(1951).
[8] GAMP, A. H., E. J. GROS u. E. J. KIRNBERGER: Dtsch. med. Wschr. **1955**, 782.
[9] KIRNBERGER, E.: Z. physiol. Chem. **298**, 245 (1954).
[10] GROS, H., u. E. J. KIRNBERGER: Klin. Wschr. **1954**, 115, 645.
[11] GAMP, A. H., E. J. GROS u. E. J. KIRNBERGER: Dtsch. med. Wschr. **1955**, 782.

Krankheiten seit Jahren eine, wenn auch sehr unklare, Beziehung zum Vitamin C-Stoffwechsel angenommen wurde, so ist es nicht unwahrscheinlich, daß auch hier der abnorme Ausfall der Testacidprobe auf eine C-Hypovitaminose zurückzuführen ist. Über das Verhalten des Testes nach der Verabreichung von Vitamin C liegen keine Angaben vor.

Aus diesen Ausführungen geht hervor, daß die p-Oxyphenylpyruvat-Ausscheidung im Urin ein Symptom verschiedener Krankheiten sein kann (Abb. 52). Bei der von MEDES[1] beschriebenen Stoffwechselanomalie handelte es sich vielleicht um eine Störung der Apoenzymsynthese des p-Oxyphenylpyruvat-Oxydase-Systems als Folge eines hereditär bedingten Gendefektes. Bei der C-Hypovitaminose fehlt das Coenzym desselben Enzymsystems, so daß es zu einer scheinbaren Phänokopie der Tyrosinose kommt. Der Ausfall bei Leberschädigungen beruht wahrscheinlich ebenfalls auf einer C-Hypovitaminose, doch kann ein erworbener Defekt in der Synthese des Apoenzymes noch nicht sicher ausgeschlossen werden. Sollte die Eiweißsynthese defekt sein, so gehört diese Ausfallserscheinung in die gleiche Gruppe von Manifestationen wie die Depression der Synthese der Cholinesterase bei Leberkrankheiten.

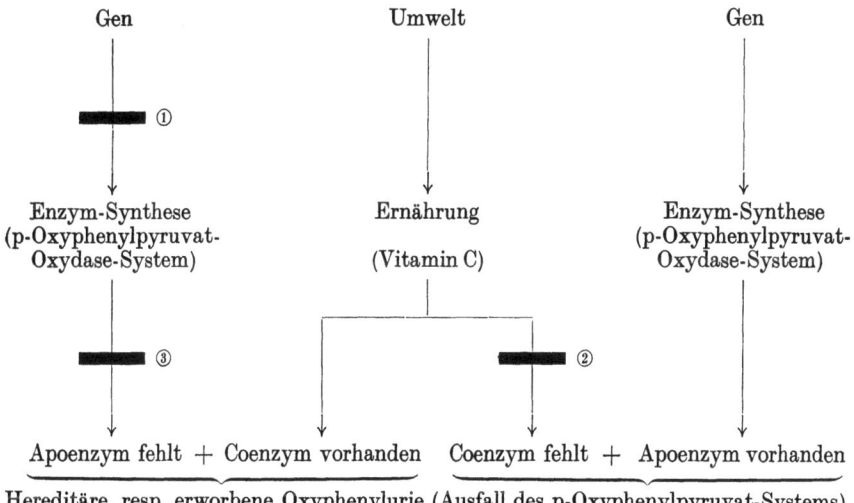

① Defekt bei der hereditären p-Oxyphenylurie (Tyrosinose)
② Defekt bei der C-Avitaminose (Frühgeburten, Leberschädigungen ?)
③ Erworbener Defekt der Apoenzym-Synthese bei Leberschäden ?

Abb. 52. Hereditäre biochemische Mißbildung (Oxyphenylurie) und Phänokopie (C-Avitaminose)

c) B-Vitamine

i. Physiologische Bedeutung

Die Vitamine des B-Komplexes verhalten sich in mancher Hinsicht so andersartig als die übrigen Vitamine, daß sie als gesonderte Gruppe besprochen werden müssen. Für den Menschen und die Großzahl der Tiere ist es bedeutungsvoll, daß diese Wuchsstoffe von der Darmflora synthetisiert werden. OSBORNE und MENDEL[2] beobachteten bereits im Jahre 1911, daß Mangeltiere nach der

---

[1] MEDES, G.: Biochem. J. **26**, 917 (1932).
[2] OSBORNE, T. B., u. L. B. MENDEL: Carnegie Inst. Washington Publ. No. **156**, pt. 2,59 (1911).

Verzehrung ihrer Faeces eine Milderung der Symptome aufwiesen. Das Studium der B-Vitamine verlegte sich damit in das Gebiet der Mikrobiologie, und die Natur der „Wuchsstoffe" wurde erkannt und analysiert. Vom Wuchsstoff ist es ein kleiner Schritt zum Cofaktor lebenswichtiger Enzymsysteme. Während die mikrobielle Analyse sich zunächst darauf beschränkte, die Notwendigkeit dieser Substanzen für das Wachstum der verschiedenen Bakterien zu beweisen, begann sich bald die Auffassung durchzusetzen, daß die lebens-limitierende Wirkung der B-Vitamine durch eine Cofaktor-Wirkung bei wichtigen Enzymsystemen zu erklären ist. Seither gelang es bei jedem der B-Vitamine, die physiologische Funktion mit einer Cofaktor-Wirkung bei Enzymsystemen zu identifizieren (Tab. 45).

Tabelle 45. *Einige von Vitaminen abgeleitete Cofaktoren*

Cofaktor-Typ	Cofaktor	Abgeleitet von	Funktion	Anti-Metaboliten
Enzymatische Komplemente	Diphospho-pyridinnucleotid (DPN)	Nicotinsäure-amid	anaerobe Trans-hydrogenasen	Pyridin-3-sulfon-säure, 3-Acetyl-Pyridin
	Triphospho-pyridinnucleotid (TPN)	Nicotinsäure-amid	anaerobe Trans-hydrogenasen	Pyridin-3-sulfon-säure, 3-Acetyl-Pyridin
	Coenzym A	Pantothensäure	Transacetylasen	Pantoyltaurin
	Leuconostoc citrovorum-Faktor	Folsäure	Transformy-lasen	10-Methylpterin, 4-Aminopterin
Coenzyme	Thiaminpyro-phosphat (TPP)	Thiamin	Ketosäuren-decarboxylasen	Pyrithiamin, Oxythiamin
	Pyridoxal-5-phosphat	Pyridoxin	Transaminasen, Aminosäure-decarboxylasen	Desoxy-Pyridoxin Metoxy-Pyridoxin
	Riboflavin-phosphat (FMN) Flavin-adenin-dinucleotid (FAD)	Riboflavin	Oxydoreukta-sen (aerobe Transhydro-genasen)	Isoriboflavin

Wie die folgenden Ausführungen zeigen, sind die Großzahl aller wichtigen biochemischen Reaktionen Vitamin B-abhängig. Es ist daher unwahrscheinlich, daß ein vollständiges Fehlen eines B-Vitamines mit dem Leben überhaupt vereinbar ist. Aus diesem Grunde ist es korrekter bei Mangelkrankheiten von einer Hypo- und nicht von einer Avitaminose zu sprechen. Die Forschung bedient sich zur experimentellen Erzeugung von Hypovitaminosen sog. Antivitamine. Es handelt sich dabei um Substanzen mit vitaminähnlicher Struktur, aber ohne biologische Aktivität (Tab. 45). Diese Antimetaboliten verdrängen die Vitamine aus ihrem Platz in den Enzymsystemen und führen auf diese Weise zu einer Hypovitaminose.

ii. Thiamin (Aneurin, Vitamin B₁)

NEUBERG[1] zeigte im Jahre 1911, daß in Hefen ein Enzym vorkommt, das Brenztrauben-säure in Acetaldehyd und Kohlendioxyd zerlegt. Zur vollen Aktivität dieses Enzymes waren Magnesium-Ionen sowie ein thermostabiler Cofaktor, *Cocarboxylase* genannt, notwendig. Im Jahre 1937 gelang es LOHMANN und SCHUSTER[2] diese Cocarboxylase mit dem *Pyrophosphat-ester des Thiamins* (Aneurin, Vitamin B₁) zu identifizieren. Bei der Großzahl der thiamin-pyrophosphatabhängigen Enzyme handelt es sich, wie aus Tab. 46 hervorgeht, um Decarboxy-lasen. Die Biosynthese des Thiaminpyrophosphates ist im einzelnen noch nicht abgeklärt.

---

[1] NEUBERG, C., u. L. KARCZAG: Biochem. Z. **36**, 60, 68 (1911).
[2] LOHMANN, K., u. P. SCHUSTER: Biochem. Z. **294**, 188 (1937).

Die Phosphorylierung erfolgt durch die $ATP \rightarrow Thiamin\text{-}Transphosphatase$, die eine Phosphat-gruppe von ATP auf Thiamin überträgt[1]. In Gewebshomogenaten und Extrakten wird der Thiaminpyrophosphatester rasch inaktiviert. Wahrscheinlich handelt es sich dabei um eine Dephosphorylierung durch Pyrophosphatasen und Monophosphoesterasen.

Tabelle 46. *Enzyme mit Thiaminpyrophosphat (TPP) als Coenzym* (Beispiele)

Pyruvat-Decarboxylasen
Benzoylformiat-Decarboxylase
Decarboxylierendes Pyruvat-Dehydrogenase-System
Decarboxylierendes α-Ketoglutarat-Dehydrogenase-System
Glykolaldehyd-Transferasen

Beriberi

Die Erforschung der Vitamine begann im Jahre 1882 mit den Untersuchungen von EIJKMAN[2] über die Polyneuritis von Hühnern, denen polierter Reis ver-füttert wurde. Die weitere Abkärung der physiologischen und biochemischen Ausfallserscheinungen erfolgte besonders durch PETERS[3] in Oxford. Seine Unter-suchungen zeigten, daß der Sauerstoffverbrauch von Gehirnschnitten poly-neuritischer Tauben im Vergleich zu gesunden Tieren erniedrigt ist und daß die Verabreichung von Vitamin B_1 zu einer Normalisierung führt. Seine Arbeiten sind von großer allgemeinbiologischer Bedeutung, war er doch der erste, der von "*biochemical lesions*" sprach, von Stoffwechselalterationen, die zu Krankheits-manifestationen führen, ohne daß morphologische Veränderungen nachweisbar sind. Nach der Gabe von Aneurin verschwindet der charakteristische Opistotonus avitaminotischer Tiere innerhalb Minuten. Eine exakte morphologische Unter-suchung vermochte selbst bei schweren Fällen keine anatomischen Veränderungen in der Struktur und Beschaffenheit des Gehirnes aufzudecken.

Bei der menschlichen Beriberi stehen kardiovasculäre Störungen, das Ödem, die Polyneuritis und Hautveränderungen im Vordergrund. Die Deutung dieser mannigfachen pathologischen Veränderungen auf einer gemeinsamen Basis gelang bisher nicht. Die Pathogenese der Herzdilatation werden wir auf S. 407 erörtern. Für die Auslösung der polyneuritischen Erscheinungen werden die beiden fol-genden Hypothesen diskutiert: 1. die klinische Hypovitaminose ist die Folge einer „Brenztraubensäurevergiftung", und 2. die nervösen Störungen sind auf den Ausfall des Thiamins bei der Erregungsleitung zurückzuführen.

Der Abbau der im Stoffwechsel anfallenden Brenztraubensäure erfolgt z. T. über die Decarboxylierung. Zu diesem Vorgang ist Vitamin B_1 als Cofaktor notwendig. Theoretisch ist daher nach Vitaminausfall eine Anhäufung der Brenztraubensäure in Körperzellen und Körperflüssigkeiten zu erwarten. Die Plasma-Brenztraubensäure ist bei der voll ausgebildeten Hypovitaminose stark erhöht. Sind nun die polyneuritischen Ausfälle bei der Beriberi auf eine Brenztraubensäurevergiftung zurückzuführen ? DE JONG[4] wies nach, daß die Poly-neuritis bereits zu einem Zeitpunkt in Erscheinung tritt, wenn die Pyruvatkonzentration im Plasma noch normal ist. Die Hypothese einer „Pyruvat-Vergiftung" ist daher unwahr-scheinlich.

Die zweite Hypothese basiert auf dem Ausfall der bekannten Bedeutung des Thiamins für die Erregungsleitung. MINZ[5] beobachtete zuerst, daß bei einer Nervenreizung Thiamin freigesetzt wird. Es waren aber die Untersuchungen VON MURALTS[6], die die genauere Funktion des Thiamins bei der Erregungsleitung abklärten und dessen fundamentale Bedeutung über jeden Zweifel erhoben. Nach seiner Anschauung ist die Polyneuritis bei der Beriberi eine direkte Folge des Thiaminausfalles und nicht eine Konsequenz des Verlustes der Cofaktor-Funktion.

[1] LEUTHARDT, F., u. H. NIELSEN: Helv. chim. Acta **35**, 1196 (1952).
[2] EIJKMAN, C.: Geneesk. T. Ned.-Ind. **30**, 295 (1890).
[3] PETERS, R. A.: Proc. roy. Soc. Med. **41**, 781 (1948).
[4] JONG, S. DE: Arch. néerl. Physiol. **21**, 465 (1936).
[5] MINZ, B.: C. R. Soc. Biol. (Paris) **127**, 1251 (1938).
[6] MURALT, A. VON: Vitam. and Horm. **5**, 93 (1947).

Therapie mit Vitamin B_1 und Thiaminpyrophosphat (Cocarboxylase)

Bei der B_1-Hypovitaminose des Menschen, der Beriberi, genügt es, zur Behandlung direkt das Vitamin zu verabreichen, da diejenigen Enzymsysteme, die das Thiamin in die Cocarboxylase überführen, intakt sind. Daneben gibt es aber noch weitere Krankheiten, bei denen z. Z. nicht einwandfrei feststeht, ob ein Mangel an Thiamin oder eine Störung der Phosphorylierung vorliegt. So gibt es bei der chronischen Herzinsuffizienz eine B_1-Hypovitaminose (vgl. S. 407). Auch beim Coma diabeticum[1, 2], bei Leberparenchymschädigungen[3, 4], beim Sjögren-Syndrom[5] und bei der Nebenniereninsuffizienz[6] spielt wahrscheinlich ein Mangel an Cocarboxylase eine pathogenetische Rolle. Aber auch bei diesen Krankheiten steht nicht fest, ob die Verabreichung von Cocarboxylase zu einer Aufhebung des Defektes führt. Dasselbe gilt auch für die Verabreichung von Cocarboxylase bei der multiplen Sklerose. Nach REYMOND et al.[7] soll bei dieser Krankheit die Cocarboxylase-Konzentration im Plasma vermindert sein und auch eine abnorme Fructose-Belastung vorliegen. Die therapeutische Wirksamkeit von Thiaminpyrophosphat ist aber ebenfalls umstritten[8, 9].

iii. Riboflavin (Vitamin B_2)

Flavinnucleotide[10, 11]

Im Jahre 1932 isolierte SZENT-GYÖRGY[12] eine Substanz aus Herzmuskel, die er als „Cytoflav" bezeichnete. Der Stoff war in oxydiertem Zustand gelb, in reduzierter Form farblos. Da bereits bekannt war, daß eine Reihe von Redoxsystemen an der Endoxydation beteiligt sind, nahm SZENT-GYÖRGY an, daß es sich dabei um einen Bestandteil der Zellatmung handelte. Bald darauf reinigten WARBURG und CHRISTIAN[13] das „alte gelbe Ferment",

Tabelle 47. *Flavinenzyme* (Beispiele)

I. Flavin-mononucleotid (FMN) als prosthetische Gruppe
TPN · $H_2 \rightarrow O_2$-Transhydrogenase („altes gelbes Ferment")
L-Aminosäure $\rightarrow O_2$-Transhydrogenasen (L-Aminosäure-Oxydasen)
Glykolat $\rightarrow O_2$-Transhydrogenasen (Glykolsäure-Oxydase)

II. Flavin-adenin-dinucleotid (FAD oder FDN) als prosthetische Gruppe
TPN · $H_2 \rightarrow$ Cytochrom c-Transelektronase (TPN-Cytochrom-Reduktase)
DPN · $H_2 \rightarrow$ Cytochrom c-Transelektronase (DPN-Cytochrom-Reduktase)
Diaphorasen
D-Aminosäure $\rightarrow O_2$-Transhydrogenasen (D-Aminosäure-Oxydasen)
D-Aspartat $\rightarrow O_2$-Transhydrogenasen (D-Asparaginsäure-Oxidase)
Xanthin und Aldehyd $\rightarrow O_2$-Transhydrogenase (Xanthin-Oxydase)
Diamin $\rightarrow O_2$-Transhydrogenase (Diamin-Oxydase, Histaminase)

eine gelbe Substanz, die aus einem Farbstoff und einer Proteinkomponente bestand, aus Hefezellen. Dieses alte gelbe Ferment vermochte Wasserstoff von einem reduzierten Coenzym, das später als TPN identifiziert wurde, auf Sauerstoff zu übertragen. Die Struktur der

[1] SILIPRANDI, N., u. F. NAVAZIO: Acta med. scand. **142**, 147 (1952).
[2] LICHTENBELT, H. V. M., u. E. FLORIJN: Acta med. scand. **152**, 259 (1955).
[3] REYMOND, C., et al.: Schweiz. med. Wschr. **1955**, 325.
[4] BORSON, H. J.: Ann. intern. Med. **14**, 10 (1940).
[5] REYMOND, C., u. C. WILD: Schweiz. med. Wschr. **1953**, 953.
[6] ARNOLD, R.: Ärztl. Forsch. **10**, 178 (1956).
[7] REYMOND, C., et al.: Schweiz. med. Wschr. **1956**, 328.
[8] GROS, H., E. J. KIRNBERGER u. K. H. SCHIFFER: Münch. med. Wschr. **1955**, 130.
[9] LEUBE, H.: Medizinische **1954**, 961.
[10] *Uer.:* HUENNEKENS, F. M.: Experientia (Basel) **12**, 1 (1956).
[11] *M.:* SHILS, M. E., u. R. S. GOODHART: The Flavonoids in Biology and Medicine. New York, N. Y.: National Vitamin Foundation 1956.
[12] SZENT-GYÖRGY, A., u. I. BANGA: Biochem. Z. **246**, 203 (1932).
[13] WARBURG, O., u. W. CHRISTIAN: Biochem. Z. **254**, 438 (1933); **257**, 492 (1933).

Flavinenzyme, der „gelben Fermente" wurde inzwischen abgeklärt. Es handelt sich dabei um *Flavinnucleotide*, die an ein hochmolekulares Trägerprotein gebunden sind. Die Flavinenzyme kommen in der Natur in zwei verschiedenen Formen vor, als Flavinmononucleotide (FMN) und Flavin-adenin-dinucleotid (FAD). Einige Enzyme, bei denen diese Substanzen Cofaktorfunktion erfüllen, wurden auf Tab. 47 zusammengestellt. Die Flavinnucleotide sind am Transport von Wasserstoffionen von einem Substrat auf ein Glied der biologischen Endoxydation beteiligt. Die Biosynthese der Flavinnucleotide ist noch wenig abgeklärt. Wahrscheinlich wird das Riboflavin durch eine *ATP → Riboflavin-Transphosphatase* (Flavokinase) phosphoryliert und das dabei entstandene Flavinmononucleotid durch eine *ATP → FMN-Transadenylase* in das Dinucleotid übergeführt. Ein solches Enzym wurde z. B. in menschlichen Blutzellen nachgewiesen[1]. Der biologische Abbau der Flavinnucleotide erfolgt wahrscheinlich auf ähnliche Weise.

„Pellagra sine Pellagra"

Seit Jahrhunderten ist ein nicht-epidemisch auftretendes pellagroides Syndrom bekannt. Die Untersuchungen von STANNUS[2] machten es wahrscheinlich, daß es sich dabei um eine Ernährungsstörung handelte. Heute muß dieses pellagroide Bild als eine multiple Hypovitaminose aufgefaßt werden, bei der unter anderem auch eine Hypo-Riboflavinose beteiligt ist. Die Existenz einer *Hypo-Riboflavinose* beim Menschen ist seit langem umstritten. Erst vor wenigen Jahren gelang es, durch langdauernden Entzug des Riboflavins bei Freiwilligen ein Krankheitsbild zu erzeugen, das wahrscheinlich als reine Hypo-Riboflavinose zu deuten ist[3]. Es kam dabei zum Auftreten einer Reihe ektodermaler Veränderungen wie anguläre Stomatitis, Cheilosis, seltener Glossitis, Conjunctivitis und Dermatitis des Scrotums und der Vulva. Die von einzelnen Autoren empfohlene Verabreichung von Riboflavinphosphat bei Herzkrankheiten[4,5] entbehrt z. Z. einer Indikation.

iV. Nicotinamid

Pyridinnucleotide

Nachdem BUCHNER in einem Hefe-Preßsaft die Existenz der Glykolyse in einem zellfreien System nachwies, zeigten HARDEN und YOUNG[6], daß das daran beteiligte Enzymsystem durch Dialyse in eine hochmolekulare thermolabile und eine niedrigmolekulare thermostabile Verbindung zerlegt werden kann. Die strukturchemische Abklärung ergab, daß es sich beim

Tabelle 48. *Synonyme der Pyridinnucleotide (PN)*

DPN	TPN
Diphosphopyridinnucleotid	Triphosphopyridinnucleotid
Coenzym von HARDEN und YOUNG	Coenzym von WARBURG und CHRISTIAN
Cozymase	Coferment
Codehydrase I	Codehydrase II
Codehydrogenase I	Codehydrogenase II
Coenzym I	Coenzym II
Co I	Co II

Coenzym um zwei Faktoren handelte, die heute als Triphosphopyridinnucleotid (TPN) und Diphosphopyridinnucleotid (DPN) bezeichnet werden (Tab. 48). Die biologische Funktion der Pyridinnucleotide besteht in einem Transfer von Wasserstoffionen von einem Substrat auf einen geeigneten Acceptor, besonders Flavinnucleotide. Die Pyridinnucleotidenzyme

---

[1] KLEIN, J. R., u. H. I. KOHN: J. biol. Chem. **136**, 177 (1940).

[2] STANNUS, H. S.: Trans. roy. Soc. trop. Med. Hyg. **5**, 112 (1912); **7**, 32 (1913).

[3] SEBRELL, W. H., u. R. E. BUTLER: Publ. Hlth. Rep. (Wash.) **53**, 2282 (1938); **54**, 2121 (1939).

[4] EICHINGER, O., G. KEMMERER u. S. MEINERS: Klin. Wschr. **1955**, 397.

[5] PFÜTZENREITER, A.: Medizinische **1957**, 87.

[6] HARDEN, A., u. W. J. YOUNG: Proc. roy. Soc. B **77**, 405 (1906).

spielen eine wichtige Rolle in biologischen Reaktionsketten, darunter auch bei der Endoxydation (Abb. 6). Das Verhalten der Pyridinnucleotide des Blutes bei verschiedenen Krankheiten wurde kürzlich von KERPPOLA und PÄTIÄLÄ[1] untersucht.

Die Synthese des Nicotinamides erfolgt wahrscheinlich vom Tryptophan aus. Durch Transribosidierung und Phosphorylierung entstehen aus dem Nicotinamid die Pyridinnucleotide. Pyridinnucleotide werden in Organhomogenaten rasch abgebaut, so daß diese bei Untersuchung von Enzymen stets im Überschuß zugefügt werden müssen. MANN und QUASTEL[2] zeigten, daß der Zusatz von Nicotinamid den Pyridinnucleotidabbau — wahrscheinlich durch kompetitive Hemmung der degradierenden Enzyme — hemmt.

Pellagra

Die meisten der Tiere vermögen Nicotinamid aus Tryptophan zu synthetisieren. Einzig beim Hund und beim Menschen gelingt es durch langdauernden Entzug von Nicotinamid ein Krankheitsbild zu erzeugen. In den letzten Jahren häufen sich die Angaben, wonach auch der Mensch bei genügender Tryptophanzufuhr Nicotinamid zu bilden vermag. So gelang es GOLDSMITH[3] bei Freiwilligen, bei denen durch Nicotinamidentzug eine Pellagra erzeugt wurde, diese durch die Verabreichung großer Tryptophandosen zu heilen. Es ist daher wahrscheinlich, daß die klassische epidemische Pellagra nicht ausschließlich auf ein Fehlen des Nicotinamides, sondern auf eine gleichzeitige qualitative Eiweißunterernährung zurückzuführen ist. Nur dann, wenn Nicotinamid und Tryptophan in der Nahrung fehlen, ist das Entstehen der typischen Pellagra zu erwarten.

V. Pyridoxin

Pyridoxalphosphat als Coenzym[4, 5]

Die Transaminasen sind Enzyme, die die Aminogruppe einer Aminosäure auf eine α-Ketocarbonsäure übertragen, wobei eine andere Aminosäure und Ketosäure gebildet wird (Abb. 89). SCHLENK und SNELL[6] berichteten im Jahre 1945, daß die Transaminase-Konzentration von B_6-avitaminotischen Ratten stark vermindert ist und warfen die Frage auf, ob dieses Vitamin bei den Transaminasen als Coenzym fungiert. Durch ein intensives Studium der Veränderungen des Enzymprofiles bei Pyridoxin-Mangeltieren konnte die Cofaktorfunktion des Pyridoxins für eine Reihe weiterer Enzyme wahrscheinlich gemacht werden[7]. GALE[8] zeigte auf Grund von Experimenten mit Streptococcus fecalis, daß auch die Decarboxylierung von Aminosäuren nur in Anwesenheit von Pyridoxalphosphat erfolgt (Abb. 96). Diese Enzyme spalten Aminosäuren in Kohlendioxyd und die entsprechenden Amine. Die genaue Spezifität der einzelnen Decarboxylasen ist noch nicht abgeklärt. Am bekanntesten ist die L-Histidin-Decarboxylase, die aus Histidin Histamin bildet, sowie diejenigen Enzyme, die bei der Eiweißfäulnis die Bildung von Aminen katalysieren (vgl. S. 423).

Experimentelle Avitaminose

Pyridoxinentzug führt im Tierexperiment zu einer ganzen Reihe von biochemischen Ausfällen. Am auffallendsten sind die Alterationen im Eiweißstoffwechsel. Die Nüchternkonzentration des Plasmaharnstoffes steigt bei avitaminotischen Tieren an[9]. Gleichzeitig nimmt die Stickstoffausscheidung im Urin — Zeichen einer negativen Stickstoffbilanz — zu. Nach den Untersuchungen von

[1] KERPPOLA, W., u. J. PÄTIÄLÄ: Ann. Med. exp. Fenn. **32**, Suppl. 7, 30 (1954).

[2] MANN, P. J. G., u. J. H. QUASTEL: Biochem. J. **35**, 502 (1941).

[3] GOLDSMITH, G. A., et al.: J. clin. Invest. **31**, 533 (1952).

[4] *Hb.:* COHEN, P. P.: In "The Enzymes". Edited by J. B. SUMNER and K. MYRBÄCK. I/2, p. 1040, 1951.

[5] *Uer.:* MEISTER, A.: Advanc. Enzymol. **16**, 185 (1955). — MEISTER, A.: Science **120**, 43 (1954). — BRAUNSTEIN, A. E.: Advanc. Protein Chem. **3**, 1 (1947). — MEISTER, A.: Physiol. Rev. **36**, 103 (1956).

[6] SCHLENK, F., u. E. E. SNELL: J. biol. Chem. **157**, 425 (1945).

[7] MARSH, M. E., L. D. GREENBERG u. J. F. RINEHART: J. Nutrit. **56**, No. 1 (1955).

[8] GALE, E. F., u. H. M. R. EPPS: Biochem. J. **38**, 232 (1944).

[9] BEATON, J. R., et al.: J. biol. Chem. **200**, 715 (1953).

TERROINE[1] betrifft die gesteigerte Stickstoffausscheidung sowohl Harnstoff, Ammoniak wie auch Aminosäuren-Stickstoff. Mit diesen Bilanzuntersuchungen lassen sich die folgenden Beobachtungen über das Verhalten isolierter Enzyme korrelieren:

Die Transaminase-Aktivität von Herz und Nieren sinkt bei avitaminotischen Tieren auf etwa 40% der Norm ab[2]. Die D-Aminosäure $\rightarrow$ O_2-Transhydrogenase (D-Aminosäure-Oxydase)-Konzentration fällt auf etwa $^1/_3$ der Norm[3]. Auch einzelne der noch wenig erforschten Enzyme des Sulfat-Transfers scheinen Pyridoxalphosphat als Coenzym zu benötigen. Die Transsulfatase-Aktivität avitaminotischer Tiere ist stark reduziert und kann durch Pyridoxalphosphat in vitro normalisiert werden[4]. Dasselbe gilt auch für die Cystein-Desulfhydrase[5]. Die Bedeutung des Pyridoxins für den Tryptophanabbau geht daraus hervor, daß die Kynureninase-Konzentration der Leber bei Mangeltieren auf etwa ein Drittel reduziert ist[6].

Wahrscheinlich haben die schweren zentralnervösen Ausfallserscheinungen, wie Übererregbarkeit, Koma und Konvulsionen ebenfalls eine biochemische Grundlage. Jedenfalls ist die Glutaminsäure-Decarboxylase des Gehirnes bei der Vitamin B_6-Avitaminose auf mehr als die Hälfte reduziert[7].

B_6-Hypovitaminose beim Menschen

Trotz zahlreichen Versuchen mit Freiwilligen gelang es nie einwandfrei, beim Erwachsenen eine B_6-Hypovitaminose zu erzeugen. In bezug auf Kinder und Säuglinge muß die Frage, wie das Resultat eines unerwünschten Massenexperimentes kürzlich zeigte[8], in positivem Sinne beantwortet werden[9]. Vor einigen Jahren wurde von einer Fabrik, die Säuglingsnährmittel herstellt, ein neues Präparat auf den Markt gebracht und zunächst vorwiegend als Muster an Ärztefamilien abgegeben. Zahlreiche der damit ernährten Kleinkinder entwickelten epileptiforme Anfälle, Konvulsionen und Koma, die durch die parenterale Verabreichung von Pyridoxin aufgehoben werden konnten. In einem gutdokumentierten Fall dauerte es nach der Gabe von Pyridoxin drei Minuten bis sich das Elektroencephalogramm normalisierte[10]. Es stellte sich nachträglich heraus, daß durch ein neues Sterilisationsverfahren das Pyridoxin inaktiviert worden war.

Das zweite interessante Problem ist die zweifellos günstige Wirkung des Vitamin B_6 beim *Radiationssyndrom* und der *Hyperemesis gravidarum*. Daß es sich dabei um einen pharmakologischen Effekt handelt, geht aus den hohen Dosen hervor, die verabreicht werden müssen. Es liegen heute verschiedene Untersuchungen vor, die darauf hinweisen, daß während der Schwangerschaft Änderungen im Stoffwechsel vor sich gehen, die denjenigen der B_6-Avitaminose im Tierexperiment ähnlich sind. Die Nüchtern-Harnstoffkonzentration im Blut ist bei Graviden erniedrigt. Dies ist bei Patientinnen mit Hyperemesis noch ausgesprochener[11]. Durch die Verabreichung von Pyridoxin werden diese Werte

[1] TERROINE, T.: Arch. Sci. physiol. **4**, 91 (1950).
[2] AMES, S. R., S. SARMA u. C. A. ELVEHJEM: J. biol. Chem. **167**, 135 (1947).
[3] ARMSTRONG, K. L., C. FELDOTT u. H. A. LARDY: Proc. Soc. exp. Biol. (N. Y.) **73**, 159 (1950).
[4] BRAUNSTEIN, A. E., u. E. V. GORYACHENKKOVA: Doklady Akad. Nauk USSR **74**, 529 (1950).
[5] BRAUNSTEIN, A. E., u. R. M. AZARKH: Doklady Akad. Nauk USSR **71**, 93 (1950)
[6] BRAUNSTEIN, A. E., et al.: Biohimija **14**, 163 (1948).
[7] ROBERTS, E., F. YOUNGER u. S. FRANKEL: J. biol. Chem. **191**, 277 (1951).
[8] NELSON, E. M.: Publ. Hlth Rep. (Wash.) **71**, 445 (1956).
[9] COURSIN, D. B.: J. Amer. med. Ass. **154**, 406 (1954).
[10] COURSIN, D. B.: Amer. J. Dis. Child. **90**, 344 (1955).
[11] McGANITY, W. J., et al.: J. biol. Chem. **178**, 511 (1949).

normalisiert[1]. Die Störung des Tryptophanstoffwechsels geht aus Belastungsversuchen hervor. Auch die abnorme Tryptophanbelastung kann durch die Gabe von Pyridoxin normalisiert werden[2]. Leider liegen noch keine entsprechenden Untersuchungen über den Stoffwechsel beim Radiationssyndrom vor. Wie kann der therapeutische Effekt des Pyridoxins in diesen Fällen erklärt werden? Es ist klar, daß es sich dabei nicht um eine Hypovitaminose im üblichen Sinne des Wortes handelt. Wahrscheinlich kommt es aber durch die Erkrankung zu einer Störung des Stoffwechsels, der sich dadurch demjenigen bei der Hypovitaminose annähert. Die Gabe von großen pharmakologischen Vitamindosen vermag vielleicht den abnormen Abbau wieder in die normale Bahn zu lenken.

Bei der Behandlung der Tuberkulose mit *Isoniazid* treten nicht selten polyneuritische Erscheinungen auf[3-7], die durch Vitamin B_6 aufgehoben werden[5, 6]. Die genaue Ursache dieser Veränderungen ist nicht bekannt, doch lassen die folgenden Überlegungen eine Deutung der Erscheinungen zu. Isoniazid reagiert mit Pyridoxin unter Bildung von Isonicotinylhydrazon. Dies erklärt die hemmende Wirkung dieser Verbindung auf Transaminasen in vitro. In vivo liegt wahrscheinlich ein anderer Mechanismus vor. Die strukturelle Ähnlichkeit zwischen dem Isoniazid und dem Pyridoxin läßt daran denken, daß dieses Pharmakon als Vitamin-Antagonist eine Rolle spielen könnte. Tatsächlich gelingt es im Tierexperiment durch die Verabreichung von Isoniazid ein der Vitamin B_6-Hypovitaminose ähnliches Krankheitsbild zu erzeugen.

Vi. Pantothensäure

Coenzym A[8]

Die Übertragung von 2-Kohlenstoff (–C–C–) Fragmenten (Acetat) ist einer der wichtigsten biochemischen Mechanismen zum Aufbau und Abbau komplexer biologischer Substanzen. Die Enzyme, die diese -C-C- übertragen, werden als *Transacylasen* bezeichnet. NACHMANSOHN[9] beobachtete im Jahre 1943, daß bei der Acetylierung von Cholin im Gehirn ein relativ kleinmolekulares Coenzym benötigt wird. LIPMANN[10] zeigte später, daß derselbe Faktor für die Acetylierung von Sulfonamiden in der Leber notwendig ist. Eine Konzentrierung ergab, daß es sich dabei um eine panthothensäurehaltige Verbindung handelte. Die Struktur dieses Cofaktors, des Coenzym A, ist heute weitgehend abgeklärt. Außer Pantothensäure kommt darin Adenin, Ribose und Thioäthanolamin vor.

Das Coenzym A nimmt im Acetyltransfer eine ähnliche Stellung ein wie die

Tabelle 49. *Transacetylasen und Acetokinasen*

Donator	Acceptor
I. *Transacetylasen*	
Acetyl-Phosphat	
Acetyl-Formiat	
Acetat + ATP	+ CoA → Acetyl-CoA
Pyruvat + P	
Benzoesäure	+ CoA → Benzoyl-CoA
II. „*Acetokinasen*"	
	+ Cholin → Acetylcholin
	+ Oxalessigsäure → Citronensäure
Acetyl-CoA	+ Glucosamin → N-Acetylglucos-
	amin
	+ Arylamin → Acetylarylamin
Benzoyl-CoA	+ Glykokoll → Hippursäure

[1] SPRINCE, H., R. S. LOWY u. C. E. FOLSOME: Amer. J. Obstet. Gynec. **62**, 84 (1951).
[2] VANDELLI, I.: Acta vitamin. (Milano) **5**, 55 (1951).
[3] VILTER, R. W.: J. Amer. med. Ass. **159**, 1210 (1955).
[4] GAMMON, G. D., et al.: Arch. Neurol. Psychiat. (Chicago) **70**, 64 (1953).
[5] BIEHL, J. P., R. W. VILTER: Proc. Soc. exp. Biol. (N. Y.) **85**, 389 (1954).
[6] BIEHL, J. P., u. R. W. VILTER: J. Amer. med. Ass. **156**, 1549 (1954).
[7] BENHAMOU, E., u. M. TIMSIT: Presse méd. **1956**, 199.
[8] *Uer.*: LIPMANN, F.: Science **120**, 855 (1954).
[9] NACHMANSOHN, D., u. A. L. MACHADO: J. Neurophysiol. **6**, 397 (1943).
[10] LIPMANN, F.: J. biol. Chem. **160**, 173 (1945).

Flavinnucleotide im Wasserstofftransfer. Wie aus Tab. 49 hervorgeht, übernimmt das Coenzym A eine Acetylgruppe von einem geeigneten Donator, etwa Pyruvat oder Acetoacetat. Das Acetat wird dabei an der -SH-Gruppe des Coenzym A verankert. Diese energiereiche Verbindung, das Acyl-Coenzym A, ist mit der schon lange postulierten „aktiven Essigsäure" identisch. Vom Acyl-Coenzym A wird die Acetatgruppe auf Acceptoren wie Steroide, Aminosäuren und Fettsäuren übertragen, wodurch deren C-Kette um zwei weitere Kohlenstoffatome verlängert wird. Bisher sind etwa ein Dutzend Enzyme bekannt, bei denen das Coenzym A als prosthetische Gruppe fungiert (Tab. 49).

Hypovitaminose

BEAN und HODGES[1] versuchten durch pantothensäure-arme Ernährung einerseits, durch die Verabreichung eines Antimetaboliten (γ-Methyl-Pantothensäure) andererseits, bei vier Freiwilligen experimentell eine Pantothensäure-Hypovitaminose zu erzeugen. Nach 4—5 Wochen kam es zu schweren Krankheitserscheinungen, die denjenigen bei einer akuten Nebenniereninsuffizienz nicht unähnlich waren und auch auf eine entsprechende Behandlung ansprachen. Damit muß, entgegen älteren Auffassungen, beim Menschen das Vorkommen einer Pantothensäure-Hypovitaminose angenommen werden.

C. Spurenelemente[2, 3]

a) Wirkungsmechanismus

Die Bedeutung der Spurenelemente für Wachstum und Vermehrung wurde zuerst von Botanikern erkannt. Untersuchungen an Reinkulturen von Mikroorganismen zeigten, daß zum optimalen Wachstum eine Reihe von Metallen notwendig sind, deren Bedarf quantitativ allerdings sehr gering war („Spurenelemente"). Erst die Entwicklung feinster analytischer Methoden ermöglichte auch das Studium der Bedeutung dieser Metalle bei den viel komplizierter organisierten Säugetieren und schließlich auch beim Menschen. Die Zahl der wahrscheinlichen Spurenelemente für die optimale Gesundheit beim Menschen steht noch immer nicht fest. Schon früh fiel auf, daß die Wirkung der Spurenelemente in keinem Verhältnis zu ihrer Menge stand. Bereits der Zusatz eines Mikrogrammes vermochte einen schweren Mangelzustand zu beheben. Die große biochemische Wirkung kleinster Stoffmengen kann nur durch einen katalytischen Effekt erklärt werden. Die Beziehungen zwischen Spurenelementen und Enzymen sind im Prinzip heute abgeklärt. Sie erfüllen ihre Funktion als prosthetische Gruppen, als Cofaktoren enzymatischer Systeme[4].

b) Kobalt

Seit langem war bekannt, daß manche Gegenden von Australien, Neuseeland, Afrika und Nordamerika nicht zur Viehzüchtung herangezogen werden können. Die Tiere gehen durch eine merkwürdige Ernährungsstörung zugrunde, wobei besonders eine hochgradige Anämie im Vordergrunde steht. WALTNER und WALTNER[5] berichteten im Jahre 1929 über eine durch die Verabreichung von Kobalt im Tierexperiment erzeugte Polycythämie. Auf Grund dieser Beobachtung wurde bei der erwähnten Viehkrankheit ein therapeutischer Versuch mit Kobalt unternommen, der von großem Erfolg gekrönt war. Die biologische Funktion des Kobalts blieb jedoch unklar, bis SMITH[6] und RICKES[7] im Jahre 1948 nachwiesen, daß Kobalt ein integraler Bestandteil des Vitamin B_{12} ist und diesem auch seine rötliche Farbe verleiht.

[1] BEAN, W. B., u. R. E. HODGES: Proc. Soc. exp. Biol. (N. Y.) **86**, 693 (1954).
[2] *M.:* UNDERWOOD, E. J.: Trace Elements in Human and Animal Nutrition. New York, N. Y.: Academic Press 1956.
[3] *Uer.:* VALLEE, B. L.: Nutr. Rev. **10**, 65 (1952).
[4] GREEN, D. E.: Advanc. Enzymol. **1**, 177 (1941) (*Uer.*).
[5] WALTNER, K., u. R. WALTNER: Klin. Wschr. **1929**, 313.
[6] SMITH, E. L.: Nature (Lond.) **162**, 144 (1948).
[7] RICKES, E. L., et al.: Science **108**, 134 (1948).

Vitamin B_{12} ist ein Coenzym der an der Übertragung von $-C-$-Fragmenten beteiligten *Transformylasen*. Die Wirkung des Kobaltes ist somit eine indirekte. Durch den Ausfall des Spurenelementes kommt es zunächst zu einer Avitaminose und sekundär zu einer Störung der Funktion biokatalytischer Enzymsysteme durch Coenzymausfall.

c) Zink[1]

Eine Zinkmangelkrankheit beim Menschen ist nicht bekannt. Bei Ratten kann jedoch im Experiment ein solches Syndrom erzeugt werden. Da mindestens drei Enzyme in hochgereinigter Form Zink enthalten (Carbonat-Anhydratase, Uricase und Phosphatasen) stellt sich die Frage, ob es beim Mangelzustand zu einer Enzymverarmung kommt. Weder die Carbonat-Anhydratase des Blutes[2] noch die Uricase der Leber[3] nahm beim experimentellen Zinkmangel ab. Andererseits wird über eine Verminderung der Aktivität der Darm- und Nieren-Phosphatasen und der Leber-Katalase berichtet[3]. Eine genauere Abklärung der biologischen Effekte des Zinkmangels steht jedoch noch aus.

d) Kupfer

i. Biologische Bedeutung[4]

Die erste kupferhaltige Substanz die aus biologischem Material isoliert wurde, war das Hämocyanin, der Blutfarbstoff von Octopus. Seither wurden eine ganze Reihe von Metallo-Proteiden aus tierischen Geweben gereinigt, darunter einige Enzyme (Tab. 50). Die für die Melaninbildung wichtige *Phenol-Oxydase* (Tyrosinase) ist sicher ein kupferhaltiges Enzym. Ein im Plasma vorkommendes blaues kupferhaltiges Eiweiß, das Coeruloplasmin, ist in Wirklichkeit ein Enzym, die sog. *Polyphenol-Oxydase*. Wahrscheinlich sind auch die Uricase sowie die Butyryl-CoA-Dehydrogenase, die den ersten Schritt bei der Oxydation der Fettsäuren einleitet, kupferhaltige Enzyme. Die Frage, ob auch die Cytochrom-Oxydase Kupfer enthält, ist noch immer nicht abgeklärt.

Tabelle 50. *Biologisch wichtige Kupferproteine*

Enzyme und (Proteine)	Molekulargewicht
Butyryl-CoA-Dehydrogenase	120000—220000
Uricat $\rightarrow$ O_2-Transhydrogenase (Uricase) .	110000
Polyphenol-Oxydase (Coeruloplasmin) . .	151000
Cytochrom-Oxydase	

ii. Kupfermangel bei Tieren

Bei Tieren, die auf einer kupferfreien Diät gehalten wurden, kam es zu einer schweren Störung der Erythropoese[5]. Es wurde daraus geschlossen, daß dieses Spurenelement für die normale Erythropoese notwendig ist[6]. Besonders bei Ratten und Schweinen wird bei Kupfermangel eine mikrocytäre und hypochrome Anämie beobachtet, die der Eisenmangelanämie der Menschen in mancher Hinsicht ähnlich ist[7]. Über die Wirkungen des Kupfermangels auf das Enzymprofil von Organen ist noch wenig bekannt. Die Konzentration der Katalase in Leber und Niere soll ab-, diejenige im Herz zunehmen[8]. Die Cytochrom-Oxydase-Konzentration in Herz und Leber ist bei Kupfermangel vermindert[9].

iii. Kupferumsatz und Kupfermangel beim Menschen

Trotz oberflächlicher Ähnlichkeit erfolgt der Kupferumsatz im menschlichen Körper ganz anders als derjenige des Eisens. Das Kupferminimum des Menschen

[1] *Uer.:* WOLFF, H. P.: Klin. Wschr. **1956**, 409. — VALLEE, B. L.: Advanc. Protein Chem. **10**, 317 (1955).

[2] HOVE, E., C. A. ELVEHJEM u. E. B. HART: J. biol. Chem. **136**, 425 (1940); **138**, 361 (1941).

[3] HOVE, E., C. A. ELVEHJEM u. E. B. HART: Amer. J. Physiol. **119**, 768 (1937); **124**, 750 (1938).

[4] *Uer.:* DAWSON, C. R., u. M. F. MALLETTE: Advanc. Protein Chem. **2**, 179 (1944).

[5] ELVEHJEM, C. A.: Physiol. Rev. **15**, 471 (1935).

[6] WINTHROBE, M. M., G. E. CARTWRIGHT u. C. J. GUBLER: J. Nutrit. **50**, 395 (1953).

[7] WYK, J. J. VAN, et al.: Bull. Johns Hopk. Hosp. **93**, 41 (1953).

[8] SCHULTZE, M. O., u. K. A. KUIKEN: J. biol. Chem. **137**, 727 (1941).

[9] SCHULTZE, M. O.: J. biol. Chem. **178**, 451 (1949).

liegt um etwa 2 mg[1]. Nach oraler Verabreichung wird aber so wenig resorbiert (weniger als 1%), daß es fast unmöglich ist, zuverlässige Bilanzuntersuchungen durchzuführen. Ein „trapping"-Mechanismus wie beim Eisen liegt sicher nicht vor. Auch wird die Kupferbilanz nicht wie beim Eisen bei der Resorption, sondern bei der Ausscheidung reguliert. Die Eliminierung erfolgt fast ausschließlich durch die Galle[2] und es überrascht daher nicht, daß es bei einer Obstruktion der Gallenwege häufig zu einem Anstieg des Plasma-Kupfers kommt.

Eine eigentliche Kupfermangelkrankheit, wie sie im Tierexperiment beobachtet wird, existiert beim Menschen nicht. Zur Zeit wird die Frage eines Kupfermangels im Zusammenhang mit zwei Krankheiten diskutiert: Bei der Sprue liegt möglicherweise eine defekte Kupferresorption vor. In einzelnen Fällen wurde eine erniedrigte Plasma-Kupfer-Konzentration und eine mikrocytäre, hypochrome Anämie beobachtet[1]. Beim nephrotischen Syndrom kann die Konzentration des Plasma-Kupfers und Coeruloplasmins außerordentlich erniedrigt sein[2]. Dies wird darauf zurückgeführt, daß diese Patienten täglich bis zu etwa 5% der gesamten Coeruloplasminmenge im Urin ausscheiden[3,4]. Das relativ niedrige Molekulargewicht des Coeruloplasmins macht dies leicht verständlich.

iV. Polyphenol-Oxydase (Coeruloplasmin)

Im menschlichen Plasma kommt das Kupfer in drei verschiedenen Formen vor. Eine sehr geringe Menge ist als freies, dialysierbares Kupfer nachweisbar. Etwa 5% finden sich in der Albuminfraktion (direkt reagierendes Kupfer), während etwa 95% in der γ-Fraktion der Globuline liegen (Coeruloplasmin oder indirekt reagierendes Kupfer[5-9]). Nach oraler oder intravenöser Verabreichung erscheint das Kupfer zunächst nur lose an Albumin gebunden; etwas später kommt es zu einem Anstieg des wahrscheinlich in der Leber synthetisierten Coeruloplasmins. HOLMBERG und LAURELL[5-7] wiesen nach, daß das bläuliche Plasmaprotein Coeruloplasmin ein Enzym, und zwar eine Polyphenol-Oxydase ist. Das Enzym ist gewissen pflanzlichen Fermenten aus dem Milchsaft des japanischen Lackbaumes (Rhus vernicifera) sehr ähnlich und oxydiert zahlreiche Polyphenole. Das bekannteste Substrat ist das p-Phenylendiamin. KREBS[10] wies bereits im Jahre 1928 darauf hin, daß das Plasma-Kupfer während der Schwangerschaft ansteigt. Dies ist nach neueren Untersuchungen auf die durch Sexualhormone gesteuerte[11] Konzentration der Polyphenol-Oxydase (Coeruloplasmin) zurückzuführen, die zu Beginn der Gravidität rasch zunimmt und nach der Geburt wieder zur Norm abfällt[11,12]. Über das Verhalten des Enzymes bei Krankheiten ist noch wenig bekannt[9,12,13].

V. Hepato-lenticuläre Degeneration (Wilsonsche Krankheit)

WILSON[14] beschrieb im Jahre 1912 ein merkwürdiges Krankheitsbild, das durch die Symptomentrias Lebercirrhose, Degeneration der Basalganglien und den

[1] CARTWRIGHT, G. E., et al.: J. clin. Invest. **33**, 1487 (1954).
[2] MAHONEY, J. P., et al.: J. Lab. clin. Med. **46**, 702 (1955).
[3] GUBLER, C. J.: J. Amer. Med. Ass. **161**, 530 (1956).
[4] CARTWRIGHT, G. E., et al.: J. clin. Invest. **33**, 685 (1954).
[5] HOLMBERG, C. G., u. C. B. LAURELL: Acta chem. scand. **1**, 944 (1947).
[6] HOLMBERG, C. G., u. C. B. LAURELL: Acta chem. scand. **2**, 550 (1948).
[7] HOLMBERG, C. G., u. C. B. LAURELL: Acta chem. scand. **5**, 476, 921 (1951).
[8] GUBLER, C. J., et al.: J. clin. Invest. **32**, 405 (1953).
[9] MARKOWITZ, H., et al.: J. clin. Invest. **34**, 1498 (1955).
[10] KREBS, H. A.: Klin. Wschr. **1928**, 584.
[11] ELSNER, P., u. O. HORNYKIEWICZ: Arch. Gynäk. **185**, 251 (1954).
[12] HORNYKIEWICZ, O., u. G. NIEBAUER: Naunyn-Schmiedebergs Arch. exp. Path. Pharmak. **218**, 448 (1953).
[13] ELSNER, P., et al.: Wien. klin. Wschr. **1953**, 193.
[14] WILSON, S. A. K.: Brain **34**, 295 (1912).

Kayser-Fleischerschen Cornealring charakterisiert ist. Er bezeichnete dieses zunächst als Syndrom imponierende Bild als hepato-lenticuläre Degeneration. Inzwischen stellte sich aber heraus, daß es sich dabei um eine heredo-familiäre Erkrankung handelt[1]. Relativ früh wurde beobachtet, daß der Kupfergehalt der Leber und des Gehirns bei diesen Patienten abnorm hoch ist, eine Beobachtung die auch mit histochemischen Methoden gemacht werden kann[2]. Da im Jahre 1948 beobachtet wurde, daß es bei kupferarm-ernährten Schafen zu demyelinierenden Encephalosen kommt, wurden die Beziehungen zwischen dem Kupferstoffwechsel und der Wilsonschen Krankheit von neuem eingehend studiert. Inzwischen ergab sich durch die Freigabe von Cu^{64} eine ausgezeichnete Möglichkeit zum Studium der Kupferbilanz. EARL et al.[3] zeigten zunächst, daß der Kupfergehalt von Gehirn und Leber dieser Patienten abnorm hoch ist. Die Resorption von Cu^{45} war stark gesteigert, die Ausscheidung im Stuhl sehr gering bei vermehrter Eliminierung im Urin. Die Coeruloplasmin-Konzentration im Plasma war abnorm niedrig, obschon das freie und direkt reagierende Kupfer abnorm hoch war. BEARN und KUNKEL[4] verfolgten das Verhalten der Kupferfraktionen im Plasma von Patienten mit der Wilsonschen Krankheit nach intravenöser Verabreichung von Cu^{64} und fanden, daß der bei Gesunden beobachtete Anstieg in der Coeruloplasmin-Fraktion ausblieb.

Auf Grund dieser Beobachtungen postulierten EARL et al.[3] und BEARN und KUNKEL[4], wie bereits früher SCHEINBERG und GITLIN[5], daß die Wilsonsche Krankheit auf einen hereditären Defekt in der Synthese des Coeruloplasmins oder der Polyphenol-Oxydase zurückzuführen ist. Die Krankheit ist daher eigentlich den heredofamiliären Enzymopathien unterzuordnen. Die Kupferentgiftung durch Coeruloplasmin-Synthese fällt bei diesen Patienten aus, wodurch es zu einer abnormen Ablagerung dieses Metalles im Gehirn und der Leber kommt. Auch die Beobachtungen, daß kupferarme Diät, BAL, Kaliumsulfid und Äthylendiamin-Tetraacetat einen gewissen therapeutischen Effekt haben, sprechen im Sinne einer chronischen Kupfervergiftung. UZMAN et al.[6—8] berichteten, daß Patienten mit der Wilsonschen Krankheit eine Aminoacidurie aufweisen, wobei aber auch dicarboxylaminosäurehaltige Peptide ausgeschieden werden. UZMAN[8] glaubte auf Grund dieser Beobachtung, daß es sich primär um eine enzymatische Störung im Peptidstoffwechsel handeln könnte. Wie CARTWRIGHT et al.[9] jedoch zeigten, ist bei Patienten mit milder Form des Morbus Wilson die Coeruloplasmin-Konzentration im Plasma bereits abnorm niedrig, während eine Aminoacidurie noch nicht nachgewiesen werden kann. Es ist daher nicht unwahrscheinlich, daß die Aminoacidurie toxischer Natur ist.

e) Eisen

Die physiologische Aufgabe des Eisens ist eine doppelte: Teilnahme am Sauerstofftransport als Bestandteil des Hämoglobins und an der Endoxydation als prosthetische Gruppe gewisser Enzyme. Die bisherige Forschung beschäftigte sich vor allem mit der Funktion des Eisen als Hämoglobinbestandteil, während das Studium der Bedeutung des Eisens für die Endoxydation vernachlässigt

[1] BEARN, A. G.: Amer. J. Med. **15**, 442 (1953).
[2] GREEN, C. L.: Amer. J. Path. **31**, 545 (1955).
[3] EARL, C. J., M. J. MOULTON u. B. SELVERSTONE: Amer. J. Med. **17**, 205 (1954).
[4] BEARN, A. G., u. H. G. KUNKEL: J. Lab. clin. Med. **45**, 623 (1955).
[5] SCHEINBERG, I. H., u. D. GITLIN: Science **116**, 484 (1952).
[6] UZMAN, L., u. D. DENNY-BROWN: Amer. J. med. Sci. **599**, 215 (1948).
[7] UZMAN, L. L., u. B. HOOD: Amer. J. med. Sci. **223**, 392 (1952).
[8] UZMAN, L. L.: Amer. J. med. Sci. **226**, 645 (1953).
[9] CARTWRIGHT, G. E., et al.: J. clin. Invest. **33**, 1487 (1954).

wurde. Zu den biologischen Häminverbindungen[1] sind außer dem Hämoglobin und dem Myoglobin die Cytochrome a, b und c, die Katalase, Peroxydase und möglicherweise die Cytochrom-Oxydase zu zählen. Wie aus Tab. 51 hervorgeht, ist der größte Teil des Eisens im Hämoglobin abgelagert. Die Beziehungen zwischen Eisenumsatz und Eiseneinbau in die verschiedenen Häminverbindungen gehen aus den folgenden beiden Studien hervor: THEORELL et al.[2] isolierten die einzelnen eisenhaltigen Eiweiße nach der Verabreichung von Fe^{59}. Wie aus Abb. 53 hervorgeht erscheint der weitaus größte Teil des Eisens zunächst im Ferritin, der Transportverbindung. Fast ebenso rasch aber wird es in die Leber-Katalase eingebaut, während die Inkorporation im Hämoglobin und den Cytochromen viel langsamer erfolgt. VANOTTI et al.[3,4] fanden, daß Radioeisen nach etwa fünf Tagen im Hämoglobin erscheint, aber erst nach etwa 2—3 Wochen in ansehnlicher Menge im Cytochrom c. Bei erniedrigtem atmosphärischem Druck stieg der Einbau ins Hämoglobin um etwa 30%, derjenige in das Cytochrom c um etwa 100% an.

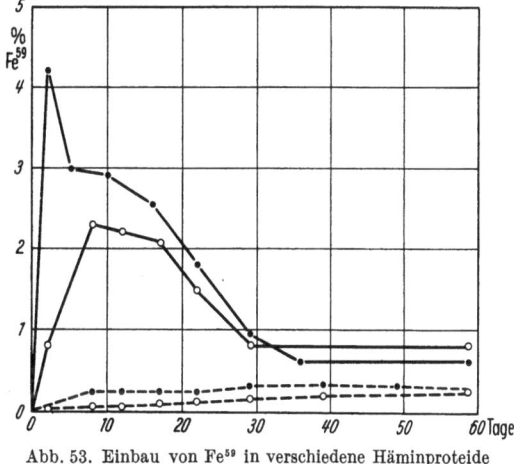

Abb. 53. Einbau von Fe^{59} in verschiedene Häminproteide (nach THEORELL et al.[2])

Tabelle 51.
Häminproteide des Menschen
(nach DRABKIN[5])

Hämoinproteide	Total g
Hämoglobin	900
Myoglobin	40
Katalase	5
Cytochrome	0,8

In Anbetracht der großen Bedeutung als Elektronenüberträger bei der Endoxydation ist es wohl möglich, daß dieser Funktion für die menschliche Pathologie eine größere Bedeutung zukommt, als heute angenommen wird. DOMINICI und OLIVA[6] versuchten bereits im Jahre 1943 gewisse Ausfallserscheinungen bei der essentiellen hypochromen Anämie als eine Störung des „internen Eisenstoffwechsels" zu deuten. Sie dachten dabei an eine defekte Atemfunktion als Folge des Eisenmangels und schlugen die Bezeichnung „Dysendoatmie"[7] dafür vor. Eine solche Anschauung, daß gewisse Symptome bei der Eisenmangelanämie weniger auf einen Ausfall des Hämoglobineisens, als vielmehr auf dessen Fehlen in den Atemenzymen der Zelle zurückzuführen ist, wurde auch von WALDENSTRÖM[8], VANOTTI[9], JASINSKI[10] und HEILMEYER[11] vertreten.

[1] THEORELL, H.: Mitt. naturforsch. Ges. Bern 1944.
[2] THEORELL, H., et al.: Acta chem. scand. **5**, 445 (1951).
[3] VANOTTI, A., A. CLOSUIT u. A. JACOTTET: Bull. Acad. suisse Sci. méd. **5**, 427 (1949).
[4] VANOTTI, A.: Schweiz. med. Wschr. **1949**, 261.
[5] DRABKIN, D. L.: J. biol. Chem. **182**, 317 (1950).
[6] DOMINICI, G.: Lavori clin. med. Perugia **1** (1943/44).
[7] DOMINICI, G., G. OLIVA u. C. TRAMONTANA: Dtsch. med. Wschr. **1955**, 883.
[8] WALDENSTRÖM, J.: Acta med. scand. Suppl. **170**, 252 (1946).
[9] VANOTTI, A., u. A. DELACHAUX: Iron Metabolism. London: Muller 1948.
[10] JASINSKI, B.: Schweiz. med. Wschr. **1949**, 1255.
[11] HEILMEYER, L., u. H. BEGEMANN: Blut und Blutkrankheit. Berlin: Springer 1951.

Viertes Kapitel

Hormone

> "What was formerly regarded as protoplasm
> containing the machinery of the life process may
> now be regarded as a multiple of distinct enzyme
> which are coordinated in their function by chemical
> cycles, by the influence of cell structures, and by
> the effect of hormones."
>
> O. Meyerhof 1949

A. Beziehung zwischen Hormonen und Enzymen[1-3]

a) Entwicklung der modernen Endokrinologie

Die Erkenntnis, daß gewisse Organe einen tiefgreifenden Einfluß auf den
ganzen Körper ausüben, ist alt, war doch schon ARISTOTELES mit den Wirkungen
der Kastration bei Mensch und Tier vertraut. BERTHOLD[4] bezog das Kleinerwerden des Hahnenkammes nach der Kastration auf das Fehlen einer im Testis
produzierten Substanz und kam damit dem heutigen Hormonbegriff bereits recht
nahe. Die bekannten „Experimente" von BROWN-SÉQUARD[5] führten zu einer
Popularisierung des Begriffes der inneren Sekretion und stimulierten damit
indirekt das Interesse für diesen neuen Forschungszweig. Die erste Epoche der
Endokrinologie ging mit der Abklärung der Ausfallserscheinungen nach Drüsenexstirpation, der Demonstration der Substitutionswirkung von Transplantaten
und dem Nachweis, daß die entsprechenden Hormone über den Blutweg an ihr
Erfolgsorgan gelangen, zu Ende. Als nächste Etappe kann die Isolierung der
einzelnen Hormone betrachtet werden. Eng verbunden mit der Identifizierung
der aktiven Substanzen ist die Frage nach der Synthese der einzelnen Hormone,
die bei den Steroiden relativ einfach, bei den Polypeptid- und Eiweißhormonen
bedeutend komplizierter ist. Heute beginnt sich die dritte Epoche der wissenschaftlichen Endokrinologie anzubahnen, die Abklärung des Wirkungsmechanismus der Hormone. Es gilt eine Brücke zwischen der spezifischen chemischen
Struktur und der dem Kliniker z. T. seit Jahrhunderten bekannten Ausfallserscheinungen zu schlagen. Die klinische und tierexperimentelle Forschung versucht, die Wirkungen der Hormone auf den Gesamtorganismus mit immer
empfindlicheren Methoden zu deuten, während von der Biochemie her eine Analyse
der Wirkung der Hormone auf einer zellchemischen Ebene versucht wird.

b) Wirkung von Hormonen auf die Enzymkonzentration

Wird nach einem endokrinen Eingriff eine Veränderung der Enzymkonzentration in Organen beobachtet, so wird dies nicht selten dahin interpretiert, daß
der Eingriff zu einer „Aktivierung" oder „Inaktivierung" der entsprechenden
Enzyme geführt habe. Eine solche Beurteilung ist in jenen Fällen, bei denen die
Veränderung erst nach etwa 48 Std. eintritt, meist falsch. Die aktuelle Menge

---

[1] Hb.: "The Hormones". Edited by G. PINCUS and K. V. THIMAN. New York, N. Y.:
Academic Press. **1** u. **2** (1948); **3** (1955).
[2] Jb.: Vitam. and Horm. **1**—**13** (1943—1955). — Recent Progr. Hormone Res. **1**—**11**
(1944—1955).
[3] Uer.: JENSEN, H., u. L. E. TENENBAUM: Advanc. Enzymol. **4**, 257 (1944). —ROBERTS,
S., u. C. M. SZEGO: Physiol. Rev. **33**, 593 (1953). — KOCHAKIAN, C. D.: Ann. N. Y. Acad.
Sci. **54**, 534 (1951).
[4] BERTHOLD, A. A.: Arch. Anat., Physiol. wiss. Med. 42 (1849).
[5] BROWN-SÉQUARD, C. E.: Arch. physiol. norm. path. **1**, 651 (1889).

eines Enzymes in einem Organ ist vor allem von der Apoenzym-Konzentration abhängig und somit indirekt einfach Ausdruck des Eiweißumsatzes. Die Menge eines Enzymes zu einem gegebenen Zeitpunkt ist die Resultante aus Enzymsynthese und Enzymdegradierung. Dies bringt uns zu einem weiteren Problem, der Frage nach der *Spezifität* solcher Veränderungen. Handelt es sich dabei um die Folge einer hormonal ausgelösten Störung des Blutchemismus, eine durch veränderte Nahrungsaufnahme oder Stickstoffbilanz ausgelöste sekundäre Manifestation oder schließlich um einen spezifischen Effekt des hormonalen Eingriffes? Eine Kontrollmöglichkeit, die bisher meist unterlassen wurde, ist die gleichzeitige Untersuchung der Stickstoffbilanz. Eine Abnahme der Enzymkonzentration bei einer negativen Eiweißbilanz ist nicht überraschend, vielmehr zu erwarten. Allerdings kann diese Abnahme — wie aus dem Vergleich mit dem Verhalten anderer Proteine oder Enzyme entnommen werden kann — weit über das erwartete Maß hinausschießen und damit spezifisch sein. Andererseits kommt es nicht selten bei Tieren mit einer positiven Stickstoffbilanz zu einer Zunahme der Konzentration gewisser Enzyme, die wiederum unspezifisch oder spezifisch sein mag. Hält man sich dies vor Augen, so wird klar, daß die Großzahl der Untersuchungen, in denen ,,spezifische Wirkungen" von Hormonen auf Enzyme gefunden wurden, einer Kritik nicht standhalten, da entsprechende Kontrollen unterlassen wurden. Andererseits ist es sehr wahrscheinlich, daß es spezifische Effekte gibt, die in keinem Verhältnis zur Stickstoffbilanz stehen. Auf welche Weise in diesen Fällen die Hormone die Enzymsynthese oder Degradierung beeinflussen ist nicht klar. Wir glauben, daß die Hormone das Substratangebot durch eine Änderung der Zellpermeabilität beeinflussen und nach dem Prinzip der induzierten Enzymsynthese eine Zunahme der Enzymkonzentration verursachen. Bei Entzug des Hormones nimmt das Substratangebot ab, die Enzymdegradation überwiegt und eine verminderte Enzymkonzentration resultiert.

c) Direkte Hormonwirkung auf biokatalytische Systeme

Dem Kliniker ist seit langem bekannt, daß die Wirkung des Insulins innert Stunden einsetzt. Experimentelle Untersuchungen bestätigen, daß Alterationen im Stoffwechsel der Erfolgsorgane schon nach sehr kurzem Intervall auftreten. Solche rapiden Veränderungen können kaum durch eine Änderung in der Enzymkonzentration erklärt werden. Es wurde daher postuliert, daß einzelne Hormone, besonders das Insulin, eine direkte Wirkung auf Enzyme ausüben. Wir möchten dies vorsichtiger formulieren und sagen, daß diese Hormone die Aktivität biokatalytischer Systeme direkt zu verändern vermögen. Daß es sich tatsächlich kaum um einen Effekt auf ein bestimmtes isoliertes Enzym handeln kann, geht daraus hervor, daß in vitro keine Aktivierung solcher Enzyme erfolgt. Für die optimale Aktivität eines biokatalytischen Enzymsystemes ist die Anwesenheit einer großen Zahl von Einzelfaktoren notwendig, die zum Teil einer hormonalen Steuerung unterstehen. Der Angriffspunkt der Hormone kann an irgendeiner Stelle liegen: Substratangebot, p_H, Elektrolyten, Permeabilität, Aktivatoren usw. Zur Zeit ist es am wahrscheinlichsten, daß die meisten Hormone ihre Wirkungen durch eine Beeinflussung der Permeabilität biologischer Membranen ausüben.

B. Schilddrüsenhormone

a) Biosynthese[1]

Es ist merkwürdig, daß gerade im Gebiet der Schilddrüsenerkrankungen die praktische Medizin der theoretischen weit vorauseilt, und es wird wohl noch

---

[1] *Uer.:* GROSS, J., u. R. PITT-RIVERS: Vitam. and Horm. 11, 159 (1953).

lange dauern, bis der Biologe alles erklären kann, was der Arzt schon lange weiß. Man denke an das Essen jodhaltiger Schwämme bei Naturvölkern oder an die mehr „neuzeitliche" Verwendung von Cyanat zur Behandlung der Thyreotoxicose, zuerst von Austin Flint[1] im Jahre 1866 empfohlen. Harington[2] zerlegte die Biosynthese des Schilddrüsenhormones vor über 10 Jahren in eine noch immer gültige Reaktionskette (Abb. 54): 1. Die Konzentration von Jodid in der Schilddrüse, 2. die Oxydation des Jodids zu Jod, 3. die Jodierung des Tyrosins zu Dijodtyrosin und 4. die Kupplung zweier Dijodtyrosinmoleküle zu Thyroxin. Heute müssen wir als weitere Reaktion hinzufügen: 5. die Bildung des Trijodthyronins.

Die außerordentlich rasche *Konzentrierung von Jodid* in der Schilddrüse nach oraler oder parenteraler Verabreichung kann entweder durch Proteinbindung oder durch einen enzymatischen Mechanismus erklärt werden. Für beide Hypothesen liegen Anhaltspunkte vor. Neuere Untersuchungen weisen darauf hin, daß es sich bei der Akkumulation von Jodid in der Schilddrüse um eine zweiphasische Reaktion handelt. Die Verabreichung von Propylthiouracil fördert die Konzentration von Jodid in der Schilddrüse, doch wird dieses nicht organisch fixiert[3,4]. Ganz andersartig wirkt das Thiocyanat, das die Anhäufung von Jodid verhindert und weiterhin zu einer Ausschwemmung des gespeicherten Jodids Anlaß gibt[4]. Der nächste Schritt, die Umwandlung des Jodids zu Jod, ist ebenfalls noch mysteriös, doch liegen Anhaltspunkte dafür vor, daß es sich dabei um eine enzymatische Oxydation durch *Peroxydasen* oder durch die *Cytochrom-Oxydase* handelt. Dempsey[5] wies mit histochemischen Methoden das Vorkommen von Oxydasen und Peroxydasen in den Follikelepithelzellen nach. Alle jene Pharmaka, die die Konversion von Jodid zu Jod hemmen, also besonders die Thiourea-Derivate, sind starke Inhibitoren der Peroxydasen und der Cytochrom-Oxydase[6]. In der Anwesenheit von Sauerstoff, Kupferionen, Jodid und Tyrosin vermögen Schilddrüsenschnitte[7] oder -homogenate Tyrosin zu jodieren. Auch diese Eigenschaft wird durch Substanzen, die die Cytochrom-Oxydase inhibieren, wie Azide, Sulfid und Kohlenmonoxyd, gehemmt[8]. Es ist daher möglich, daß die Oxydation des Jodids direkt mit der Jodierung des Tyrosins gekoppelt ist. Zur Jodierung der Proteine braucht kein enzymatischer Vorgang angenommen zu werden, da diese spontan ablaufen kann. Anderseits ist die Frage, ob die Bildung des Thyroxins aus Dijodtyrosin spontan oder enzymatisch katalysiert abläuft, noch nicht endgültig entschieden. Auch steht noch immer nicht fest, ob die Synthese des Thyreoglobulins, in dem etwa 95 % des Jodes fixiert sind, vor oder nach der Jodierung der Aminosäuren erfolgt. Das Thyreoglobulin hat ein Molekulargewicht von etwa 700 000 und ist als die Speicherform des Schilddrüsenhormones zu betrachten.

b) Regulation der Blutkonzentration

Die Regulation der Konzentration des Schilddrüsenhormones im Blut erfolgt durch eine gesteuerte Abspaltung des Hormones vom Thyreoglobulin, wonach das Thyroxin durch die Follikelzellen in den Blutstrom gelangt. Die Abspaltung des

[1] Flint, Austin H.: A treatise on the principles and practice of medicine. p. 301. Philadelphia: Lea 1866.

[2] Harington, C. R.: J. chem. Soc. **1944**, 192.

[3] Taurog, A., I. L. Chaikoff u. D. D. Feller: J. biol. Chem. **171**, 189 (1947).

[4] Laan, J. E. van der, u. W. P. van der Laan: Endocrinology **40**, 403 (1947).

[5] Dempsey, E. W.: Ann. N. Y. Acad. Sci. **50**, 336 (1949).

[6] Kracht, J., u. U. Kracht: Naunyn-Schmiedebergs Arch. exp. Path. Pharmak. **213**, 429 (1951).

[7] Weiss, B.: J. biol. Chem. **201**, 31 (1953).

[8] Schachner, H., A. L. Franklin u. I. L. Chaikoff: J. biol. Chem. **151**, 91 (1943).

Hormones wird durch ein *proteolytisches Enzym* katalysiert, das DE ROBERTIS[1] zuerst im Kolloid von Ratten-Thyreoidea nachwies. Verabreichung oder Ausschüttung von thyreotropem Hormon führt zu einer Zunahme der Enzymkonzentration, während umgekehrt Jodide eine Abnahme bedingen[2,3,4]. Die Konzentration des Enzymes ist beim einfachen Kolloidkropf vermindert und bei Thyreotoxicosen vermehrt[5]. Die Biochemie dieses proteolytischen Enzymes wurde in den letzten Jahren eingehend untersucht[6,7]. Das Substrat, Thyreoglobulin, wird in Thyroxin, Dijodtyrosin, Monojodtyrosin, Trijodthyronin und geringe Mengen freies Jod gespalten. Das p_H-Optimum des Enzymes liegt um 3,5. Seine Aktivität wird in vitro durch Fluorid, Cyanid und Kupferionen gehemmt.

ROCHE et al.[8] wiesen in der Schilddrüse ein weiteres interessantes Enzym nach, eine *Dejodase*, die aus Monojodtyrosin und Dijodtyrosin Jod abspaltet[9]. Das Enzym ist recht aktiv, werden doch bei einer 6 stündigen Inkubation von Thyreoidea-Schnitten bei p_H 7,2 etwa 40% des aminosäurengebundenen Jods freigesetzt. Die Konzentration dieser Dejodase wird durch die Verabreichung von thyreotropem Hormon gesteigert[10,11], und das freigesetzte Jod wird zur Jodierung von Tyrosin verwendet[12]. Aus diesen Untersuchungen scheint hervorzugehen, daß Mono- und Dijodtyrosin als Jodspeicher fungieren und daß durch die Tätigkeit der Dejodase rasch freies Jod zur Thyroxinsynthese mobilisiert werden kann.

c) Wirkungsmechanismus einiger Pharmaka

Über die Thyreostatica liegt heute eine umfangreiche Literatur vor. Es ist wahrscheinlich, daß der Wirkungsmechanismus der meisten dieser Substanzen auf der Blockierung bestimmter Enzyme beruht. Es mag daher wertvoll sein, kurz die Angriffspunkte der Hauptgruppen von Thyreostatica zu besprechen (Abb. 54). *Thiocyanat* hemmt, wie dies auch in Gewebsschnitten demonstriert werden kann[13], den „Jodfallen-Mechanismus" der Schilddrüse. Gleichzeitig kommt es nach Thiocyanat zu einer Ausschüttung des gespeicherten Jodids. Einen ähnlichen Wirkungsmechanismus besitzen auch andere Anionen, darunter Perchlorat, Chlorat, Hypochlorat, Perjodat und Nitrat[14]. *Thiouracil-Derivate* haben zwar keine hemmende Wirkung auf die Konzentrierung von Jodid in der Schilddrüse, verhüten aber dessen organische Fixierung, wodurch eine Verwendung unmöglich wird. Der nächst mögliche enzymatische Angriffspunkt für Thyreostatica liegt bei der Konversion des Jodids zu Jod. Diese von Peroxydasen und der Cytochrom-Oxydase vollzogene Oxydation wird durch *Sulfide, Azide, Cyanide* und *Thiocarbamide* gehemmt[15]. Die Wirkung einer Reihe *aromatischer Verbindungen*, wie Sulfonamide, p-Aminobenzoesäure und Resorcinol, wird als eine kompetitive Hemmung der Thyroxinsynthese gedeutet. Dank ihrer strukturellen Ähnlichkeit mit dem Tyrosin sollen diese Substanzen die Aktivität der jodierenden Enzyme blockieren, wodurch es zu einer insuffizienten Bereitstellung des jodierten Tyrosins kommt[16]. Dies bringt uns schließlich zu dem am längsten bekannten Inhibitor der Schilddrüsenaktivität, dem *Jod*, dessen Angriffspunkt aber bis heute noch ungeklärt ist. Während einzelne Forscher annehmen, daß das Jod

---

[1] ROBERTIS, E. DE: Anat. Rec. **80**, 219 (1941).
[2] ROBERTIS, E. DE: Amer. J. Anat. **68**, 317 (1941).
[3] DZIEMIAN, A. J.: J. cell. comp. Physiol. **21**, 339 (1943).
[4] ROBERTIS, E. DE: Ann. N. Y. Acad. Sci. **50**, 317 (1941).
[5] ROBERTIS, E. DE, u. W. W. NOWINSKI: J. clin. Endocr. **6**, 235 (1946).
[6] ROCHE, J., et al.: C. R. Soc. Biol. (Paris) **144**, 1647 (1950).
[7] ROCHE, J., S. LISSITZKY u. R. MICHEL: Biochim. biophys. Acta **11**, 220 (1953).
[8] ROCHE, J., et al.: C. R. Acad. Sci. (Paris) **232**, 2148 (1951).
[9] ROCHE, J., et al.: C. R. Soc. Biol. (Paris) **145**, 288 (1951).
[10] ROCHE, J., et al.: C. R. Soc. Biol. (Paris) **147**, 234 (1953).
[11] ROCHE, J., et al.: C. R. Acad. Sci. (Paris) **232**, 2148 (1951).
[12] QUERIDO, A., et al.: J. clin. Endocr. **16**, 1096 (1956).
[13] FRANKLIN, A. L., I. L. CHAIKOFF u. S. R. LERNER: J. biol. Chem. **153**, 151 (1944).
[14] WYNGAARDEN, J. B., B. M. WRIGHT u. P. WAYS: Endocrinology **50**, 537 (1952).
[15] KRACHT, J., u. U. KRACHT: Naunyn-Schmiedebergs Arch. exp. Path. Pharmak. **213**, 429 (1951).
[16] FAWCETT, D. M., u. S. KIRKWOOD: J. biol. Chem. **204**, 787 (1953).

mit dem Tyrosin um das Jodid kompetitiert, denken andere an eine indirekte Wirkung über den Hypophysenvorderlappen und das thyreotrope Hormon[1].

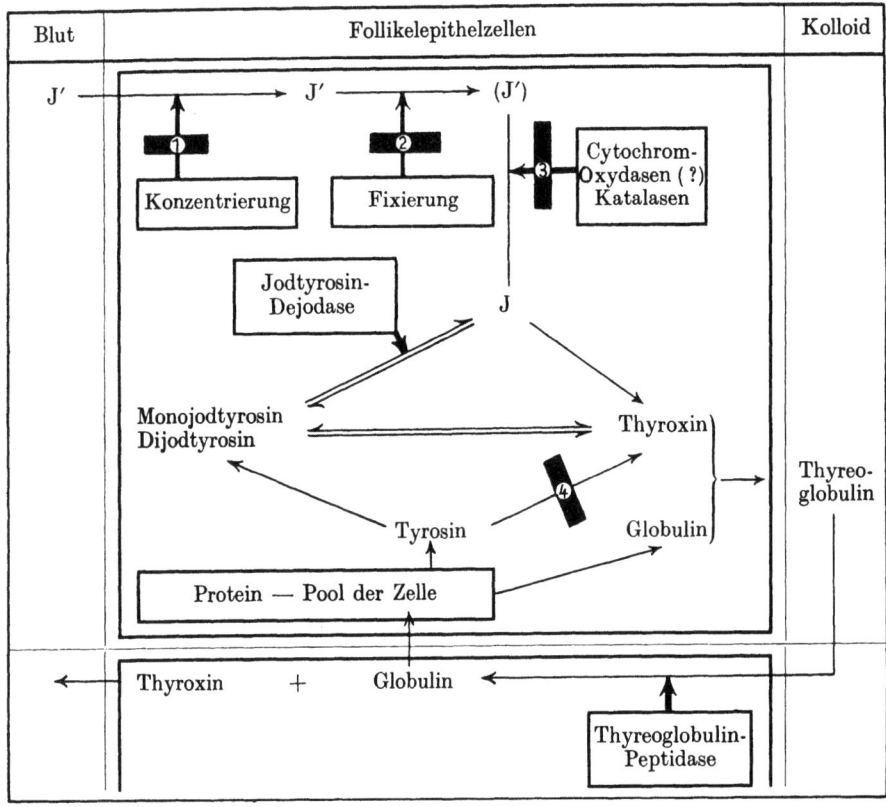

Abb. 54. Jodstoffwechsel in der Schilddrüse und Angriffspunkte der Thyreostatica (1 = Thiocyanat, 2 = Thiourea-Derivate, 3 = Cyanid, Azid, Thiourea-Derivate, 4 = Sulfonamide)

d) Thyroxin-Stoffwechsel

Nach der Abspaltung des Schilddrüsenhormones vom Thyreoglobulin durch die Tätigkeit proteolytischer Enzyme wird das Thyroxin in den Blutstrom entlassen. Seit langem ist bekannt, daß das Blutjod zum größten Teil auf zirkulierendes Thyroxin zurückzuführen ist und daß eine enge Korrelation zwischen der Schilddrüsenfunktion und dem eiweißgebundenen Jod besteht. Während bei der Messung der Aufnahme des radioaktiven Jodids in der Schilddrüse vor allem deren Konzentrationsfähigkeit erfaßt wird, gibt die Bestimmung des proteingebundenen Jods Aufschluß über die Menge des aus der Schilddrüse entlassenen Hormones. Durch welche biochemischen Vorgänge das Thyroxin degradiert wird, ist noch ungewiß, doch mögen sie sog. *Dejodasen* maßgeblich daran teilnehmen. GROSS[2] berichtete im Jahre 1951, daß das Thyroxin im Organismus teilweise dehalogeniert wird. Nach der Injektion von Radio-Thyroxin konnten sowohl im Urin wie auch im Stuhl freies Radio-Jod nachgewiesen werden. An dieser Dejodierung ist sicher die Leber beteiligt[3], denn wie Untersuchungen mit

[1] RAWSON, R. W.: Ann. N. Y. Acad. Sci. **50**, 491 (1949).
[2] GROSS, J., u. C. LEBLOND: Proc. Soc. exp. Biol. (N. Y.) **76**, 686 (1951).
[3] LIPNER, H. J., S. B. BARKER u. T. WINNICK: Endocrinology **51**, 406 (1952).

radioaktivem Thyroxin ergaben, ist dieses Organ recht aktiv in der Degradierung des Schilddrüsenhormones[1].

e) Wirkungsmechanismus des Thyroxins

Das Schilddrüsenhormon übt einen tiefgreifenden Einfluß auf alle untersuchten Stoffwechselfunktionen aus. Im Gegensatz zu den Sexualhormonen ist es kaum möglich, zwischen Endorganen und nichtansprechenden Geweben zu unterscheiden. Diese Beobachtung macht es wahrscheinlich, daß die Aufgabe des Thyroxins eine fundamentale sein muß, die weniger spezifische Zellfunktionen betrifft, als vielmehr den *Energiestoffwechsel aller Zellen*. Wie dem Kliniker aus der Bestimmung des Grundumsatzes seit langem bekannt ist, besteht eine auffällige Korrelation zwischen der Aktivität der Schilddrüsenhormone und dem Sauerstoffverbrauch. Es wurde daher wiederholt versucht, die Funktion des Thyroxins als Cofaktor eines Atemenzymes zu interpretieren. So warf DRABKIN[2] die Frage auf, ob das Thyroxin das Cytochrom c aktiviere. Er selbst sah dies aber als sehr fraglich an, da nicht bloß Thyreoidectomie, sondern auch Adrenalectomie zu einer Abnahme der Cytochrom c-Konzentration führte, obschon die bei diesen beiden Krankheitsbildern beobachteten Ausfälle recht verschiedener Natur sind.

Gegenwärtig wird die Frage, ob das Thyroxin die Phosphorylierung durch *Entkopplung* von den oxydativen Vorgängen unterbreche, viel diskutiert[3,4,5]. Eine solche Entkopplung hat zur Folge, daß trotz normalem oder gesteigertem Sauerstoffverbrauch weniger Energie in Form von Phosphatestern gewonnen wird. Diese faszinierende Hypothese ergab sich zum Teil aus der Beobachtung, daß Entkopplung durch 2,4-Dinitrophenol, Azide, Tetracycline und ähnliche Substanzen zu einer Reihe von Symptomen führt, die von denjenigen beim Hyperthyreoidismus kaum unterscheidbar sind. Es sei an die Temperatursteigerung und an den erhöhten Sauerstoffverbrauch erinnert. 2,4-Dinitrophenol wurde auch vor etwa 20 Jahren, ähnlich wie heute noch gelegentlich das Thyroxin, zur Behandlung der Adipositas verwendet. An Analogien zwischen entkoppelnden Substanzen und Thyroxin auf klinischer, physiologischer und pharmakologischer Basis fehlt es nicht und es überrascht, daß diese Auffassung nicht früher postuliert wurde. Die unmittelbare Folge einer Entkopplung ist, daß trotz hohem Sauerstoffverbrauch wenig Energie gewonnen wird. Damit wird der ganze celluläre Energiestoffwechsel unökonomischer. Die „Unökonomie" der Thyreotoxicose manifestiert sich ja auch in den klinischen Symptomen, wie der Temperaturerhöhung, der Tachykardie, der muskulären Schwäche und der Magerkeit trotz kalorisch adäquater Ernährung. Wenn es auch noch keinesfalls bewiesen ist, daß der Wirkungsmodus des Thyroxins auf einer Entkopplung beruht, so vermag diese Deutung doch die größte Zahl der experimentellen Beobachtungen zu erklären und eröffnet gleichzeitig, als gute Arbeitshypothese, neue Wege zur Erforschung dieses Problemes. BRADY[6] faßte kürzlich in einem Übersichtsreferat die Zusammenhänge zwischen Thyroxinwirkung und Entkopplung wie folgt zusammen:

Eine Beziehung zwischen der Thyroxinfunktion und der Integrität der oxydativen Phosphorylierung kann kaum von der Hand gewiesen werden. Die Ausfallserscheinungen bei Thyroxinüberschuß brauchen nicht mit der physiologischen Aufgabe des Hormones identisch

[1] HARTMANN, N.: Z. physiol. Chem. **306**, 107 (1956).
[2] DRABKIN, D. L.: J. biol. Chem. **182**, 351, 335 (1950).
[3] LARDY, H. A.: In "The biology of phosphorus". Edited by L. F. WOLTERINK. East Lansing Mich.: Michigan State College Press 1951.
[4] KLEMPERER, H. G.: Biochem. J. **60**, 122 (1955).
[5] MARTIUS, C. und B. HESS: Arch. Biochem. Biophys. **33**, 486 (1951).
[6] BRADY, T. M.: Pharmacol. Rev. **7**, 335 (1955).

zu sein. Es ist unwahrscheinlich, daß ein geregelter Vorgang, wie etwa das Wachstum, durch die „entordnende" Wirkung des Thyroxins gesteuert wird. Andererseits ist es aber sehr wahrscheinlich, daß die Ausfallserscheinungen bei der Thyreotoxikose auf eine Unterbrechung der oxydativen Phosphorylierung durch Entkopplung zurückzuführen sind.

f) Nicht-endemischer familiärer Kretinismus als hereditäre Anenzymie

In der älteren medizinischen Literatur wurde immer wieder auf das gelegentliche Vorkommen einer familiären Form des Hypothyreoidismus in nicht-endemischen Gegenden aufmerksam gemacht. Diese Variante unterscheidet sich in mancher Hinsicht von den beiden klassischen Krankheitsbildern: a) dem *endemischen Hypothyreoidismus* mit angeborener Struma, die als Folge eines Jodmangels durch exzessive Stimulierung durch das thyreotrope Hormon einer Atrophie anheimfällt und b) dem *sporadisch auftretenden athyreoten Kretinismus* bei dem ein kongenitaler Ausfall der Schilddrüse vorliegt.

Im Gegensatz zu diesen beiden Formen kommt die von HUTCHISON und McGIRR[1,2] auf Grund von Untersuchungen mit I^{131} zum ersten Male scharf erfaßte Krankheit ausschließlich in nicht-endemischen Gegenden vor, ist meist familiär und als Erbkrankheit aufzufassen und zeichnet sich durch eine extreme Jodgier der Schilddrüse aus. Das rasch aus dem Kreislauf aufgenommene und in der Schilddrüse konzentrierte Jod wird proteingebunden und anschließend wieder in die Zirkulation entlassen, doch handelt es sich bei diesem proteingebundenen Jod sicher nicht um Thyroxin oder Trijodthyronin. Es liegt hier eine Störung der Schilddrüsenhormonsynthese vor, möglicherweise auf Grund eines genetisch bedingten Enzymdefektes.

g) Wirkungen des Schilddrüsenhormons auf Enzyme

Über Veränderungen der Konzentration von Enzymen bei hyper- und hypothyreotischen Tieren liegen mehrere hundert Untersuchungen chemischer[3] und histochemischer Art vor (Tab. 52). Bei der Großzahl dieser Untersuchungen ist nicht klar, ob es sich um spezifische hormonale Veränderungen oder um unspezifische Alterationen als Folge des abnormen Nahrungs- und Elektrolytstoffwechsels handelt. Die auffallendste Erscheinung beim Hyperthyreoidismus ist die Steigerung des Grundumsatzes, die sich in einer erhöhten Sauerstoffaufnahme der einzelnen Organe manifestiert[4-6]. Bei der Leber kann der Anstieg des QO_2 bis zu 23% betragen[7]. Gleichzeitig kommt es zu einer Konzentrationszunahme einer Reihe von Enzymen, von denen die α-Amylase[8], D-Aminosäure $\rightarrow O_2$-Transhydrogenase[9], Cytochrom-Oxydase und das Succinat-Oxydase-System[10-12] erwähnt seien. Die wichtigste Veränderung ist aber jedenfalls die Störung der Phosphorylierung durch Entkopplung, die zu einem Mangel an energiereichen Phosphatverbindungen führt[13,14].

[1] McGIRR, E. M., u. J. H. HUTCHISON: Lancet **1953**, 1117.
[2] HUTCHISON, J. H., u. E. M. McGIRR: J. clin. Endocr. **14**, 869 (1954).
[3] MALEY, G. F.: Amer. J. Physiol. **188**, 35 (1957).
[4] GERARD, R. W.: Amer. J. Physiol. **103**, 225 (1933).
[5] EULER, H. VON, u. R. ENDERLEIN: Biochem. Z. **261**, 226 (1933).
[6] BELASCO, I. J.: Endocrinology **28**, 153 (1941).
[7] ROHRER, A.: Biochem. Z. **145**, 154 (1924).
[8] SCHARLES, F. H., P. D. ROBB u. W. T. SALTER: Amer. J. Physiol. **111**, 130 (1935).
[9] KLEIN, J. R.: J. biol. Chem. **128**, 659 (1939).
[10] TIPTON, S. R., u. W. L. NIXON: Endocrinology **39**, 300 (1946).
[11] HOGEBOOM, G. H., W. C. SCHNEIDER u. G. E. PALADE: J. biol. Chem. **172**, 619 (1948).
[12] SMITH, R. H., u. H. G. WILLIAMS-ASHMAN: Biochim. biophys. Acta **7**, 295 (1951).
[13] LARDY, H. A., u. G. FELDOTT: Ann. N. Y. Acad. Sci. **54**, 636 (1951).
[14] KLEMPERER, H. G.: Biochem. J. **60**, 122 (1955).

Leberschnitte von hyperthyreotischen Tieren verlieren die Fähigkeit, die intracelluläre Kaliumkonzentration aufrechtzuerhalten und zeigen auch sonst Störungen der Osmoregulation. Interessanterweise nimmt die Mitochondrienzahl zu. Alle diese Erscheinungen können nach AEBI und ABELIN[1] als Folge einer Verarmung an energiereichen Phosphatestern gedeutet werden.

Tabelle 52. *Abhängigkeit des organspezifischen Enzymprofils von der Schilddrüsenfunktion* (ausgewählte Beispiele nach KNOX et al.[2])

Enzym	Organ (Species)	Eingriff	Änderung der Enzym- konzentration %	Schrift- tum
β-Glucuronidase	Leber (Ratte)	Thyroxin	+ 34	3
Kathepsin	Leber (Ratte)	Thyroxin	+ 56	4
D-Aminosäure → O₂-Trans- hydrogenase (-Oxydase) . . .	Leber (Ratte)	Thyreoidea sicca	+115	5
Xanthin → O₂-Trans- hydrogenase (-Oxydase) . . .	Leber (Ratte)	Thyroxin	+620	6, 7
Oxydase-System	Leber (Ratte)	Thyreoidea sicca	+ 53	8
Cytochrom c	Leber (Ratte)	DL-Thyroxin	+ 35	9
Cytochrom-Oxydase	Leber (Ratte)	Thyreoidea sicca	+ 47	8
Katalase	Leber (Ratte)	Thyroxin	— 25	10
		Methylthiouracil	+ 30	10

C. Insulin[11, 12]

a) Das Diabetesproblem[13]

Sieht man heute die Monographie NAUNYNs[14] „Der Diabetes Mellitus", die im Jahre 1898 bereits in ihrer zweiten Auflage vorlag, durch, so überrascht, wie viele grundsätzliche und auch heute noch gültige biochemische Beobachtungen über die Pathogenese des Diabetes damals schon gemacht waren. Die „Azoo-amylie", das heißt der Glykogenverlust des pankreatektomierten Tieres war bekannt. MINKOWSKY hatte bereits gezeigt, daß die Verabreichung von Fructose auch beim pankreatektomierten Tier noch zu einer Glykogenspeicherung führt. Der Stoffwechseldefekt wurde im Zuckermetabolismus lokalisiert, doch war eine genauere Umschreibung der Läsionen bei der damaligen Unkenntnis des Intermediärstoffwechsels nicht möglich. Die Entdeckung des Insulins durch BEST

---

[1] AEBI, H., u. I. ABELIN: Biochem. Z. **324**, 364 (1953).

[2] KNOX, W. E., V. H. AUERBACH u. E. C. C. LIN: Physiol. Rev. **36**, 164 (1956).

[3] PITTONI, A., u. E. BARBIERI: Boll. Soc. tal. Biol. sper. **29**, 342 (1953).

[4] MATHIES, J. C., L. PALM u. O. H. GAEBLER: Endocrinology **49**, 571 (1951).

[5] KLEIN, J. R.: J. biol. Chem. **128**, 659 (1939).

[6] REMY, C., et al.: Proc. Soc. exp. Biol. (N. Y.) **73**, 573 (1950).

[7] WESTERFELD, W. W., u. D. A. RICHERT: J. biol. Chem. **199**, 819 (1952).

[8] TIPTON, S. R., et al.: Amer. J. Physiol. **145**, 693 (1945/46).

[9] DRABKIN, D. L.: J. biol. Chem. **182**, 335 (1950).

[10] RAMACHANDRAN, L. K., u. P. S. SARMA: J. Sci. Res. (India) **13 B**, 115 (1954).

[11] *Hb.:* JENSEN, H.: In "The Hormones". Edited by G. PINCUS and K. V. THIMAN. New York. N. Y.-Academic Press. **1**, 301 (1948). — STETTEN, D. W., u. B. BLOOM: In "The Hormones". Edited by G. PINCUS and K. V. THIMAN. New York. N. Y.-Academic Press. **3**, 175 (1955).

[12] *Uer.:* BEASER, S. B.: New Engl. J. Med. **251**, 698, 737 (1954). — STADIE, W. C.: Amer. J. Med. Sci. **229**, 233 (1955). — STADIE, W. C.: Physiol. Rev. **34**, 53 (1954). — LEVINE, R., u. M. S. GOLDSTEIN: Recent Progr. Hormone Res. **11**, 343 (1955). — HASTINGS, A. B., A. E. RENOLD u. C. T. TENG: Recent Progr. Hormone Res. **11**, 381 (1955).

[13] *M.:* STAUB, H.: Kohlehydratstoffwechsel, Insulin und Diabetes. Stuttgart: Thieme 1956.

[14] NAUNYN, B.: Der Diabetes Mellitus. Wien: Hölder 1898.

und BANTING[1] ermöglichte das Studium der Insulinwirkung am intakten Tier und im isolierten Gewebe. Zwei Hypothesen des Insulinmangel-Diabetes wurden in der Folge entwickelt, von denen die eine den wichtigsten pathogenetischen Faktor in einer „Unterverwertung der Glucose", die andere in einer „Überproduktion der Glucose" sah. Die Beobachtung von HOUSSAY[2], daß Hypophysektomie den Diabetes bei Pankreatektomie zu korrigieren vermag, stimulierte die Erforschung der Wechselbeziehungen zwischen den einzelnen Drüsen der inneren Sekretion. Der Nachweis, daß Adrenalektomie[3] eine ähnliche Wirkung hat, macht es wahrscheinlich, daß der hypophysäre Effekt wenigstens teilweise über die Nebennieren erfolgt. Beide Eingriffe in das endokrine System wurden in den letzten Jahren mit mehr oder weniger Erfolg auch zur Behandlung schwerster, therapieresistenter Diabetespatienten herangezogen.

Wenn wir die große Zahl von wichtigen Beiträgen zur Kenntnis der Stoffwechselstörungen beim Diabetes während der letzten 20 Jahre überspringen und uns den neueren Arbeiten zuwenden, so ist auch heute wieder die physiologische Funktion des Insulins das Hauptproblem der Forschung. Zur Zeit sind besonders drei Hypothesen zu erwähnen, die den Angriffspunkt und Wirkungsmechanismus dieses Hormones zu erklären versuchen (Abb. 55): 1. Steuerung der Permeabilität, 2. Aktivierung eines spezifischen Enzymes des Kohlenhydratstoffwechsels und 3. Regulation der oxydativen Phosphorylierung.

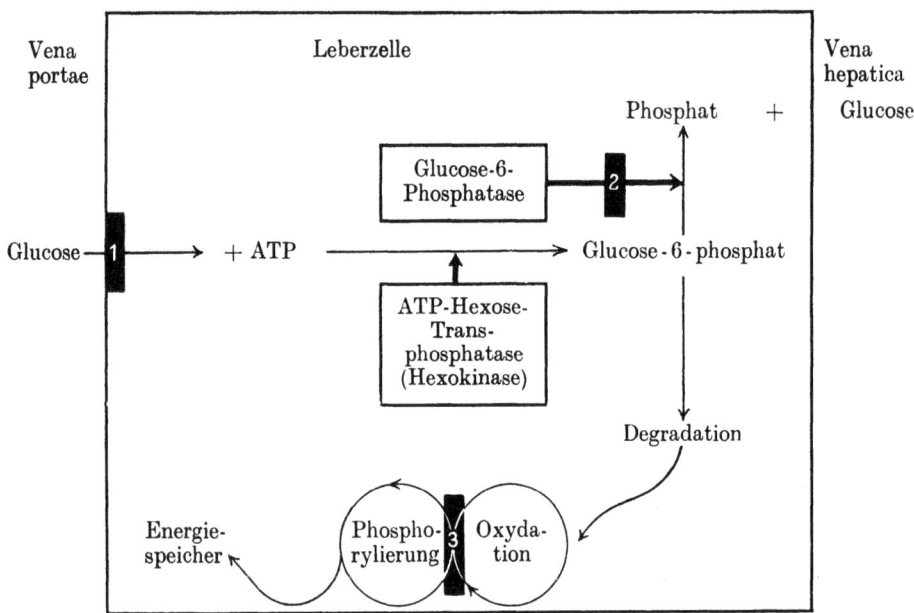

Abb. 55. Hypothesen über den Angriffspunkt des Insulins

b) Permeabilitätsstörung als „Ursache" des Diabetes

Bereits HÖBER[4] und LOEWI[5] vertraten die Auffassung, daß die biochemischen Ausfallserscheinungen nur Folge eines gestörten Glucosetransportes in die Zellen

[1] BEST, C. H., u. F. G. BANTING: J. Lab. clin. Med. 7, 251 (1922).
[2] HOUSSAY, V. A., u. A. BIASOTTE: Endocrinology 15, 511 (1931).
[3] LONG, C. N. H., u. F. D. W. LUKENS: J. exp. Med. 63, 465 (1936).
[4] HÖBER, R.: Biochem. Z. 60, 253 (1914).
[5] HÄUSLER, J., u. O. LOEWI: Arch. ges. Physiol. 210, 238 (1925).

seien. Eine direkte Überprüfung dieser Frage ist auch heute noch schwierig, doch seien einige typische Experimente angeführt, aus denen hervorgeht, daß beim Insulinmangel die Permeabilität der Zellmembran für Glucose gestört ist und daß sie durch die Verabreichung von Insulin normalisiert wird.

Experiment von PARK[1]: Ein direktes Studium der Penetration von Zucker in die Zellen ist nicht möglich, da die Glucose im Moment des Eindringens phosphoryliert wird. PARK versuchte, die eigentliche Penetration von der Phosphorylierung zu separieren. Durch Inkubation von Diaphragma mit Glucose bei niedriger Temperatur gelang es ihm, die enzymatischen Vorgänge mehr zu unterdrücken als die Penetration des Zuckers und auf diese Weise die Permeabilität direkt zu messen. Wurde das Gewebe einem diabetischen Tier entnommen, so betrug die Zuckeraufnahme bloß etwa $1/4$ bis $1/5$ der Aufnahme normaler Gewebe.

Experiment von ROSS[2, 3]: Der Übertritt des Blutzuckers in die Kammerflüssigkeit des Auges erfolgt durch das Corpus ciliare. Durch gleichzeitige Analyse der Glucose-Konzentration im Blut und im Kammerwasser gelingt es, die Penetration an diesem isolierten System zu untersuchen. Wie aus den auf Tab. 53 wiedergegebenen Experimenten hervorgeht, besteht kein Zweifel, daß das Insulin eine regulierende Wirkung auf die Permeabilität der Blut-Kammerwasserschranke ausübt.

Tabelle 53. *Glucose-Transfer über die Blut-Kammerwasserschranke beim normalen und alloxan-diabetischen Kaninchen* (nach ROSS[2, 3])

Experiment	Geschwindigkeit des Glucose-Transfers in Einheiten
Normale Tiere	199 ± 36
Alloxan-diabetische Tiere	102 ± 10
Abnahme	97 ± 38

c) Insulin als Aktivator oder Induktor von Enzymen

Die Hypothese, daß das Primärereignis beim Diabetes auf einer Alteration von Enzymen beruhen könnte, ist alt. FOSTER[4] untersuchte bereits im Jahre 1867 die Konzentration der Plasma-α-*Amylase* bei sechs Patienten mit Diabetes mellitus, fand aber keine abnormen Veränderungen. Sein Schluß: "the disease is due not to any excess but rather to some modified action of ferment" ist in Anbetracht des damaligen Standes der Enzymologie überraschend und mutet im Lichte der zukünftigen Entwicklung der Diabetes-Forschung geradezu prophetisch an. Das Verhalten der α-Amylase beim Diabetes wurde seither wiederholt analysiert. Entgegen älteren Beobachtungen über angebliche Zu- oder Abnahme der Plasma-Konzentration des Enzymes fanden neuere Untersucher nur geringfügige Alterationen[5-8]. Die einzig relativ konstante Veränderung ist die Abnahme der Konzentration der Plasma-α-Amylase bei Leberkrankheiten (vgl. S. 499), die allerdings beim Diabetes mellitus häufig sind. Veränderungen in der α-Amylase-Konzentration sind beim Diabetes mellitus nicht zu erwarten, spielt dieses Enzym doch beim intracellulären Kohlenhydratumsatz überhaupt keine Rolle.

Die Abklärung des Intermediärstoffwechsels der Glucose während der letzten 25 Jahre ließ von neuem den Gedanken aufkommen, daß beim Diabetes ein bestimmtes Enzym fehlen könnte, vielleicht als Folge des Mangels an Insulin, dem eine Art Cofaktorfunktion zugedacht wurde. Der Nachweis, daß beim Übertritt der Glucose aus dem Blut in die Leberzellen die *APT → Glucose-Transphosphatase* (Hexokinase) wesentlich beteiligt ist, ließ vermuten, daß das Insulin

[1] PARK, C. R.: J. clin. Invest. **32**, 593 (1953).
[2] Ross, E. J.: J. Physiol. **112**, 229 (1951).
[3] Ross, E. J.: J. Physiol. **116**, 414 (1952).
[4] FOSTER, M.: J. Anat. **1**, 107 (1867).
[5] ROE, J. H., B. W. SMITH u. C. R. TREADWELL: Proc. Soc. exp. Biol. (N. Y.) **87**, 79 (1954).
[6] COHEN, S. J.: Amer. J. Physiol. **69**, 125 (1924).
[7] REID, C., u. B. NARAYANA: Quart. J. exp. Physiol. **20**, 305 (1930).
[8] TUBA, J., u. G. S. WIBERG: Canad. J. Med. Sci. **31**, 377 (1953).

ein Aktivator dieses Enzymes sein könnte, und daß der Glykogenschwund der Leber beim Diabetes auf einen Ausfall des Glucose-Transportes in die Zelle zurückzuführen sei. Diese besonders von den CORIS[1] vertretene Auffassung konnte aber nie bewiesen werden. Die im vorangehenden Abschnitt angeführten Experimente machen zwar wahrscheinlich, daß die Zellpermeabilität für Glucose beim Diabetiker abnorm ist, doch widerlegen sie die Auffassung, daß die Transportstörung auf einen Ausfall in der Phosphorylierung zurückzuführen ist. Es muß auch betont werden, daß es in vitro nie gelang, beim Diabetes eine Abnahme der Konzentration der ATP → Glucose-Transphosphatase (Hexokinase) in Erythrocyten[2], Niere oder Muskulatur[3] nachzuweisen.

HASTINGS et al.[4] postulierten kürzlich eine alternative Hypothese, wonach das Insulin nicht die Konzentration der ATP → Glucose-Transphosphatase (Hexokinase) in der Leber reguliere, sondern diejenige der *Glucose-6-Phosphatase*. Dieses Enzym spielt bei der Blutzuckerregulation eine wichtige Rolle, spaltet es doch das Glucose-6-phosphat vor dem Übertritt in den Blutstrom in Glucose und Phosphat (Abb. 40). Bei diabetischen Tieren nahm die Enzymkonzentration in der Leber stark zu[4], woraus auf eine Ablenkung des Zuckers aus der Leberzelle in den Blutstrom mit daraus resultierender Hyperglykämie und Glykogenschwund in der Leber geschlossen werden könnte. Verabreichung von Insulin führte innerhalb 6—12 Std. zu einer Normalisierung der Enzymkonzentration. Auch LANGDON und WEAKLEY[5] berichteten kürzlich, daß die Glucose-6-Phosphatase-Konzentration in der Leber von alloxan-diabetischen Ratten auf das Doppelte ansteigt und nach der Verabreichung von Insulin rasch normalisiert wird. ASHMORE et al.[6]

Tabelle 54. *Abweichungen im Zuckerstoffwechsel bei der Glykogenspeicherkrankheit und beim Diabetes mellitus*

	Glykogenspeicherkrankheit	Diabetes mellitus
Nüchternblutzuckerkonzentration	erniedrigt (Hypoglykämie)	erhöht (Hyperglykämie)
Fasten	Hypoglykämie und Ketose	Normalisierung des Blutzuckers
Glucosebelastung	geringe initiale Hyperglykämie	starke initiale Hyperglykämie
Fructose- und Galaktosebelastung	normal	normal
Leberglykogen	Speicherung	Schwund
Glucose-6-Phosphatase-Konzentration (Leber)	stark vermindert (Hypenzymie)	stark erhöht (Hyperenzymie)

glauben, daß es sich bei der Abhängigkeit der Glucose-6-Phosphatase-Konzentration in der Leber um eine Enzym-Induktion (vgl. S. 75ff.) handelt: "The nature of the change that occurs in glucose-6-phosphatase in diabetes suggests that this enzyme adapts in response to a decreased ability of the peripheral tissues to utilize glucose, thus bringing about an increase in the concentration of blood sugar." Nach dieser Hypothese liegt das Primärereignis beim Diabetes

[1] CORI, C. F.: 1st Internat. Congr. Biochem. **9**, 25 (1949).
[2] CHRISTENSEN, W. R., C. H. PLIMPTON u. E. G. BALL: J. biol. Chem. **180**, 791 (1949).
[3] STADIE, W. C., u. N. HAUGAARD: J. biol. Chem. **177**, 311 (1949).
[4] ASHMORE, J., A. B. HASTINGS u. F. B. NESBETT: Proc. Nat. Acad. Sci. **40**, 673 (1954).
[5] LANGDON, R. G., u. D. R. WEAKLEY: J. biol. Chem. **214**, 167 (1955).
[6] ASHMORE, J., et al.: Metabolism **5**, 774 (1956).

in einer peripheren Verwertungsstörung. Die resultierende Hyperglykämie führt zu
einer Zunahme der Glucose-6-Phosphatase-Konzentration, die ihrerseits den
Glykogenabbau in der Leber fördert. Diese Hypothese öffnet neue Wege zum
Studium der Stoffwechselveränderungen beim Diabetes. Es wurde kürzlich auch
postuliert, daß die hypoglykämische Wirkung gewisser Sulfonamide auf einer
Hemmwirkung der Glucose-6-Phosphatase beruhen soll.

Es ist in diesem Zusammenhang erwähnenswert, daß die Ausfälle im Glucose-Stoffwechsel
bei der Glykogenspeicherkrankheit (vgl. S. 142) und beim Diabetes mellitus in mancher
Hinsicht gegenteiliger Natur sind (Tab. 54). Damit mag das entgegengesetzte Verhalten der
Glucose-6-Phosphatase-Konzentration in Beziehung stehen, die bei der Glykogenspeicher-
krankheit stark vermindert (Hypenzymie), beim Diabetes mellitus aber abnorm hoch ist
(Hyperenzymie).

d) Störung der oxydativen Phosphorylierung

STADIE und seine Mitarbeiter[1] trugen ein ansehnliches Beweismaterial zusammen, wonach beim Diabetes das „Primärereignis" in einer Läsion der oxydativen Phosphorylierung liegen könnte.

Bei einer Untersuchung von Rattendiaphragma in vitro[2] mit und ohne Zusatz von Insulin
zeigte sich, daß in der Anwesenheit von Insulin etwa 12 $\mu M/g/$Std. mehr energiereiche Phosphat-
Ester gebildet werden als ohne Insulin. Da gleichzeitig weder eine Zunahme der Sauerstoffaufnahme erfolgte noch eine Änderung des respiratorischen Quotienten, kann dies nur
dadurch interpretiert werden, daß die oxydative Phosphorylierung bei Zusatz von Insulin
ökonomischer abläuft, d. h. daß mehr Energie in Form von Phosphaten konserviert wird.
Ein indirekter Hinweis auf eine solche Störung findet sich auch in der Beobachtung, daß die
Acetylierung von p-Aminobenzoesäure in Alloxanratten stark abnimmt[3]. Zu dieser Acetylierung werden energiereiche Phosphate benötigt. In einem Mitochondrienpräparat aus
Rattenleber gelang es kürzlich STADIE[1] zu zeigen, daß die Bildung von ATP bei der Oxydation
von Pyruvat und β-Oxybuttersäure bei diabetischen Tieren stark vermindert ist.

Die Hypothese, daß die oxydative Phosphorylierung beim Diabetiker gestört
ist, hat große Anziehungskraft. Es ist bekannt, daß zur Aufrechterhaltung der
normalen Permeabilität wie auch zur Phosphorylierung von Glucose durch die
ATP $\rightarrow$ Glucose-Transphosphatase (Hexokinase) ATP benötigt wird. Bei Ausfall
einer genügenden ATP-Synthese infolge Insuffizienz der oxydativen Phosphorylierung sind daher die beiden zur Stützung der besprochenen Hypothesen erwähnten
Ausfälle zu erwarten und können als sekundäre Erscheinungen aufgefaßt werden.
Diese Hypothese hat auch den Vorteil, daß sie die multiplen Stoffwechseldefekte
im Kohlenhydrat-, Fett- und Eiweißstoffwechsel durch ein einheitliches Primärereignis zu deuten vermag.

e) Insulinase

Insulin wird im Organismus rasch zerstört[4-7], und es wurde daher schon
lange vermutet, daß im Körper ein Insulin abbauendes Enzym, eine Insulinase,
vorkommt. SCHMIDT und SAATCHIAN[6] inkubierten Insulin mit verschiedenen
Organhomogenaten des Kaninchens und beobachteten eine rasche Inaktivierung
des Hormones. MIRSKY und BROH-KAHN[7] analysierten die insulin-zerstörende
Wirkung verschiedener Organe mittels einer biologischen Methode und fanden
die höchste Wirkung in der Leber und in der Niere. Nach ihren Untersuchungen
handelt es sich bei der Insulinase um ein hitzelabiles Enzym, das Magnesium und
Mangan als anorganische Komplemente benötigt. Das Enzym soll mit keiner der

[1] STADIE, W. C.: Amer. J. Med. Sci. **229**, 233 (1955).
[2] HAUGAARD, N., J. B. MARSH u. W. C. STADIE: J. biol. Chem. **189**, 59 (1951).
[3] CHARALAMPOUS, F. C., u. D. M. HEGSTED: J. biol. Chem. **180**, 623 (1949).
[4] GREELEY, P. O.: Amer. J. Physiol. **127**, 17 (1940).
[5] MIRSKY, I., et al.: J. clin. Invest. **27**, 515 (1948).
[6] SCHMIDT, A. A., u. L. L. SAATCHIAN: Z. exper. Biol. **11**, 42 (1929).
[7] MIRSKY, I. A., u. R. H. BROH-KAHN: Arch. Biochem. **20**, 1 (1949).

bekannten Peptidasen identisch sein. VAUGHAN[1] gelang es, aus Rattenleber die Insulinase in etwa 30facher Konzentration zu reinigen. Durch die Verwendung von J^{131} markiertem Insulin kann der umständliche Insulin-Nachweis im Tierversuch heute umgangen werden[2]. Mit dieser Methode wurde gezeigt, daß es sich bei der Insulin-Inaktivierung sicher um einen enzymatischen Prozeß durch ein hitzelabiles Enzym mit einem optimalen p_H zwischen 7,5 und 8 handelt[3]. Aus Versuchen mit Inhibitoren geht hervor, daß zur Aktivität des Enzymes freie SH-Gruppen notwendig sind[4,5]. MIRSKY et al.[6] postulierten kürzlich, daß die hypoglykämische Wirkung gewisser Sulfonamide möglicherweise auf einer Hemmung der Insulinase beruht und daß eine Zunahme der Konzentration dieses Enzymes in der Leber bei der Ätiologie des Insulinmangel-Diabetes eine Rolle spielen könnte[7].

f) Biochemische Grundlagen der Fructose-Therapie

"It is known that laevulose is not dealt with in the human organism in the same way as dextrose is but follows its own path. A patient whose power of burning dextrose is seriously impaired may yet utilize laevulose in the normal manner"[7]. Dieses seit über 50 Jahren bekannte differenzierte Verhalten der Glucose und Fructose ist durch zahlreiche tierexperimentelle und klinische Studien belegt. Die Ursache für die Stoffwechsel-Unabhängigkeit der beiden strukturell ähnlichen Substanzen ist im Intermediärstoffwechsel zu suchen. Im Gegensatz zum Abbau der Glucose, der seit einiger Zeit in allen Einzelheiten abgeklärt ist, begann die Identifizierung der Intermediärprodukte und der Enzyme der Fructose-Degradierung erst vor wenigen Jahren[8] (Abb. 56). Im Gegensatz zum Glucose-Abbau sind nur zwei Enzyme zum Fructose-Abbau notwendig.

In Muskel- und Leberextrakten wird die Fructose zunächst durch die $ATP \rightarrow Fructose$-Transphosphatase (Fructokinase) phosphoryliert[9,10]. Nach den Untersuchungen von LEUTHARDT und TESTA[11,12] reagiert der Zucker dabei stöchiometrisch mit ATP unter der Bildung von Fructose-1-phosphat und ADP. Das zweite Enzym ist die *Fructose-1-phosphat-triosephosphat-Lyase* (1-Phosphofructoaldolase), die die Spaltung des Fructose-1-phosphates in Glycerinaldehyd und Phosphodioxyaceton katalysiert. Entgegen älteren Auffassungen[13] soll dieses Enzym nach den Untersuchungen von LEUTHARDT et al.[14] nicht mit der FDP-triosephosphat-Lyase (Aldolase) identisch sein. Fructose-1-phosphat wird von Leber-, nicht aber von Muskel und Hirn-Homogenaten in Glucose-1-phosphat umgewandelt[15]. Es wurde daher angenommen, daß es sich dabei um eine direkte Konversion durch eine Phosphofructomutase handle. Nach den oben erwähnten Untersuchungen ist es aber wahrscheinlicher, daß das Fructose-6-phosphat zunächst zu Glycerinaldehyd und Phosphodioxyaceton abgebaut und anschließend über die in Abb. 56 rechts eingezeichneten Reaktionen zu Glucose-6-phosphat synthetisiert wird. Eine sog. Phosphofructomutase gibt es wahrscheinlich nicht.

Aus diesen enzymologischen Studien ist zu entnehmen, daß der Abbau der Fructose im gesunden Organismus erstens auf einem von der Glucose verschiede-

---

[1] VAUGHAN, M.: Biochim. biophys. Acta **15**, 432 (1954).
[2] MIRSKY, I. A., G. PERISUTTI u. F. J. DIXON: J. biol. Chem. **214**, 397 (1955).
[3] DE BARBIERI, A., u. M. GRASSI: Farmaco **6**, 170 (1951).
[4] MIRSKY, I. A., G. PERISUTTI u. D. DIENGOTT: Metabolism **5**, 156 (1956).
[5] LEHMANN, H., u. H. SCHLOSSMANN: J. Physiol. **94**, 15 (1938).
[6] MIRSKY, I. A.: In Ciba Foundation Colloquia on Endocrinology, London **6**, 263 (1953).
[7] GARROD, A. E.: Inborn Errors of Metabolism. p. 6. London: Frowde, Hodder and Stoughton 1909.
[8] RACKER, E.: Advanc. Enzymol. **15**, 141 (1954) *(Uer.)*.
[9] SLEIN, M. W., G. T. CORI u. C. F. CORI: J. biol. Chem. **186**, 763 (1950).
[10] CORI, G. T., et al.: Biochim. biophys. Acta **7**, 304 (1951).
[11] LEUTHARDT, F., u. E. TESTA: Helv. chim. Acta **33**, 1919 (1950).
[12] LEUTHARDT, F., u. E. TESTA: Helv. chim. Acta **34**, 931 (1950).
[13] MEYERHOF, O., K. LOHMANN u. P. SCHUSTER: Biochem. Z. **286**, 319 (1936).
[14] LEUTHARDT, F., E. TESTA u. H. P. WOLF: Helv. chim. Acta **36**, 227 (1953).
[15] CORI, G. T., etal.: Biochim. biophys. Acta **7**, 304 (1951).

nen Weg erfolgt und zweitens weniger Enzyme erfordert als die Degradierung der
Glucose. Diese beiden wichtigen Folgerungen bestätigen die schon früher an in
vivo Experimenten gemachten Beobachtungen. Sowohl aus Tierversuchen wie
aus dem klinischen Experiment ist bekannt, daß Fructose rascher abgebaut wird
als Glucose. Dafür sprechen besonders die folgenden drei Beobachtungen: der im
Vergleich zur Glucose raschere Abfall der Plasma-Fructose-Konzentration nach

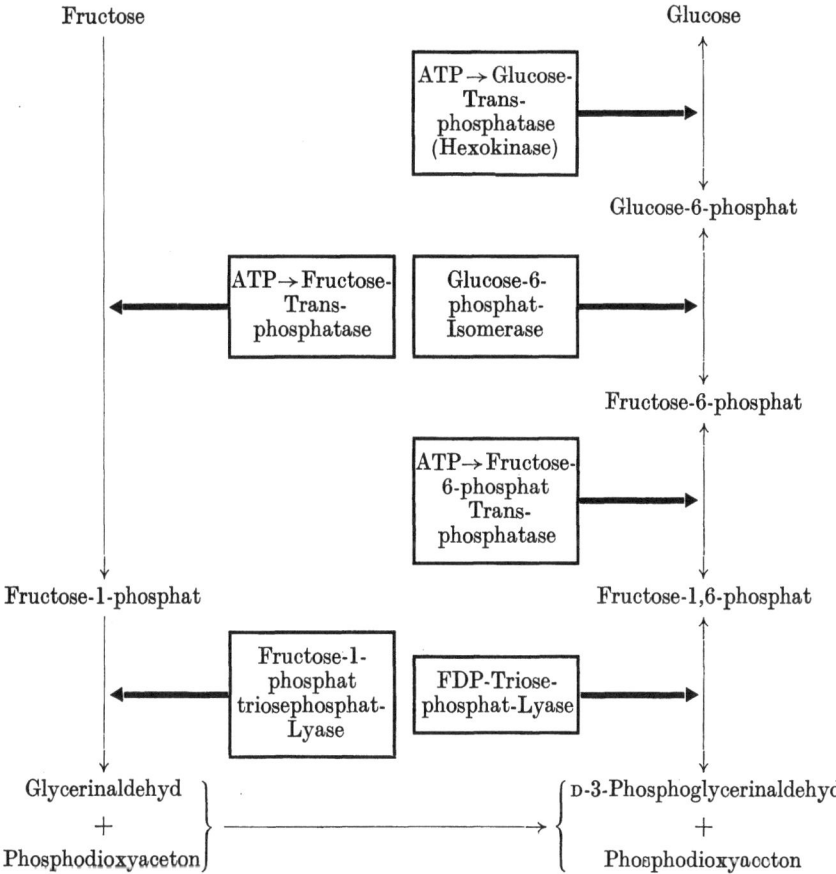

Abb. 56. Fructose- und Glucose-Abbau in der Leber

intravenöser Belastung[1,2], die im Vergleich zur Glucosetoleranz bei der Fructose-
Belastung rascher ansteigenden Konzentrationen der Plasma-Brenztraubensäure[2]
und des anorganischen Plasma-Phosphates[2].

Es ist, wie aus den auf S. 201 gemachten Ausführungen hervorgeht, wahrscheinlich, daß das Insulin über die Glucose-6-Phosphatase direkt und über den
Glucose-Transfer indirekt eine regulierende Wirkung auf den Glucose-Stoffwechsel ausübt. Im Gegensatz dazu hat das Insulin keine Wirkung auf den Abbau der Fructose. Dies geht deutlich aus zwei in vivo Beobachtungen hervor.
Zunächst fehlt beim Gesunden bei einer Fructosebelastung die posthyperglyk-
ämische Hypoglykämie nach einfacher Belastung und der Staub-Effekt, der wahrscheinlich auf eine Ausschüttung von Extra-Insulin zurückzuführen ist[3,4] nach

[1] LEUBNER, H., u. F. GABL: Wien. Z. inn. Med. **29**, 545 (1948).
[2] PLETSCHER, A., H. FAHRLÄNDER u. H. STAUB: Helv. physiol. Acta **9**, 46 (1951).
[3] STAUB, H.: Z. klin. Med. **104**, 587 (1926).
[4] PLETSCHER, A., et al.: Helv. physiol. Acta **8**, 306 (1950).

Doppelbelastung[1-3]. Zweitens verläuft die Fructose-Belastung im Gegensatz zur Glucose-Toleranz-Kurve beim Gesunden und beim Diabetiker gleich[1, 2, 4]. Diese biochemischen und physiologischen Erörterungen machen es verständlich, weshalb die Verabreichung der Fructose bei Diabetikern und Leberkranken derjenigen von Glucose überlegen ist. Die Gabe von Glucose im diabetischen Koma führt zu einer Potenzierung der bereits vorliegenden Defekte des Kohlenhydrat-abbaues, verstärkt die Hyperglykämie und Glucosurie und fördert indirekt die Bildung von Ketokörpern. Durch die Verabreichung von Fructose gelingt es unter Umgehung der endokrin-biochemischen Störung den Zellstoffwechsel zu normalisieren, was sich klinisch in einer raschen Reduktion der Bildung von Ketokörpern und einer Normalisierung des Stickstoff-Katabolismus ohne gleich-zeitige Aggravierung der Hyperglykämie und Glucosurie manifestiert. Prinzipiell ist allerdings festzuhalten, daß eine Zuckerverabreichung bei eindeutig hyper-glykämischen Zuständen überflüssig, vielleicht sogar schädlich ist.

D. Steroidhormone[5-7]

Biosynthese des Steroidnucleus

Die Grundstruktur der Steroidhormone ist ein Cyclopentanperhydrophenanthren-Kern. Dieselbe Struktur wird bei einer Reihe anderer Substanzen mit biologischer Aktivität wie Herzglycosiden (Digitalis, Strophanthus, Scilla, Convallaria, Bufotoxine), Vitaminen (Ergo-sterol), Gallensäuren und dem Cholesterin angetroffen. Seit Jahren ist bekannt, daß Chole-sterin von den meisten Organen synthetisiert wird. Es war daher zu hoffen, daß eine Abklä-rung der Biosynthese des Cholesterins gleichzeitig Licht auf diejenige der Steroidhormone werfen würde. Die Möglichkeit, einerseits Deuterium, andererseits die Kohlenstoffisotope C^{13} und C^{14} zur Markierung von Substanzen zu verwenden, ermöglichte eine Bausteinanalyse der Steroide. RITTENBERG und SCHOENHEIMER[8] erbrachten den Nachweis, daß oral verab-reichtes Deuteriumoxyd (DO) bei Ratten in Cholesterin eingebaut wird. Ebenso bedeutungs-voll war die Beobachtung von BLOCH et al.[9], daß auch markiertes Acetat in den Cholesterin-ring inkorporiert wird. Diese Untersuchungen sind noch immer im Gange, und wenn auch Einstimmigkeit darüber besteht, daß der Steroidkern, wie dies schon lange postuliert wurde, aus Acetaten aufgebaut wird, so stehen die dabei auftretenden Intermediärprodukte noch keinesfalls fest. Wahrscheinlich kommt es zunächst zur Bildung von Isoprenen und anschlie-ßend Squalenen, die sich zuletzt zur Kernform zusammenlegen.

Die *Synthese von Cholesterin* aus markiertem Acetat kann mittels der Organperfusion[10] oder in Gewebsschnitten[11] verfolgt werden. BUCHER[11] zeigte, daß auch im Leberhomogenat eine Cholesterinsynthese stattfindet, falls Phosphat, Nicotinamid, Magnesium, ATP und DPN zugesetzt werden. RABINOWITZ und GURIN[12] isolierten aus Leberhomogenaten ein wasser-lösliches Enzymsystem, das ebenfalls in vitro Cholesterin synthetisiert.

Kann Cholesterin als Kern für die *Biosynthese von Steroidhormonen* dienen ? Es liegen einzelne Beobachtungen vor, die dies für einen Teil der Steroide wahrscheinlich machen. So demonstrierte BLOCH[13], daß markiertes Cholesterin von graviden Frauen zu Pregnandiol-3(β)-20(β) umgebaut wird. Bei Perfusion der Nebenniere des Schweines mit Cholesterin

[1] LEUBNER, H., u. F. GABL: Wien. Z. inn. Med. **29**, 545 (1948).

[2] PLETSCHER, A., H. FAHRLÄNDER u. H. STAUB: Helv. physiol. Acta **9**, 46 (1951).

[3] MARTIN, R. W., u. W. THEILEMANN: Klin. Wschr. **1942**, 217.

[4] NOORDEN, G. VON, u. S. ISAAC: Die Zuckerkrankheit und ihre Bedeutung. Berlin 1927.

[5] *M.*: DORFMAN, R. I., u. F. UNGAR: Metabolism of Steroid Hormones. Minneapolis, Minn.: Burgess 1953.

[6] *Hb.*: DORFMAN, R. I.: In "The Hormones". Edited by G. PINCUS and K. V. THIMAN. New York. N. Y.: Academic Press. **3**, 589 (1955).

[7] *Uer.*: VERZÀR, F.: Vitam. and Horm. **10**, 297 (1952). — DORFMAN, R. I.: Vitam. and Horm. **10**, 331 (1952).

[8] RITTENBERG, D., u. R. SCHOENHEIMER: J. biol. Chem. **121**, 235 (1937).

[9] BLOCH, K., E. BOREK u. D. RITTENBERG: J. biol. Chem. **162**, 441 (1946).

[10] SCHWENK, E., u. N. T. WERTHESSEN: Arch. Biochem. biophys. **40**, 334 (1952).

[11] BUCHER, N. L. R.: J. Amer. chem. Soc. **75**, 498 (1953).

[12] RABINOWITZ, J. L., u. S. GURIN: Biochim. biophys. Acta **10**, 345 (1953).

[13] BLOCH, K.: J. biol. Chem. **157**, 661 (1945).

konnte im venösen Blut Cortisol und Corticosteron nachgewiesen werden[1]. Bei Patienten mit maskulinisierendem malignem Nebennierentumor wurden die Isotopen von markiertem Cholesterin im Androsteron und Ätiocholan-3-ol-17-on aufgefunden[2]. Aus diesen Beobachtungen geht hervor, daß eine Umwandlung von Cholesterin in Androgene, Pregnandiol und Progesteron möglich ist. Ob dies in vivo die Regel oder die Ausnahme ist, kann nicht entschieden werden. Einzig bei Oestrogenen gelang es bisher noch nie, eine Synthese aus Cholesterin zu beobachten.

E. Androgene[3, 4]

a) Enzymatische Degradation der Androgene

Es ist seit langem bekannt, daß eine Implantation von Testosteron in die Milz bedeutend geringere androgene Wirkungen hervorruft als etwa die subcutane Applikation. Diese Beobachtung wurde dahin ausgelegt, daß die Leber Androgene zu inaktivieren vermag. Seit den ersten in vitro Untersuchungen von KOCHAKIAN[5] und SAMUELS[6] wurde wiederholt beobachtet, daß die Leber Testosteron degradiert[7]. Eine Zusammenstellung der bisher in vitro nachgewiesenen Reaktionen findet sich in den Monographien von DORFMAN und UNGAR[8] und DORFMAN und SHIPLEY[9]. Intravenös verabreichtes Testosteron verschwindet auch bei hepatektomierten und nephrektomierten Tieren rasch aus dem zirkulierenden Blut, woraus auf einen extrahepatischen Abbau geschlossen werden muß. Diese Vermutung wurde auch in vitro bestätigt. Eine ganze Reihe normaler und krebsig entarteter Gewebe, darunter besonders die Prostata, Haut- und Brustkrebse, vermögen Testosteron zu inaktivieren[10,11]. Wichtig ist der Nachweis, daß auch die sekundären Geschlechtsorgane zum Abbau des Testosterons fähig sind. Der rege Metabolismus der Haut mag mit den mannigfachen Wirkungen der Androgene auf dieses Organ in Zusammenhang stehen. Bei der Prostata und dem Brustkrebs wird an eine Beziehung zur therapeutischen Wirkung der Steroidhormone gedacht. Interessant ist auch die Beobachtung, daß selbst menschliches Plasma in einem geeigneten System Testosteron zu degradieren vermag[12, 13]. Beim hier analysierten Enzym dürfte es sich um eine Testosteron → DPN-Transhydrogenase handeln.

b) In vitro Wirkung von Androgenen auf Enzyme

Eine größere Zahl von Untersuchungen wurden über den in vitro Effekt von Hormonen auf Enzyme veröffentlicht. Die darin angeführten Beobachtungen sind aus den folgenden Gründen schwer zu interpretieren und machen ein näheres Eingehen auf Einzelheiten überflüssig:

1. Eine Wirkung von Hormonen auf Enzyme läßt sich in vitro nur mit sehr großen, sicher unphysiologischen Hormonmengen erzielen.

2. DIRSCHERL[14] zeigte, daß ungereinigte Katalase von Testosteron aktiviert wird, während die Aktivität kristalliner Enzyme nicht beeinflußt wird. Der Reinheitsgrad der Enzyme wurde nur in wenigen Untersuchungen berücksichtigt.

3. In vitro Wirkungen von Hormonen auf Enzyme sind oft ganz verschieden von in vivo Effekten. So wird die Leberatmung durch Androgene in vitro gehemmt[15], während in der Leber von androgen-behandelten Tieren eine normale Zellatmung beobachtet wird[16].

[1] ZAFFARONI, A., O. HECHTER u. G. PINCUS: J. Amer. chem. Soc. **73**, 1390 (1951).
[2] UNGAR, F., u. R. I. DORFMAN: J. biol. Chem. **205**, 125 (1953).
[3] *M.*: DORFMAN, R. I., u. R. A. SHIPLEY: Androgens. New York, N. Y.: Wiley 1956.
[4] *Hb.*: DORFMAN, R. I.: In "The Hormones". Edited by G. PINCUS and K. V. THIMAN. New York. N. Y.: Academic Press. 1, 467 (1948); 3, 589 (1955). — PINCUS, G.: In "The Hormones". Edited by G. PINCUS and K. V. THIMAN. New York. N. Y.: Academic Press. **3**, 665 (1955).
[5] CLARK, L. C., u. C. D. KOCHAKIAN: J. biol. Chem. **170**, 23 (1947).
[6] SAMUELS, L. T.: Recent Progr. Hormone Res. **4**, 65 (1949).
[7] WEST, C. D.: Endocrinology **49**, 467 (1951).
[8] DORFMAN, R. I., u. F. UNGAR (1953): Metabolism of Steroid Hormones. Minneapolis Minn.: Burgess 1953.
[9] DORFMAN, R. I., u. R. A. SHIPLEY (1956): Androgens. New York. N. Y.: Wiley 1956.
[10] WOTIZ, H. H., u. H. M. LEMON: J. biol. Chem. **206**, 525 (1954).
[11] WOTIZ, H. H., H. M. LEMON u. A. VOULGAROPOULOS: J. biol. Chem. **209**, 437 (1954).
[12] RICHTERICH, R., H. H. WOTIZ u. H. M. LEMON: Experientia (Basel) **10**, 208 (1954).
[13] WOTIZ, H. H., R. RICHTERICH u. H. M. LEMON: J. biol. Chem. **213**, 969 (1955).
[14] DIRSCHERL, W., H. U. BERGMEYER u. W. KRÜSENKEMPER: Biochem. Z. **322**, 263 (1952).
[15] EISENBERG, E., O. S. GORDON u. H. W. ELLIOT: Endocrinology **45**, 113 (1949).
[16] KOCHAKIAN, C. D.: Ann. N. Y. Acad. Sci. **54**, 534 (1951).

4. Die Wirkung der Hormone auf Enzyme ist oft unspezifisch. So wird die Cytochrom-Oxydase des Herzmuskels durch Oestradiol, Testosteron und Progesteron gehemmt[1], was biologisch unverständlich erscheint.

5. Die Oberflächenaktivität und der Dispersionsgrad der Steroide führt zu zahlreichen unspezifischen physikalisch-chemischen Alterationen, die z. Z. noch wenig verstanden sind.

Diese Beobachtungen machen es wahrscheinlich, daß der in vitro Effekt von Steroidhormonen physikalisch-chemischer Natur ist und nicht auf eine direkte Beeinflussung der Enzymaktivität zurückgeführt werden kann.

c) In vivo Wirkung von Androgenen

Androgene sind nicht bloß für die Aufrechterhaltung der Sexualfunktion bedeutungsvoll, sondern haben auch einen tiefgreifenden Einfluß auf die extragenitalen Organe. Der Kliniker stellt die Diagnose Eunuch oder Eunuchoid auch unabhängig von Veränderungen der Sexualorgane auf Grund des typischen Habitus, der abnormen Fettverteilung, der Osteoporose, der typischen Hautfarbe und der Gelenk- und Bindegewebsschwäche. Der wichtigste extragenitale Effekt der Androgene ist ihre *protein-anabolische Wirkung*. Seit den ersten Beobachtungen über die stickstoff-retinierende Eigenschaft der Androgene beim Hund durch KOCHAKIAN[2] wurden über 100 Arbeiten über diesen Effekt beim Menschen veröffentlicht. Übereinstimmend wird die Steigerung der Eiweißsynthese hervorgehoben, und eine Reihe von Krankheiten, bei denen die negative Stickstoffbilanz im Vordergrund steht, werden mit Vorteil prophylaktisch oder therapeutisch mit Androgenen behandelt. Diese Beobachtungen machen es wahrscheinlich, daß ein großer Teil der „spezifischen Wirkungen" der Androgene auf Enzyme (Tab. 55) in Wirklichkeit Manifestationen der gesteigerten Enzymsynthese sind.

Tabelle 55. *Abhängigkeit des organspezifischen Enzymprofils von der Funktion der Gonaden bei männlichen Tieren* (ausgewählte Beispiele nach KNOX et al.[3])

Enzym	Organ (Species)	Eingriff	Änderung der Enzym-konzentration %	Schrifttum
Cholinesterase (Tributyrin-Hydrolyse)	Plasma (Ratte)	Kastration	—30	4
Saure Phosphatase	Prostata (Hund)	Kastration	—64	5
α-Amylase	Plasma (Ratte)	Oestradiol-propionat	—18	6
L-Glutaminat → Pyruvat-Transaminase	Prostata (Ratte)	Kastration	—84	7
D-Amino → O_2-Transhydrogenase(-Oxydase)	Leber (Ratte, kastriert)	Testosteron-propionat	+55	8
Succinat-Oxydase-System	Prostata (Ratte)	Kastration	—55	9

Umgekehrt führt chirurgische oder chemische Kastration bei männlichen Tieren fast regelmäßig zu einer Abnahme der Enzymkonzentration (Tab. 55). Es ist naheliegend, dies als Ausdruck der dabei auftretenden negativen Stickstoffbilanz zu interpretieren. Besonders interessant ist in diesem Zusammenhang das Verhalten

[1] ARON, C., J. MARESCAUX u. J. P. ISAAC: C. R. Soc. Biol. (Paris) **145**, 764 (1951).

[2] KOCHAKIAN, C. D.: Endocrinology **21**, 750 (1937).

[3] KNOX, W. E., V. H. AUERBACH u. E. C. C. LIN: Physiol. Rev. **36**, 164 (1956).

[4] TUBA, J., u. R. HOARE: Canad. J. med. Sci. **29**, 25 (1951).

[5] HUGGINS, C., u. P. S. RUSSELL: Endocrinology **39**, 1 (1946).

[6] TUBA, J., u. G. S. WIBERG: Canad. J. med. Sci. **31**, 377 (1953).

[7] AWAPARA, J.: Endocrinology **51**, 75 (1952).

[8] KEKKUM, D. W. VAN, u. A. A. H. KASSENAAR: Acta endocr. (Kbh.) **15**, 9 (1954).

[9] DAVIES, J. N. P.: Lancet **1948**, 317.

der biochemischen Geschlechtsmerkmale, wie etwa der sauren Prostata-Phosphatase, deren Synthese, im Gegensatz zum gleichen Enzym in der Niere, Leber und im Darm von der Anwesenheit männlicher Sexualhormone abhängig ist.

F. Corticoide [1]

a) Biosynthese

Es sind heute mindestens 8 biologisch aktive Nebennierenrindenhormone bekannt und etwa 20 weitere Steroide, die als Intermediärprodukte der Biosynthese oder Degradierung aufgefaßt werden. Trotz teilweiser Überschneidung ist die alte Einteilung in Mineralocorticoide und Glucocorticoide auch heute noch gültig. Als typische Beispiele für diese beiden Gruppen sei das Aldosteron einerseits, das Hydrocortison anderseits erwähnt. Durch Perfusion der Nebenniere der Kuh kann die endogene Produktion von Nebennierensteroiden direkt verfolgt werden. Injektionen von ACTH oder arterielle Zugabe von geeigneten Substraten erhöht den venösen Ertrag an Steroiden [2]. Auch Nebennierenschnitte synthetisieren Steroidhormone und in diesem in vitro System steigert Zusatz von ACTH den Ertrag ebenfalls [3]. Diese Beobachtungen über eine selbst in vitro erfolgende Steigerung der Steroidsynthese nach ACTH erklären den raschen Wirkungseintritt nach der Verabreichung dieser Substanz. Sehr wahrscheinlich handelt es sich hier um einen echten Hormon-Effekt, doch ist der Mechanismus der Syntheseaktivierung noch nicht abgeklärt. Mittels der Perfusionsmethode analysieren STONE und HECHTER [4] die Produktion von Cortisol und Corticosteron nach Zugabe von markiertem Acetat, Cholesterin und Progesteron mit und ohne ACTH-Zusatz. ACTH hatte keine Wirkung auf die Bildung von Corticoiden aus Progesteron, steigerte die Synthese aus markiertem Acetat jedoch auf das $1^1/_2$fache und diejenige aus Cholesterin auf das 18fache. Diese Untersuchungen machen es unwahrscheinlich, daß Progesteron ein Vorläufer der Corticoide ist. Während die Oestrogene unabhängig von den übrigen Steroiden synthetisiert werden, ist es wahrscheinlich, daß die Synthese der Corticosteroide, der progestiven Hormone und der Androgene eng zusammenhängen. Beim adreno-genitalen Syndrom liegt wahrscheinlich ein genetisch bedingter Enzymdefekt vor, der zu einem Unterbruch dieser Reaktionskette zwischen dem Progesteron und den Corticoiden führt (vgl. S. 154).

b) Adrenalektomie und Kohlenhydrat-Stoffwechsel

Die Nebenniere hat eine wichtige regulierende Wirkung auf den Kohlenhydrat-Stoffwechsel. Wenn auch vom klinischen Standpunkt aus die Symptome der Mineralocorticoid-Insuffizienz im Vordergrund stehen, so besteht doch kein Zweifel, daß der gestörte Zuckerstoffwechsel wesentlich zum Krankheitsbild des Addisonismus beiträgt. Von großer Bedeutung waren die Untersuchungen von WICK et al. [5], aus denen hervorgeht, daß beim adrenalektomierten Tier die Glucose-Oxydation in der Peripherie normal oder sogar gesteigert ist. Dies lokalisiert die Wirkung der Steroidhormone auf den Kohlenhydratumsatz in der Leber. Dafür sprechen auch die schon lange bekannten Beobachtungen, daß Adrenalektomie nicht bloß zu einer Hypoglykämie, sondern auch zu einer raschen Glykogenverarmung der Leber führt. Umgekehrt steigert die Verabreichung von Nebennierenhormonen die Blutzuckerkonzentration und führt zu einer Ablagerung von Glykogen. Es ist verlockend, die verschiedenen Wirkungen der Glucocorticoide auf den Kohlenhydratstoffwechsel durch die Beeinflussung der Aktivität eines einzigen Enzymes erklären zu wollen. Gewisse Beobachtungen deuten darauf hin, daß die *Glucose-1-phosphat → Amylose-Transglucosidase* (Phosphorylase)das kritische Enzym sein könnte [6]. Die Konzentration dieses Enzymes ist beim adrenalektomierten Tier sowohl in der Leber als auch in der Muskulatur vermindert [7]. VERZÁR [8], der selbst zahlreiche Arbeiten über diesen Fragenkomplex veröffentlichte, faßte kürzlich eine Reihe von wichtigen Beobachtungen zur Stütze dieser Hypothese zusammen. Als wichtigstes Indiz führt er an, daß die Abnahme der Konzentration der Glucose-1-phosphat → Amylose-Transphosphatase (Phosphorylase) sowohl in vivo als auch in vitro durch Cortison und in noch ausgesprochenerem Maße durch Desoxycorticosteron normalisiert wird.

[1] *Hb.*: DORFMAN, R. I.: In "The Hormones". Edited by G. PINCUS and K. V. THIMAN. New York. N. Y.: Academic Press. 3, 589 (1955).
[2] HECHTER, O. et al.: Recent Progr. Hormone Res. 6, 215 (1951).
[3] HAYNES, R., K. SAVARD u. R. I. DORFMAN: J. biol. Chem. 207, 925 (1953).
[4] STONE, D., u. O. HECHTER: Arch. Biochem. 51, 457 (1954).
[5] WICK, A. N., D. R. DRURY u. E. M. MACKAY: Ann. N. Y. Acad. Sci. 54, 684 (1951).
[6] VERZÁR, F.: Ann. N. Y. Acad. Sci. 54, 716 (1951) *(Uer.)*.
[7] STAEHELIN, D., u. W. VOEGTLI: Nature (Lond.) 160, 363 (1947).
[8] VERZÁR, F.: Vitam. and Horm. 10, 297 (1952) *(Uer.)*.

Vor allem zwei Beobachtungen sprechen dafür, daß es sich beim Nebenniereneffekt auf den Zuckerstoffwechsel aber nicht um eine direkte Enzymwirkung, sondern vielmehr um eine indirekte Beeinflussung der betroffenen biokatalytischen Systeme handelt. Zunächst sind gewisse Ausfallserscheinungen so rasch nachweisbar, daß eine Beeinflussung der Enzymkonzentration durch Störung der Synthese oder Degradation kaum erwartet werden kann. Zweitens mehren sich die Beobachtungen, die dafür sprechen, daß eine *Störung des intracellulären Kaliumstoffwechsels* in Erscheinung tritt, bevor irgendwelche Enzymveränderungen nachgewiesen werden können. Es scheint daher wahrscheinlich, daß auch in diesem Fall die Hormone zunächst zu einer Permeabilitätsstörung mit Verlust des intracellulären Kaliums führen, die ihrerseits die sekundären Veränderungen der Aktivität bestimmter biokatalytischer Systeme bedingen. VERZÁR[1] machte mehrfach auf die große Bedeutung des Kaliums für den Glykogenstoffwechsel aufmerksam.

Die Konzentration der im Darmepithel lokalisierten *Phosphomonoesterase vom Typus I* (alkalische Phosphatase) steht ebenfalls unter der Regulation durch die Nebenniere. Das Enzym tritt erst dann während der Embryogenese auf, wenn diese innere Drüse ihre Funktion aufnimmt. Adrenalektomie führt zu einer starken Abnahme der Enzymaktivität, die durch die Verabreichung verschiedener Nebennierenrindenhormone wieder restauriert werden kann[2].

c) Nebennierenrinde und Eiweiß-Stoffwechsel

Behandlung von Patienten mit Cortison und anderen Glucocorticoiden führt zu einer Reihe klinischer Nebenerscheinungen, darunter besonders der Osteoporose, die Ausdruck der hormoninduzierten *negativen Stickstoffbilanz* sind. Die dabei im Bindegewebe, Knochen und in der Muskulatur beobachteten Veränderungen sind interessanterweise denjenigen der „natürlichen" Alterserscheinungen nicht unähnlich. Mit dieser negativen Stickstoffbilanz mögen eine Reihe von quantitativen Änderungen im Enzymprofil von Organen in Beziehung stehen (Tab. 56). Die Aktivität einer Plasma-Peptidase steigt nach der Verabreichung von ACTH[3] leicht an. Bei der rheumatoiden Arthritis ist die Konzentration dieses Enzymes im

Tabelle 56. *Abhängigkeit des organspezifischen Enzymprofils von der Nebennierenrindenfunktion* (ausgewählte Beispiele nach KNOX et al.[4])

Enzym oder (Protein)	Organ (Spezies)	Eingriff	Änderung der Enzym-konzentration %	Schrifttum
Acetylcholinesterase	Niere (Ratte)	Adrenalektomie	— 37	[5]
Arginin-Amidinase (Arginase)	Leber (Ratte)	Adrenalektomie	— 78	[6]
Glucose-1-phosphat→Amylose-Transglucosidase (Phosphorylase)	Muskulatur (Ratte)	Adrenalektomie	— 53	[7, 8]
D-Aminosäure → O_2-Transhydrogenase(-Oxydase)	Leber (Ratte)	Adrenalektomie Cortison	— 80 +290	[9] [9]
Prolin → O_2-Transhydrogenase(-Oxydase)	Niere (Ratte)	Adrenalektomie	— 60	[10, 11]
Xanthin → O_2-Transhydrogenase(-Oxydase)	Leber (Maus)	Cortison	+ 38	[12]
Cytochrom c	Niere (Ratte)	Adrenalektomie	— 33	[13]
Tryptophan-Peroxydase	Leber (Ratte)	Cortison	+330	[14]

[1] VERZÁR, F.: Vitamin and Horm. **10**, 297 (1952) (*Uer.*).
[2] VERZÁR, F., E. SAILER u. R. RICHTERICH: Helv. physiol. Acta **10**, 231 (1952).
[3] SAYERS, G., et al.: J. clin. Endocr. **9**, 593 (1949).
[4] KNOX, W. E., V. H. AUERBACH u. E. C. C. LIN: Physiol. Rev. **36**, 164 (1956).
[5] GREIG, M. E., u. M. K. CARTER: Amer. J. Physiol. **178**, 433 (1954).
[6] FOLLEY, S. J., u. A. L. GREENBAUM: Nature (Lond.) **160**, 364 (1947).
[7] UMBREIT, W. W., u. N. E. TONHÁZY: J. biol. Chem. **191**, 249 (1951).
[8] UMBREIT, W. W., u. N. E. TONHÁZY: J. biol. Chem. **191**, 257 (1951).
[9] VERZÁR, F., u. C. MONTIGEL: Helv. chim. Acta **25**, 9 (1942).
[10] VERZÁR, F., u. C. MONTIGEL: Helv. chim. Acta **25**, 22 (1942).
[11] UMBREIT, W. W., u. N. E. TONHÁZY: Arch. Biochem. **32**, 96 (1951).
[12] DIETRICH, L. S.: J. biol. Chem. **211**, 79 (1954).
[13] TIPTON, S. R.: Endocrinology **34**, 181 (1944).
[14] THOMSON, J. F., u. E. T. MIKUTA: Endocrinology **55**, 232 (1954).

Plasma nicht selten erhöht und kehrt nach ACTH oder Cortison zur Norm zurück. Untersuchungen von Patienten mit Addisonscher Krankheit und Cushingschem Syndrom zeigten allerdings, daß die Plasma-Peptidase-Konzentration nicht von der Nebennierenfunktion abhängig ist[1]. Die Konzentration der D-Aminosäure → O_2-Transhydrogenase der Leber ist bei adrenalektomierten Tieren stark vermindert, in der Niere jedoch unverändert[2]. Anderseits ist die Oxydation von Prolin und Oxyprolin 72 Std. nach Adrenalektomie in der Niere stark vermindert, nicht jedoch in der Leber. Leider liegen keine Untersuchungen über das Verhalten dieser Enzyme im Bindegewebe vor, das einen besonders regen Oxy- und Prolinumsatz hat und bei dem sich bei der Nebenniereninsuffizienz verschiedene auffällige Alterationen nachweisen lassen. In der Leber, Niere und Brustdrüse der Ratte kommt es nach Adrenalektomie zu einer Abnahme der Arginin-Amidinase (Arginase)-Konzentration, die auf Cortison anspricht[3,4]. Möglicherweise handelt es sich auch hier um einen Effekt der negativen Stickstoffbilanz.

G. Oestrogene[5,6]

a) Enzymatischer Abbau von Oestrogenen

ZONDEK[7,8] berichtete bereits im Jahre 1934, daß Oestrogene in vitro von Leberhomogenaten inaktiviert werden. Er vermutete einen enzymatischen Abbau und bezeichnete

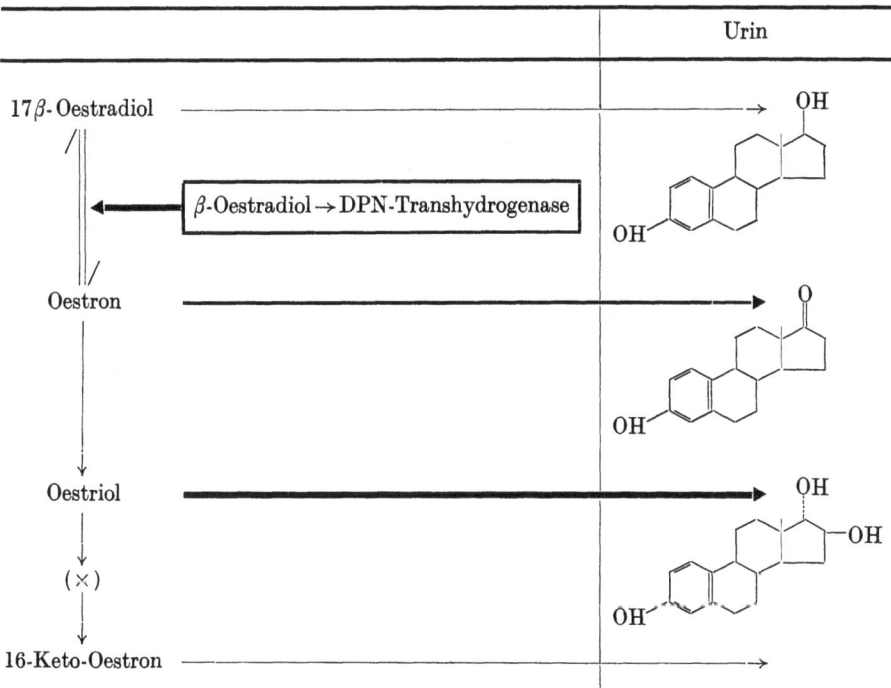

Abb. 57. Oestrogenstoffwechsel beim Menschen

das entsprechende Enzym als „Estrinase". Die Aktivität dieses Enzymes soll nicht an das Reticulo-Endothel der Leber, sondern an die Parenchymzellen gebunden sein. HELLER[9]

[1] SCHWARTZ, T. B., u. F. L. ENGEL: Proc. Soc. exp. Biol. (N. Y.) **74**, 82 (1950).
[2] UMBREIT, W. W.: Ann. N. Y. Acad. Sci. **54**, 569 (1951).
[3] FOLLEY, S. J., u. S. C. WATSON: Proc. Soc. exd. Biol. (N.Y.) **78**, 473 (1951).
[4] KOCHAKIAN, C. D., u. E. ROBERTSON: J. biol. Chem. **190**, 481 (1951).
[5] *Hb.:* PEARLMAN, W. H.: In "The Hormones". Edited by G. PINCUS and K. V. THIMAN. New York. N. Y.: Academic Press. **1**, 351 (1948). — DORFMAN, R. I.: In "The Hormones". Edited by G. PINCUS and K. V. THIMAN. New York. N. Y.: Academic Press. **3**, 589 (1955).
[6] *Uer.:* HEARD, R. D. H., et al.: Recent Progr. Hormone Res. **9**, 383 (1954). — FISHER, J. J.: Obstet. gynec. Surv. **9**, 479 (1954).
[7] ZONDEK, B.: Skand. Arch. Physiol. **70**, 133 (1934).
[8] ZONDEK, B., u. J. SKLOW: Proc. Soc. exp. Biol. (N. Y.) **46**, 276 (1941).
[9] HELLER, C. G., u. E. J. HELLER: Endocrinology **32**, 64 (1943).

veröffentlichte eine Reihe von Untersuchungen über die Inaktivierung von Oestrogenen in Schnitten verschiedener Organe. Einzig Leber und Niere vermochten die biologische Aktivität aufzuheben, während Lungen, Milz, Uterus und Placentagewebe negative Resultate gaben. In den letzten Jahren gelang es nicht bloß die Zerstörung der Oestrogene in verschiedenen Organen nachzuweisen, sondern auch die Reaktionsprodukte dieser enzymatischen Wirkungen zu identifizieren. Im Prinzip führten diese Untersuchungen zu einer Bestätigung der älteren Auffassungen. Nach Verabreichung von β-Oestradiol wird beim Menschen eine gesteigerte Ausscheidung von Oestron im Urin beobachtet[1]. Umgekehrt wird nach Oestron eine erhöhte Oestriol-Exkretion gefunden[2]. Schließlich tritt auch nach Oestron eine Zunahme der β-Oestradiol-Ausscheidung auf[2]. Diese Beobachtungen führten zur Entwicklung der auf Abb. 57 dargestellten Hypothese über die Konversion der verschiedenen Oestrogene in vivo. Diese Auffassung wurde inzwischen durch in vitro-Untersuchungen bestätigt. ENGEL[3] gelang es als erstem, auch in einem wäßrigen Leberextrakt eine Inaktivierung und Umwandlung von Oestrogenen nachzuweisen. LEDOGAR[4] beobachtete die Umwandlung von β-Oestradiol zu Oestron mit einem Acetonextrakt aus Rindsleber. Dieselbe Reaktion wurde von RYAN und ENGEL[5] nicht bloß in der Leber, sondern auch in anderen menschlichen Geweben, darunter der Placenta, gefunden. In denselben Organen wurde auch eine Umkehr der Reaktion, also eine Konversion von Oestron zu β-Oestradiol nachgewiesen[6]. Die Untersuchungen von BISCHOFF et al.[7] wiesen darauf hin, daß diese beiden Enzyme außer in der Leber auch im Uterus, in der Lunge, im Hoden und in den roten Blutkörperchen vorkommen. Von großer Bedeutung für die weitere Abklärung der am Steroidumsatz beteiligten Enzyme ist die — allerdings noch nicht von anderer Seite bestätigte — Beobachtung von MARKWARDT und REPKE[8], wonach an der Reduktion von Oestron zu β-Oestradiol in den Erythrocyten die Glucose-6-phosphat $\rightarrow$ TPN-Transhydrogenase (Zwischenferment, Glucose-6-phosphat-Dehydrase) beteiligt ist.

b) Konjugierte Oestrogene

Oestrogene werden im Urin als Glucuronide[9] oder Sulfate[10] ausgeschieden. Möglicherweise kommen diese Hormone auch im Blut in einer dieser Formen vor. Die Bildung von Glucuronid- und Sulfatestern wird im allgemeinen als eine Form der Inaktivierung angesehen. Dies geht aus folgendem Beispiel hervor: Oestriol hat eine Aktivität von 10000 Maus-Einheiten per mg, das entsprechende Glucuronid jedoch bloß 370 Einheiten per mg. Bei oraler Verabreichung ist die Aktivität der beiden Substanzen jedoch identisch[11], wahrscheinlich als Folge der β-Glucuronidase-Aktivität der Darmbakterien. CREPY[12] gelang es zuerst, die Bildung von Oestron-, Oestradiol- und Oestriolglucuroniden in vitro in Leberschnitten zu beobachten. Leider wurden diese Untersuchungen bis heute nicht mehr aufgenommen, so daß noch immer unbekannt ist, in welchen Organen die Glucuronidsynthese erfolgt und welche Enzyme daran beteiligt sind. FISHMAN[13] postulierte auf Grund einer Reihe indirekter Hinweise, daß die Glucuronidbildung nicht allein eine Inaktivierungsform der Oestrogene sei, daß vielmehr diese "metabolic conjugation" den ersten Schritt in der Verwertung der Oestrogene durch Organe und Gewebe darstelle. Diese Hypothese wird allerdings nicht allgemein angenommen.

c) Biologie der β-Glucuronidase[14, 15]

i. Verteilung und Aufgabe

Die β-Glucuronidase gehört in die Gruppe der Hydrolasen und spaltet eine große Zahl verschiedenartiger Glucuronidester in Glucuronsäure und den ent-

[1] HEARD, R. D. H., u. M. M. HOFFMAN: J. biol. Chem. **141**, 329 (1941).

[2] PEARLMAN, W. H., M. R. J. PEARLMAN u. A. E. RAKOFF: J. biol. Chem. **209**, 803 (1954).

[3] ENGEL, P., u. E. ROSENBERG: Endocrinology **37**, 44 (1945).

[4] LEDOGAR, J. A., u. H. W. JONES: Science **112**, 536 (1953).

[5] RYAN, K. J., u. L. L. ENGEL: Endocrinology **52**, 277 (1953).

[6] RYAN, K. J., u. L. L. ENGEL: Endocrinology **52**, 287 (1953).

[7] BISCHOFF, F., C. L. GRAY u. R. E. KATHERMAN: Endocrinology **53**, 321 (1953).

[8] MARKWARDT, F., u. K. REPKE: Naunyn-Schmiedebergs Arch. exp. Path. Pharmak. **224**, 341 (1955).

[9] COHEN, S. L., u. G. F. MARRIAN: Biochem. J. **28**, 1603 (1934).

[10] COHEN, S. L., u. G. F. MARRIAN: Biochem. J. **30**, 2250 (1936).

[11] ODELL, A. D., D. I. SKILL u. G. F. MARRIAN: J. Pharm. exp. Ther. **60**, 420 (1937).

[12] CREPY, O.: Arch. Sci. physiol. **1**, 427 (1947).

[13] FISHMAN, W. H.: J. biol. Chem. **169**, 7 (1947).

[14] *Hb.:* FISHMAN, W. H.: In "The Enzymes". Edited by J. B. SUMNER and K. MYRBÄCK. New York. N. Y.: Academic Press. **1**, 1, 635 (1950).

[15] *Uer.:* FISHMAN, W. H.: Vitam. and Horm. **9**, 213 (1951). — FISHMAN, W. H.: Advanc. Enzymol. **16**, 361 (1955).

sprechenden Alkohol. Zu den Substraten dieses Enzymes gehören auch das Oestriol-[1] und das Pregnandiol-[2] glucuronid. Das Enzym hat eine weite Verbreitung in der organischen Welt und findet sich in Mikroorganismen, Pflanzen, bei Wirbellosen und Wirbeltieren. Besonders aktive Organe beim Menschen sind die Leber, die Parotis, der Darm und die weiblichen Geschlechtsorgane (Tab. 57). Das p_H-Optimum bei tierischen Enzymen liegt meist zwischen 4 und 5. Der Nachweis der β-Glucuronidase kann durch analytisch-kolorimetrische oder histochemische Methoden erfolgen.

Das zur Zeit wichtigste Problem der Glucuronidase-Forschung ist die Abklärung der Frage, ob dieses Enzym ausschließlich konjugierte Glucuronide spaltet, oder ob es diese unter geeigneten Bedingungen auch zu synthetisieren vermag. Solange diese Frage nicht sicher entschieden ist, kann auch keine definitive Antwort auf das Problem der Zusammenhänge

Tabelle 57.
Vorkommen von β-Glucuronidase in menschlichen Geweben, Organen und Körperflüssigkeiten

Organ, Gewebe	Konzentration	Schrifttum
Darm	++	3
Magen	+	3
Parotis	++	4
Leber	++	4
Lymphknoten	+	3, 4
Leukocyten	+	5
Ovar	+	5
Uterus	+	5
Endometrium	+++	6
Brustdrüse	+	7
Tränenflüssigkeit	+	8
Speichel	+	8
Magensaft	+	8
Urin	+	9
Vaginalsekret	+	10
Liquor cerebrospinalis . .	+	11, 12

zwischen Steroidhormonen und Glucuronidase einerseits, der Entgiftung von Pharmaka und diesem Enzym anderseits gegeben werden.

ii. Entgiftungsfunktion und Enzyminduktion

Seit vielen Jahren ist bekannt, daß eine ansehnliche Zahl von Phenolen im Urin als Glucuronide ausgeschieden werden. Dies wird meist als eine „Entgiftung" interpretiert. FISHMAN[13] beobachtete, daß es nach wiederholter Fütterung von Menthol und Borneol zu einem Anstieg der Enzymkonzentration der β-Glucuronidase in Leber, Milz und Nieren kommt. Da alle diese Substanzen als Glucuronide ausgeschieden werden, postulierte FISHMAN[14], daß es sich um eine induzierte Enzymsynthese handle (vgl. S. 75ff.). Diese Erklärung ist verlockend, dürfte doch wahrscheinlich auch die Entwicklung einer Toleranz gegenüber Pharmaka auf eine induzierte Enzym-Synthese zurückzuführen sein. Anderseits muß aber festgehalten werden, daß es bis heute noch nie gelang, einwandfrei zu zeigen, daß die β-Glucuronidase außer der spaltenden auch eine synthetisierende Wirkung besitzt.

[1] FISHMAN, W. H.: J. biol. Chem. **131**, 225 (1939).
[2] TALBOT, N. B., J. A. RYAN u. J. E. WOLFE: J. biol. Chem. **151**, 607 (1943).
[3] FISHMAN, W. H., u. R. BIGELOW: J. Nat. Cancer Inst. **10**, 1115 (1950).
[4] FISHMAN, W. H., A. J. ANLYAN u. E. GORDON: Cancer Res. **7**, 808 (1947).
[5] ANLYAN, A. J., J. GAMBLE u. H. A. HOSTER: Cancer **3**, 116 (1950).
[6] FISHMAN, W. H., u. A. J. ANLYAN: Science **106**, 66 (1947).
[7] Siehe Fußnote 14, S. 212.
[8] FISHMAN, W. H., B. SPRINGER u. R. BRUNETTI: J. biol. Chem. **173**, 449 (1948).
[9] BOYLAND, E., D. M. WALLACE u. D. C. WILLIAMS: Biochem. J. **56**, 29 (1954).
[10] FISHMAN, W. H., S. C. KASDON u. F. HOMBURGER: J. Amer. med. Ass. **143**, 350 (1950).
[11] FISHMAN, W. H., et al.: Amer. J. med. Sci. **220**, 55 (1950).
[12] ANLYAN, A. J., u. A. STARR: Cancer **5**, 578 (1952).
[13] FISHMAN, W. H.: J. biol. Chem. **136**, 229 (1940).
[14] FISHMAN, W. H.: J. biol. Chem. **169**, 7 (1949).

iii. β-Glucuronidase und Sexualhormone

Dank den Arbeiten von FISHMAN[1] sind wir außerordentlich gut über die Biologie der β-Glucuronidase und besonders auch über die Zusammenhänge zwischen Enzymaktivität und Oestrogenen orientiert. Alle Geschlechtsorgane, sowohl primäre wie sekundäre sind reich an diesem Enzym und zeigen nach Eingriffen in das Endokrinium typische Veränderungen. So führt Ovariektomie bei Ratten zu einer Abnahme der Enzymkonzentration im Uterus[2], doch kann diese Veränderung durch die Gabe von Oestrogenen rückgängig gemacht werden. Dasselbe Verhalten zeigt auch die β-Glucuronidase der Brustdrüse[3] und anderer Geschlechtsorgane.

iV. β-Glucuronidase beim Menschen

Die Plasma-β-Glucuronidase-Konzentration steigt beim Menschen während der Schwangerschaft an[4], besonders bei Patientinnen mit Prä-Eklampsie[5]. Post partum kommt es zu einem raschen Abfall zur Norm, der durch die Gabe von Stilboestrol verzögert werden kann. Diese Beobachtung weist darauf hin, daß auch beim Menschen die Produktion der β-Glucuronidase durch Oestrogene reguliert wird. Menschliches Endometrium ist sehr reich an diesem Enzym[6], und zwar werden die höchsten Werte im Intervall beobachtet. Bei der Brustdrüse soll die Enzymkonzentration während der Lactation zunehmen[7]. Die β-Glucuronidase-Konzentration des Vaginal-Sekretes steigt in der Menopause und im Anschluß an Kastration[8] an. Die Verabreichung von Oestrogenen führt zu einer Depression der Enzymkonzentration. Bei Frauen im geschlechtsreifen Alter werden cyclische Veränderungen der Enzymkonzentration des Vaginalsekretes beobachtet und zwar ist die Aktivität im Intervall am geringsten.

V. β-Glucuronidase und Krebs

Zweifellos besteht eine Beziehung zwischen der β-Glucuronidase-Konzentration von Geweben und der malignen Degeneration, doch ist die Natur dieser Zusammenhänge noch unklar. FISHMAN[9, 10] beobachtete bereits vor Jahren, daß die Enzymkonzentration in menschlichen Tumoren im Vergleich zu den Ausgangsgeweben außerordentlich hoch sein kann (Tab. 58). Dies galt für Tumoren der Brustdrüse, des Magen-Darm-Traktes, der Haut, der Lungen, des Uterus, der Knochen und des lymphatischen

Tabelle 58. *β-Glucuronidase-Konzentration von menschlichen Carcinomen und benachbarten Geweben* (nach FISHMAN und ANLYAN[11])

Carcinom	Enzym-Konzentration	
	Krebsgewebe	Nachbargewebe
Brustkrebs	900—3650	62—168
Mastitis.	1810—16100	770—1042
Magenkrebs	817—3180	191—1270
Colon-Carcinom . . .	827—5250	449—2490
Pankreas-Carcinom . .	172—463	326
Ovarialkrebs.	1410—2740	295—605

[1] FISHMAN, W. H.: Advanc. Enzymol. **16**, 361, 1955.
[2] FISHMAN, W. H., u. L. W. FISHMAN: J. biol. Chem. **152**, 487 (1944).
[3] KNOBIL, E.: Endocrinology **50**, 16 (1952).
[4] FISHMAN, W. H.: Science **105**, 646 (1947).
[5] ODELL, L. D., u. D. F. McDONALD: Amer. J. Obstet. Gynec. **56**, 74 (1948).
[6] ODELL, L. D., u. W. H. FISHMAN: Amer. J. Obstet. Gynec. **59**, 200 (1950).
[7] FISHMAN, W. H., u. A. J. ANLYAN: Science **106**, 66 (1947).
[8] FISHMAN, W. H., S. C. KASDON u. F. HOMBURGER: J. Amer. med. Ass. **143**, 350 (1950).
[9] FISHMAN, W. H., u. A. J. ANLYAN: Science **106**, 66 (1947).
[10] FISHMAN, W. H., S. C. KADSON u. F. HOMBURGER: J. Amer. med. Ass. **143**, 350 (1950).
[11] FISHMAN, W. H., u. A. J. ANLYAN: Cancer Res. **7**, 808 (1947).

Systems[1]. Als Beispiel sei erwähnt, daß die Cervix uteri normalerweise etwa 150 Enzymeinheiten pro Gewichtseinheit aufweist, während beim Carcinom die Aktivität auf etwa 1500 Einheiten ansteigt. Diese Beobachtungen führten zum Versuch, einen diagnostischen Krebstest auf dieser Basis zu entwickeln. Diese Hoffnung bestätigte sich aber leider nur zu einem gewissen Grad. Die Untersuchung von Blut, Ascitesflüssigkeit und Liquor cerebrospinalis[2, 3] gab wenig versprechende Resultate. Die Werte bei gesunden Personen und bei Krebsträgern wiesen nur geringe Unterschiede auf. Beim Carcinom der Cervix uteri kommt es zu einem signifikanten Anstieg der Enzymkonzentration des Vaginalsekretes[4, 5]. Die Auswertung dieser Untersuchungen in bezug auf einen diagnostischen Test ist nicht abgeschlossen, doch wird eine relativ hohe Zahl falscher positiver Resultate erhalten, so daß sich die Methode wahrscheinlich nicht einbürgern wird. BOYLAND et al.[6] beobachteten, daß Blasenkrebse in Übereinstimmung mit Neoplasien anderer Organe eine sehr hohe β-Glucuronidase-Konzentration aufweisen. Interessanterweise kommt es zu einem Übertritt des Enzymes aus dem Tumor in den Urin. Der Nachweis der β-Glucuronidase im Urin von Patienten mit Krebs soll so deutlich über der Norm liegen, daß diesem neu entwickelten Verfahren diagnostische Bedeutung zukommt.

Vi. Heredität der β-Glucuronidase bei der Maus

MORROW et al.[7] berichteten im Jahre 1949, daß bei der Maus beachtliche Unterschiede in der Konzentration der Leber-β-Glucuronidase bei verschiedenen Stämmen vorkommen. Diese Beobachtung ist von Bedeutung für die biochemische Genetik, zeigt sie doch einmal mehr, daß auch biochemische und nicht allein morphologische Eigenschaften vererbt werden. Tab. 59 gibt die Resultate einiger Bastardierungsversuche zwischen einem Stamm mit hoher und einem solchen mit niedriger β-Glucuronidase-Konzentration der Leber wieder[8]. Wie daraus hervorgeht, wird dieses Merkmal nach den Mendelschen Regeln vererbt. Es ist wohl möglich, daß die großen Unterschiede in der Tumoranfälligkeit bei verschiedenen Stämmen letzten Endes auf solchen biochemischen Eigenschaften beruhen. Eine Korrelation dieser Art wurde aber unseres Wissens noch nicht versucht.

Tabelle 59. *Erwartete und beobachtete Phänotypen bei der Bastardierung von Mäusen mit hoher (A-Stamm-) und niedriger (C3H-Stamm-) β-Glucuronidase-Konzentration der Leber* (nach LAW et al.[8])

Generation	Kreuzung	Genotypen	Erwarteter Phänotyp	Beobachteter Phänotyp
F_1	GG · gg	Gg	alle hoch	192 hoch
F_2	Gg · Gg	GG,Gg,Gg,gg	3 hoch : 1 niedrig	80 hoch : 20 niedrig
Rückkreuzung	Gg · gg	Gg, gg	1 hoch : 1 niedrig	120 hoch : 134 niedrig
Rückkreuzung	Gg · GG	GG, gG	alle hoch	104 hoch

d) Oestrogene und Enzymaktivität

Aus der großen Zahl von histochemischen und analytischen Untersuchungen über die Abhängigkeit des organspezifischen Enzymprofiles von den Oestrogenen wurden einige Beispiele auf Tab. 60 zusammengestellt. Besonders auffällig sind

---

[1] CAMPBELL, J. G.: Brit. J. exp. Path. **30**, 548 (1949).
[2] FISHMAN, W. H., et al.: Amer. J. med. Sci. **220**, 55 (1950).
[3] ANLYAN, A. J., u. A. STARR: Cancer **5**, 578 (1952).
[4] Siehe Fußnote 10, S. 214.
[5] KASDON, S. C., W. H. FISHMAN u. F. HOMBURGER: J. Amer. med. Ass. **144**, 892 (1950).
[6] BOYLAND, E., D. M. WALLACE u. D. C. WILLIAMS: Biochem. J. **56**, 29 (1954).
[7] MORROW, A. G., E. M. GREENSPAN u. D. M. CARROLL: J. nat. Cancer Inst. **10**, 657 (1949).
[8] LAW, L. W., A. G. MORROW u. E. M. GREENSPAN: J. nat. Cancer Inst. **12**, 909 (1952).

die Konzentrationsänderungen in den Geschlechtsorganen, die zudem oft cyclischen Charakter unterworfen sind (Tab. 61).

Tabelle 60. *Abhängigkeit des organspezifischen Enzymprofils von der Funktion der Gonaden bei weiblichen Tieren* (ausgewählte Beispiele nach Knox et al.[1])

Enzym	Organ (Spezies)	Eingriff	Änderung der Enzymkonzentration %	Schrifttum
Cholinesterase (Methyl-butyrat-Spaltung)	Vagina (Maus)	Kastration	+193	2
Cholinesterase (Acetyl-cholin-Spaltung)	Leber (Ratte)	Kastration	− 51	3
β-Glucuronidase	Leber (Maus)	Kastration	+ 42	4
Arginin-Amidase (Arginase)	Uterus (Meerschweinchen, kastriert)	Oestradiol	+ ∞	5
		Kastration	—	5
Peptidase	Uterus (Meerschweinchen, kastriert)	Oestradiol	+166	5
L-Cysteinat-Decarboxylase	Leber (Ratte)	Kastration	+100	6

Tabelle 61. *Stoffwechsel des menschlichen Endometriums* (nach Dreyfuss[7])

Gewebe	Q_{O_2}	$Q_M^{O_2}$	$Q_M^{N_2}$
Proliferationsphase . .	16,9	1,4	9,7
Sekretionsphase	16,3	1,0	8,5
Decidua	16,4	0,8	14,2
Hyperplasie	16,5	1,1	11,2
Adenomyomatosis . . .	16,5	1,2	10,6
Carcinom	13,3	10,0	14,2

e) Geschlechtsunterschiede im organspezifischen Enzymprofil

Bei zahlreichen inneren Erkrankungen läßt sich die Bevorzugung eines der beiden Geschlechter, eine *Geschlechtsdisposition*, nachweisen. Die Ursache dieses differenzierten Verhaltens ist noch wenig abgeklärt. Bevor an eine Deutung der Geschlechtsdisposition zu Krankheiten gedacht werden kann, ist es notwendig, die Geschlechtsunterschiede beim gesunden Menschen zu analysieren. Bürger[8] versuchte kürzlich, von der Physiologie ausgehend, eine „Pathophysiologie der Geschlechter" zu entwickeln. Mindestens ebenso wichtig wird es sein, zunächst die „Biochemie" und darauf aufbauend eine „Enzymopathologie der Geschlechter" zu bearbeiten.

Es ist wenig überraschend und bedarf kaum einer näheren Besprechung, daß in den primären und sekundären Geschlechtsorganen beachtliche Differenzen im Enzymprofil vorkommen; als Beispiel denke man an die androgen-abhängige Synthese der sauren Prostata-Phosphatase (vgl. S. 614). Daneben werden aber auch im Enzymprofil von Organen, deren Funktion nach der heutigen Auffassung

[1] Knox, W. E., V. H. Auerbach u. E. C. C. Lin: Physiol. Rev. **36**, 164 (1956).
[2] Harris, R. S., u. S. L. Cohen: Endocrinology **48**, 264 (1951).
[3] Birkhäuser, H., u. E. A. Zeller: Helv. chim. Acta **23**, 1460 (1940).
[4] Fishman, W. H., u. M. H. Farmelant: Endocrinology **52**, 536 (1923).
[5] Roche, J., u. B. Nataf: Bull. Soc. Chim. biol. **36**, 799 (1954).
[6] Sloane-Stanley, G. H.: Biochem. J. **45**, 556 (1949).
[7] Dreyfuss, M. L.: Amer. J. Cancer **38**, 551 (1940).
[8] Bürger, M.: Münch. med. Wschr. **1955**, 981.

keiner Steuerung durch die Sexualhormone unterliegt, auffällige Geschlechtsunterschiede beobachtet (Tab. 62). Als typisches Beispiel sei die Cholinesterase-
konzentration des Plasmas erwähnt, die bei weiblichen Tieren etwa vier mal so
groß ist wie bei Männchen. Bei diesen Unterschieden handelt es sich sicher nicht
um sekundäre, durch die Stickstoffbilanz bedingte Unterschiede, sondern um
echte, biochemische Geschlechtsmerkmale.

Tabelle 62. *Geschlechtsunterschiede im organspezifischen Enzymprofil*
(biochemische Geschlechtsmerkmale, ausgewählte Beispiele nach KNOX et al.[1])

Enzym	Organ (Spezies)	Enzym-konzentration Weibchen/Männchen	Schrift-tum
Cholinesterase (Benzoylcholin-Spaltung)	Plasma (Ratte)	4,24	2
Arginin-Amidinase (Arginase)	Leber (Ratte)	0,61	3
Monoamin → O_2-Transhydrogenase (Monoamin-Oxydase)	Leber (Ratte)	0,70	4
Glucose-6-phosphat → TPN-Transhydrogenase (-Dehydrase)	Leber (Ratte)	2,26	5
Katalase	Leber (Ratte)	0,59	6
L-Cysteinat-Decarboxylase (Cysteinsäure-Decarboxylase)	Leber (Ratte)	0,44	7

In der Klinik wird eine Geschlechtsdisposition besonders bei Stoffwechselerkrankungen beobachtet, und zwar wird häufig neben der geschlechtlichen auch
eine gewisse hereditäre Veranlagung gefunden. Das Bindeglied zwischen der
genbedingten Disposition und der klinischen Manifestation ist bei Stoffwechselstörungen wahrscheinlich in einem qualitativen oder quantitativen Defekt des
organspezifischen Enzymprofiles zu suchen. Diese enzymatische Insuffizienz
ist vermutlich auf ein biochemisches Geschlechtsmerkmal im oben erwähnten
Sinne zurückzuführen. Aus diesem Grund verdienen diese Fragen ein eingehen-
deres Studium und besonders auch Beachtung von seiten des Klinikers, enthalten
sie doch den Schlüssel zur pathogenetischen Deutung des schon lange bekannten
Phänomens der Geschlechtsdisposition.

H. Progesteron[8]

Die Bildung der progestiven Hormone erfolgt im Corpus luteum, in der Placenta, in der
Nebennierenrinde und nach neueren Beobachtungen möglicherweise auch im Hoden. Die
Hormonsynthese und Ausschüttung ist der Steuerung durch den Hypophysenvorderlappen
unterstellt. Im Gegensatz zu den Oestrogenen werden die progestiven Hormone sowohl aus
Acetat wie auch aus Cholesterin synthetisiert.

Es liegen eine Reihe von Beobachtungen vor, die darauf hinweisen, daß vor allem die Leber
an der Inaktivierung der progestiven Hormone beteiligt ist. So haben Progesteron-Pellets, die
in das Mesenterium implantiert werden, geringere biologische Wirkungen als nach subcutaner
Applikation[9], und auch die anaesthetische Wirkung von oral verabreichtem Progesteron ist
nach partieller Hepatektomie stark vermindert[10].

[1] KNOX, W. E., V. H. AUERBACH u. E. C. C. LIN: Physiol. Rev. 36, 164 (1956).

[2] MUNDELL, D. B.: Nature (Lond.) 153, 557 (1944).

[3] LIGHTBODY, H. D.: J. biol. Chem. 124, 169 (1938).

[4] SCHWEPPE, J. S., E. A. ZELLER u. G. M. HIGGINS: Proc. Staff Meet. Mayo Clin. 26, 371 (1951).

[5] GLOCK, G. E., u. P. McLEAN: Biochem. J. 56, 171 (1954).

[6] MILLER, L. L.: J. biol. Chem. 172, 113 (1948).

[7] SLOANE-STANLEY, G. H.: Biochem. J. 45, 556 (1949).

[8] *Hb.:* PEARLMAN, W. H.: In "The Hormones". Edited by G. PINCUS u. K. V. THIMAN, New York N. Y.: Academic Press 1, 407 (1949). — DORFMAN, R. I.: Ibid. 3, 589 (1955).

[9] KOCHAKIAN, C. D., A. L. HASKINS u. R. A. BRUCE: Amer. J. Physiol. 142, 326 (1944).

[10] SELYE, L. T., et al.: Science 113, 490 (1951).

Im Gegensatz zu Oestrogenen wurde Progesteron bei den Untersuchungen von ZONDEK[1] in Leberschnitten nicht inaktiviert. Die einzelnen Reaktionen und die daran beteiligten Enzyme der Synthese oder Degradierung wurden noch wenig untersucht.

Über die Wirkung progestiver Hormone auf die Konzentration von Enzymen in Organen und Geweben liegt eine größere Zahl von Einzelbeobachtungen vor. Die Interpretation dieser Experimente ist schwierig, besonders da es sich meist nicht um eine isolierte Wirkung der progestiven Hormone handelt, sondern um eine Gleichgewichtsstörung zwischen Oestrogenen und Progesteron. Derselbe Mechanismus dürfte auch für die während der Schwangerschaft und Lactation beobachteten Veränderungen im organspezifischen Enzymprofil (Tab. 63) verantwortlich sein.

Tabelle 63. *Veränderungen des organspezifischen Enzymprofiles während der Schwangerschaft und Lactation* (ausgewählte Beispiele nach KNOX et al.[2])

Enzym	Organ (Spezies)	Eingriff	Änderung der Enzymkonzentration %	Schrifttum
β-Glucuronidase	Leber (Ratte)	Lactation	+54	3
Arginin-Amidinase (Arginase)	Uterus (Meerschweinchen)	Gravidität, Termin	+900	4,5
Diamin → O₂-Transhydrogenase (Histaminase)	Plasma (Mensch)	Gravidität	+10	6,7
Glucose-6-phosphat → TPN-Transhydrogenase (-Dehydrase)	Brustdrüse (Ratte)	Lactation	+6000	8
L-Malat → DPN-Transhydrogenase (-Dehydrase)	Corpus luteum (Ratte)	Gravidität	+72	9
Succinat-Oxydase-System	Corpus luteum (Ratte)	Gravidität	+150	10
Arginin-Amidinase (Arginase)	Brustdrüse (Maus)	Lactation	+400	11

Fünftes Kapitel

Krebs

"The bibliographer in the field of cancer research is confronted with a monstruous and amorphous literature, often hastily ambitious, and frequently haunted by the ghosts of countless once-hopeful and dazzling hypothesis."

J. P. Greenstein, 1954

A. Ätiologie und Pathogenese[12-14]

a) Zur Problematik der Krebsforschung

Die Krebsforschung ist eines der problematischsten wissenschaftlichen Arbeitsgebiete. Wie bei keiner anderen Forschungsrichtung drängen sich emotionelle

[1] ZONDEK, B.: s. S. 211.

[2] KNOX, W. E., V. H. AUERBACH u. E. C. C. LIN: Physiol. Rev. **36**, 164 (1956).

[3] TUBA, J., D. B. BAKER u. M. M. CANTOR: Canad. J. Res. Sect. E. **27**, 202 (1949).

[4] FOLLEY, S. J., u. A. L. GREENBAUM: Biochem. J. **41**, 261 (1947).

[5] TISSIÈRES, A.: Arch. int. Physiol. **55**, 252 (1947).

[6] AHLMARK, A.: Acta physiol. scand. **9**, suppl. 28 (1944).

[7] SWANBERG, H.: Acta physiol. scand. **23**, suppl. 79 (1950).

[8] GLOCK, G. E., u. P. McLEAN: Biochem. J. **56**, 171 (1954).

[9] McSHAN, W. H., W. F. ERWAY u. R. K. MEYER: Arch. Biochem. **16**, 379 (1948).

[10] MEYER, R. K., W. H. McSHAN u. W. F. ERWAY: Endocrinology **37**, 431 (1945).

[11] SMITH, T. C., u. B. RICHTERICH: Cancer Research **17**, 1006 (1957).

[12] *M.*: BAUER, K. H.: Das Krebsproblem. Berlin: Springer 1949.

[13] *Hb.*: The Physiopathology of Cancer. Edited by F. HOMBURGER and W. H. FISHMAN New York, N. Y.: Hoeber-Harper 1953.

[14] *Jb.*: Advanc. Cancer Res. **1—5** (1953—1957).

Elemente in die experimentelle Arbeit ein. Die extreme Popularisierung von allem, was irgendwie mit Krebs zu tun hat einerseits, persönliche Erfahrungen mit dieser Krankheit, denen heute niemand mehr entgeht anderseits, geben immer wieder Anlaß zu maßlosen Überbewertungen kleiner Entdeckungen, die sich bei Nachprüfung nicht selten als nicht reproduzierbar herausstellen. Dieser Mangel an Objektivität gilt in bezug auf die Deutung der Krebsursache, die Entwicklung von diagnostischen Tests zur Frühdiagnose und besonders die Behandlung des Krebses.

Die Krebsforschung bedient sich heute jeder wissenschaftlichen Arbeitsmethode. Physiker versuchen das Mysterium der Krebsgenese auf einer molekularen und atomaren Ebene zu deuten. Den Biochemikern fällt die Aufgabe zu, die mannigfachen Alterationen im Stoffwechsel der Krebszelle und des Krebsträgers zu studieren, die als Folge des „Primärereignisses" auftreten. Analytische Chemiker suchen nach Beziehungen zwischen carcinogenen Substanzen und körpereigenen Stoffwechselprodukten. Der Arzt kämpft mit allen ihm zur Verfügung stehenden Mitteln um eine Frühdiagnose und versucht selbst beim hoffnungslosen Fall durch palliative Behandlung optimale Lebensbedingungen so lange wie möglich zu erhalten. Statistiker versuchen Krebs mit mannigfachen Umweltfaktoren individueller Art, Geographen Krebs mit Umweltfaktoren kollektiver Art zu korrelieren, in der Hoffnung, auf diese Weise indirekte Aufschlüsse über die Krebsursachen zu erhalten.

b) Zur Ätiologie und Theorie der Krebsentstehung

i. Forschungsrichtungen

Die experimentelle Erzeugung von Krebsen in Laboratoriumstieren, die klinische Korrelation zwischen Krebs und bestimmten Umweltphänomenen, die theoretische Bearbeitung und der Vergleich dieser beiden Forschungsrichtungen bilden die Ausgangsbasis zu einem besseren Verständnis des Krebsgeschehens. Es gelingt heute durch mindestens sechs verschieden scheinende Faktorengruppen, experimentell Krebse zu erzeugen. Jeder dieser einzelnen Faktoren wurde als „Ursache" beschuldigt; nie aber war die Erklärung genügend universell, um für alle in Wirklichkeit beobachteten Krebse in Frage zu kommen. Da die eigentliche „Ursache" des Krebses noch keinesfalls abgeklärt ist, bezeichnen wir diese auslösenden Faktoren besser als *induzierende Agentien* und überlassen die Abklärung der eigentlichen Krebsursache, d. h. jenes Reizes, der das Primärereignis auslöst, das seinerseits für die Umwandlung einer gesunden in eine Krebszelle verantwortlich ist, der zukünftigen Forschung.

Die sechs Faktorengruppen, mit denen es im Tierexperiment gelingt, einen Krebs zu induzieren, sind folgender Art: genetisch, infektiös, hormonal, nutritiv, durch Strahlung und chemisch. Mit diesen Eingriffen gelingt es in beinahe allen Organen Krebse zu erzeugen. Anstelle einer Aufzählung von Beispielen stellten wir auf Tab. 64 einige Methoden zur experimentellen Krebserzeugung in verschiedenen Organen zusammen. Auf derselben Tabelle werden auch eine Reihe von menschlichen Krebsen erwähnt, bei denen vielleicht ähnliche oder identische induzierende Agentien eine Rolle spielen wie im Tierversuch. Aus dieser Darstellung geht auch das Prinzip der Syncarcinogenese, auf das wir unten ausführlicher zurückkommen, deutlich hervor. Außer den induzierten Krebsen werden im Tierreich häufig auch spontan entstandene Tumoren beobachtet. Dies gilt nicht nur für die Wirbeltiere, sondern auch für die Wirbellosen[1]. Die Fähigkeit, krebsig zu entarten, ist eine allgemeine Eigenschaft aller tierischen Zellen und

---

[1] SCHARRER, B., u. M. S. LOCHHEAD: Cancer Res. **10**, 403 (1950).

keinesfalls auf die höheren Tiere beschränkt. Für den Menschen sei hervorgehoben, daß Krebs keine Zivilisationskrankheit ist, sondern bei entsprechender Berücksichtigung des Alters bei allen menschlichen Rassen und Zivilisations-

Tabelle 64. *Im Tierexperiment induzierbare Krebse* (Literatur s. "The Physiopathology of Cancer[1]") *und mögliche Äquivalente beim Menschen* (+)

Organ, Gewebe	Induzierendes Agens						
	Spontan	Hereditär	Hormonal	Nutritiv	Chemisch	Physikalisch	Infektiös
Orale Mucosa					+ (+[2])	+ (+[3])	
Magen-Mucosa	+	+		(+[4])	+ (+[5])	+ (+[6])	
Dünndarm Mucosa		(+[7])			+	(+[8])	
Colon-Mucosa	+	(+[9])			+	+ (+[10])	
Epidermis		(+[11])	(+[12])		+ (+[13])	+ (+[14])	+ (+[15])
Subcutis					+	+ (+[16])	
Knochen	+	+			+	+ (+[17])	
Gehirn					+		
Lungen	+	+			+ (+[17a])	+ (+[18])	
Brustdrüse	+	+ (+[19])	+ (+[20])		+	+	
Testis	+		+		+		
Ovarien	+		+			+	
Endometrium	+		+ (+[21])				
Leber	+	+		+ (+[22])	+	+ (+[23])	
Blase	+	+			+ (+[24])	(+[25])	(+[26])
Leukämie	+	+			+	+ (+[27])	+

[1] The Physiopathology of Cancer. Edited by F. HOMBURGER and W. H. FISHMAN. New York, N. Y.: Hoeber-Harper 1953.

[2] und [3] Lippenkrebs bei Pfeifenrauchern als Folge chemischer (hochmolekulare Kohlenwasserstoffe?) und physikalischer (Hitze, mechanische Irritation) Einflüsse (Leukoplakie als Präcancerose).

[4] und [6] Magen-Carcinom bei der perniziösen Anämie als Folge eines Vitamin B_{12}-Mangels und der mechanischen Irritation bei der atrophischen Gastritis (atrophische Gastritis als Präcancerose).

[5] und [6] Magenkrebs als Folge der Ingestion von cancerogenen Substanzen (Nahrungsmittelzusätze) und der physikalischen Irritation (Hitze).

[7] und [8] Darmkrebs bei der Polyposis intestinalis generalisata mit circumoraler Leukoplakie (Peutzsches Syndrom) als Resultante einer hereditären Disposition zur Bildung von Polypen und der mechanischen Irritation (Polyposis als Präcancerose).

[9] und [10] Dickdarmkrebse bei der Polyposis coli als Folge einer hereditären Disposition zur Bildung von Polypen und einer mechanischen Irritation (Polyposis als Präcancerose).

[11] und [14] Hautkrebse beim Xeroderma pigmentosum als Resultat einer hereditären Disposition zur Photosensibilisierung und der Einwirkung von Ultraviolettlicht (Xeroderma als Präcancerose).

[12] Beschleunigtes Wachstum der malignen Melanome während der Schwangerschaft.

[13] Scrotalkrebs bei den "chimney sweeps".

[14] Röntgenkrebs; Hautkrebs nach Hitze und ultraviolettem Licht.

[15] Benigne Epitheliome.

[16] Fibrosarkome nach Thorotrastverabreichung (Speicherzellen als Präcancerose).

[17] Osteosarkome bei Leuchtzifferblatt-Malerinnen.

[17] Lungenkrebse bei Nickel- und Chromarbeitern.

[18] Schneeberger und Joachimstaler Lungenkrebse.

[19] Sehr seltenes familiäres Vorkommen von Brustkrebsen.

[20] Häufigkeit des Brustkrebses bei Frauen im Gegensatz zu Männern. Sehr seltenes Vorkommen bei kastrierten Frauen. Chirurgische und chemische Kastration zur Therapie.

[21] Bedeutung endokriner Faktoren sehr fraglich.

[22] und [23] Leber-Carcinom bei nutritiver Lebercirrhose als Folge der Mangelernährung und der mechanischen Irritation (Lebercirrhose als Präcancerose).

[24] Blasenkrebs bei Anilinarbeitern.

[25] und [26] Bilharziakrebs als Folge der Infektion und der Irritation der lokalen Veränderungen.

[27] Gehäuftes Vorkommen der Leukämie bei Ärzten, bes. Radiologen.

stufen etwa mit gleicher Häufigkeit beobachtet wird. Nach MANSON-BAHR[1] sind Malignome bei primitiven Völkern ebenso häufig wie bei Europäern. Als einzige Ausnahmen für diese Regeln sind zu erwähnen: die Häufigkeit primärer Leber-carcinome als Folge einer nutritiven Cirrhose bei Primitiven, die große Seltenheit des Magencarcinomes bei Primitiven im Vergleich zu Europäern und die Häufigkeit von Tumoren des Halses und der Füße bei Primitiven.

c) Syncarcinogenese

Es gibt heute nur noch wenige Forscher die versuchen, die Entstehung eines Krebses auf Grund der Einwirkung eines einzigen Agens zu deuten. Vielmehr wird es sich in jedem Fall um das Zusammenwirken einer Reihe verschiedener Faktoren handeln, wobei bald dieser, bald jener im Vordergrund steht und dadurch den Eindruck einer größeren Bedeutung vortäuscht, als ihm tatsächlich zufällt.

Das Phänomen der Syncarcinogenese kann am überzeugendsten am Beispiel des *Brustkrebses bei Mäusen* illustriert werden. Das Auftreten eines spontanen Brustkrebses bei der Maus wurde zuerst von CRISP[2] im Jahre 1854 beobachtet. "The animal caught in a trap was of usual size, and upon the right pectoral muscle was a hard scirrhous-like tumor, the size of a large nut. When microscopically examined it had many of the appearances supposed to be charac-teristic of scirrhus." Durch Inzucht gelang es, etwa 500 verschiedene Maus-stämme zu züchten, die „rein" sind und sich daher im Experiment außerordentlich ähnlich verhalten, somit leicht reproduzierbare Resultate geben. Bei diesen Stämmen kommt der Brustkrebs in ganz verschiedener Häufigkeit vor. Wie aus Tab. 65 hervorgeht, gibt es Stämme ("low breast cancer strains"), bei denen ein Krebs sehr selten ist, andere wiederum, bei denen es fast regelmäßig zum Auf-treten eines Brustkrebses kommt. Diese Eigenschaft ist *genetisch* bedingt und bildet den ersten Faktor in der krebsaus-lösenden Trias. Schon die Beobachtung, daß der Brustkrebs vorwiegend bei weiblichen Tieren vorkommt, läßt daran denken, daß auch *hormonale Faktoren* eine Rolle spielen könnten. Beweisend waren die Experimente von LANTHROP und LOEB[3], wonach Ovariektomie zu einer signifikanten Verminderung der Krebshäufigkeit führt (Tab. 66). Dies gilt nach neueren Untersuchungen sowohl für "high" als auch für "low cancer strains". Der zweite Faktor ist also hormonaler Natur und wahrscheinlich mit den

Tabelle 65. *Häufigkeit spontaner Brustkrebse bei verschiedenen Mausstämmen* ("high" und "low cancer strains")

Stamm	Anzahl Weibchen	Tumoren %	Schrifttum
C3H . . .	1588	91,4	4
C3H . . .	605	92,3	5
A	788	83,2	6
A	1093	83,6	7
CBA . . .	71	2,8	8
CBA . . .	124	3,2	9
C57 black .	240	0,0	10
C57 black .	568	0,5	11

[1] Manson's Tropical Diseases. Edited by P. H. MANSON-BAHR. 14th edition. Baltimore Md.: Williams & Wilkins 1954.

[2] CRISP, E. C.: Trans. Path. Soc. London **5**, 348 (1854).

[3] LANTHROP, A. E. C., u. L. LOEB: J. Cancer Res. **1**, 1 (1916).

[4] ANDERVONT, H. B.: J. Nat. Cancer Inst. **1**, 737 (1941).

[5] BITTNER, J. J.: Cancer Res. **3**, 441 (1943).

[6] BITTNER, J. J., u. C. C. LITTLE: J. Hered. **28**, 117 (1937).

[7] BITTNER, J. J.: Publ. Health Rep. **54**, 380 (1939).

[8] STRONG, L. C.: Brit. J. exp. Path. **17**, 60 (1936).

[9] STRONG, L. C.: Gann **31**, 13 (1937).

[10] MURRAY, W. S., u. C. C. LITTLE: Genetics **20**, 466 (1935).

[11] LITTLE, C. C., W. S. MURRAY u. A. M. CLOUDMAN: Amer. J. Cancer **36**, 431 (1939).

Oestrogenen identisch. Neben der Heredität spielt auch noch ein *mütterlicher Faktor* eine Rolle[1]. Die Übertragung dieses Faktors könnte durch cytoplasmatische extrachromosale Vererbung, intrauterine transplacentare Übertragung oder während der Lactation erfolgen. Es gelang BITTNER[2], den Nachweis zu erbringen, daß der Faktor einwandfrei mit der Muttermilch übertragen wird. Die spätere Forschung ergab, daß es sich dabei um ein Virus handelte. Man spricht heute vom Milchfaktor, Milchagens, Brustkrebs-agens, Brustkrebs "in-citer", Bittner-Faktor oder Virus.

Tabelle 66. *Häufigkeit von Brustkrebsen bei ovariektomierten Mäusen* (nach LOEB[3])

Experiment	Zahl der Tiere	Häufigkeit von Tumoren in %
Weibchen mit Jungtieren	560	67
Ovariektomie 7.—10. Monat	35	60
Ovariektomie 4.—7. Monat	43	30
Ovariektomie 3.—5. Monat	54	2

Heredität, Milchfaktor und endokriner Status bilden die *Trias von Faktoren* die für die Entstehung eines Brustkrebses bei der Maus verantwortlich sind. Eine erfolgreiche Übertragung des Milchfaktors gelingt nur bei einer gewissen genetischen Disposition und endokrinen Lage. Die Auslösung eines Carcinoms durch Oestrogene ist nur bei hereditär disponierten Tieren und bei Anwesenheit des Milchfaktors möglich. Diese drei Faktoren haben nicht nur eine qualitative, sondern auch eine *quantitative Bedeutung* indem das relative Fehlen eines .der Faktoren durch ein starkes Überwiegen eines der beiden anderen wettgemacht werden kann, so etwa das Fehlen des Milchfaktors durch eine gesteigerte endokrine Stimulation und eine erhöhte genetische Disposi-

Tabelle 67. *Bedeutung des Bittner-Faktors für die Häufigkeit spontaner Brustkrebse bei zwei Mausstämmen* (nach SMITH[4])

	Mausstamm			
	A	C3H	Hybrid	Hybrid
Hereditäre Belastung . .	+	+	+	+
Hormonaler Faktor . . .	0	+	+	+
Bittner-Faktor	+	+	+	0
Tumorhäufigkeit i. Prozent	4	55	55	0

tion (Tab. 67). Mathematisch kann man sich das Zusammenwirken der drei Faktoren so vorstellen, daß es sobald a + b + c einen bestimmten Wert überschreitet, zur Entstehung eines Krebses kommt.

Beim Menschen ist eine solche Teilanalyse nur in einigen wenigen Fällen möglich. So wissen wir, daß z. B. das genetisch bedingte Xeroderma pigmentosum unter der Einwirkung von Ultraviolett-Licht leicht malign entartet. In diesem Falle wirken Heredität und Irradiation zusammen. Bei einem Darmcarcinom mögen wiederum Heredität (Polyposis) einerseits, mechanische Irritation andererseits an der Syncarcinogenese beteiligt sein In diesem Sinne wollen auch die „menschlichen Äquivalente" von tierexperimentellen Tumoren auf Tab. 64 verstanden sein.

d) Das Primärereignis[5]

Die Deutung experimenteller Untersuchungen hat in Betracht zu ziehen, daß die Auslösung von Krebsen sowohl mit physikalischen als auch chemischen Eingriffen gelingt. Der einzige gemeinsame Nenner, auf den sich alle diese Faktoren

---

[1] LANTHROP, A. E. C., u. L. LOEB: J. exp. Med. 28, 475 (1918).
[2] BITTNER, J. J.: Science 84, 162 (1936).
[3] LOEB, L.: J. Med. Res. 40, 477 (1919).
[4] SMITH F. W.: Cancer Res. 8, 641 (1948).
[5] AUERBACH, C.: Biol. Rev. 24, 355 (1949) (*Uer.*).

bringen lassen, ist ihre *mutative Wirkung*. Unter Mutation verstehen wir eine durch ein Quantenereignis ausgelöste Änderung der Erbmasse, wohl in Form einer minimen Modifikation eines oder mehrerer Gene. Vom Studium der angeborenen Anenzymien auf der Basis der „Ein Gen-ein Enzym"-Hypothese verstehen wir heute die große Bedeutung der Gene für die Bestimmung des definitiven Enzymprofils der Zellen. Wenn auch die regulative Wirkung des Zellkernes auf die ganze Zelle noch wenig erforscht ist, so sprechen doch zwei Beobachtungen dafür, daß ein Eingriff im Erbgut auch bei der ausgewachsenen Zelle zu einer Veränderung des Enzymprofils der Zelle führen könnte. Zunächst spielt der Kern sicher bei der Eiweiß- und damit auch bei der Enzymsynthese eine wichtige Rolle. Weiterhin zeigten die Beobachtungen über die Enzyminduktion, daß Kernmaterial eine wichtige Rolle bei der Auslösung dieser Veränderungen spielt. Ziehen wir diese Möglichkeiten in Betracht, so ist es durchaus denkbar, daß eine Mutation eine Änderung des Erbgutes und anschließend, entweder in der Mutterzelle direkt oder in Tochterzellen Veränderungen auslöst, die wir als „krebsige Entartung" bezeichnen.

Es fällt dem Biologen schwer in quantenmechanischen Begriffen zu denken, und es ist das Verdienst SCHRÖDINGERS[1], das Blickfeld auf die große Bedeutung minimer Vorgänge in der atomaren Größenordnung für das Gedeihen des ganzen Organismus gelenkt zu haben. Es besteht kein Zweifel, daß eine Reihe wichtiger Substanzen, darunter auch die Gene und gewisse Regulatoren des Zellstoffwechsels, in einer labilen Form vorliegen. Durch energetische Aktivierung werden diese Substanzen für kurze Zeit aus dem Gleichgewicht geworfen, doch kehren sie in den meisten Fällen wieder in ihre ursprüngliche Form zurück. Erst dann, wenn eine gewisse minimale Energie, die Aktivierungsenergie, überwunden wird, wird eine Rückkehr zum ursprünglichen Gleichgewichtszustand unmöglich (Abb. 58). Es handelt sich dabei im Prinzip um ein ähnliches Phänomen wie bei der Aktivierung der Enzymsubstrate (vgl. S. 5). Es ist denkbar, daß ein solcher Energiesprung zu einer Regulationsstörung in der Zelle führt und dadurch die normale Zelle in eine Krebszelle übergeführt wird. Dieses Geschehen kann als das „Primärereignis" bezeichnet werden.

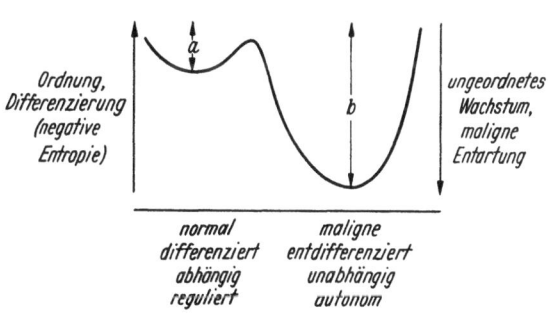

Abb. 58. Thermodynamische Vorstellung der Krebsgenese

Eine solche Aktivierung kann durch jedes Agens, das zu einer lokalen Energieanhäufung führt, ausgelöst werden, unter anderem natürlich durch mutative Substanzen.

Diese Hypothese hat eine große Anziehungskraft, vermag sie doch auch die Entstehung „spontaner" Krebse, scheinbar der großen Mehrzahl der menschlichen Carcinome, zu deuten. LATARJET[2] weist darauf hin, daß die Zelle ununterbrochen infraroter Strahlung, die eine thermale Agitation auslöst, ausgesetzt ist. Wenn die Energie dieser Strahlung auch sehr gering ist, so wird sie doch gelegentlich genügen, um ein „molekulares" Unglück auszulösen. Eine solche thermodynamische Betrachtung vermag daher auch das Phänomen der Syncarcinogenese zu deuten. Ob es sich bei der aktivierten Zellsubstanz um Kernmaterial im Sinne der Mutationstheorie oder um protoplasmatische Komponenten, z. B. nach der Auffassung einer Virus-Aktivierung handelt, ist noch nicht entschieden.

[1] SCHRÖDINGER, E.: What is Life. Cambridge: Cambridge University Press 1944 (*M.*).
[2] LATARJET, R.: Paris méd. **1951**, 105.

B. Biochemie und Enzymologie der Tumoren[1,2]

a) Eiweiß-Stoffwechsel[3]

i. Eiweißumsatz im Tumor

Bei Patienten mit malignen und rasch wachsenden Tumoren, etwa Sarkomen, überrascht immer wieder die enge Korrelation zwischen dem Tumorwachstum und der Kachexie. Schon aus dieser Beobachtung am Krankenbett geht hervor, daß Tumoren offenbar eine außerordentliche Affinität für Eiweiß besitzen. Diese Beobachtung wurde auch im Tierexperiment bestätigt und man kann die Frage aufwerfen, ob diese „Eiweißfalle", wie ein Tumor in diesem Zusammenhang treffend bezeichnet werden kann, auf eine gesteigerte Eiweißsynthese oder einen verzögerten Abbau zurückzuführen ist. Diese Frage muß dahin beantwortet werden, daß die Eiweißsynthese kaum gesteigert, anderseits aber die Degradierung der tumoreigenen Eiweiße deutlich verzögert ist.

Zahlreiche Untersuchungen weisen darauf hin, daß keine Anhaltspunkte für eine exzessive Eiweißsynthese vorliegen[3]. Dafür sprechen besonders die Untersuchungen über den Einbau markierter Aminosäuren in Tumorgewebe. SHEMIN[4] verfütterte Glycin-N^{15} an Ratten mit Sarcoma R-39 und fand, daß der isotope Stickstoff etwa mit gleicher Geschwindigkeit in Tumorgewebe aufgenommen wird wie in Lebergewebe. Im Gegensatz zu dieser „normalen" Incorporation markierter Aminosäuren blieben diese jedoch, wie aus denselben Experimenten[4] hervorging, viel länger im Tumorgewebe liegen. Die Halbwertszeit der Tumoren war etwa doppelt so lang wie diejenige der Leber. Solche Experimente beweisen, daß die Eigentümlichkeiten der Tumoren, Eiweiße an sich zu reißen, nicht auf eine gesteigerte Synthese, sondern auf eine verminderte Degradierung zurückzuführen ist.

ii. Quantitative Unterschiede[5]

Zunächst interessiert uns, ob die Bausteinanalyse der Eiweiße krebsiger Gewebe sich quantitativ von derjenigen der normalen Ausgangsgewebe unterscheidet. Dies ist nicht der Fall, doch wurde beobachtet, daß in allen analysierten Krebsgeweben die Menge der freien Aminosäuren im Vergleich zu den Ausgangsgeweben vermindert ist, eine indirekte Bestätigung der verminderten Eiweißdegradation in Krebsgeweben. Im Gegensatz dazu ist der relative Anteil der einzelnen Aminosäuren, wie aus den chromatographischen Analysen von ROBERTS[6] hervorgeht, nur wenig verändert. Krebse weisen dasselbe organspezifische Aminosäurenprofil auf wie ihre Ausgangsgewebe. Dies gilt nicht bloß für die freien Aminosäuren, sondern auch für die gesamte Aminosäurekonzentration[7].

Die Analyse ganzer Eiweißfraktionen, besonders mit elektrophoretischen Methoden, enthüllte bisher weder qualitative noch quantitative Unterschiede zwischen gesunden und krebsigen Geweben. Einen interessanten neuen Weg zur

[1] M.: WARBURG, O.: Über den Stoffwechsel der Tumoren. Berlin: Springer 1926. — STERN, K., u. R. WILLHEIM: The Biochemistry of Malignant Tumors. New York, N. Y.: Reference Press 1943. — GREENSTEIN, J. P.: Biochemistry of Cancer. 2nd edition. New York, N. Y.: Academic Press 1954.

[2] Uer.: BURK, D., u. R. J. WINZLER: Ann. Rev. Biochem. **13**, 487 (1944). — RUSCH, H. P., u. G. A. LE PAGE: Ann. Rev. Biochem. **17**, 471 (1948). — CARRUTHERS, C.: Ann. Rev. Biochem. **19**, 389 (1950). — ZAMECNIK, P. C.: Ann. Rev. Biochem. **21**, 411 (1952). — LEMON, H. M., et al.: New Engl. J. Med. **251**, 937, 975, 1011 (1954).

[3] Uer.: TOENNIES, G.: Cancer Res. **7**, 193 (1947).

[4] SHEMIN, D., u. D. RITTENBERG: J. biol. Chem. **153**, 401 (1944).

[5] Uer.: KIT, S.: Texas Rep. Biol. Med. **11**, 685 (1952).

[6] ROBERTS, E., u. S. FRANKEL: Cancer Res. **9**, 231 (1949).

[7] SAUBERLICH, H. E., u. C. A. BAUMANN: Cancer Res. **11**, 67 (1951).

Erforschung der Eiweiße bei Krebsen schlugen HOGEBOOM und SCHNEIDER[1] ein. Sie untersuchten die Verteilung einzelner Proteinfraktionen von isolierten Mitochondrien in Lebergeweben und Homogenaten. Bei Krebs war nicht allein die Eiweißkonzentration der Mitochondrien erniedrigt, sondern dieser Verlust war vorwiegend auf den Ausfall eines bestimmten Eiweißes (Komponente 2) zurückzuführen. Diese Beobachtungen erinnern an die elektronenoptischen Befunde über Strukturdifferenzen zwischen normalen und Hepatoma-Mitochondrien.

iii. Qualitative Unterschiede

Die biologische Spezifität der tierischen Organe und Gewebe ist vor allem an die Proteine gebunden. Die Erforschung der Eiweißspezifität gehört aber noch immer in das Gebiet der Immunologie, gelingt es doch nur in einigen wenigen Fällen, diese auch mit analytischen Methoden zu erfassen. Es ist daher wahrscheinlich, daß qualitative Eiweißunterschiede zwischen gesunden und krebsigen Geweben eher mit immunologischen als chemischen Methoden erfaßbar sind.

Dennoch liegen einige Versuche vor, mit chemischen Methoden tumorspezifische Proteine zu isolieren. Da muß an erster Stelle die bekannte und noch immer umstrittene Beobachtung von KÖGL[2] angeführt werden, der 1939 berichtete, daß in Tumorgeweben ausschließlich die D-Glutaminsäure, also die unnatürliche Form, vorkommt. Wieweit das Vorkommen unnatürlicher Aminosäure ausschließlich eine Eigenschaft von Tumoren ist oder auch für normale Organe gilt und in welchem Maße Artefakte bei diesen Untersuchungen eine Rolle gespielt haben, ist noch immer nicht endgültig abgeklärt[3, 4]. Ein anderer Weg besteht in der Digestion von normalen und Tumorgeweben durch proteolytische Enzyme. Falls spezifische Eiweiße vorliegen, ist es möglich, daß diese nicht in gleichem Maße von Enzymen degradiert werden wie die physiologischen Proteine. Versuche dieser Art finden sich bei FISCHER[5].

iV. Enzyme des Eiweiß-Stoffwechsels

Die große Zahl von Einzelbeobachtungen über das Verhalten proteolytischer Enzyme in Krebsgeweben lassen sich heute kaum in ein Gesamtbild einordnen. Über den wichtigsten Aspekt der Eiweißenzymologie der Tumoren, nämlich die Proteinsynthese, besitzen wir aus naheliegenden Gründen noch gar keine Unterlagen. Häufig wird während der Carcinogenese eine Zunahme der Kathepsine[6], also der intracellulären Peptidasen, beobachtet. Ob diese Zunahme tatsächlich eine Eigenschaft des Krebsgewebes oder aber ein Zeichen der stets gleichzeitig stattfindenden Nekrobiose und Nekrose ist, kann nicht entschieden werden. Die Konzentration der rein hydrolytisch wirkenden Glutaminase I, des phosphataktivierten Enzymes, ist in Hepatomen vermehrt, diejenige der Transaminase-Deamidase (Glutaminase II) vermindert[7].

Eine der charakteristischen biochemischen Erscheinungen bei der Carcinogenese ist der *Verlust der organspezifischen Funktionen*. Es liegen zahlreiche Hinweise dafür vor, daß diese „Entdifferenzierung" auf eine *erworbene Anenzymie oder Hypenzymie* zurückgeführt werden muß. Im Zusammenhang mit dem Eiweißstoffwechsel seien die folgenden Beispiele angeführt:

[1] HOGEBOOM, G. H., u. W. C. SCHNEIDER: Science **113**, 355 (1951).
[2] KÖGL, F., u. H. ERXLEBEN: Z. physiol. Chem. **258**, 57 (1939).
[3] MILLER, J. A.: Cancer Res. **10**, 65 (1950).
[4] WILTSHIRE, G. H.: Biochem. J. **55**, 46 (1953).
[5] FISCHER, A.: Enzymologia **14**, 15 (1950).
[6] MAVER, M. E., u. T. B. DUNN: J. Nat. Cancer Inst. **6**, 49 (1945).
[7] ERRERA, M., u. J. P. GREENSTEIN: J. Nat. Cancer Inst. **7**, 285 (1947).

Der gestörte Aminosäuren-Stoffwechsel bei Leberkrebsen beruht auf einer enzymatischen Grundlage. Dafür spricht die Abnahme der Konzentration des Histidase-Systems (Histidase)[1], der Harnstoff-Synthese[2], des Ornithin-Glutaminsäure-Systems[3], der Glutamin- und Asparagin-Transaminase-Systeme[4] und der Arginin-amidinase (Arginase)[5].

Die Synthese der p-Aminohippursäure ist — wie aus Leberfunktionsprüfungen bei Patienten mit Leberkrebsen hervorgeht — häufig gestört. Der Defekt in diesem Enzymsystem kann an Hepatomen auch in vitro demonstriert werden[6] und ist nicht auf eine Abnahme der Mitochondrienzahl zurückzuführen[7].

Bei der Entwicklung von Magencarcinomen geht die Fähigkeit der Magenmucosazellen Pepsinogen zu synthetisieren, verloren[8]. Auch von dieser Alteration wird diagnostisch Gebrauch gemacht.

Die meisten Peptidasen sind in Hepatomen in geringerer Konzentration vorhanden als im gesunden Lebergewebe. Eine Ausnahme zu dieser Regel bildet die Aminodehydropeptidase (Dehydropeptidase I), deren Konzentration interessanterweise in Hepatomen zunimmt[9].

Diese Beobachtungen sind interessant, illustrieren sie doch das Phänomen der biochemischen Entdifferenzierung der Tumorzellen und geben gleichzeitig eine wissenschaftliche Grundlage für einige in der medizinischen Diagnostik verwendete Methoden. Anderseits handelt es sich aber sicher um biochemische Alterationen, die in einiger Distanz vom Primärereignis stehen und somit nur symptomatischen Charakter haben.

b) Nucleinsäuren-Stoffwechsel[10, 11]

i. Nucleinsäuren in Tumorzellen

Eine große Zahl von Nucleinsäuren-Analysen von gesunden im Vergleich zu neoplastischen Geweben liegt in der Literatur vor. In den meisten Fällen war der Desoxyribonucleinsäure-Gehalt per Volumen Gewebe etwas erhöht, was bei der in Tumoren meist gesteigerten Zellzahl leicht verständlich ist. In den letzten Jahren konzentriert sich die Forschung auf Analysen des Desoxyribonucleinsäure- und Ribonucleinsäure-Gehaltes einzelner Krebszellen. Durch eine Kombination von chemisch-analytischen mit histochemisch-spektrophotometrischen Methoden gelingt es, den individuellen Nucleinsäure-Gehalt einzelner Zellen zu messen. Die lange diskutierte Frage, ob der Desoxyribonucleinsäure-Gehalt bei Krebszellen im Vergleich zu gesunden Zellen erhöht ist, muß heute in positivem Sinne beantwortet werden. Wie aus dem pathologisch-anatomischen Bild der Polyploidie zu erwarten ist, zeigt auch die chemische Analyse eine weite Streuung der Desoxyribonucleinsäure-Werte, deren Mittelwert im allgemeinen aber höher liegt als bei gesunden Geweben[12].

ii. Enzyme

Krebsgewebe weisen einen viel regeren Phosphatumsatz auf als die entsprechenden normalen Gewebe[13] (Tab. 68). Diese Beobachtung macht es wahrscheinlich,

[1] MASAYAMA, T., et al.: Gann 32, 303 (1938).

[2] GREENSTEIN, J. P.: J. nat. Cancer Inst. 3, 293 (1942).

[3] TUNG, T. C., u. P. P. COHEN: Cancer Res. 10, 793 (1942).

[4] GREENSTEIN, J. P., P. J. FODOR u. F. M. LEUTHARDT: J. nat. Cancer Inst. 10, 271 (1949).

[5] GREENSTEIN, J. P., et al.: J. nat. Cancer Inst. 1, 687 (1941).

[6] TUNG, T. C., u. P. P. COHEN: Cancer Res. 10, 793 (1942).

[7] KIELLEY, R. K., u. W. C. SCHNEIDER: J. biol. Chem. 185, 869 (1950).

[8] GREENSTEIN, J. P., u. H. L. STEWART: J. nat. Cancer Inst. 2, 631 (1942).

[9] LEVINTOW, L., et al.: J. biol. Chem. 184, 633 (1950).

[10] *Hb.*: SCHMIDT, G.: In The Physiopathology of Cancer. Edited by F. HOMBURGER and W. H. FISHMAN. New York N. Y.: Harper-Hoeber 1952.

[11] *Uer.*: CHARGAFF, E.: Experientia (Basel) 6, 201 (1950). — DAVIDSON, J. N.: Biochemistry of Nucleic Acids. New York N. Y.: Wiley 1950. — MELLORS, R. C.: Cancer Res. 15, 557 (1955).

[12] MELLORS, R. C.: Cancer Res. 15, 557 (1955).

[13] GREENSTEIN, J. P., u. W. V. JENRETTE: J. nat. Cancer Inst. 1, 845 (1941).

daß auch die am Nucleinsäurenumsatz beteiligten Enzyme in erhöhter Konzentration vorliegen. Leider sind aber bis heute die Enzyme der Nucleinsäuresynthese nicht identifiziert, so daß sich die bisher vorliegenden Angaben ausschließlich auf Enzyme beziehen, die an der Degradierung der Nucleinsäuren beteiligt sind.

Desoxyribonucleinsäure wird von Brustkrebsen von C3H-Mäusen rascher gespalten als von hyperplastischen oder lactierenden Drüsen. Andererseits sollen Hepatome weniger Desoxyribonucleinsäure-Depolymerase enthalten[1]. Während der durch Buttergelb induzierten Carcinogenese in der Leber kommt es in den präcancerösen Stadien zu einer Zunahme der Ribonuclease-Konzentration[2]. Damit mag das histochemisch nachweisbare Verschwinden der Basophilie in Beziehung stehen[3]. Andererseits kommt es beim gleichen Tumor zu einer intensiven Abnahme der Xanthin → O_2-Transhydrogenase (Xanthin-Oxydase)-Konzentration, was allerdings Folge der mangelhaften Ernährung sein könnte.

Tabelle 68. *Turnover der Nucleinsäuren* (nach BRUES et al.[4])

Gewebe	Spezifische Aktivität (P^{32}) in % des anorganischen Phosphates, gemessen 3 Tage nach der Injektion von P^{32}	
	Ribonucleinsäuren	Desoxyribonucleinsäuren
Rattenleber	55	11
Regenerierende Rattenleber . .	230	180
Hepatoma	171	64

Auf die vieldiskutierte Bedeutung der Phosphomonoesterasen vom Typus I (alkalische Phosphatase) und Typus II (saure Phosphatase) für den Nucleinsäuren-Stoffwechsel kann, solange keine besseren Unterlagen über die physiologische Aufgabe dieser Enzyme vorliegen, nicht eingegangen werden.

c) Energie-Stoffwechsel der Tumoren[5, 6]

i. Glykolyse und glykolytische Enzyme

Krebse gehören zu den wenigen Geweben, die eine hohe anaerobe Glykolyse aufweisen, während die Atmung in den Hintergrund tritt. Dieser fundamentale Unterschied im Energiestoffwechsel zwischen neoplastischen und gesunden Geweben wurde zuerst von WARBURG[7] entdeckt und in der Folge zu einer neuen Lehre über die Krebsgenese ausgearbeitet. Zusammenstellungen über die Glykolyse bei einigen Krebsen finden sich auf Tab. 20 und 69.

Da die *Glykolyse* der bevorzugte Weg des Energiegewinnes für diese Zellen ist, sind große Zuckermengen zur Energieproduktion notwendig und lokal kommt es zu einer Anhäufung des Endproduktes der Glykolyse, der Milchsäure. Bei einem malignen Rattencarcinom fand WARBURG[7], daß von 13 verwendeten Zuckermolekülen 12 glykolytisch gespalten und nur ein einziges vollständig oxydiert wurde. Für denselben Energiegewinn genügt es einer gesunden Zelle, etwa die Hälfte dieser Glucosemoleküle über die Endoxydation vollständig abzubauen. In einem anderen Fall setzte eine einzige Krebszelle in 6—10 Std. ihr ganzes Körpergewicht an Zucker um[8]. Die lokale Anhäufung von Milchsäure geht daraus hervor, daß bei Tumoren das venöse Blut beträchtlich mehr Milchsäure und weniger Glucose enthält als das arterielle[9]. Ähnlich ist das Absinken des p_H in Tumoren nach Glucose-Infusion zu interpretieren[10].

---

[1] KUTSCHER, W.: Z. Krebsforsch. **56**, 253 (1949).
[2] DAOUST, R., u. A. CANTERO: Rev. Canad. Biol. **9**, 265 (1950).
[3] OPIE, L. E.: J. exp. Med. **84**, 91 (1946).
[4] BRUES, A. M., M. M. TRACY u. W. E. COHN: J. biol. Chem. **155**, 619 (1944).
[5] *M.:* WARBURG, O.: Über den Stoffwechsel der Tumoren. Berlin: Springer 1926.
[6] *Uer.:* SCHMIDT, C. G.: Klin. Wschr. **1955**, 409. — WARBURG, O.: Naturwissenschaften **42**, 401 (1955). — WARBURG, O.: Science **123**, 309 (1956).
[7] WARBURG, O.: Klin. Wschr. **1925**, 12.
[8] WARBURG, O.: Biochem. Z. **142**, 317 (1923).
[9] CORI, C. F., u. G. T. CORI: J. biol. Chem. **65**, 397 (1925).
[10] EDEN, M., B. HAINES u. H. KAHLER: J. nat. Cancer Inst. **16**, 541 (1955).

Bei gesunden Geweben führt der Zusatz von Sauerstoff unmittelbar zu einer intensiven Hemmung der Glykolyse (Tab. 20). Im Gegensatz dazu bleibt bei Tumoren die Milchsäuregärung auch in einem sauerstoffhaltigen Milieu weitgehend erhalten. Bei einem menschlichen Hautcarcinom betrug die Hemmung der Glykolyse nach Sauerstoffzufuhr nur etwa 35%[1]. In der Hoffnung diese abnorme Glykolyse auf die Störung eines einzigen Reaktionsschrittes zurückführen zu können, wurden in den letzten Jahren zahlreiche Einzelenzyme analysiert. In keinem Fall gelang es abnorme Intermediärprodukte oder signifikante Abweichungen im glykolytischen Enzymprofil nachzuweisen. Die Glykolyse scheint somit mehr ein unökonomischer Ausweg zur Energiegewinnung, da die anderen

Tabelle 69. *Energiestoffwechsel der normalen, fetalen, regenerierenden und Hepatoma-Leber der Ratte (sog. „homologe Rattenleber", nach* BURK[2])

Rattenleber	Q_{O_2}	R. Q.	$Q_M^{O_2}$	$Q_M^{N_2}$	G. Ü.
Normale Leber	6,0	0,7	1,5	1,0	—11,0
Regenerierende Leber .	6,4	0,6	1,5	1,8	—11,0
Fetale Leber	6,0	1,0	0,6	8,0	— 5,2
Hepatoma	6,4	0,9	6,0	12,1	— 0,7

Q_{O_2} Atmung	R. Q. respiratorischer Quotient
$Q_M^{O_2}$ Aerobe Glykolyse	$Q_M^{N_2}$ Anaerobe Glykolyse
G. Ü. Gärungsüberschuß	

energieliefernden Stoffwechselwege versagen, als eine primäre tumorspezifische Eigenschaft. Dafür spricht auch die bereits von WARBURG[3] hervorgehobene Beobachtung, daß nicht allein Tumoren, sondern auch alle fetalen, jungen und rasch wachsenden Gewebe eine sehr hohe aerobe und anaerobe Glykolyse aufweisen. Die abnorme Glykolyse wird damit zu einem alternativen Weg zum Energiegewinn einerseits, zu einer sekundären Manifestation abnormen oder raschen Wachstums anderseits.

ii. Zellatmung

Unter der Zellatmung verstehen wir die Oxydation kurzkettiger Metaboliten durch Sauerstoff. Für die Vorbereitung geeigneter Substrate ist besonders der Krebscyclus verantwortlich, während die eigentliche Verbrennung in der Endoxydation oder den Atmungsketten erfolgt. Die meisten adulten Organe beziehen den größten Teil ihrer Energie aus der Verbrennung, während Krebsgewebe im Gegensatz dazu selbst unter aeroben Verhältnissen den Großteil ihres Energiebedarfes aus der Glykolyse decken. Vom ökonomischen Standpunkt aus gesehen ist die Glykolyse für die Zelle ein schlechtes Geschäft. Bei der Spaltung von Glykogen zu Milchsäure oder Pyruvat werden pro Glucosemolekül etwa 58000 cal frei, wovon bloß etwa 38%, also etwa 22000 cal als Phosphatester investiert werden. Im Gegensatz dazu liefert die Endoxydation zweier Pyruvatmoleküle um 300000 cal, wovon etwa 150000 cal in der Form energiereicher Bindungen für die Zelle erhalten bleiben. Es ist merkwürdig und noch ungeklärt, weshalb Tumorzellen trotz vorwiegender Glykolyse doch noch ansehnliche Mengen von Sauerstoff aufnehmen (Tab. 69).

---

[1] WARBURG, O., K. POSENER u. E. NEGELEIN: Biochem. Z. **152**, 309 (1924).
[2] BURK, D.: In Symposium on Respiratory Enzymes. Madison Wisc.: University of Wisconsin Press 1942.
[3] WARBURG, O.: Über den Stoffwechsel der Tumoren. Berlin: Springer 1926.

iii. Krebs-Cyclus

Die verminderte Zellatmung von malignen, entarteten Geweben könnte möglicherweise auf einer Störung in den Enzymen des Krebscyclus beruhen. Das daraus resultierende verminderte Angebot an Substraten für die Endoxydation würde zwanglos die Reduktion der Atmung erklären. Dies dürfte aber kaum der Fall sein, denn wie aus verschiedenen Untersuchungen hervorgeht, ist das Profil der am Krebscyclus beteiligten Enzyme qualitativ und quantitativ nur wenig verändert[1, 4]. Die Konzentration der Aconitat-Hydratase (Aconitase) ist bei Krebsen leicht vermindert, während diejenige des decarboxylierenden α-Ketoglutarat $\rightarrow$ DPN-Transhydrogenase-Systems etwa derjenigen der Leber entspricht[2]. Die Konzentration der kondensierenden Acetyl-CoA $\rightarrow$ Oxalacetat-Transacetylase des sog. "condensing enzyme" ist in Krebsgeweben meist etwas höher als in gesunden Organen[3].

iV. Dehydrogenasen

Der eigentlichen Oxydation vorgeschaltet sind die Dehydrogenasen, Enzyme, die Flavine oder Pyridinnucleotide als Cofaktoren besitzen und den Wasserstoff vom Substrat auf das Cytochrom-System übertragen. Es stellt sich daher als nächstes die Frage nach einem Defekt in der Wasserstoffübertragung. VON EULER[5] wies bereits vor Jahren nach, daß im Jensen-Sarkom eine sehr hohe Dehydrogenase-Konzentration vorliegt und diese Beobachtung wurde seither wiederholt bestätigt. Auch das DPN und TPN, beides Coenzyme der Dehydrogenasen, liegen im Krebsgewebe etwa in gleicher Konzentration vor wie im Muskelgewebe[6]. Nach HOGEBOOM und SCHNEIDER[7] wird die Konzentration der Succinat-Dehydrogenase und der Dehydrogenasen der Glykolyse durch maligne Entartung nicht beeinträchtigt. Die Konzentration der Xanthin $\rightarrow$ O_2-Transhydrogenase(-Oxydase) ist in Krebszellen meist etwas erhöht[8]. Dies wurde mit dem gesteigerten Nucleinsäuren-Umsatz in Zusammenhang gebracht. Es liegen somit keine Unterlagen für die Hypothese vor, daß bei den Krebszellen die Übertragung des Wasserstoffes qualitativ oder quantitativ gestört verläuft.

V. Cytochrom-System

Die letzte Hoffnung einer „einfachen" Erklärung der mangelhaften Atmung und abnormen Glykolyse liegt somit im Nachweis einer verminderten Kapazität der Cytochrom-Systeme. Die in den letzten Jahren verbesserten Methoden erlauben eine Analyse der beiden wichtigsten Bestandteile des Cytochrom-Systems, des Cytochroms und der Cytochrom-Oxydase. Aber auch hier zeigten neuere Untersuchungen, daß beim Mäuse-Ascites-Tumor sowohl das Cytochrom c als auch die Cytochrom-Oxydase in Konzentrationen vorliegen, die eine völlig normale Endoxydation erlauben würden[9]. Wenn auch bei einzelnen Tumoren eine Aktivitätseinschränkung dieser Systeme nachgewiesen werden konnte, so scheint es sich dabei mehr um eine Ausnahme als um die Regel zu handeln.

[1] POTTER, V. R.: Cancer Res. 11, 565 (1951).
[2] WEINHOUSE, S.: Cancer Res. 11, 585 (1951).
[3] KIELLEY, R. K.: Cancer Res. 12, 124 (1952).
[4] WENNER, C. E., M. A. SPIRTES u. S. WEINHOUSE: Cancer Res. 12, 44 (1952).
[5] EULER, H. VON, M. MALMBERG u. G. GÜNTHER: Z. Krebsforsch. 45, 427 (1937).
[6] EULER, H. VON, et al.: Z. physiol. Chem. 256, 208 (1938).
[7] HOGEBOOM, G. H., u. W. C. SCHNEIDER: J. nat. Cancer Inst. 10, 983 (1950).
[8] EULER, H. VON, u. W. SOLODKOWSKA: Bull. Soc. Chim. biol. 29, 382 (1947).
[9] SCHMIDT, C. G.: Klin. Wschr. 1955, 409.

Vi. Hypothese von Warburg[1, 2]

Wie aus den vorangehenden Ausführungen hervorgeht, gelang es trotz eingehender Analyse aller Einzelkomponenten der energieproduzierenden Systeme nicht, den abnormen Energiestoffwechsel der Krebszellen zu erklären. Es ist anderseits leicht verständlich, daß die Enzymkonzentrationen nur einen Faktor in den multikatalytischen Systemen bilden und daß zahlreiche andere Komponenten die Zellatmung limitieren mögen, darunter auch die Intaktheit der Zellorganellen. Warburg[3, 4] postulierte vor kurzem eine neue Hypothese, die nicht nur den abwegigen Energiestoffwechsel der Krebszellen zu deuten versucht, sondern gleichzeitig auch eine Erklärung für die maligne Entartung überhaupt gibt. Seine Hypothese läßt sich in den beiden folgenden Prämissen zusammenfassen:

1. Die Zellatmung ist an eine morphologische Intaktheit der Mitochondrien („Grana") gebunden. Jede Schädigung oder morphologische Alteration dieser Organellen führt zu einer Beeinträchtigung der Atmung, möglicherweise durch Entkopplung von Oxydation und Phosphorylierung.

2. Die Glykolyse der entarteten Zellen ist eine Ersatzlösung, die dann in Erscheinung tritt, wenn die Atmung noch nicht möglich (Embryo) oder die entsprechenden Enzymsysteme irreversibel geschädigt sind (Krebszelle).

Nach Warburg ist die maligne Entartung ein zweiphasiges Geschehen. Zunächst kommt es durch die Wirkung der krebs-induzierenden Agentien (Röntgen, Chemikalien usw.) zu einer Anoxie, einer Schädigung der Endoxydation in den Mitochondrien. Die reduzierte Atemfunktion zwingt die Zelle zur gesteigerten Glykolyse. Die aus der Glykolyse gewonnene Energie genügt für die Aufrechterhaltung der vitalsten Zellfunktionen wie Wachstum und Vermehrung, genügt aber nicht, um die differenzierte strukturelle Integrität der submikroskopischen Organellen, besonders der Mitochondrien aufrecht zu erhalten. Damit bildet sich ein Circulus vitiosus mit gegenseitiger Schädigung der Enzyme der Zellatmung und dem morphologischen Träger dieser Enzyme, den Mitochondrien. Die Warburgsche Auffassung vollzieht die Synthese zwischen der submikroskopischen Morphologie und der cellulären Biochemie und versucht die Pathogenese der malignen Entartung als eine sich wechselseitig beeinflussende Störung von Form und Funktion zu deuten. Die Hypothese findet eine Stütze in elektronenoptischen Untersuchungen, in denen wiederholt auf strukturelle Anomalien der Mitochondrien von Krebszellen hingewiesen wurde[1, 2]. Die Warburgsche Auffassung kann allerdings nicht kritiklos übernommen werden. Vor allem sind drei Einwände gegen die von ihm gezogenen Schlüsse vorzubringen:

1. Warburg sieht in den „Grana", offenbar den Mitochondrien, selbständige, autonome, lebensfähige Einheiten auf subcellulärer Ebene. Für eine solche Auffassung liegen keine Unterlagen vor. Zur Zeit ist noch immer die Zelle die letzte biologische Einheit.

2. Warburg glaubt, daß nur die Zellatmung Energie zur Erhaltung der Formkonstanz der Mitochondrien zu liefern vermag, nicht aber die Glykolyse. Es liegen jedoch keine Unterlagen für die Annahme vor, daß die der Glykolyse entstammende Energie „minderwertiger" ist, als die durch die Endoxydation vermittelte.

3. Schließlich ist fragwürdig, ob das Primärereignis in einer lokalen cellulären Anoxie zu suchen ist. Wohl sind zahlreiche der induzierenden Agentien Zellgifte, doch ist die mutative und die alkylierende Wirkung der cancerogenen Stoffe ein mindestens so überzeugender gemeinsamer Nenner.

---

[1] Warburg, O.: Naturwissenschaften **42**, 401 (1955) (*Uer.*).

[2] Warburg, O.: Science **123**, 309 (1956) (*Uer.*).

[3] Selby, C. C.: Tex. Rep. Biol. Med. **11**, 728 (1953).

[4] Gieseking, R., u. N. Schümmelfelder: Z. Krebsforsch. **60**, 379 (1955).

d) Probleme der Tumor-Enzymologie

i. Schwierigkeiten bei tierexperimentellen Untersuchungen

Der größte Teil unseres Wissens über die Biochemie der Tumoren wurde nicht durch die Untersuchung menschlicher Krebse, sondern vielmehr an geeigneten Modellen, experimentell erzeugten Neoplasmen, gewonnen. Bei solchen Untersuchungen drängen sich eine Reihe von Schwierigkeiten auf, die zu einer Entstellung der Resultate führen. Die erste Frage ist diejenige nach dem *Vergleichsmaterial*. Wenn immer abnormes Gewebe analysiert wird, so muß dieses mit einem mehr oder weniger normalen Gewebe verglichen werden. Logischerweise sollte der Vergleich zwischen gesundem, präcancerösem und Krebsgewebe erfolgen. Meist ist dies ohne große Schwierigkeiten möglich und gibt gute Aufschlüsse über die Richtung und den Grad der Veränderungen. Histologische Kontrollen sind immer notwendig, denn nur auf diese Weise kann sicher nachgewiesen werden, daß tatsächlich Krebszellen zur Untersuchung kommen und nicht nekrotisches und fibrotisches Material. Ein beliebtes Untersuchungsobjekt ist die „homologe Leber", wobei gleichzeitig von einem Tierstamm fetales, adultes, regenerierendes und neoplastisches Lebergewebe analysiert wird. Leider sind die Hepatome ein recht atypischer Krebs, so daß verallgemeinernde Schlüsse schwierig sind.

Das zweite Problem ist dasjenige der *Abgrenzung unspezifischer Veränderungen* von spezifischen, durch den Krebs verursachten Alterationen. Das Enzymprofil selbst „gesunder" Organe ist keinesfalls eine konstante Eigenschaft, sondern dem Einfluß zahlreicher Faktoren unterworfen. Entwicklungszustand und Lebensalter lassen sich leicht kontrollieren. Bereits schwieriger kann dies in bezug auf den endokrinen Status der Tiere sein. Hormone haben eine beträchtliche Wirkung auf die Enzymkonzentration und können krebsbedingte Veränderungen vortäuschen, die in Wirklichkeit über Geschlechts- oder Nebennierenrindenhormone ausgelöst wurden. Das größte Problem stellt jedoch die Ernährung von krebskranken Tieren. Enzyme sind Eiweiße und somit denselben Einflüssen unterworfen wie die übrigen Proteine. Eine negative Stickstoffbilanz — unvermeidbar in allen fortgeschrittenen Stadien des Krebses — wird unabhängig von Art und Form des Krebses zu einer Verminderung der Konzentration zahlreicher Enzyme führen. Einzig durch Sondenfütterung und Paarung der Tiere kann die Wirkung der Eiweißbilanz einigermaßen kontrolliert werden. Diese symptomatischen Veränderungen wurden in einer großen Zahl der älteren Untersuchungen über angeblich „spezifische" Enzymveränderungen bei Krebsen wenig beachtet und machen es schwierig, die dabei erhobenen Befunde zu interpretieren.

ii. Die Postulate von GREENSTEIN[1]

Auf Grund intensiver eigener Forschungsarbeiten und nach Durchsicht der gesamten tierexperimentellen Krebsliteratur kam GREENSTEIN zum Schluß, daß sich die bisherigen Forschungsresultate in den folgenden sieben Postulaten zusammenfassen lassen:

1. Jedes erwachsene gesunde Organ besitzt ein typisches Enzymprofil, das dem Biochemiker auch unter Ausschluß morphologischer Methoden eine Organdiagnose erlaubt.

2. Tumoren enthalten im Prinzip dieselben Enzyme wie die Ausgangsgewebe. Unterschiede sind rein quantitativer Art.

3. Das Enzymprofil eines Tumors ist weitgehend unabhängig von seinem Alter, seiner Wachstumsgeschwindigkeit und vom Wirtsorganismus.

---

[1] GREENSTEIN, J. P.: Biochemistry of Cancer. 2nd edition. New York, N. Y.: Academic Press 1954 (*M.*).

4. Das Enzymprofil von Tumoren verschiedenen Ursprunges nähert sich einem gewissen Idealtypus, „dem Tumorprofil".

5. Bei maligner Entartung verlieren die Gewebe oft ihre spezifischen Funktionen.

6. Die Enzymkonzentration von Tumoren nähert sich im allgemeinen dem Mittelwert der bei verschiedenen gesunden Organen beobachteten Konzentrationen. Sie ist selten extrem.

7. Tumoren konvergieren in bezug auf ihren Stoffwechsel gegen einen unspezifischen, primitiven Typus.

iii. Entdifferenzierung und Primitivität von Tumoren

Wenn den Pathologen auch immer wieder vorgeworfen wird, daß der Ausdruck „anaplastisch" oder „undifferenziert" unbestimmt und schlecht definiert sei, so muß ihnen doch zugute gehalten werden, daß der Begriff bildreich, leicht verständlich und wahrscheinlich auch nicht zu weit von der Wirklichkeit entfernt ist. Eine anaplastische Tumorzelle ist

primitiv, d. h. mehr dem fetalen Zustand der Ausgangszelle verwandt, als der adulten Organzelle,

undifferenziert, d. h. sie besitzt weniger spezifische Funktionen und Strukturen als die ausgewachsene gesunde Organzelle und

autonom, d. h., sie versucht sich der Regulation durch den Gesamtorganismus, der Hierarchie, zu entziehen.

Tabelle 70. *Veränderungen im organspezifischen Enzymprofil bei maligner Entartung* (Maus, nach GREENSTEIN[1])

Enzym	Organe, Gewebe (Enzymeinheiten)			
	Leber	Hepatom	Adeno-carcinom (Darm)	Darm
Cytochrom-Oxydase	8	3	3	1
Xanthin → O_2-Transhydrogenase (-Oxydase) .	10	38	30	6
Arginin-Amidinase (Arginase)	246	34	26	80
Cholinesterase	411	172	11	973
Alkalische Phosphatase	4	0	3	2798

Es stellt sich die Frage, ob dieser von der Morphologie entwickelte Begriff auch in bezug auf die Biochemie Anwendung findet. Zu diesem Zweck wurden auf Tab. 70 Angaben über die Konzentration einiger Enzyme in Leber und Darm

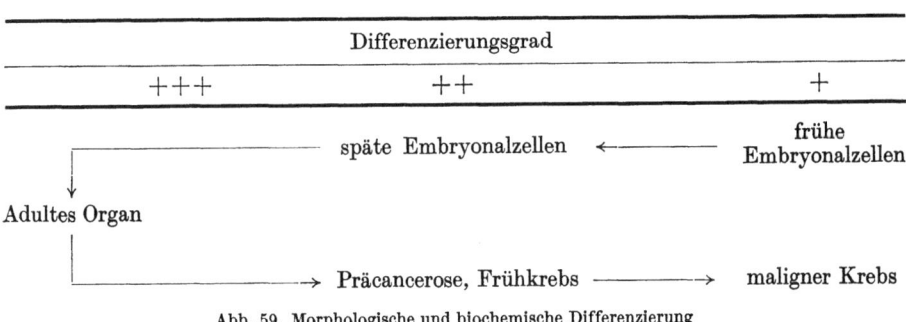

Abb. 59. Morphologische und biochemische Differenzierung

und zwei davon abgeleiteten Tumoren, einem Hepatom und Adenocarcinom, zusammengestellt. Es geht daraus deutlich hervor, daß das Enzymprofil von

---

[1] GREENSTEIN, J. P.: The Biochemistry of Cancer. 2nd edition, p. 398, 390. New York N. Y.: Academic Press 1954.

Adenocarcinom und Hepatom unter sich in mancher Hinsicht ähnlicher ist, als dasjenige der Leber und des Darmes. Wir müssen aus dieser und anderen Untersuchungen über den Verlust organspezifischer Enzyme schließen, daß es auch im biochemischen Sinne beim Krebs eine Entdifferenzierung gibt (Abb. 59).

C. Biochemische Störungen im krebstragenden Organismus („Wirt")

a) Krebsträger

Krebs und Krebsträger stehen in einem gegenseitigen Wechselverhältnis, das am besten mit der Beziehung zwischen Parasit und Wirt verglichen wird. Es bildet sich eine Art Symbiose heraus, wobei das Gleichgewicht allerdings meist stark zu Gunsten des Krebses verschoben liegt. Eine Reihe von Behandlungsmethoden, besonders die endokrine Therapie, beruhen auf einer Beeinflussung dieses Gleichgewichtes zu Gunsten des Wirtes. Wir folgen in der vorliegenden Darstellung der meist vertretenen Auffassung, daß der Krebs „von sich aus" in einer Zelle entstehe. Es sei aber daran erinnert, daß zum Beispiel RIBBERT[1] die Ursache des Krebses in einer Störung der Regulation des Zellwachstums sah, die Krebsursache somit in den Wirtsorganismus verlegte. Da beide Hypothesen eine gewisse Berechtigung haben, kann man die Malignome in *„autonome"* und *„konditionierte"* oder „abhängige" Krebse unterteilen[2]. Als Beispiel für einen autonomen Tumor sei ein spontan entstandenes Knochensarkom angeführt, als ein typisches konditioniertes Neoplasma der hormon-abhängige Brustkrebs. Eine scharfe Grenze zwischen den beiden Typen kann beim derzeitigen Forschungsstand nicht gezogen werden. Für den Kliniker ist das Studium der Wechselbeziehungen zwischen Krebs und Krebsträger aus zwei Gründen von großer Bedeutung. Zunächst vermag eine Kenntnis der Wirkungen des Tumors auf den Stoffwechsel des Wirtes zahlreiche Symptome, wie etwa Kachexie, Anämie, Blutbild, Blutchemismus zu erklären. Weiterhin besteht die Hoffnung, daß es einmal gelingen wird auf Grund von reaktiven Veränderungen im Wirtsorganismus Methoden zur Frühdiagnose des Krebses zu entwickeln.

b) Stickstoffbilanz beim Krebsträger

Eine der charakteristischen Eigenschaften von Tumoren besteht darin, auf Kosten des Wirtes zu wachsen, selbst dann, wenn der Wirt dadurch in eine negative Stickstoffbilanz gezwungen wird. Dieses Phänomen wurde im Tierversuch eingehend analysiert. Ein typisches Experiment aus den Arbeiten von MIDER[3,4] wurde auf Abb. 60 wiedergegeben. Nach diesen Untersuchungen stammt das Tumoreiweiß je nach Stadium aus ganz verschiedenen Quellen. Zunächst wird fast ausschließlich Nahrungseiweiß verwendet, im Experiment auf Abb. 60 etwa bis zum 26. Tag. Dann beginnt der Wirt Eiweiß zu verlieren, während das Tumorwachstum rasch zunimmt. Während diesem zweiten Stadium entwickelt sich auch eine Hyperlipämie als Zeichen der Fettmobilisierung. Die Krebskachexie, oft zusammen mit einer Leberverfettung, tritt bereits in diesem Stadium in Erscheinung. Terminal kommt es zu einem rapiden Gewichtsverlust, der mit einem Versagen der gesamten Stoffwechselfunktion einhergeht und mit einem „inneren" Verhungern verglichen werden kann.

Diese Experimente veranlaßten MIDER[3,4] den Tumor mit einer „Stickstoffalle" zu vergleichen. Bei dieser typischen Veränderung handelt es sich sicher nicht um

[1] RIBBERT, H.: Arch. path. Anat. **141**, 153 (1895).
[2] FURTH, J.: Cancer Res. **13**, 477 (1953) (*Uer.*).
[3] MIDER, G. B.: Cancer Res. **11**, 821 (1951).
[4] MIDER, G. B., H. TESLUK u. J. J. MORTON: Acta Union int. contra Cancrum **6**, 409 (1948).

einen Effekt der häufig vorhandenen Unterernährung, denn dasselbe Verhalten wurde auch bei paargefütterten Tieren beobachtet. Solche Versuche zeigten auch, daß eine gesteigerte calorische Einnahme einfach zu einem abnorm raschen Tumorwachstum führt, ohne daß die Kachexie selbst wesentlich beeinflußt wurde[1], eine Beobachtung, die auch ihre praktisch medizinischen Konsequenzen haben dürfte.

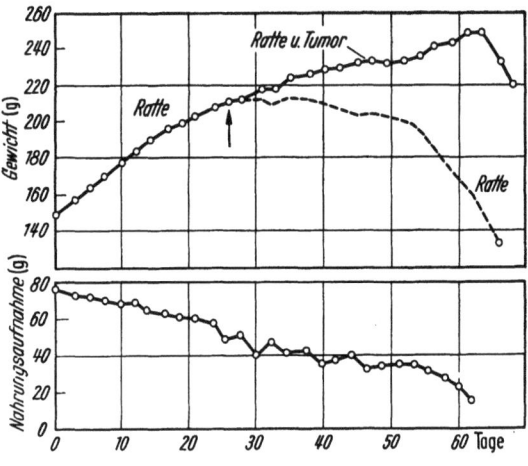

Abb. 60. Gewichtsveränderungen einer Ratte mit einem Walker-Karzinom (nach MIDER et al.[2])

c) Veränderungen der Katalase-Konzentration

Veränderungen der Katalase-Konzentration in verschiedenen gesunden Organen krebstragender Organismen wurden wiederholt beobachtet. BRAHN berichtete bereits im Jahre 1916, daß bei Menschen, die an Krebs starben, die Enzymkonzentration in der Leber stark vermindert ist. Heute stellt sich die Frage nach der Ursache dieser biochemischen Läsion. Handelt es sich um eine unspezifische Manifestation der Kachexie, oder um das Fehlen eines bestimmten Cofaktors oder etwa um einen toxischen Effekt des Krebsgewebes? Zunächst zeigte sich, daß die Depression der Katalase an die Anwesenheit eines Tumors in einem beliebigen Körperabschnitt gebunden ist. GREENSTEIN[3] untersuchte die Leber-Katalase bei Mäusen, bei denen ein Sarcoma 37 in den Schwanz transplantiert und später der Schwanz abgeschnitten wurde. Solange der Tumor im Schwanz wuchs, blieb die Leber-Katalase stark erniedrigt; wurde eine Kaudektomie durchgeführt, so verschwand die Depression der Enzymkonzentration (Abb. 61). In extremen Fällen kann die Enzymaktivität bis auf 5% der Norm absinken[4]. Die Ernährung der Tiere hat offenbar keinen Einfluß auf die Katalase-Konzentration. Daß es sich bei der Depression der Katalase-Konzentration

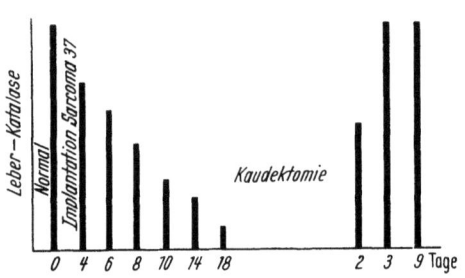

Abb. 61. Verhalten der Leber-Katalase-Aktivität nach Implantation eines Sarcoma 37 in den Schwanz und anschließender Kaudektomie bei der Maus (nach GREENSTEIN und ANDERVONT[3])

in der Leber um einen enzym-, organ- und krebsspezifischen Vorgang handelt, geht aus der Beobachtung hervor, daß die Nieren- und Erythrocyten-Katalase unter diesen Bedingungen nicht absinkt[5].

Wir entnehmen diesen Untersuchungen, daß es sich bei der Verminderung der Katalase-Konzentration in der Leber um einen enzym-, organ- und krebsspezifischen Vorgang handelt. Unmittelbar drängt sich die Frage auf, ob etwa hier ein direkter Effekt des sagenumwobenen „Krebs-Toxins" vorliegen könnte. Wir können an dieser Stelle nicht auf die Geschichte der mysteriösen Krebs-Toxine

[1] MIDER, G. B.: Ann. Rev. Med. **4**, 187 (1953).
[2] MIDER, G. B., H. TESLUK u. J. J. MORTON: Acta Union int. contra Cancrum **6,**409(1948).
[3] GREENSTEIN, J. P., u. H. B. ANDERVONT: J. nat. Cancer Inst. **2**, 345 (1942).
[4] WEIL-MALHERBE, H., u. R. SCHADE: Biochem. J. **43**, 118 (1948).
[5] APPLEMAN, D., E. R. SKAVINSKI u. A. M. STEIN: Cancer Res. **10**, 498 (1950).

eingehen, möchten aber doch kurz auf einige neuere Beobachtungen über Zusammenhänge zwischen toxischen Krebsprodukten und der Leber-Katalase hinweisen. Solche Untersuchungen wurden in den letzten Jahren besonders von einer japanischen Forschergruppe durchgeführt[1,2]. Es gelang diesen, aus menschlichem Tumorgewebe eine hitzestabile Eiweißfraktion zu isolieren, die nach Injektion in Mäusen zu einer starken Depression der Katalase-Konzentration der Leber führte. Die Substanz wurde als „Toxohormon" bezeichnet. Sie hat in vitro keine Hemmwirkung auf die Katalase-Aktivität, dürfte also wahrscheinlich mit der Enzymsynthese interferieren.

d) Weitere Enzyme

Außer der Katalase wurden noch eine große Zahl weiterer Untersuchungen über Veränderungen von Enzymen in Organen von krebstragenden Tieren durchgeführt. Eine Zusammenstellung aller dieser Arbeiten findet sich in der Monographie von GREENSTEIN[3]. Die Bedeutung der meisten dieser Beobachtungen ist fragwürdig, da nur in wenigen Experimenten adäquate Kontrollversuche unternommen oder mindestens die Stickstoffbilanz verfolgt wurde. Wir verzichten daher an dieser Stelle auf eine vollständige Aufzählung und erwähnen nur ein Beispiel. EDLBACHER und NEBER[4] wiesen zuerst darauf hin, daß die Cholinesterase- und Lipase-Konzentration von Organen von Tieren mit großen Tumoren abnorm niedrig ist. Eine Depression der Konzentration dieser Enzyme im Plasma wurde ebenfalls beobachtet[5,6]. Da die Abnahme der Cholinesterase-Konzentration in Plasma und Leber ein außerordentlich empfindlicher Index für das Vorliegen einer negativen Stickstoffbilanz und dadurch verursachte minimale Leberschädigungen ist, glauben wir, daß diese Alterationen im Enzymprofil nicht durch den Krebs, sondern durch die Ernährung, beziehungsweise Stickstoffbilanz der Tiere verursacht wurden.

D. Zur Krebsdiagnose

a) Forderung nach einem Krebstest

Eines der wichtigsten Ziele der Krebsforschung ist die Entwicklung eines Testverfahrens, das die unspezifische Diagnose „Krebs" zu stellen erlaubt. Ein solcher Test sollte in seiner Zuverlässigkeit etwa den heutigen Syphilis-Reaktionen gleichkommen. Seitdem in den letzten 25 Jahren die fatalistische Einstellung gegenüber dem Krebs am Verschwinden ist, stellt sich immer dringender die Forderung nach neuen Methoden der Früherfassung. Zur Zeit ist es vorteilhaft zwischen drei Kategorien von Testmethoden zu unterscheiden.

1. Organspezifische Krebsdiagnose. Diese Verfahren befinden sich heute bereits in einem ansehnlichen Entwicklungsstand. Ihre Aufgabe ist die differentialdiagnostische Trennung benigner von malignen Erkrankungen bei bekannter Organaffektion. Typische Verfahren dieser Art sind die exfoliative Cytologie (Cervix, Magen, Pankreas, Darm, Lungen) und die Biopsie (Sternalmark, Leber, Niere). Unter den chemischen Verfahren bewähren sich besonders die Enzymnachweismethoden; man denke an den Nachweis von Enzymen im Duodenalsaft (Pankreascarcinome), im Urin (Pepsinogen bei Magencarcinomen, β-Glucuronidase bei Blasenkrebsen) und Plasma (saure Phosphatase bei Prostatacarcinomen, alkalische Phosphatase bei Osteosarkomen).

---

[1] NAKAHARA, W., u. F. FUKUOKA: Gann **40**, 45 (1949); **41**, 47 (1950).
[2] FUKUOKA, F., u. W. NAKAHARA: Gann **42**, 55 (1951); **44**, 1 (1953).
[3] GREENSTEIN, J. P.: Biochemistry of Cancer. 2nd edition. New York, N. Y.: Academic Press 1954.
[4] EDLBACHER, S., u. M. NEBER: Z. physiol. Chem. **233**, 265 (1935).
[5] GREEN, H. N., u. C. N. JENKINSON: Brit. J. exp. Path. **15**, 1 (1934).
[6] TROESCHER, E., u. E. R. NORRIS: J. biol. Chem. **132**, 553 (1940).

2. Sicherung der Diagnose beim Krebsverdächtigen. Nicht selten gehen Patienten mit unklarer Diagnose (meist „per exclusionem" gestellt) unerkannt von einem behandlungsfähigen in ein therapieresistentes Stadium über. Für diese Fälle wäre ein „Krebstest" besonders willkommen.

3. Krebstest für Massenuntersuchungen.

Mit der zunehmenden Verlagerung der ärztlichen Aufgaben von der Therapie zur Prophylaxe treten solche Gesichtspunkte immer mehr in den Vordergrund. Die heroisch-therapeutische Aufgabe der Medizin wird langsam von der viel langweiligeren und scheinbar kaum des Arztes würdigen prophylaktischen Epoche abgelöst. Damit treten wir wieder direkter das Erbe der griechischen Medizin an, die auf die Prophylaxe ein größeres Gewicht legte als auf die Therapie.

b) Kriterien eines „Krebstestes"

Krebsteste wurden ebensoviele publiziert wie Krebsheilmittel. Sie werden veröffentlicht, erregen einen kurzen Sturm im Wasserglas, gehen dann in den Bestand einer spezifischen, meist paramedizinischen Heilrichtung über und werden von der Schulmedizin mit Recht so rasch wie möglich vergessen. Im Gegensatz zu Infektionskrankheiten, wo die Kriterien für einen zuverlässigen serologischen Test seit Jahrzehnten feststehen, wurde erst in den letzten Jahren versucht, Forderungen aufzustellen, die von einem solchen Test erfüllt werden müssen, um ihm praktische Bedeutung zu geben. Diese Kriterien, wie sie besonders von DUNN[1] und HOMBURGER[2] entwickelt wurden, können wie folgt zusammengefaßt werden:

1. Statistische Forderung. Mindestens 90% der Krebsträger müssen positive Resultate geben, während die Zahl der falschen positiven nicht über 5% betragen darf.

2. Diagnostische Forderung. Als Krebsträger kommen nur Patienten in Frage, bei denen die Diagnose über jeden Zweifel erhaben und wenn möglich pathologisch-anatomisch gesichert wurde.

3. Forderung nach Kontrollen. Der Test muß an einer Kontrollgruppe von Patienten ausgewertet werden, die in möglichst vielen Variablen wie Alter, Geschlecht, Ernährung, Rasse und Beruf dieselbe Verteilung zeigen wie die untersuchte Patientengruppe.

4. Forderung nach Variabilität. Verschiedenste Krebse von Frühformen, lokalen Tumoren, Metastasenkrankheit bis zur Kachexie sollen untersucht werden.

5. Forderung nach Reproduzierbarkeit der Methode. Eine Methode zur Krebsdiagnose hat nur dann einen Sinn, wenn sie so beschrieben ist, daß sie in allen Laboratorien reproduziert werden kann.

Alle diese Forderungen sind bei den meisten der heute verwendeten serologischen Methoden erfüllt. Es besteht kein Grund für die stille Annahme, daß diese Kriterien bei Krebstesten überflüssig seien.

c) Biochemische Methoden[3,4]

i. Plasma-Eiweiße

Es mag wertvoll sein, einmal mehr zu erwähnen, daß die Senkungsgeschwindigkeit der Erythrocyten in Frühstadien von Krebsen mit großer Regelmäßigkeit normal ist. Auch Veränderungen der Plasma-Proteine besitzen keine diagnostische Bedeutung[5]. Über 100 verschiedene Tests nach dem Prinzip der Protein- und Lipoprotein-Präzipitation wurden veröffentlicht[4,6]. Trotz enthusiastischen Resultaten handelt es sich bei der Mehrzahl dieser

[1] DUNN, J. E., u. S. W. GREENHOUSE: National Cancer Institute Program for the Evaluation of Cancer Diagnostic Tests, New York, Public Health Cancer Association Meeting, October 1949.

[2] HOMBURGER, F.: Cancer 3, 143 (1950).

[3] BODANSKY, O.: N. Y. State J. Med. 50, 2789 (1950).

[4] BING, M., u. G. MARANGOS: Beitr. klin. Chir. 160, 417 (1934).

[5] MOESCHLIN, S.: Helv. med. Acta 11, 209 (1944).

[6] WOODHOUSE, D. L.: Amer. J. Cancer 40, 359 (1940).

Verfahren um das Studium der Wahrscheinlichkeit und nicht des Krebses. Etwas mehr versprechende Resultate zeigten die Methoden der Hitzecoagulation der Plasma-Proteine[1]. Die Methylenblau-Entfärbung im Urin und ähnliche Verfahren mit Plasma beruhen wohl auf dem Nachweis reduzierender SH-Gruppen und bewährten sich trotz großer Publizität nicht.

ii. Milchsäure

Bei der abnorm gesteigerten Glykolyse der Tumoren kommt es lokal zur Bildung von Milchsäure (vgl. S. 227). GLAESSNER[2] wies bereits vor 25 Jahren auf das Auftreten von Milchsäure nach der Verabreichung von Glucose im Urin von Krebspatienten hin. Allerdings führen auch schwere Leberschädigungen zu einer abnormen Milchsäurebildung[3] Eine sorgfältige Überprüfung dieser Untersuchungen ergab, daß bei Krebsen nur dann eine erhöhte Konzentration im Blut oder im Urin nachgewiesen werden kann, wenn gleichzeitig eine Leberschädigung vorliegt[4]. Das Verfahren hat somit keine diagnostische Bedeutung.

iii. Steroidhormone

Die intensive Erforschung der Steroidhormone während der letzten Jahre zeigte, daß es bei Krebsträgern in bezug auf die Ausscheidung von Nebennierenrindenhormon-Derivaten in den Urin zu gewissen Abweichungen von der Norm kommt. Die theoretischen Grundlagen für dieses Verhalten sind noch nicht abgeklärt. Praktische Bedeutung für die Krebsdiagnostik kommt diesen Methoden heute noch nicht zu[5, 6, 7].

d) Immunologische Methoden [8]

i. Tumor-Eiweiß als Antigen

Voraussetzung jeder immunologischen Methode ist der Nachweis, daß ein Krebs körperfremde Eiweiße zu produzieren vermag; denn nur in der Anwesenheit eines Antigens kann eine Antikörperbildung erwartet werden, die eventuell zu diagnostischen Zwecken verwendet werden kann. Es steht fest, daß gewisse experimentelle Tumoren, wie transplantierbare Sarcome, der Brown-Pierce-Tumor des Kaninchens u. a., antigenhaltige Eiweiße bilden und eine Antikörperbildung provozieren. Dabei handelt es sich vorwiegend um Präcipitine, aber auch um Cytotoxine, Hämolysine und Anti-Peptidasen. Beim Menschen wurde der Nachweis einer Antikörperbildung gegen körpereigenes Krebsgewebe bis auf den heutigen Tag noch nie einwandfrei erbracht (vgl.[9]). Es überrascht daher nicht, daß die ansehnliche Zahl immunologischer Krebsteste von Fachleuten abgelehnt wird. "A review of these procedures leaves the impression that much wishful thinking has blinded the objectivity of a great many investigators and contributed to the discredit of methods that have been shown to be accurate and reliable in other fields of biology, if properly used and controlled"[10]. "...for the most part the results of immunological studies have been controversial and inconclusive"[11].

ii. Abderhaldensche Abwehrreaktion

Auf die biologischen Grundlagen der sog. Abderhaldenschen Abwehrproteinasen kommen wir unten ausführlicher zurück (S. 256). Hier kann es nur darum gehen,

[1] HUGGINS, C., A. S. CLEVELAND u. E. V. JENSEN: J. Amer. med. Ass. **143**, 11 (1950).
[2] GLAESSNER, K.: Klin. Wschr. **1925**, 1868.
[3] FUHS, J., u. W. LINTZ: Neoplasm 2, 62 (1923).
[4] BÜTTER, H. E.: Klin. Wschr. **1926**, 1507.
[5] ENGEL, L. L.: In The Physiopathology of Cancer. Edited by F. HOMBURGER and W. H. FISHMAN. New York N. Y.: Hoeber-Harper 1952.
[6] ENGSTROM, W. W.: Yale J. Biol. Med. 21, 21 (1948).
[7] MASON, H. L., u. W. W. ENGSTROM: Physiol. Rev. 30, 321 (1950).
[8] Uer.: WITEBSKY, E., N. R. ROSE u. S. SHULMAN: Cancer Res. 16, 831 (1956).
[9] GRAHAM, J. B., u. R. M. GRAHAM: Cancer 8, 409 (1955).
[10] HOMBURGER, F.: In The Physiopathology of Cancer. Edited by F. HOMBURGER and W. H. FISHMAN. New York N. Y.: Hoeber-Harper 1953.
[11] GREENSTEIN, J. P.: Biochemistry of Cancer. New York N. Y.: Academic Press 1954.

kurz die Zuverlässigkeit der Abderhaldenschen Reaktion als Krebstest zu
besprechen. Nach der Auffassung von R. ABDERHALDEN soll jeder Tumor
spezifische Eiweiße bilden — eine noch immer unbewiesene Prämisse —, die eine
Synthese von spezifisch gegen dieses Tumoreiweiß gerichteten proteolytischen
Enzymen provozieren. Diese „Abwehrproteinasen" treten in den Blutstrom und
den Urin über und können durch Inkubation mit Tumoreiweißen nachgewiesen
werden. Die Methode erhebt Anspruch darauf, nicht nur eine Krebsdiagnose,
sondern auch eine Organdiagnose stellen zu können. Als a priori-Nachteil des
Verfahrens ist zu erwähnen, daß die Herstellung des Enzymsubstrates kritisch
und nach Angaben in der Literatur nicht einfach zu reproduzieren ist. Es kann
hier nicht der Platz sein, auf die große Zahl von Veröffentlichungen über den
Wert oder Unwert dieser Methode zur Krebsdiagnose einzugehen. Beschränken
wir uns vielmehr auf die Erwähnung von zwei Arbeiten von E. ABDERHALDEN,
eines der besten Kenner dieser diagnostischen Methode, und sehen wir, ob dem Verfahren unter Berücksichtigung der eingangs erwähnten Kriterien eine diagnostische Bedeutung zukommt.

Tabelle 71. *Zuverlässigkeit der Abderhaldenschen Reaktion für die Krebsdiagnose* (nach E. ABDERHALDEN und FABIAN[1])

Tumor	Zahl der Fälle	richtige positive Diagnose %	falsche negative Diagnose %
Magen-Carcinom	85	79	21
Darm-Carcinom	20	85	15
Leber- und Gallenblasen-Carcinom	31	100	0
Pankreas-Carcinom	11	82	18
Lungen-Carcinom	34	71	29
Übrige Krebse	15	87	13

Auf Tab. 71 geben wir eine Zusammenstellung über den Ausfall der Abderhaldenschen Reaktion bei etwa 200 Krebsträgern, die einem Referat von E. ABDERHALDEN und FABIAN[1] entnommen wurde. Ähnliche Befunde
wurden auch in einer neueren Arbeit von E. ABDERHALDEN[2] erhoben. Vergleichen
wir diese Resultate mit den auf S. 236 angeführten statistischen Kriterien für einen
Krebstest, so ergeben sich die folgenden Schlüsse: Ein Krebstest sollte in über 90%
der Fälle eine positive richtige Diagnose erlauben. Mit Hilfe der Abderhaldenschen
Reaktion gelang es in 71—87% der Fälle, eine Krebs- und Organdiagnose zu stellen.
Bei den Leber- und Gallenblasencarcinomen dürfte es sich ja um Spätstadien gehandelt haben. Bei den auf Tab. 71 angeführten Krankheiten gelingt es aber mit den
konventionellen Methoden (Röntgenologie, biochemische Organdiagnose, Biopsie),
in über 80% der Fälle eine Diagnose zu stellen. Ein Krebstest soll nicht mehr als
5% falsche positive Resultate geben. Es geht aus den beiden erwähnten Arbeiten
deutlich hervor, daß die Zahl der falschen positiven beträchtlich über dieser
Grenze liegt. Aus diesen Ausführungen geht hervor, daß selbst dann, wenn wir
unseren Ausführungen einzig die Sammelstatistiken von E. ABDERHALDEN zugrunde legen, die, nebenbei bemerkt, die für die Methode weitaus günstigsten
sind, die Abwehrproteinase-Reaktion als diagnostischer Test für „Krebs" wertlos
ist, ja eine falsche diagnostische Sicherheit vortäuscht.

e) Enzymologische Krebsdiagnose

i. Enzymnachweis im Plasma: bewährte Methoden

Es sind heute bereits eine Reihe von Methoden in die Klinik eingeführt, die
unter gewissen Umständen ein gutes Maß für das Vorliegen und die Ausbreitung

---

[1] ABDERHALDEN, E., u. G. FABIAN: Fermentforsch. **17**, 457 (1945).
[2] ABDERHALDEN, E.: Schweiz. med. Wschr. **1946**, 47.

bestimmter Tumoren geben. Es handelt sich dabei nicht um Krebstests, sondern um Verfahren, die bei der Differentialdiagnose helfen und die eine objektive Auswertung der Therapie ermöglichen. Die Konzentration der alkalischen Phosphatase ist bei Knochentumoren häufig abnorm hoch (vgl. S. 378). Dasselbe Enzym gehört zu den wertvollsten Laboratoriumsmethoden für die Erfassung von Lebermetastasen (vgl. S. 583). Der Nachweis der Phosphomonoesterase vom Typus II (saure Phosphatase) ist gegenwärtig der zuverlässigste Test zur Früherfassung und einwandfreien Diagnose des Prostata-Carcinomes (vgl. S. 624). Verschiedene Enzyme pankreatischen Ursprungs (Amylase, Lipase, Anti-Thrombin) können Hinweise auf eine Pankreaserkrankung geben. Eine einwandfreie differentialdiagnostische Abklärung kann aber nur durch Duodenalsondierung erfolgen (vgl. S. 532).

ii. Enzymnachweis im Plasma: wertlose und noch nicht ausgewertete Methoden

Der Vollständigkeit halber seien hier alle jene Enzyme aufgezählt, bei denen erstens bei Krebspatienten eine statistische Abweichung von der Norm vorliegt, deren Nachweis aber als Krebstest nicht in Frage kommt und zweitens die z. Z. noch nicht genügend studiert wurden um entscheiden zu können, ob ihrer Bestimmung eine diagnostische Bedeutung zukommt.

In Anbetracht der abnorm gesteigerten Glykolyse der Tumoren kann man sich die Frage stellen, ob glykolytische Intermediärprodukte oder *Enzyme der Glykolyse* in den Blutstrom übertreten. Bisher wurde gezeigt, daß zwei Enzyme der Glykolyse, die FDP-Triosephosphat-Lyase (Aldolase) und die Glucose-6-phosphat-Isomerase (Phosphohexose-Isomerase) bei Krebsträgern im Plasma in erhöhter Konzentration vorliegen.

FDP-Triosephosphat-Lyase. WARBURG und CHRISTIAN[1] untersuchten im Jahre 1943 den Übertritt glykolytischer Enzyme aus Tumoren in das Plasma und fanden, daß fünf von den elf glykolytischen Enzymen, darunter die FDP-Triosephosphat-Lyase (Aldolase) in den Blutstrom übertreten können. Diese ersten tierexperimentellen Beobachtungen wurden von SIBLEY und LEHNINGER[2] bestätigt. Eine Analyse der Plasma-Enzym-Konzentration ergab, daß nur bei etwa 20% der Krebsträger eine abnorme Zunahme nachweisbar ist[3]. Diese sehr geringe Zahl von richtigen positiven Ausfällen, zusammen mit der Hyperenzymie bei Myopathien[4], Leberkrankheiten[5] und anderen Affektionen[6] machen den Test für diagnostische Zwecke wertlos. BAKER et al.[7–9] glauben jedoch, daß der Nachweis der FDP-Triosephosphat-Lyase-Konzentration im Plasma bei Patienten mit Prostata-Carcinomen für die objektive Beurteilung therapeutischer Eingriffe wertvollere Aufschlüsse gibt, als die übliche Bestimmung der Plasma-Konzentration der sauren Phosphatase. Ein endgültiges Urteil darüber kann aber z. Z. noch nicht abgegeben werden.

Glucose-6-phosphat-Isomerase (Phosphohexose-Isomerase). Auch dieses Enzym tritt bei Rattentumoren aus den Krebszellen in das Plasma über[1]. Über das Verhalten der Plasma-Konzentration der Glucose-6-phosphat-Isomerase bei menschlichen Krebsträgern und krebskranken Tieren orientieren die eingehenden Arbeiten von BODANSKY[10–12]. Erhöhte Werte wurden nur ausnahmsweise beobachtet, am häufigsten noch beim Brust- und Prostata-Carcinom, so daß auch dieser Methode keine diagnostische Bedeutung zukommt.

Die Zunahme der Konzentration der glykolytischen Enzyme im Plasma wird meist als Ausdruck einer abnormen Synthese dieser Enzyme interpretiert. Wir

[1] WARBURG, O., u. W. CHRISTIAN: Biochem. Z. **314**, 399 (1943).
[2] SIBLEY, J. A., u. A. L. LEHNINGER: J. biol. Chem. **177**, 859 (1949).
[3] SIBLEY, J. A., u. A. L. LEHNINGER: J. nat. Cancer Inst. **9**, 303 (1949).
[4] SCHAPIRA, G., J. C. DREYFUS u. F. SHAPIRA: Semaine Hôp. 1953, 1917.
[5] BRUNS, F., u. W. PULS: Klin. Wschr. **1954**, 656.
[6] SIBLEY, J. A., u. G. A. FLEISHER: Proc. Staff Meet. Mayo Clin. **29**, 591 (1954).
[7] BAKER, R., u. D. GOVAN: Cancer Res. **13**, 141 (1953).
[8] BAKER, R.: J. Urol. **69**, 426 (1953).
[9] BAKER, R., et al.: J. clin. Endocr. **13**, 383 (1953).
[10] BODANSKY, O.: Cancer 7, 1191 (1954).
[11] BODANSKY, O.: Cancer 7, 1200 (1954).
[12] BODANSKY, O.: Cancer 8, 1087 (1955).

sind der Auffassung, daß die Hyperenzämie einzig Ausdruck einer Permeabilitäts-störung der Tumorzellen ist. Für unsere Deutung spricht die Beobachtung, daß eine abnorme Zunahme der glykolytischen Plasmaenzyme am häufigsten noch beim Prostata- und Brustkrebs beobachtet wird, also bei Neoplasmen, die eine weitgehende Abhängigkeit vom endokrinen Status zeigen und auch durch endo-krine Eingriffe behandelt werden können. Für die Hypothese, daß die abnorme Permeabilität der Krebszellen wichtiger für die Zunahme der Plasma-Konzen-tration von Enzymen ist als die abnorme Produktion in den Krebszellen, spricht auch die Beobachtung, daß die Konzentration der $DPN \cdot H_2 \rightarrow$ Pyruvat-Trans-hydrogenase (Milchsäure-Dehydrase) bei Krebsen gelegentlich erhöht ist.

$DPN \cdot H_2 \rightarrow$ *Pyruvat-Transhydrogenase* (Milchsäure-Dehydrase). Das Vorkommen eines solchen Enzymes in Krebsgeweben ist seit langem bekannt; Kubowitz und Ott[1] gelang es, aus einem Jensen-Sarkom der Ratte das Ferment in kristalliner Form zu isolieren. Hill und Levi[2] zeigten zuerst, daß die Plasma-Konzentration der $DPN \cdot H_2 \rightarrow$ Pyruvat-Trans-hydrogenase bei Patienten mit fortgeschrittener Carcinomatose nicht selten abnorm hoch ist[3]. Nach der Transplantation von Mäusetumoren kommt es zu einer Hyperenzämie, die parallel mit der Regression der Tumoren verschwindet[4]. Es ist interessant, daß eine Zunahme der Plasma-Konzentration des Enzymes sowohl bei der transplantierbaren Mäuse-Leukämie[5], als auch bei den chronischen und akuten Leukämien des Menschen beobachtet wird[6]. Für diagnostische Zwecke ist die Methode wertlos, da die Plasmakonzentration des Enzyms in Frühstadien von Krebsen normal[7] und auch bei anderen Krankheiten häufig abnorm hoch ist[8].

Da immer wieder postuliert wurde, daß bei Krebsen eine Störung im Eiweiß-Stoffwechsel vorliege, hoffte man verschiedentlich durch den Nachweis von *Enzymen des Eiweiß-Umsatzes* im Plasma diagnostische Aufschlüsse zu erhalten. Bisher wurden in dieser Hinsicht Transaminasen, das Chymotrypsin, D-Peptidasen und eine Reihe von Peptidase-Inhibitoren analysiert.

L-*Glutaminat → Oxalacetat-Transaminase.* Die Plasma-Konzentration dieses Enzymes ist bei Krebspatienten nicht erhöht[9]. Nur beim Vorliegen von Lebermetastasen kommt es zu einer Hyperenzämie(vgl. S. 583).

Chymotrypsin. West et al.[9] bestimmten die Plasma-Konzentration des Chymotrypsins und Rennins bei gesunden und krebstragenden Individuen. Es wurden keine signifikanten Unterschiede beobachtet.

D-*Peptidasen.* Waldschmidt-Leitz[11] glaubten ausschließlich bei Krebsträgern im Plasma das Vorkommen von D-Peptidasen nachweisen zu können. Diese Beobachtungen erwiesen sich aber als falsch[12-14].

Peptidase-Inhibitoren. Im menschlichen Plasma kommen eine Reihe von Peptidase-Inhibitoren vor, sicher ein Plasmin-Inhibitor, ein Thrombin-Inhibitor, ein Trypsin-Inhibitor und ein Chymotrypsin-Inhibitor. Eine differenzierte Erfassung dieser Hemmstoffe ist z. Z. noch nicht möglich und wurde auch noch nie versucht. Alle Angaben über die Verwendung des Nachweises von Peptidase-Inhibitoren zur Krebsdiagnose sind daher mit Vorsicht auf-zufassen. Der älteste Test dieser Art ist wahrscheinlich der Nachweis eines ,,anti-tryptischen Faktors''[15, 16] eine Methode, die sich aber bald als wertlos erwies[17, 18]. Möglicherweise gehört

[1] Kubowitz, F., u. P. Ott: Biochem. Z. **314**, 94 (1943).
[2] Hill, B. R., u. C. Levi: Cancer Res. **14**, 513 (1954).
[3] Gavosto, F., et al.: Minerva med. **47**, No. 82 (1956).
[4] Hsieh, K. M., V. Suntzeff u. E. V. Cowdry: Proc. Soc. exp. Biol. (N. Y.) **89**, 627 (1955).
[5] Friend, C., u. F. Wròblewski: Science **124**, 173 (1956).
[6] Wròblewski, F., u. J. S. LaDue: Proc. Soc. exp. Biol. (N. Y.) **90**, 210 (1955).
[7] Lührs, W., u. E. Negelein: Klin. Wschr. **34**, 148 (1956).
[8] Hill, J. H.: J. nat. Cancer Inst. 18, 307 (1957).
[9] West, P. M., S. I. Rapaport u. C. E. Tempereau: Cancer **4**, 177 (1951).
[10] Chinsky, M., G. L. Shmagranoff u. S. Sherry: J. Lab. clin. Med. **47**, 108 (1956).
[11] Waldschmidt-Leitz, E.: Angew. Chem. **51**, 324 (1938).
[12] Bayerle, H., u. F. H. Podloucky: Z. physiol. Chem. **264**, 189 (1940).
[13] Ahlström, L., H. von Euler u. B. Högberg: Z. physiol. Chem. **273**, 129 (1942).
[14] Berger, J., M. J. Johnson u. C. A. Baumann: J. biol. Chem. **137**, 389 (1941).
[15] Brieger, L., u. J. Trebing: Berl. klin. Wschr. **1908**, 1041.
[16] Weil, R.: Amer. J. med. Sci. **139**, 714 (1910).
[17] Bergmann, G. v.: Verh. Berl. med. Ges. **39**, 227 (1908).
[18] Braunstein, A. E.: Dtsch. med. Wschr. **35**, 573 (1909).

auch die mysteriöse Fuchssche Reaktion hierher, bei der uns nicht klar ist, was eigentlich untersucht wird, das Plasma-Fibrinogen, die Fibrinolysin-Inhibitoren oder die Fibrinolysine. Auch diese Reaktion ist wertlos[1].

Verschiedene Forscher sehen den primären Defekt beim Krebs im *Stoffwechsel der Nucleinsäuren.* Das Studium dieser Veränderungen wird aber dadurch erschwert, daß die daran beteiligten Enzyme noch schlecht charakterisiert sind. Bisher liegen einige wenige Angaben über das Verhalten der Desoxyribonucleasen und der Ribonucleasen im Plasma und Urin vor.

Desoxyribonucleasen. Die Konzentration dieses Enzymes im Plasma und Urin soll bei Patienten mit Leberkrankheiten und Leukämien oft abnorm hohe Werte erreichen[2].

Ribonucleasen. Bei Leukämien wurde eine Zunahme der Enzymkonzentration im Plasma und Urin beobachtet[3].

Damit verbleiben noch einige *Enzyme des Kohlenhydratstoffwechsels,* die in diesem Zusammenhang etwas näher verfolgt wurden.

β-Glucuronidase. Die Konzentration dieses Enzymes ist in Krebsgeweben abnorm hoch (vgl. S. 215), doch bestehen keine Beziehungen zwischen dem Vorliegen eines Neoplasmas und der Enzymkonzentration im Plasma[4].

Lysozym. Obschon statistisch eine geringe Hyperenzymie bei Krebsträgern vorliegt[5], kommt dem Nachweis dieses Enzyms keine diagnostische Bedeutung zu.

iii. Enzymnachweis im Urin

Über den Enzymnachweis im Urin zur Diagnose von Krebsen liegen bisher noch wenig Untersuchungen vor.

Pankreasenzyme treten aus dem Blut in den Urin über und mögen gelegentlich bei abnormer Ausscheidung auf das Pankreas hinweisen.

β-Glucuronidase. Der Nachweis der β-Glucuronidase im Urin ist z. Z. die zuverlässigste Methode zur biochemischen Diagnose von Krebsen der Nieren und der ableitenden Harnwege. Normalerweise findet sich im Urin praktisch kein Enzym, da das entsprechende Plasmaferment infolge zu hohen Molekulargewichtes den Nierenfilter nicht passiert. Krebse der Harnwege sind außerordentlich reich an β-Glucuronidase und führen zu einer abnorm hohen Konzentration im Urin. Ob es sich dabei um einen spontanen Übertritt oder um die Folge einer Nekrose handelt, steht noch nicht fest.

Pepsinogen. Das Proenzym des Pepsins, das Pepsinogen, tritt aus der Magenschleimhaut nicht nur in den Magensaft, sondern gleichzeitig nach dem Prinzip der Dissoziation auch in den Blutstrom über und wird in den Urin ausgeschieden. Der Nachweis der Ausscheidung dieses Enzymes im Urin gehört zu den zuverlässigsten Methoden zur Differentialdiagnose zwischen Magengeschwür und Magenkrebs und kommt auch für Massenuntersuchungen in Frage (vgl. S. 472).

iV. Nachweis von Enzymen in Körperflüssigkeiten und Sekreten

Erst in den letzten Jahren wurden die ersten Versuche unternommen, auch Exsudate und Körperflüssigkeiten auf ihren Enzymgehalt zu untersuchen. Maligne Exsudate, sowohl des Pleuraraumes als auch bei Ascites, enthalten fast regelmäßig eine abnorm hohe Milchsäure- und β-Glucuronidase-Konzentration[6] (Tab. 72). Eine Reihe von Untersuchungen liegt

Tabelle 72. *Milchsäure und β-Glucuronidase-Konzentration in Exsudaten* (nach FISHMAN et al.[6])

Exsudat	Krebs	Milchsäure-konzentration	β-Glucuronidase Konzentration
Pleura	Brust (12)	38	655
Ascites	Lungen (14)	79	1655
	Uterus (9)	61	435
	Ovarien (15)	50	1187
Pleura und Ascites	kein Krebs (9)	24	206

---

[1] HINSBERG, K.: Angew. Chem. **53**, 356 (1940).
[2] SCHREIER, K., A. RASPE u. V. HEINKE: Klin. Wschr. **33**, 1096 (1955).
[3] ALEKSANDROWICZ, J., u. L. SPIRER: Sang **26**, 212 (1955).
[4] FISHMAN, W. H.: Science **105**, 646 (1947).
[5] FOGELSON, S. J., u. O. E. LOBSTEIN: Amer. J. Dig. Dis. **21**, 324 (1954).
[6] FISHMAN, W. H., et al.: Amer. J. med. Sci. **220**, 55 (1950).

über das Verhalten der β-Glucuronidase im Vaginalsekret bei verschiedenen endokrinen Zuständen und genitalen Krebsen vor[1,2,3]. Obschon die Methode anfänglich versprechende Resultate gab, muß sie heute, weil zu viele falsche positive Resultate auftreten, als differential-diagnostischer Test abgelehnt werden.

V. Enzymnachweis in Biopsiematerial

Eine noch wenig ausgewertete Möglichkeit zur besseren Differenzierung maligner und normaler Zellen bei Biopsiematerial liegt in der Verwendung histochemischer und analytisch-chemischer Methoden. Es liegt kein Grund vor, weshalb ausschließlich morphologische Methoden verwendet werden sollten. Bei Knochenmetastasen weist eine hohe Konzentration der sauren Phosphatase auf einen Ursprung des Krebses in der Prostata hin[4]. Die außerordentlich hohe Konzentration der β-Glucuronidase in Krebsen dürfte bei der Differenzierung von normalen und malignen Zellen helfen. Eine geeignete histochemische Methode steht dazu zur Verfügung. Bei der Untersuchung von Cervix-Biopsien mag der histochemische Nachweis der Phosphamidase[5,6] die morphologische Analyse wertvoll ergänzen. Es kommt zwar zu keiner elektiven Darstellung der Krebszellen, doch treten deutliche Unterschiede zwischen Carcinom- und Epithelzellen auf[7]. In diese Gruppe von Enzym-Testen gehört eigentlich auch die Schillersche Jodprobe. Krebszellen verlieren die Fähigkeit, Glykogen zu synthetisieren[8] und verbrauchen das gespeicherte Glykogen bei ihrer intensiven Glykolyse. Das Fehlen von Glykogen in den Krebszellen führt zu einem negativen Ausfall der Jodprobe.

E. Zur Krebstherapie[9,10]

Die symptomatische Therapie der Krebse machte in den letzten 15 Jahren beachtliche Fortschritte und ermöglicht heute dem Arzt das Leben von Patienten über Jahre hinaus relativ erträglich zu gestalten. In bezug auf eine kausale Therapie können wir aber bloß wiederholen, was BURROWS[11] bereits im Jahre 1767 schrieb: "Although the physicians of all nations, from the time of Hippocrates to the present have, by numerous researches and experiments, made trial of everything in nature, from the most innocent drug to the most virulent poison, both in the mineral and vegetable kingdoms, yet the disease still baffles the power of physic."

Dennoch braucht die Hoffnung nicht aufgegeben zu werden, denn unsere wertvollsten Pharmaka, wie Chinin, Digitalis, Morphin und Penicillin wurden schließlich mehr oder weniger zufällig gefunden und ihr zum Teil kausaler Wirkungsmechanismus ist trotz ausgezeichneten klinischen Resultaten noch immer nicht abgeklärt. Es wurden bisher etwa 10 000 Verbindungen auf ihre cancerostatische

[1] ODELL, L. D., J. BURT u. R. BETHEA: Cancer Res. 9, 362 (1949).
[2] FISHMAN, W. H., S. C. KASCON u. F. HOMBURGER: J. Amer. med. Ass. 143, 350 (1950).
[3] FISHMAN, W. H., S. C. KASCON u. F. HOMBURGER: J. Amer. med. Ass. 143, 892 (1950).
[4] GOMORI, G.: In The Physiopathology of Cancer. Edited by F. HOMBURGER and W. H. FISHMAN. p. 617. New York N. Y.: Hoeber-Harper 1953 (Hb.).
[5] GOMORI, G.: Proc. Soc. exp. Biol. (N. Y.) 69, 407 (1948).
[6] SEPP, P.: Strahlenther. 99, 393 (1956).
[7] WINTER, G. F.: Acta histochem. 1, 303 (1955).
[8] Vgl. P. C. ZAMECNIK: Ann. Rev. Biochem. 21, 411 (1952) (Uer.).
[9] Hb.: KARNOFSKY, D. A.: In The Physiopathology of Cancer. Edited by F. HOMBURGER and W. H. FISHMAN. p. 621. New York N. Y.: Hoeber-Harper 1954.
[10] Uer.: WOGLOM, W. H.: In Approaches to Tumor Chemotherapy. p. 1. Washington D. C., A. A. A. S., 1947. — GELLHORN, A., u. L. O. JONES: Amer. J. Med. 6, 188 (1949). — Antimetabolites and Cancer. Edited by C. P. RHOADS, A. A. A. S., Washington 1955.
[11] BURROWS: A New Practical Essay on Cancer. London 1767.

Wirkung untersucht[1], darunter eine große Zahl von Verbindungen, die bereits Eingang in die symptomatische Therapie fanden oder die wenigstens im Tierexperiment versprechende Ergebnisse zeigten. Ohne in Einzelheiten einzugehen, kann doch gesagt werden, daß die Hoffnungen für eine Chemotherapie besonders in den folgenden Gruppen von Substanzen gesucht werden:

1. Antimetaboliten: Substanzen, die nach dem Prinzip der kompetitiven Hemmung mit dem Nucleinsäuren- oder Eiweiß-Stoffwechsel der Krebszellen interferieren (Folsäure-Antagonisten, Antivitamine).

2. Toxine: Substanzen, die eine selektive schädigende Wirkung auf Krebszellen ausüben ohne die Körperzellen wesentlich zu beeinflussen (radioaktive Metalle, Colchicin).

3. Viren: Ultrafiltrierbare Agentien, die ausschließlich Tumorgewebe befallen und eine nekrotisierende Wirkung ausüben.

4. Antikörper: Eiweißfraktionen, die mit dem Tumoreiweiß in eine Antigen-Antikörperreaktion eingehen und auf diese Weise die Tumorzelle abtöten.

5. Beeinflussung des Gleichgewichtes: Da Krebs und Organismus in einem symbiotischen Zustand nebeneinander vorkommen, wird versucht, den Gleichgewichtszustand zugunsten des Krebsträgers zu verschieben (Steroidhormone).

Welche dieser Arbeitsrichtungen schließlich von Erfolg gekrönt sein wird, wird erst die Zukunft zeigen. Wie außerordentlich schwierig es aber ist, eine selektive Beeinflussung der Vitalität der Tumorzellen zu erzwingen, geht aus der treffenden Bemerkung von WOGLOM[2] hervor:

"It is almost — not quite, but almost — as hard as finding an agent that will dissolve away the left ear, say, yet leave the right ear unharmed: so slight is the difference between the cancer cell and its normal ancestor."

Sechstes Kapitel

Biologische Proteolyse

A. Leben, Zelltod und Proteolyse

a) Unverdaubarkeit lebender Eiweiße

Eine der wunderbarsten biologischen Erscheinungen ist die *Resistenz lebender Strukturen gegenüber proteolytischen Enzymen*. Sie übertrifft noch die viel diskutierte Säurefestigkeit der Magenzellen und der Nierentubuli, denn in diesen Fällen liegen besondere Schutzvorrichtungen morphologischer und biochemischer Art vor. Die Resistenz der lebenden Zelle gegenüber Peptidasen ist viel fundamentaler und findet sich bei allen lebenden Organismen.

BAWDEN und PIRIE[3] beobachteten, daß das kristalline Tabakmosaikvirus gegenüber Trypsin, Pepsin, Papain und Gemischen von Peptidasen resistent ist. Bakterien sind ausnahmslos gegenüber Peptidasen resistent[4]. LANCEFIELD[5] berichtete, daß das typenspezifische M-Protein im lebenden Bakterium durch Trypsin verdaut wird, ohne daß es zu einer nachweisbaren Einschränkung der Vitalität der Streptokokken kommt. Regenwürmer (Lumbricus terrestris) können während längerer Zeit in lebendem Zustand in stark aktiven Trypsin-Lösungen gehalten werden. Unmittelbar nach der Tötung, sei es durch Gifte oder Hitze, fallen sie jedoch der Proteolyse anheim[6] (Tab. 73). Der Magen-Darm-Kanal der höheren Wirbeltiere ist gegenüber der Einwirkung aller bekannten proteolytischen Enzyme völlig resistent. Es gibt keine Erkrankung, die auf einen Andaueffekt proteolytischer Enzyme zurückzuführen ist.

---

[1] DYER, H. M.: An Index to Tumor Chemotherapy. Bethesda Md.: National Cancer Institute 1949.

[2] WOGLOM, W. H.: In Approaches to Tumor Chemotherapy. p. 1. Washington, D. C.: A. A. A. S., 1947.

[3] BAWDEN, F. C., u. N. W. PIRIE: Brit. J. exp. Path. **25**, 68 (1944).

[4] TOMCSIK, J.: Erg. med. Grundlagenforsch. **1**, 1 (1956) (*Uer.*).

[5] LANCEFIELD, L. C.: Harvey Lect. **36**, 251 (1941).

[6] NORTHROP, J. H.: J. gen. Physiol. **9**, 497 (1926).

Solche Beobachtungen gaben schon früh Anlaß zu Spekulationen über das Wesen der Resistenz lebender Eiweiße gegenüber Peptidasen. FERMI[1] diskutierte bereits im Jahre 1910 die folgenden Hypothesen: 1. In den lebenden Zellen kommen Peptidase-Inhibitoren vor, die zu einer Inaktivierung der eindringenden Enzyme führen. 2. Die Zellmembran verhindert die Penetration von proteolytischen Enzymen. 3. Es bestehen Unterschiede in der biochemischen Struktur der vitalen, nativen und der toten, denaturierten Eiweiße.

Tabelle 73. *Wirkung von Trypsin auf lebende und tote Organismen*
(nach NORTHROP, KUNITZ und HERRIOTT[2])

Species	In einer Trypsinlösung freigesetzte Aminosäuren		
	Lebende Organismen	Durch Zer- schneiden getötet	Durch 10 min Kochen getötet
Euglena sp.	0,0		0,75
Regenwurm (Lumbricus terrestris)	0,8	3,5	3,5
Mehlkäfer (Tenebrio molitor)	0,1	2,0	0,4
Goldfisch (Caracius auratus)	0	0,2	0,35

Zur ersten Hypothese muß gesagt werden, daß tatsächlich eine Reihe von *Peptidase-Inhibitoren* in lebenden Systemen vorkommen. Falls dieser Mechanismus aber von allgemeiner Bedeutung wäre, sollte es möglich sein, durch einen Überschuß an Enzym die Inhibitoren zu überwinden und auf diese Weise eine Proteolyse zu erzwingen. Dies gelang aber bisher nie. Es muß daraus geschlossen werden, daß Inhibitoren zwar in einigen Spezialfällen von Bedeutung sind, daß die allgemeine biologische Erscheinung der Peptidase-Resistenz durch sie jedoch nicht erklärt werden kann.

Die Hypothese, daß die *Zellwand für Peptidasen undurchlässig* sei, ist bereits schwieriger zu widerlegen. Da in der Zellmembrane Eiweiße vorkommen, so müssen diese Membranproteine bereits von den Enzymen unangreifbar sein. Damit geht diese Auffassung direkt in die folgende über, die postuliert, daß strukturelle Unterschiede zwischen ,,lebenden" und ,,toten" Eiweißen bestehen. Diese Hypothese wurde besonders von NORTHROP et al.[2] vertreten, die immer wieder hervorhoben, daß die Peptidase-Resistenz von tierischen und pflanzlichen Zellen an die Vitalität gebunden ist.

Aus neueren Untersuchungen über das Problem der Peptidase-Resistenz tierischer Eiweiße geht jedoch hervor, daß die Vitalität der Zellen keine Conditio sine qua non für die Unverdaubarkeit ist. ANSON und MIRSKY[3, 4, 5] zeigten als erste, daß nicht nur das Hämoglobin in lebenden Zellen, sondern auch natives isoliertes Hämoglobin nicht vom Trypsin abgebaut wird, während denaturiertes Hämoglobin in kurzer Zeit aufgelöst wird. Falls diese Beobachtung verallgemeinert werden darf, so muß daraus geschlossen werden, daß die Peptidase-Resistenz nicht an die Vitalität der Zellen, sondern an die *spezifische Struktur der nativen biologischen Eiweiße* gebunden ist. Durch diese Beobachtungen wird das biologische Problem auf ein analytisch-chemisches reduziert.

[1] FERMI, C.: Zbl. Bakt., I. Abt. Orig. **56**, 55 (1910).
[2] NORTHROP, J. H., M. KUNITZ u. R. M. HERRIOTT: Crystalline enzymes. 2nd edition. New York, N. Y.: Columbia University Press 1948 (*M.*).
[3] ANSON, M. L., u. A. E. MIRSKY: J. gen. Physiol. **17**, 151 (1933).
[4] ANSON, M. L., u. A. E. MIRSKY: J. gen. Physiol. **17**, 399 (1933).
[5] ANSON, M. L.: J. gen. Physiol. **22**, 79 (1938).

b) Behandlung von Nematoden-Infestationen mit pflanzlichen Peptidasen

Die Heilwirkung von *Feigenextrakten* (Ficus carica) bei Wurmkrankheiten wurde bereits von Galen erwähnt, geriet jedoch in Vergessenheit. Einzig gewisse mittelamerikanische Indianerstämme verwendeten Feigensäfte unter dem Namen „Lèche de Higueron" als Anthelminthicum. Eine andere tropische Pflanze, Mucuna pruriens, besser unter dem Namen „cowhage" bekannt, wurde ausgiebig als Wurmmittel verwendet und findet sich, obschon im Handel nicht mehr erhältlich, auch heute noch in den amerikanischen Pharmakopöen. Die wurmauflösende Wirkung eines Extraktes von Mucuna pruriens wurde bereits im Jahre 1804 von CHAMBERLAINE[1] beschrieben. Die Verwendung von „cowhage" zur Nematoden-therapie geriet seither in Vergessenheit.

Im Gegensatz dazu wurden die Inhaltsstoffe anderer tropischer Pflanzen eingehend analysiert. WEHMER[2] und TSCHIRSCH[3] machten darauf aufmerksam, daß im Milchsaft der Früchte des Melonenbaumes (Carica papaya) Peptidasen vorkommen, die Eingeweidewürmer verdauen. ROBBINS und LAMSON[4] analysierten die Inhaltsstoffe verschiedener Ficus-Arten und führten die wurmauflösende Wirkung auf ein proteolytisches Enzym zurück, das sie als „Ficin" bezeichneten. Eine 2%ige Lösung eines Aceton-Trockenpulvers vermochte in $1^{1}/_{2}$ Std. Ascariden vollständig aufzulösen. Es überrascht daher, daß eine Behandlung mit Pflanzenstoffen dieser Art nicht schon früher die üblichen Chemotherapeutica verdrängte. Der Grund liegt darin, daß es schwierig ist, die Enzyme in aktiver Form in den Magen-Darm-Kanal zu bringen. Erst in den letzten Jahren konnte dieses Problem gelöst werden. Als Ausgangsmaterial dient meist *Papain* aus Carica papaya, das weitgehend mit dem Ficin aus Ficus sp. identisch ist. Offenbar befriedigt ein in den letzten Jahren in Deutschland auf den Markt gekommenes Papainpräparat diese Anforderungen. Im Gegensatz zu den übrigen Anthelminthica, die alle selektive Zellgifte sind, sind die proteolytischen Enzyme nach übereinstimmenden Angaben ungiftig und unerwünschte Nebenerscheinungen wurden unseres Wissens bisher nie beobachtet. Ein endgültiges Urteil über die Wirksamkeit der zur Zeit im Handel befindlichen Präparate ist aber nicht möglich, da von den einzelnen Autoren recht widersprechende Angaben gemacht werden.

Über ausgezeichnete Resultate mit Papainpräparaten zur Behandlung der *Ascariasis* berichteten WEISE[5], HANNAK[6,7], STEFAN[8], BIRZLE[9], MAYER[10], BOHN und KOCH[11]. Die Heilrate soll sowohl bei der Durchführung wiederholter Stuhlanalysen, wie auch bei der Verwendung der Eosinophilie als Maß für die Infestation über 70%, ja gelegentlich gegen 100% betragen. Demgegenüber stehen aber die Berichte von SCHAPER[12] und GOETERS[13], die beide in weniger als der Hälfte der behandelten Patienten eine Heilung der Infestation mit Ascariden beobachteten.

[1] CHAMBERLAINE, W.: A Practical Treatise of the Superior Efficacy and Safety of Stizolobium or Cowhage Internally Administered in Diseases Occasioned by Worms. Darton and Harvey. London 1809, 9th edition.

[2] WEHMER: Pflanzenstoffe. 1911.

[3] TSCHIRSCH, A.: In Handbuch der Pharmakognosie. Tauchnitz: Leipzig. Bd. 3, 2. Abt., S. 757 (1925).

[4] ROBBINS, B. H., u. P. D. LAMSON: J. biol. Chem. **106**, 725 (1934).

[5] WEISE, H.: Med. Klin. **45**, 1096 (1950).

[6] HANNAK, S.: Med. Welt **1951**, 1550.

[7] HANNAK, S.: Münch. med. Wschr. **1951**, 1267.

[8] STEFAN, H.: Ärztl. Praxis **9** (1951).

[9] BIRZLE, H.: Med. Wschr. **1953**.

[10] MAYER, J. B.: Therapiewoche **3**, H. 11/12 (1953).

[11] BOHN, H., u. E. KOCH: Medizinische **1957**, 156.

[12] SCHAPER, G.: Münch. med. Wschr. **1951**, 2309.

[13] GOETERS, W.: Med. Klin. **1956**, 462.

In vitro vermochten solche Papainpräparate Schweine-Ascariden in 2 Std. abzutöten und teilweise anzudauen[1]. Sobald die Oberflächenschicht zerstört war, fielen die Würmer dem Angriff der körpereigenen proteolytischen Enzyme zum Opfer. Bei der Ascarideninfestation der Katze soll die therapeutische Dosis so nahe bei der Dosis letalis liegen, daß eine Behandlung mit den üblichen Handels-präparaten nicht in Frage kommt[2]. Ascarideneier werden nach übereinstimmenden Angaben von HANNAK[1, 3] und OELKERS[4, 5] durch Papainpräparaten nicht verdaut. Dies ist medizinisch bedeutungslos, da ein Ausreifen der Ascarideneier im Wirtsorganismus nicht zu befürchten ist.

Auch über die Behandlung der *Oxyuriasis* sind die Angaben widerspruchsvoll. Während wiederum von der einen Seite über ausgezeichnete Resultate berichtet wurde[1, 3, 6–10], so ist nach SCHAPER[11] und GOETERS[12] die Enzymtherapie unbefriedigend und versagt in zahlreichen Fällen. Bei der Behandlung der Kaninchen-Oxyuriasis sollen die im Handel befindlichen Enzympräparate wenig wirksam sein[13]. Im Gegensatz zur Ascariasis ist es bei der Oxyuren-Infestation notwendig, nicht bloß die ausgewachsenen Parasiten, sondern auch deren Eier zum Ver-schwinden zu bringen. Während HANNAK[1, 3] glaubt, daß im Gegensatz zu den Ascarideneiern die Oxyureneier von Papain verdaut werden, so gelang es OELKERS[4, 5], AMMON[15] und GOETERS[12] nicht, durch Papain eine Auflösung von Oxyuren-Eiern hervorzurufen. Schließlich sollen solche Enzympräparate auch zur Behandlung der bisher schwer angehbaren *Trichuriasis*[1, 3, 6–9] in Frage kommen, doch stehen zuverlässige Unterlagen darüber noch aus.

Die Frage, weshalb ausschließlich Nematoden, nicht aber *Plathelminthen* von den proteolytischen Enzymen abgebaut werden, kann zur Zeit nicht beantwortet werden. Für die Durchführung von Bandwurmkuren ist es wichtig zu wissen, daß abgetötete Plathelminthes durch Papain, wie auch durch Trypsin verdaut werden[5] und daß das Resultat einer Wurmkur nicht mit unbedingter Sicherheit auf Grund des Abganges eines Wurmes beurteilt werden kann. Es ist von großem allgemein-biologischem Interesse, daß Peptidasen pflanzlichen Ursprunges (Papain, Ficin) die Körperhülle dieser Wurmarten aufzulösen vermögen. Offenbar ist die die Peptidase-Resistenz verleihende Eiweißkonfiguration bei Pflanzen und Tieren verschieden. Das differenzierte Verhalten von Nemathelminthen und Plathelminthen läßt auch auf eine gewisse Species-Spezifität schließen.

c) Nekrose, Nekrobiose und Autolyse

Lebende Gewebe werden nach der Abtötung nicht allein von außen durch proteolytische Enzyme angreifbar, sondern es kommt auch zu einer Verdauung „von innen". Diese Erscheinung, die *Autolyse*, wurde um die Jahrhundertwende eingehend studiert[16], jedoch seit der Entwicklung der modernen Methoden der

---

[1] HANNAK, S.: Med. Welt **1951**, 1550.
[2] ERHARDT, A.: Therapiewoche **3**, 280 (1953).
[3] HANNAK, S.: Münch. med. Wschr. **1951**, 1267.
[4] OELKERS, H. A.: Z. Parasitenkd. **14**, 574 (1950).
[5] OELKERS, H. A.: Ärztl. Forsch. **9**, 259 (1955).
[6] WEISE, H.: Med. Klin. **45**, 1096 (1950).
[7] STEFAN, H.: Ärztl. Praxis **9** (1951).
[8] BIRZLE, H.: Med. Wschr. **1953**.
[9] MAYER, J. B.: Therapiewoche **3**, H. 11/12 (1953).
[10] BOHN, H., u. E. KOCH: Medizinische **1957**, 156.
[11] SCHAPER, G.: Münch. Med. Wschr. **1951**, 2309.
[12] GOETERS, W.: med. Klin. **1956**, 462.
[13] BROCK, V., u. A. ERHARDT: Arzneimittel-Forsch. **1**, 220 (1951).
[14] OELKERS, H. A.: Ärztl. Forsch. **9**, 259 (1955).
[15] AMMON, R., u. M. DEBUSMANN-MORGENROTH: Med. Mschr. **1953**, 705.
[16] WELLS, H. G.: Chemical Pathology. Philadelphia: Saunders 1914.

Enzymologie und Eiweißchemie vernachlässigt. Es ist aus der forensischen Medizin bekannt, daß einzelne Gewebe, etwa Leber und Niere, viel rascher zerfallen als Muskulatur, Haut und Gehirn. Korreliert man die Geschwindigkeit des autolytischen Zerfalles mit dem Eiweiß-„turnover", so ergibt sich eine enge Parallelität zwischen den beiden. Dies läßt vermuten, daß der in vivo-Abbau der Eiweiße durch dieselben Enzyme erfolgt, wie die postmortale Proteolyse. Da bei der Autolyse Peptide und Peptone freigesetzt werden, dürften Kathepsine, also intracelluläre Peptidasen vom Trypsin- und Pepsintyp, am Zellzerfall beteiligt sein.

Zur Deutung der plötzlich post mortem einsetzenden Proteolyse können zwei Hypothesen herangezogen werden. Es wurde postuliert, daß Denaturierung der Zelleiweiße Voraussetzung zum proteolytischen Abbau ist. Daraus müßte man schließen, daß in der Zelle Enzyme vorkommen, deren natürliches Substrat ausschließlich nach dem Zelltod auftritt, eine Erklärung, die mindestens teleologisch etwas merkwürdig anmutet. Der Tod ist thermodynamisch mit dem Erreichen eines Gleichgewichtszustandes gleichzusetzen. Die Gewinnung von Energie, die Aufrechterhaltung eines Ungleichgewichtes, die Formkonstanz im Wandel der Bausteine, wird plötzlich unterbrochen. Das zelleigene Eiweiß ist stets das Produkt einer ununterbrochen fortschreitenden Synthese und Degradierung. Die Annahme eines plötzlichen Unterbruches der Eiweißsynthese ohne gleichzeitiges Aufhören der Proteindegradierung vermag die post mortem-Autolyse ohne Zuhilfenahme hypothetischer Enzyme befriedigend zu deuten.

Bei der Autolyse der Gewebe werden nicht allein Abbauprodukte der Eiweiße, sondern auch *proteolytische Enzyme* freigesetzt[1]. Ein vorzüglicher Modellversuch zum Studium dieser Frage wurde von VERNON[2] angegeben. Mittels einer eigens entwickelten Perfusionsmethode wurden die Nieren zunächst während 150 Std. mit einer physiologischen Kochsalzlösung durchströmt. Wie aus Tab. 74 hervorgeht, wurden nur Spuren von „Erepsin", d.h. Peptidasen in der Waschflüssigkeit nachgewiesen. Zugabe von Chloroform zur Perfusionsflüssigkeit führte in kürzester Zeit zu einer gewaltigen Zunahme der Eiweiße und proteolytischen

Tabelle 74. *Analyse der Perfusionsflüssigkeit der Niere vor und nach der Durchströmung mit Chloroform* (nach VERNON[2])

Zeit in Std.	Perfusionsflüssigkeit	Ausgewaschene Substanzen per Std. per kg Niere		
		Erepsin	Eiweiß	Rest-N
3—12	Physiologische Lösung	0,003	0,022	
12—48	Physiologische Lösung	0,005	0,013	0,108
48—95	Physiologische Lösung	0,064	0,029	0,057
95—150	Physiologische Lösung	0,245	0,070	0,036
150 151	Chloroformlösung	38,46	19,62	0,34
151—156	Chloroformlösung	1,36	1,83	0,34
156—168	Chloroformlösung	0,28	0,40	0,34

Enzyme in der Waschflüssigkeit, während der Rest-Stickstoff als Folge des intracellulären Enzymverlustes abzusinken begann. Eine weitere interessante und in Vergessenheit geratene Beobachtung machte JACOBY[3]. Er fand, daß die autolytischen Enzyme organspezifisch sind und daß z. B. Leber-Peptidasen keine Wirkung auf Lungengewebe besitzen. Wurde jedoch die Lunge zunächst durch ihre eigenen Enzyme angedaut, so erfolgte die restliche Autolyse auch durch Leber-Peptidasen.

Der Zerfall und das „Absterben", die *Nekrobiose*, von lebenden Zellen im lebenden Organismus wurde ebenfalls noch wenig untersucht. Möglicherweise kommt es zu ähnlichen Vorgängen wie bei der Autolyse. Dafür sprechen die

---

[1] GREUER, W., E. HESS u. I. ROSTECK: Arzneimittel-Forsch. **6**, 269 (1956).
[2] VERNON, M.: Intracellular Enzymes. London 1908.
[3] JACOBY, M.: Beitr. chem. Physiol. Path. **3**, 446 (1903).

Beobachtungen von BERENBLOM et al.[1,2], die die Autolyse von Leberteilchen in vitro und im Peritonealraum analysierten. Wie aus Abb. 62 hervorgeht, erfolgt der Enzymverlust in vivo und in vitro nahezu parallel und dasselbe gilt auch für eine Reihe anderer biochemischer Konstituenten der Gewebe. Es ist leicht verständlich, daß die Enzyme der Endoxydation ihre Aktivität rascher einbüßen als die stabileren Hydrolasen. Nach solchen Beobachtungen ist anzunehmen, daß es bei der intravitalen Nekrobiose zu einem Übertritt von Eiweißen und Enzymen

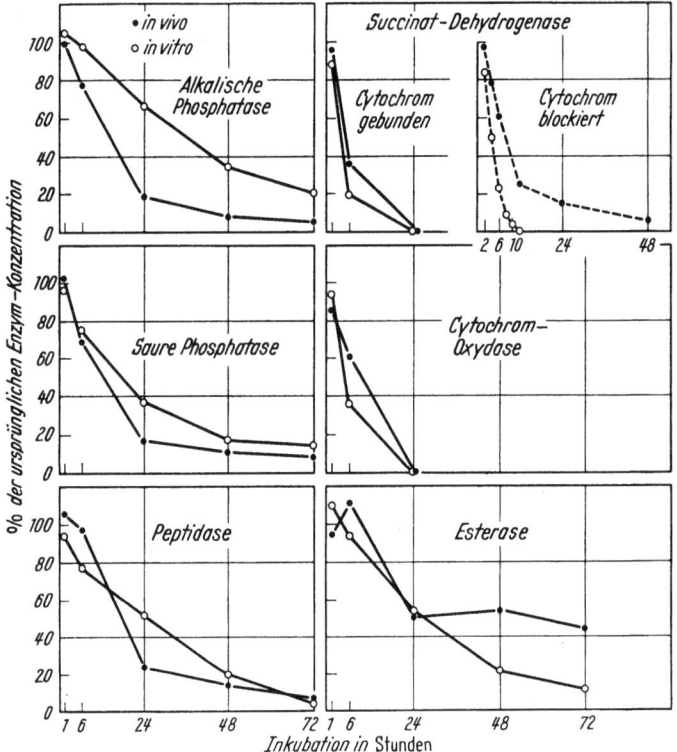

Abb. 62. Veränderungen der Enzymkonzentration während der in vivo (o——o) und in vitro (•——•) Autolyse der Mausleber (nach BERENBLOM et al.[2])

in den extracellulären Raum und von dort in den Blutstrom kommt. Auf diese Weise ist wahrscheinlich die Zunahme der Transaminase-Konzentration im Plasma bei Myokard- und Muskelnekrosen zu erklären.

d) Anaphylaxie und Proteolyse[3]

i. Begriffe

Nach RÖSSLE und GERLACH handelt es sich bei der *allergischen Reaktion* um eine andersartige, abwegige, von der Norm (normergische) und dem Erwarteten abweichende, qualitativ und quantitativ verschiedene Reaktion. Typisch ist, daß die Reaktion vom Agens, dem Antigen, qualitativ und quantitativ unabhängig ist, vielmehr von der subjektiven, „allergischen" Konstitution des Individuums bestimmt wird. Handelt es sich beim allergischen Geschehen um ein

[1] BERENBLOM, M., et al.: Cancer Res. **15**, 1 (1955).
[2] BERENBLOM, M., P. I. CHANG u. R. E. STOWELL: Lab. Invest. **4**, 315 (1955).
[3] *Uer.*: SCHEIFFARTH, F.: Erg. med. Grundlagenforsch. **1**, 443 (1956).

akutes und schweres Krankheitsbild, so wird von einer *anaphylaktischen Reaktion* gesprochen. Es gelingt im Tierversuch durch verschiedene Eingriffe ein Krankheitsbild hervorzurufen, das dem anaphylaktischen Schock sehr ähnlich ist. Ein solcher anaphylaktoider Schock wurde zuerst durch BIEDL[1] nach der Verabreichung von Pepton und später durch DALE und LAIDLAW[2] nach der Gabe von Histamin beobachtet. Die große Ähnlichkeit zwischen den verschiedenen Typen des anaphylaktoiden und des anaphylaktischen Schocks weist darauf hin, daß derselbe Pathomechanismus nicht bloß durch eine Antigen-Antikörper-Reaktion, sondern auch durch andere Noxen (Pepton, Histamin) ausgelöst werden kann. Dies wird um so deutlicher, wenn man berücksichtigt, daß die Großzahl der klinischen Erscheinungen auf die Trias Kontraktion der glatten Muskulatur, Vasodilatation mit gesteigerter Capillarpermeabilität und Cytolyse zurückgeführt werden kann. Diese Erkenntnis veranlaßte DALE[3] zu postulieren, daß mindestens ein Teil der Schocksymptome auf die Freisetzung von Histamin zurückzuführen sei.

ii. Histamin

Histamin wird in der Zelle durch die Decarboxylierung von L-Histidin freigesetzt (Abb. 63). Das entsprechende Enzym, die L-*Histidin-Decarboxylase* wurde zuerst von WEHRLE[4] mit einer pharmakologischen Methode in der Kaninchenniere nachgewiesen. Da das freigesetzte Histamin rasch weiter abgebaut wird, ist das Studium des Enzymes mit großen Schwierigkeiten verbunden. Dennoch gelang eine weitere Reinigung[5] und auch der Nachweis in verschiedenen anderen Organen[6]. Eine systematische Analyse der Enzymkonzentration in den

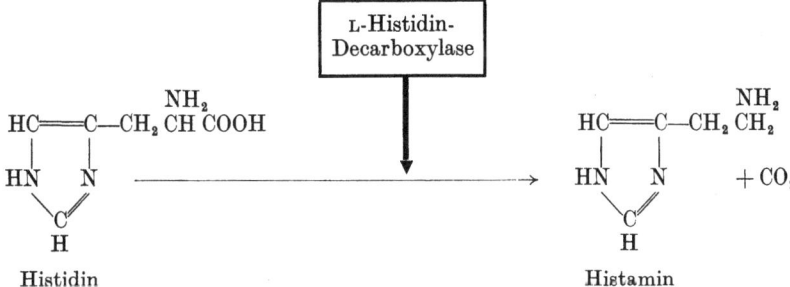

Abb. 63. Wirkungsweise der L-Histidin-Decarboxylase

Organen verschiedener Species im Zusammenhang mit den Schockorganen der verschiedenen Tiere steht noch aus. Histamin wird in den meisten Organen und Geweben nachgewiesen, findet sich aber besonders konzentriert in den Schockorganen. Bei allergischen Zuständen und im anaphylaktoiden Schock soll es zu einer Zunahme der Histaminkonzentration in den Endorganen und den Körperflüssigkeiten[7] kommen.

---

[1] BIEDL, A., u. R. KRAUS: Wien. klin. Wschr. **1909**, 363.

[2] DALE, H. H., u. P. P. LAIDLAW: J. Physiol. **41**, 318 (1910).

[3] DALE, H. H.: Lancet **1929**, 1233.

[4] WEHRLE, E.: Biochem. Z. **288**, 292 (1936). — WEHRLE, E., u. H. KRAUTZUN: Biochem. Z. **296**, 315 (1938).

[5] WEHRLE, E., u. K. HEITZER: Biochem. Z. **299**, 420 (1938).

[6] HOLTZ, P., R. HEISE u. W. SPREYER: Naunyn-Schmiedebergs Arch. exp. Path. Pharmak. **188**, 580 (1938).

[7] SIMON, A., u. A. M. STAUB: C. R. Soc. Biol. (Paris) **125**, 815 (1937).

Die Inaktivierung des Histamins erfolgt durch die gruppenspezifische *Diamin-→O₂-Transhydrogenase* (Diamin-Oxydase, Histaminase Abb. 63a). Eine solche aerobe Inaktivierung des Histamins wurde zuerst von BEST[1] beobachtet. Die eingehenden Studien von ZELLER[2, 3] ergaben, daß dasselbe Enzym eine ganze Reihe von Diaminen, darunter Putrescin, Cadaverin und Agmatin oxydativ zu deaminieren vermag. Das Enzym kommt in allen Organen vor und hat ein optimales p_H um 7. Es ist wahrscheinlich, daß es sich bei dieser Transhydrogenase um ein Flavinenzym mit FAD als prosthetischer Gruppe, handelt. Zwei biologische Aufgaben der Diamin → O₂-Transhydrogenasen stehen fest. Im Magen-Darm-Kanal dürften diese Enzyme an der raschen Inaktivierung der bei der Eiweißfäulnis entstehenden giftigen Diamine beteiligt sein. Eine zweite Aufgabe besteht darin, freigesetztes Histamin so rasch wie möglich zu inaktivieren. Die Beziehungen zwischen der Diamin → O₂-Transhydrogenase (Diamin-Oxydase,

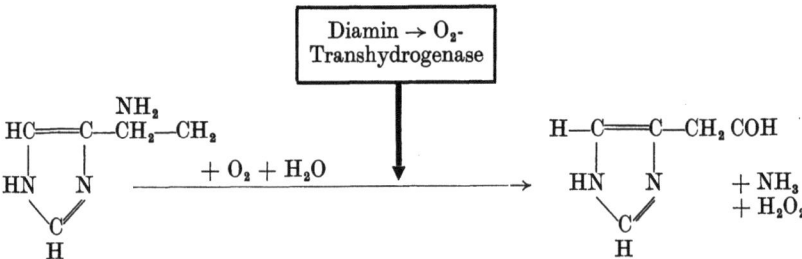

Abb. 63a. Wirkungsweise der gruppenspezifischen Diamin → O₂-Transhydrogenasen (Diaminase, Histaminase)

Histaminase) und dem allergischen Geschehen wurden noch wenig erforscht, doch sei erwähnt, daß die Haut, eines der Endorgane allergischer Manifestationen, sehr reich an diesem Enzym ist.

Da nach der Hypothese von DALE[4] Histamin als Mittlersubstanz bei *allergische Erkrankungen* eine Rolle spielt, wurde der Versuch unternommen allergische Erkrankungen, besonders Asthma, mit Diamin → O₂-Transhydrogenase-Präparaten oral und parenteral zu behandeln[5–9]. Die angeblich guten Erfolge bei oraler Verabreichung müssen als Placebo-Effekt bei den ohnehin leicht suggestiblen Asthmatikern gedeutet werden. Die Resorption eines hochmolekularen Enzymes im Darmtrakt ist ausgeschlossen. Die parenteral verabreichten Enzympräparate waren sehr unrein und es ist nicht bekannt, ob das Enzym resorbiert wurde oder ob es vielmehr zu einer Fremdproteinreaktion kam.

MARCOU und seine Mitarbeiter[10] berichteten im Jahre 1938, daß die Diamin →O₂-Transhydrogenase-Konzentration des Plasmas während der *Schwangerschaft* stark zunimmt. Diese Beobachtung wurde wenig später bestätigt[11], und die

---

[1] BEST, C. H.: J. Physiol. **67**, 256 (1929).

[2] ZELLER, E. A.: Advanc. Enzymol. **2**, 93 (1942) (*Uer.*).

[3] ZELLER, A.: In "The Enzymes". Edited by J. B. SUMNER and K. MYRBÄCK. New York, N. Y.: Academic Press. Vol. 2, Part 1, p. 544, (1951. (*Hb.*).

[4] DALE, H. H.: Lancet **1929**, 1233.

[5] ERCKLENTZ, N., u. B. W. ERCKLENTZ: Münch. med. Wschr. **1936**, 17.

[6] ROTH, O.: Klin. Wschr. **1938**, 1798.

[7] AHLMARK, A., u. T. G. KORNERUP: Klin. Wschr. **1940**, 121.

[8] FOSHAY, L., u. O. E. HAGEBUSCH: J. Amer. med. Ass. **112**, 2398 (1939).

[9] ROTH, G. M., u. B. T. HORTON: J. Amer. med. Ass. **114**, 522 (1940).

[10] MARCOU, I., et al.: Presse méd. **1938**, 371.

[11] WERLE, E., u. G. EFFKEMANN: Arch. Gynäk. **170**, 82 (1940).

Methode wird seither nicht selten zur Schwangerschaftsdiagnose verwendet[1, 2]. Besonders soll es damit gelingen, einen Abortus imminens zu diagnostizieren, da ein Abfall der Enzym-Konzentration vor irgendwelchen anderen Symptomen auftritt. Es ist wahrscheinlich, daß das Enzym in der Placenta gebildet wird, die reich an Diamin→O_2-Transhydrogenase ist. Möglicherweise übt dieses Placenta-Enzym eine Schutzfunktion gegen die unter der Geburt erfolgende Histaminausschüttung aus.

iii. Polypeptide

Seit über 50 Jahren wird über die Bedeutung toxischer Peptone und Polypeptide diskutiert, die in verbrannten, mechanisch geschädigten oder allergisch gereizten Geweben durch die Tätigkeit proteolytischer Enzyme freigesetzt werden und zu Schockmanifestationen führen sollen. Erst in den letzten paar Jahren gelang es einige dieser Fragen abzuklären. MENKIN[3] zeigte in einer langen Reihe von experimentellen Arbeiten, daß toxische Peptide tatsächlich existieren. Es gelang ihm solche Substanzen zu reinigen und zu zeigen, daß ihre Wirkung spezifisch ist. Gleichzeitig mit der Freisetzung von Peptiden treten auch proteolytische Enzyme in den extracellulären Raum über[4]. Der Nachweis solcher Peptidasen bei der Antigen-Antikörper-Reaktion oder bei anaphylaktoider Reizung gelang zuerst UNGAR[5]. Wurden Gewebe von vorbehandelten (sensitisierten) Tieren zusammen mit dem Antigen inkubiert, so erschienen Peptidasen in der Lösung (Tab. 75). Dies gelang später auch mit dem Plasma von vorbehandelten Tieren[6], so daß angenommen werden muß, daß auch im Blutstrom solche Enzyme als inaktive Proenzyme vorkommen. Die enge Parallelität zwischen der Eiweiß- und Histamin-Liberation läßt vermuten, daß ein einziger Stimulus beide Erscheinungen auslöst. UNGAR[7] postulierte daher, daß sowohl Histamin wie auch Peptide durch die Aktivität proteolytischer Enzyme gleichzeitig freigesetzt werden. Er zeigte, daß Inkubation von Gewebsschnitten mit Fibrinolysinen zu einer Freisetzung von Histamin und Proteinen führt, also von Erscheinungen, die formal auch bei der Antigen-Antikörperreaktion auftreten. UNGAR[7] formulierte daher die folgende Hypothese: Bei der Antigen-Antikörperreaktion kommt

Tabelle 75. *Freisetzung von Histamin (durch die L-Histidin-Decarboxylase) und Eiweiß (durch eine noch unbekannte Peptidase) in Schnitten der Meerschweinchenlunge durch Antigene, Fibrinolysin und Streptokinase (nach UNGAR[7])*

	Freisetzung von	
Experiment	Histamin (μg/g)	Protein (mg/g)
I. Normale Lunge . . .	0,25	2,5
+0,1 ml Antigen . . .	0	2,0
II. Sensitisierte Lunge .	0,25	2,5
+ 0,002 ml Antigen .	0,8	2,3
+ 0,01 ml Antigen . .	1,0	3,0
+ 0,1 ml Antigen . .	2,1	4,2
III. Normale Lunge . . .	0,3	1,7
+ Fibrinolysin (0,2 mg)	0,5	2,0
+ Fibrinolysin (2 mg)	0,8	2,3
+ Fibrinolysin (10 mg)	1,5	3,6
IV. Normale Lunge . . .	0,3	1,7
+ Streptokinase(0,2 mg)	0,5	2,3
+ Streptokinase (1 mg)	0,75	2,7
+ Streptokinase (2 mg)	1,0	3,3

[1] AHLMARK, A.: Acta physiol. scand. **9**, Suppl. 28 (1944) *(Uer.)*.
[2] SWANBERG, H.: Acta physiol. scand. **23**, suppl. 79 (1950) *(Uer.)*.
[3] MENKIN, V.: Biochemical Mechanismus in Inflammation. 2nd edition. Springfield, Ill.: Thomas 1956.
[4] ITO, F.: Tôhoku J. exp. Med. **62**, 1 (1955).
[5] UNGAR, G.: Lancet **1947**, 708.
[6] UNGAR, G., u. S. H. MIST: J. exp. Med. **90**, 39 (1949).
[7] UNGAR, G.: Int. Arch. Allergy appl. Immunol. **4**, 258 (1953).

es zunächst zu einer Aktivierung des Fibrinolysin-Systems, sei es durch Aktivierung, sei es durch Hemmung des natürlichen Inhibitors. Das aktivierte Enzymsystem führt zu einer Freisetzung von toxischen Peptiden und Histamin, die ihrerseits die bekannten Symptome verursachen (Abb. 64).

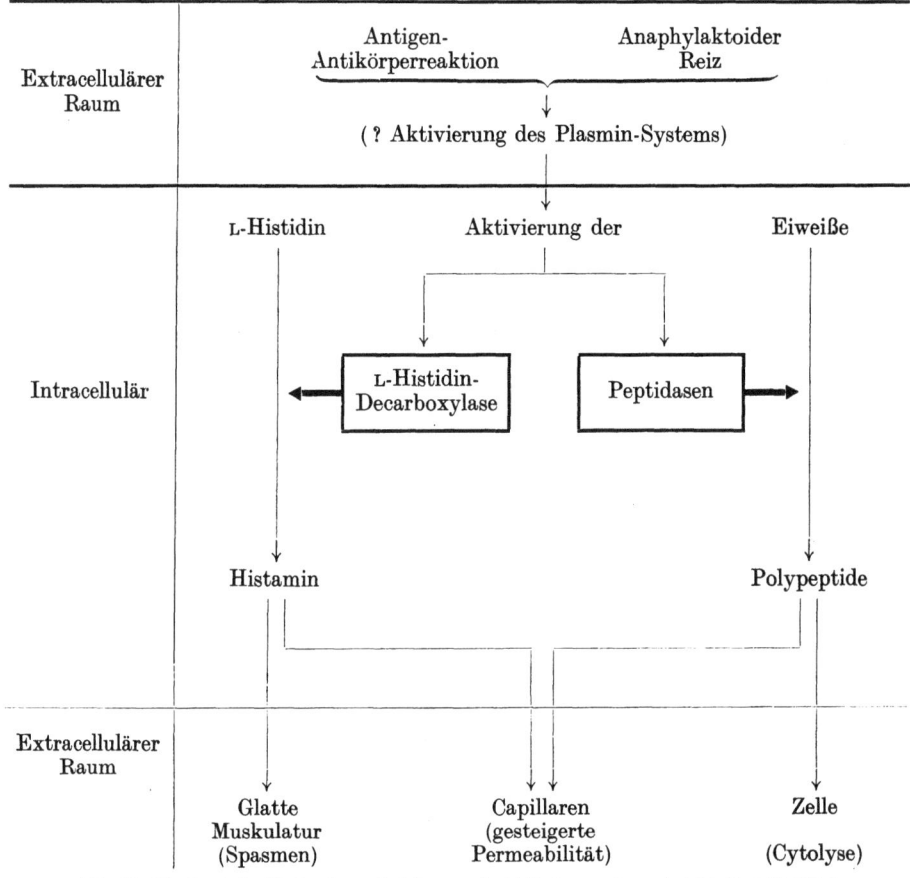

Abb. 64. Biochemische Mechanismen bei der anaphylaktischen und anaphylaktoiden Reaktion

e) Pruritus und proteolytische Enzyme

SHELLEY und ARTHUR[1, 2] veröffentlichten kürzlich eine Reihe von faszinierenden Arbeiten über den Pathomechanismus des Pruritus. Als Voraussetzungen zu einem genaueren Studium dieses Symptomes suchten die Autoren zunächst nach einer Substanz, mit der einfach und reproduzierbar ein Juckreiz ausgelöst werden kann. In den Spicula der Mucuna pruriens, oder cowhage, fanden sie ein ideales Untersuchungsobjekt. Auf den intensiven Pruritus, den diese Pflanze auslöst, machte CHAMBERLAINE[3] bereits im Jahre 1874 aufmerksam. ("Everyone knows what cowhage, or cowitch, is must be sensible, that if the least particle of it comes in contact with the skin, it causes a most intolerable itching.") Die an proteolytischen Enzymen reiche Pflanze wurde lange auch als Wurmmittel

[1] SHELLEY, W. B., u. R. P. ARTHUR: A. M. A. Arch. Dermatol. 72, 399 (1955).
[2] ARTHUR, R. P., u. W. B. SHELLEY: J. invest. Dermatol. 25, 341 (1955).
[3] CHAMBERLAINE, W.: A Practical Treatise of the Superior Efficacy and Safety of Stizolobium or Cowhage Internally Administered in Disease Occasioned by Worms. Darton und Harvey, London 1809, 9th edition.

verwendet. Unter den Inhaltsstoffen des cowhage ist ein Histamin-Liberator zu erwähnen, der bisher als Ursache der pruritogenen Wirkung angesehen wurde[1].

SHELLEY et al.[2, 3] gelang es in dieser tropischen Pflanze eine Reihe von Endopeptidasen nachzuweisen und zu zeigen, daß bei Konzentration der proteolytischen Enzyme die Juckreizwirkung parallel der Enzymkonzentration zunimmt.

Es liegt nahe, die Untersuchungen von UNGAR[4] über die Freisetzung proteolytischer Enzyme während der Antigen-Antikörperreaktion mit den Beobachtungen von SHELLEY und ARTHUR in Beziehung zu setzen, ist doch der Juckreiz eine der typischen Manifestationen allergischer Erkrankungen. Ob für die Auslösung des Pruritus direkt die Wirkung der Enzyme auf die freien Nervendigungen oder Receptoren verantwortlich ist, oder ob noch andere Mittlersubstanzen dazwischengeschaltet sind, kann zur Zeit nicht entschieden werden.

B. Biochemie und Biologie der Peptidasen

a) Biochemie[5, 6]

Eiweißspaltende Enzyme werden in allen Organen und Geweben nachgewiesen. Am auffälligsten ist ihre Wirkung im Magen-Darm-Kanal. Als Entdecker der proteolytischen Enzyme muß SPALLANZANI gelten, der bereits im Jahre 1783 die eiweißverdauende Wirkung des Magensaftes in vitro beobachtete. Im letzten Jahrhundert folgte die Charakterisierung aller im Gastrointestinaltrakt sezernierten Enzyme und das Studium der intracellulären Peptidasen wurde begonnen. Die Forschungen von NORTHROP, KUNITZ und HERRIOTT[7] führten zu einer Darstellung der Verdauungsenzyme in kristalliner Form und ermöglichten ein genaues Studium des Wirkungsmechanismus, der Kinetik und Spezifität. Wichtig war auch die Synthese von Peptiden, die eine neue Einteilung der bekannten Peptidasen erlaubte. Während langer Zeit wurde zwischen solchen Enzymen, die ausschließlich hochmolekulare Proteine spalten, den Proteasen oder Proteinasen, und denjenigen, die Peptide hydrolysieren, den Peptidasen, unterschieden. BERGMAN et al.[8–10] zeigten mit Hilfe von synthetischen Substraten, daß eine solche Klassifikation nicht mehr aufrechterhalten werden kann, daß es sich vielmehr bei allen diesen Enzymen um eigentliche Peptidasen handelt. Nach der neueren Einteilung von BERGMAN muß zunächst zwischen Exopeptidasen und Endopeptidasen unterschieden werden. Die Exopeptidasen hydrolysieren ausschließlich Peptidbindungen, die am Ende einer Polypeptidkette liegen, während die Endopeptidasen auch solche im Inneren der Peptidkette spalten. Diese Terminologie ist nicht mit den Begriffen intracelluläre und extracelluläre Peptidasen zu verwechseln, die rein deskriptiv sind und die Lokalisation der Enzyme angeben. Für die Bezeichnung der Endopeptidasen werden meist Trivialnamen, wie Trypsin, Chymotrypsin, Pepsin, Papain, verwendet, und zwar nicht bloß aus historischen Gründen, sondern auch daher, weil es schwierig ist, ihre Substrate genau zu

---

[1] BOWDEN, K., B. G. BROWN u. J. E. BATTY: Nature (Lond.) **174**, 925 (1954).

[2] SHELLEY, W. B., u. R. P. ARTHUR: A. M. A. Arch. Dermatol. **72**, 399 (1955).

[3] ARTHUR, R. P., u. W. B. SHELLEY: J. invest. Dermatol. **25**, 341 (1955).

[4] UNGAR, G.: Int. Arch. Allergy appl. Immunol. **4**, 258 (1953).

[5] *Uer.*: NEURATH, H., u. G. W. SCHWERT: Chem. Rev. **46**, 69 (1950). — BOULANGER, P.: Expos. ann. Biochim. méd. **12**, 179 (1951).

[6] *Hb.*: SMITH, E. L.: In "The Enzymes" Edited by J. B. SUMNER and K. MYRBÄCK, New York, N. Y.: Academic Press. Vol. 1, Part 2, p. 793 1951.

[7] NORTHROP, J. H., M. KUNITZ u. R. M. HERRIOTT: Crystalline Enzymer. 2nd edition. New York, N. Y.: Columbia University Press 1948 (*M.*).

[8] BERGMAN, M., u. J. S. FRUTON: Advanc. Enzymol. **1**, 63 (1941) (*Uer.*).

[9] BERGMAN, M.: Advanc. Enzymol. **2**, 49 (1942) (*Uer.*).

[10] BERGMAN, M., u. J. S. FRUTON: Ann. N. Y. Acad. Sci. **45**, 409 (1944) (*Uer.*)

charakterisieren. Die intracellulären Endopeptidasen werden als Kathepsine bezeichnet. Bei den Exopeptidasen erfolgt die Namengebung auf Grund des bevorzugten und spezifischen Substrates. Die bekanntesten Exopeptidasen sind die Glycylglycin-Dipeptidase, Glycyl-l-leucin-Dipeptidase, l-Cysteinylglycin-Dipeptidase, l-Alanylglycin-Dipeptidase, Glycyl-l-alanin-Dipeptidase. Glycyl-l-prolin-Dipeptidase (Prolidase), l-Prolylglycin-Dipeptidase (Prolinase), l-Leucin-Aminopeptidase, Aminotripeptidase, Glutathionase, Carboxypeptidase und Carnosinase.

b) Endopeptidase-Systeme des extracellulären Raumes

Die Endopeptidasen nehmen unter allen Enzymen eine Sonderstellung ein, indem ihre Aktivität nur zu einem geringen Grad von der Konzentration des eigentlichen Enzymes abhängt, vielmehr durch das Zusammenwirken einer Reihe von Faktoren im Rahmen komplexer multikatalytischer Systeme bestimmt wird. Die wichtigsten Teilkomponenten der großen proteolytischen Systeme des Blut-Plasmas sind das Proenzym, das aktive Enzym, die Kinase und der natürliche Inhibitor. Da jedes einzelne dieser Systeme — das tryptische, peptische, chymotryptische, fibrinolytische und thrombische — noch ausführlich besprochen wird, genügt hier eine kurze Charakterisierung (Abb. 65).

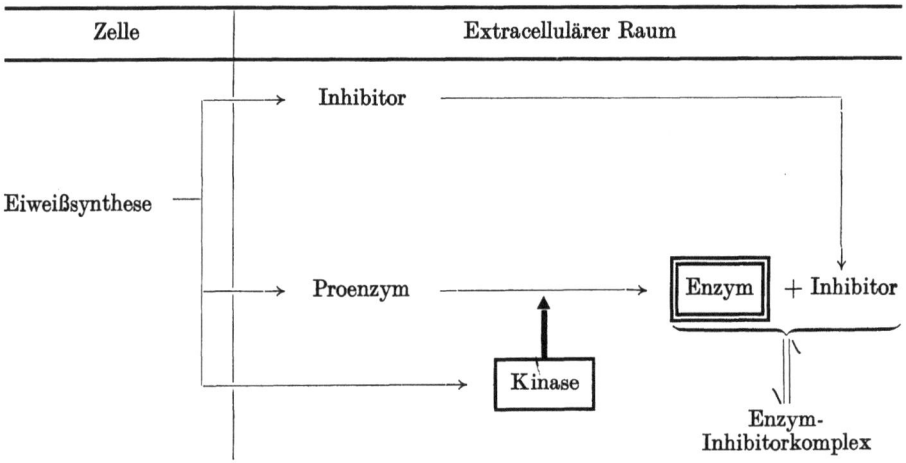

Abb. 65. Komponenten der „großen proteolytischen Systeme des extracellulären Raumes"

Die Synthese dieser Endopeptidasen erfolgt in Form von inaktiven *Proenzymen* in verschiedenen Organen. Diese Proenzyme werden einerseits als Sekretions-produkte in den Magen-Darm-Kanal ausgeschieden, andererseits gelangen geringe Mengen nach dem Prinzip der endogen-exogenen Divergenz in den extracellulären Raum und von dort in das Blut-Plasma, evtl. auch in den Urin. Durch bestimmte Peptidasen, die sog. *Kinasen*, können die Proenzyme in ihre aktive Form übergeführt werden. Für alle hier erwähnten Enzyme sind auch *natürliche Inhibitoren* bekannt, die mit dem aktiven Enzym durch stöchiometrische Reaktion in eine Komplexbildung eingehen können.

Auf Grund des heutigen Wissens kommen im menschlichen Plasma mindestens fünf solcher proteolytischer Systeme vor (Tab. 76). Jedes System besteht aus mehreren Einzelkomponenten, die untereinander in einem Gleichgewichtszustand stehen. Dazu kommt, daß die Komponenten der einzelnen Systeme auch andere Systeme bald synergistisch, bald antagonistisch beeinflussen. Es ist daher nicht erstaunlich, daß es selbst in vitro nur unbefriedigend gelingt, die Aktivität der Komponenten und Systeme quantitativ zu erfassen. In vivo ist dies z. Z. noch unmöglich.

Tabelle 76. *Proteolytische Enzymsysteme des extracellulären Raumes*

Komponente	System				
	Trypsin	Plasmin	Thrombin	Chymotrypsin	Pepsin
Proenzym	Trypsinogen	Plasminogen	Prothrombin	Chymotryp-sinogen	Pepsinogen
Gewebe	Pankreas	+	Leber	Pankreas	Magen
Plasma	?	+	+	?	+
Urin	?	0	0	?	+
Kinase	Enterokinase	Fibrinokinase	Thrombo-kinase	Trypsin	0
Gewebe	Dünndarm	+	+	?	0
Plasma	?	+	0	?	0
Urin	?	+	0	?	0
Enzym	Trypsin	Plasmin	Thrombin	Chymotrypsin	Pepsin
Gewebe	?	?	?	?	0
Plasma	?	+	+	?	0
Urin	?	0	0	0	0
Natürlicher Inhibitor	Trypsin-Inhibitor	Plasmin-Inhibitor	Thrombin-Inhibitor	Chymotrypsin-Inhibitor	Pepsin-Inhibitor
Gewebe	Pankreas	+	?	Pankreas	Magen
Plasma	?	+	+	+	?
Urin	+	0	?	?	0

c) Schutzmechanismen gegen die intravitale Proteolyse durch Endopeptidasen

Die Endopeptidasen sind hochaktive Enzyme, die in Körpersäften Eiweiße abzubauen vermögen und dadurch mit der Blutgerinnung und anderen biologisch wichtigen Mechanismen interferieren können. Es ist daher nicht überraschend, daß im Organismus mehrere Schutzeinrichtungen vorliegen, die die extracellulären Eiweiße vor einer Verdauung durch Endopeptidasen schützen. Die folgenden drei Eigenschaften können teleologisch auf diese Weise gedeutet werden: 1. Die Sekretion als Proenzyme, 2. die Notwendigkeit von Aktivatoren und 3. das Vorliegen natürlicher Inhibitoren.

Es besteht kein Zweifel, daß mindestens das Trypsin, Chymotrypsin, Pepsin, Fibrinolysin und Thrombin als *inaktive Proenzyme* synthetisiert werden und auch als solches in den extracellulären Raum übertreten. Die Aktivierung dieser Enzyme, teils durch Peptidasen, teils autokatalytisch, erfolgt unter normalen Bedingungen ausschließlich außerhalb des Körpers, sei es im Magen-Darm-Trakt oder in Oberflächendefekten. Daß eine Aktivierung im Körper zu schweren Krankheitsmanifestationen führen kann, ist aus dem Beispiel der intravitalen Fibrinolyse bekannt.

Als zweite Sicherung muß die *Aktivierung* erwähnt werden, die mindestens in drei Fällen, nämlich beim Prothrombin, Profibrinolysin und beim Trypsinogen durch spezifische Enzyme, der Fibrinokinase, der Thrombokinase und der Enterokinase erfolgt. Eine unerwünschte Aktivierung kann durch Zurückhaltung dieser Aktivatoren vermieden werden.

Schließlich müssen als dritte Sicherung die sog. *natürlichen Inhibitoren* erwähnt werden. Diese Eiweiße werden an derselben Stelle synthetisiert wie die entsprechenden Enzyme, d. h. der Trypsin-Inhibitor im Pankreas, der Pepsin-Inhibitor im Magen. Es handelt sich dabei um Substanzen, die mit den entsprechenden Enzymen nach stöchiometrischen Regeln in eine Komplexbildung eingehen. Diese natürlichen Inhibitoren sind nicht mit Anti-Enzymen zu verwechseln, die echten Antikörpern entsprechen.

Die intravitale Aktivität der Endopeptidasen ist somit von einer Reihe von Faktoren abhängig, die untereinander in einem labilen Gleichgewichtszustand stehen (Abb. 65). In den wenigsten Fällen gelang es bisher, alle diese Faktoren zu analysieren, so daß es schwierig ist, Schlüsse auf eine eventuelle pathophysiologische Bedeutung dieser Mechanismen zu schließen.

d) Abderhaldensche Abwehr-Proteinasen[1,2]

i. Prinzip

E. ABDERHALDEN berichtete im Jahre 1909[3], daß es nach der Verabreichung von Peptonen beim Hund im Plasma zum Auftreten von Enzymen kommt, die das vorher von Plasma nicht angegriffene Pepton abzubauen vermögen. Wenig später beobachtete er auch, daß das Plasma von Schwangeren Enzyme enthält, die Placentareiweiße abbauen[4]. Er erklärte diese beiden Erscheinungen durch die Bildung sog. Abwehr-Proteinasen, im einen Fall als Reaktion gegen das körperfremde Eiweiß, im zweiten Beispiel gegen das aus Placentazellen in den Blutstrom gelangte Eiweiß. ABDERHALDEN formulierte daraus die „allgemeingültige" Regel, wonach „der Übertritt von blutfremdem Eiweiß, gleichgültig ob körperfremd oder körpereigen, zum Auftreten spezifisch eingestellter Abwehr-Proteinasen Anlaß gibt"[3,4]. Auf Grund dieser „Regel" wurden in der Folge eine Reihe von diagnostischen Tests, zunächst für die Schwangerschaft, später für Krebs, Infektionskrankheiten, Endokrinopathien und Geisteskrankheiten entwickelt. Es liegt heute ein sehr großes Schrifttum über die Abwehrfermente vor, doch ist es sowohl vom enzymologischen wie auch vom klinischen Standpunkt aus sehr schwierig, sich ein objektives Bild über diese Methoden zu machen. In Anbetracht der großen biologischen Bedeutung der Abwehrfermente, kommen wir aber nicht umhin, auf diese Sondergruppe von Stoffen, die zwischen der eigentlichen Enzymologie und der Immunologie stehen, einzugehen. Es ist wahrscheinlich falsch, diese Arbeitsrichtung völlig zu ignorieren. Andererseits aber scheint uns eine Neuinterpretation der alten Auffassung der Abwehrfermente im Lichte der Entwicklung der Biochemie während der letzten 25 Jahre angezeigt.

ii. Natur der Abwehrfermente

Bei der Bildung der Abwehrfermente handelt es sich um einen Spezialfall der *induzierten Enzymsynthese*. Die Induktion solcher Enzyme gelang bisher ausschließlich durch die exogene Zuführung hochmolekularer Eiweiße, nicht aber durch die Verabreichung von Peptiden mit bekannter Struktur. Als Hauptmerkmal der Abwehr-Proteasen ist ihre große Substratspezifität zu erwähnen. Diese Enzyme sollen ausschließlich jene Eiweiße spalten, die als Induktoren Anlaß zu ihrer Synthese gaben. Das optimale p_H der Enzyme liegt um 7,0 und Erhitzen auf 70° C zerstört die Enzymaktivität. Die Synthese der Abwehr-Proteinasen erfolgt wahrscheinlich im Pankreas[5,6]. Ob es sich bei den „Abwehr-

---

[1] *M.:* ABDERHALDEN, E.: Abwehrfermente. 4. Aufl. Springer: Berlin, 1914.
[2] *Uer.:* ABDERHALDEN, E.: Forsch. u. Fortschr. 21/23, 5 (1947). — ABDERHALDEN, R.: Enzymforsch. 11, 1 (1950).
[3] ABDERHALDEN, E.: Z. physiol. Chem. 61, 200 (1909).
[4] ABDERHALDEN, E.: Prakt. Ergebn. Geburtsh. Gynäk. 2, 367 (1910).
[5] ABDERHALDEN, R., u. R. W. MARTIN: Fermentforsch. 16, 245 (1940).
[6] ABDERHALDEN, E., u. S. BUADZE: Fermentforsch. 12, 465 (1931).

fermenten" um ein isoliertes Enzym handelt, oder aber um ein Enzymsystem, wie das bei allen übrigen Endopeptidasen der Körperflüssigkeiten der Fall ist, kann nicht sicher entschieden werden. Die Beobachtung, daß die Abwehrfermente im Gegensatz zum Trypsin durch Blutplasma nicht gehemmt, sondern aktiviert werden, spricht für ein komplexes System, in dem die eigentlichen Enzyme die Rolle eines Teilfaktors spielen, so wie etwa den Fibrolysinen im Rahmen des ganzen Fibrinolyse-Systems nur eine untergeordnete Rolle zufällt. Es stellt sich daher die grundlegende Frage, ob die Abwehrfermente 1. selbst proteolytische Enzyme sind, 2. ob es sich dabei um Proenzyme handelt oder 3. ob sie eine Kinasewirkung ausüben.

Erinnern wir uns, daß die großen proteolytischen Systeme des Blutplasmas in ihren Einzelheiten noch lange nicht abgeklärt sind, ja daß möglicherweise noch weitere Systeme vorliegen, die der Analyse bisher entgingen. Jedes dieser Systeme setzt sich aus einem Proenzym, einem aktiven Enzym, einem Aktivator und einem Inhibitor zusammen. Bei den Abwehrfermenten könnte es sich wohl um einen der drei ersten Faktoren eines der bekannten Enzymsysteme handeln. Dafür ließen sich etwa die Beobachtungen anführen, daß eine Aktivierung der Abwehrfermente nicht bloß durch Blutplasma, sondern auch durch Trypsin oder Enterokinase erfolgt, daß der Wirkungseintritt innert 24 Std. erfolgt und daß hochgereinigte Enzyme zunächst einer Aktivierung bedürfen, bevor sie das Induktor-Eiweiß abbauen.

iii. Abwehrfermente in der Diagnostik

Die Abwehrfermentreaktion war eine der wichtigsten Schwangerschaftsreaktionen, bevor die endokrinen Methoden eingeführt wurden. Ein positiver Ausfall wurde bei 50—80% der Schwangeren beobachtet. Heute ist die Methode durch die viel zuverlässigeren endokrinologischen Verfahren ersetzt. Die Bedeutung der Abwehrfermentreaktion für die Endokrinologie ist zweifelhaft. Es liegen heute für jede Drüse mit innerer Sekretion zuverlässige, physiologisch fundierte Testmethoden vor, die selbst in Grenzfällen eine sichere Diagnose erlauben. Daß die Abderhaldensche Reaktion auch bei ,,Fettsucht, Dystrophia adiposogenitalis, Magersucht, Zwergwuchs, Störungen der Keimdrüsentätigkeit, Glykogenspeicherkrankheit, Psoriasis und konstitutionellen Stigmen" eine positive Diagnose erlaube, ist ein zweifelhaftes Kompliment, denn bei all diesen Erkrankungen sind die Drüsen mit innerer Sekretion von untergeordneter oder keiner Bedeutung. Auch für die Diagnose von Infektionskrankheiten ist die Abwehrfermentreaktion derjenigen der konventionellen bakteriologischen Technik unterlegen.

C. Trypsin-Therapie

a) Pharmakologie des Trypsins

Bevor auf die Bedeutung der proteolytischen Enzyme bei gewissen pathophysiologischen Mechanismen eingegangen wird, mag es vorteilhaft sein, kurz die wichtigsten pharmakologischen und toxischen Wirkungen dieser Enzyme zu besprechen. Bei der Mehrzahl der Untersuchungen wurden nicht kristalline Enzyme verwendet, sondern unreine Organextrakte. Es ist daher fraglich, ob alle dem Trypsin zugeschriebenen Effekte tatsächlich auf dieses zurückzuführen sind.

Zunächst einige Angaben über die Wirkungen des Trypsins bei der *subcutanen Injektion*. ACHALME[1] verabreichte bei Hunden einen Pankreasextrakt, der aber

---

[1] ACHALME, P.: Ann. Inst. Pasteur **15**, 737 (1901).

außer Trypsin mindestens noch Lipase, Amylase und Ribonuclease enthielt.
Es kam zu einer lokalen Nekrose und Ödem, während bei der histologischen
Untersuchung besonders die extreme Dilatation der Capillaren auffiel. Diese
Befunde wurden von TEN BROEK[1] bestätigt. Diese tierexperimentellen Unter-
suchungen stehen im Gegensatz zu Beobachtungen beim Menschen, bei dem die
subcutane Verabreichung keine oder nur geringe lokale Folgen haben soll. Man
kann sich fragen, ob es sich bei den älteren Untersuchungen nicht um durch die
Lipase verursachte Fettgewebsnekrosen handelte.

Bei der *intravenösen Verabreichung* von Trypsin bei Tieren kommt es zu
schweren toxischen Erscheinungen. DRAGSTEDT[2] beobachtete einen innert
Minuten einsetzenden Blutdruckabfall mit Kollaps, Erbrechen, Urinieren und
Defäkation. Diese akute Toxicität wurde auch von anderer Seite bestätigt[3,4,5].
In den Experimenten von TAGNON[5] starb die Großzahl der Tiere innert 3 min
nach der Verabreichung hoher Trypsindosen. Außer dem Blutdruckabfall dürften
besonders die Wirkungen des Trypsins auf die Blutgerinnung für die Toxicität
verantwortlich sein. Bei hohen Trypsindosen wurde das Blut ungerinnbar,
während es bei niedrigen Dosen zu einer intravitalen, intravasculären Gerinnung und genera-
lisierten Thrombosierung aller
kleineren Gefäße kam[2,5,6].

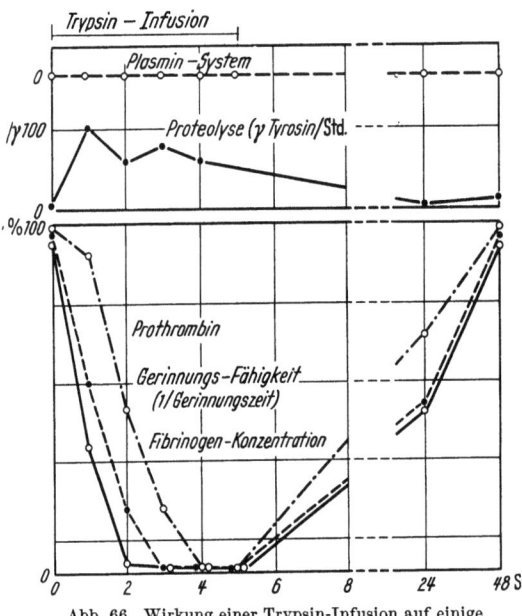

Abb. 66. Wirkung einer Trypsin-Infusion auf einige
Gerinnungsfaktoren beim Hund (nach SHERRY et al.[9])

b) Wirkung des Trypsins auf die Blutgerinnung

Die meisten Hämatologen
nehmen an, daß die Wirkung
des Trypsins auf die Gerinnung
ein rein toxikologisches Interesse
hat und für die Physiologie der
Blutgerinnung ohne Bedeutung
ist. Andere, etwa FERGUSON und
ERICKSON[7], EAGLE und HARRIS[3]
und LENGGENHAGER[8] glauben,
daß das Trypsin auch unter physiologischen Verhältnissen eine
Rolle spielt. Das Verhalten der
Gerinnungsfaktoren nach der
intravenösen Verabreichung von
Trypsin beim Hund wurde nach

den Angaben von SHERRY et al.[9] auf Abb. 66 dargestellt. Zunächst kommt
es, trotz dem Vorliegen eines stark aktiven Trypsin-Inhibitors im Blut[10,11] zu

[1] BROEK, C. TEN: J. biol. Chem. **106**, 729 (1934).

[2] DRAGSTEDT, C. A., u. J. A. WELLS: Quart. Bull. Northw. Med. School (Chicago) **18**,
2, 104 (1944).

[3] EAGLE, H., u. T. N. HARRIS: J. gen. Physiol. **20**, 543 (1937).

[4] ROCHA E SILVA, M., u. C. A. DRAGSTEDT: Proc. Soc. exp. Biol. (N. Y.) **48**, 152 (1941).

[5] TAGNON, H. J.: J. clin. Invest. **24**, 1 (1945).

[6] TAYLOR, A., R. S. OVERMAN u. I. S. WRIGHT: J. Amer. med. Ass. **155**, 347 (1954).

[7] FERGUSON, J. H., u. B. N. ERICKSON: Amer. J. Physiol. **126**, 661 (1939).

[8] LENGGENHAGER, K.: Schweiz. med. Wschr. **1946**, 410.

[9] SHERRY, S., et al.: J. clin. Invest. **34**, 1303 (1954).

[10] McCANN, S. F., u. M. LASKOWSKI: J. biol. Chem. **204**, 147 (1953).

[11] PEANASKY, R. J., u. M. LASKOWSKI: J. biol. Chem. **204**, 153 (1953).

einer Zunahme der Peptidase-Konzentration im Plasma. Das Trypsin katalysiert
die Umwandlung des Prothrombins zu Thrombin[1] und ist somit direkt für den
Abfall des Prothrombins verantwortlich. Das Verschwinden des Fibrinogens ist
bei geringen Trypsinmengen auf dessen gerinnungsfördernde Wirkung mit intravasculärer Gerinnung in den kleinen Gefäßen[1-8], bei hohen Dosen auf die Proteolyse des Fibrinogens, das vom Trypsin noch rascher als das Fibrin abgebaut
wird[5], zurückzuführen. Auf das Plasmin-System hat das Trypsin keine aktivierende Wirkung[6].

Die Interpretation der Trypsinwirkung auf die Gerinnung in vivo und in vitro
ist aus zwei Gründen schwierig: 1. Beim Vorliegen geringer Trypsinmengen
wird die Blutgerinnung gefördert, wobei aber der Angriffspunkt des Trypsins
nicht klar ist. HEARD[7] dachte seinerzeit, daß dieses Enzym seine Wirkung
indirekt über das Calcium ausübe, während WALDSCHMIDT-LEITZ et al.[8] an eine
Aktivierung des Thrombin-Systems dachten. Im Gegensatz dazu führen große
Trypsinmengen zu einer Fibrinogenolyse und damit zu einer Hemmung der
Blutcoagulation. 2. Trypsin beeinflußt die Blutgerinnung durch mindestens zwei
voneinander unabhängige Mechanismen. Zunächst vermag es als Peptidase
gewisse Gerinnungsfaktoren, wie etwa das Fibrinogen, abzubauen. Zweitens kann
das Trypsin selbst direkt als Gerinnungsfaktor in die Blutcoagulation eingreifen[9].

Die toxischen Wirkungen des Trypsins können durch drei verschiedene Eingriffe aufgehoben werden: ACHALME[10] zeigte bereits im Jahre 1901, daß nach
einer Neutralisation des zu injizierenden Trypsins mit einem antitrypsinhaltigen
Immunserum der „Trypsinschock" nach der intravenösen Verabreichung ausbleibt. Eine solche „aktive Immunisierung" gelang TEN BROEK[11] auch gegen
kristallines Trypsin, Chymotrypsin und Chymotrypsinogen. Es ist interessant,
daß nicht nur Speciesunterschiede nachweisbar waren, sondern daß auch die
Proenzyme von den entsprechenden aktiven Enzymen serologisch differierten.
Durch die intravenöse Verabreichung von Heparin kann die trypsin-induzierte
intravasculäre Gerinnung aufgehoben werden[12]; es handelt sich dabei um eine
rein symptomatische Beeinflussung der Trypsinwirkung. Eine prophylaktische
Verabreichung eines Trypsin-Inhibitors (vgl. S. 479), etwa des Sojabohnen-
Inhibitors, hebt ebenfalls die toxischen Wirkungen des Trypsins auf[13, 14].

c) Pharmakologie anderer Endopeptidasen

TEN BROEK[11] beobachtete, daß *Chymotrypsin* nach intravenöser Verabreichung etwas
toxischer ist als Trypsin, im allgemeinen aber zu ähnlichen Manifestationen führt. TAGNON[12]
veröffentlichte eine vergleichende Studie über die Wirkungen des Trypsins und Chymotrypsins
und fand, daß gewichtsmäßig die beiden Enzyme etwa gleich toxisch waren. Nach beiden
Peptidasen kam es zur Auslösung eines Schockzustandes, der aber beim Chymotrypsin
weniger ausgeprägt war. Im Gegensatz zum Trypsin führte das Chymotrypsin nicht zu einer

[1] EAGLE, H., u. T. N. HARRIS: J. gen. Physiol. **20**, 543 (1937).
[2] MILSTONE, J. H.: Yale J. Biol. Med. **22**, 765 (1950).
[3] TRAVIS, B. L., u. J. H. FERGUSON: J. clin. Invest. **30**, 112 (1951).
[4] SCHULTZE, H. E., u. G. SCHWICK: Z. physiol. Chem. **289**, 26 (1951).
[5] CLIFTON, E. E., u. D. A. CANNAMELA: J. appl. Physiol. **6**, 42 (1953).
[6] SHERRY, S., et al.: J. clin. Invest. **34**, 1303 (1954).
[7] HEARD, W. N.: J. Physiol. **51**, 294 (1917).
[8] WALDSCHMIDT-LEITZ, E., P. STADLER u. F. STEIGERWALDT: Z. physiol. Chem. **183**, 39 (1929).
[9] STORMORKEN, H.: J. Pat. clin. Med. **48**, 519 (1956).
[10] ACHALME, P.: Ann. Inst. Pasteur **15**, 737 (1901).
[11] BROEK, C. TEN: J. biol. Chem. **106**, 729 (1934).
[12] TAGNON, H. J.: J. clin. Invest. **24**, 1 (1945).
[13] TAYLOR, A., R. S. OVERMAN u. I. S. WRIGHT: J. Amer. med. Ass. **155**, 347 (1954).
[14] BOWMAN, D. E.: Proc. Soc. exp. Biol. (N. Y.) **86**, 491 (1954).

intravasalen Blutgerinnung, sondern zu einer Verlängerung der Gerinnungszeit, die auf eine Verdauung von Fibrinogen und Prothrombin zurückgeführt wurde. Nach einer intravenösen Chymotrypsin-Infusion kam es, obschon ein ziemlich aktiver Chymotrypsin-Inhibitor im Plasma vorkommt[1], zu einer beachtlichen Zunahme der Plasma-Peptidase-Konzentration[2]. Chymotrypsin baut Fibrinogen und Fibrin ab und ist daher direkt für den Abfall der Fibrinogen-Konzentration verantwortlich[3]. Im Gegensatz zum Trypsin hat das Chymotrypsin keine Wirkung auf die Prothrombin-Konzentration[3]. Auch das Plasmin-System wird durch die Verabreichung von Chymotrypsin nicht aktiviert[3]. McLaren et al.[4] berichteten kürzlich über das Auftreten einer Allergie bei einem Studenten, der während 3 Jahren mit der Abwägung von Chymotrypsin-Pulver beschäftigt war.

Papain und *Ficin* sollen nach intravenöser Verabreichung außerordentlich toxisch sein[5, 6]. Nach Papain wird beim Hund und Kaninchen das Blut für mehrere Stunden unkoagulierbar[7]. Dies wird teils auf eine Heparin-Freisetzung, teils auf eine direkte Beeinflussung der Thrombin-Fibrinogen-Reaktion zurückgeführt[7].

d) Toxicität des Trypsins beim Menschen

Seit der kommerziellen Einführung von kristallinem Trypsin fand dieses Enzym weite Verwendung zur symptomatischen Proteolyse. Bei mehreren 100 Patienten wurde die Peptidase parenteral verabreicht. Im Gegensatz zu tierexperimentellen Beobachtungen scheint das Trypsin beim Menschen nach den Angaben von Innerfield[8, 9, 10] selbst bei intravenöser Verabreichung relativ wenig toxisch zu sein. Allerdings wurde das Enzym stark verdünnt und langsam verabreicht. Auch lokale Nebenerscheinungen sollen selten sein, doch fanden Laufman und Roach[11] häufig lokale Spannungen, Schwellungen und Rötung. Milanes et al.[12] verabreichten Trypsin intravenös zur Behandlung der Colitis ulcerosa und beobachteten in den meisten Fällen lokale (Schwellung, Rötung, Schmerz) und systematische (Fieber, Urticaria) Nebenerscheinungen. In Anbetracht der Wirkung des Trypsins auf die Gerinnung ist es überraschend, daß Coagulopathien außerordentlich selten gesehen wurden. Ausführliche Studien der einzelnen Gerinnungsfaktoren und der Leber- und Nierenfunktion während der parenteralen Therapie mit Trypsin stehen aber noch aus. Dasselbe gilt für die Antigennatur des Enzymes, die noch nicht genügend abgeklärt ist. Solange solche grundlegenden Untersuchungen nicht vorliegen, kann eine parenterale Verabreichung nicht empfohlen werden.

e) Indikationen zur Trypsin-Behandlung

i. Wundheilung und Infektionen

Durch die Anwendung proteolytischer Enzyme bei schlecht heilenden Wunden hofft man das nekrotische, heilungshemmende Material rascher zu entfernen. Da diese natürlichen Enzyme nur tote Zellen wegräumen, nicht aber lebende Zellen angreifen, glaubt man dadurch die biologische Wundheilung zu unterstützen. Bei jedem chirurgischen Eingriff wird auch lebendes und heilungsförderndes Gewebe entfernt, während im Gegensatz dazu das «débridement enzymatique» ausschließlich wertloses Material eliminiert. Über die Verwendung von Trypsin

[1] Shulman, R. N.: J. exp. Med. **95**, 571 (1952).

[2] Sherry, S., et al.: J. clin. Invest. **34**, 1303 (1954).

[3] Sherry, S., et al.: J. clin. Invest. **33**, 1303 (1954).

[4] McLaren, W. R., u. F. Aladjem: J. Allergy **28**, 89 (1957).

[5] Rocha e Silva, M. u. C. A. Dragstedt: Proc. Soc. exp. Biol. (N. Y.) **48**, 152 (1941).

[6] Molitor, H., C. W. Mushett u. S. Kuna: J. Pharmacol **71**, 20 (1941).

[7] Monkhouse, F. C.: Canad. J. Biochem. Physiol. **33**, 112 (1955).

[8] Innerfield, I., A. Angrist u. A. W. Schwartz: J. Amer. med. Ass. **152**, 597 (1953).

[9] Fisher, M. M., u. N. D. Wilensky: N. Y. State J. Med. **54**, 659 (1954).

[10] Innerfield, I.: J. Amer. med. Ass. **156**, 1056 (1954).

[11] Laufman, H., u. H. D. Roach: Arch. Surg. **66**, 552 (1953).

[12] Milanes, F., J. Piedra u. E. Morales: Gastroenterology **28**, 110 (1955).

bei eitrigen, schlecht heilenden Oberflächenwunden liegen mehrere Berichte vor[1, 2-7, 12, 13], in denen einstimmig die gute Wirkung des Enzymes hervorgehoben wird. Auch bei Verbrennungen wird eine rasche Entfernung des nekrotischen Materials durch topische Applikation von Trypsin empfohlen[6, 8]. Bei der diabetischen Gangrän unterstützt die lokale Trypsinanwendung die konservative Therapie[9, 10], und gute Wirkungen wurden auch bei Stasis-Ulcera und arteriosklerotischen Geschwüren beobachtet[14, 15, 16]. BERGSMANN und KARLHUBER[11] empfahlen die Verwendung von Trypsinlösungen zur Reinigung von Fisteln bei tuberkulöser Lymphadenitis und Osteomyelitis. Sie beobachteten eine rasche Ausräumung des käsig-tuberkulösen Materiales und eine gesteigerte Wirkung der Tuberculostatica. Über die Verwendung von Trypsin in der Urologie berichteten TRUSS und HASCHE-KLÜNDER[17, 18]. Die topische Applikation des Enzymes erfolgt meist durch Zerstäuben des Pulvers. Bei oberflächlicher Schorfbildung muß das in einem neutralen (p_H 7,5) Phosphatpuffer gelöste Enzym, da es Schorfe und Narbengewebe nicht penetriert, durch Injektion in das unterliegende Gewebe gebracht werden. Nebenerscheinungen wurden bisher keine beobachtet.

ii. Aerosol-Therapie mit proteolytischen Enzymen

Trotz intensivem Suchen nach geeigneten Pharmaka ist die symptomatische Behandlung von Patienten mit hochviscösem Sputum noch immer unbefriedigend. Besonders bei Patienten mit vermindertem Hustenreflex, etwa bei Poliomyelitis, kann eine ungenügende Expektoration zu Komplikationen wie Atelektasen oder Infektionen führen. Zweifellos ließe sich bei besserer Kontrolle der Bildung viscöser und obstruierender Sekrete bei Lungenkrankheiten eine große Zahl von Komplikationen verhüten. In den letzten Jahren wurden besonders zwei neue Prinzipien zur Verbesserung der Expektoration versucht: die Verabreichung von Detergentien und Enzymen im Aerosol. Zufügung von Detergentien, also oberflächenaktiven Substanzen, lockert das viscöse Sputum und macht es auf diese Weise besser aushustbar[19-25]. Mit diesem Zusatz wurden gute Resultate erzielt, und in vielen Spitälern wird heute routinemäßig bei der Aerosoltherapie ein Detergens zugefügt.

[1] GÖTZ, F.: Medizinische **1957**, 575.
[2] SPITTLER, A. W., u. R. E. PARMENTER: J. int. Coll. Surg. **21**, 72 (1954).
[3] CHANDLER, B. F.: U. S. Armed Forces med. J. **3**, 1209 (1952).
[4] REISER, H. G., R. PATTON u. L. C. ROETTIG: Arch. Surg. **63**, 568 (1951).
[5] REISER, H. G., L. C. ROETTIG u. G. M. CURTIS: Amer. J. Surg. **85**, 376 (1953).
[6] GUZMAN, A. V., u. M. G. GUZMAN: J. int. Coll. Surg. **20**, 695 (1953).
[7] HAIKE, H. J.: Zbl. Chir. **81**, 203 (1956).
[8] STUCKE, K.: Chirurg **25**, 289 (1954).
[9] SAMUELS, S. S.: Angiology **2**, 376 (1953).
[10] POTE, W. H.: Diabetes **3**, 120 (1954).
[11] BERGSMANN, O., u. F. KARLHUBER: Wien. klin. Wschr. **1956**, 322.
[12] BIRKNER, H.: Medizinische **1955**, 1143.
[13] BIGLIARDI, P.: Therapeut. Umsch. **12**, 70 (1955).
[14] MADDEN, J. F., u. H. G. RAVITS: J. Amer. med. Ass. **149**, 1616 (1952).
[15] MORANI, A. D.: Surgery **11**, 372 (1953).
[16] HEILESEN, B.: J. invest. Dermatol. **23**, 7 (1954).
[17] HASCHE-KLÜNDER, R., u. F. TRUSS: Dtsch. med. Wschr. **1955**, 1571.
[18] TRUSS, F., u. R. HASCHE-KLÜNDER: Z. Urol. **50**, 11 (1957).
[19] GANS, B.: Lancet **1954**, 1011.
[20] GLASS, M.: Lancet **1954**, 293.
[21] HALL, G. C.: Amer. J. Dis. Child. **80**, 408 (1950).
[22] HALL, G. C.: Amer. J. Dis. Child. **83**, 1 (1952).
[23] KAPFERER, J. M.: Tuberkulosearzt **7**, 508 (1953).
[24] KRACUM, V. D., u. V. J. COLLINS: N. Y. State J. Med. **54**, 2083 (1954).
[25] MILLER, J. B., et al.: Ann. Allergy **12**, 611 (1954).

Weniger klar ist die Situation in bezug auf die Verwendung von Enzymen. Bisher gelangte Trypsin, Streptokinase-Desoxyribonuclease und Hyaluronidase zur Verwendung, doch wird deren Wirksamkeit von den einzelnen Autoren recht verschieden und z. T. auch widersprechend beurteilt. An dieser Stelle sei nur auf den Zusatz von Peptidasen, beziehungsweise Trypsin eingegangen.

LIMBER et al.[1] versuchten als erste, Trypsin in Aerosol bei etwa 20 Patienten, die an Bronchiektasen, chronischer Bronchitis, Tuberkulose, Pneumonitis oder Asthma litten, zu verwenden. Nach ihrem enthusiastischen Bericht soll Trypsin die purulenten und viscösen Eitermassen verflüssigen und auf diese Weise die Expektoration erleichtern. Über ähnliche gute Resultate bei 17 Patienten mit verschiedenen pulmonalen Erkrankungen berichteten PRINCE et al.[2], doch fehlen auch hier objektive Angaben über die Verflüssigung des Sputums. Weitere Berichte über die Verwendung von Trypsin bei Patienten mit Erkrankungen des Bronchialbaumes liegen von OSWALD et al.[3], UNGER und UNGER[4], YATES[5], SCHÖNLEBER[6] und HAMMERL[7] vor. BERGSMANN und KARLHUBER[8] verabreichten Trypsin-Aerosol bei Patienten bei putriden Bronchitiden, Bronchiektasen und beim Asthma bronchiale mit angeblich guten Resultaten. CAMARATA et al.[9] empfahlen die kombinierte Verabreichung von Trypsin und Detergentien zur Behandlung von Atelektasen.

Die einzige Studie, bei der die Wirkung des Trypsins auf die Expektoration mit objektiven Methoden beurteilt wurde, liegt von FARBER et al.[10,11] vor. Diese Autoren verabreichten Trypsin bei einer größeren Zahl von Patienten und beurteilten den therapeutischen Effekt nach den folgenden Gesichtspunkten: Viscosität und Eitergehalt des Sputums und symptomatische Besserung des Hustenreizes. Nach ihren Untersuchungen soll Trypsin weder eine Wirkung auf die Viscosität noch auf den Eitergehalt des Sputums haben. Die meisten Patienten klagten auch über eine Zunahme des Hustens nach der Verabreichung von Trypsin-Aerosol.

Ein besonders schwerwiegendes Problem bildet die Ansammlung von Sputum bei Patienten mit bulbärer Poliomyelitis, bei denen der Hustenreiz oder die Kraft zur Expektoration fehlt. Es war daher naheliegend, den Wert des Trypsins an solchen Patienten zu ermitteln. Eine Reihe von Ärzten berichteten über günstige Wirkungen[12-15], doch fehlte in jedem Fall eine objektive Beurteilung der therapeutischen Wirkung. Die einzige bisher vorliegende kontrollierte Studie stammt von KOFMAN et al.[16] Diese Autoren verglichen die Wirkung von Trypsin mit derjenigen einer physiologischen Kochsalzlösung und maßen die Sputummenge, das Sediment und die Viscosität während einer zweistündigen Periode. Sie fanden, wie aus Tab. 77 hervorgeht, daß die Sputummenge, das Sediment

[1] LIMBER, C. R., et al.: J. Amer. med. Ass. 149, 816 (1952).
[2] PRINCE, H. E., R. L. ETTER u. R. H. JACKSON: Ann. Allergy 12, 25 (1954).
[3] OSWALD, N. C., T. PARKINSON u. E. G. S. LUMSDEN: Lancet 1954, 271.
[4] UNGER, L., u. A. H. UNGER: J. Amer. med. Ass. 152, 1109 (1953).
[5] YATES, J. L., u. B. E. GOODRICH: Dis. Chest. 24, 320 (1953).
[6] SCHÖNLEBER, B.: Z. Aerosol-Forsch. 5, 322 (1956).
[7] HAMMERL: Wien. med. Wschr. 1956, 957.
[8] BERGSMANN, O., u. F. KARLHUBER: Wien. klin. Wschr. 1956, 322.
[9] CAMARATA, S. J., H. J. JACOBS u. J. E. AFFELDT: Dis. Chest. 29, 388 (1956).
[10] FARBER, S. M., et al.: J. thorac. Surg. 27, 45 (1954).
[11] FARBER, S. M., et al.: Lab. Invest. 3, 33 (1954).
[12] PECK, M. E., u. S. LEVIN: J. thorac. Surg. 24, 25 (1954).
[13] STEIGMAN, A. J., u. C. H. SCOTT: J. Amer. med. Ass. 150, 1403 (1952).
[14] VARGA, C., u. J. WILD: Amer. J. Dis. Child. 86, 273 (1953).
[15] CAMARATA, S. J., H. J. JACOBS u. J. E. AFFELDT: Dis. Chest. 29, 388 (1956).
[16] KOFMAN, S., M. H. LEPPER et al.: Amer. J. med. Sci. 228, 426 (1954).

und die Viscosität unter der Trypsinbehandlung nur wenig abnehmen. Auch beobachteten sie, daß die Wirkung nach einer einmaligen Verabreichung kaum über zwei Stunden anhält.

Zusammenfassend ist zu sagen, daß die Wirkung des Trypsins ausschließlich eine mukolytische ist, d. h. die Eitermassen und das Fibrin des Sekretes werden nicht oder nur wenig angegriffen. Die Wirkungsdauer der Therapie ist sehr kurz. Über Nebenerscheinungen ist nicht viel bekannt, doch wurde besonders von FARBERs Gruppe[1,2] nicht selten eine Verschlechterung des klinischen Bildes beobachtet. Eine eindeutige Beantwortung der Frage, ob dem Trypsin in der Behandlung von viscösen und eitrigen Bronchialmassen ein Platz zugehört, kann somit noch nicht gegeben werden. Dazu müssen mehr Studien vorliegen, bei denen der Effekt nicht nur klinisch, sondern auch objektiv beurteilt wird. Auch muß die Frage eventueller Nebenerscheinungen allergischer Natur besonders bei Patienten mit Asthma erhöht beachtet werden. Es sei noch erwähnt, daß FARBER et al.[1] nach der Behandlung mit Trypsin Epithelmetaplasien der Sputumzellen beobachteten. Ob es sich dabei um einen in vivo- oder post mortem-Effekt des Enzymes auf die Zellen handelt, kann nicht entschieden werden. Bei Mäusen mit spontanen Lungentumoren soll die Verabreichung von Trypsin zu einer Zunahme der Tumorbildung führen[2].

Tabelle 77. *Wirkung eines Trypsin-Aerosols auf das Volumen und das Sediment von tracheobronchialen Sekreten bei Patienten mit Poliomyelitis* (nach KOFMAN et al.[3])

Behandlung (Zahl der Beobachtungen)	Sekretvolumen ml (Mittelwert)	% Sediment (Mittelwert)
Kochsalzlösung (8)	27	31
Trypsinlösung (8)	23	33
Trypsinlösung (9)	26	17
Kochsalzlösung (9)	27	18

iii. Parenterale Verabreichung
Wirkungsweise

Bei den verschiedensten Krankheitsbildern, wie Thrombophlebitis und Phlebothrombose, lokalen traumatischen und entzündlichen Ödemen, vasculär bedingten Geschwüren und bei der Colitis ulcerosa wurde über „ausgezeichnete"Erfolge einer parenteralen Trypsin-Behandlung berichtet. Wenn die klinischen Kasuistiken auch recht überzeugend aussehen, so ist doch festzuhalten, daß die Beurteilung der therapeutischen Wirksamkeit eines Pharmakons bei solchen Erkrankungen äußerst schwierig ist. Es sei daran erinnert, daß es etwa 10 Jahre dauerte, bis die Anticoagulantienbehandlung beim Herzinfarkt allgemein als wertvoll anerkannt wurde. Der Wirkungsmechanismus des Trypsins bei parenteraler Verabreichung ist rätselhaft. Es wird von einer „Erhaltung der Kontinuität biokatalytischer Vorgänge" und einer „Aktivierung anti-inflammatorischer Mechanismen" gesprochen, obschon recht unklar ist, was damit gemeint wird. Die wichtigste Frage, nämlich diejenige, ob das Trypsin aus dem Gewebe überhaupt in den Blutstrom gelangt, oder, wie andere Fremdproteine in situ abgebaut wird, ist noch nicht beantwortet. Es scheint uns daher wahrscheinlich, daß es sich bei der parenteralen Trypsinbehandlung um eine unspezifische Reizkörpertherapie vom Typus der Fremdproteinbehandlung handelt, deren gelegentlich günstiger therapeutischer Effekt seit Jahrzehnten wenn nicht Jahrhunderten als erwiesen angesehen wird, obschon auch dafür denkbar wenig objektive Unterlagen vorliegen. Die Trypsinbehandlung kann daher wenigstens vorläufig nicht als eine echte „Enzymbehandlung" angesehen werden.

Parenterale Trypsinverabreichung bei der Thrombophlebitis

INNERFIELD und seine Mitarbeiter[4-7] veröffentlichten eine Reihe von Arbeiten über die Behandlung von Phlebothrombosen und Thrombophlebitiden durch die parenterale Ver-

[1] FARBER, S. M., et al.: Lab. Invest. **3**, 33 (1954).
[2] FARBER, S. M., et al.: Lab. Invest. **4**, 362 (1955).
[3] KOFMAN, S., M. H. LEPPER et al.: Amer. J. med. Sci. **228**26 (1954).
[4] INNERFIELD, I., A. W. SCHWARTZ u. A. A. ANGRIST: Bull. N. Y. Acad. Med. **28**, 537 (1952).
[5] INNERFIELD, I., A. W. SCHWARTZ u. A. A. ANGRIST: J. clin. Invest. **31**, 1049 (1952).
[6] INNERFIELD, I., A. W. SCHWARTZ u. A. A. ANGRIST: J. Amer. med. Ass. **152**, 597 (1953).
[7] INNERFIELD, I.: J. Amer. med. Ass. **156**, 1056 (1954).

abreichung von Trypsin. Einzelne andere Autoren bestätigten ihre günstigen Berichte[1-4], während andere dieser Behandlungsweise ablehnend gegenüberstehen und sie als gefährlich betrachten[5, 6]. INNERFIELD führte den günstigen Effekt des Trypsins zunächst auf eine direkte fibrinolytische Wirkung des Enzymes zurück, die durch Unterstützung der körpereigenen Lyse zu einer rascheren Öffnung der Gefäßbahn führen soll. Es gelang jedoch im Tierexperiment nie, eine lytische Wirkung des Trypsins auf venöse oder arterielle Thromben nachzuweisen[7, 8]. Da inzwischen nicht nur bei Thrombophlebitiden, sondern allen möglichen akut entzündlichen und ödematösen Krankheiten eine günstige Wirkung der parenteralen Trypsinverabreichung beobachtet wurde, so modifizierten INNERFIELD und seine Mitarbeiter ihre Auffassung über den Wirkungsmechanismus, indem sie heute annehmen, daß das Trypsin eine unspezifische entzündungs- und ödemhemmende Wirkung hat, oder anders ausgedrückt, daß es sich um eine unspezifische Reizkörpertherapie handelt.

Entzündungshemmende Wirkung des Trypsins

Wie jede unspezifische Reizkörpertherapie, so kommt auch der parenteralen Trypsin-Verabreichung eine gewisse entzündungs- und ödemhemmende Wirkung zu. Dies wird auch im Tierexperiment beobachtet[9-11]. Beim Wirkungsmechanismus dieser unspezifischen Therapieform spielen möglicherweise Nebennierenrindenhormone eine Rolle. Es überrascht daher nicht, daß die parenterale Trypsinverabreichung bei einer großen Gruppe von heterogenen Krankheiten empfohlen wurde, bei denen entweder eine lokale Entzündung oder ein Ödem im Vordergrund steht. HOPEN[12] berichtete über günstige Resultate bei der Behandlung von entzündlichen und vasculären, extra- und intraoculären Augenkrankheiten. Stasis-Ulcera, lokale Entzündungen und Ödeme verschiedenster Ätiologie sollen gut auf diese Behandlung ansprechen[13]. Verschiedene arterielle und venöse Gefäßkrankheiten werden durch parenterale Trypsingabe symptomatisch gebessert[14]. In Anbetracht der häufigen allergischen Nebenerscheinungen wird gefordert, daß gleichzeitig Antihistaminica verabreicht werden. GOLDEN[15] und SILBERT[16] berichteten über ausgezeichnete Resultate von intramuskulärer Trypsinverabreichung bei Patienten mit chronischem Asthma bronchiale. Sehr zweifelhaft scheinen die Angaben über günstige Wirkungen der parenteralen Trypsin-Verabreichung bei der Colitis ulcerosa[17], Poliomyelitis acuta anterior[18] und dem Ulcus pepticum[19].

D. Biologische Bedeutung der Fibrinolyse[20-22]

a) Einführung

Beim Gerinnungsvorgang, eines der wichtigsten Mechanismen des Körpers zur Hämostase und Füllung von Oberflächendefekten, kommt es zur Bildung eines Fibringerinnsels, des Coagulums. Diese temporäre hämostatische Barriere, die im wesentlichen aus dem Eiweißkörper Fibrin besteht, wird in der Folge durch

[1] FISHER, M. M., u. N. D. WILENSKY: N. Y. State J. Med. **54**, 659 (1954).
[2] PECK, M. E.: J. Amer. med. Ass. **154**, 1260 (1954).
[3] SELIGMAN, B.: Angiology **6**, 208 (1955).
[4] KRYLE, L. S.: Angiology **7**, 287 (1956).
[5] LAUFMAN, H., u. H. D. ROACH: Arch. Surg. **66**, 552 (1953).
[6] TAYLOR, A., R. S. OVERMAN u. I. S. WRIGHT: J. Amer. med. Ass. **155**, 347 (1954).
[7] HARDY, E. G., G. C. MORRIS u. M. E. DE BAKEY: Surg. Gynec. Obstet. **100**, 91 (1955).
[8] SHERRY, S., et al.: J. clin. Invest. **33**, 1303 (1954).
[9] BEILER, J. M., R. BRENDEL u. G. J. MARTIN: Proc. Soc. exp. Biol. (N. Y.) **89**, 274 (1955).
[10] SELIGMAN, B.: Angiology **6**, 208 (1955).
[11] ADAMKIEWICZ, V. W., et al.: Canad. J. Biochem. **33**, 332 (1955).
[12] HOPEN, J. M.: J. Albert Einstein med. Center, November 1954.
[13] INNERFIELD, I.: Surgery **36**, 1090 (1954).
[14] FISHER, M. M., u. N. D. WILENSKY: N. Y. State J. Med. **54**, 659 (1954).
[15] GOLDEN, H. T.: Delaware State med. J. **26**, 276 (1954).
[16] SILBERT, N. E.: Dis. Chest. **29**, 520 (1956).
[17] MILANES, F., J. PIEDRA u. E. MORALES: Gastroenterology **28**, 110 (1955).
[18] BOINES, G. J.: Delaware State med. J. **27**, 38 (1955).
[19] PEPI, J. F.: Amer. J. Gastroenterol. **26**, 582 (1956).
[20] *M. BIGGS*, R., u. R. G. MACFARLANE: Human Blood Coagulation and its Disorders. Oxford: Blackwell 1953.
[21] *Hb.* ASTRUP, T., u. a.: In Proc. 1st int. Conf. for Thrombosis and Embolism. Edited by T. KOLLER and MERZ. Basel: Schwabe 1954.
[22] *Uer.* MACFARLANE, R. G., u. R. BIGGS: Blood **3**, 1167 (1948).

Peptidasen wieder aufgelöst. An dieser Proteolyse oder Fibrinolyse sind Enzyme verschiedenen Ursprungs beteiligt, an erster Stelle wohl die Peptidasen der Leukocyten. Weitere proteolytische Enzyme dürften beim Zerfall des Gewebes in situ freigesetzt werden. Schließlich spielt eine Gruppe von Peptidasen des Plasmas, die sog. Fibrinolysine bei der lokalen Fibrinolyse eine wichtige Rolle. Dieses theoretisch schon lange postulierte proteolytische Enzymsystem des extracellulären Raumes wurde erst in den letzten Jahren einer quantitativen Analyse zugänglich.

Schon in den ältesten Archiven der Pathologie, etwa bei MORGAGNI[1] und HUNTER[2], finden sich Hinweise auf die merkwürdige Erscheinung des Flüssigbleibens des Blutes von Patienten, die eines plötzlichen Todes starben. Die Deutung dieses mysteriösen Verhaltens sollte aber von ganz anderer Seite her erfolgen. Bei seinen grundlegenden Studien über den Gerinnungsvorgang beobachtete DENIS[3] bereits im Jahre 1838, daß die Fibringerinnsel des menschlichen Blutes in vitro nach 12—24 Std. verschwinden. Selbst nach dem Zufügen von frischem Thrombin konnte das aufgelöste Fibrin nicht mehr zur Präcipitation gebracht werden[4]. DASTRE[5-8], dem wir eine Reihe von aufschlußreichen Tierexperimenten über die Blutgerinnung bei Hunden nach schweren Hämorrhagien verdanken, führte den Ausdruck „Fibrinolyse" für dieses Geschehen ein. Er erkannte auch richtig, daß das Fibrin nicht nur aufgelöst, sondern abgebaut («digesté») wird.

b) Plasmin-System

i. Plasmin und Plasminogen

Die Existenz der Fibrinolyse und Fibrinogenolyse durch Plasma ist an das Vorliegen bestimmter Enzyme gebunden, die als Fibrinolysine oder Plasmin bezeichnet werden. Diese Enzyme sind selbst nur Einzelkomponenten großer extracellulärer proteolytischer Systeme, die im ganzen noch schlecht erforscht sind. Das z. Z. am besten verstandene System ist das sog. *Plasmin-System*.

Im Jahre 1889 beobachteten DENYS und MARBAIX[9], daß durch die Behandlung von menschlichem Plasma mit Chloroform, Äther oder Thymol ein proteolytisches Enzym aktiviert wird, das vor dieser Denaturierung nicht nachgewiesen werden konnte. Das chloroformbehandelte Plasma baute Gelatine und Casein ab, wurde jedoch durch das Hinzufügen von frischem unbehandeltem Blut gehemmt[10]. Die Autoren schlossen daraus, daß die Peptidase unter physiologischen Verhältnissen durch einen chloroform-labilen Inhibitor gehemmt wird. Die Untersuchungen während der folgenden 25 Jahre beschränkten sich im wesentlichen auf eine bessere Charakterisierung des Enzymes und Enzym-Inhibitors im Plasma. Als Haupteigenschaft des Inhibitors wurde immer wieder seine Labilität gegenüber organischen Lösungsmitteln hervorgehoben[11-14], die eine relativ einfache Abtrennung vom Enzym erlaubte.

[1] MORGAGNI, G. B.: The Seats and Causes of Diseases. Vol. III, London 1769.

[2] HUNTER, J.: A Treatise on the Blood. London 1812.

[3] DENIS, P. S.: Essai sur l'application de la chimie à l'étude physiologique du sang de l'homme etc. Paris: Bechet 1838.

[4] GREEN, J. R.: J. Physiol. 8, 372 (1887).

[5] DASTRE, A.: Arch. Path. norm. et path. (Paris) 5, 661 (1893).

[6] DASTRE, A.: Arch. Path. norm. et path. (Paris) 6, 464 (1894).

[7] DASTRE, A.: Arch. Path. norm. et path. (Paris) 6, 919 (1894).

[8] DASTRE, A.: Arch. Path. norm. et path. (Paris) 7, 408 (1895).

[9] DENYS, J., u. H. DE MARBAIX: Cellule 5, 197 (1889).

[10] DELEZENNE, C., u. E. PZERSKI: C. R. Soc. Biol. (Paris) 55, 327, 590, 693 (1903).

[11] JOBLING, W., u. W. PETERSON: J. exp. Med. 19, 459, 480 (1914).

[12] UNGAR, G.: Lancet 1947, 708.

[13] DALE, H. H., u. G. S. WALPOLE: Biochem. J. 10, 331 (1916).

[14] YAMAKAWA, S.: J. exp. Med. 27, 689, 711 (1918).

HEDIN wies bereits im Jahre 1903[1] durch Ammoniumsulfat-Fraktionierung nach, daß der Inhibitor in der Albuminfraktion enthalten ist, während das Enzym zu den Globulinen gehört. Dies wurde in der Folge mehrfach bestätigt[2]. TAYLOR[3] charakterisierte die proteolytische Aktivität der Cohnschen Plasmafraktionen und fand eine spontan aktive Peptidase in den Fraktionen I und III-2. Für einfache Enzymuntersuchungen bewährt sich die Ausfällung des Enzymes durch Trichloressigsäure, während der der Inhibitor in Lösung bleibt[4-6]. Eine alternative Methode besteht in der Chloroformbehandlung des Plasmas, wodurch der Inhibitor inaktiviert aber nicht getrennt wird. Dieses Verfahren wurde besonders von TAGNON[6,7] zum Studium der Eigenschaften des Plasmin-Systems verwendet. Schließlich kann die Beobachtung, daß das Plasmin reversibel an Fibrin gebunden wird, zur Enzymisolierung herangezogen werden[8].

Es bestehen heute wenig Zweifel, daß das chloroform-enthemmte Plasmaenzym der älteren Autoren mit dem in der Globulinfraktion nachweisbaren Plasmin identisch ist und diese Bezeichnung sollte daher ausschließlich für dieses in vitro leicht nachweisbare Fibrinolysin verwendet werden[9].

Plasmin verdaut nicht allein Fibrinogen und Fibrin[9], sondern auch Gelatine, Casein und andere Proteine. Im Gegensatz zu anderen proteolytischen Enzymen liegt insofern eine Spezifität vor, als Fibrin und Fibrinogen rascher abgebaut werden als die übrigen Eiweiße. Dies ist der Grund, weshalb die meisten Autoren zur Aktivitätsmessung des Plasmins die natürlichen Substrate vorziehen[10]. Interessanterweise baut Plasmin nicht nur Fibrinogen und Fibrin ab, sondern greift auch alle übrigen Fraktionen des Plasmas an. Das optimale p_H des Enzyms liegt um 7,4. Das Plasmin kann heute weitgehend gereinigt werden[11].

ii. Plasmin-Inhibitor

Beim Plasmin-Inhibitor handelt es sich um einen thermolabilen, säurelabilen und in der Albuminfraktion lokalisierten natürlichen Inhibitor des Plasmins. Gelegentlich wird von einem Anti-Plasmin gesprochen, doch ist dieser Name abzulehnen, da es sich sicher nicht um ein Anti-Enzym handelt, sondern um einen normalerweise im Plasma vorkommenden Inhibitor. Der Inhibitor kann mit dem Plasmin einen leicht dissoziierbaren Komplex eingehen, der mit den beiden freien Komponenten in einem Gleichgewicht steht (Abb. 67). Durch Zerstörung des Inhibitors oder aber durch räumliche Trennung kann das Plasmin inaktiviert werden. Aus solchen Überlegungen geht hervor, daß bei einer Analyse des Plasmin-Systems nicht allein das Plasmin, sondern auch der Inhibitor quantitativ erfaßt werden sollte. Plasmin wird nicht nur durch den Plasmin-Inhibitor gehemmt, sondern auch durch die Trypsin-Inhibitoren des Pankreas und der Sojabohnen[12].

iii. Plasminogen-Aktivierung durch Streptokinase

Im Jahre 1933 machten TILLETT und GARNER[13] die Beobachtung, daß das Kulturfiltrat gewisser β-hämolytischer Streptokokken einen Faktor enthält, der Fibringerinnsel aufzulösen vermag. Es wurde zunächst angenommen, daß es sich

[1] HEDIN, S. G.: J. Physiol. **30**, 155, 195 (1903).
[2] FEISSLY, R.: Schweiz. med. Wschr. **1942**, 516.
[3] TAYLOR, F. H. L., et al.: J. clin. Invest. **24**, 698 (1945).
[4] SCHMITZ, A.: Z. physiol. Chem. **250**, 37 (1937).
[5] IYENGAR, N. K., K. B. SEHRA u. B. MUKERYI: Indian med. Gaz. **77**, 348 (1942).
[6] TAGNON, H. J.: J. Lab. clin. Med. **27**, 1119 (1942).
[7] TAGNON, H. J.: J. clin. Invest. **22**, 127 (1943).
[8] BARKER, B. I.: J. exp. Med. **10**, 343 (1908).
[9] CHRISTENSEN, L. R.: J. gen. Physiol. **28**, 363, 559 (1945).
[10] MACFARLANE, R. G., u. J. PILLING: Lancet **1946**, 562.
[11] FISHMAN, J. B., u. D. L. KLINE: Proc. Soc. exp. Biol. (N. Y.) **91**, 323 (1956).
[12] GROB, D.: J. gen. Physiol. **26**, 405 (1943).
[13] TILLETT, W. S., u. R. L. GARNER: J. exp. Med. **58**, 485 (1933).

um ein fibrinolytisches Enzym, die Streptokinase, handle. Einige Jahre später beobachtete MILSTONE[1], daß reines menschliches Fibrinogen von den Kultur-filtraten nicht angegriffen wird, daß jedoch der Zusatz einer Spur menschlichen Globulins genügte, um die Fibrinogenolyse auszulösen. Sie postulierten auf Grund dieses Befundes einen "lytic factor" in der Globulinfraktion, der das Fibrinogen für den Filtratfaktor sensitiviere. CHRISTENSEN[2] und KAPLAN[3] gelang es, die Einzelbeobachtung über das Streptokokken-System und das Plasmin-System des menschlichen Blutes auf einer gemeinsamen Grundlage zu deuten. Sie identifizierten den "lytic factor" mit dem Proenzym des Plasmins, dem Plasminogen oder Proplasmin der Globulinfraktion und betrachteten die Streptokinase als einen Aktivator des Plasminogens. Die Streptokinase spielt nach dieser Auffassung dieselbe Rolle beim Plasmin-System wie die Enterokinase beim Trypsin-System.

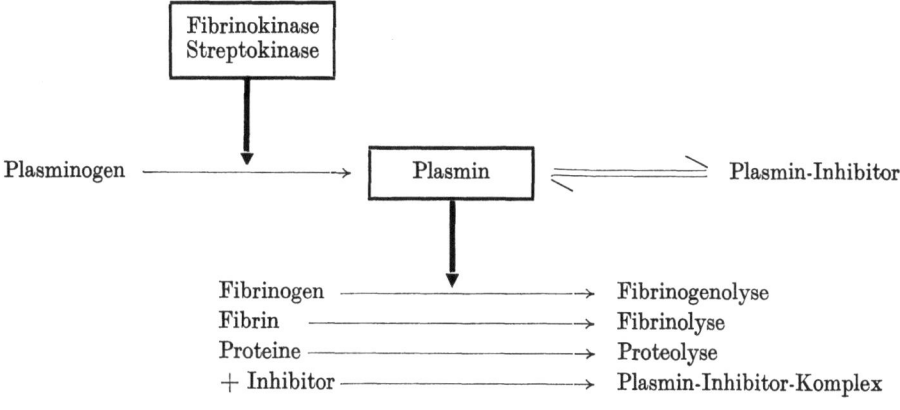

Abb. 67. Plasmin-System

Wie bei der Enterokinase dürfte es sich um eine Peptidase handeln, die das Plasminogen durch die Aufspaltung einiger Peptidbindungen aktiviert. Das Trypsin und Plasmin-System sind aber sicher zwei verschiedene multikatalytische Systeme, da die Enterokinase wohl das Trypsinogen, nicht aber das Plasminogen und die Streptokinase wohl das Plasminogen, nicht aber das Trypsinogen zu aktivieren vermag[4]. Die Entdeckung der Streptokinase und ihre Einordnung in das Plasmin-System führte zur Entwicklung eines neuen Konzeptes dieses extra-cellulären proteolytischen Systemes, die auf Abb. 67 dargestellt ist. Über die streptokinase-aktivierbare Peptidase-Aktivität des menschlichen Plasmas orientieren die Arbeiten von MEYERS und BURDON[5, 6].

iV. Plasminogen-Aktivierung durch Fibrinokinasen

Es mutet etwas merkwürdig an, daß ein körpereigenes proteolytisches Enzym ausschließlich durch einen bakteriellen Filtratfaktor aktiviert werden sollte und es stellte sich daher die Frage nach im Organismus produzierten Kinasen. Tatsächlich gelang es mit verbesserter Methodik bald in einer Reihe von Organen und Geweben Fibrinokinasen nachzuweisen. Diese Enzyme liegen in Lunge und

[1] MILSTONE, H.: J. Immunol. **42**, 109 (1941).
[2] CHRISTENSEN, L. R.: J. gen. Physiol. **28**, 363, 559 (1945).
[3] KAPLAN, M. H.: Proc. Soc. exp. Biol. (N. Y.) **57**, 40 (1944).
[4] KAPLAN, M. H.: J. clin. Invest. **25**, 331 (1946).
[5] MEYERS, W. M., u. K. L. BURDON: Arch. Biochem. **62**, 6 (1956).
[6] MEYERS, W. M., K. L. BURDON u. M. N. RILEY: J. Lab. clin. Med. **49**, 377 (1957).

Gehirn in besonders hoher Konzentration vor[1-4], finden sich aber auch im Plasma vor[5, 6]. Vor kurzem gelang es auch im Urin eine Plasminogen-Kinase nachzuweisen[7-9]. Es ist wahrscheinlich, daß für die intravitale Fibrinolyse und Fibrinogenolyse, wie sie bei verschiedenen Krankheitszuständen beobachtet werden, diese Gewebs-Fibrinokinasen von Bedeutung sind, während der Streptokinase-Aktivierung eine nebensächliche Rolle zufällt. Es muß hier noch erwähnt werden, daß auch Trypsin die Konversion Plasminogen → Plasmin katalysiert[10].

c) Weitere fibrinolytische Enzyme

i. Kadaver-Fibrinolysine

Bereits eingangs erwähnten wir die alten Beobachtungen, wonach das Blut bei plötzlichem Tode flüssig bleibt. MOLE[11] unterzog dieses Phänomen einer sorgfältigen Analyse und konnte zeigen, daß bei etwa 90% der Autopsien von plötzlich verstorbenen Individuen das Leichenblut noch flüssig war und aktive Fibrinolysine enthielt. Fällung des Enzymes mit Ammoniumsulfat oder Trichloressigsäure wies zunächst auf eine Identität dieses Systemes mit dem Plasmin hin; eine genauere enzymologische Analyse ergab jedoch, daß Kadaver-Fibrinolysine, im Gegensatz zum Plasmin, Fibrinogen nicht abzubauen vermag und weiterhin — wiederum im Gegensatz zum Plasmin — durch Heparin nicht gehemmt wird. HALSE[12] berichtete auf Grund von experimentellen Untersuchungen an Katzen und Kaninchen, daß der Fibrinolysin-Titer im Venenblut post mortem um so höher ist, je länger die Blutzirkulation nach Ausfall der Atmung noch erhalten bleibt. Wichtig ist auch seine Beobachtung, daß es gleichzeitig zu einem Anstieg der Plasma-Phosphatide kommt. Nach den Untersuchungen von BERG[13] gelten diese Beobachtungen auch für den Menschen. Aus diesen Untersuchungen geht hervor, daß das Kadaver-Lysin deutlich vom Plasmin-System verschieden ist. Welchem der beiden Systeme eine größere Bedeutung für die in vivo-Fibrinolyse zukommt, kann aber noch nicht entschieden werden.

ii. Weitere Plasma-Peptidasen

Außer dem Plasmin-System und den Kadaver-Lysinen kommen im Plasma wahrscheinlich noch weitere proteolytische Systeme und Einzelenzyme vor, deren Einordnung und Klassifikation zur Zeit unmöglich ist.

Trypsin-System: Es wird seit vielen Jahren darüber diskutiert, ob das Trypsinogen oder Trypsin aus dem Pankreas in den Blutstrom übertritt oder nicht. Wie dem auch sei, so steht doch ziemlich sicher fest, daß im extracellulären Raum kein aktives Trypsin vorkommt. Während der Nachweis von Trypsin im Plasma nie gelang, so liegen doch zahlreiche Angaben darüber vor, daß ein Trypsin-Inhibitor, gelegentlich fälschlicherweise auch als „Anti-Trypsin" bezeichnet, im Plasma vorkommen. Dieser natürliche Trypsin-Inhibitor ist nicht mit dem Plasmin-Inhibitor identisch und wird im Gegensatz zu diesem im Urin ausgeschieden[14]. Der

[1] ASTRUP, T.: Biochem. J. **50**, 5 (1951).
[2] ASTRUP, T., J. CROCKSTON u. A. MACINTYRE: Acta physiol. scand. **21**, 238 (1950).
[3] FANTL, P., u. M. FITZPATRICK: Brit. J. exp. Path. **31**, 131 (1950).
[4] ASTRUP, T., u. A. STAGE: Nature (Lond.) **170**, 929 (1952).
[5] SCHMITZ, A.: Z. physiol. Chem. **244**, 89 (1936).
[6] MÜLLERTZ, S.: Proc. Soc. exp. Biol. (N. Y.) **82**, 291 (1953).
[7] ASTRUP, T., u. I. STERNDORFF: Scand. J. clin. Lab. Invest. **7**, 239 (1955).
[8] PLOUG, J., u. N. O. KJELDGAARD: Arch. Biochem. **62**, 500 (1956).
[9] KAULLA, K. N. VON: Acta haemat. (Basel) **16**, 315 (1956).
[10] KOCHOLATY, W., W. W. ELLIS u. H. JENSEN: Proc. Soc. exp. Biol. (N. Y.) **80**, 36 (1952).
[11] MOLE, R. H.: J. Path. Bact. **60**, 413 (1948).
[12] HALSE, T.: Fibrinolyse. Freiburg: Cantor 1948.
[13] BERG, S. P.: Z. gerichtl. Med. **40**, 1 (1950).
[14] ASTRUP, T., u. I. STERNDORFF: Scand. J. clin. Lab. Invest. **7**, 239 (1955).

Nachweis einer Trypsin-Kinase (Enterokinase) gelang im Plasma ebenfalls noch nie, während eine Plasminogen-Kinase (Fibrinokinase) im Plasma und im Urin vorkommt.

Thrombin-System: Eine scharfe Abgrenzung zwischen dem Plasmin-System, dem Trypsin-System und dem Thrombin-System der Blutgerinnung ist z. Z. nicht möglich. Darauf weisen unter anderem die Untersuchungen von FERGUSON[1] und HALSE[2] hin, die beide zeigten, daß das Thromboplastin ähnliche proteolytische Eigenschaften aufweist wie die Fibrinolysine und auch durch Fibrinokinasen aktiviert wird.

Abwehr-Fermente: Wir vermuten, daß die sog. Abwehr-Fermente ABDERHALDEN ebenfalls in diese Gruppe von Enzymen gehören, doch können auch diese nicht deutlich von den übrigen proteolytischen Systemen abgegrenzt werden (vgl S. 257).

d) Klinische Bedeutung der Fibrinolysine

i. Vorbemerkungen

Es ist z. Z. nicht möglich, die verschiedenartigen Beobachtungen über die in vivo Fibrinolyse und Fibrinogenolyse in ein einheitliches Schema zu bringen und mit den in vitro-Untersuchungen über diese Enzyme zu vergleichen. Wir ziehen es daher im vorliegenden Abschnitt vor, die neutralen Ausdrücke ,,Fibrinolyse, Profibrinolysine, Fibrinolysine, Fibrinokinasen und Fibrinolysin-Inhibitor" zu verwenden. Ob und welche dieser Faktoren mit den im vorangehenden Abschnitt besprochenen Komponenten identisch sind, sei dahingestellt.

ii. Fibrinolyse und Chloroformvergiftung

Die Entdeckung der intravitalen Fibrinolyse geht auf die Untersuchungen von DENYS und DE MARBAIX[3] zurück, die im Jahre 1889 nach Chloroformvergiftung bei Hunden eine Zunahme des Rest-Stickstoffes im Blut beobachteten. Die abnorme Fibrinogenolyse und Proteolyse im Plasma solcher Tiere war der Ausgangspunkt zur Erforschung der Fibrinolysine überhaupt[4]. Dieselben Veränderungen treten auch bei Phosphorvergiftungen auf. Auf Grund der heutigen Auffassung über die Fibrinolyse besteht wenig Zweifel, daß es bei der Chloroform- und Phosphorvergiftung zu einer Inaktivierung des physiologischen Fibrinolysin-Inhibitors mit einer intravitalen Aktivierung der Fibrinolysine kommt. Diese Enzyme bauen das im Blut zirkulierende Fibrinogen und wahrscheinlich auch andere Eiweiße ab, so daß im Vordergrund des klinischen Bildes die hochgradige Afibrinogenämie mit ihrer Gerinnungsstörung steht.

iii. Fibrinolyse bei Schock

Es liegen eine Reihe älterer tierexperimenteller Beobachtungen vor, die darauf hinweisen, daß das Blut von Tieren im Schockzustand aktive Fibrinolysine enthält. DASTRE[5] zeigte bereits im Jahre 1893, daß das Blut von Hunden, die durch Entbluten in einen Schockzustand versetzt wurden, Blutgerinnsel aufzulösen vermag. Der Nachweis von aktiven Fibrinolysinen gelang auch bei Hunden, bei denen durch die intravenöse Verabreichung von Peptonen ein Schock erzeugt wurde[6]. Werden die Nierenarterien eines Hundes unterbunden, so kommt es bei der Inkubation von Plasma zu einer Abnahme des Bluteiweißkörpers und gleichzeitigen Zunahme des Rest-Stickstoffes. Auch dies muß als Zeichen einer abnorm gesteigerten intravitalen Proteolyse aufgefaßt werden[7].

---

[1] FERGUSON, J. H., B. L. TRAVIS u. E. B. GERHEIM: Blood **3**, 1130 (1948).
[2] HALSE, T.: Fibrinolyse. Freiburg: Cantor 1948.
[3] DENYS, J., u. H. DE MARBAIX: Cellule **5**, 197 (1889).
[4] OPIE, E. L., B. I. BARKER u. A. R. DOCHEZ: J. exp. Med. **13**, 162 (1911).
[5] DASTRE, A.: Arch. physiol. norm. path. Paris **5**, 661 (1893).
[6] NOLF, P.: Arch. int. Physiol. **3**, 1 (1905).
[7] LOEPER, M., P. SOULIER u. A. LESURE: C. R. Soc. Biol. (Paris) **110**, 513 (1932).

Die Natur dieser aktivierten Enzyme geht aus den älteren Untersuchungen nicht klar hervor und es wäre vielleicht besser, einfach von einer Aktivierung von Plasma-Peptidasen zu sprechen. In neuerer Zeit gelang es aber bei verschiedenen Schockformen, sowohl im Tierexperiment als auch bei Krankheitszuständen aktive Fibrinolysine im Blute nachzuweisen. TAGNON et al.[1] fanden bei Tieren mit schweren Hämorrhagien wie auch bei Patienten mit großem Blutverlust einen abnorm hohen Fibrinolysin-Titer im Plasma. Hepatektomie und die Auslösung eines Peptonschocks[2] aktivierten die intravitale Fibrinolyse. Beim anaphylaktischen Schock wurde eine in vivo-Fibrinogenolyse und das Auftreten aktiver Fibrinolysine im zirkulierenden Blute beobachtet[3]. Schließlich führt auch der Tourniquet-Schock im Tierversuch zu einer Aktivierung der intravitalen Fibrinolysin-Systeme[4].

Aus diesen Beobachtungen muß geschlossen werden, daß es beim Schock jeglicher Ätiologie zu einer intravitalen Aktivierung des Fibrinolysin-Systems kommen kann, sei es durch vermehrte Ausschüttung von Enzym oder Kinase, sei es durch Zerstörung des natürlichen Inhibitors. An anderer Stelle machten wir bereits auf die Fibrinolysin-Aktivierung bei der Autolyse und bei der Antigen-Antikörper-Reaktion aufmerksam. Es ist unwahrscheinlich, daß der Fibrinolyse bei diesen beiden Prozessen eine spezifische Aufgabe zufällt, da, wie eben erwähnt, bei allen möglichen Schockformen eine Fibrinolyse auftreten kann. Vielmehr handelt es sich bei der Fibrinolyse um einen fundamentalen Vorgang, der bei einer großen Zahl ätiologisch verschiedenartiger schwerster Gewebstraumen in Erscheinung tritt.

iV. Fibrinolyse und Alarm-Reaktion

MACFARLANE[5] und andere[3,6,7] beobachteten schon vor einigen Jahren, daß es bei Operationspatienten häufig zu einem Anstieg der Fibrinolysine im Blute kommt. Es gelang ihm aber nicht, eine Beziehung zwischen der Schwere des Eingriffes und dem Enzymanstieg nachzuweisen. Auf der Suche nach einem anderen auslösenden Faktor glaubten sie, in der emotionellen Einstellung des Patienten die Ursache für die abnorme Fibrinolyse gefunden zu haben[8]. Der Enzymanstieg konnte recht gut mit der Schwere des psychischen Traumas korreliert werden. Dies steht in guter Übereinstimmung mit den Beobachtungen von LATNER[9], wonach es auch während Air-Raids und bei Ängstlichkeit-Psychosen zu einer gesteigerten Fibrinolyse kommt. Ein Anstieg des Fibrinolysin-Titers im Plasma läßt sich auch durch die Injektion von Adrenalin oder durch körperliche Arbeit auslösen[10,11]. Diese Beobachtung kann dahin ausgelegt werden, daß das Endokrinium als Mittlerorgan zwischen die zentralnervösen Stimuli und dem aktivierenden Faktor in Erscheinung tritt.

Für das Verständnis der intravitalen Fibrinolyse sind die neuen Beobachtungen von FEARNLEY und LACKNER[11] besonders bedeutungsvoll. Offenbar sind selbst im Normalzustand Spuren von aktiven Fibrinolysinen im Blute vorhanden. Der

[1] TAGNON, H. J., et al.: Amer. J. med. Sci. **211**, 88 (1946).
[2] NOLF, P., u. M. ADANT: Bull. Acad. Belge **36**, 859 (1950).
[3] IMPERATI, L.: Riv. Pat. sperim. **23**, 313 (1939).
[4] WESTPHAL, U., et al.: Proc. Soc. exp. Biol. (N. Y.) **75**, 862 (1950).
[5] MACFARLANE, R. G.: Lancet **1937**, 10.
[6] HALSE, T.: Fibrinolyse Freiburg: Cantor 1948.
[7] KAULLA, K. N. VON: Verh. dtsch. Ges. inn. Med. **58**, 340 (1952); Medizinische **1953**, 1651.
[8] MACFARLANE, R. G., u. R. BIGGS: Lancet **1946**, 862.
[9] LATNER, A. L.: Lancet **1947**, 194.
[10] FEARNLEY, G. R., R. REVILL u. J. M. TWEED: Clin. Sci. **11**, 309 (1952).
[11] FEARNLEY, G. R., u. R. LACKNER: Brit. J. Hematol. **1**, 189 (1955).

Titer ist großen Schwankungen unterworfen und nimmt z. B. bei körperlicher Arbeit zu, bei Ruhe ab. Sie glauben, daß die fibrinolytische Aktivität ähnlich wie etwa die Blutzuckerkonzentration von zahlreichen Faktoren bestimmt wird und im Laufe des Tages ansehnlichen Variationen unterworfen ist. Diese Beobachtungen sind insofern bedeutungsvoll, als sie zum ersten Male die Frage aufwerfen, ob den Fibrinolysinen auch eine physiologische und nicht bloß eine pathologische Bedeutung zukommt. Als einer der Pathomechanismen der arteriosklerotischen Plâques wird eine Ablagerung von Fibrin in der Gefäßintima betrachtet[1]. Die Fibrinolyse mag in diesem Falle eine vorbeugende Wirkung auf die Entwicklung arteriosklerotischer Veränderungen ausüben. Von klinischer Seite liegen Beobachtungen vor, wonach Koronarerkrankungen bei Personen mit sitzender Lebensweise häufiger sind als bei solchen mit viel körperlicher Aktivität[2]. Da die körperliche Aktivität mit einer gesteigerten Fibrinolyse einhergeht, wurde an eine Beziehung zur Vorbeugung der atheromatösen Veränderungen gedacht[3].

V. Fibrinolyse bei Pneumonien

Bei der Pneumonie kommt es zu einer massiven, durch Fibrinablagerung konsolidierten Hepatisierung. Die durch die Alveolarwände durchziehende Fibringerinnsel werden bei der Heilung, der Lysis in auffallend kurzer Zeit radikal entfernt. Es ist wahrscheinlich, daß die in der Lunge in ansehnlicher Menge vorliegenden Fibrinolysine und Fibrinokinasen maßgeblich an dieser Räumung beteiligt sind. RATNOFF,[4] SCHULTZ und KNOBLAUCH[5] beobachteten bei Pneumonien in den ersten beiden Krankheitstagen einen Anstieg der Plasma-Fibrinolysine, während diese später nicht selten auf subnormale Werte abfielen. Möglicherweise stehen diese Veränderungen mit der sich in der Lunge abspielenden Fibrinogen-Gerinnung und Lyse in Beziehung.

Vi. Fibrinolyse bei Lungenoperationen

In den letzten Jahren wurde wiederholt über schwerste hämorrhagische Diathesen im Anschluß an Lungenoperationen berichtet. Als Ursache der oft tödlich ausgehenden Blutungen wurde ein Fibrinogenverlust durch akute Fibrinogenolyse angeschuldigt. Aus der bereits ansehnlichen Zahl von Kasuistiken erwähnen wir diejenigen von BAUMANN[6,7], SOULIER[8,9], LE BOLLOCH[10], COON[11], WALKER[12] und PHILLIPS[13]. Das Merkwürdige an dieser Komplikation liegt darin, daß es bei Patienten ohne präoperative Störung der Blutgerinnung im Anschluß an die Operation zu einer schwersten und meist unstillbaren Blutung in das Operationsfeld kommt. Trotz massiven Bluttransfusionen gelingt es oft nicht, die Blutung zu stillen, doch soll die Verabreichung von Fibrinogen eine spezifische Wirkung auf den Gerinnungsdefekt ausüben. Zwei typische akute Verlaufsformen der Fibrinolyse bei Thoraxoperationen wurden nach den Angaben von

[1] DUGUID, J. D.: Lancet **1954**, 891.
[2] MORRIS, J. N., et al.: Lancet **1953**, 1053, 1111.
[3] FEARNLEY, G. R., u. R. LACKNER: Brit. J. Hematol. **1**, 189 (1955).
[4] RATNOFF, O. D.: Bull. Johns Hopk. Hosp. 88, 304 (1951).
[5] SCHULTZ, F. H., u. H. KNOBLAUCH: Münch. med. Wschr. **1954**, 1482.
[6] BAUMANN, J.: Poumon 5, 317 (1951).
[7] BAUMANN, J.: Rev. hématol. 7, 20 (1952).
[8] SOULIER, J. P., et al.: Rev. hématol. 7, 30 (1952).
[9] SOULIER, J. P., D. ALAGILLE u. M. J. LARRIEU: Sem. Hôp. Paris **1956**, No. 7.
[10] LeBOLLOCH, A. G.: Münch. med. Wschr. **1953**, 1388.
[11] COON, W. W., u. P. E. HODGSON: Surg. Gynec. Obstet. 95, 717 (1952).
[12] WALKER, W., u. E. G. LAGORET: J. thorac. Surg. 32, 548 (1956).
[13] PHILLIPS, L. L., et al.: Surg. Gynec. Obstet. 103, 443 (1956).

SOULIER et al.[1] auf Abb. 68 dargestellt. Die Ursache dieser intravitalen Fibrinogenolyse als Folge eines starken Anstieges der Plasma-Fibrinolysine ist noch nicht sicher abgeklärt. Die folgenden drei Hypothesen werden zur Zeit diskutiert:

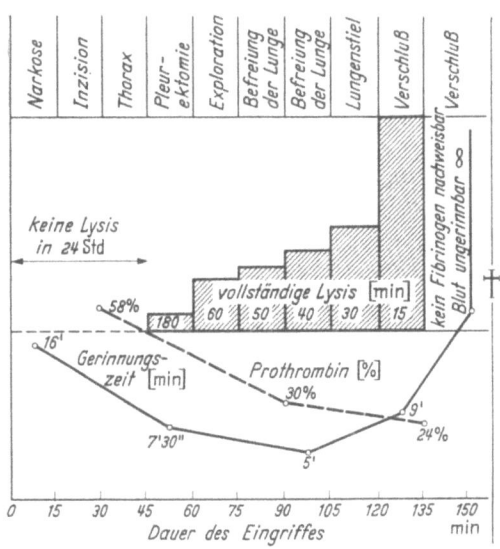

Die operative Manipulation des Lungengewebes führt zu einem Übertritt abnormer Thrombokinase-Mengen aus der enzymreichen Lunge[2] in das Blut. Dies hat eine intravitale intravasculäre Gerinnung des Blutes in den kleinsten Gefäßen zur Folge, wodurch es zu einer akuten Fibrinogenverarmung mit hämorrhagischer Diathese kommt. Außer Thrombokinase kommen in der Lunge auch große Mengen Fibrinokinase, das sog. Pulmin vor[3]. Durch die Manipulation tritt dieses in den Blutstrom über und führt zu einer intravitalen Aktivierung des Plasmin-Systems. Durch die Traumatisierung der Lunge während der Operation kommt es zu einer direkten Freisetzung von aktiven Gewebs-Fibrinolysinen[4].

Vii. Fibrinolyse beim Prostatacarcinom

HUGGINS und VAIL[5] wiesen in der Prostata und im Prostatasekret ein Fibrinolysin[6] nach, dessen Aktivität ähnlich wie diejenige der sauren Phosphatase einer endokrinen Regulation unterworfen ist. Da die Plasma-Fibrinolysine etwa in gleicher Aktivität bei Individuen beiderlei Geschlechtes vorkommen, ist es aber unwahrscheinlich, daß dieses Enzym unter physiologischen Bedingungen in den Blutstrom übertritt. Es stellt sich aber die Frage, ob es nicht beim Prostata-Carcinom — ähnlich wie bei der sauren Phosphatase — zu einer Produktion

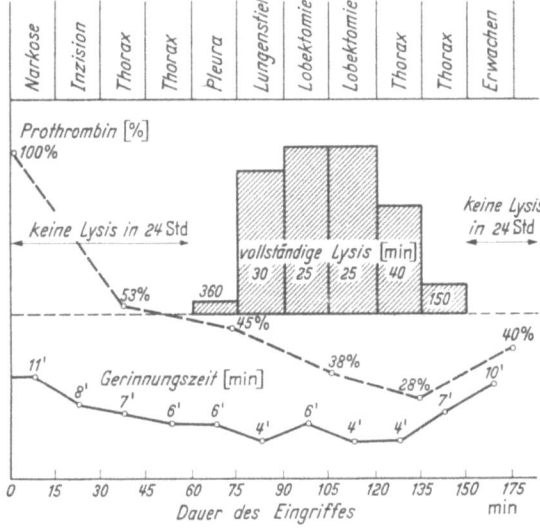

Abb. 68. Zwei Verlaufsformen der akuten Fibrinolyse bei Thoraxoperationen (nach SOULIER et al.[1])

abnormer Mengen und zu einem Übertritt von Fibrinolysinen in den Blutstrom kommen kann. Den ersten Fall einer Afibrinogenämie bei einem metastasierenden

[1] Siehe Fußnote 9, S. 271.
[2] ASTRUP, T.: Acta physiol. scand. **3**, 168 (1941).
[3] ASTRUP, T.: Biochem. J. **50**, 5 (1951).
[4] BIDWELL, E.: Biochem. J. **55**, 497 (1953).
[5] HUGGINS, C., u. V. C. VAIL: Amer. J. Physiol. **139**, 129 (1943).
[6] YING, S. H., et al.: Fertil. and Steril. **7**, 80 (1956).

Prostata-Carcinom beschrieb MARDER[1], doch war die Ursache unklar. Seither wurden bereits über 10 Kasuistiken veröffentlicht, in denen über eine schwere hämorrhagische Diathese als Folge eines Fibrinogenmangels beim metastasierendem Prostata-Carcinom berichtet wurde[2-13]. Allerdings scheint es sich dabei um eine multiple Gerinnungsstörung zu handeln, denn außer der Konzentration des Fibrinogens war auch diejenige des Faktors V[5-7] und Faktor VIII vermindert, während die Anti-Thrombin-Konzentration erhöht war[7] (Abb. 69). Es ist nach

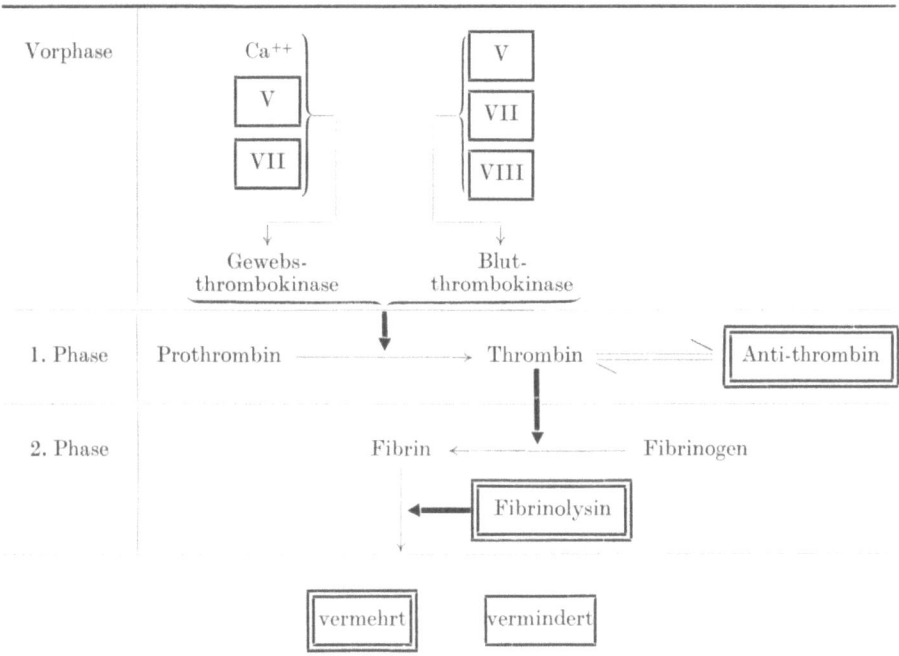

Abb. 69. Gerinnungsstörung beim Prostata-Carcinom (nach COTTIER et al.[7])

diesen Beobachtungen wahrscheinlich, daß es beim Prostata-Carcinom zu einem abnormen Übertritt von Fibrinolysinen aus dem Krebsgewebe in die Blutbahn kommt, wodurch das Fibrinogen intravital verdaut wird. Möglicherweise ist auch die Abnahme der Aktivität anderer Gerinnungsfaktoren auf eine durch dasselbe Enzym verursachte Proteolyse zurückzuführen, so daß alle Manifestationen auf einen einzigen Mechanismus zurückgeführt werden können (vgl. S. 275).

[1] MARDER, M., et al.: N. Y. State J. Med. **49**, 1197 (1949).
[2] TAGNON, H. J., et al.: J. clin. Invest. **31**, 666 (1952).
[3] TAGNON, H. J., W. F. WHITMORE u. P. SCHULMAN: Cancer **5**, 9 (1952).
[4] TAGNON, H. J., et al.: Cancer **6**, 63 (1953).
[5] TAGNON, H. J.: Amer. J. Med. **15**, 875 (1953).
[6] COSGRIFF, S. W., u. E. LEIFER: J. Amer. med. Ass. **148**, 462 (1952).
[7] COTTIER, P., R. LEUPOLD u. W. SCHEITLIN: Schweiz. med. Wschr. **1955**, 781.
[8] SCOTT, E. VAN ZILE: J. Urol. **75**, 116 (1956).
[9] ABOULKER, P., J. P. SOULIER u. M. J. LARRIEU: Presse méd. **1955**, 353.
[10] MEUWISSEN, T., u. C. L. ZAMAN: Nederl. T. Geneesk. **1956**, 1697.
[11] SWAN, H. T., K. F. WOOD u. O. DANIEL: Brit. med. J. **1957**, 495.
[12] GALEONE, A., u. A. M. PELOCCINO: Minerva med. (Torino) **47**, 875 (1956).
[13] MEUWISSEN, T., u. C. L. ZAMAN: Nederl. T. Geneesk. **1956**, 1697.

Viii. Afibrinogenämie in der Geburtshilfe

In den letzten Jahren wurde wiederholt auf das Vorkommen einer akuten Afibrinogenämie bei gewissen Schwangerschafts- und Geburtskomplikationen aufmerksam gemacht[1-17]. Es scheint z. Z., daß zwei verschiedene Formen dieser akuten Afibrinogenämie auseinandergehalten werden müssen:

1. *Afibrinogenämie beim intrauterinen Fruchttod:* Bei der Maceration und Nekrobiose der Frucht in utero treten Thromboplastin und Fibrinolysine in den mütterlichen Kreislauf über. Es kommt zu einer abnormen Gerinnung und anschließend zu einer Fibrinolyse und Fibrinogenolyse. In jedem Fall gelang es bisher, Fibrinolysine im Blut nachzuweisen, so daß dieser Mechanismus wahrscheinlich im Vordergrund steht. Die Afibrinogenämie tritt langsam in Erscheinung.

2. *Afibrinogenämie bei Abruptio placentae:* Im Gegensatz zur vorangehenden Form kann hier die Fibrinogenverarmung akut auftreten. Möglicherweise ist diese auf einen Übertritt von Thromboplastin zurückzuführen, das Anlaß zu einer Gerinnung in den kleinsten Gefäßen gibt. In einzelnen Fällen gelang aber auch bei dieser Form der Nachweis von Fibrinolysinen, so daß gegenwärtig nicht klar ist, ob diesem Mechanismus ebenfalls eine Rolle zukommt.

Bei beiden Krankheitsformen handelt es sich um multiple Gerinnungsstörungen, wobei die Afribrinogenämie beim intrauterinen Fruchttod mit ihrem protrahierten Auftreten an diejenige beim Prostata-Carcinom, die Afibrinogenämie bei der Abruptio placentae mit ihrer akuten schwersten hämorrhagischen Diathese an diejenige nach Thoraxoperationen erinnert. Es kann z. Z. nicht entschieden werden, ob der abnorme Übertritt von Gewebs-Thrombokinase[3, 18-20] oder Fibrinolysinen[21, 22] aus der Amnionflüssigkeit in den Blutstrom für dieses Krankheitsbild verantwortlich ist. Es sei noch erwähnt, daß die seit langem bekannte Gerinnungsunfähigkeit des Menstrualblutes auf die Lyse des Fibrinogens durch aus dem Endometrium stammende[22] Fibrinolysine[23] zurückzuführen ist.

iX. Hämorrhagische Diathesen bei Afibrinogenämie

Es mag vorteilhaft sein, kurz zusammenfassend die verschiedenen Formen der Afibrinogenämie darzustellen.

1. die hereditäre und angeborene Afibrinogenämie: Ein seltenes Erbleiden, bei dem die Synthese des Fibrinogens in der Leber defekt ist (S. 140).

[1] DIECKMANN, W. J.: Amer. J. Obstet. Gynec. **31**, 734 (1937).
[2] MOLONEY, W. C., W. J. EGAN u. A. J. GORMAN: New Engl. J. Med. **240**, 596 (1949).
[3] SCHNEIDER, C. L.: Surg. Gynec. Obstet. **92**, 27 (1951).
[4] SEEGERS, W. H., u. M. D. SCHNEIDER: Amer. J. Obstet. Gynec. **61** A, 469 (1951).
[5] KAESER, O.: Rev. Hématol. **7**, 55 (1952).
[6] FAVRE-GILLY, J.: Rev. Hématol. **7**, 60 (1952).
[7] ROEMER, H., u. F. K. BELLER: Geburtsh. u. Frauenheilk. **16**, 8 (1956).
[8] PRITCHARD, J. A., u. O. D. RATNOFF: Surg. Gynec. Obstet. **101**, 467 (1955).
[9] SOULIER, J. P., D. ALAGILLE u. M. E. LARRIEU: Sem. Hôp. Paris **1956**, Nr. 7.
[10] VIGILANTE, M., u. F. R. BEHRINGER: Obstet. and Gynec. **6**, 434 (1956).
[11] BELLER, F. K.: Dtsch. med. Wschr. **1957**, 913.
[12] LEROUX, M.: Gynéc. et Obstét. **55**, 357 (1956).
[13] FITZGERALD, T. B., u. S. H. JACKSON: Lancet **1956**, 412.
[14] PUDER, H.: Münch. med. Wschr. **1957**, 293.
[15] HELD, E.: Schweiz. med. Wschr. **1956**, 241.
[16] NIESERT, H. W.: Ärztl. Wschr. **1956**, 805.
[17] PHILLIPS, L. L., G. MONTGOMERY u. H. C. TAYLOR: Amer. J. Obstet. Gynec. **73**, 43 (1957).
[18] SCHNEIDER, C. L.: Surg. Gynec. Obstet. **90**, 613 (1950).
[19] SCHNEIDER, C. L.: Amer. J. Physiol. **149**, 123 (1947).
[20] WILLE, P.: Zbl. Gynäk. **78**, 1514 (1956).
[21] ALBRECHTSEN, O. K., u. D. TROLLE: Acta haemat. (Basel) **14**, 376 (1955).
[22] ALBRECHTSEN, O. K.: Acta endocr. (Kbh.) **23**, 207 (1956).
[23] ALBRECHTSEN, O. K.: Acta endocr. (Kbh.) **23**, 219 (1956).

2. Die erworbene chronische Fibrinopenie als Zeichen einer schweren hepatischen Insuffizienz mit Störung der Proteinsynthese.

3. Die akute Defibrinogenisierung mit den folgenden verschiedenen Pathomechanismen:

a) Enthemmung von Fibrinolysinen durch Zerstörung des Fibrinolysin-Inhibitors bei der Chloroform- und Phosphorvergiftung,

b) Übertritt abnormer aktiver Fibrinolysine in den Blutstrom beim Prostata-Carcinom (?), beim intrauterinen Fruchttod (?), bei der Abruptio placentae (?) und bei Thoraxoperationen (?).

c) Übertritt von Fibrinokinasen aus dem Gewebe in das Blut und Aktivierung der Fibrinolysine bei Thoraxoperationen (?).

d) Übertritt abnormer Thromboplastin-Mengen aus dem Gewebe in den Blutstrom mit dadurch ausgelöster Gerinnung des Fibrinogens in den kleinsten Gefäßen.

X. Fibrinolyse und Gerinnungsstörungen

Bei den verschiedenen Formen der erworbenen akuten (Thoraxoperationen, Geburtshilfe) und subakuten (Geburtshilfe, Prostata-Carcinom) Fibrinolyse können im Blut nicht nur das Auftreten abnormer Fibrinolysine, sondern auch mannigfache andere Defekte in der Blutgerinnung nachgewiesen werden. Eine Abnahme des Faktors V wurde bei hämorrhagischen Diathesen und Fibrinolyse beim Prostata-Carcinom[1,2], bei Aborten[3-5], bei Thoracotomien[5] und nach der intravenösen Verabreichung von Trypsin[6] nachgewiesen. SOULIER[5] kam auf Grund einer sorgfältigen Studie zum Schluß, daß die *Abnahme der Faktor-V-Konzentration* das empfindlichste und zuverlässigste Zeichen einer intravitalen Fibrinolyse ist und vor dem Auftreten abnormer Fibrinolysine im Plasma nachgewiesen werden kann. Es stellt sich daher die Frage, ob solche *latente Fibrinolysen* nicht häufiger sind als bisher angenommen wurde. Nach SOULIER[5] soll eine latente Fibrinolyse, d. h. eine Abnahme des Faktors V ohne Zunahme der Fibrinolysin-Aktivität besonders bei Geburtskomplikationen, der Purpura fulminans, der Polycythaemia vera, den Thrombocytosen und anderen Krankheiten nicht selten sein. Wie lassen sich diese Beobachtungen mit unseren Ausführungen über das Fibrinolysin-System in Einklang bringen? Es liegt hier offenbar eine ähnliche Situation vor wie beim Trypsin, dessen Wirkung auf die Gerinnung ebenfalls eine doppelte ist, indem es direkt als Gerinnungsfaktor in die Coagulation eingreift und indirekt durch Zerstörung gewisser Komponenten indirekt die Gerinnung beeinflußt. Auch die Fibrinolysine haben die typische Eigenschaft der Peptidasen, gewisse Gerinnungsfaktoren, die ja Eiweiße sind, zu verdauen. Ein besonders bevorzugtes Substrat ist der Faktor V. LEWIS et al.[7] beobachteten schon vor Jahren, daß der Faktor V in vitro durch Fibrinolysine rasch inaktiviert und abgebaut wird. TAGNON[8] führte die Verängerung der Quick-Zeit von normalem Plasma beim Vorliegen prostatischer Fibrinolysine auf eine selektive Zerstörung des Faktors V zurück.

Es war daher naheliegend, die Substratspezifität der Fibrinolysine in vitro abzuklären. ALAGILLE und SOULIER[9] analysierten den Abbau einer Reihe von

[1] TAGNON, H. J.: Amer. J. med. Sci. **211**, 88 (1946).

[2] STEFANINI, M., et al.: Bull. New Engl. Med. Center **15**, 23 (1953).

[3] JOHNSON, J. F., W. H. SEEGERS u. R. G. BRADEN: Amer. J. clin. Path. **22**, 322 (1952).

[4] GREENWALT, T. J., u. D. C. TRIANTAPHYLLOPOULOS: Amer. J. clin. Path. **24**, 1246 (1954).

[5] SOULIER, J. P., D. ALAGILLE u. M. J. LARRIEU: Semaine Hôp. Paris **1956**, No. 7.

[6] INNERFIELD, I., A. SCHWARZ u. A. ANGRIST: J. clin. Invest. **31**, 1049 (1952).

[7] LEWIS, J. H., A. C. HOWE u. J. H. FERGUSON: J. clin. Invest. **28**, 1507 (1949).

[8] TAGNON, H.: Acta clin. belg. **9**, 99 (1954).

[9] ALAGILLE, D., u. J. P. SOULIER: Semaine Hôp. Paris **1956**, No. 7.

Gerinnungsfaktoren des Menschen durch Rinder-Fibrinolysin und Streptokinase
(Tab. 78). Wie aus ihren Untersuchungen hervorgeht, wird der Faktor VIII und
V schon durch sehr geringe Mengen Fibrinolysin abgebaut. Es ist daher leicht
verständlich, daß Veränderungen in der Konzentration des Faktors V und VIII
denjenigen des Fibrinogens vorauseilen und weiterhin, daß bei einer geringen
Zunahme der Fibrinolysine (latente Fibrinolyse) die Fibrinogen-Konzentration
normal bleiben kann, hingegen die Konzentration des Faktors VIII und V
vermindert wird.

Tabelle 78. *Zerstörung von Gerinnungsfaktoren durch Fibrinolysin und Streptokinase* (nach Soulier et al.[1])

| Faktor | Enzymkonzentration, die gerade noch zu einer Lyse führt | |
	Fibrinolysin (bovin)	Streptokinase
Faktor VIII	45	600
Faktor V	225	30
Faktor IX	225	900
Faktor VII	1350	900
Fibrinogen	1500	—
Komplement	2250	1500
Prothrombin	4050	900

XI. Fibrinolytische Therapie bei Thrombosen

Die naheliegendste Aufgabe der Fibrinolysine ist die Auflösung von Fibrin-gerinnseln. Es ist daher anzunehmen, daß diesem System bei der Lysis von intravasculären Gerinnseln eine besondere Bedeutung zukommt. Um so mehr überrascht es, daß diese Frage bis heute noch sehr wenig bearbeitet wurde. Genauere Zusammenhänge zwischen Ausdehnung der Thrombose, Komplikationen wie Embolien, Prognose und Lokalisation der Veränderungen und der fibrinolytischen Aktivität des Blutes, stehen noch aus. Auf Grund von neueren Untersuchungen ist es wahrscheinlich, daß im zirkulierenden Blut kontinuierlich aus Fibrinogen Fibrin entsteht[2]. Es ist daher nicht unwahrscheinlich, daß eine Störung der Fibrinolyse bei der Auslösung der Thrombose eine maßgebliche Rolle spielt. So kann etwa die Zunahme des Fibrinolysin-Inhibitors bei Kälteexposition mit den Gefäßverschlüssen bei Erfrierungen in Zusammenhang gebracht werden[3]. Auch bei der Coronarthrombose wird nicht selten eine Hemmung der Fibrinolyse beobachtet[4]. Beim Herzinfarkt fand Schulman[5] einen protrahierten deutlichen Abfall der Trypsin-Hemmung im Plasma. In den letzten Jahren mehren sich die Beobachtungen, wonach es nach protrahierter Cortison- oder ACTH-Medikation[6] häufig zu venösen und arteriellen Thrombosen kommt. Vielleicht steht dies damit in Zusammenhang, daß nach Cortison (bei Ratten) eine Zunahme des Plasmin-Inhibitors im Plasma beobachtet wird[7,8].

Die Behandlung der Thrombosen ist einerseits eine prophylaktische, andererseits eine konservative, indem die Ausbreitung und die Komplikationen der bereits vorliegenden Veränderungen zu verhüten versucht werden. Dies geschieht entweder durch die Verabreichung von Stoffen, die die natürlichen gerinnungs-hemmenden Faktoren in ihrer Aktivität unterstützen, etwa Heparin, oder Pharmaka, die die Coagulationsfaktoren antagonistisch beeinflussen, wie etwa das Prothrombin und der Faktor VII durch die Dicoumarole. Beide Eingriffe sind passiver Art und versuchen nicht direkt den Krankheitsprozeß, den Thrombus,

[1] Alagille, D., u. J. P. Soulier: Semaine Hôp. Paris **1956**, No. 7.
[2] Jensen, H.: Exp. Med. Surg. **14**, 189 (1956).
[3] Jensen, H., et al.: Blood **8**, 324 (1953).
[4] Guest, M. M., et al.: J. clin. Invest. **27**, 793 (1948).
[5] Schulman, R. N.: J. exp. Med. **95**, 605 (1952).
[6] Chatterjea, J. B., u. L. Salomon: Brit. med. J. **1954**, 790.
[7] Gray, E. J., et al.: Endocrinology **52**, 228 (1953).
[8] Ungar, G., E. Damgaard u. F. P. Hummel: Endocrinology **49**, 805 (1951).

zu beeinflussen. Im Gegensatz dazu stellt sich heute die Frage, ob nicht auch eine aktive Therapie möglich sei, eine direkte „*Thrombolyse*" durch geeignete Enzyme. Die folgenden Möglichkeiten einer solchen Beeinflussung drängen sich auf:

1. Die direkte Verabreichung proteolytischer Enzyme, die die Fibringerinnsel auflösen (Trypsin oder Chymotrypsin).

2. Die direkte Verabreichung von gereinigten menschlichen Fibrinolysinen (Plasmin oder Gewebs-Fibrinolysine).

3. Die direkte Verabreichung von Kinasen, die die körpereigenen proteolytischen Enzyme aktivieren (Streptokinase oder aus Geweben hergestellte gereinigte Fibrinokinasen).

An erster Stelle muß der Versuch erwähnt werden, *Trypsin* zur „thrombolytischen" Therapie zu verwenden. Während INNERFIELD et al.[1] vor einigen Jahren über eine lytische Wirkung von parenteralem Trypsin auf experimentelle Thromben berichteten, konnten diese Erfolge seither nicht mehr bestätigt werden. Eine Behandlung von Thrombosen mit Trypsin ist abzulehnen, da keinerlei lytische Wirkung beobachtet wurde und die mannigfachen und schwer voraussagbaren Einflüsse dieses Enzymes auf die Blutgerinnung eine Behandlung gefährlich machen. TAYLOR et al.[2] untersuchten die lytische Wirkung des Trypsins auf experimentelle Venenthrombosen bei Kaninchen, beobachteten aber keinen Effekt. Die intensive Beeinflussung der Blutgerinnung veranlaßte sie, eine solche Behandlung auch beim Menschen als zu gefährlich abzulehnen. SHERRY et al.[3] verabreichten Trypsin-Infusionen bei Hunden mit experimentellen arteriellen Thromben, beobachteten aber keine lytische Wirkung auf die Gerinnsel (Tab. 79). Schließlich gelang es auch HARDY et al.[4] nicht, eine Wirkung von Trypsin auf experimentelle Venenthromben nachzuweisen. Das Blut von trypsinbehandelten Tieren hat auch in vitro keinen lytischen Effekt auf Blutgerinnsel. Im Gegensatz zu diesen negativen Resultaten fanden AGRESS et al.[5] beim experimentellen Herzinfarkt des Hundes, daß die intravenöse Verabreichung von Trypsin die Rekanalisierung der verschlossenen Coronargefäße fördert. Der Mechanismus dieser Trypsinwirkung ist jedoch nicht klar.

Tabelle 79. *Thrombolytische Wirkung von Peptidasen. Auflösung experimentell gesetzter arterieller Thrombosen beim Hund* (nach SHERRY et al.[3])

Enzym	Zahl der Thromben	Aufgelöste Thromben in %
Kontrollen	29	10
Trypsin 0,4 mg/kg	3	0
16—33 mg/kg	22	9
Chymotrypsin 3—10 mg/kg	10	30
12—30 mg/kg	25	55
Streptokinase 250000 E	26	50
Streptokinase + gereinigtes humanes Plasminogen, 250000 E + 60 mg. .	28	50

Die sorgfältigste Studie über die Wirkung von Trypsin auf arterielle und venöse Thrombosen und periphere pulmonale und coronare Embolien beim Hund veröffentlichten AMBRUS et al.[6]. Trypsin hat keinerlei fibrinolytische Wirkung, doch einen deutlichen anticoagulierenden Effekt. Diese anticoagulierende Wirkung war wahrscheinlich für den günstigen therapeutischen Effekt bei experimentellen Herzinfarkten verantwortlich.

Im Gegensatz zum Trypsin hatte das *Chymotrypsin* eine ausgesprochen lytische Wirkung auf arterielle Thromben des Hundes[7]. Diese Beobachtung ist

[1] INNERFIELD, I., A. SCHWARTZ u. A. ANGRIST: J. clin. Invest. **31**, 1049 (1952).

[2] TAYLOR, A., R. S. OVERMAN u. I. S. WRIGHT: J. Amer. med. Ass. **155**, 347 (1954).

[3] SHERRY, S., et al.: J. clin. Invest. **33**, 1303 (1954).

[4] HARDY, E. G., G. C. MORRIS u. M. E. DE BAKEY: Surgery **100**, 91 (1955).

[5] AGRESS, C. H., et al.: Circulation Res. **2**, 397 (1954).

[6] AMBRUS, J. L., et al.: Circulation Res. **4**, 430 (1956).

[7] JOHNSON, A. J., u. W. S. TILLETT: J. exp. Med. **95**, 449 (1952).

überraschend, liegt doch im Blut ein Chymotrypsin-Inhibitor vor und hat doch dieses Enzym auch keine aktivierende Wirkung auf das Plasmin-System.

Da möglicherweise das *Plasmin-System* bei der Lyse von Thromben im Organismus eine Rolle spielt, stellt sich die Frage, ob es durch die Verabreichung einer Kinase gelingt, die natürlichen Fibrinolysine zu aktivieren und weiterhin, ob dadurch eine raschere Lyse von Gerinnseln zustande kommt. JOHNSON und TILLETT[1] beobachteten beim Kaninchen, daß venöse Thromben nach der Verabreichung von Streptokinase rascher aufgelöst wurden als bei den Kontrolltieren. Ebenfalls recht gute Resultate wurden von SHERRY et al.[2] erzielt, der über eine Lyse von etwa 50% bei streptokinase-behandelten Tieren im Gegensatz zu nur 10% bei den unbehandelten Kontrolltieren berichtete.

Schließlich könnte direkt gereinigtes menschliches *Plasmin* verabreicht werden, um die intravitale Fibrinolyse zu steigern. CLIFFTON et al.[3] erzeugten beim Hund durch die Injektion von Natriummorrhuat Thrombi in der Femoralvene. Durch die Gabe von menschlichem Plasmin wurde die Lyse dieser Gerinnsel außerordentlich gesteigert. Ebenfalls gute Resultate an experimentellen arteriellen Thromben des Hundes erhielten SHERRY et al.[2]. Auch BACK et al.[4] fanden eine ausgezeichnete lytische Wirkung von gereinigtem menschlichem Plasmin auf experimentelle venöse und arterielle Thromben und Thromboembolien beim Hund. Plasmin hat gegenüber den anderen Peptidasen den Vorteil, daß seine Wirkung auf die Blutgerinnung kurzdauernd ist und weiterhin, daß Fibrin ebensogut gespalten wird wie Fibrinogen.

E. Behandlung mit Streptokinase-Desoxyribonuclease

a) Allgemeines

i. Entdeckung und Wirkungsweise

Im Jahre 1933 wiesen TILLETT und GARNER[5] im Kulturfiltrat β-hämolytischer Streptokokken ein Prinzip nach, das fibrinolytische Aktivität besaß. Eine Reinigung dieses Faktors, der *Streptokinase* genannt wurde, ergab, daß es sich um ein hitzeresistentes Protein handelte[6]. Während zunächst angenommen wurde, daß der Faktor selbst ein fibrinolytisches Enzym sei, so ergab sich später, daß es sich dabei um einen unnatürlichen Aktivator des im menschlichen Körper vorkommenden Plasmin-Systemes handelt (vgl. S. 226).

Die Streptokinase wurde im Jahre 1948 von TILLETT und SHERRY[7, 8] zum ersten Male zu *therapeutischen Zwecken* verwendet, und zwar zur Auflösung fibrino-purulenter Pleuraexsudate. Im gleichen Jahre berichtete CATHIE[9, 10] über die Verwendung der Kinase bei der Behandlung tuberkulöser Meningitiden. Es ist wichtig, sich vor Augen zu halten, daß es sich bei der Streptokinase nicht um ein Enzym, sondern um einen Aktivator des Plasminogens handelt. Eine therapeutische Wirkung ist daher nur dann zu erwarten, wenn an der Applikationsstelle Plasminogen vorkommt, das durch die Wirkung der Streptokinase in Plasmin übergeführt wird und in dieser Form seine fibrinolytische Wirkung ausübt. Als

[1] JOHNSON, A. J., u. W. S. TILLETT: J. exp. Med. **95**, 449 (1952).
[2] SHERRY, S., et al.: J. clin. Invest. **33**, 1303 (1954).
[3] CLIFTON, E. E., C. E. GROSSI u. D. A. CANNAMELA: Ann. Surg. **139**, 52 (1954).
[4] BACK, N., et al.: Circulation Res. **4**, 440 (1956).
[5] TILLETT, W. S., u. R. L. GARNER: J. exp. Med. **58**, 458 (1933).
[6] TILLETT, W. S.: Bact. Rev. **2**, 161 (1938) (*Uer.*).
[7] TILLETT, W. S., u. S. SHERRY: J. clin. Invest. **28**, 173 (1949).
[8] SHERRY, S., A. JOHNSON u. W. S. TILLETT: J. clin. Invest. **28**, 1094 (1949).
[9] CATHIE, I. A. B.: J. clin. Path. **2**, 73 (1949).
[10] CATHIE, I. A. B.: Lancet **1949**, 441.

Substrate für das Plasmin kommen vor allem Fibrin und Fibrinogen in Frage, doch werden auch andere Eiweiße angegriffen. Obschon der Abbau dieser Eiweiße nicht bis zur Aminosäurestufe erfolgt, so werden nativ hochviscöse Eiweiße doch verflüssigt und damit dem Angriff lokaler Peptidasen besser zugänglich. Es muß betont werden, daß das Plasmin weder Kollagen, noch keloidartige Veränderungen anzugreifen vermag.

In Eiteransammlungen kommen außer Fibrin auch große Mengen von Desoxyribonucleinsäuren vor, die aus den zerfallenden Leukocyten stammen und die z. T. ebenfalls für die Viscosität des Eiters verantwortlich sind. Durch Behandlung solcher Massen mit *Desoxyribonuclease* werden die Nucleinsäuren depolymerisiert und verflüssigt und dem vollständigen Abbau durch celluläre Enzyme ausgesetzt. Solche Desoxyribonucleasen kommen in mehreren Organen vor, besonders reichhaltig ist das Pankreas. Gut untersucht ist die aus Streptokokken stammende Desoxyribonuclease, die sog. *Streptodornase*[1]. Da das fibrinopurulente Exsudat typischerweise aus Fibringerinnseln und nekrotischen Leukocyten zusammengesetzt ist, war es naheliegend, die Streptokinase mit einer Desoxyribonuclease zur Lokalbehandlung zu kombinieren[2]. Auf diese Weise gelingt es die zähflüssige Natur des Eiters zu beeinflussen und dadurch die natürlichen Abwehr- und Reinigungssysteme zu unterstützen.

ii. Wirkung der Streptokinase auf die Blutgerinnung

Die Wirkungen einer intravenösen Streptokinase-Verabreichung auf einzelne Gerinnungsfaktoren beim Hund wurden von SHERRY et al.[3] untersucht. Es kam zu einer geringen Zunahme der proteolytischen Aktivität des Plasmas[3] und mäßigen Aktivierung des Plasmin-Systems[4]. Diese beiden Veränderungen erklären die geringe Abnahme der Fibrinogenkonzentration. Die Streptokinase hat keine Wirkung auf die Prothrombin- und Gerinnungszeit. Andere Verhältnisse ergeben sich, wenn beim Hund Streptokinase zusammen mit menschlichem gereinigtem Plasminogen verabreicht wird (Abb. 70). Streptokinase + Plasminogen führt sowohl in vitro[5] wie auch in vivo[3] zu einer Aktivierung des Plasmin- und Fibrinolyse-Systems. Die Plasma-Peptidase-Aktivität steigt an, die Fibrinogenkonzentration und die Gerinnungsfähigkeit des Blutes fallen auf extrem niedrige Werte ab[3]. Das Prothrombin wird wiederum nur wenig beeinflußt.

Da nur wenig Angaben über die Speciesspezifität der Plasma-Peptidasen und der Blutgerinnung vorliegen, so lassen sich solche tierexperimentelle Beobachtungen nur bedingt auf den Menschen übertragen. Es war daher wertvoll, daß TILLETT et al.[6] diese Verhältnisse auch beim Menschen analysierten. Sie fanden recht komplizierte Verhältnisse und beobachteten, daß die Konzentration des natürlichen Fibrinolysin-(Plasmin-)Inhibitors für die Wirkungen

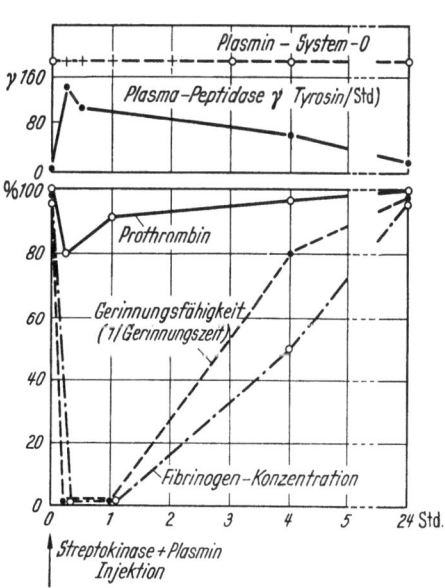

Abb. 70. Wirkung von Streptokinase + menschliches Plasminogen auf einige Gerinnungsfaktoren des Hundes (nach SHERRY et al.[3])

[1] TILLETT, W. S., S. SHERRY u. L. R. CHRISTENSEN: Proc. Soc. exp. Biol. (N. Y.) **68**, 184 (1948).

[2] TILLETT, W. S., et al.: Trans. Ass. Amer. Physicians **62**, 93 (1949).

[3] SHERRY, S., et al.: J. clin. Invest. **33**, 1303 (1954).

[4] JOHNSON, A. J., u. W. S. TILLETT: J. exp. Med. **95**, 449 (1952).

[5] SHERRY, S., et al.: J. clin. Invest. **33**, 1054 (1954).

[6] TILLETT, W. S., A. J. JOHNSON u. W. R. McCARTY: J. clin. Invest. **34**, 169 (1955).

der Streptokinase entscheidend ist. Wie aus Abb. 71 hervorgeht, kam es bei Patienten mit hohem Inhibitor-Titer nach der intravenösen Verabreichung von Streptokinase zu einer geringen Abnahme der Konzentration des Plasminogens, während die Prothrombinzeit, die Fibrinogen-Konzentration und die Fibrinolyse nicht verändert wurden. Bei Individuen mit einer niedrigen Fibrinolysin-Inhibitor-Konzentration fielen die Fibrinogen- und Plasminogen-Konzentration stark ab, während die Fibrinolyse und die Prothrombinzeit zunahmen (Abb. 71). Leider liegen zur Zeit noch keine Angaben über das Verhalten des Faktors V, VIII, IX,

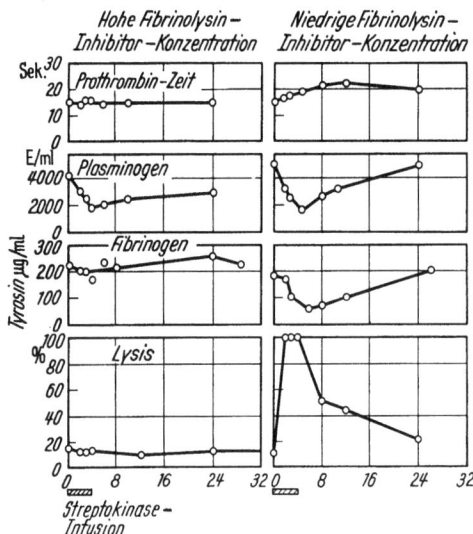

Abb. 71. Wirkung von Streptokinase auf einige Gerinnungsfaktoren des Menschen (nach TILLETT et al.[1]). *a* Individuen mit hoher Fibrinolysin-Inhibitor-Konzentration,*b* Patienten mit niedriger Fibrinolysin-Inhibitor-Konzentration

und VII vor, die nach den auf S. 275 gemachten Angaben gegenüber Fibrinolysinen empfindlicher sind, als die oben bestimmten Komponenten.

iii. Toxicität der Desoxyribonuclease

JOHNSON et al.[2] untersuchten die akute Toxicität einer Rinderpankreas-Desoxyribonuclease beim Menschen. Sie verabreichten ein kristallines Enzympräparat bei etwa 100 Patienten intravenös und weiteren 38 Patienten intrathecal. Nebenerscheinungen waren auffallend selten. Die Desoxyribonuclease-Konzentration des Plasmas stieg nach intravenöser Verabreichung innert kurzer Zeit auf sehr hohe Werte an und fiel innert 48 Std. wieder zur Norm ab. Bei diesen Untersuchungen wurde im menschlichen Plasma ein Inhibitor beobachtet, der thermolabil, nicht-dialysierbar war und durch Trypsin zerstört wurde. Bei der intrathecalen Verabreichung kam es bei zwei Patienten zu einer harmlosen chemischen Meningitis mit geringer Pleocytose. Die Desoxyribonuclease wird nach intravenöser Verabreichung wie das bei einem niedrigmolekularen Enzym zu erwarten ist, rasch in den Urin ausgeschieden. Die Clearancewerte im Vergleich zum Inulin waren sehr niedrig. Das Enzym tritt aus dem Plasma nicht bloß in den Urin, sondern auch in den Ascites, den Pleuraraum, Wundexsudate und vielleicht sogar in das Sputum über.

iV. Nebenerscheinungen bei der Verabreichung von Streptokinase-Desoxyribonuclease (Streptodornase)

Bei subkutaner oder intramuskulärer Verabreichung der Enzyme werden häufig Lokalreaktionen wie Rötung, Schwellung und Schmerzen beobachtet. Diese Veränderungen sind bedeutungslos und verschwinden von selbst. TILLETT et al.[1] untersuchten die akute Toxicität der Streptokinase-Desoxyribonuclease (Streptodornase) bei 11 Patienten nach intravenöser Verabreichung. Fast regelmäßig kam es zu Fieber, Nausea, Erbrechen und einem geringen Blutdruckabfall. Im Laboratorium wurden außer den oben erwähnten Veränderungen in der Blutgerinnung (S. 279) ein leichter Abfall der Thrombocyten und gelegentlich eine geringgradige Albuminurie und Cylindrurie beobachtet. Bei topischer

---

[1] TILLETT, W. S., A. J. JOHNSON u. W. R. McCARTY: J. clin. Invest. **34**, 169 (1955).
[2] JOHNSON, A. J., P. R. GOGER u. W. S. TILLETT: J. clin. Invest. **33**, 1670 (1954).

Applikation der Enzyme, besonders in Körperhöhlen, werden häufig fieberhafte Reaktionen mit Nausea, Kopfschmerzen, Arthralgien und Muskelschmerzen beobachtet, die nicht selten auf eine Behandlung mit Antihistaminica ansprechen. Die Häufigkeit dieser Nebenerscheinungen hängt vor allem davon ab, wieviel Eiter durch die Enzymwirkung zersetzt wird und zur Resorption gelangt. Am häufigsten sind solche Reaktionen daher auch bei Empyemen, wo große Eitermengen depolymerisiert und resorbiert werden. Kontinuierliche oder intermittierende Spülung in kurzen Zeitintervallen verhindert die Fieberreaktionen weitgehend. Über eine mögliche Sensibilisierung durch Streptokinase-Desoxyribonuclease ist noch wenig bekannt. Schwere anaphylaktische oder anaphylaktoide Reaktionen wurden bisher in zwei Fällen beobachtet. GOEHRING und GRANT[1] berichteten über eine Tachykardie und Blutdruckabfall bei einem Patienten nach einer einmaligen intrapleuralen Gabe von Streptokinase-Desoxyribonuclease. SHANDS und JOHNSTON[2] erlebten eine schwerste anaphylaktische Reaktion mit nahezu tödlichem Ausgang nach einer dritten intrapleuralen Verabreichung des Enzymgemisches. In beiden Fällen unterblieb eine Abklärung der Allergieverhältnisse.

b) Behandlung von Oberflächeneiterungen und Nekrosen

Eine der wichtigsten Indikationen zur topischen Anwendung von Streptokinase-Desoxyribonuclease ist diejenige zur Reinigung von *Oberflächendefekten* als Folge von Traumen und Infektionen[3-12]. Häufig kommt es dabei zur Bildung eines fibrino-purulenten Exsudates, das zu Beginn zwar nützlich ist, später aber den Heilungsprozeß hemmt. Das oberflächliche nekrotische Gewebe bildet ein ideales Medium für alle möglichen Saprophyten, die, wenn sie auch nicht direkt pathogen sind, doch die natürlichen Heilungsvorgänge verzögern. Die Entfernung dieser Oberflächenschicht durch Fibrinolyse und Depolymerisierung der Nucleinsäuren reinigt die Wunde, ermöglicht bessere Penetration der Antibiotica, erhöht die Zahl der aktiven Phagocyten, entfernt irritierende Substanzen und Fremdkörper und fördert dadurch die Bildung eines gesunden Granulationsgewebes und die Epithelialisierung.

Chronische infizierte Wunden sind oft von einer dicken Kruste bedeckt, die die natürlichen Heilungsvorgänge hemmt und verunmöglicht. Dieses abnorme Granulationsgewebe besteht im wesentlichen aus Fibrin, Kollagen und Eiter. Das Aufbringen von Enzymen ist in den meisten Fällen zwecklos, da diese nicht mit ihren Substraten in Kontakt gelangen. Durch das Anbringen tiefer Schnitte in das Granulationsgewebe kann die Penetration der Enzyme und die Drainage verbessert werden[6,7]. Die Auflösung wird auch durch gleichzeitiges Aufbringen von Plasma gefördert, indem die darin enthaltenen Profibrinolysine durch die Streptokinase aktiviert werden. Das Kollagenmaterial muß mechanisch entfernt werden, weil es von den gebräuchlichen Enzymen nicht angegriffen wird.

[1] GOEHRING, W. O., u. J. J. GRANT: J. Amer. med. Ass. **152**, 1429 (1953).
[2] SHANDS, W. C., u. J. H. JOHNSTON: J. thorac. Surg. **31**, 320 (1956).
[3] MADDEN, J. F., u. H. G. RAVITS: J. Amer. med. Ass. **149**, 1616 (1952).
[4] PRIGOT, A., L. T. WRIGHT u. E. T. QUASH: Antibiot. and Chemother. **3**, 418 (1953).
[5] SONNELAND, J.: J. Maine med. Ass. **43**, 277 (1952).
[6] WRIGHT, L. T., et al.: J. int. Coll. Surg. **15**, 286 (1951).
[7] CONNELL, J. F., u. L. M. ROUSSELOT: Surgery **30**, 43 (1951).
[8] GOLDSMITH, R., u. J. A. STERLING: Amer. Practit. **2**, 858 (1951).
[9] COOPER, C. D., et al.: Arch. Surg. **71**, 268 (1955).
[10] STEIN, F. E., L. T. WRIGHT u. A. PRIGOT: Harlem Hosp. Bull. **5**, 134 (1953).
[11] VERNA, J. F., u. M. H. TIGLIO: Semana méd. **103**, 535 (1953).
[12] SMITH, S. W.: Surg. gynec. Obstet. **101**, 173 (1955).

Ähnliche Probleme liegen bei *Verbrennungen* zweiten und dritten Grades vor, bei denen der Eschar aus Kollagen, Fibrin und Eiter die Heilung und Epithelialisierung hemmt. Das kollagenreiche Granulationsgewebe inhibiert auch in diesem Fall die Penetration der Enzyme. Daher sind Enzyme bei Brandwunden zweiten Grades mit Infektion am erfolgreichsten[1-7].

Schwere Zertrümmerungen, *komplizierte Verletzungen* und Schußwunden sind insofern schwierig zu behandeln, als bei ihnen nicht nur eine massive Gewebsnekrose vorliegt, sondern es auch zu Infektionen kommt. Das dicke nekrotische Gewebe und die rasch erfolgenden örtlichen Reaktionen, das heißt die physiologische Isolierung durch Eiterung und Fibrinabwallung, verzögert den Heilungsvorgang. In solchen Fällen wurde von verschiedenen Autoren über gute Erfolge mit der topischen Anwendung von Streptokinase-Desoxyribonuclease berichtet[8-11]. Das fibrino-purulente Material wurde aufgelöst und verflüssigt, Fremdkörper wurden freigelegt und konnten mechanisch entfernt werden.

Das offene *Ulcus* ist eine der häufigsten und unangenehmsten Manifestationen des varicösen Symptomenkomplexes. Besonders schwierig ist oft die Entscheidung, ob ambulant zu behandeln sei, um die Zirkulation zu fördern, oder mit Bettruhe, um die Heilung zu beschleunigen. Bei chronischen Affektionen ist die Reinigung der Wunde die erste Voraussetzung zu einer gesunden Granulation und Epithelialisierung des Oberflächendefektes. In solchen Fällen berichten zahlreiche Autoren[5, 12-16] über ausgezeichnete Resultate mit Enzymen, da diese zu einer selektiven Entfernung des heilungshemmenden Fibrins und der Leukocytenabbauprodukte führen. Meist werden dazu täglich gewechselte Salbenverbände verwendet, kombiniert mit mechanischer Reinigung und Spülung der Wunde. In allen diesen Fällen steht die Korrektur des Leidens, des varicösen Syndromes, im Vordergrund und die hier geschilderten Maßnahmen sind rein symptomatischer Natur.

Das *trophische Ulcus* ist in seiner Ätiologie grundsätzlich vom Stasis-Ulcus verschieden. Bei der Stasis liegt ein genügendes Blutangebot zur Heilung vor, doch werden die Heilungsvorgänge durch das Ödem und die sekundären Veränderungen gehemmt. Im Gegensatz dazu kann bei arterieller Insuffizienz eine Heilung nur dann erwartet werden, wenn die arterielle Durchblutung verbessert wird, ein Vorgang, der oft nur langsam auf die Therapie anspricht. In der Zwischenzeit muß das Hauptgewicht auf eine Reinhaltung der Wunde und die Verhinderung von Sekundärinfektionen gelegt werden. Die Anwendung von

[1] CONNELL, J. F., u. L. M. ROUSSELOT: Surgery **30**, 43 (1951).
[2] CONWAY, H.: N. Y. J. Med. **10**, 88, 102 (1954).
[3] SONNELAND, J.: J. Maine med. Ass. **43**, 277 (1952).
[4] STEIN, F. E., L. T. WRIGHT u. A. PRIGOT: Harlem Hosp. Bull. **5**, 134 (1953).
[5] TEITELMAN, S. L., et al.: Ann. Surg. **136**, 267 (1952).
[6] TILLETT, W. S.: Lancet **1950**, 640.
[7] WRIGHT, L. T., et al.: J. int. Coll. Surg. **15**, 286 (1951).
[8] CHANDLER, B. F.: U. S. Armed Forces med. J. **3**, 1209 (1952).
[9] LOCHARD, J., et al.: Rev. med. Nancy **77**, 167 (1952).
[10] MILLER, J. M., u. P. H. LONG: Postgrad. Med. **11**, 188 (1952).
[11] SPITTLER, A. W., et al.: Med. Ann. D. C. **21**, 133, 180 (1952).
[12] HALSE, T., u. P. BRAUN: Dtsch. med. Wschr. **1953**, 883.
[13] IDDLES, A.: Delaware med. J. **25**, 295 (1953).
[14] MADDEN, J. F., u. H. G. RAVITS: J. Amer. med. Ass. **149**, 1616 (1952).
[15] MILLER, J. M.: J. Amer. med. Ass. **145**, 620 (1951).
[16] PRIGOT, A., L. T. WRIGHT u. E. T. QUASH: Antibiot. and Chemother. **3**, 418 (1953).

Enzymen[1-7] bei trophischen Ulcera ist im ersten Moment oft sehr enttäuschend, da sich die Läsionen scheinbar ausdehnen. Da jedoch die Enzyme vitales Gewebe nicht angreifen — im Gegensatz zu einer ganzen Reihe von noch immer gebräuchlichen „Desinfektionsmitteln" — ist daraus zu schließen, daß mehr nekrobiotisches Gewebe vorlag, als aus der oberflächlichen Betrachtung hervorzugehen schien. Bei dickkrustigen, kollagenreichen, nekrotischen Geweben sind die Enzyme wirkungslos und eine Penetration kann nur durch mechanische Entfernung oder Incision erreicht werden. Bei der trockenen Gangrän ist aus denselben Gründen die Anwendung von Enzymen zwecklos. Wiederum sei hervorgehoben, daß die Enzymtherapie rein symptomatisch ist und in keiner Weise die üblichen systematischen und lokal-chirurgischen Eingriffe zu ersetzen vermag.

Die Entwicklung hartnäckiger Ulcera der Knöchelregion und des Unterschenkels ist bei der Mittelmeeranämie nicht selten. Auch zur symptomatischen Behandlung dieser Geschwüre wurde Streptokinase-Desoxyribonuclease empfohlen[8].

Bei oberflächlichen *Druck- und Dekubital-Ulcera* führen Enzyme oft in kurzer Zeit zu einer Säuberung der Wunde und ermöglichen dadurch eine gesunde Granulation[1,4,9-14]. Bei kollagenreichen, dicken und relativ trockenen, chronischen Ulcera versagen die Enzyme, da sie nicht penetrieren und dadurch nicht mit ihren Substraten in Kontakt gelangen. In diesen Fällen kann eine mechanische Eröffnung durch Incision der Schwarte helfen.

Zu intensive *Bestrahlung* kann zu einer Nekrobiose der Zellen führen. Bei frischer Schädigung ist es oft schwierig zu entscheiden, wieviel Gewebe irreversibel zerstört ist. Die Therapie muß zu Beginn, um wenig geschädigte Zellen zu erhalten, so konservativ wie nur möglich sein. In diesen Fällen muß jedes Trauma und besonders jede Infektion ferngehalten werden. Über die Behandlung von Radiationsnekrosen mit Enzymen liegen noch wenige Erfahrungen[3,15,16] vor und es ist noch fraglich, ob eine solche Therapie hier indiziert ist. Einzelne Autoren äußerten die Vermutung, daß die Enzyme durch ihre separierende Wirkung evtl. noch reversibel geschädigte Zellen zu isolieren und damit zu töten vermögen. Im Gegensatz zu akuten Schädigungen dürfen alte Ulcera an Stellen, die einmal bestrahlt wurden, ohne weiteres mit Enzymen behandelt werden.

[1] MADDEN, J. F., u. H. C. RAVITS: J. Amer. med. Ass. **149**, 1616 (1952).

[2] McCARTY, W. R., u. W. S. TILLETT: S. clin. N. Amer. **32**, 405 (1952).

[3] McVAY, L. V. JR., u. D. H. SPRUNT: Arch. intern. Med. **87**, 551 (1951).

[4] MILLER, J. M., et al.: J. Amer. med. Ass. **145**, 620 (1951).

[5] MYERS, H. L.: N. Y. J. Med. **53**, 981 (1953).

[6] TEITELMAN, S. L., et al.: In Surgical Forum, 1951, p. 543. Philadelphia and London: W. B. Saunders Co. 1951.

[7] TEITELMAN, S. L., D. MOVITZ u. L. M. ZIMMERMAN: Ann. Surg. **136**, 267 (1952).

[8] COOPER, C. D., u. W. E. C. WACKER: Blood **9**, 241 (1954).

[9] DITCOCT, J. W.: In Current Therapy, 1953, p. 533. Edited by H. F. CONN. Philadelphia and London: W. B. Saunders 1953.

[10] MILLER, J. M., et al.: J. Amer. med. Ass. **145**, 620 (1951).

[11] PRIGOT, A., L. T. WRIGHT u. E. T. QUASH: Antibiot. and Chemother. **3**, 418 (1953).

[12] WRIGHT, L. T., et al.: J. int. Coll. Surg. **15**, 286 (1951).

[13] SONNELAND, J.: J. Maine med. Ass. **43**, 277 (1952).

[14] ZIFFREN, S. E., u. S. C. MAY: In Surgical Forum, 1950, p. 405. Philadelphia and London: W. B. SAUNDERS 1951.

[15] CASTIGLIANO, S. G., u. C. J. ROMINGER: Amer. J. Surg. **85**, 55 (1953).

[16] HULTBERG, S.: Acta radiol. **39**, 343 (1953).

c) Therapie tiefer Eiterungen (Abscesse) durch kontinuierliche Drainage

Lange Erfahrung führte zur Aufstellung einer Reihe von Grundregeln, die bei der Behandlung von Abscessen eingehalten werden müssen und die durch die Einführung der Enzyme in keiner Weise eingeschränkt werden. Der Nutzen der Enzympräparate bei der Behandlung von Abscessen ist ein begrenzter: Beschleunigung der Entfernung des unerwünschten Fibrines und der Nuclein-säuren und damit rasche Reinigung der Absceßhöhle. Wie bereits erwähnt, sollen Enzyme nur dann verwendet werden, wenn eine Drainagemöglichkeit besteht. Bei Berücksichtigung dieser Faktoren ist die Enzymtherapie[1-5] eine wertvolle Ergänzung — nie ein Ersatz — der konventionellen chirurgischen und antibiotischen Therapie.

Die Instillation von Enzymen in *intraabdominale Abscesse* führt oft zu einer beschleunigten Reinigung und Heilung[1, 6-9]. Aus der Literatur seien die folgenden Beispiele erwähnt: Verflüssigung des Eiters in der Bursa omentalis nach Perforation bei Oesophagoskopie, Reinigung eines subhepatischen Abscesses nach Perforation eines peptischen Ulcus, Klärung und Schluß eines subhepatischen Abscesses im Anschluß an eine chronisch verschwartende Pankreatitis und erleichterte und rasche Drainage des kleinen Beckens bei verschiedenen gynäkologischen Leiden.

Das viscöse Exsudat bei Amöbenabscessen besteht in der Hauptsache aus Desoxyribonucleinsäuren und Proteinen und ist daher zur Behandlung mit Desoxyribonuclease und Streptokinase geeignet[10, 11]. Bei Nicht-Ansprechen von Leberabscessen auf spezifische interne Therapie konnte in einzelnen Fällen durch die gleichzeitige Drainage der Absceßhöhlen und Instillation von Enzymen eine Reinigung erzielt werden. Eine gleichzeitige antibiotische Therapie ist mandatorisch, da es sonst zu einer lokalen Ausbreitung des Prozesses kommen kann.

Die Instillation von Enzymen in *Fistelgänge*[5, 12-15] hat eine zweifache Aufgabe. Zunächst soll sie den freien Fluß des Eiters und die Drainage erleichtern. Weiterhin führt sie zu einer Eröffnung des ganzen Ganges und ermöglicht damit eine röntgenologische Kontrastdarstellung. Auf diese Weise kann es gelingen, den unbekannten Ursprung der Fistel zu lokalisieren. Einige Fälle sind bekannt, in denen Drains, die durch Blutgerinnsel oder Exsudat verschlossen waren, durch die Instillation von Enzymen wieder eröffnet wurden[5, 16].

Die Entdeckung der Antibiotica ließ die Hoffnung aufkommen, die hartnäckigen und therapieresistenten *Osteomyelitiden* medizinisch heilen zu können. Ihre Behandlung wird zwar durch die Antibiotica erleichtert und die Prognose verbessert, die Therapie ist jedoch nach wie vor eine chirurgische. Nach Angaben

[1] ADIE, G. C., u. W. G. CHILDRESS: Rev. clin. españ. **44**, 266 (1952).
[2] CONNELL, J. F., u. L. M. ROUSSELOT: Surgery **30**, 43 (1951).
[3] MILLER, J. M., B. H. WHITE u. P. H. LONG: Lancet **1953**, 220.
[4] MILLER, J. M., et al.: J. Amer. med. Ass. **145**, 620 (1951).
[5] WRIGHT, L. T., et al.: J. int. Coll. Surg. **15**, 286 (1951).
[6] BLONDA, L.: Policlinico (sez. prat.) **58**, 1605 (1951).
[7] COLLINS, C. G., u. G. W. TUCKER: New Orleans med. surg. J. **104**, 385 (1952).
[8] COLLINS, C. G., R. G. BURMAN u. G. W. TUCKER: Surg. Gynec. Obstet. **98**, 467 (1954).
[9] MASSIE, J. R. JR.: Virginia med. Monthly. **80**, 322 (1953).
[10] BROCARD, H., J. POULET u. H. DUPLAY: Thérapie (Paris) **7**, 265 (1952).
[11] SHERRY, S., W. R. McCARTY u. W. S. TILLETT: Arch. intern. Med. **88**, 752 (1951).
[12] CHATTERJEE, A.: Calcutta med. J. **50**, 310 (1953).
[13] MORRELL, C., u. J. A. WEINBERG: West. J. Surg. **59**, 524 (1951).
[14] SHERRY, S., u. W. S. TILLETT: Ann. Surg. **135**, 479 (1952).
[15] SPITTLER, A. W., et al.: Med. Ann. D. C. **21**, 133, 180 (1952).
[16] ST. JAMES, A., J. F. CONNELL JR. u. L. M. ROUSSELOT: Arch. Surg. **64**, 741 (1952).

in der Literatur sollen Enzympräparate als Adjuvans zur chirurgischen Therapie gute Dienste leisten[1-9]. Dabei ist wiederum von Bedeutung, daß die Enzyme in engen Kontakt mit den Substraten gebracht werden und weiterhin, daß die Enzymtherapie intermittierend mit häufigen Spülungen der Absceßhöhle durchgeführt wird.

Ohne an dieser Stelle auf die Kontroverse, ob aktive oder konservative, ob chirurgische oder Strahlentherapie, einzugehen, sei erwähnt, daß Enzyme mehrfach zur Behandlung der *Lymphadenitis tuberculosa* verwendet wurden[3,10,11]. Ein Zufügen von Enzymen bei Punktion vom gesunden Gewebe aus ist streng kontraindiziert, da ein solches Vorgehen die Bildung von Fisteln fördert.

Drainagebehandlung mit Enzym-Antibiotica-Gemischen soll die Reinigung und Heilung akuter und chronischer *Sinusinfektion* beschleunigen[9,12,13]. Als besonderer Vorteil des Enzymzusatzes wird die Verflüssigung des oft viscösen und schwer aspirierbaren Eiters erwähnt.

Bei dickem, pseudomembranösem, fibrino-purulentem Exsudat eitriger *Cystitiden* ist eine Spülbehandlung selbst bei gleichzeitiger Antibiotica-Verabreichung nicht selten ohne Erfolg. In diesen Fällen kann die Instillation von Streptokinase-Desoxyribonuclease zu einer Klärung der Mucosa und einer Wegschaffung der Fibrindebris führen[14].

Der dick viscöse, purulent-fibrinöse Charakter der *lokalen Pilzaffektionen* ist wohl bekannt. Bei zwei Patienten mit lokalen Granulationen, einem Geschwür der Epiglottis durch Histoplasma und einer broncho-pleuro-cutanen Fistel bei Blastomycose, erwies sich lokale Enzymapplikation als gutes Adjuvans zur chemotherapeutischen Behandlung[15,16].

d) Körperhöhlenergüsse

i. Pleuraexsudate[4,9,17-21]

Eines der erfolgreichsten Anwendungsgebiete für die Behandlung mit Streptokinase-Desoxyribonuclease sind Pleuraergüsse verschiedenster Ätiologie. Die enzymatische Ausräumung solcher Ergüsse, besonders des Pyo- und Hämatothorax, verbesserte deren Prognose und macht nicht selten größere chirurgische

[1] LOCHARD, J., et al.: Rev. méd. Nancy 77, 167 (1952).
[2] HALSE, T., u. P. BRAUN: Dtsch. med. Wschr. 1953, 883.
[0] MILLER, J. M., u. P. H. LONG: Postgrad. Med. 11, 188 (1952).
[4] MILLER, J. M., B. H. WHITE u. P. H. LONG: Lancet 1953, 220.
[5] MILLER, J. M., et al.: J. Amer. med. Ass. 145, 620 (1951).
[6] MILLER, J. M., et al.: N. Y. J. Med. 53, 2789 (1953).
[7] SHERRY, S., u. W. S. TILLETT: Ann. Surg. 135, 479 (1952).
[8] SONNELAND, J.: J. Maine med. Ass. 43, 277 (1952).
[9] TILLETT, W. S., et al.: Ann. Surg. 131, 12 (1950).
[10] HAZLEHURST, G. N.: In Surgical Forum, 1950, p. 439. Philadelphia and London: W. B. Saunders 1951.
[11] MILLER, J. M., P. H. LONG u. E. S. STAFFORD: J. Amer. med. Ass. 148, 1485 (1952).
[12] GUNS, P., u. E. DOYEN: Bruxelles méd. 33, 30 (1953).
[13] MILLER, J. M., u. P. H. LONG: Arch. Otolaryng. 55, 453 (1952).
[14] LEFÉVRE, E.: J. belge Urol. 21, 47 (1952).
[15] ELLIS, F. F., R. J. SCOTT u. J. M. MILLER: Antibiot. and Chemother. 2, 347 (1952).
[16] SCHOENBACH, E. B., et al.: J. Amer. med. Ass. 146, 1317 (1951).
[17] BLAKE, H. A., W. H. MONCRIEF u. J. H. FORSEE: Amer. Surg. 18, 646 (1952).
[18] FINNERTY, J. J.: Surg. Gynec. Obstet. 97, 220 (1953).
[19] MILLER, J. M., u. P. H. LONG: U. S. Armed Forces med. J. 3, 1061 (1952).
[20] PEABODY, J. W.: J. Amer. med. Ass. 150, 1469 (1952).
[21] ROTHMAN, M., A. DEL MAYNARD u. R. CARTER: Harlem Hosp. Bull. 5, 27 (1952).

Eingriffe überflüssig. Zwei Faktoren sind bei der *Indikationsstellung* vor allem zu berücksichtigen, da der Erfolg oder Mißerfolg der Therapie weitgehend von ihnen abhängig ist.

Erstens das Alter des Exsudates: Sobald eine Verschwielung durch Kollagenmassen vorliegt, ist eine Enzymbehandlung mit Streptokinase-Streptodornase erfolglos, da die Enzyme weder in dieses Gewebe einzudringen, noch es aufzulösen vermögen. Es ist daher zu fordern, daß die Enzymbehandlung so früh wie möglich begonnen wird. Zweitens die Ausdehnung und der Charakter des Exsudates: Bei sehr viscösem Exsudat kommt das Enzym nur mit geringen Substratmengen in Kontakt und hat daher auch nur eine geringe Wirkung. In solchen Fällen ist häufig zu aspirieren oder es sind mehrere Drains einzulegen.

Die enzymatische Pleuraausräumung ist kein harmloser Eingriff und fordert eine genaue Überwachung der Patienten. Vor allem ist zu fordern, daß die Behandlung intermittierend, und zwar in möglichst kurzen Zeitintervallen erfolgt. Am günstigsten ist eine intercostale Drainage, die eine abwechslungsweise Enzym-Instillation und Exsudat-Aspiration ermöglicht. Bei der enzymatischen Ausräumung von Pleurahöhlenergüssen sind vor allem vier *Nebenerscheinungen* zu befürchten:

1. Durch die Resorption von Depolymerisationsprodukten der aufgelösten Eitermassen kommt es häufig zu fieberhaften Reaktionen. Es ist daraus zu schließen, daß ein zu langes Zeitintervall zwischen den Aspirationen eingeschaltet wurde. Die Behandlung erfolgt durch häufigere Aspiration. Auf die seltenen schweren anaphylaktischen Reaktionen nach der Verabreichung der Enzyme wiesen wir bereits oben hin.

2. Rasche Fibrinolyse und Einfluß von Plasma in den Pleuraraum kann zu einer geringen Mediastinalverschiebung führen. Eine Behandlung ist meist nicht notwendig.

3. Umgekehrt kann es, wie immer bei der Aspiration von Pleuraergüssen, bei der Aspiration zu großer Flüssigkeitsmengen zu einer Verschiebung des Mediastinums nach der Ergußseite kommen.

4. Beim Vorliegen pleuro-bronchialer Fisteln sind Enzyme kontraindiziert; besonders beim tuberkulösen Empyem ist eine Verschleppung der Organismen zu befürchten. Es besteht auch stets die Gefahr, daß fibrinverschlossene Fisteln durch die Behandlung mit Enzymen eröffnet werden und es zur Entstehung eines inneren Spannungspneumothorax kommt.

Hämatothorax[1-7]

Nach einem traumatischen Hämatothorax kommt es nicht selten zu bleibenden Veränderungen des Pleuraraumes. Sobald die Notfallbehandlung abgeschlossen ist, muß an eine rasche Wiederexpansion der kollabierten Lunge gedacht werden. In einzelnen Fällen kann das Blut leicht aspiriert werden, in anderen Fällen führt die rasche Coagulation und entzündliche Reaktion zu einer Fixierung und zu Adhäsionen, die weitere Aspirationen verunmöglichen. Hier ist der Versuch einer Evakuierung durch Enzyminstillation angezeigt. Die Gerinnung des Blutes im Pleuraraum beginnt etwa 4—6 Std. nach einem Trauma und die Organisation des Gerinnsels dauern 1—2 Tage. Die Entfernung des

[1] CREECH, O. JR., et al.: Amer. Surg. **19**, 128 (1953).
[2] GAULD, R. G., u. J. T. HAROLD: Brit. J. Tbc. **44**, 77 (1950).
[3] MILLER, J. M., u. P. H. LONG: J. Amer. med. Ass. **150**, 814 (1952).
[4] MILLER, J. M., u. P. H. LONG: U. S. Armed Forces med. J. **3**, 1061 (1952).
[5] READ, C. T., u. F. B. BERRY: J. thorac. Surg. **20**, 384 (1950).
[6] ROTHMAN, M., A. DEL MAYNARD u. R. CARTER: Harlem Hosp. Bull. **5**, 27 (1952).
[7] SHERRY, S., W. S. TILLETT u. C. T. READ: J. thorac. Surg. **20**, 393 (1950).

Coagulums, früher nur chirurgisch möglich, kann heute durch die enzymatische Ausräumung etwa am 2.—4. Tag nach der Blutung begonnen werden[1-18]. Üblicherweise genügen 1—3 Instillationen von Enzymen, in einzelnen Fällen mußte jedoch bis zu 9mal Streptokinase-Desoxyribonuclease instilliert werden. Bei raschem Beginn der Therapie werden meist ausgezeichnete Resultate erzielt. Eine unvollständige Auflösung und die Bildung von Adhäsionen trotz Enzymverabreichung ist meist auf ein zu spätes Einsetzen der Therapie zurückzuführen.

Noch vor wenigen Jahren wurde es als sehr gefährlich angesehen, Enzyme kurz nach einem chirurgischen Eingriff in das Operationsfeld zu bringen, da man annahm, daß der Heilungsvorgang durch die Fibrinolyse gehemmt wird. Dieser Nachteil wurde aber nach guter Pleuradeckung des Bronchialstumpfes nur selten beobachtet. In den letzten Jahren wurde Streptokinase-Desoxyribonuclease mehrfach mit guten Resultaten zur Entfernung von Blutgerinnseln nach Operationen *(postoperativer Hämatothorax)* verwendet[19-30].

Das häufige Auftreten von *Hämorrhagien nach intra- oder extrapleuraler Pneumolyse* war Schuld daran, daß dieser Eingriff fast vollständig aufgegeben wurde. Als größter Nachteil dieses Vorgehens wurde immer wieder die Blutung mit dem nachfolgenden Verlust des geschaffenen Pleuraraumes erwähnt. Die Einführung der enzymatischen Coagulumausräumung war nicht unwesentlich an der jetzt wieder häufigeren Ausübung dieser Operationen beteiligt[12,25,31-51].

[1] ADIE, G. C., u. W. G. CHILDRESS: Ann. Surg. **134**, 659 (1951).
[2] BLAKE, H. A., W. H. MONCRIEF u. J. H. FORSEE: Amer. Surg. 18, 646 (1952).
[3] BUSTOS, F. M.: Bol. Acad. argent. Cir. 37, 242 (1953).
[4] CARR, D., u. S. G. ROBBINS: Ann. Surg. **133**, 853 (1951).
[5] CHANDLER, B. F.: U. S. Armed Forces med. J. **3**, 1209 (1952).
[6] CREECH, O., et al.: Amer. Surg. **19**, 128 (1953).
[7] DE BAKEY, M. E.: Ann. Surg. **133**, 853, 864 (1951).
[8] GIL, R.: Rev. mex. tbc. **13**, 43 (1952).
[9] GOLDSMITH, R., u. J. A. STERLING: Amer. Practit. **2**, 858 (1951).
[10] HOPKINS, W. A., W. H. VAN FLEIT u. F. SALAMONE: Amer. Surg. 18, 891 (1952).
[11] LACERDA, J. B.: Med. contemp. 70, 519 (1952).
[12] MÉTRAS, H., et al.: Semaine Hôp. 28, 1294 (1952).
[13] MORENO, I. G., D. F. DE RIOJA u. H. FARAONI: Bol. Acad. argent. Cir. **37**, 228 (1953).
[14] SHERRY, S., W. S. TILLETT u. L. R. CHRISTENSEN: J. thorac. Surg. **20**, 393 (1950).
[15] WASSERMAN, A. E.: Arch. Biochem. **41**, 158 (1952).
[16] VALLE, A. R., u. D. R. WATKINS: Milit. Surg. **3**, 422 (1952).
[17] WILLNER, C. E.: Surg. Gynec. Obstet. **97**, 735 (1953).
[18] WRIGHT, L. E., et al.: J. int. Coll. Surg. **15**, 280 (1951).
[19] BERNSTEIN, A., et al.: J. exp. Med. **3**, 508 (1951).
[20] CREECH, O., M. E. DE BAKEY u. W. H. AMSPACHER: In Surgical Forum, 1951, p. 25. Philadelphia and London: W. B. Saunders 1952.
[21] DUPREZ, A.: Acta chir. belg. **50**, 97 (1951).
[22] DUPREZ, A., u. A. DUMONT: Press méd. **1951**, 1573.
[23] FINNERTY, J. J.: Surg. Gynec. Obstet. **97**, 220 (1953).
[24] LANGER, L., u. D. S. BABINI: Bol. Soc. Cir. Cordoba **3**, 69 (1952).
[25] LOCHARD, J., et al.: Rev. méd. Nancy **77**, 167 (1952).
[26] PAULSON, D. L.: Amer. Surg. **18**, 403 (1952).
[27] READ, C. T.: J. thorac. Surg. **24**, 284 (1952).
[28] SONDERGAARD, T.: Acta chir. scand. **104**, 362 (1953).
[29] STOREY, C. F., u. B. F. ROTHMANN: J. int. Coll. Surg. **19**, 53 (1953).
[30] TILLETT, W. S., et al.: Ann. Surg. **131**, 12 (1950).
[31] BLAHA, H., u. H. WÖRN: Dtsch. med. Wschr. **1952**, 1152.
[32] CATTA, J., u. J. C. SOURNIA: Presse méd. **1952**, 1061.
[33] CUTLER, J. W.: J. thorac. Surg. **21**, 217 (1951).
[34] CUTLER, J. W.: J. Amer. med. Ass. **152**, 1096 (1953).
[35] DAMBRIN, P., et al.: Presse méd. **1952**, 188.
[35] DUPREZ, A., u. A. DUMONT: Presse méd. **1951**, 1573.
[37] EGENSE, J., u. O. STORM: Nord. med. **48**, 992 (1952).

Fußnoten 38—51 s. nächste Seite.

Meist wird das Enzym injiziert, nach einem Zeitintervall drainiert und das Gebiet unter endoskopischer Kontrolle gewaschen. Für Einzelheiten verweisen wir auf die Originalliteratur.

Die Behandlung der *Blutung in einen Pneumothorax* ist dieselbe wie beim Hämatothorax traumatischen Ursprunges[1-5]. Da bei dieser Veränderung broncho-pulmonale Fisteln häufig sind, ist bei der Enzymbehandlung besondere Vorsicht am Platze.

Empyem[6-12]

Trotz dem Aufkommen der Antibiotica ist die Behandlung des Empyemes in den meisten Fällen eine chirurgische geblieben. Bei der Drainage kommt es nicht selten zur Bildung von Abkapselungen und fibrotischen Schwarten, die oft infiziert sind und von den Antibiotica nicht erreicht werden. Durch frühzeitige Instillation von Enzymen kann die Bildung von Lokulationen, Fibrose und Schwarten weitgehend vermieden werden. Wie bei allen diesen Indikationen ist ein frühzeitiger Beginn der Therapie — also bevor eine Kollagenschwarte vor-liegt — unbedingt notwendig. Die Enzymtherapie ist selbstverständlich nur ein Adjuvans zur bewährten üblichen Therapie dieser Affektionen.

Frische purulente Empyeme jeglicher Ätiologie werden bedeutend rascher ge-reinigt und geheilt, wenn lokal außer den spezifischen Antibiotica auch Strepto-

[1] EIDINGER, S. L., u. E. H. RUBIN: Canad. med. Ass. J. **67**, 43 (1952).

[2] GOLDSMITH, R., u. J. A. STERLING: Amer. Practit. **2**, 858 (1951).

[3] JONES, P. N., u. R. S. BIGHAM: Ann. intern. Med. **39**, 907 (1953).

[4] KASTL, W. H.: Dis. Chest. **22**, 226 (1952).

[5] DiCARA, L. V.: Amer. Rev. Tuberc. **71**, 755 (1955).

[6] BUNN, P. A.: In Current Therapy, 1953, p. 84. Edited by H. F. CONN. Philadelphia and London: W. B. Saunders 1953.

[7] CREECH, O., M. E. DE BAKEY, W. H. AMSPACHER u. D. E. MAHAFFEY: Amer. Surg. **19**, 128 (1953).

[8] FINNERTY, J. J.: Surg. Gynec. Obstet. **97**, 220 (1953).

[9] JENKINS, D. E.: In Current Therapie, 1954, p. 86. Edited by H. F. CONN. Philadelphia and London: W. B. SAUNDERS 1954

[10] METRAS, H., et al.: Semaine Hop. **1952**, 1294.

[11] MORRELL, C., u. J. A. WEINBERG: West. J. Surg. **59**, 524 (1951).

[12] TILLETT, W. S., et al.: Ann. Surg. **131**, 12 (1950).

[38] FRANK, A.: Münch. med. Wschr. **1952**, 936.

[39] GAENSLER, E. A., u. J. W. STRIEDER: Amer. Rev. Tuberc. **63**, 547 (1951).

[40] HAUER, P.: Schweiz. med. Wschr. **1952**, 210.

[41] HENSELER, A., u. F. LAMBERTZ: Beitr. Klin. Tuberk. **108**, 387 (1953).

[42] HOPPE, R.: Dtsch. med. Wschr. **1952**, 1231.

[43] LEVI-VALENSI, A., A. FERRERO u. A. BARDOT: Algérie méd. **56**, 486 (1952).

[44] MIADONNA, V., u. R. AVALLONE: Minerva med. (Torino) **43**, 1182 (1952).

[45] MORONE, L. D., A. ROSSI u. A. ORLANDONI: Riv. pat. clin. **7**, 122 (1952).

[46] NYLANDER, P. E. A., A. BJÖRKLUND u. K. GRÖNQVIST: Duodecim (Helsinki) **67**, 554 (1951).

[47] RAYEMON, P., u. M. RIBET: Presse méd. **1951**, 974.

[48] RIBET, M.: La streptokinase-streptodornase. Utilisation en chirurgie thoracique. Lille: Imprimerie Morel & Corduant 1952.

[49] SARDA, R.: La streptokinase-streptodornase. Utilisation dans les suites du pneumothorax extra-pleural. Toulouse: Imprimerie du Commerce 1953.

[50] SCHULTE, H. W.: Tuberkulosearzt **6**, 661 (1952).

[51] STRIEDER, J. W., u. E. A. GAENSLER: Amer. Rev. Tuberc. **67**, 3 (1953).

kinase-Desoxyribonuclease beigefügt wird[1-14]. Bei den großen Eitermengen, die durch die Enzyme aufgelöst werden, ist eine häufige Drainage notwendig.

Je länger die Dauer eines Empyemes, desto weniger Erfolg ist von der Verabreichung von Enzympräparaten zu erwarten. Dennoch wird von nicht wenigen Autoren[12,15-28] über einen günstigen Einfluß der Enzyminstillation berichtet. Die günstige Wirkung der Enzyme dürfte in diesen Fällen weniger auf eine Auflösung der Fibrinschwarten zurückzuführen sein, als vielmehr auf eine Förderung der Penetration der Antibiotica. Bei *tuberkulösen Empyemen* ist bei der Enzymanwendung Vorsicht geboten, da durch die Öffnung verschlossener Fisteln eine bronchogene Streuung provoziert werden kann.

ii. Perikardergüsse

Bisher liegen nur einige wenige Mitteilungen über die Injektionsbehandlung von eitrigen Pericarditiden mit Streptokinase-Desoxyribonuclease vor[6,15,29,30]. Es ist daher nicht möglich, ein endgültiges Urteil über eine eventuelle Indikation abzugeben.

iii. Meningitis

Der Wert einer Enzymbehandlung bei Meningitiden, insbesondere dem tuberkulösen Typ, ist noch immer umstritten, und es ist an dieser Stelle nicht möglich, alle Vor- und Nachteile anzuführen. Die theoretische Indikation für die Instillation von Streptokinase-Desoxyribonuclease in den Meningealraum ist eine zweifache: erstens, Auflösung des Fibrins und damit bessere Exposition der Bakterien gegenüber den Antibiotica, und zweitens die Verhinderung der Bildung eines subarachnoidalen Blocks. Im allgemeinen wird das Enzym 1—2mal täglich während 1—10 min instilliert, so lange, bis klinisch, bakteriologisch und bio-

[1] ANDRIEU, BAUDOT u. ENJALBERT: Presse méd. **1952**, 188.

[2] BERNARD, E., et al.: Bull. Soc. méd. Hôp. Paris **67**, 811 (1951).

[3] BLAKE, H. A., W. H. MONCRIEFF u. J. H. FORSEE: Amer. Surg. **18**, 646 (1952).

[4] BLONDA, L.: Policlinico **58**, 1605 (1951).

[5] BROCARD, H., J. POULET u. H. DUPLAY: Thérapie **7**, 265 (1952).

[6] GOLDSMITH, R., u. J. A. STERLING: Amer. Practit. **2**, 858 (1951).

[7] MILLER, J. M., u. P. H. LONG: Postgrad. Med. **11**, 188 (1952).

[8] MORENO, I. G., D. F. DE RIOJA u. H. FARAONI: Bol. Acad. argent. Cir. **37**, 228 (1953).

[9] RACKOW, F.: Brit. med. J. **1953**, 11.

[10] RIBET, M.: La streptokinase-streptodornase: Utilisation en chirurgie thoracique. Lille: Imprimerie Morel & Corduant 1952.

[11] TILLETT, W. S., S. SHERRY u. C. T. READ: J. thorac. Surg. **21**, 275 (1951).

[12] UDUPA, K. N.: Indian J. med. Sci. **7**, 241 (1953).

[13] VALLERY-RADOT, P., et al.: Bull. Soc. méd. Hôp. Paris **67**, 789 (1951).

[14] VIVELL, O., u. H. RICHARZ: Ärztl. Wschr. **1952**, 908.

[15] ADIE, G. C., u. W. G. CHILDRESS: Ann. Surg. **134**, 659 (1951).

[16] CHATTERJEE, A.: Calcutta med. J. **50**, 310 (1953).

[17] GOLDMAN, A.: J. Lab. clin. Med. **36**, 827 (1950).

[18] GOLDMAN, A.: Dis. Chest **21**, 478 (1952).

[19] JONES, L. W., et al.: Dis. Chest **24**, 173 (1953).

[20] LACERDA, J. B.: Med. contemp. **70**, 519 (1952).

[21] LANGER, L., u. D. S. BABINI: Bol. Soc. Cir. Córdoba **3**, 69 (1952).

[22] LOCHARD, J., et al.: Rev. méd. Nancy **77**, 167 (1952).

[23] MILLER, J. M., P. H. LONG u. E. S. STAFFORD: J. Amer. med. Ass. **148**, 1485 (1952).

[24] MORRELL, C., u. J. A. WEINBERG: West. J. Surg. **59**, 524 (1951).

[25] RAYEMON, P., u. M. RIBET: Presse méd. **1951**, 974.

[26] ROSEN, E.: Calif. Med. **79**, 402 (1953).

[27] TILLETT, W. S., S. SHERRY u. C. T. READ: J. thorac. Surg. **21**, 325 (1951).

[28] VERNA, J. F., u. M. H. TIGLIO: Semana méd. **1953**, 535.

[29] MENENDEZ, C. V.: New Orleans med. surg. J. **104**, 402 (1952).

[30] WRIGHT, L. T., et al.: J. int. Coll. Surg. **15**, 286 (1951).

chemisch eine Heilung erzielt ist. Auch hier soll aus naheliegenden Gründen die Behandlung so frühzeitig wie möglich aufgenommen werden. Das Auftreten von Zeichen einer intrakraniellen Druckerhöhung oder einer febrilen Reaktion fordert eine sofortige Aspiration.

Bisher liegen erst vereinzelte Beobachtungen über die Verwendung von Enzymen zur Behandlung von *eitrigen Meningitiden* vor[1-6]. Es besteht jedoch kein Zweifel, daß der einzig wichtige Faktor bei der Bestimmung der Prognose noch immer die frühzeitige, massive, spezifische, antibiotische Therapie ist. Ob in Fällen mit einem viscösen, fibrinopurulenten Exsudat die tägliche Instillation von Enzymen von Vorteil ist, wird erst die Zukunft zeigen. Bisher wurde über die erfolgreiche Enzymbehandlung bei Patienten mit Pseudomonas aeruginosa-, Klebsiella pneumoniae- und Staphylokokken-Meningitiden berichtet.

Die Erfahrungen über die Verwendung von Streptokinase-Desoxyribonuclease bei der *Meningitis tuberculosa* sind außerordentlich widersprechend[7-21]. Einzelne sahen ausgezeichnete Resultate, andere beobachteten keine Wirkung der Enzyme und schließlich wird die Methode auch von einer Reihe von Ärzten als sehr gefährlich angesehen. Es besteht wenig Zweifel, daß in einzelnen Fällen die Verabreichung der Enzyme zur Auflösung eines frischen Blockes führte. Andererseits traten im Anschluß an die Instillation von Enzymen aber auch mindestens zwei Todesfälle auf. Die derzeitigen Indikationen für die Verwendung von Streptokinase-Desoxyribonuclease zur Behandlung der tuberkulösen Meningitis sind auf jene Fälle beschränkt, bei denen ein dickes, fibrino-purulentes Exsudat vorliegt, bei denen Rückfälle auf fibrinabgekapselte Bakterien zurückzuführen sind und bei denen sich kürzlich ein subarachnoidaler Block bildete oder eine Bildung zu befürchten ist. Beim Auftreten von Zeichen eines erhöhten Druckes muß sofort eine Lumbalpunktion durchgeführt werden. Auch ist bei intrathecaler Verabreichung von Enzymen zu fordern, daß 8—16 Std. nach der Verabreichung eine Drainage vorgenommen wird.

iV. Arthritis

Über die Instillation von Enzymen in Gelenkhöhlen zur Auflösung von fibrino-purulentem Material liegen bisher nur vereinzelte Beobachtungen vor[22-24].

[1] KNIGHT, V., R. C. HARDY u. J. NEGRIN: J. Amer. med. Ass. **149**, 1395 (1952).
[2] LIÉVRE, J.-A., et al.: Bull. Soc. méd. Hôp. Paris **68**, 997 (1952).
[3] MILLIEZ, P., M. MAYER u. C. LEVASSEUR: Bull. Soc. méd. Hôp. Paris **68**, 114 (1952).
[4] POULTON, E. M.: Lancet **1951**, 1090.
[5] TILLETT, W. S.: In Harvey Lect. 1949—1950, Series XLV, 149. Springfield: Charles C. Thomas 1952.
[6] TRICE, P. A., u. T. E. TOWNSEND: J. Amer. med. Ass. **149**, 1471 (1952).
[7] ARON, E., u. R. LECOMTE: Presse méd. **1952**, 1382.
[8] CATHIE, I. A. B.: J. clin. Path. **2**, 73 (1949).
[9] CATHIE, I. A. B.: Lancet **1949**, 441.
[10] CATHIE, I. A. B., u. J. C. MACFARLANE: Lancet **1950**, 784.
[11] CRADDOCK, W. L., u. J. HADDOCK-SUAREZ: Ann. intern. Med. **36**, 168 (1952).
[12] EADIE, M. B.: Brit. med. J. **1951**, 353.
[13] FLETCHER, A. P.: Proc. roy. Soc. Med. **45**, 499 (1952).
[14] FLETCHER, A. P.: J. clin. Invest. **33**, 69 (1954).
[15] GIRAUD, P., u. J. ESPINAS: Semaine Hóp. Paris **28**, 1302 (1952).
[16] HIGH, R. H.: Pediatrics **7**, 215 (1951).
[17] LORBER, J.: Lancet **1951**, 1334.
[18] MIDDLETON, J. W., u. A. N. LONGFIELD: Texas Rep. Biol. Med. **10**, 629 (1952).
[19] SHANE, S. J., R. A. CLOWATER u. C. RILEY: Canad. med. Ass. J. **67**, 13 (1952).
[20] WILLIAMS, S., u. P. L. BAZELEY: Med. J. Austral. **2**, 690 (1950).
[21] HAZLEHURST, G. N.: Amer. Rev. Tuberc. **71**, 12 (1955).
[22] ARCHIBALD, J., u. J. A. HODGSON: Canad. J. comp. Med. **17**, 238 (1953).
[23] EDSTRÖM, A. G., S. THUNE u. E. TRUEDSSON: Nord. med. **50**, 1328 (1953).
[24] MILLER, J. M., u. P. H. LONG: Postgrad. Med. **11**, 188 (1952).

In den meisten Fällen kam es im Anschluß an die Injektion zunächst zu Schmerzen und vermehrter Schwellung. Eine Heilungsbeschleunigung wurde nicht beobachtet.

V. Ophthalmologie

Verschiedene Autoren injizierten bei Blutungen Streptokinase-Desoxyribonuclease in die vordere Augenkammer[1-8]. Da es nicht selten zum Auftreten einer Iridocyclitis kam, ist der Wert einer solchen Enzymbehandlung als sehr fraglich anzusehen. Auch retrobulbäre Enzyminjektion scheint die Resorption von Blut im Auge zu beschleunigen[9, 10].

Vi. Urologie

Aus Tierexperimenten ist bekannt, daß Streptokinase-Desoxyribonuclease keine reizende Wirkung auf die Blasenschleimhaut hat und daß außer einem sehr geringen submukosalen Ödem keine epithelialen Veränderungen auftreten. Bei Hunden mit einer partiellen Resektion der Blasenmucosa kam es nach der Instillation dieser Enzyme nicht zu einer Blutung. Durch Instillation von Streptokinase-Desoxyribonuclease in die Blase gelingt es, Fibrin- und Blutgerinnsel aufzulösen[11-15]. Diese Methode bewährte sich in der diagnostischen und therapeutischen Urologie auch dann, wenn die übliche Spülbehandlung nicht mehr zum Ziele führte.

e) Haut-Transplantationen

Enzyme wurden mehrfach zur Reinigung der Wundflächen vor der Auftragung von Transplantaten verwendet[16-22]. Es gelingt auf diese Weise, alles nekrotische Material zu entfernen und eine biologisch vitale Oberfläche herzustellen. Bei der Übertragung von größeren Hautlappen soll es gelingen, Blutungen unter die Transplantate durch Injektion von Streptokinase-Desoxyribonuclease aufzulösen.

Die Verwendung von Homotransplantaten hat den großen Nachteil, daß diese von sehr kurzer Lebensdauer sind und daher nicht für permanente Plastiken gebraucht werden können. Die rasche Auflösung von Transplantaten wird im allgemeinen als die Folge einer Antikörperbildung des Körpers betrachtet, ausgelöst durch die zerfallenden Zellantigene des Homotransplantates. Durch die Anwendung von Enzymen hofft man diese Zerfallsprodukte so weit zu depolymerisieren, so daß sie nicht resorbiert werden und dadurch eine Antikörperbildung

[1] FRIEDMAN, M. W.: Amcr. J. Ophthal. **35**, 1184 (1952).
[2] JUKOFSKY, S. L.: Amer. J. Ophthal. **34**, 1692 (1951).
[3] OFFRET, G., A. DECAUDIN u. JARLOT: Bull. Soc. ophtal. France No. 3, 225 (1952).
[4] O'ROURKE, J., u. I. H. LEOPOLD: Amer. J. Ophthal. **36**, 864 (1953).
[5] ROBERTS, N. C., u. S. L. BARTON: Kresge Eye Inst. Bull. **4**, 24 (1952).
[6] SMILLIE, J. W.: Amer. J. Ophthal. **37**, 911 (1954).
[7] O'ROURKE, J. F.: Amer. J. Ophthal. **39**, 119 (1955).
[8] SACKS-WILNER, A., S. SINCLAIR u. T. BOYES: Amer. J. Ophthal. **39**, 730 (1955).
[9] DORELLO, U., u. M. RONCHIERI: Arch. ottal. **56**, 403 (1952).
[10] LEPRI, G.: Rass. ital. ottal. **21**, 338 (1952).
[11] LEFÉVRE, E.: J. belge Urol. **21**, 47 (1952).
[12] PRICE, W. E., u. H. DRINKER: Quart. Bull. Northw. Univ. med. Sch. **26**, 377 (1952).
[13] ST. JAMES, A., J. F. CONNELL jr. u. L. M. ROUSSELOT: Arch. Surg. **64**, 741 (1952).
[14] SMITH, E. P., W. H. TOULSON u. W. B. REVER: Surg. Gynec. Obstet. **96**, 171 (1953).
[15] PAUER, F. J.: Wien. klin. Wschr. **1954**, 924.
[16] CONNELL, J. F., u. L. M. ROUSSELOT: Surgery **30**, 43 (1951).
[17] MILLER, J. M., u. P. H. LONG: Postgrad. Med. **11**, 188 (1952).
[18] MILLER, J. M., et al.: J. Amer. med. Ass. **145**, 620 (1951).
[19] STEIN, F. E., L. T. WRIGHT u. A. PRIGOT: Harlem Hosp. Bull. **5**, 134 (1953).
[20] TEITELMAN, S. L., D. MOVITZ u. L. M. ZIMMERMAN: Ann. Surg. **136**, 267 (1952).
[21] TILLETT, W. S.: Lancet **1950**, 640.
[22] WRIGHT, L. T., et al.: J. int. Coll. Surg. **15**, 286 (1951).

verhindert wird[1-3]. Die Erforschung dieser Verhältnisse steht aber erst in den Anfangsgründen.

f) Aerosolbehandlung

Die therapeutische Verwendung von Enzymen im Aerosol zur Verflüssigung von Schleim und Eiter in den Bronchien ist noch im Versuchsstadium, und es kann z. Z. nicht entschieden werden, ob dieser Behandlungsweise eine praktische Bedeutung zukommt und weiterhin, welche Enzyme am besten geeignet sind. Die folgenden vier Enzyme wurden bisher versucht: Trypsin, Hyaluronidase, Streptokinase und Desoxyribonuclease. Das von diesen Enzymen beeinflußte Substrat ist recht verschiedenartig. Trypsin hat eine proteolytische Wirkung, vermag aber nicht Fibrin anzugreifen. Die Streptokinase aktiviert das Plasminogen zu einem Fibrinolysin, das seinerseits Fibrinogen und Fibrin auflöst. Als Substrat für die Desoxyribonuclease kommen ausschließlich Desoxyribonucleinsäuren, etwa von nekrotischen Leukocyten, in Frage, während die Hyaluronidase saure Mucopolysaccharide andaut.   Alle diese Substrate kommen im Sputum vor, doch schwankt dessen Zusammensetzung beträchtlich.

Auf das Trypsin gingen wir bereits auf S. 261 ein. Die Beobachtung, daß vor allem die Viscosität des Sputums verändert wird, wurde dahin interpretiert, daß die Wirkung dieses Enzymes nur eine mucolytische ist[4]. Der Zusatz von Hyaluronidase zu Aerosolen wird auf S. 355 besprochen. Ihre therapeutische Wirkung ist ebenfalls noch recht fragwürdig.

Die Kombination von Streptokinase und Desoxyribonuclease wurde erst vereinzelt im Aerosol verwendet[5-11]. Die Hauptwirkung dieser Enzyme auf die Bronchialschleimhaut scheint eine lokal reizende zu sein, denn in einer gut kontrollierten Untersuchung an tracheotomierten Poliomyelitis-Patienten war als einzig signifikante Veränderung des Sputums eine Bronchorrhoe nachweisbar. Es ist klar, daß bei manchen Patienten, besonders bei solchen mit verminderter Hustenkraft, dies eher zu einer Verschlimmerung führen wird.

g) Prophylaxe peritonealer Adhäsionen

Die Bildung peritonealer Adhäsionen ist eine häufige und nicht voraussagbare Komplikation von Laparotomien. Wohl ist bekannt, daß Traumen, Infektionen oder Fremdkörper kausal an der Entstehung von Verwachsungen beteiligt sein können, doch gelingt es im Einzelfall nur selten, die eigentliche Ursache zu ermitteln. Da diese Veränderungen selbst nach relativ kleinen Eingriffen auftreten, wurde seit Jahren nach Möglichkeiten gesucht, ihre Bildung zu verhindern. Theoretisch kommen die folgenden Eingriffe in Frage:

1. Verhütung einer Verwachsung traumatisierter Peritonealflächen vor der Epithelialisierung,

2. Verhinderung einer Gerinnung des fibrinösen Exsudates,

3. Hemmung der Proliferation von Mesenchymzellen,

4. Verhinderung von Infektionen und

5. Entfernung oder Auflösung von Fibrinpräcipitaten.

[1] BLOCKER, T. G., u. C. D. DUKES: Plast. and Reconstruct. Surg. 10, 248 (1952).
[2] DUKES, C. D., u. T. G. BLOCKER: Ann. Surg. 136, 999 (1952).
[3] MEDAWAR, P. B.: Brit. J. exp. Path. 27, 9 (1946).
[4] KOFMAN, S., et al.: Amer. J. med. Sci. 228, 426 (1954).
[5] SALOMON, A., J. A. HERCHFUS u. M. S. SEGAL: Ann. Allergy 12, 71 (1954).
[6] TESTANI, F., u. A. DE MICHELI: Rass. Clin. Ter. 52, 175 (1953).
[7] CENCI, G. P., L. LUCENTINI u. S. PALUZZI: Clin. Ter. 9, Fasc. 4 (1955).
[8] CLIFTON, E. E.: Dis. Chest 30, 373 (1956).
[9] MILLER, J. M., J. A. SURMONTE u. P. H. LONG: Dis. Chest 23, 149 (1953).
[10] LYNCH, B., E. CLIFFTON u. J. LEWIS: New Engl. J. Med. 256, 495 (1957).
[11] BERTELLI, G.: Minerva med. (Torino) 46, 415 (1955).

Zu den ersten vier prophylaktischen Eingriffen ist folgendes zu sagen:

ad 1.: Eine sorgfältige Naht des Peritoneums wurde lange als vorbeugende Maßnahme gegen die Bildung von Adhäsionen betrachtet. THOMAS et al.[1] zeigten jedoch in Tierexperimenten, daß weniger Adhäsionen auftraten, wenn Peritonealdefekte nicht genäht wurden und BRUNSCHWIG[2] vertrat in bezug auf den Menschen eine ähnliche Auffassung. Zur Vermeidung eines Kontaktes zwischen traumatisierten Peritonealoberflächen wurden auch verschiedene Öle, Salzlösungen, Metallfolien und Membranen versucht. Die relativ besten Resultate wurden mit embryonalen Häuten erzielt, doch kommen auch diese nur bei ausgewählten Fällen in Frage[3].

ad 2.: Die Bildung von Fibringerinnseln kann durch die Behandlung mit Anticoagulantien verhindert werden[4], doch kommt dieses Verfahren aus naheliegenden Gründen nicht in Frage.

ad 3.: Die allgemein mesenchymhemmende Wirkung von Cortison und Hydrocortison verhinderte im Tierexperiment die Bildung von Adhäsionen[5]. Beim Menschen sind die therapeutisch in Frage kommenden Dosen aber ungenügend, um eine Adhäsionsbildung zu vermeiden[6].

ad 4.: Obschon Infektionen bei der Genese von Adhäsionen sicher eine Rolle spielen[2], so hatte die prophylaktische Verabreichung von Penicillin-Streptomycin doch keine Wirkung auf die Häufigkeit des Auftretens von Adhäsionen[1].

Damit verbleibt als letzte Möglichkeit der Versuch, bereits vorliegende Fibringerinnsel aufzulösen und auf diese Weise eine Granulombildung zu vermeiden. Dazu kommen theoretisch vor allem proteolytische und mucopolysaccharid-auflösende Enzyme in Frage.

Einzelne tierexperimentelle Beobachtungen liegen über die Verwendung von Trypsin[7], Papain[8,9] und Pepsin vor. Bei allen drei *Pepdidasen* wurde eine adhäsionshemmende Wirkung nachgewiesen. Diese Befunde bedürfen allerdings einer Nachprüfung, da sehr unreine Enzyme verwendet wurden und die Experimente ungenügend kontrolliert waren. In den letzten Jahren wurde über gute Resultate bei der Verwendung von *Hyaluronidase* berichtet (S. 353).

Von der Überlegung ausgehend, daß die intravenöse Gabe von Streptokinase zu einer Änderung des Aktivitätszustandes des *Plasmin-Systemes* führen könnte, versuchten verschiedene Autoren, durch die Gabe dieser Kinase die Bildung experimenteller Verwachsungen zu vermeiden. Die damit erhobenen Befunde sind aber widersprechend. WRIGHT[10] verwendete Kaninchen und verfolgte die Wirkung einer einzigen Verabreichung von *Streptokinase* auf die Bildung von Adhäsionen nach Scarifizierung des Peritoneums. Obschon bekannt ist, daß Streptokinase beim Kaninchen das Plasmin-System des Blutes nicht aktiviert[11], fand er doch, daß es bei keinem der behandelten Tieren zu Adhäsionen kam. Im Gegensatz dazu gelang es THOMAS et al.[1] bei der Ratte mit allerdings viel kleineren Streptokinasemengen nicht, die Bildung von Adhäsionen zu beeinflussen. Ähnliche negative Resultate erhielt GUSTAVSSON[12] nach der Verabreichung von Streptokinase beim Kaninchen. Die günstigen Resultate von WRIGHT wurden in neueren

[1] THOMAS, J. W., J. W. GREENE u. J. E. RHOADS: Surgical Forum. p. 125, 1950.

[2] BRUNSCHWIG, A., u. G. F. ROBBINS: XV. Congr. Soc. Internat. Chir. p. 756. Lisbonne 1953 (printed Bruxelles 1954).

[3] THE, T. L.: Experimentele amniontransplantaties ter voorkoming van intraperitoneale adhaesies. Amsterdam 1953.

[4] LEHMAN, E. P., u. F. BOYS: Surgery **12**, 236 (1942).

[5] EKESTRÖM, S.: Nord. Med. **48**, 1012 (1952).

[6] HUBAY, C. A., E. WECKESSER u. W. D. HOLDEN: Surg. Gynec. Obstet. **96**, 65 (1953).

[7] OCHSNER, A., u. E. GARSIDE: Surg. Gynec. Obstet. **54**, 338 (1932).

[8] BOGART, L. M.: Arch. Surg. **34**, 129 (1937).

[9] DONALDSON, J. K.: Arch. Surg. **36**, 20 (1938).

[10] WRIGHT, L. T., et al.: Proc. Soc. exp. Biol. (N. Y.) **75**, 602 (1950).

[11] TILLETT, W. S., u. R. L. GARNER: J. exp. Med. **58**, 485 (1933).

[12] GUSTAVSSON, E., et al.: Acta chir. scand. **199**, 327 (1955).

Untersuchungen an Hunden bestätigt (Tab. 80). SHERRY et al.[1] fanden eine ansehnliche Abnahme der Zahl der Adhäsionen nach Scarifizierung des Peritoneums, wenn die Tiere intravenös mit Streptokinase behandelt wurden.

Tabelle 80. *Tierexperimentelle Untersuchungen über die Verhinderung peritonealer Adhäsionen durch die Verabreichung von Komponenten des Plasmin-Systems*

Tier	Experiment (Zahl der Tiere)	% Adhäsionen	Autor
Hund (Verabreichung intravenös)	Kontrollen (23)	100	1
	Streptokinase (32)	47	1
	Streptokinase + Plasminogen (8)	25	1
Kaninchen (Verabreichung intra-peritoneal)	Kontrollen (20)	100	2
	Streptokinase (3)	100	2
	Streptokinase + Plasminogen (26)	38	2

Da bei der Bildung von Adhäsionen nekrobiotische Leukocyten, eine Folge der aseptischen oder infektiösen Entzündung, die Bildung von Adhäsionen fördern, wurde auch die topische Verabreichung einer *Streptokinase-Desoxyribonuclease-Mischung* versucht. LUTTWAK et al.[3] analysierten die Wirkung einer einmaligen oder wiederholten intraperitonealen Injektion von Streptokinase-Desoxyribonuclease auf experimentelle Talkgranulome und Adhäsionen. Instillation des Enzymes nach der Operation verhinderte die Entstehung von Granulomen und Adhäsionen während 8 Tagen. Durch wiederholte Injektion konnte die Bildung bis zu 21 Tagen hinausgeschoben werden.

Da es noch immer sehr zweifelhaft ist, ob die Verabreichung von Streptokinase allein einen aktivierenden Effekt auf die Fibrinolyse besitzt, so versuchten verschiedene Autoren, streptokinaseaktiviertes Plasminogen oder *Plasmin* direkt zu verabreichen. Die Überlegenheit dieser Methode über die Gabe von Streptokinase allein ging bereits aus der Arbeit von SHERRY et al.[1] hervor (Tab. 80). GUSTAVSSON et al.[2] produzierten bei Kaninchen eine ausgedehnte Scarifizierung des Peritoneums und beobachteten, daß nach der Gabe von Plasminogen + Streptokinase intraperitoneal nur 15% der Tiere Adhäsionen aufwiesen, während bei den Kontrolltieren und den streptokinasebehandelten Kaninchen 100% Adhäsionen entwickelten. Es besteht somit kein Zweifel, daß es heute wenigstens im Tierexperiment unter Ausnützung der neueren Forschungen über das Plasmin-System gelingt, durch enzymatische Eingriffe die Zahl der Adhäsionen bedeutend zu verringern. Es werden allerdings noch zahlreiche Experimente notwendig sein, bevor diese Beobachtungen auf den Menschen übertragen werden können.

F. Enzymologische Betrachtung der Blutgerinnung[4-6]

a) Blutgerinnung als multikatalytisches System

Es ist aufschlußreich, daß die ältere Generation der Gerinnungsforscher wie SCHMIDT, HAMMARSTEN, ARTHUS, MORAWITZ und NOLF die Blutcoagulation

---

[1] SHERRY, S., D. W. CALLAWAY u. R. FREIBERG: Proc. Soc. exp. Biol. (N. Y.) **90**, 1 (1955).

[2] GUSTAVSSON, E., et al.: Acta chir. scand. **109**, 327 (1955).

[3] LUTTWAK, E. M., J. D. FELDMAN u. Z. NEUMAN: Arch. Surg. **68**, 69 (1954).

[4] *M.*: BIGGS, R., u. R. G. MACFARLANE: Human Blood Coagulation. Oxford: Blackwell 1953. — STEFANINI, M., u. W. DAMESHEK: The Hemorrhagic Disorders. New York, N. Y. 1955.

[5] *Uer.*: WÖHLISCH, E.: Ergebn. Physiol. **43**, 174 (1940) — CHARGAFF, E.: Advanc. Enzymol. **5**, 31 (1945). — ASTRUP, T.: Advanc. Enzymol. **10**, 1 (1950). — SEEGERS, W. H.: Advanc. Enzymol. **16**, 23 (1955).

[6] *Hb.*: DYCKERHOFF, H.: In Handbuch der Enzymologie. Herausgegeben von F. F. NORD und R. WEIDENHAGEN, Bd. 1, S. 633. Leipzig: Akad. Verlagsges. 1940. — SEEGERS, W. H.: In The Enzymes. Edited by J. B. SUMNER and K. MYRBÄCK, Bd. I/2, p. 1106. New York N. Y.: Academic Press 1951.

zunächst als eine, dann als mehrere gekoppelte enzymatische Reaktionen auf-
faßten. Die Entwicklung der speziellen hämatologischen Methoden führte immer
mehr zu einer Ablösung der Gerinnungslehre von der Enzymologie. Heute besteht
jedoch wieder kein Zweifel mehr, daß es sich bei der Coagulation des Blutes um
ein aus mindestens drei Einzelsystemen zusammengesetztes multikatalytisches
System des extracellulären Raumes handelt. Die Gerinnung wird damit zu einem
Spezialfall der Proteolyse und die scheinbare Eigengesetzlichkeit der Gerinnungs-
forschung verliert ihre Existenzberechtigung. Die Schwierigkeiten bei der Abklärung der Blutgerinnung sind ähnlicher Art wie bei den übrigen proteolytischen
Systemen des extracellulären Raumes. In jedem Fall handelt es sich um komplexe Systeme, bei denen der Aktivitätsgrad vom Gleichgewichtszustand hem-
mender und fördernder Faktoren abhängig ist. Weiterhin handelt es sich um
einzelne Reaktionsstufen, die nicht hinter-, sondern nebeneinander ablaufen und
dadurch die Erfassung der Einzelkomponenten noch erschweren. Für die vorliegende, zusammenfassende Darstellung ist es von Vorteil, die Blutgerinnung in
fünf enzymatische Einzelsysteme zu gliedern (Tab. 81).

Tabelle 81. *Gerinnungsfaktoren*

Katalytisches System	Faktor	Natur	Synonyme
I. Aktivierung der Blut-Thrombokinase	Plättchenfaktor	? Proenzym	Thromboplastic cell component T. C. C. Platelet Ac Globulin Thromboplastinogenase
	Blut-Thrombokinase Faktor VIII	Enzym ? Kinase ? Cofaktor	Thromboplastin Antihämophiles Globulin Facteur antihémophilique A Thromboplastinogen Thromboplastic plasma component T. P. C. Platelet cofactor
	Faktor IX	? Kinase ? Cofaktor	Christmas factor Facteur antihémophilique B Plasma thromboplastin component P. T. C.
	Faktor X	? Kinase ? Cofaktor	
	Calciumionen	Anorganisches Komplement	Faktor IV
II. Aktivierung der Gewebs-Thrombokinase	Gewebefaktor Faktor V (u. VI)	? Proenzym ? Kinase ? Cofaktor	Labiler Faktor Proaccelerin Plasma accelerator globulin
	Faktor VII	? Kinase ? Cofaktor	Serum prothrombin conversion accelerator Proconvertin Stable factor Co-Thromboplastin
	Calciumionen	Anorganisches Komplement	Faktor IV
III. Aktivierung des Thrombins	Prothrombin Thrombokinase Thrombin	Proenzym Kinase Enzym	Faktor II Faktor III
IV. Fibrinogen-Fibrin-System	Fibrinogen Thrombin Anti-Thrombin Fibrin	Substrat Enzym Inhibitor Reaktions-produkt	Faktor I

b) Aktivierung der Thrombokinasen (Vorphase)

Die Aufgabe der Vorphase liegt in der Aktivierung der Thrombokinase, desjenigen Enzymes, das schließlich die Konversion von Prothrombin zu Thrombin katalysiert. Es besteht wenig Zweifel, daß es sich bei der Thrombokinase um eine Peptidase handelt, doch ist ihre Spezifität noch wenig abgeklärt. Der von NOLF und MORAWITZ eingeführte Ausdruck „Thrombokinase" sollte beibehalten werden, entspricht seine Bildung doch der bei multikatalytischen Systemen üblichen Nomenklatur. Die Bildung der *Plasma-Thrombokinase* erfolgt durch die Reaktion des Plättchenfaktors mit den Faktoren VIII, IX und X. Es ist z. Z. noch nicht ganz klar, ob es sich dabei um einen enzymatischen[1] oder einen stöchiometrischen Vorgang[2] handelt. Der Plättchenfaktor stammt aus den Thrombocyten. Es handelt sich dabei um ein Phospholipid mit relativ geringem Eiweißgehalt. Die Substanz wird beim Zerfall der Thrombocyten freigesetzt und löst damit die Gerinnung aus. Der Faktor VIII ist im Serum nicht mehr nachweisbar, da er bei der Gerinnung aufgebraucht wird. Dieser Faktor fehlt bei der Hämophilie A. Es ist noch nicht entschieden, ob dieser Faktor aktiv im Plasma vorkommt oder erst bei Berührung mit netzbaren Oberflächen aktiviert wird[3, 4]. Über die Natur der Faktoren IX und X liegen noch wenig Angaben vor. Cumarin-Derivate stören möglicherweise die Synthese des Faktor X in der Leber. Bei der Hämophilie B handelt es sich um einen genetisch bedingten Defekt in der Synthese des Faktors IX.

Zur Aktivierung der *Gewebsthrombokinase* ist ein Gewebsfaktor, die Faktoren V und VII, sowie Calcium notwendig. Die Gewebs-Thrombokinase ist viel aktiver als die Blut-Thrombokinase. Es handelt sich dabei um ein thermostabiles Lipoproteid[2], das möglicherweise bereits im Gewebe aktiviert werden kann. Gewebs-Thrombokinasen kommen in zahlreichen Organen und Körperflüssigkeiten vor, besonders in den Lungen, der Prostata, der Muttermilch, im Fruchtwasser und im Urin. Ein abnormer Übertritt dieser Thrombokinasen ist möglicherweise für gewisse Gerinnungsstörungen des Fibrinolyse-Types verantwortlich (vgl. S. 274).

Außer Aktivatoren kommen im Plasma auch gewisse *Hemmkörper* für die Bildung der Thrombokinase vor. Am bekanntesten ist das Antikephalin[5, 6], das möglicherweise bei der Flüssigerhaltung des Blutes in den Gefäßen eine Rolle spielt. Auch beim Heparin dürfte es sich um einen Inhibitor der Thrombokinase-Aktivierung handeln.

c) Aktivierung des Prothrombins (Erste Phase)[7]

Bei der Aktivierung des Prothrombins zum Thrombin handelt es sich sicher um einen *enzymatischen Prozeß*. Ähnlich wie beim Trypsin kann auch die Aktivierung des Thrombins spontan, autokatalytisch, unter der Einwirkung von Trypsin und durch Thrombokinasen erfolgen. Elektrophoretische Untersuchungen ergaben, daß das hochmolekulare Proenzym, Prothrombin, bei der Aktivierung in mehrere Komponenten zerfällt. Beim Prothrombin handelt es sich um ein Glykoproteid mit einem Molekulargewicht um 140 000. Bei der Aktivierung

[1] MILSTONE, H.: J. gen. Physiol. **31**, 301 (1948).
[2] QUICK, A. J.: Science **106**, 591 (1947).
[3] QUICK, A. J., u. E. EPSTEIN: J. appl. Physiol. **4**, 840 (1952).
[4] CHARGAFF, E.: Exp. Cell Res. Suppl. **1**, 24 (1949).
[5] TOCANTINS, L.: Amer. J. Physiol. **139**, 265 (1943).
[6] TOCANTINS, L.: Blood 1, 156 (1946).
[7] *Uer.*: WENCKERT, A.: Acta chir. scand. Suppl. **198** (1955). — LAKI, K.: Physiol. Rev. **54**, 730 (1954).

handelt es sich um eine Reaktion erster Ordnung mit einem p_H-Optimum zwischen 7,3 und 7,5 und einem Temperaturoptimum zwischen 37° und 39° C.

Von großer physiologischer Bedeutung sind die sog. *Anti-Thrombine*. Nach SEEGERS[1] sind verschiedene solche Thrombin-Inhibitoren zu unterscheiden. Das Anti-Thrombin I war keine Substanz, sondern wurde durch die Adsorption von Thrombin an Fibrin vorgetäuscht. Das Anti-Thrombin II ist ein noch umstrittener Inhibitor, der ähnlich wie Heparin das Thrombin inaktiviert. Die interessanteste Substanz dieser Gruppe ist das Anti-Thrombin III von ASTRUP[2]. Es handelt sich dabei nicht, wie aus der falschen Namengebung hervorzugehen scheint, um einen Antikörper, sondern vielmehr um einen typischen natürlichen Peptidase-Inhibitor, der mit dem Thrombin in eine irreversible Komplexbindung einzugehen vermag. Die Anti-Thrombine besitzen eine wichtige physiologische Aufgabe. Im normalen Plasma kommen etwa 300 Prothrombin-Einheiten per ml vor, die durch die Thrombokinase in 300 Thrombin-Einheiten per ml umgewandelt werden können. Gemäß Definition katalysieren diese innerhalb 15 min die Konversion von 300 mg Fibrinogen in Fibrin. Diese Berechnung zeigt, daß 10 ml Blut genügen, um das gesamte im Körper vorliegende Fibrinogen zu gerinnen. Die außerordentlich feine Dosierung, mit der die Gerinnung unter physiologischen Verhältnissen abläuft, macht es wahrscheinlich, daß den Thrombin-Inhibitoren bei der Regulation eine wichtige Aufgabe zufällt.

d) Fibrinogen-Fibrin-Reaktion[3]

Bereits SCHMIDT[4, 5] betrachtete das Thrombin („Fibrinferment") als ein eiweißspaltendes Enzym. Sein Molekulargewicht liegt um 80000, doch gelang eine Reindarstellung bisher noch nicht. Die Wirksamkeit des Thrombins ist außerordentlich groß, vermag es doch etwa 100000mal sein eigenes Gewicht an Fibrinogen abzubauen[6]. Die Reaktion erster Ordnung hat ihr p_H-Optimum zwischen 7 und 7,2. Daß es sich beim Thrombin sicher um eine Peptidase handelt, geht daraus hervor, daß bei der Umwandlung des Fibrinogens zum Fibrin Aminosäuren abgespalten werden[7].

e) Coagulopathien

Bei den Gerinnungsstörungen ist grundsätzlich zwischen den angeborenen und den erworbenen zu unterscheiden. Im Prinzip kann das Fehlen jedes beliebigen Faktors zu einem Ausfall der Coagulation und damit einer hämorrhagischen Diathese führen. Die wichtigsten Defekte wurden auf Tab. 82 zusammengestellt. Da die Gerinnungsfaktoren als Bestandteile von Enzym-Systemen fungieren, ist es gerechtfertigt, beim Fehlen von einer Hyp- oder Anenzymie zu sprechen (vgl. S. 96).

Tabelle 82. *Hereditäre und erworbene Gerinnungsstörungen infolge Fehlens eines bestimmten Faktors* (Anenzymie)

Fehlender Faktor	Erbkrankheit	Erworben (Phänokopie)
Fibrinogen .	Hereditäre Afibrinogenämie	Fibrinolyse
Prothrombin	Hereditäre Hypoprothrombinämie	K-Hypovitaminose Leberschädigung
Faktor V	Parahämophilie	Leberschädigung Purpura fulminans
Faktor VII .	sehr selten	K-Hypovitaminose Leberschädigung
Faktor VIII	Hämophilie A	?
Faktor IX .	Hämophilie B	?

[1] SEEGERS, W. H., R. I. McCLAUGHTY u. J. L. FAHEY: Blood **5**, 421 (1950).
[2] ASTRUP, T., u. S. DARLING: Acta physiol. scand. **4**, 293 (1942).
[3] *Uer.*: SHERRY, S., W. TROLL u. H. GLUECK: Physiol. Rev. **34**, 736 (1954).
[4] SCHMIDT, A.: Zur Blutlehre. Leipzig: Vogel 1892.
[5] SCHMIDT, A.: Weitere Beiträge zur Blutlehre. Wiesbaden: Bergmann 1895.
[6] FERRY, J. D., u. P. R. MORRISON: J. Amer. chem. Soc. **69**, 388 (1947).
[7] LORAND, L., u. W. R. MIDDLEBROOK: Biochem. J. **52**, 196 (1952).

Siebentes Kapitel

Wirkung exogener Noxen

A. Lokale defensive Reaktionen

a) Stoffwechsel und Enzymprofil der Leukocyten[1]

i. Energiestoffwechsel

Die Hauptaufgabe der Leukocyten liegt in ihrer Abwehrfunktion gegen exogene Noxen. Sie sind daher mit verschiedenen *Abwehrmechanismen* ausgerüstet, die eine Inaktivierung, Abtötung und Verdauung von toxischen Substanzen ermöglichen. Von einem physiologischen Gesichtspunkt aus können diese mannigfachen biologischen Aufgaben in drei Kategorien eingeteilt werden: elementare, katabolische und synthetische. Unter den Elementarprozessen verstehen wir alle jene Stoffwechselvorgänge, die einzig der Erhaltung der Vitalität der Leukocyten während ihrer beschränkten Lebensdauer von 24—48 Std. dienen, also das, was wir als den Energiestoffwechsel bezeichnen. Unter den synthetischen Aufgaben steht an erster Stelle die Produktion verschiedener Eiweiße, darunter auch der Antikörper. Von besonderer biologischer Wichtigkeit sind jedoch die katalytischen Funktionen, die den Zellen ermöglichen, Eiweiße und andere toxische Produkte exogenen Ursprunges zu inaktivieren und zu eliminieren.

Als erstes ist die Frage zu entscheiden, ob die Leukocyten überhaupt einen *Energiestoffwechsel* besitzen, oder ob sie — in Anbetracht ihrer kurzen Lebensdauer — während der Reifung im Knochenmark und in den lymphatischen Organen genügend energiereiche Bindungen speichern, um davon leben zu können[2]. Die alte Beobachtung, wonach in diesen Zellen Glykogen nachgewiesen werden kann[3], spricht dafür, daß sie einer Glykogensynthese und wahrscheinlich auch des Abbaues fähig sind. Untersuchungen mit der Warburg-Technik zeigten, daß der Kohlenhydratstoffwechsel

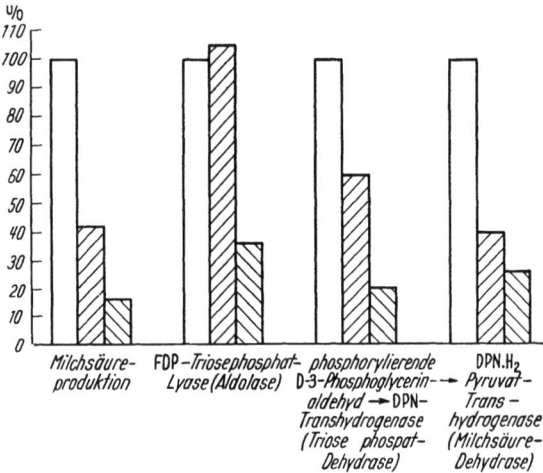

Abb. 72. Änderungen im Enzymprofil der Leukocyten bei der myeloischen und lymphatischen Leukämie (nach VALENTINE[4]).

☐ normal, ▨ myeloische Leukämie, ◫ lymphatische Leukämie

[1] *Uer.:* SIERACKI, J. C.: Ann. N. Y. Acad. Sci. **59**, 690 (1955). — MARTIN, S. P., u. G. D. McKINNEY: Ann. N. Y. Acad. Sci. **59**, 996 (1955). — VALENTINE, W. N.: Ann. N. Y. Acad. Sci. **59**, 1003 (1955). — BECK, W. S., u. W. N. VALENTINE: Cancer Res. **13**, 309 (1953). — LAWRENCE, J. S.: J. Amer. med. Ass. **157**, 1212 (1955). — FRITZE, E.: Dtsch. med. Wschr. **1956**, 601. — VALENTINE, W. N.: Blood **6**, 845 (1951). — Leucocytic Functions. Edited by R. W. MINER. Ann. N. Y. Acad. Sci. **59**, 665 (1955).

[2] *Uer.:* BECK, W. S., u. W. N. VALENTINE: Cancer Res. **12**, 818 (1952). — REMMELE, W.: Acta haemat. (Basel) **13**, 103 (1955).

[3] RANVIER, L.: Anatomie générale. Progrès médical. Paris 1877.

[4] VALENTINE, W. N.: Ann. N. Y. Acad. Sci. **59**, 1003 (1955).

recht aktiv ist[1] und besonders die hohe aerobe Glykolyse auffällt[2,3]. Die meisten glykolytischen Intermediärprodukte und Enzyme wurden in den Leukocyten nachgewiesen[4]. Eine interessante Frage ist diejenige nach dem Energiestoffwechsel der normalen Leukocyten im Vergleich zu leukämischen Zellen[5-7]. Wie aus den wenigen vorliegenden Untersuchungen hervorgeht (Abb. 72), ist die Milchsäureproduktion (Glykolyse) bei den leukämischen Zellen vermindert. Damit parallel kommt es zu beachtlichen Verschiebungen im glykolytischen Enzymprofil. Auch zwischen den Zellen der lymphatischen und myeloischen Leukämie sind Stoffwechselunterschiede nachweisbar.

ii. Peroxydase-Aktivität der myeloischen Zellen[8,9]

SCHÖNBEIN beobachtete im Jahre 1855, daß pflanzliche und tierische Gewebe Wasserstoffperoxyd und andere Peroxyde „aktivieren", wodurch zugesetzte Guajaktinktur blau gefärbt wird. Im Prinzip handelt es sich dabei um die Reaktion

$$H_2A + H_2O_2 \rightarrow 2H_2O + A,$$

wobei A einer ganzen Reihe von verschiedenen Substraten entsprechen kann. RAUDNITZ[10] erbrachte den Nachweis, daß zwei verschiedene Enzymtypen diese Reaktion katalysieren: die Peroxydasen und Katalasen. Im Falle der Katalasen kann A als O_2 gesetzt werden, während alle übrigen Substrate von Peroxydasen gespalten werden. Solche unspezifische Peroxydasen kommen in zahlreichen Organen und Geweben vor, darunter auch in den Zellen der myeloischen Reihe. Diese Enzyme werden daher auch als „Myeloperoxydasen" oder — wegen ihrer grünen Farbe — als „Verdoperoxydasen" bezeichnet. Eine solche Verdoperoxydase wurde aus dem Enpyem eines Patienten mit myeloischer Leukämie isoliert[10]. Etwa 1—2% des gesamten Trockengewichtes der myeloischen Zellen bestehen aus Peroxydase[11]. Die typische Farbe der Chlorome ist auf den hohen Gehalt der myeloischen Zellen an diesem Enzym zurückzuführen. Die unspezifischen Peroxydasen besitzen ein weites Substratspektrum, das Monoamine, Diamine, Phenole, Diphenole, aromatische Säuren, Leukofarbstoffe und kompliziertere organische Verbindungen wie Ascorbinsäure und Aminosäuren umfaßt. Dasselbe Enzym kommt auch in der Schilddrüse vor und vermag Jodide in die atomare Form überzuführen. Eine kristalline Darstellung des Enzymes gelang wiederholt und zeigte, daß es sich bei der prosthetischen Gruppe um ein eisenhaltiges Hämin handelt.

Die *biologische Bedeutung* des Enzymes ist noch unklar. Infolge Ähnlichkeit des Absorptionsspektrums der Peroxydase und des Cytochrom a wurde einige Zeit angenommen, daß das Enzym bei der Zellatmung eine Rolle spielt[12,13]; diese Auffassung wird aber von anderer Seite bezweifelt. DELAUNAY et al.[14] glauben,

[1] BECK, W. S., u. W. N. VALENTINE: Cancer Res. **12**, 818 (1952).
[2] KEMPNER, W.: J. clin. Invest. **18**, 291 (1939).
[3] MARTIN, S. P., et al.: J. clin. Invest. **33**, 358 (1954).
[4] WAGNER, R., u. A. YOURKE: Arch. Biochem. **44**, 415 (1953).
[5] VALENTINE, W. N.: Ann. N. Y. Acad. Sci. **59**, 1003 (1955).
[6] BECK, W. S., u. W. N. VALENTINE: Cancer Res. **12**, 823 (1952).
[7] BECK, W. S., u. W. N. VALENTINE: Cancer Res. **13**, 309 (1953).
[8] *Hb.*: THEORELL, H.: In The Enzymes. II/1, p. 397. Edited by J. B. SUMNER and K. MYRBÄCK. New York N. Y.: Academic Press 1951.
[9] *Uer.*: THEORELL, H.: Advanc. Enzymol. **7**, 265 (1947). THEORELL, H.: Advanc. Enzymol. **3**, 137 (1943).
[10] RAUDNITZ, R.: Zbl. Physiol. **12**, 790 (1899).
[11] AGNER, K.: Acta physiol. scand. **2**, Suppl. 8, 1941.
[12] AGNER, K.: Nature (Lond.) **159**, 271 (1947).
[13] AGNER, K.: Fed. Proc. **8**, 178 (1949).
[14] DELAUNAY, A., J. LEBRUN u. M. BARBER: Nature (Lond.) **163**, 774 (1951).

daß das Enzym in Beziehung zur Motilität der Neutrophilen steht. Es ist interessant, daß die Peroxydase ausschließlich in myeloischen Zellen nachweisbar ist,
und zwar vorwiegend in den ausgereiften neutrophilen Leukocyten. Das Enzym
fehlt in allen frühen Entwicklungsstadien und in den Zellen der lymphatischen
Reihe. Diese Eigentümlichkeit wird oft zur Differentialdiagnose myeloischer und
lymphatischer Leukämien herangezogen. Weiterhin erleichtert die Reaktion die
Identifizierung der Entwicklungsstufe einzelner Zellen.

iii. Cytochrom-Oxydase und Succinat-Dehydrogenasen

Durch histochemische Reaktionen kann ein wichtiges Enzym der Endoxydation, die Cytochrom-Oxydase, auch labile oder G. Nadi-Oxydase genannt, in Blutzellen nachgewiesen werden. In den Leukocyten ist die Aktivität — wie bei der
hohen aeroben Glykolyse zu erwarten ist — gering[1]. Normale und leukämische
Zellen lassen sich auf Grund der Nadi-Reaktion nicht unterscheiden. Hingegen
weisen Zellen aus entzündlichen Exsudaten eine besonders intensive Aktivität auf,
und zwar sowohl die Neutrophilen als auch die Lymphocyten[2]. Die Entwicklung
einer histochemischen Technik zum Nachweis der Dehydrogenasen erlaubt heute
auch das Studium dieser Enzyme in Blutzellen. Die Succinat-Dehydrogenase
findet sich in allen ausgereiften Elementen, tritt jedoch erst beim Übergang der
Myeloblasten zu Myelocyten in Erscheinung. Bei Infektionen nimmt die Enzymaktivität der Zellen sowohl im peripheren Blut als auch in Exsudaten zu[3].

iV. Proteolytische Enzyme

Mit der Entdeckung der Phagocytose stellte sich die Frage nach der Biochemie
dieses Vorganges. METCHNIKOFF[4] äußerte sich im Jahre 1893 dazu wie folgt:
"I have always openly acknowledged that the questions as to what substances
within the phagocytes harm and destroy the microbes is still quite undecided.
They may be ferments, digestive or otherwise, or they may be substances, acid
or alkaline, completely different from ferments. We shall have to find new and
more perfect methods before being able to solve the delicate problem." Es war
naheliegend, die Phagocytose mit der Verdauung zu vergleichen, und so findet
man häufig als Erklärung die Annahme einer intracellulären Digestion. Es liegt
denn auch bereits in der älteren Literatur eine größere Zahl von Untersuchungen
über „tryptische" und „peptische" Enzyme der weißen Blutkörperchen vor. Als
Beispiele seien die „Leukoprotease"[5], das „tryptische Enzym"[6] und ein Kathepsin[7]
erwähnt. Eine Literaturzusammenstellung dieser älteren Arbeiten gaben MER-
TEN und WINSCHUH[8] und BARNES[9]. Nach neueren Untersuchungen kommt sicher
eine Glycylglycin-Dipeptidase[4], eine Tripeptidase[4] (Glycylglycylglycin) und eine
Glycyl-L-Leucin-Dipeptidase[10] in den Leukocyten vor.

---

[1] HOFFMANN, G. T., A. ROTTINO u. K. G. STERN: Blood **6**, 1051 (1951).

[2] WACHSTEIN, M.: Ann. N. Y. Acad. Sci. **59**, 1052 (1955).

[3] WACHSTEIN, M.: Proc. Soc. exp. Biol. (N. Y.) **73**, 306 (1950).

[4] METCHNIKOFF, E.: Lectures on Comparative Pathology of Inflammation. London 1893.

[5] OPIE, E. L.: Physiol. Rev. **2**, 552 (1922).

[6] FIESSINGER, N.: Les Ferments des Leucocytes en Physiologie et Thérapeutique générale.
Paris: Masson 1923.

[7] MORRIS, R. S., u. T. R. BOGGS: Arch. intern. Med. 8, 806 (1911).

[8] MERTEN, R., u. M. WINSCHUH: Z. Vitamin-, Hormon-, Fermentforsch. 1, 351 (1947).

[9] BARNES, J. M.: Brit. J. exp. Path. **21**, 264 (1940).

[10] FLEISHER, G. A.: Arch. Biochem. **61**, 119 (1956).

V. Esterasen

Über das Verhalten der *alkalischen Phosphatase*[1-4] liegt eine größere Zahl von Untersuchungen vor. Etwa ein Drittel aller Neutrophilen weist in der Granula eine intensive Enzymreaktion auf, während alle übrigen Elemente des zirkulierenden Blutes eine negative Reaktion geben. Bei der Untersuchung des Knochenmarkes fällt die geringe Aktivität der Myeloblasten und die langsame Zunahme des Enzymes in den Neutrophilen während der Reifung auf[5,6]. Ob die Intensität der Reaktion in den einzelnen Zellen ein Maß für ihr Alter ist, kann z. Z. nicht entschieden werden. Im großen ganzen verhält sich die alkalische Phosphatase ähnlich wie die Peroxydase. Die alkalische Phosphatase ist ausschließlich in der neutrophilen Granula lokalisiert[7]. Die intensive, bei schlechter Durchführung der Technik beobachtete Kernreaktion ist als Artefakt zu interpretieren[1]. Bei Infekten die zu einer Leukocytose führen, nimmt die Zahl der phosphatase-positiven Zellen abrupt zu, um bald alle Neutrophilen zu erfassen[2]. Dasselbe wird auch in entzündlichen Exsudaten beobachtet. Bei Neoplasien der blutbildenden Zellen, besonders bei der myeloischen Leukämie, nehmen im Gegensatz dazu die enzympositiven Zellen ab[8]. Die histochemische Reaktion für die alkalische Phosphatase erlaubt somit eine biochemische Differenzierung zwischen entzündlichen und neoplastischen Reaktionen der myeloiden Zellen. Bei drei Fällen einer Lymphogranulomatose wurde interessanterweise die entzündliche und nicht die neoplastische Reaktion beobachtet[9]. Die Trennung der verschiedenen cellulären Elemente des Blutes mit der Methode der fraktionierten Zentrifugierung erlaubt eine chemische Analyse des Enzymprofiles dieser Zellen. Die interessanten Untersuchungen von CRAM und ROSSITER[10] zeigten, daß die Neutrophilen über 1000mal soviel alkalische Phosphatase enthalten als das Plasma. Weitere biochemische Untersuchungen über das Verhalten der Phosphomonoesterase vom Typus I (alkalische Phosphatase) unter verschiedenen experimentellen Bedingungen finden sich bei HAIGHT und ROSSITER[11], VALENTINE und BECK[12], VALENTINE et al.[13], WILLIAMS und MENDEL[8] und WAGNER und YOURKE[14].

Die Methoden zum histochemischen Nachweis der *sauren Phosphatase* sind noch immer unbefriedigend, so daß z. Z. noch keine sicheren Angaben über eine leukocytäre Lokalisation dieses Enzymes gemacht werden können. Bisher liegen erst wenige analytische Untersuchungen vor[8,11,12,14].

Mit chemisch-analytischen Methoden wurde auch eine *Nucleotidase* in den weißen Blutzellen nachgewiesen[15], doch liegen noch keine Angaben über deren Lokalisation vor.

Lipasen kommen nach Untersuchungen mit der Tweenmethode[16] nicht in Leukocyten vor[17]. In gewissen Elementen des Reticuloendothels, etwa den Kupfferschen Sternzellen, wird jedoch gelegentlich eine positive Reaktion beobachtet[17]. Die alte Frage, ob in den Lymphocyten Lipasen vorkommen[18], kann noch immer nicht sicher entschieden werden. Bei der Verwendung von chromogenen Substraten, etwa Chloracylestern, gelingt es, ein esterolytisches Enzym in allen myeloischen Elementen mit Ausnahme der Myeloblasten nachzuweisen[19]. Diese histochemischen Methoden erfassen wahrscheinlich auch die Cholinesterasen. Mit einer spezifischen Methode für Cholinesterasen gelang es ebenfalls ein solches Enzym in menschlichen Leukocyten nachzuweisen[20,21]. HARDIN et al.[22] untersuchten das Verhalten der Lipase und Cholinesterase[20]

[1] WACHSTEIN, M.: Ann. N. Y. Acad. Sci. **59**, 2052 (1955).
[2] WACHSTEIN, M.: J. Lab. clin. Med. **31**, 1 (1946).
[3] RHEINGOLD, J. J., u. G. B. WISLOCKI: Blood **3**, 641 (1948).
[4] STORTI, E., S. PERUGINI u. V. ROSSI: Medicina (Parma) **3**, 333 (1953).
[5] WISLOCKI, G. B., u. E. W. DEMPSEY: Anat. Rec. **96**, 249 (1946).
[6] WISLOCKI, G. B., H. BUNTING u. E. W. DEMPSEY: Anat. Rec. **98**, 527 (1947).
[7] KAPLOW, L. S.: Blood **10**, 1023 (1955).
[8] WILLIAMS, M. J., u. J. L. MENDEL: Texas Rep. biol. Med. **12**, 429 (1954).
[9] RICHTERICH, R.: Unveröffentlichte Beobachtung.
[10] CRAM, D. M., u. L. J. ROSSITER: Canad. J. Res. **27**, 290 (1949).
[11] HAIGHT, W. F., u. R. J. ROSSITER: J. Hematol. **5**, 267 (1950).
[12] VALENTINE, W. N., u. W. S. BECK: J. Lab. clin. Med. **38**, 39 (1951).
[13] VALENTINE, W. N., et al.: J. Lab. clin. Med. **44**, 219 (1954).
[14] WAGNER, R., u. A. YOURKE: Arch. Biochem. **54**, 174 (1955).
[15] SWENSEID, M. E., P. E. WRIGHT u. H. BETHELL: J. Lab. clin. Med. **40**, 515 (1952).
[16] RICHTERICH, R.: Acta anat. (Basel) **14**, 263 (1952).
[17] RICHTERICH, R.: Acta anat. (Basel) **14**, 342 (1952).
[18] BERGEL, S.: Beitr. path. Anat. allg. Path. **73**, 404 (1925).
[19] GOMORI, G.: J. Histochem. Cytochem. **1**, 469 (1953).
[20] DENNY, G. H., u. D. D. HAGERMAN: Science **123**, 987 (1956).
[21] PHILIPPU, A. J.: Amer. J. Physiol. **184**, 145 (1956).
[22] HARDIN, E. B., et al.: Amer. J. med. Sci. **229**, 397 (1955).

der Leukocyten und Erythrocyten bei verschiedenen Krankheiten mit analytisch-chemischen Methoden.

Untersuchungen mit analytischen Methoden ergaben, daß auch *β-Glucuronidase*[1] in Leukocyten vorkommt und unter abnormen Verhältnissen beträchtlichen Schwankungen unterworfen ist. Mit histochemischen Methoden gelang die Lokalisation des Enzymes bisher nicht. Da auch Glucuronsäure in Leukocyten vorkommt[2], wurde die Frage aufgeworfen, ob diese Elemente bei der Entgiftung von Phenolen durch Glucuronsäure-Esterbildung beteiligt seien.

Es ist unwahrscheinlich, daß *Hyaluronidase* in weißen Blutzellen vorkommt[3]. Die Leukocyten weisen hingegen eine hohe Konzentration an *Lysozym* auf[4].

Aus diesen Einzelbeobachtungen geht hervor, daß die Leukocyten ein qualitativ und quantitativ reiches und differenziertes Enzymprofil aufweisen. Für eine biologische Interpretation der Aufgabe der einzelnen Enzyme liegen aber noch nicht genügend Unterlagen vor.

b) Entzündliche Reaktion[5,6]

i. Reaktive Veränderungen

Wenn immer ein Fremdkörper, sei er exogenen oder endogenen Ursprunges, im Gewebe abgelagert wird, so kommt es zu einer charakteristischen Reaktion der Gefäße und Leukocyten, die bald als Entzündung bald als reaktive oder defensive Veränderung bezeichnet wird. Je nach Reiz variiert die Reaktion qualitativ und quantitativ, doch folgt sie in jedem Falle gewissen Grundprinzipien, die eine unitaristische Auffassung dieses Geschehens rechtfertigen. Die „Entzündung" war ursprünglich ein rein pathologisch-anatomischer Begriff, und erst in den letzten Jahren beginnen sich auch die Biochemiker mit einer Analyse der dabei auftretenden Alterationen des Zellstoffwechsels zu beschäftigen. Jede Gewebsreaktion beginnt mit einer Zellschädigung, ist also zunächst ein intracelluläres Ereignis. Diese Alteration kann verschiedener Art sein, und richtet sich in erster Linie nach der Natur des Agens. Die Störung im Stoffwechsel der Zellen hat zur Folge, daß auch die unmittelbare Umgebung beeinflußt wird. Es ist wahrscheinlich, daß es zu ähnlichen Vorgängen wie beim anaphylaktischen Geschehen kommt, das heißt durch die Aktivierung von Peptidasen werden Polypeptide freigesetzt. Diese Eiweiße sind toxischer Natur und verursachen einen Teil der typischen Gewebsveränderungen bei der Entzündung. Die Untersuchungen von Menkin machen es wahrscheinlich, daß mindestens sechs solche Substanzen durch Peptidasen freigesetzt werden und aus der Zelle in das Gewebe übertreten. Wenn auch der Versuch, jedes Symptom bei der Entzündung auf einen einzigen Faktor zurückzuführen, kritisiert werden kann, so ist es doch wahrscheinlich, daß aus der geschädigten Zelle in die Umgebung übertretende Stoffwechselprodukte für die meisten Manifestationen verantwortlich sind.

ii. «Forces curatives de l'organisme»

Unter diesem Titel hielt Metchnikoff in Odessa seinen berühmten Vortrag über die Bedeutung der Phagocytose im Abwehrsystem des Organismus. Damit begann auch der Streit zwischen den Anhängern der cellulären und humoralen

[1] Rossiter, R. J., u. E. Wong: Blood 5, 864 (1950).

[2] Rheingold, J. J., u. G. B. Wislocki: Blood 3, 641 (1948).

[3] Ludany, G., u. L. Perenyl: Experientia (Basel) 11, 71 (1955).

[4] Flanagan, P., u. F. Lionetti: Blood 10, 497 (1955).

[5] *M.:* Jasmin, G., u. A. Roberts: The Mechanism of Inflammation. Acta, Montreal 1953. — Menkin, V.: Biochemical Mechanisms in Inflammation. 2nd edition. Springfield, Ill.: Thomas 1956.

[6] *Uer.:* Cellular Metabolism and Infections. Edited by E. Racker. New York, N. Y.: Academic Press 1954. — Menkin, V.: Science 123, 527 (1956). — Menkin, V.: Medizinische 1956, Nr. 15, 557. — Dubos, R. J.: Bull. N. Y. Acad. Med. 31, 5 (1955). — Dubos, R.: Lancet 1955, 1. — Menkin, V.: Internat. Arch. Allergy appl. Immunol. 4, 131 (1954).

Abwehrreaktionen. Nach dem Triumphzug der Immunologie während der letzten 50 Jahre wird heute den cellulären Faktoren langsam wieder mehr Beachtung geschenkt. Dabei denkt man weniger an die Phagocytose allein, als an die Gesamtheit der biochemischen Veränderungen, die die Resistenz des Organismus fördern. Seit der Beobachtung von ZIEGLER im Jahre 1892 ist bekannt, daß Phagocytose nicht gleichbedeutend mit Tötung ist, ja daß sich gewisse Mikroorganismen selbst in phagocytiertem Zustand zu teilen vermögen. Die differenzierende Wirkung der Phagocytose geht etwa daraus hervor, daß coagulase-positive Staphylokokken sich in den Leukocyten vermehren, während die nicht-pathogenen, coagulase-negativen Zellen durch die Phagocytose getötet werden. Eine besonders wichtige Rolle spielt die Phagocytose bei der Verschleppung von Tuberkelbacillen.

Man nimmt heute an, daß die Wirkung der Leukocyten auf Infektionserreger dreifacher Natur ist: Inaktivierung durch unspezifische und spezifische Antikörper, Bactericidie und Bacteriostase durch physiologische Stoffwechselprodukte und Abtötung durch Phagocytose. Als gutes Beispiel für die Gruppe der unspezifischen immunologischen Abwehrmechanismen sei das Properdin erwähnt[1, 2], das als lokal gebildeter und lokal wirksamer Antikörper aufgefaßt wird. Über die lokal synthetisierten bactericiden Substanzen, die „körpereigenen Antibiotica" liegen noch wenig Untersuchungen vor. Es ist jedoch denkbar, daß Enzyme aus den geschädigten Zellen oder den Leukocyten austreten und Mikroorganismen angreifen. Das grüne Pigment, die „Verdoperoxydase" des Eiters, die wahrscheinlich erst nach dem Tod der Leukocyten in die Umgebung übertritt, ist ein Häminderivat und dissoziiert ähnlich wie das Hämoglobin. Für das dissoziierte Hämoglobin wurde aber gezeigt, daß dieses eine bakteriostatische Wirkung besitzt. Ein weiteres Enzym, das in hoher Konzentration in den Leukocyten vorliegt und möglicherweise bei der lokalen Bakteriostase eine Rolle spielt, ist das Lysozym.

Eine biochemische Deutung der sich bei der Phagocytose abspielenden Vorgänge gelang noch nicht. METCHNIKOFF[3] schlug zwei alternative Mechanismen vor, die diese Aufgabe bewältigen könnten. Er beobachtete mittels Litmus, daß Vacuolen, die phagocytierte Elemente enthalten, eine saure Reaktion aufwiesen. Wir fassen diese Veränderung heute als Manifestation der gesteigerten Glykolyse auf. Immerhin ist bekannt, daß zahlreiche Mikroorganismen gegen Säure stark empfindlich sind und auf diese Weise möglicherweise abgetötet werden. METCHNIKOFF postulierte auch Enzyme, sog. „Cytasen", die direkt die Mikroorganismen abbauen. Diese Enzyme sind vielleicht mit den bereits besprochenen Peptidasen zu identifizieren, doch ist zur Zeit nicht bekannt, ob diese lebende Mikroorganismen anzugreifen vermögen.

iii. Biochemische Alterationen im Entzündungsgebiet

SCHADE[4] machte als erster darauf aufmerksam, daß es bei der lokalen Entzündung zu einer progressiven Acidose kommt. Da es, wie BORREL[5] bereits im Jahre 1893 zeigt, bei jeder Entzündung zunächst zu einer neutrophilen Leukocytose kommt, die später von einer Lymphocytose abgelöst wird, ist die lokale Ansäuerung auf eine durch die Leukocyten verursachte Änderung der Stoffwechselvorgänge zurückzuführen. Die Acidose ist wahrscheinlich eine Folge der exzes-

---

[1] PILLEMER, L., et al.: Science **122**, 545 (1955).
[2] PILLEMER, L., et al.: Science **121**, 732 (1955).
[3] METCHNIKOFF, E.: Lectures on Comparative Pathology of Inflammation. London 1893.
[4] SCHADE, H., P. NEUKIRCH u. A. HALPERT: Z. exp. Med. **24**, 11 (1921).
[5] BORREL, A.: Ann. Inst. Pasteur **7**, 593 (1893).

siven Glykolyse der Leukocyten, die zu einer lokalen Anhäufung von Milchsäuer führt[1]. Die Menge der Milchsäure kann dabei bis zu 200 mg per 100 ml Eiter betragen und die Wasserstoffionenkonzentration kann auf ein p_H 5,3 absinken. Diese lokale Ansäuerung hat indirekt verschiedene Konsequenzen. Zunächst hat Säure einen deutlichen bactericiden Effekt. Dies wird etwa durch die Beobachtung von FAUCONNIER[2] illustriert, der nach Neutralisation der sauren Amnionflüssigkeit mit Alkali eine erhöhte Infektbereitschaft gegenüber Influenzaviren beobachtete. Weiterhin führt ein Absinken des p_H unter 6, wie MENKIN[3] zeigte, zu einer Auflösung der neutrophilen Granulocyten. Diese werden nekrobiotisch, desintegrieren und setzen intracelluläre Peroxydasen frei, die dem Granulocyteneiter seine typische Farbe verleihen und möglicherweise auch eine bactericide Wirkung besitzen. Gleichzeitig mag es zur Freisetzung und Aktivierung von proteolytischen Enzymen kommen, die bei der Wundreinigung eine wichtige Aufgabe erfüllen. Völlig andersartig ist der Verlauf beim „kalten Absceß", bei der Tuberkulose, wo der Eiter alkalisch bleibt und spezifische Abbauprodukte der säurefesten Stäbchen Anlaß zu den charakteristischen morphologischen Veränderungen geben[4].

Es ist seit langem bekannt, daß die Stoffwechsellage des Wirtes einen Einfluß auf den Ablauf einer Infektion ausübt. Das bekannteste Beispiel dieser Art ist die Staphylo- und Streptokokkenanfälligkeit der Diabetiker. Diese Frage der „Disposition" zu Infekten ist bisher noch kaum der Analyse zugänglich, doch liegen vereinzelte Beobachtungen vor, die dafür sprechen, daß die entzündliche Reaktion von der Stoffwechsellage des Wirtorganismus abhängig ist. So führt die Verabreichung von Glucose zu einer gesteigerten lokalen Acidose, während andererseits alloxandiabetische Kaninchen ihre Fähigkeit verlieren, Pneumokokken abzutöten[5].

c) Lysozym[6]

i. Zur Entdeckung[7]

Die antibakterielle Wirkung von Körpersäften und Gewebsextrakten ist seit vielen Jahren bekannt und doch gelang es bis heute nur in einzelnen Fällen, die Natur und die Bildungsstätte dieser „physiologischen Antibiotica" zu identifizieren. Eine der wenigen Substanzen, die in diesem Zusammenhang bereits recht eingehend erforscht wurde, ist das Lysozym. Die ältesten Beobachtungen über einen Stoff, der Bakterien auflöst, wurden anfangs dieses Jahrhunderts gemacht. LASCHTSCHENKO[8] berichtete im Jahre 1909, daß Hühnereiweiß den Bacillus subtilis (Heubacillus) auflöst. Wenig später beobachtete SUZUKI[9] die Lyse von Mikrokokkenkulturen durch Leukocytenextrakte und BLOOMFIELD[10] die Zersetzung von Sarcinen durch Speichel. Es war jedoch FLEMING[11,12], heute bekannter durch die Entdeckung des Penicillins, der im Jahre 1922 das Phänomen der Mikrokokken-Lyse durch Körpersäfte eingehend zu studieren begann. Er zeigte, daß es sich beim aktiven Prinzip wahrscheinlich um ein Enzym handelt und

---

[1] MENKIN, V., u. C. R. WARREN: Amer. J. Path. 13, 25 (1937).
[2] FAUCONNIER, B.: Ann. Inst. Pasteur 88, 96 (1955).
[3] MENKIN, V.: Ann. N. Y. Acad. Sci. 59, 956 (1955).
[4] ROULET, F.: Klin. Wschr. 1949, 41.
[5] RICHARDSON, R.: J. clin. Invest. 19, 239 (1940).
[6] *Uer.:* THOMPSON, R.: Arch. Path. 30, 1096 (1940).
[7] *Uer.:* FLEMING, A.: Lancet 1929, 217.
[8] LASCHTSCHENKO, P.: Z. ges. Hyg. 64, 419 (1909).
[9] SUZUKI, S.: Arch. Hyg. 74, 345 (1911).
[10] BLOOMFIELD, A.: Bull. John Hopk. Hosp. 30, 317 (1919).
[11] FLEMING, A.: Proc. roy. Soc. B. 93, 306 (1922).
[12] FLEMING, A., u. V. ALLISON: Brit. J. exp. Path. 3, 252 (1922).

bezeichnete den Faktor als Lysozym. In den letzten Jahren wurde diesem Enzym erneut besonderes Interesse entgegengebracht.

ii. Zum Wirkungsmechanismus

FLEMING[1,2] begann seine Arbeiten mit dem Studium der lytischen Wirkung von Hühnereiweiß auf einen Mikrococcus, den er als Micrococcus lysodeicticus bezeichnete. Dieser Modellversuch wird heute noch zur Analyse der Eigenschaften und der Kinetik des Lysozyms verwendet. Beim Lysozym handelt es sich um ein Protein oder Polypeptid mit einem Molekulargewicht von etwa 20000. Eine kristalline Darstellung gelang bisher nicht. Die Wirkung des Lysozyms auf die Bakterien wurde zunächst als eine Schwellung[3] beurteilt. BOASSON[4] zeigte jedoch, daß eine solche bloß im gefärbten Präparat nachgewiesen werden kann, während im Dunkelfeld Größe und Form erhalten bleiben. Nach seiner Auffassung kommt es durch Flüssigkeitsaustritt zu einem Turgorverlust.

iii. Zur Biochemie

Die mikroskopischen Beobachtungen wiesen darauf hin, daß das Lysozym auf die Zellwand der Bakterien wirkt. HALLAUER[3] vermutete als erster, daß Mucopolysaccharide das natürliche Substrat des Enzymes sind. Durch Analyse von lysozym-behandelten Bakteriensuspensionen zeigten MEYER et al.[5], daß Zuckergruppen abgespalten werden und schlossen daraus, daß es sich um eine Glykosidase handeln müsse. Heute wird das Lysozym zusammen mit der Hyaluronidase und anderen noch weniger erforschten Enzymen zur Gruppe der Mucopolysaccharasen gerechnet. Als Substrat kommen N-Acetyl-hexosamin-haltige Mucopolysaccharide in Frage. Solche Substanzen kommen im tierischen Organismus nur in geringer Menge vor, spielen jedoch als Wandbestandteil von Bakterien eine wichtige Rolle.

iV. Vorkommen des Lysozyms

Eine Reihe von Forschern untersuchte das Vorkommen des Lysozyms im tierischen Organismus[1,2,6]. Das Enzym wurde in den meisten Geweben und Organen gefunden. Einzig Urin, Schweiß, Kammerwasser und Liquor cerebrospinalis[7] waren lysozymfrei. Sehr hohe Enzymkonzentration enthalten die Speicheldrüsen, die Tränenflüssigkeit, der Verdauungstrakt und seine Sekrete, die Leber, Nieren, Lymphdrüsen und die Milz. Im Blutplasma liegt ebenfalls eine hohe Enzymkonzentration vor; das Enzym stammt aber wahrscheinlich aus den Leukocyten.

V. Antimikrobielles Spektrum

Von besonderer praktischer Bedeutung ist die Frage, welche Bakterien außer dem Micrococcus lysodeicticus vom Lysozym aufgelöst werden. FLEMING[8] wies darauf hin, daß verschiedene saprophytische, aus der Luft gezüchtete Mikrokokken durch das Enzym zerstört werden. THOMPSON[9] fand, daß außer den saprophytischen Mikrokokken Staphylokokken und andere, grampositive und -negative Organismen der Lyse anheimfallen.

Vi. Antibiotische Wirkung des Speichels

Es ist auffallend, wie selten es zu Infekten der Mundschleimhaut kommt. Diese hohe lokale Resistenz wird nur bei schweren Allgemeinerkrankungen, bestimmten Stoffwechselstörungen wie Avitaminosen, oder bei extremer Depression der Leukocytenfunktion durchbrochen. Aber auch in diesen Fällen kommt es nach Beseitigung der primären Krankheit rasch zu einer Spontanheilung. SANARELLI[10] beobachtete bereits im Jahre 1891, daß Speichel, der durch einen

[1] FLEMING, A.: Proc. roy. Soc. B. **93**, 306 (1922).
[2] FLEMING, A., u. V. ALLISON: Brit. J. exp Path. **3**, 252 (1922).
[3] HALLAUER, C.: Zbl. Bakt., I. Abt. Orig. **114**, 519 (1929).
[4] BOASSON, E. H.: J. Immunol. **34**, 281 (1938).
[5] MEYER, K., J. W. PALMER, R. THOMPSON u. D. KHORAZO: J. biol. Chem. **113**, 479 (1936).
[6] FLOREY, H.: Brit. J. exp. Path. **11**, 251 (1930).
[7] CAVCA, V., u. M. PRICA: Arch. Ophthal. **121**, 740 (1929).
[8] FLEMING, A.: Proc. roy. Soc. Med. **26**, 71 (1932).
[9] THOMPSON, R. (1940): Arch. Path. **30**, 1096 (1940).
[10] SANARELLI, G.: Zbl. Bakt., I. Abt. Orig. **10**, 817 (1891).

Chamberland-Filter getrieben wurde, Staphylokokken abtötet. Damit war zum ersten Male dessen antibiotische Wirkung nachgewiesen. Die Einführung verbesserter Methoden durch Dold[1] führte zur Wiederaufnahme dieser Studien. Dold[2] versuchte die Lysozym-Aktivität des Speichels von einem mehr spezifischen Antikörper gegen Diphtheriebacillen, dem sog. Inhibin, abzutrennen. Er kam zum Schluß, daß dem Lysozym keine lytische Wirkung auf die Diphtheriebacillen zukommt; eine Auffassung, die von Thompson[3] nicht geteilt wird.

Die Zusammenhänge zwischen *Zahncaries* und Bakterienflora wurden ungezählte Male untersucht. Trotz intensiver Bearbeitung gelang es bis heute nicht, irgendeine Gesetzmäßigkeit nachzuweisen. Unter den verschiedenen Enzymen, die bisher mit der Caries in ursächlichen Zusammenhang gebracht wurden, seien die Speichel-Amylase, die saure Phosphatase und verschiedene Enzyme des Glucoseabbaues erwähnt. Es war naheliegend, auch nach einer Korrelation zwischen Caries und Lysozym-Aktivität zu suchen. Trotz einigen positiven Aussagen fanden aber die meisten Autoren keine Unterschiede im Lysozym-Gehalt des Speichels erwachsener Individuen[4], noch Zusammenhänge zwischen Zahngesundheit und Lysozym-Aktivität[5].

Vii. Lytische Faktoren in der Tränenflüssigkeit

Infektionen des Auges bei intakter Oberfläche und bei guter Allgemeingesundheit sind selten. Dieses Phänomen wurde meist mechanisch erklärt und Lidschlag und Spülung wurden als die beiden wichtigsten Elemente in der „Bakterienreinigung" der Augenoberfläche angesehen. Es ist jedoch klar, daß mechanische Faktoren allein nicht genügen können, um eine Reinheit des unteren und oberen „Schlammwinkels" zu garantieren. Es war daher nicht überraschend, als Fleming[6] eine intensive bakteriolytische Aktivität der Tränenflüssigkeit gegenüber Staphylokokken und Streptokokken nachwies. Auch die Xerosebacillen und eine Reihe anderer potentiell pathogener Bakterien werden durch die Tränenflüssigkeit aufgelöst, während z. B. Hämophilus weitgehend resistent ist[6]. Während so die antibakterielle Aktivität des Tränensekretes über jeden Zweifel erhaben ist, so ist doch noch nicht abgeklärt, ob es sich dabei tatsächlich um eine Wirkung des Lysozyms handelt. Besonders Thompson[3] machte auf eine Reihe von Beobachtungen aufmerksam, die gegen eine Identität der bactericiden Substanzen mit dem Lysozym sprechen.

Viii. Bactericide und viricide Wirkung des Nasensekretes

Die aus der Rhinologie bekannte Lehre von der Filterwirkung der Haare in der Nase läßt vermuten, daß an dieser Stelle ein botanischer Garten angetroffen wird. Trotz sorgfältiger bakterieller Technik mußten aber Thomson und Hewlett[7] bereits ausgangs des letzten Jahrhunderts feststellen, daß auffallend wenig Bakterien im Nasensekret nachgewiesen werden können. Ein in diesem Zusammenhang aufschlußreiches Experiment wurde von Arnold[8] durchgeführt: Mittels Spray wurden Kulturen von Coli und Prodigiosus in die Nase eingestäubt und in Zeitintervallen Kulturen entnommen und gezählt. Innerhalb 5 Minuten

[1] Dold, H., u. F. Weigmann: Z. ges. Hyg. **116**, 158 (1934).
[2] Dold, H.: Zbl. Bakt., I. Abt. Orig. **135**, 69 (1935).
[3] Thompson, R. (1940): Arch. Path. **30**, 1096 (1940).
[4] Clough, O. W., B. G. Bibby u. G. P. Berry: J. Dent. Res. **17**, 493 (1938).
[5] Bibby, B. G., O. W. Clough u. M. K. Hine: J. Amer. Dent. Ass. **25**, 1290 (1938).
[6] Fleming, A.: Proc. roy. Soc. B. **93**, 306 (1922).
[7] Thomson, S. C., u. R. T. Hewlett: Med. Chir. Trans. London **78**, 239 (1895).
[8] Arnold, L., L. Meredith u. C. Singer: Proc. Soc. exp. Biol. (N. Y.) **25**, 624 (1928).

verschwanden nicht weniger als 95% der Bakterien. Zweifellos spielten beim Verschwinden der Bakterien eine Reihe von Vorgängen eine Rolle, wie mechanische Entfernung durch Cilientätigkeit, Phagocytose durch Makrophagen, Zerstörung durch Leukocyten und Immunkörper verschiedenster Art. Als besonders wichtiger Faktor wird jedoch die Lysozym-Aktivität des Nasensekretes angesehen, die zu einer raschen Auflösung der Bakterien führt. FLEMING[1] beobachtete bereits die Lyse von Staphylokokken und Streptokokken. Inzwischen wurde auch ein Auflösen von Subtilis, Anthrax und Diphtheriebacillen festgestellt[2]. Neuere Untersuchungen liegen nur wenige vor, doch glaubt THOMPSON[3], daß auch diese „Lysozymeigenschaft" mit anderen, nicht-enzymatischen Faktoren zu identifizieren ist.

iX. Plasma-Lysozym

Im Plasma können eine große Zahl verschiedener bactericider Substanzen, z. T. spezifischer, z. T. unspezifischer Natur nachgewiesen werden. Eine Klassifikation dieser Antikörper im weitesten Sinne des Wortes ist z. Z. noch kaum möglich[3]. Dennoch dürfte wenig Zweifel bestehen, daß im Plasma Lysozym[4] vorkommt. Ob diesem eine physiologische Aufgabe zufällt, ist nicht bekannt. Nach FLANAGAN und LIONETTI[5] soll das Plasma-Lysozym aus zerfallenden Leukocyten stammen.

X. Bactericidine und Bakteriolysine der Leukocyten

Es ist bekannt, daß in den Leukocyten eine Reihe mehr oder weniger spezifischer Bactericidine und Bakteriolysine vorkommen, darunter auch Lysozym[3]. Nach FLANAGAN und LIONETTI[5] tritt das Enzym beim Zerfall der Leukocyten in das Plasma über. Nach den Untersuchungen von SCHNEIDER[6] und PETTERSSON[7] sollen aber nicht nur die üblichen Saprophyten, sondern auch Proteus, Vibrio cholerae, Typhusbacillen, Streptokokken und Staphylokokken aufgelöst werden. Falls es sich daher bei der lytischen Substanz um Lysozym handelt, so muß ein Unterschied gegenüber dem Lysozym anderen Ursprunges angenommen werden. Es ist aber auch möglich, daß in den erwähnten Untersuchungen Gemische von bactericiden Substanzen zur Prüfung kamen.

Xi. Bakteriolytische Wirkung der Milch

Die passive Immunisierung durch das Trinken von Muttermilch ist heute gut belegt, und es ist wahrscheinlich, daß eine Reihe von Bakteriolysinen und Bactericidinen mit der Milch übertragen werden. Zwei Beobachtungen sprechen aber gegen eine Identifizierung der bakteriostatischen Substanzen in der Milch mit dem Lysozym: erstens die Zerstörung des Agens durch Alkohol[8] und zweitens die Beobachtung, daß Colostrum einen geringeren Lysozym-Gehalt aufweist als Milch, während umgekehrt die Milch eine geringere bactericide Wirkung hat[9]. DOLD et al.[10] beobachtete, daß Muttermilch einen höheren Lysozym-Gehalt aufweist als Kuhmilch. Im Stuhl von Brustkindern zeigte sich neben der acidophilen Flora eine hohe Lysozym-Konzentration, während bei künstlich ernährten Säuglingen beide fehlten und ein Überwuchern durch coliforme Bakterien beobachtet wurde[11]. Ob allerdings ein ätiologischer Zusammenhang zwischen Lysozym-Aktivität im Stuhl von Säuglingen und gastro-intestinalen Erkrankungen besteht, ist noch fraglich.

[1] FLEMING, A.: Proc. roy. Soc. Med. **26**, 71 (1932).
[2] IGNATIUS, A.: Z. ges. Hyg. **118**, 445 (1936).
[3] THOMPSON, R. (1940): Arch. Path. **30,** 1096 (1940).
[4] FOGELSON, S. J., et al.: Amer. J. Digest. Dis. **21**, 327 (1954).
[5] FLANAGAN, P., u. F. LIONETTI: Blood **10**, 497 (1955).
[6] SCHNEIDER, R.: Arch. Hyg. (Berl.) **75**, 167 (1912).
[7] PETTERSSON, A.: Z. Immunitätsforsch. **26**, 305 (1917).
[8] JONES, F. S., u. H. S. SIMMS: J. exp. Med. **51**, 327 (1930).
[9] BORDET, J., u. M. BORDET: C. R. Acad. Sci. (Paris) **179**, 1109 (1924).
[10] DOLD, H., E. WIZEMANN u. C. KLEINEN: Z. ges. Hyg. **119**, 525 (1937).
[11] ROSENTHAL, L., u. H. LIEBERMANN: J. infect. Dis. **48**, 226 (1931).

Xii. Bactericide Wirkung von Eier-Eiweiß

Auf die Seltenheit bakterieller Infektionen von Vogeleiern, deren Schale zweifellos Bakterien durchläßt, wurde zuerst von LASCHTSCHENKO[1] hingewiesen, dem es auch als erstem gelang, eine antibakterielle Substanz aus dem Eiweiß zu isolieren. Seither wurde immer wieder gezeigt, daß eine große Zahl von Saprophyten durch Eier-Eiweiß abgetötet wird. Leider stimmt dies aber nicht für gewisse pathogene Bakterien. So brauchen virulente Salmonellen nicht aufgelöst zu werden[2] und auch bei den Staphylokokken werden coagulase-positive, mannit-fermentierende Kokken im allgemeinen nicht abgetötet[3]. Die lytische Wirkung des Eiweißes auf Saprophyten erklärt, besonders dann, wenn man die idealen Kulturverhältnisse in Betracht zieht, die seltene Fäulnis von Eiern. Das Fehlen einer Lyse von Staphylokokken und Salmonellen andererseits deutet das nicht zu seltene Auftreten von Nahrungsmittelvergiftungen und Salmonellosen nach dem Genuß von Eiern.

d) Biochemische Basis der Wundheilung

i. Probleme

Während die morphologischen Veränderungen während der Heilung eines Oberflächendefektes heute recht gut bekannt sind[4], so herrscht über die Frage der biochemischen Vorgänge während des Wundschlusses noch weitgehende Unklarheit. Das Problem der Wundheilung ist eng mit demjenigen des Bindegewebsstoffwechsels verknüpft. Fragen nach der Natur der Grundsubstanz, der Fibrillogenese, der Enzyme des Mesenchyms drängen sich, wenn eine Analyse der Heilungsvorgänge versucht wird, immer wieder auf. Es seien daher an erster Stelle einige Beobachtungen über das Verhalten der Grundsubstanz und des Kollagens während der Wundheilung erwähnt.

ii. Verhalten der Mucopolysaccharide

Das quantitative Studium der Wundheilung begann mit den heute klassischen Arbeiten von DuNoüy[5]. Ursprünglich als Methode zur quantitativen Auswertung verschiedener Antiseptica während des 1. Weltkrieges begonnen, führten diese Studien zu einer ersten sorfältigen Untersuchung des „biologischen Alters". Eine mathematische Analyse der Geschwindigkeit der Hautregeneration ergab, daß die Wundheilung in drei Phasen eingeteilt werden kann: die "lag phase", ohne sichtbare Veränderungen (1—4 Tage), das fibroblastische Stadium (4—10 Tage) und endlich die Vernarbung, die zur endgültigen Deckung des Oberflächendefektes führt. Diese formale dreistufige Deutung der Wundheilung fand zunächst ihre Bestätigung im parallelen Verhalten von physikalischen und chemischen Faktoren, z. B. der Zunahme der Zerreißkraft und der Kollagenkonzentration des Narbengewebes (Abb. 73). Die offensichtliche Inaktivität während der "lag" Phase gab wiederholt zu Versuchen Anlaß, diese zu verkürzen und dadurch eine raschere Wundheilung zu erzielen. Ihre Bedeutung wurde nie richtig erkannt, obschon ihr HARVEY[6] eine Aufgabe bei der Reinigung des Defektes zuschrieb und NEEDHAM[7] glaubte, daß diese Zeitperiode für "defense" und "demolition" benötigt wird. Heute ist bekannt, daß sich während der "lag" Phase eine Reihe von Vorgängen abspielen, die zwar nicht sichtbar, aber für die weitere Heilung von grundlegender Bedeutung sind. Innert 24 Std. nach der Defektsetzung kommt

[1] LASCHTSCHENKO, P.: Z. ges. Hyg. **64**, 419 (1909).
[2] RETTGER, L. F., u. J. R. SPERRY: J. med. Res. **26**, 55 (1912).
[3] THOMPSON, R., u. D. KHORAZO: Proc. Soc. exp. Biol. (N. Y.) **33**, 299 (1935).
[4] ALLGÖWER, M.: The Cellular Basis of Wound Repair. Springfield, Ill.: Thomas 1956.
[5] Du Noüy, P. L.: Biological Time, London: Methuen 1936 *(M.)*.
[6] HARVEY, S. C.: Surgery **25**, 655 (1949).
[7] NEEDHAM, A. E.: In Regeneration and Wound Healing. p. 152. Edited by M. ABERCROMBIE. New York, N. Y.: Wiley 1952.

es bereits zur Bildung großer Mengen von Mucopolysacchariden, die die Grundsubstanz für die spätere Fibrillogenese und Heilung bilden[1]. Diese synthetische Leistung kann sowohl mit histochemischen (Metachromasie) wie auch mit analytisch-chemischen Methoden verfolgt werden. Der Hexosamingehalt steigt während der ersten 3 Tage auf sehr hohe Werte an (Abb. 73), um später, während der Periode der sichtbaren Veränderungen, auf die Norm abzusinken. Es geht daraus hervor, daß zunächst die Grundsubstanz für das neue Bindegewebe gebildet wird. Erst in den folgenden Tagen, etwa am 2.—4. Tag, wird das Auftreten von Reticulin beobachtet. Die eigentliche Ablagerung des Kollagens, die der Wunde ihre charakteristische Konsistenz verleiht, beginnt am 6. Tag und erreicht um den 10. Tag ihr Maximum. Auf Grund dieser wichtigen Untersuchungen kamen DUNPHY und UDUPA[1] zum Schluß, daß es besser wäre, bei der Wundheilung zwischen einer synthetischen oder produktiven Phase, während der die Grundsubstanz gebildet wird, und einer „Kollagen"-Phase zu unterscheiden. Kein Zweifel aber kann bestehen, daß die alte Auffassung von der biologischen Trägheit während der „lag" Phase falsch

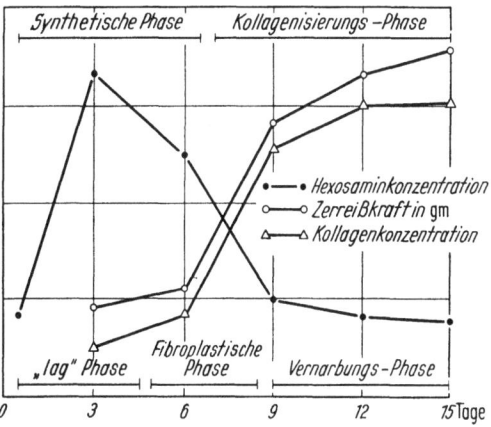

Abb. 73. Biochemische und physikalisch-chemische Veränderungen während der Wundheilung (nach DUNPHY und UDUPA[1])

ist, daß es vielmehr während dieser Zeit zu wichtigen biochemischen Vorgängen kommt, die einen nachhaltigen Einfluß auf die Wundheilung ausüben.

iii. Verhalten von Enzymen: alkalische Phosphatase

Eine vergleichende Analyse des Energiestoffwechsels während der einzelnen Heilungsphasen wurde noch nie durchgeführt. Auch das Verhalten der am Mucopolysaccharid- und Kollagen-Stoffwechsel beteiligten Enzyme ist nicht bekannt. Einzig in bezug auf die Verteilung der alkalischen Phosphatase in heilendem Bindegewebe liegen einige, allerdings z. T. widersprechende, histochemische Untersuchungen vor. Dieses Enzym spielt eine merkwürdige und noch schlecht verstandene Rolle bei der Regeneration von Bindegewebe. Zwischen dem 4. und 6. Tag, also gleichzeitig mit der Bildung der Kollagenfasern, kommt es zu einer intensiven Konzentrationszunahme der alkalischen Phosphatase in der Nähe der neugebildeten Fibrillen. Diese Beobachtung wurde von FELL und DANIELLI[2] in experimentell gesetzten Hautdefekten und Brandwunden gemacht. Aber auch im Knochen kommt es gleichzeitig mit der Bildung von Kollagenfasern zu einer lokalen Anhäufung des Enzymes[3]. Dasselbe wird während der Bindegewebsreaktion nach Schädigung der Haut durch Methylcholanthren[4] u. a. experimentell erzeugten Oberflächendefekten beobachtet[5]. Diese Untersuchungen führten zunächst zur Auffassung, daß der alkalischen Phosphatase bei der Synthese des Kollagens eine wichtige Aufgabe zufalle. Eine experimentelle Überprüfung dieser Hypothese ergab jedoch, daß dies kaum der Fall ist. GOLD und GOULD[6] zeigten durch Extraktionsversuche, daß das Enzym extracellulär liegt und wahrscheinlich an den Kollagenfasern adsorbiert ist. Eine morphologische und histochemische Studie der Kapselbildung bei der Niere des Meerschweinchens ergab, daß es dabei während der Fibrillogenese nicht zu einer

[1] DUNPHY, J. E., u. K. N. UDUPA: New Engl. J. Med. **253**, 847 (1955).
[2] FELL, H. B., u. J. F. DANIELLI: Brit. J. exp. Path. **24**, 196 (1943).
[3] BOURNE, G. H.: Quart. J. exp. Physiol. **32**, 1 (1943); J. Physiol. **102**, 319 (1943).
[4] BIESELE, J. J., et al.: Cancer Res. **4**, 751 (1944).
[5] WASHBURN, W. W.: J. invest. Dermatol. **24**, 537 (1955).
[6] GOLD, N. I., u. B. S. GOULD: Arch. Biochem. **33**, 155 (1951).

Zunahme der Enzymkonzentration kam. Die Situation wurde weiter kompliziert, als DANI-
ELLI, FELL und KODICEK[1] den Nachweis erbrachten, daß skorbutischen Meerschweinchen,
deren schlechte Wundheilung wohl bekannt ist, während der Fibrillogenese keine alkalische
Phosphatase produzieren. Aber auch dabei handelt es sich offenbar um eine Parallelerschei-
nung und nicht um eine kausale Beziehung. GOULD und GOLD[2] untersuchten die Bildung der
Kollagenfasern in Beziehung zur alkalischen Phosphatase unter verschiedenen experimentellen
Bedingungen. Durch Diät variierten sie die Konzentration des Enzymes im Plasma, beobachteten aber keine Unterschiede in Gruppen mit verschiedener Plasmaenzymkonzentration.
Applikation von gereinigter alkalischer Phosphatase auf die Wunden skorbutischer Tiere
förderte die Wundheilung nicht und die topische Anwendung von Enzym-Inhibitoren hatte
ebenfalls keinen Einfluß auf die Wundregeneration und Fibrillogenese. Diese Forscher
lehnen daher einen Kausalzusammenhang zwischen der Konzentration der alkalischen
Phosphatase und der Wundheilung ab, eine Auffassung, der sich auch FRENCH und BENDITT[3]
anschlossen.

Eine gewisse Beziehung zwischen der *alkalischen Phosphatase* und der *Proteinsynthese*
läßt sich aber kaum bestreiten. Diese Hypothese ist allerdings dahin zu modifizieren, daß
dieses Enzym ausschließlich an Orten der Synthese fibrillärer Eiweiße beobachtet wird, nicht
aber an den Produktionsstätten von globulären Eiweißmolekülen. Eine Koincidenz zwischen
Fibrillogenese und alkalischer Phosphatase wurde bei der Kollagenbildung (s. oben), in den
Spinndrüsen von Spinnen und Seidenraupen[4,5], im Epithel des Uterus[6] und der Vaginalwand
von oestrogenbehandelten ovariektomierten Mäusen[7] beobachtet. Im Gegensatz dazu fällt
das Fehlen der alkalischen Phosphatase an folgenden Sekretionsstellen globulärer Eiweiße
auf: im Sekretionsepithel der Samendrüsen der Ratten, in den Speicheldrüsen[8], im Pankreas[9],
in den Leberparenchymzellen[10], in der Magenschleimhaut[11] und im Oviduct gewisser Vögel[12].
Auf Grund einer sorgfältigen Analyse der bisher vorliegenden Befunde kam BRADFIELD[13]
zum Schluß, daß dem Enzym bei der Synthese der fibrillären Eiweiße wahrscheinlich eine
Aufgabe zukommt, daß jedoch nicht klar ist, ob seine Wirkung direkt auf die Synthese
erfolgt oder indirekt über eine Beeinflussung der Nucleoproteine.

B. Strahlenwirkungen[14,15]

a) Allgemeines

Von strahlenbiologischen Gesichtspunkten aus ist es wertvoll zwischen
ionisierenden und nicht-ionisierenden Strahlungen zu unterscheiden. Nicht-
ionisierende Strahlen, wie etwa sichtbares oder ultraviolettes Licht aktivieren,
hemmen oder denaturieren Enzyme, doch ist ihr Effekt auf biokatalytische
Systeme im allgemeinen gering. Bedeutungsvoller sind die ionisierenden Strahlen
wie etwa die Röntgen- oder radioaktiven Strahlen, führen sie doch zu einer
„Vergiftung" des in jedem biologischen System vorhandenen Wassers. Bei der
Ionisation des Wassers entstehen Oxydationsprodukte, darunter toxische Hydro-
xonium-Ionen, die wahrscheinlich für die Lokalwirkungen der Strahlen verantwortlich sind. Von medizinischen Gesichtspunkten aus ist es wertvoll zwischen
drei Gruppen von Strahlenwirkungen zu unterscheiden: der Trefferwirkung,

[1] DANIELLI, J. F., H. B. FELL u. E. KODICEK: Brit. J. exp. Path. **26**, 367 (1945).
[2] GOULD, B. S., u. N. I. GOLD: Arch. Path. **52**, 413 (1951).
[3] FRENCH, J. E., u. E. P. BENDITT: Arch. Path. **57**, 352 (1954).
[4] BRADFIELD, J. R. G.: Nature (Lond.) **157**, 876 (1946).
[5] BRADFIELD, J. R. G.: Quart. J. Micr. Sci. **92**, 87 (1951).
[6] PRITCHARD, J. J.: J. Anat. **81**, 352 (1947).
[7] JENNER, R.: Nature (Lond.) **159**, 578 (1947).
[8] GOMORI, G.: J. cell. comp. Physiol. **14**, 71 (1941).
[9] JACOBY, F.: Nature (Lond.) **158**, 268 (1946).
[10] RICHTERICH, R., u. A. WOLF: Acta anat. (Basel) **18**, 20 (1953).
[11] KABAT, E. A., u. J. FURTH: Amer. J. Path. **17**, 303 (1941).
[12] BRADFIELD, J. R. G.: Proc. 6th int. Congr. exp. Cytol. p. 338. Stockholm 1949.
[13] BRADFIELD, J. R. G.: Biol. Rev. **25**, 113 (1950).
[14] *M.:* HAISSINSKY, M.: Actions chimiques et biologiques des radiations. Paris: Masson
1955.
[15] *Uer.:* Ionizing Radiation and the Cell. Edited by R. W. MINER. Ann. N. Y. Acad. Sci.
59, 467 (1955).

der indirekten Strahlenwirkung und der allgemeinen Strahlenwirkung. Eine scharfe Grenze zwischen diesen Kategorien läßt sich nur schwer ziehen. Am besten erforscht ist die Trefferwirkung, und zwar auf Grund von Studien über die Wirkung der ionisierenden Strahlen auf Keimzellen. Bereits weniger klar ist die Natur der indirekten Strahlenwirkung, die von der direkten Trefferwirkung durch ihre mehr diffuse und weniger intensive Gewebsbeeinflussung unterscheidbar ist. Die allgemeine Strahlenwirkung, aus der Klinik unter dem Namen Radiationssyndrom bekannt, kann als Reaktion des ganzen Organismus auf die beiden ersten Wirkungen aufgefaßt werden.

Eine auch heute noch einleuchtende, aber wahrscheinlich unrichtige Hypothese wurde im Jahre 1946 von Barron[1] postuliert. Dieser versuchte die Strahlenwirkung als eine Inaktivierung der biologisch bedeutungsvollen *SH-Gruppen* durch das ionisierte Wasser zu deuten. Auch wenn diese Auffassung sich in der Zukunft als falsch oder was wahrscheinlicher ist, als unzulänglich herausstellen sollte, so handelt es sich dabei doch gegenwärtig um die einzige Hypothese, die durch die Annahme eines einzigen Primärereignisses eine beachtliche Zahl von Strahlenwirkungen zu erklären vermag.

b) Biologische Bedeutung der SH-Gruppen[1]

Das biochemische Merkmal der SH-Gruppen ist ihre außerordentliche *Reaktivität*. Aus der großen Zahl von Reaktionen, die die Thiole einzugehen vermögen (Abb. 74) seien erwähnt: die Oxydation durch Sauerstoff, Ultraviolettlicht und andere Oxydantien, die Alkylierung mit Jodessigsäure, Kampfgasen und Stickstofflost und die Mercaptidbindung mit verschiedenen Schwermetallen. In den

I. Redox-System

$$2\,R\text{—}SH - 2e \rightleftharpoons R\text{—}S\text{—}S\text{—}R + 2\,H^+$$

II. Disulfidbrückenbildung bei Eiweißen

$$2\,\text{Protein—}SH - 2e \rightleftharpoons \text{Protein—}S\text{—}S\text{—Protein} + 2\,H^+$$

III. Alkylierung durch Stickstofflost (oder Senfgas)

$$2\,R\text{—}SH + R'N\underset{\text{CH}_2\,\text{CH}_2\,\text{Cl}}{\overset{\text{CH}_2\,\text{CH}_2\,\text{Cl}}{<}} \longrightarrow R'N\underset{\text{CH}_2\,\text{CH}_2\,\text{RS}}{\overset{\text{CH}_2\,\text{CH}_2\,\text{RS}}{<}} + 2\,HCl$$

IV. Merkaptidbildung mit Schwermetallen

$$Me^{++} + 2\,R\text{—}R\text{—}SH \rightleftharpoons Me(RS)_2 + 2\,H$$

Abb. 74. Chemische Reaktionen der Thiolgruppen

lebenden Organen und Geweben liegen die SH-Gruppen, ähnlich wie das Vitamin C, als ein leicht reversibles *Redox-System* vor[2]. Die Aufgabe dieses Redox-Systemes ist nicht klar. Lange wurde angenommen, daß es als Elektronenüberträger bei der Endoxydation eine Rolle spielt, doch machen neuere Untersuchungen dies unwahrscheinlich. Möglicherweise spielt das System bei Entgiftungsvorgängen

---

[1] Barron, E. S. G.: Advanc. Enzymol. **11**, 201 (1951) (*Uer.*).
[2] Hopkins, F. G.: Biochem. J. **19**, 787 (1925).

eine Rolle. Eine wichtige Aufgabe erfüllen die Thiole in der Verhaftung von
Polypeptiden. Die Großzahl aller Eiweiße, darunter das Albumin, Globulin,
Insulin und zahlreiche Enzyme, enthalten *Disulfidbrücken*, die wahrscheinlich an
der Verbindung der Polypeptidketten zu Makromolekülen beteiligt sind. (Abb. 74).
Von großem medizinischen Interesse sind gewisse chemische Reaktionen der
SH-Gruppen. An erster Stelle sei die *Oxydation durch Alloxan* erwähnt. Durch
die Verabreichung von Alloxan gelingt es im Tierexperiment, einen Diabetes zu
erzeugen. Da die Entstehung des Diabetes durch die Gabe von Glutathion,
Cystin und andern SH-haltigen Verbindungen verhindert werden kann, ist es
wahrscheinlich, daß der Wirkungsmechanismus dieses Agens auf einer Blockierung
von SH-Gruppen beruht[1, 2]. Ob es sich aber dabei um eine Störung der Insulinsynthese handelt, oder ob das Alloxan an anderer Stelle angreift, ist nicht bekannt.
Für eine Störung der Insulinsynthese spricht die histochemische Beobachtung,
daß die pankreatischen β-Zellen reich an freien SH-Gruppen sind. Die *Oxydation
durch Ultraviolett* spielt bei der Regulation der Pigment-Synthese in der Haut
eine Rolle. Die schwere toxische Wirkung von Senfgas und Stickstofflost beruht
wahrscheinlich ebenfalls auf einer Inaktivierung der biologischen Thiole. In
diesem Fall handelt es sich chemisch um eine *Alkylierung* (Abb. 74). Bei Schwermetallvergiftungen wiederum werden die Thiole durch *Mercaptidbildung* gebunden. Im Gegensatz zu der Alkylierung ist diese Bindung leicht reversibel. Von
dieser Eigenschaft wird bei der Behandlung von Schwermetallvergiftungen
durch BAL Gebrauch gemacht.

c) Thiol-Enzyme

Die Erkenntnis, daß freie SH-Gruppen bei der Aktivität der Enzyme eine
wichtige Rolle spielen, entwickelte sich langsam während der letzten 25 Jahre.
Den Ausbau dieser Auffassung verdanken wir besonders BARRON und seinen
Mitarbeitern[3]. Der exakte Wirkungsmechanismus der freien SH-Gruppen bei
enzymatischen Reaktionen ist nicht klar, doch ist wahrscheinlich, daß diese in
zahlreichen Fällen mit dem „aktiven Zentrum" identisch sind. Es sind heute

Tabelle 83. *-SH-haltige Enzyme* (Beispiele)

Hydrolasen	Transferasen	Oxydo-Reductasen
α-Amylase	Glucose(1 → 6)-phosphomutase	L-Glutamat → PN-Transhydro-
Lipasen	(Phosphosglucomutase)	genase (-Dehydrase)
Cholinesterasen	ADP → ADP-Transphosphatase	Succinat-Dehydrogenase
	(Myokinase)	
Carboxypeptidase	Phosphorylase	Oxydative Pyruvat-Decarboxy-
Urease		lierung (Pyruvat-Oxydase)
Papain	ATP → Glucose-Transphosphatase	Cholin → O_2-Transhydrogenase
	(Hexokinase)	(-Oxydase)
Kathepsin	Transaminasen	D-Aminosäure → O_2-Transhydro-
		genase (-Oxydase)
ATP-ase	Cholin-Acetylase	L-Malat → DPN-Transhydrogenase
		(-Dehydrase)

gegen 100 Enzyme bekannt, die für ihre Aktivität freie SH-Gruppen benötigen
(Tab. 83). Während die relativ wenig spezifischen Hydrolasen nur in Ausnahme-
fällen SH-Gruppen notwendig haben, ist dies für die komplexeren Enzyme der
Oxydo-Reduktion die Regel. Der Nachweis der Bedeutung der SH-Gruppen für die

---

[1] HOUSSAY, B. A.: Amer. J. med. Sci. **219**, 353 (1950).
[2] LAZAROW, A.: Physiol. Rev. **29**, 48 (1949) (*Uer.*).
[3] BARRON, E. S. G.: Advanc. Enzymol. **11**, 201 (1951) (*Uer.*).

Aktivität bestimmter Enzyme erfolgt am einfachsten durch eine Analyse der Inhibitorwirkung von SH-blockierenden Substanzen. Typische Inhibitoren dieser Art sind die Schwermetalle, die zu einer reversiblen Mercaptidbindung führen. Noch beweisender als die Inhibition allein ist die Reversibilität nach der Zugabe reduzierender Agentien wie Cyanid, Schwefelwasserstoff, Glutathion, Cystein und ähnlicher Substanzen.

d) Strahlenwirkung und SH-Gruppen[1]

An erster Stelle sei zunächst auf die *in vitro-Wirkung* von Strahlungen auf Enzyme eingegangen. Bei ionisierender Bestrahlung wäßriger Enzymlösungen kommt es zur Freisetzung von oxydierenden Radikalen und gleichzeitig zu einer Hemmung der Enzymaktivität. Auf Grund dieser Beobachtung postulierte BARRON[1] im Jahre 1946, daß die Strahlenwirkung in erster Linie auf einer Oxydation der SH-Gruppen beruht, wodurch es zu einer Inaktivierung der aktiven Zentren der Enzyme kommt. BARRON[1] demonstrierte die Strahlungs-Inaktivierung an einer Reihe von Enzymen, darunter der Succinat-Dehydrogenase, der ATP-ase und der phosphorylierenden 3-D-Phosphorglycerinaldehyd → DPN-Transhydrogenase (Phosphoglycerinaldehyd-Dehydrase). Er zeigte auch, daß die in vitro-Inaktivierung durch Glutathion aufgehoben wird[2]. Diese Beobachtungen wurden z. T. bestätigt, z. T. aber widerlegt. Es scheint heute, daß der Reinheitsgrad der einzelnen Enzyme nicht genügend berücksichtigt wurde. Dies geht deutlich aus dem folgenden Vergleich hervor: BARRON[3] fand, daß 10—1000 r 10—95% der Aktivität der Muskel-ATP-ase zerstören. Bei der Benützung eines frischen Muskelhomogenates kamen HORNYKIEWYTSCH und STENDER[4] zu ganz anderen Resultaten. Bei kleinen Strahlendosen wurde nur eine geringe Inaktivierung beobachtet, die zudem außerordentlich stark vom Verdünnungsgrad des Enzymes abhing.

Mindestens ebenso widersprechende Resultate wie bei den in vitro-Untersuchungen wurden bei jenen Experimenten erhalten, bei denen Tiere zunächst einer Strahlendosis ausgesetzt wurden und anschließend die Enzymkonzentration von Organen untersucht

Tabelle 84. *Oxydative Phosphorylierung der Lebermitochondrien 24—72 Std. nach Bestrahlung der Ratten mit 1000 r (nach* RYSER et al.[8])

	O_2-Verbrauch $\mu at/mg\ N/10\ min$	Phosphat-aufnahme $\mu Mol/mg\ N/10\ min$	P : O
Kontrolltiere	1,06	1,12	1,06
Bestrahlte Tiere	1,00	0,75	0,76
p (t-Test)	<0,5	<0,01	<0,001

wurde. Während BARRON[5] nach der Verabreichung von 100—800 r bei der Ratte eine deutliche Abnahme der Aktivität der Succinat-Dehydrogenase in verschiedenen Organen beobachtete, wurden in neueren Untersuchungen keine solche Veränderung festgestellt[6,7].

Eine direkte Wirkung von Strahlungen auf einzelne isolierte SH-haltige Enzyme ist somit als unwahrscheinlich anzusehen. Versprechend sind die neueren

[1] *Uer.:* McLAREN, A. D.: Advanc. Enzymol. **9**, 75 (1949). — BARRON, E. S. G.: Advanc. Enzymol. **11**, 201 (1951).
[2] BARRON, E. S. G., u. S. DICKMAN: J. gen. Physiol. **32**, 595 (1949).
[3] BARRON, E. S. G., et al.: J. gen. Physiol. **32**, 537 (1949).
[4] HORNYKIEWYTSCH, T., u. H. S. STENDER: Strahlenther. **96**, 100 (1955).
[5] BARRON, E. S. G.: Advanc. Enzymol. **11**, 201 (1951).
[6] HÖHNE, G., H. A. KÜNKEL u. H. MAASS: Klin. Wschr. **1955**, 567.
[7] RYSER, H., H. AEBI u. A. ZUPPINGER: Experimentia (Basel) **10**, 304 (1954).
[8] RYSER, H., B. SCHMIDLI, A. ZUPPINGER u. H. AEBI: Helv. physiol. Acta **13**, 270 (1955).

Untersuchungen über die Beeinflussung der Aktivität ganzer *biokatalytischer Systeme*. So soll es nach Bestrahlung in der Milz[1,2] und in der Leber[3,4] zu einer signifikanten Abnahme der oxydativen Phosphorylierung kommen (Tab. 84). Ähnlich wie bei der Wirkung der Hormone auf Enzyme kann auch die Strahlenwirkung kaum als eine direkte Beeinflussung der Aktivität einzelner Enzyme aufgefaßt werden. Vielmehr dürfte es sich auch in diesem Falle um eine Beeinflussung der Aktivität ganzer biokatalytischer Systeme handeln.

e) Strahlenschutz[5]

Durch die Verabreichung von reduzierenden Substanzen, besonders Cystein, Glutathion und BAL, gelingt es, Tiere und Menschen gegen die lokalen und allgemeinen Strahlenwirkungen zu schützen. Als Beispiel für die Beeinflussung der Trefferwirkung sei die folgende Studie angeführt[5]: bei Hordeum vulgare kam es nach 200 r zu etwa 25% Mitosen. Nach Verabreichung von Cystein traten bloß etwa 8% Mitosen auf. Eine Beeinträchtigung der Lokalwirkung nach der Verabreichung von Cystein wurde von FORSBERG[6] beobachtet. Nach prophylaktischer Verabreichung von Cystein blieb die Epilation der Meerschweinchenhaut nach Röntgenbestrahlung aus. Den Beweis, daß auch die Allgemeinwirkung der Strahlen durch Cystein oder Glutathion antagonistisch beeinflußt wird, erbrachten PATT et al.[7], indem es ihnen gelang, dadurch Ratten vor einer letalen Röntgendosis zu schützen.

C. Enzymologie tierischer und pflanzlicher Gifte[8]

a) Erforschung organischer Gifte

Schon früh dachten vereinzelte Forscher daran, daß es sich bei tierischen und pflanzlichen Giftstoffen um Enzyme handeln könnte und daß deren pathologisch-anatomische Wirkungen Folge einer intravitalen ungeordneten Enzymaktivität sein könnten. Für eine solche Auffassung sprachen besonders die Proteinnatur der Toxine und die Disproportionalität zwischen Toxinmenge und biologischer Wirkung. Mit der Entwicklung neuerer enzymologischer Methoden gelang es denn auch, in diesen Toxinen eine Reihe hochaktiver Enzyme nachzuweisen. In der Mehrzahl der Fälle ist die biologische Bedeutung dieser Enzyme unklar. Bei einigen wenigen Beispielen gelang es jedoch, den Beweis zu erbringen, daß die Enzyme direkt für die Krankheitsmanifestationen verantwortlich sind.

b) Proteolytische Enzyme

Im Jahre 1898 berichtete VON DUNGERN[9], daß das Plasma von Patienten, die an Anthrax-, Cholera- oder Staphylokokken-Infektionen litten, einen abnorm hohen Titer an Anti-Peptidasen aufwies. Diese echten Antikörper vermochten in vitro Peptidasen bakteriellen Ursprunges zu inaktivieren. WOHLFEIL[10] zeigte, daß Anthrax-, Subtilis-, Cholera- und Diphtherie-Bacillen und Staphylokokken

[1] BEKKUM, D. W. VAN, et al.: Brit. J. Radiol. **27**, 127 (1954).
[2] MAXWELL, E., u. G. ASHWELL: Arch. Biochem. **43**, 389 (1953).
[3] HÖHNE, G., H. A. KÜNKEL u. H. MAASS: Klin. Wschr. **1955**, 567.
[4] RYSER, H., et al.: Helv. physiol. Acta **13**, 270 (1955).
[5] *Uer.*: HOFMANN, D., et al.: Strahlenther. **96**, 1 (1955).
[6] FORSBERG, A.: Strahlenther. **81**, 161 (1950).
[7] PATT, H. M., E. B. TYREE et al.: Science **110**, 213 (1949).
[8] *M.*: SEVAG, M. G.: Immuno-Catalysis. 2nd edition. Springfield, Ill.: Thomas 1951.
[9] DUNGERN, E. F. VON: Zbl. Bakt., I. Abt. Orig. **24**, 710 (1898).
[10] WOHLFEIL, T.: Z. Immunitätsforsch. **78**, 355 (1933).

Peptidasen enthalten. Bei in vitro-Inkubation der Mikroorganismen mit Plasma kam es als Ausdruck der Proteolyse zu einer starken Zunahme des Rest-Stickstoffes. Dieser Eiweißabbau war so intensiv, daß die Autoren glaubten, die bei Patienten mit Infektionskrankheiten beobachtete Erhöhung des Rest-Stickstoffes auf eine intravitale Proteolyse durch die Mikroorganismen zurückführen zu können. Solche unspezifischen Peptidasen wurden seither in einer großen Zahl von Krankheitserregern nachgewiesen. Nach der parenteralen Verabreichung kam es regelmäßig zur Bildung von Anti-Enzymen, die auch in vitro die Aktivität der Peptidasen hemmen (Tab. 85). Nach den Untersuchungen von Elliott[1] produzieren die Streptokokken (Gruppe A) eine extracelluläre Peptidase, die außer dem typenspezifischen M Antigen auch Fibrin, Casein, Milch, Gelatine und Streptokinase abbaut. Die parenterale Verabreichung des Enzymes gab Anlaß zur Bildung einer spezifischen Anti-Peptidase. Der Anti-Peptidase-Titer des Plasmas stieg etwa 200fach an[2]. Dieser Antikörper findet sich in der Globulinfraktion

Tabelle 85. *Hemmende Wirkung eines Antiserums gegen eine Pyocyaneus-Peptidase auf die Aktivität dieses Enzymes* (nach Bertiau[3])

Experiment	Serum, ml				
	0,8	0,2	0,05	0,012	0
Immunserum + Enzym	——	——	——	±	++
Erhitztes Immunserum + Enzym	++	++	++	++	++
Normales Kaninchenserum + Enzym	++	++	++	++	++

++ = Proteolyse; —— = keine Proteolyse.

und kann vom natürlichen Trypsin-Inhibitor des Plasmas durch seine Hitzeresistenz unterschieden werden. Auf die im Anschluß an Streptokokken-Infektionen gebildeten Anti-Enzyme vom Anti-Streptokinase-, Anti-Fibrinolysin- und Anti-Hyaluronidase-Typ gehen wir an anderer Stelle ein (vgl. S. 266 und 331).

In den letzten Jahren wurde die intensive Lokalwirkung der Clostridien im Zusammenhang mit dem proteolytischen Enzymprofil dieser Anaerobier eingehend analysiert. Robb-Smith[4] berichtete, daß die Gangrän durch Clostridium Welchi nicht bloß durch lebende Bakterien, sondern auch durch zellfreie Kulturfiltrate hervorgerufen werden kann. Wahrscheinlich beruht die intensive Zerstörung der Zellmembran, Zellkerne und des Bindegewebsgerüstes auf dem Vorliegen einer aktiven Peptidase. MacFarlane[5] analysierte die Wirkung des Toxins auf Muskelschnitte in vitro und kam zur Auffassung, daß neben der unspezifischen Peptidase noch eine *Kollagenase* vorliegen muß, die für die kollagen- und reticulin-auflösende Wirkung des Toxins verantwortlich ist. Dieses Enzym soll selektiv die Bindegewebshüllen und Fascien zwischen den Muskelbündeln herauslösen und damit deren Kontinuität unterbrechen. Clostridium Welchi Typ A Antiserum hebt die Kollagenase-Aktivität in vitro auf. Das Vorliegen einer Kollagenase im Clostridium Welchi-Toxin erklärt somit dessen intensiv lokal destruierende Wirkung[6]. Ein Vergleich der pathogenen und harmlosen Species der Clostridiengruppe durch Smith und Lindsley[7] ergab, daß menschliches Plasma die Peptidasen der Saprophyten

[1] Elliott, S. D.: J. exp. Med. **81**, 573 (1945).
[2] Todd, E. W.: J. exp. Med. **85**, 591 (1947).
[3] Bertiau, P.: Zbl. Bakt., I. Abt. Orig. **74**, 374 (1914).
[4] Robb-Smith, A. H. T.: Lancet **1945**, 362.
[5] MacFarlane, R. G., u. J. D. MacLennan: Lancet **1945**, 328.
[6] Neuman, R. E., u. A. A. Tytell: Proc. Soc. exp. Biol. (N. Y.) **73**, 409 (1950).
[7] Smith, L. D., u. C. H. Lindsley: J. Bact. **38**, 221 (1939).

hemmt, nicht jedoch die proteolytischen Enzyme von Clostridium Welchi, Clostridium histolyticum und Clostridium oedematis maligni. Diese Inhibitorwirkung ist wahrscheinlich auf den natürlichen Trypsin-Inhibitor zurückzuführen.

c) Hämolysine und lipolytische Enzyme

Im Jahre 1898 berichteten STEPHENS und MYERS[1], daß das Gift der Cobra in vitro zu einer intensiven Hämolyse führt und daß diese durch den Zusatz von Antitoxin verhindert werden kann. Interessanterweise werden gewaschene Erythrocyten im Gegensatz zu frischen nicht hämolysiert. VON DUNGERN und COCA[2] kamen auf Grund sorgfältiger Experimente zum Schluß, daß es sich bei den die Hämolyse auslösenden Substanzen um Lecithinabkömmlinge handelt. Da die Erythrocyten selbst sehr reich an Lecithin und Phosphatiden sind, stellte sich die Frage, ob die hämolysierende Substanz durch die enzymatische Tätigkeit der Toxine aus dem Lecithin der roten Blutkörperchen freigesetzt wird. Die Untersuchungen von DELEZENNE[3] u. a. ergaben, daß tatsächlich die lipolytische Aktivität der Toxine für die Freisetzung der Hämolysine verantwortlich ist. CONTARDI und ERCOLI[4] fanden in Schlangenvenom zwei verschiedene Lecithinasen. Die Hämolyse wird durch das von der Lecithinase A (Abb. 75) freigesetzte hämolysierende Lysolecithin verursacht.

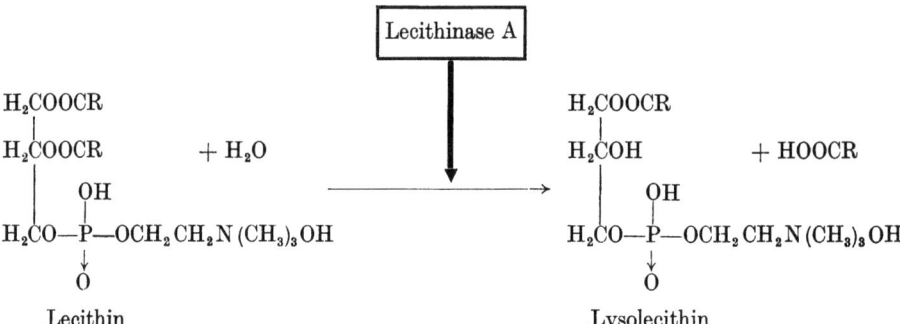

Abb. 75. Wirkungsweise der Lecithinase A

d) Nucleasen und Schock

Nach den alten Beobachtungen von DELEZENNE und MOREL[5] hydrolysieren Schlangengifte Desoxy- und Ribonucleinsäuren. Eine genaue Charakterisierung der beteiligten Enzyme wurde noch nicht durchgeführt, so daß es vorteilhaft sein mag, sie vorläufig einfach als Nucleasen zu bezeichnen. Besonders interessant war die Beobachtung, daß die allgemeine Toxicität der Gifte der Nuclease-Konzentration parallel ging. So enthielt etwa das Gift der untersuchten Viperidae mit seiner geringen Toxicität wenig Nuclease im Vergleich zum stark allgemein toxischen und enzymreichen Colubridengift. Ähnliche Nucleasen wurden auch im Toxin von Clostridium Welchi beobachtet[6]. Insbesondere das Toxin A verursacht die Freisetzung großer Mengen von Degradationsprodukten der Nucleinsäuren[6]. Wir werden an anderer Stelle ausführlicher auf die Schockwirkung dieser Abbauprodukte eingehen und zeigen, daß der Kollaps bei der akuten Pankreasnekrose wahrscheinlich auf Abbauprodukte der Nucleinsäuren zurückzuführen ist (vgl. S. 523).

[1] STEPHENS, T. W. W., u. W. MYERS: Brit. med. J. **1898**, 620.
[2] DUNGERN, E. F. VON, u. A. COCA: Biochem. Z. **12**, 407 (1908).
[3] DELEZENNE, C., u. E. FOURNEAU: Bull. Soc. Chim. France **15**, 421 (1914).
[4] CONTARDI, A., u. A. ERCOLI: Biochem. Z. **261**, 275 (1933).
[5] DELEZENNE, C., u. H. MOREL: C. R. Acad. Sci. (Paris) **168**, 244 (1919).
[6] KELLAWAY, C. H., u. E. R. TRETHEWIE: Austral. J. exp. Biol. med. Sci. **19**, 77 (1941).

D. Enzymologische Grundlagen der Pharmakologie und Toxikologie [1,2]

a) Einführung

Die häufigere Verwendung biochemischer Arbeitsmethoden beim Studium der biologischen Wirkungen von Toxinen und Pharmaka zeigt immer mehr, daß den Enzymen eine zentrale Stellung im Wirkungsmechanismus dieser Substanzen zukommt. Einzelne Forscher gehen so weit, daß sie die Receptoren der klassischen Pharmakologie direkt mit Enzymen identifizieren, doch dürfte eine solche Auffassung zu extrem sein. Wie immer im biologischen Geschehen stehen nicht direkt die Enzyme selbst, sondern vielmehr biokatalytische Systeme, deren Aktivität auf mannigfache Weise und nicht nur durch Enzym-Inhibition beeinflußt werden kann im Vordergrund. Daß bis heute vor allem die Enzym-Hemmung bearbeitet wurde, ist methodisch bedingt, gelingt es doch noch nicht, die Wechselbeziehungen zwischen Pharmakon, Permeabilität und Aktivität biokatalytischer Systeme getrennt zu analysieren.

b) Enzymatischer Abbau von Pharmaka

Die meisten Gifte und Pharmaka werden vor ihrer Ausscheidung durch Urin, Galle und Stuhl im Organismus entgiftet. Diese Entgiftung erfolgt entweder durch die Synthese eines neuen, nicht-toxischen Komplexes, wie etwa von Glucuroniden (vgl. S. 213) und Sulfaten, oder aber durch die Transformation oder den Abbau zu nicht-giftigen Reaktionsprodukten. Auf Tab. 86 wurden nach Angaben von BRODIE et al.[3] eine Reihe von Pharmaka angeführt, die durch enzymatische Reaktionen in der Leber entgiftet werden. Es ist überraschend zu sehen, daß dieses Organ verschiedenartigste unphysiologische Substanzen durch Oxydation,

Tabelle 86. *Enzymatische Degradation und Entgiftung von Pharmaka in der Leber*
(nach BRODIE et al.[3])

Substrat	Reaktion	Produkte
Hexobarbital (Evipan)	Oxydation der Seitenkette	Keto-Evipan
Pyramidon(Dimethylamino-Antipyrin)	Dealkylierung	4-Aminoantipyrin + Formaldehyd
Benzedrin (Amphätamin)	Deaminierung	Phenylaceton + Ammoniak
Acetanilid	Hydroxylierung	p-Oxyacetanilid
Phenacetin	Ätherspaltung	p-Oxyacetanilid + Acetaldehyd

Deaminierung, Ätherspaltung usw. zu degradieren und entgiften vermag. Die einzelnen Enzymsysteme wurden bisher noch wenig studiert und die optimalen Reaktionsbedingungen sind nur zu einem kleinen Teil bekannt. Immerhin dürften diese entgiftenden biokatalytischen Systeme vor allem im Zellsaft und den Mikrosomen lokalisiert sein.

Diese neueren biochemischen Untersuchungen über den Stoffwechsel körperfremder Substanzen sind für die klinische Pharmakologie von großer Bedeutung. So dürfte etwa die Einteilung von Barbituraten in solche die durch die Leber und die Niere entgiftet werden auf organspezifischen Unterschieden im Enzymprofil beruhen. Da es bei den verschiedenartigsten Organerkrankungen zu qualitativen und quantitativen Veränderungen im Enzymprofil kommt, ist es

---

[1] *M.*: BERNHEIM, F.: Interaction of Drugs and Cell Catalysts. Minneapolis Minn.: Burgess 1946 — BACQ, Z. M., et al.: Pharmacodynamie biochimique. 1954. — GOODMAN, L. S., u. A. GILMAN: The Pharmacological Basis of Therapeutics. New York, N. Y.: Macmillan 1955.

[2] *Uer.*: HUNTER, F. E., u. O. H. LOWRY: Pharmacol. Rev. 8, 89 (1956).

[3] BRODIE, B. B., et al.: Science **121**, 603 (1955).

nicht überraschend, daß dadurch auch die Degradation von Pharmaka beeinträchtigt wird. Schließlich ist zu erwähnen, daß diese Beobachtungen über die
enzymatische Natur des Medikamenten-Abbaues wahrscheinlich auch den Schlüssel zur Deutung des Phänomens der Gewöhnung und Toleranz bei suchtbildenden
Pharmaka enthalten (induzierte Enzymsynthese).

c) Enzymatische Aktivierung von Pharmaka

Eine Reihe von Therapeutica sind als solche inaktiv und werden erst nach
der Verabreichung im Organismus in ihre aktive Form umgewandelt. Dieser
Grundsatz gilt in erster Linie für alle bei der Behandlung der Malaria verwendeten
Substanzen. Chlorguanide werden wahrscheinlich in der Leber aktiviert.
Während der Behandlung werden im Urin Substanzen, Degradationsprodukte,
ausgeschieden, die eine intensivere chemotherapeutische Wirkung besitzen als die
Ausgangsprodukte[1]. In diesem Zusammenhang verdient auch die enzymatische
Konversion des Codeins zu Morphin einer Erwähnung. ADLER und LATHAM[2]
und MANNERING et al.[3] zeigten als erste, daß beim Menschen Codein zu Morphin
umgewandelt wird. ADLER und SHAW[4] beobachteten diese Konversion auch
in vitro mit Rattenleberschnitten. AXELROD[5] gelang es kürzlich, das daran
beteiligte Enzym in der Mikrosomenfraktion der Leber nachzuweisen. Zur De-
methylierung des Codeins ist TPN als Coenzym und Sauerstoff notwendig. Es
ist wohl möglich, daß die Substratspezifität der Enzyme die qualitativen und
quantitativen Unterschiede in der Wirkung der verschiedenen Morphinderivate
zu erklären vermag.

d) Pharmakologische und toxische Wirkungen durch Enzymhemmung

Es gibt zahlreiche Substanzen, deren pharmakologische oder toxische Wirkung
in einer Zerstörung oder Hemmung eines bestimmten Enzymes beruht. Als erstes
Beispiel einer irreversiblen Enzymzerstörung erwähnen wir die Wirkung von
Di-Isopropyl-Fluorophosphat (DFP) und gewissen Insecticiden auf die Acetylcholinesterase und Cholinesterase (S. 561). Die Wirkung verschiedener sog. Zellgifte beruht auf einer Blockierung von Enzymen der Endoxydation. Als Beispiel
sei das Cyanid erwähnt, das die eisenhaltigen Atemenzyme hemmt. Cyanid führt so
durch Blockierung des Cytochrom c[6], zu einer reversiblen cytotoxischen Anoxie.
Da Cyanid nur mit dreiwertigem Eisen reagiert, so hat Hämoglobin keine Schutzwirkung. Im Gegensatz dazu übt das Methämoglobin dank seinem dreiwertigen
Eisen eine gewisse protektive Wirkung aus, indem es das Cyanid zu binden vermag. Obschon die Affinität des Cytochrom c zum Cyanid größer ist als zum
Methämoglobin[7], so gelingt es doch durch therapeutisch induzierte Methämoglobinämie, etwa durch Nitrite, eine ansehnliche Cyanidmenge zu binden und damit der
Vergiftung der Zellatmung entgegenzuwirken. Hohe Methämoglobinkonzentration
im peripheren Blut schützt gegen eine Cyanidmenge, die etwa 40mal der üblichen
Dosis letalis entspricht. Auf diesem Prinzip beruht die Behandlung von Cyanid-
vergiftungen durch Nitrite und Thiosulfat[8].

---

[1] GOODMAN, L. S., u. A. GILMAN: The Pharmacological Basis of Therapeutics New York
N. Y.: Macmillan 1955.
[2] ADLER, T. K., u. M. E. LATHAM: Proc. Soc. exp. Biol. (N. Y.) **73**, 401 (1950).
[3] MANNERING, C. Y., et al.: J. Pharmacol. exp. Ther. **111**, 142 (1954).
[4] ADLER, T. K., u. F. H. SHAW: J. Pharmacol. exp. Ther. **104**, 1 (1952).
[5] AXELROD, J.: J. Pharmacol. exp. Ther. **115**, 259 (1955).
[6] STOTZ, E., A. M. ALTSCHUL u. T. R. HOGNESS: J. biol. Chem. **124**, 745 (1938).
[7] ALBAUM, H. G., J. TEPPERMAN u. O. BODANSKY: J. biol. Chem. **163**, 641 (1946).
[8] CHEN, K. K., u. R. L. ROSE: J. Amer. med. Ass. **149**, 113 (1952).

Als typische Beispiele für die Wirkung von Pharmaka durch Enzym-Inhibition sei an erster Stelle die Beeinflussung der Wasserstoff- und Bicarbonatsekretion in Magen, Pankreas und Niere durch Hemmung der Carbonat-Anhydratase durch gewisse Sulfonamide erwähnt. Bei der Methylalkoholvergiftung hat die Verabreichung von Äthanol eine günstige therapeutische Wirkung. Als Mechanismus dieser Beeinflussung denkt man an eine Blockierung gewisser Enzyme des Alkohol-Abbaues (Alkohol-Dehydrogenase) durch das Äthanol, wodurch die Bildung toxischer Abbauprodukte des Methylalkohols verhindert wird. Beim Abbau des Äthanols entsteht intermediär Acetaldehyd, das durch die Acetaldehyd-Oxydase weiter degradiert wird. Die Verabreichung von Disulfiram (Antabuse) blockiert dieses Enzym, wodurch es bereits nach dem Genuß geringer Alkoholmengen zu einer Acetaldehydvergiftung kommt.

e) Biologischer Antagonismus und Anti-Metaboliten[1,2]

Beim biochemischen Studium der Enzymhemmung wurde schon früh das Prinzip der *kompetitiven Hemmung*, d. h. der Inhibition durch substratähnliche Substanzen, die aber vom Enzym nicht angegriffen werden, beobachtet. So zeigten etwa WOHL und GLIMM[3], daß die Amylase durch das Reaktionsprodukt Glucose gehemmt wird, und QUASTEL und WOOLRIDGE[4] demonstrierten die kompetitive Hemmung der Succinat-Dehydrogenase durch die strukturähnliche Malonsäure. Daß das Prinzip der kompetitiven Hemmung, oder des biologischen Antagonismus auch für den intakten Organismus gilt, zeigten WOOLLEY et al.[5] im Jahre 1938. Sie verfütterten bei Hunden gewisse Strukturanaloge der Nicotinsäure (3-Acetyl-pyridin, Pyridin-3-sulphonsäure) und erwarteten eine, wenn auch geringe Vitamin-wirkung. Im Gegensatz dazu beobachteten sie eine weitere Verschlechterung der durch den Nicotinamidentzug ohnehin schon kranken Tiere. Die Bedeutung dieser Beobachtung wurde aber erst erkannt, als WOODS[6] auf den biologischen Antagonismus zwischen Sulfanilamid und p-Aminobenzoesäure als Wuchsstoff bei Bakterien aufmerksam machte. Seither wurde eine große Zahl von Antimetaboliten entdeckt, also Substanzen die als Folge einer Strukturähnlichkeit biologisch aktive Verbindungen aus ihrem Platze zu verdrängen vermögen, aber selbst biologisch wirkungslos sind. Einige Beispiele mögen dies illustrieren:

Anti-Vitamine: Es gelingt, durch die Verabreichung von strukturähnlichen, aber biologisch inaktiven Verbindungen jede Form einer Avitaminose zu erzeugen. Eine tabellarische Zusammenstellung der wichtigsten Antivitamine gaben wir bereits auf S. 180.

Anti-Aminosäuren: Der erste Aminosäuren-Antagonist wurde zufällig im Jahre 1938 von DYER[7] entdeckt. Er fand, daß in Ratten Äthionin das Methionin verdrängt und zu zahlreichen Ausfallserscheinungen biologischer und morphologischer Art führt. Heute sind Anti-Metaboliten gegen alle bekannten Aminosäuren, ja selbst gegen gewisse Polypeptide, bekannt.

Anti-Nucleinsäuren: Besonders im Zusammenhang mit der Krebsforschung wurden eine große Zahl von Strukturanaloga von Nucleinsäurederivaten synthetisiert.

Chemotherapeutica: FIELDES[8] schlug 1940 vor, durch die Synthese von strukturähnlichen Vitaminen und anderen Wuchsstoffen künstliche Chemotherapeutica herzustellen. Dieser Grundsatz bewährte sich aber einzig bei der Suche nach Anti-Malaria-Mitteln.

---

[1] *M.:* MARTIN, G. J.: Biological Antagonism. Philadelphia Pa.: Blakiston 1951.
[2] *Uer.:* WOOLLEY, D. W.: Advanc. Enzymol. **6**, 129 (1946). — SOMOGYI, J. C.: Ergebn. med. Grundlagenforsch. **1** (1955). — ALBERT, A.: Brit. med. Bull. **12**, 67 (1956).
[3] WOHL, A., u. E. GLIMM: Biochem. Z. **27**, 349 (1910).
[4] QUASTEL, J. H., u. W. R. WOOLRIDGE: Biochem. J. **21**, 1224 (1927).
[5] WOOLLEY, D. W., et al.: J. biol. Chem. **124**, 715 (1938).
[6] WOODS, D. D.: Brit. J. exp. Path. **21**, 74 (1940).
[7] DYER, H. M.: J. biol. Chem. **124**, 519 (1938).
[8] FIELDES, P.: Lancet **1940**, 955.

Biologische Antagonisten bei Vergiftungen: Ein sehr interessantes Beispiel des biologischen Antagonismus ist die Entdeckung von strukturanalogen Substanzen zur Behandlung von Vergiftungen: BAL (2,3-Dimercaptopropanol) gegen Arsen[1], Nalorphine gegen Morphin[2], Äthylendiamin-tetraessigsäure gegen Blei-[3] und β,β-Methyl-Äthyl-Glutarimid gegen Barbituratvergiftungen[4]. Daß es sich dabei oft um sehr komplexe und z. Z. noch kaum analysierbare Formen des Antagonismus handelt, geht besonders aus dem Studium der Beziehungen zwischen Morphin und Nalorphine[5] hervor.

[1] PETERS, R., L. A. STOCKEN u. R. H. S. THOMPSON: Nature (Lond.) **156**, 616 (1945).
[2] UNNA, K.: J. Pharmacol. **79**, 27 (1943). — POHL, J.: Z. ges. exp. Path. **17**, 370 (1915).
[3] GILES, H., C. MOORE u. B. STILL: Lancet **1955**, 183.
[4] SHAW, F., et al.: Nature (Lond.) **173**, 402 (1954).
[5] RICHTERICH, R., u. W. W. BYRNES: Z. ges. inn. Med. **10**, 1017 (1955).

Dritter Teil

Spezielle Enzymo-Pathologie

Erstes Kapitel

Bindegewebe

A. Zur Anatomie und Biochemie[1,2]

a) Einführung

Als BICHAT[3] seine fundamentale *Lehre von den Geweben* entwickelte und auf überzeugende Weise darstellte, daß es nur eine beschränkte Zahl von Geweben gibt, die in den verschiedenen Organen in immer neu modifizierter Weise zusammengefügt sind, da erkannte er auch bereits die Bedeutung des Bindegewebes, das den Körper durchsetzt und zusammenhält. Den Schlußstein zu dieser ersten Forschungsetappe setzte JOHANNES MÜLLER[4] im Jahre 1830 mit der Schöpfung des Ausdruckes „Bindegewebe", eines so treffenden Begriffes, daß dieser übersetzt in allen Sprachen Eingang fand. Wie auf so vielen anderen Gebieten der theoretischen und angewandten Medizin, machte auch hier VIRCHOW[5] eine Reihe von grundlegenden Beobachtungen über das Verhalten des Bindegewebes. Paradoxerweise beruhte ein ansehnlicher Teil der experimentellen Grundlagen zu seiner „*Cellularpathologie*" auf Studien über das Verhalten des Bindegewebes unter abnormen Verhältnissen. Er faßte die Mesenchymzelle als eine multipotentielle Einheit auf, die proteusartig bald zur Knochen- oder Knorpelzelle, bald zur Entzündungs- oder Speicherzelle wird. Die intercelluläre Substanz war in seinen Augen bereits von einer hochkomplizierten chemischen Struktur, deren intime Beschaffenheit physiologischen und pathologischen Einflüssen ausgesetzt ist. Während der folgenden 50 Jahre konzentrierte sich das Interesse der Morphologen und Physiologen auf die Zelle, und nur selten wurde der Intercellularsubstanz die ihr zukommende Beachtung geschenkt, einzig vielleicht noch dann, wenn die Frage diskutiert wurde, ob diese das Produkt der Zellen sei oder vielmehr durch einen extracellulären Präcipitationsvorgang entstehe. Erwähnenswert ist jedoch, daß es FLEMING[6] im Jahre 1876 zum erstenmal gelang, die Bindegewebsfibrillen durch eine neue Färbemethode deutlich von der Zementsubstanz abzutrennen.

---

[1] *M.*: The Ground Substance of the Mesenchyme and Hyaluronidase. Edited by F. DURAN-REYNALS. Ann. N. Y. Acad. Sci. **52**, 943 (1950). — Connective Tissue in Health and Disease. Edited by G. ASBOE-HANSEN. Copenhagen: Munksgaard 1954.

[2] *Hb.*: Physiology and Biochemistry of the Skin. Edited by S. ROTHMAN. University of Chicago Press 1954.

[3] BICHAT, M. F. X.: Traités des membranes en général et de diverses membranes en particulier. Paris: Richard 1799.

[4] MÜLLER, JOH.: Ann. Pharm. Heidelberg **21**, 277 (1837).

[5] VIRCHOW, R. L. K.: Die Cellularpathologie in ihrer Begründung und physiologische und pathologische Gewebslehre. Hirschwald, Berlin 1858.

[6] FLEMING, W.: Arch. mikr. Anat. **12**, 391 (1876).

Es war zweifellos das Verdienst SCHADEs[1], daß zu Beginn der Zwanzigerjahre das Interesse der Ärzte und Biologen wieder auf das Bindegewebe gelenkt wurde. Sein wichtigster Beitrag war die Konzeption des *Dreikammersystems* (Abb. 76), eine Erkenntnis, die in der neueren Literatur zu Unrecht GAMBLE zugeschrieben wird. Diese Auffassung bildet die Basis jeder rationalen Flüssigkeits- und Elektrolyttherapie. SCHADE verdanken wir auch die Einführung physikalisch-chemischer und enzymologischer Methoden in die Medizin. Er lenkte als erster das Auge des Arztes auf die hervorragende Bedeutung physikalisch-chemischer Vorgänge beim Altern. Er erkannte den Organcharakter des Bindegewebes, und seine Ausführungen darüber waren so grundlegend, daß sie noch immer den Ausgangspunkt zu jeder Diskussion über das Mesenchym und dessen Funktionen bilden.

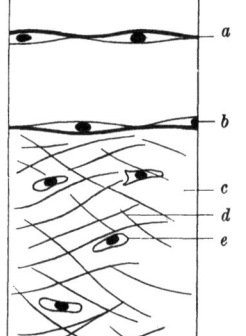

Abb. 76. Schematische Darstellung des Dreikammersystems (nach SCHADE[1]). *a* Basalmembran, *b* Capillarendothelzelle, *c* Grundsubstanz, *d* Fibrillen *e* Fibroblast, *f* Basalmembran, *g* Parenchymzelle

Von ganz anderer Seite trat EPPINGER[2] an das Problem des Bindegewebes heran. Für ihn lag hier das Substrat der „*serösen Entzündung*", des ersten Stadiums der meisten reaktiven pathologischen Vorgänge. Begrenzt von der Basalmembran der Capillaren auf der einen Seite, der Basalmembran der Parenchymzellen auf der anderen Seite, liegt der extracelluläre Raum. Dieser fiktive Raum ist das „Bindegewebe". Hier erfolgt der Stoffaustausch. Hier spielen sich die Diffusionsvorgänge und die „Albuminurie ins Gewebe" ab. Die Disseschen Räume in der Leber, das wieder in Vergessenheit geratene Interstitium in der Niere, die Robin-Virchowschen Räume im Gehirn, das Zottenstroma der Darmmucosa, die Subcutis, die Knochen- und Knorpelmatrix sind alles fiktive extracelluläre Räume, Modifikationen des auf Abb. 76 dargestellten „Urtyps". KLINGE[3], in Fortführung der grundlegenden Arbeiten von RÖSSLE, analysierte mit pathologisch-anatomischen Methoden die Morphogenese rheumatischer Erkrankungen und erkannte nicht bloß deren Zusammenhänge mit allergischen Erscheinungen, sondern wies auch darauf hin, daß es sich dabei primär um eine Alteration der Bindegewebssubstanz handelt. Auf dieser Grundlage entwarf er die auch heute noch gültige Hypothese, daß der Rheumatismus eine Erkrankung des Mesenchyms sei, eine Affektion des „Bindegewebsorgans".

Die Schöpfung des Begriffes der "*collagen diseases*" durch KLEMPERER et al.[4] führte zu einer Popularisierung dieser alten Anschauungen in der amerikanischen Medizin, trug aber wenig grundsätzlich Neues zu diesen Problemen bei. Die Beobachtung, daß Cortison — möglicherweise durch Beeinflussung des Bindegewebes — bei gewissen Krankheiten, wie rheumatischem Fieber, Lupus erythematodes, Dermatosen usw., eine gute Wirkung hat, führte dazu, daß der Begriff der Kollagenkrankheit auf eine große Zahl von wenig verwandten Affektionen übertragen wurde. Die Gefahren einer solchen Übersimplifizierung wurden von KLEMPERER[5] wohl erkannt, und es spricht ein gewisses Bedauern über den Mißbrauch des Ausdruckes aus seinen Worten, wenn er schreibt: "The term

[1] SCHADE, H.: Die physikalische Chemie in der inneren Medizin. Dresden-Leipzig: Steinkopff 1923.

[2] EPPINGER, H.: Die Permeabilitätspathologie. Wien: Springer 1949.

[3] KLINGE, F.: Ergebn. allg. Path. path. Anat. 27, 1 (1933).

[4] KLEMPERER, P., A. D. POLLACK u. G. BAEHR: J. Amer. med. Ass. 119, 331 (1942).

[5] KLEMPERER, P.: In Connective Tissue in Health and Disease. Edited by G. ASBOE-HANSEN. p. 251. Copenhagen: Munksgaard 1954.

'collagen disease', as originally proposed, was not designed to be used as a diagnostic symbol which stands for a complex of functional and structural disorders characteristic of morbid entities. It merely called attention to the fact that certain dieseases with obscure etiology are distinguished by a systemic alteration of the connective tissue, specifically, of its intercellular components.'' Die Forschung zeigte inzwischen, daß das Kollagen von allen Bindegewebsstrukturen wohl die geringste Rolle bei der Ausbildung der Kollagenkrankheiten spielt und daß der Ausdruck Bindegewebskrankheiten nach wie vor sinnvoller als "collagen diseases" ist.

In jeder seiner mannigfaltigen Erscheinungsformen lassen sich beim Bindegewebe drei Komponenten nachweisen: Zellen, Fibrillen und die Grundsubstanz. Die qualitativen und quantitativen Variationen dieser drei Komponenten bedingen den spezifischen Charakter der einzelnen Bindegewebstypen. Vorwiegend fibrilläre Elemente beobachten wir bei den Sehnen, Überwiegen der Zellen beim embryonalen Mesenchym, Vorwiegen der Matrix beim Knorpel. Veränderungen der Fibrillen treffen wir bei ,,alternden" Geweben, modifizierte Zellen bei der Entzündung und Regeneration, spezialisierte Matrix im Knochengewebe. Es gibt keine ausschließlichen ,,Kollagenkrankheiten" oder Matrix- oder Fibrocytenerkrankungen. Immer sind alle drei Komponenten betroffen. Schon dies deutet auf die engen gegenseitigen Wechselbeziehungen hin, die offenbar für das Bindegewebsorgan von größter Bedeutung sind.

b) Stoffwechsel und Funktion[1]

Das Bindegewebe besitzt eine Reihe von morphologischen Eigenheiten. Es überrascht daher nicht, daß es auch *stoffwechselmäßig* eine einzigartige Stellung unter den Organen und Geweben einnimmt. Wenden wir uns zunächst dem Energiestoffwechsel zu, so zeigt sich, daß das Bindegewebe nach den Analysen von DICKENS und WEIL-MALHERBE[2] und LIPMANN[3] zu jenen Organen gehört, die auch in der Anwesenheit von Sauerstoff ihre Energie vorwiegend aus der Glykolyse beziehen (vgl. S. 56). Es ist interessant, daß es bei entzündlichen Veränderungen in anderen Organen ebenfalls zu einer gesteigerten Glykolyse und einem vermehrten Mucopolysaccharidgehalt kommt[4]. In den letzten Jahren wurde wiederholt beobachtet, daß Knorpel Sulfationen aktiv aufzunehmen vermag und daß dieser Transfer an energieliefernde Vorgänge gebunden ist. Zur Zeit liegen aber noch nicht genügend Untersuchungen vor, um daraus zu weitgehende Schlüsse zu ziehen. Dasselbe gilt auch für die große Zahl von Untersuchungen über den Intermediärstoffwechsel der Mucopolysaccharide des Bindegewebes, der sich erst langsam anzubahnen beginnt[1].

Die am längsten bekannte und offenbarste Aufgabe des Bindegewebes ist eine *mechanische*. Sei es die Aufrechterhaltung der eigentlichen Organstruktur in den großen Parenchymorganen, sei es eine reine Füllaufgabe wie etwa in den ,,Zwischenorganräumen" der großen Körperhöhlen, sei es eine Gleitfunktion wie in der Muskulatur, in jedem dieser Fälle ist das Bindegewebe dank seiner Plastizität und Elastizität ganz besonders geeignet, solche Funktionen zu erfüllen. An nächster Stelle ist die *Stoffvermittlung durch Diffusion* zu erwähnen, die ja ein besonderes Characteristicum des extracellulären Raumes darstellt. Die Matrix

---

[1] *Uer.*: CALKINS, E., M. SOODAK u. W. BAUER: New Engl. J. Med. **253**, 865 (1955). — SLACK, H. G. B.: Ann. Rheum. Dis. **14**, 238 (1955). — DORFMAN, A.: Pharmacol. Rev. **7**, 1 (1955). — NEUBERGER, A.: Expos. ann. Biochim. méd. **16**, 67 (1954).

[2] DICKENS, F., u. M. WEIL-MALHERBE: Nature (Lond.) **138**, 125 (1936).

[3] LIPMANN, F.: In A Symposium on Respiratory Enzymes. Madison, Wisc.: Univ. Wisconsin Press 1942.

[4] FLECKENSTEIN, A.: Naunyn-Schmiedebergs Arch. exp. Path. Pharmak. **203**, 151 (1944).

des Bindegewebes ist kolloidaler Natur und befindet sich in einem Zwischenzustand zwischen Gel und Sol. Die Hydrophilie dieser Substanzen führt zu einer raschen Anziehung von Wasser und Salzen und erlaubt eine rasche Verschiebung dieser Komponenten in der Richtung eines Diffusionsgefälles. Die außerordentliche Oberfläche der Kolloide bedingt nicht bloß die Fähigkeit, Wasser und Elektrolyte zu verschieben, sondern auch zu *speichern*. Man denke an die Ausdehnung des extracellulären Raumes bei den verschiedensten Ödemkrankheiten und der „Kontraktion" bei der beginnenden Diurese nach Digitalisierung oder Verabreichung von organischen Quecksilberpräparaten. Es ist nicht unwahrscheinlich, daß eine abnorme Salz- und Wasserspeicherung im Bindegewebe sogar die erste Manifestation ödematöser Zustände ist, und die Beobachtungen mehren sich, wonach Veränderungen in diesem Organ vor dem Auftreten kardiodynamischer Störungen nachweisbar sind. Damit wird das Bindegewebe nicht nur zum Träger des «milieu intérieur», sondern auch zu einem *Regulator der Homeostase* im Sinne CANNONs[1]. Die Verschiebung von Elektrolyten hilft mit bei der Regulation der Osmolarität. Die Aufnahme und Abgabe von Wasserstoffionen und Elektrolyten im Bindegewebsraum, besonders Knochen und Knorpel, spielt eine wichtige Rolle in der Säure-Basen-Regulation. Hier liegen die ersten Pufferstationen, die bei akuten Änderungen an Bedeutung vielleicht diejenigen der Niere und des Blutes an Kapazität wie auch an Regenerationsfähigkeit sogar übertreffen.

B. "Spreading Factors" und Hyaluronidasen[2]

a) Historisches

Die Beobachtung, daß Viren sich ausschließlich in lebenden Zellen propagieren, veranlaßte DURAN-REYNALS[3] im Jahre 1928 die Wirkung von Gewebsextrakten auf experimentelle Vaccinia-Infektionen zu untersuchen. Dabei machte er die überraschende Feststellung, daß *Hodenextrakte* die Ausbreitung der Infektion in hohem Maße fördern. Wenige Jahre später wurde dieses "spreading phenomenon" auch mit Extrakten von Bakterien[4], giftigen Insekten und Schlangengiften[5] beobachtet. Damit erhielt der *"spreading factor"*, denn so war das aktive Prinzip inzwischen bezeichnet worden, plötzlich eine viel allgemeinere Bedeutung im Infektions- und Infestationsgeschehen. Die rasche Ausbreitung gewisser Infekte (Erysipelas), das akute Erfassen einer ganzen Lunge bei Pneumokokkeninfekten, die fulminante Ausbreitung eines Gasbrandes, die rasch diffundierende Wirkung von Schlangengiften, die Übertragung parasitischer Protozoen mit Insektenstichen, alle diese oberflächlich so verschiedenartigen Veränderungen konnten nun unter der Annahme eines "spreading factors" von einem gemeinsamen Gesichtspunkte aus betrachtet werden. Der Begriff der *invasiven* im Gegensatz zur *virulenten Infektion* wurde formuliert[2]. Dies wiederum führte zur Suche nach Abwehrmechanismen des Organismus gegen die ausbreitungsfördernden Faktoren und zur Entdeckung von Antikörpern, die gegen den "spreading factor" gerichtet sind[6]. Weitere defensive Mechanismen wurden in einer „reflektorischen" Permeabilitätseinschränkung der Bindegewebsgrundsub-

[1] CANNON, W. B.: Physiol. Rev. **9**, 399 (1929) *(Uer.)*.
[2] *Uer.*: DURAN-REYNALS, F.: Bact. Rev. **6**, 197 (1942). — The Ground Substance in Health and Disease. Edited by F. DURAN-REYNALS. Ann. N. Y. Acad. Sci. **52**, 943 (1950). — GIBIAN, H.: Ergebn. Enzymol. **13**, 1 (1954).
[3] DURAN-REYNALS, F.: C. R. Soc. Biol. (Paris) **99**, 6 (1928).
[4] DURAN-REYNALS, F.: J. exp. Med. **58**, 161 (1933).
[5] DURAN-REYNALS, F.: J. exp. Med. **69**, 69 (1939).
[6] DURAN-REYNALS, F.: J. exp. Med. **55**, 703 (1932).

stanz[1] gefunden, und schließlich führten diese Arbeiten zum Nachweis von Plasma-Hemmstoffen, die die Wirkung des "spreading factors" blockieren.

Von ganz anderer Seite her kommend, begann inzwischen MEYER[2] seine grundlegenden Arbeiten über die Mucopolysaccharide der Grundsubstanz. Damit wurde es möglich, den Effekt des "spreading factors" auf die einzelnen Komponenten des Bindegewebes nicht bloß in vivo, sondern auch in vitro zu analysieren. Die Synthese der beiden Arbeitsrichtungen erfolgte gleichzeitig von zwei unabhängigen Forschergruppen[3,4]; beide erbrachten den Nachweis, daß das aktive Prinzip, der "spreading factor", einen typischen Bindegewebsbestandteil, die Hyaluronsäure, abzubauen vermag. Das "spreading phenomenon" war in Wirklichkeit eine Enzym-Substrat-Reaktion und das aktive Prinzip der Extrakte war mit dem Enzym „Hyaluronidase" identisch.

b) "Spreading Factor" und Hyaluronidase

Die Begriffe des "spreading factors" und der Hyaluronidase sind nicht immer identisch. Es gibt zahlreiche Beispiele von "spreading factors", die keine Hyaluronidase-Aktivität aufweisen; das umgekehrte wurde allerdings noch nie beobachtet. Das "spreading phenomenon" ist eine biologische Erscheinung, eine Diffusionssteigerung nach der subcutanen Verabreichung einer beliebigen Substanz ohne Rücksicht auf den Wirkungsmechanismus. Die Wirkung der Hyaluronidase ist im Gegensatz dazu eine Enzym-Substratreaktion. Substanzen mit "spreading factor"-Wirkung sind aus einer Reihe von Organextrakten[5] wie Magen, Darm, Pankreas und Brustdrüse[6] bekannt und werden auch im Urin ausgeschieden[7]. Interessant ist, daß eine Reihe schon lang bekannter Pharmaka eine Wirkung besitzen, die nicht von derjenigen der natürlichen "spreading factors" unterschieden werden kann. Da wäre zunächst das Vitamin C und gewisse Azoproteine[8] zu erwähnen, die — ähnlich wie die Hyaluronidase — eine depolymerisierende Wirkung auf die Mucoproteine des Bindegewebes ausüben. Ebenfalls in einem gewissen Sinne als "spreading factors" anzusehen sind lipidlösliche Substanzen wie Alkohol, Äther und Chloroform[9], die zweifellos rascher diffundieren als etwa physiologische Kochsalzlösung.

Die Beziehungen zwischen dem "spreading factor" und der Hyaluronidase werden dadurch kompliziert, als unter Umständen eine Dissoziation zwischen der in vitro gemessenen Hyaluronidase-Aktivität und der in vivo bestimmten "spreading action" nachweisbar ist. SEIFTER[10] verfolgte die Hyaluronidase-Aktivität und die "spreading factor"-Wirkung des Blutplasmas von Tieren, denen parenteral Hyaluronidase verabreicht wurde. Es zeigte sich, daß zunächst beide Aktivitäten im Plasma auftraten, daß aber die Hyaluronidase-Aktivität lange vor der "spreading factor"-Aktivität aus dem Blutplasma verschwand. Diese Beobachtungen sind heute noch kaum deutbar, weisen aber darauf hin, daß bei Untersuchungen über den "spreading factor" sowohl biologische wie auch enzymologische Methoden zum Nachweis der Aktivität herangezogen werden müssen.

[1] DURAN-REYNALS, F., u. E. ESTRADA: Yale J. Biol. Med. 13, 217 (1940).
[2] MEYER, K.: Physiol. Rev. 27, 340 (1947) (Uer.).
[3] MEYER, K., R. DUBOS u. E. M. SMITH: J. biol. Chem. 118, 71 (1937).
[4] CHAIN, E., u. E. S. DUTHIE: Brit. J. exp. Path. 21, 324 (1940).
[5] DURAN-REYNALS, F.: Bact. Rev. 6, 197 (1942) (Uer.)
[6] ELLIOTT, J. R., u. C. W. TURNER: Endocrinology 54, 284 (1954).
[7] CHRISTENSEN, J.: Nature (Lond.) 142, 36 (1938).
[8] CLAUDE, A.: J. exp. Med. 62, 229 (1935).
[9] DAY, D. T.: J. Path. Bact. 60, 150 (1949).
[10] SEIFTER, J.: Ann. N. Y. Acad. Sci. 52, 1141 (1950).

c) Eigenschaften der Hyaluronidase[1,2]

In Anbetracht der großen physiologischen Bedeutung der Mucopolysaccharide und damit auch deren Enzyme ist es bedauernswert, daß bis heute noch keine einheitliche Nomenklatur vorliegt. Nach dem Vorschlage von FISHMAN[2] bezeichnen wir alle mucopolysaccharidspaltenden Enzyme als *Mucasen* und unterscheiden dabei eine neutrale und eine saure Untergruppe (Tab. 87). Während unter den neutralen Mucasen die *Chitinase* das einzige bisher näher analysierte Enzym darstellt, dem jedoch für den Wirbeltierorganismus keine Bedeutung zukommt, so treffen wir bei den sauren Mucasen auf die beiden interessanten Enzyme *Hyaluronidase* und *Lysozym*. Seit den Untersuchungen von MEYER[3] und HAHN[4] ist bekannt, daß die Hyaluronidase kaum ein einheitliches Enzym ist, sondern vielmehr ein Enzymkomplex, dessen Einzelkomponenten noch wenig erforscht sind. Dies darf nicht vergessen werden, wenn die Aktivität verschiedener Handelspräparate mit abweichendem Komponentenspektrum miteinander verglichen wird.

Die Hyaluronidasen sind im Tier- und Pflanzenreich außerordentlich weit verbreitet. Die Enzyme mikrobiellen und tierischen Ursprungs unterscheiden sich in mehreren chemischen Einzelheiten[3]. Es sei erwähnt, daß die uns bekannten Handelspräparate ausschließlich tierische, und zwar bovine Testis-Hyaluronidase enthalten.

Tabelle 87. *Klassifikation der Mucopolysaccharasen (Mucasen)*

Enzym	Substrat
I. Mucasen	
A. Neutrale Mucasen	
Chitinase	Chitin
B. Saure Mucasen	
a) Hyaluronidase	Hyaluronsäure
b) Lysozym	Bakterielle Polysaccharide
C. Sulfomucasen	
a) Bakterielle Sulfomucasen	Mucoitinsulfat
c) Heparinase	Heparin
II. Mucodextrinasen	
III. Oligomucasen	

Die *Wirkung* der Hyaluronidase auf die Hyaluronsäure ist komplex. Wahrscheinlich spielen sich dabei zwei voneinander unabhängige Vorgänge ab, eine Depolymerisation und eine Hydrolyse. In beiden Fällen handelt es sich jedoch um die Aufspaltung von Glucosamid-Bindungen und RAPPORT et al.[5] schlugen daher vor, das Enzym als *β-Glucosamidinase* zu bezeichnen. Zu Beginn der Enzymeinwirkung wird zunächst eine relativ kleine Zahl von Bindungen aufgespalten und dieser Effekt führt vorwiegend zu physikalisch-chemischen Substratveränderungen, wie etwa einer Zunahme der Viscosität. Mit dem Fortschreiten der Hydrolyse treten diese physikalischen Veränderungen in den Hintergrund und das Auftreten reduzierender Zuckergruppen charakterisiert die Enzymwirkung. In jedem Falle bleibt der Abbau der Hyaluronsäure auf der Stufe von N-Acetylglucosamin-Glucuroniden stehen. Die Glucuronidverbindung zwischen diesen beiden Zuckern wird von der Hyaluronidase nicht gespalten, jedoch von der ubiquitär vorkommenden β-Glucuronidase.

Das natürliche *Substrat* der Hyaluronidase ist unbekannt. Die Großzahl der Untersuchungen mit diesem Enzym wurden bisher mit Knochen, Knorpel, Subcutis und Auge durchgeführt, also alles Geweben, in denen erstens keine Hyaluronidase vorkommt und zweitens die chemisch komplexe Mischsubstanzen darstellen. Es gelang bis heute nicht, die Hyaluronidase kristallin rein darzustellen und bei allen Handelspräparaten handelt es sich um relativ rohe Extrakte. Vergleichende Angaben über die Enzymkonzentration verschiedener kommerzieller Präparate machen DAUBENMERKL et al[6]. Die angebliche „Reinheit" von Fabrikpräparaten ist irreführend und bezieht sich darauf, daß allergische Reaktionen nach parenteraler Verabreichung relativ selten sind.

Die *Kinetik* der Hyaluronidase ist in mancher Hinsicht abnorm. So beobachtet man nur selten eine lineare Beziehung zwischen der Enzymmenge und der Aktivität. Diese Unstimmigkeit ist dadurch erklärbar, daß es sich um ein Enzymgemisch handelt. Für die Richtigkeit

[1] *Uer.*: MEYER, K.: Physiol. Rev. **27**, 340 (1947). — MEYER, K., u. M. M. RAPPORT: Adv. Enzymol. **13**, 199 (1952). — GIBIAN, H.: Ergebn. Enzymol. **13**, 1 (1954).

[2] *Hb.*: FISHMAN, W. H.: In "The Enzymes". Edited by J. B. SUMNER and K. MYRBÄCK. Volume I/2, p. 769. New York, N. Y.: Academic Press 1951.

[3] MEYER, K., u. M. M. RAPPORT: Advanc. Enzymol. **13**, 199 (1952) (*Uer.*).

[4] HAHN, L.: Biochem. Z. **318**, 123, 138 (1947).

[5] RAPPORT, M. M., K. MEYER u. A. LINKER: J. Amer. chem. Soc. **73**, 2416 (1951).

[6] DAUBENMERKL, W., K. O. MØLLER u. P. S. RASMUSSEN: Acta pharmacol. (Kbh.) **13**, 1 (1957).

der Komponentenhypothese sprechen auch die Beobachtungen über das optimale p_H, indem nicht selten eine flache Kurve oder sogar zwei Gipfelpunkte beobachtet werden. Im allgemeinen kann man sagen, daß die bakteriellen Enzyme ihr optimales p_{II} im sauren, die tierischen Hyaluronidasen im neutralen bis leicht alkalischen Bereich haben.

Das Studium der "spreading factor" und Hyaluronidase-*Inhibitoren*[1] ist in mancher Hinsicht problematisch. Es sind mehrere Hundert angeblicher Hemmstoffe bekannt, doch ergab eine Nachprüfung in zahlreichen Fällen, daß das Postulat unbegründet war. Es erscheint wertvoll, zwischen in vivo und in vitro Inhibitoren zu unterscheiden. Unter den angeblichen in vivo Inhibitoren seien die *Antirheumatica* erwähnt. Noch vor wenigen Jahren wurden diese Berichte enthusiastisch aufgenommen, und man glaubte bereits dem Wirkungsmechanismus dieser Pharmaka auf die Spur gekommen zu sein. Eine sorgfältige Nachprüfung ergab aber, daß z. B. Salicylate nur dann die Enzymaktivität hemmen, wenn ihre Konzentration so hoch ist, daß sie eine eiweißfällende Wirkung haben. Unter den in vitro Inhibitoren sind die *kompetitiven Hemmkörper* zu erwähnen. In diese Gruppe gehören acetylierte und nitrierte Derivate der Hyaluronsäure, auch Heparin, Dicumarol und Chondroitin. Andere Substanzen mit Inhibitorwirkung sind die Aurin-Tricarboxylsäure, substituierte Phenole und Gallensäuren. Eine Hemmwirkung kann offenbar bei all jenen Komponenten nachgewiesen werden, die eine oberflächenaktivierende Wirkung besitzen.

C. Permeabilität und Hyaluronidase

a) Physiologische Schwankungen der Permeabilität

Das Bindegewebe ist eines der reaktivsten Organe des menschlichen Körpers und unterliegt dem Einfluß zahlreicher exogener und endogener Faktoren. An erster Stelle sei die *hereditäre Variabilität* der Bindegewebspermeabilität erwähnt. Dieser Aspekt wurde bisher am eingehendsten im Zusammenhang mit der experimentellen Tuberkuloseinfektion beim Kaninchen analysiert[2, 3]. Auch das *Lebensalter* übt einen tiefgreifenden Einfluß auf die Bindegewebspermeabilität aus. Mit zunehmendem Alter kommt es zu einer Abnahme der Gewebsdurchlässigkeit[4]. Die strukturellen Veränderungen des Kollagens sind besonders auffällig[5]. Die Altersdifferenzen im makromolekularen Aufbau dieser Bindegewebskomponente treten deutlich zu Tage, wenn der Einfluß von Enzymen, etwa der Kollagenase auf das Kollagen von Patienten verschiedener Altersgruppen verglichen wird[6]. Neben den genetischen und Altersfaktoren gibt es sicher noch andere, weniger gut erforschte Einflüsse, die zu einer Modifikation der Bindegewebspermeabilität Anlaß geben. Hierher gehört etwa die Diffusionsverzögerung durch Immobilisierung — wohl die Grundlage dieses Behandlungsmodus bei Infektionen — und die Zunahme der Permeabilität bei Bewegung und unter Druck. Noch wenig untersucht sind Ernährungsfaktoren, die aber sicher auch einen Einfluß auf die Durchlässigkeit des Bindegewebes ausüben. Schließlich möchten wir noch die Frage aufwerfen, ob die bekannten *Lokalisationsphänomene bei dermatologischen Erkrankungen* nicht auch hier ihre Deutung finden. Die einzige uns bekannte Untersuchung darüber stammt von NEGRI[7], der nachwies, daß die Diffusion in der Haut des Menschen am Rücken viel geringer ist als in den unteren Extremitäten.

b) Hormonale Einflüsse

Die Permeabilität des Bindegewebes, dem unbewaffneten Auge am besten in der Haut zugänglich, ist von hormonalen Faktoren abhängig. Am auffälligsten

[1] MATHEWS, M. B., u. A. DORFMAN: Physiol. Rev. **35**, 381 (1955) *(Uer.)*.
[2] LURIE, M. B.: Amer. Rev. Tuberc., Supp. **44**, 1 (1941).
[3] LURIE, M. B.: Ann. N. Y. Acad. Sci. **52**, 1074 (1952).
[4] DURAN-REYNALS, F.: Bact. Rev. **6**, 197 (1942) *(Uer.)*.
[5] BANFIELD, W. G.: Anat. Rec. **114**, 157 (1952).
[6] KEECH, M. K.: Ann. Rheum. Dis. **14**, 19 (1955).
[7] NEGRI, M.: Arch. ital. Med. sper. **2**, 611 (1938).

und besten untersucht ist der Einfluß von *Oestrogenen* auf das Bindegewebe. Die bekannte rot-blaue Verfärbung gewisser Hautpartien beim Affenweibchen ist, wie ALLEN[1] zuerst nachwies, ein oestrogenabhängiger Effekt. Beim Vorliegen zirkulierender Oestrogene, sei es nach der Pubertät, sei es nach der experimentellen Verabreichung von Oestrogenen bei Kastraten, wird die Haut verdickt, straff und es kommt zur Einlagerung großer Mengen von Hyaluronsäure. Die Schwellung kann durch lokale Injektion von Hyaluronidase zum Verschwinden gebracht werden[2]. In histologischen Präparaten verschwindet die auffällige Metachromasie nach der Behandlung mit Hyaluronidase.

Ein damit verwandtes Phänomen beobachtet der Arzt beim „*prämenstruellen Ödem*". Die Zunahme des Gewichtes, die Wasserretention, ist auf die Bildung eines geringgradigen extracellulären Ödemes zurückzuführen, einer Wasserspeicherung im Bindegewebe, die wahrscheinlich durch den erhöhten Oestrogentiter ausgelöst wird. Da ähnliche Veränderungen auch während der Gravidität zur Beobachtung kommen, handelt es sich hier möglicherweise um geringe Störungen der Permeabilität, die in ihrer vollen Ausbildung zur Eklampsie führen. Welcher Mechanismus für die Änderung der Bindegewebspermeabilität verantwortlich ist, kann nicht entschieden werden. Nach PLOMAN[3] kommt es dabei zu einer gesteigerten Uraninresorption aus der Haut.

In den letzten Jahren wurde eine große Zahl von Untersuchungen über die Zusammenhänge zwischen *Nebennierenhormonen* und dem Bindegewebe veröffentlicht[4]. In vivo scheinen Corticoide die Wirkung von "spreading factors" und Hyaluronidase zu hemmen[5]. Die Interpretation, daß es sich dabei um eine direkte Inhibition der Enzyme handelt, ist aber sicher falsch. Vielmehr dürfte die nach ACTH und Cortison beobachtete Abnahme der Hyaluronsäure im Bindegewebe für die verminderte Enzymwirkung verantwortlich sein[6]. Corticoide haben in mehr als einer Hinsicht eine ähnliche Wirkung auf das Bindegewebe wie die Hyaluronidase. So kommt es nach beiden zu einer Abnahme der Hyaluronsäure mit den entsprechenden histochemischen Veränderungen. Auch sind beide Pharmaka fähig, im Experiment die Bildung von peritonealen Adhäsionen zu verhindern[7].

Wenden wir uns schließlich der Wirkung des *Thyroxins* und des thyreotropen Hormones auf das Bindegewebe zu. Seit der ersten Beschreibung des Myxödemes durch FELIX PLATTER im Jahre 1656 ist bekannt, daß solche Patienten nicht selten Tumoren im Bindegewebe der Haut, in der Zunge oder anderen Organen aufweisen. Nach HORSLEY[8] handelt es sich dabei um Ansammlungen von Mucin. In diesen Mucopolysacchariddepots ist der Hyaluronsäure- und Chondroitinschwefelsäure-Gehalt abnorm hoch[9]. Einen noch auffälligeren Zusammenhang zwischen Schilddrüse und Bindegewebe finden wir bei der Hyperthyreose, und zwar bei jenen Formen, bei denen eine abnorme Produktion von *thyreotropem Hormon* als Ursache angesehen wird, nämlich dem malignen Exophthalmus und dem lokalisierten, meist prätibialen Myxödem. Der Exophthalmus bei der Thyreotoxicose wurde bisher meist durch eine Zunahme des retrobulbären Fettpolsters

[1] ALLEN, E.: Contr. Embryol. Carnegie Inst. **19**, 1 (1927).

[2] DURAN-REYNALS, F., H. BUNTING u. G. VAN WAGENEN: Ann. N. Y. Acad. Sci. **52**, 1006 (1950).

[3] PLOMAN, L.: Acta endocr. (Kbh.) Suppl. **14**, 3 (1953).

[4] IVERSEN, K.: In Connective Tissue in Health and Disease. Edited by G. ASBOE-HANSEN. p. 130. Copenhagen: Munksgaard 1952.

[5] MENKIN, V.: Amer. J. Physiol. **129**, 691 (1940).

[6] ASBOE-HANSEN, G.: Acta endocr. (Kbh.) **9**, 29 (1952).

[7] DUCOMMUN, P., u. R. S. MACH: Sem. Hôp. Paris **26**, 3170 (1950).

[8] HORSLEY, V.: Brit. med. J. **1885**, 211.

[9] WATSON, E. M., u. R. H. PIERCE: Brit. J. Dermatol. **59**, 327 (1947).

und des lymphatischen Gewebes erklärt. Auf Grund von Tierexperimenten ist es aber wahrscheinlich, daß es primär zu einer Ansammlung von Hyaluronsäure und anderen Mucopolysacchariden mit hydrophiler Wirkung kommt[1]. Beim prätibialen Ödem steht sicher fest, daß dieses Symptom auf eine abnorme Hyaluronsäureablagerung zurückzuführen ist[2].

c) "Spreading Factor", Hyaluronidase und Infektion

Die Beziehungen zwischen Lokalerscheinungen und der Hyaluronidase-Aktivität einer exogenen Noxe sind besonders deutlich bei einem Vergleich der Wirkung verschiedener *Schlangengifte*. Sowohl das Gift der Klapperschlange als auch der gefürchteten "water mocassin", beides Toxine, die zu schweren Lokalreaktionen führen, enthalten eine hohe Konzentration an "spreading factor", während ebenso lethale Colubridengifte ohne Hyaluronidase-Aktivität kaum zu lokalen Veränderungen Anlaß geben[3]. Diese Korrelation gilt auch für *Insekten*. Nur bei jenen Species von Spinnen, Bienen, Wespen, Moskitos, bei denen lokale Veränderungen nach dem Biß auftreten, kann im Speichel ein "spreading factor" nachgewiesen werden[4]. Auch im Speichel des Blutegels findet sich außer den bekannten Anticoagulantien ein "spreading factor", der für die rasche Diffusion der übrigen Inhaltsstoffe verantwortlich sein mag[5]. In *Mikroorganismen* wurde ein "spreading factor" bisher in etwa 100 verschiedenen Bakterienspecies, etwa 20 Viren und einigen Rickettsien nachgewiesen[6]. In jedem Falle gelingt es bei diesen Erregern, die lokale Ausbreitung einer dermalen Infektion durch Zusatz solcher Faktoren zu steigern.

Die beste Korrelation zwischen der Geschwindigkeit der Ausbreitung einer dermalen Infektion und der "spreding factor"-Aktivität läßt sich bei den *Staphylokokken* nachweisen[7]. Es war direkt möglich, die Stämme auf Grund ihrer lokalen „Pathogenität" in Gruppen zu klassifizieren. Die Bedeutung der Hyaluronidase der *Streptokokken* für die Ausbreitung von Infektionen wird seit Jahren diskutiert. Merkwürdigerweise enthalten kapselbildende Streptokokken, also im allgemeinen für den Menschen virulente Erreger, regelmäßig Hyaluronsaure, während der Nachweis cincr Hyaluronidase nicht immer gelang. Offenbar ist derselbe

Tabelle 88. *Wirkung der Hyaluronidase auf die Pathogenität hämolytischer Streptokokken bei experimentellen Infektionen von Hühnchenembryonen* (nach SALLMAN und BIRKELAND[8])

Streptokokken Stamm	Hyaluronidase E/ml	Zahl der infizierten Eier	Zahl der toten Eier nach 24 Std. in %
412	0	30	20
413	0	20	40
421	27	30	100
Phillip	11	20	70
Kontrollen		10	0

Erreger nicht selten fähig, sowohl Hyaluronidase wie auch Hyaluronsäure zu bilden[9]. Nach neueren Versuchen über die Virulenz von Streptokokken am Hühnerei soll eine enge Korrelation zwischen der Hyaluronidase-Aktivität und der Pathogenität nachweisbar sein (Tab. 88)[8]. Interessant ist auch die Beobachtung, daß bei Erysipelas-Erregern eine Korrelation zwischen Virulenz und Hyaluronidase-Aktivität vorliegt[10]. GOODNER[11] analysierte die Beziehungen zwischen der "spreading factor" Aktivität und der Infektionsausbreitung bei *Pneumokokken*. Interessanterweise soll es bei einer dermalen Infektion zu ähnlichen pathologisch-anatomischen

---

[1] ASBOE-HANSEN, G., u. K. IVERSEN: Acta endocr. (Kbh.) 8, 90 (1951).
[2] WATSON, E. M., u. R. H. PIERCE: Ann. N. Y. Acad. Sci. 52, 1004 (1950).
[3] DURAN-REYNALS, F.: J. exp. Med. 69, 69 (1939).
[4] DURAN-REYNALS, F.: Science 83, 286 (1936).
[5] CLAUDE, A.: J. exp. Med. 66, 353 (1937).
[6] DURAN-REYNALS, F.: Bact. Rev. 6, 197 (1942).
[7] DURAN-REYNALS, F.: J. exp. Med. 58, 161 (1933).
[8] SALLMAN, B., u. J. M. BIRKELAND: Ann. N. Y. Acad. Sci. 52, 1062 (1950).
[9] PIKE, R. M.: Ann. N. Y. Acad. Sci. 52, 1070 (1950).
[10] McCLEAN, D., u. C. W. HALE: Biochem. J. 35, 149 (1941).
[11] GOODNER, K.: J. exp. Med. 58, 153 (1933).

Stadien wie bei einer pulmonalen Infektion kommen. Eine Korrelation zwischen "spreading factor" Wirkung und Ausbreitung soll nachweisbar sein. Die deutlichste Korrelation zwischen lokaler Invasion und "spreading factor"-Gehalt wird bei den Erregern der *Gasbrandinfektion* beobachtet[1]. Clostridium tetani, das keine Lokalveränderungen verursacht und Clostridium histolyticum mit seiner eng umschriebenen nekrotoxischen Wirkung besitzen keinen "spreading factor". Im Gegensatz dazu enthalten Stämme von Clostridium septicum und Welchii, die beide rasch zu einer diffusen Phlegmone führen, eine sehr hohe "spreading factor"-Konzentration.

Von diesen Untersuchungen lassen sich einige allgemeine Schlüsse auf das lokale Infektionsgeschehen ziehen. Die Pathogenität der Erreger, das Resultat der Implantations- und Vermehrungsfähigkeit, scheint im wesentlichen durch drei Faktoren bedingt zu sein: die Zahl der Erreger, deren Virulenz und Invasionskraft. Die Unterscheidung zwischen *Virulenz* und *Invasionsfähigkeit* ("invasiveness"), wie diese von DURAN-REYNALS[2], McCLEAN[1] und MENKIN[3] gefordert wird, ermöglicht ein klareres Verständnis des lokalen Infektionsgeschehens. Dabei imponiert die Virulenz als eine mehr oder weniger passive Eigenschaft der Erreger, die für eine rasche Multiplikation und Dissemination im Organismus verantwortlich ist, während die Invasionskraft auf die Produktion permeabilitätsfördernder Stoffe zurückzuführen ist und eine rasche lokale Ausbreitung ermöglicht.

d) Hyaluronidase und Invasionsfähigkeit von Krebsen

Die Invasionsfähigkeit, d. h. die Eigenschaft von Krebsen *per continuitatem* gesundes Gewebe zu infiltrieren, ist eine interessante, aber noch wenig erforschte Eigenschaft aller malignen Geschwülste. Die erfolgreiche Deutung der Invasion bei Infektionen durch die Annahme von "spreading factors" wirft die Frage auf, ob möglicherweise bei Tumoren ein ähnlicher Mechanismus vorliegt. Nach älteren Untersuchungen sollen tatsächlich in Neoplasmen "spreading factors" vorkommen[4]. KIRILUK[5] untersuchte eine Reihe menschlicher Carcinome, konnte jedoch in keinem einzigen Falle dieses Enzym nachweisen. Die Wirkung von Hyaluronidase auf die Tumorinvasion kann indirekt durch Infiltration von Neoplasmen mit dem Enzym untersucht werden. Während die ersten Beobachtungen dahin ausgelegt wurden, daß die Invasion gesteigert werde, so ergab eine sorgfältige Nachprüfung, daß dies nicht der Fall ist und daß lokal applizierte Hyaluronidase keinen Einfluß auf die Ausbreitung von experimentellen Tumoren hat[6]. Der Gedanke eines Zusammenhanges zwischen mucolytischen Enzymen und der Invasionsfähigkeit von Tumoren wurde bisher noch nicht ganz aufgegeben. GERSH und CATCHPOLE[7] untersuchten die Kollagenase-Aktivität von Tumoren, konnten aber ebenfalls keine Beziehung zur lokalen Ausbreitungsfähigkeit nachweisen. Damit scheiterten bisher aller Versuche, die Invasionsfähigkeit maligner Tumoren auf enzymatischer Basis zu deuten. Möglicherweise ist die amöboide Beweglichkeit der Krebszellen und die reduzierte Adhäsion zwischen den Tumorzellen dafür verantwortlich[8]. Dennoch scheint uns, daß die Annahme eines "spreading factors" wenigstens bei gewissen Tumoren keinesfalls unwahrscheinlich ist. Es sei daran erinnert, daß die erste Transplantation eines tierischen Tumors durch HAMAN im Jahre 1889 in den Hoden einer Ratte gelang. Auch ist aus der

[1] McCLEAN, D.: J. Path. Bact. **34**, 459 (1931).
[2] DURAN-REYNALS, F.: J. exp. Med. **58**, 161 (1933).
[3] MENKIN, V.: Physiol. Rev. **18**, 366 (1938).
[4] DURAN-REYNALS, F.: Bact. Rev. **6**, 197 (1942) (*Uer.*).
[5] KIRILUK, L. B., A. J. KREMEN u. D. GLICK: J. nat. Cancer Inst. **10**, 993 (1950).
[6] SIMPSON, W. L.: In Connective Tissue in Health and Disease. Edited by G. ASBOE-HANSEN. p. 225. Copenhagen: Munksgaard 1954.
[7] GERSH, I., u. H. R. CATCHPOLE: Amer. J. Anat. **85**, 457 (1949).
[8] COMAN, D. R.: Cancer Res. **12**, 13 (1952).

klinischen Medizin seit vielen Jahren bekannt, daß die von einem hyaluronidase-reichen Ausgangsgewebe abstammenden Seminome und Chorionepitheliome eine auffällige Invasions- und Metastasierungs-Fähigkeit besitzen.

e) Enzym-Inhibitoren beim akut rheumatischen Fieber

i. Zur Ätiologie

Das akut rheumatische Fieber muß heute als scharf definiertes Krankheits-bild aus dem rheumatischen Formenkreis herausgenommen werden. Nach jahr-zehntelangen Spekulationen besteht jetzt kein Zweifel mehr, daß es sich dabei um die *Folge einer Streptokokken-Infektion* bei einem dazu disponierten Individu-um handelt. Ein Zusammenhang zwischen dem akut rheumatischen Fieber einer-seits, einem Scharlach oder einer Pharyngo-Tonsillitis andererseits, wurde schon lange vermutet. So schrieb etwa WITHERING[1] Ende des 18. Jahrhunderts: "Early in the year 1779, a number of dropsical cases offered themselves to my attention, the consequence of the scarlet fever and sore throat which had raged so very generally amongst us in the preceding year." Diese älteren Beobachtungen wurden durch den Bericht von HAIG-BROWN[2] gestützt, der im Anschluß an eine Tonsillitis bei 29 von 345 vorher gesunden Knaben das Auftreten einer rheumatischen Endo-karditis beobachtete. Als Beweis für den Zusammenhang zwischen Streptokokken-Infektionen und dem rheumatischen Fieber wurde in den letzten 15 Jahren ein großes Unterlagengut zusammengetragen.

Epidemiologische Beobachtungen. Sowohl während des ersten, wie auch während des zweiten Weltkrieges traten zahlreiche Streptokokkenepidemien auf, die von einer Welle von Erkrankungen an rheumatischem Fieber gefolgt waren. Bei diesen Epidemien mag es sich um Scharlach oder Tonsillitiden gehandelt haben, in jedem Fall kam es zu einer gesteigerten Häufigkeit an rheumatischem Fieber. Maßgebend ist einzig, daß ein "post-streptococcal state" — um den guten von RANTZ[3] geprägten Ausdruck zu verwenden — vorliegt.
Immunologische Hinweise. Die Streptokokken der Gruppe A nach LANCEFIELD produ-zieren eine Reihe von Antigenen, die im Wirtsorganismus Anlaß zur Bildung von Antikörpern geben. Die wichtigsten Antigene dieser Gruppe sind die Streptokinase, die Hyaluronidase und die Streptolysine, also Peptidasen und Mucasen. Bei Patienten mit rheumatischem Fieber ist der Antikörpertiter gegenüber einer normalen Population stark erhöht.
Prophylaktische Studien. Durch die prophylaktische Verabreichung von Chemothera-peutica oder Antibiotica gelingt es nicht allein Streptokokkeninfektionen zu verhüten, sondern gleichzeitig auch die Häufigkeit des rheumatischen Fiebers stark herabzusetzen.

Während so zwar das ätiologische Agens identifiziert ist, sind wir in bezug auf den *Pathomechanismus* der Erkrankung noch kaum über die seit Jahren bekannte Hypothese, daß es sich im Prinzip um eine allergische Erscheinung handelt, hinausgekommen. Immerhin liegen eine Reihe interessanter Zusammen-hänge zwischen dem rheumatischen Fieber als Bindegewebserkrankung und dem Verhalten einzelner Enzyme und Enzyminhibitoren vor.

ii. Antikörper gegen Streptokokken-Enzyme

Streptokokken produzieren eine ganze Reihe von Enzymen, von denen besonders die Streptokinase (Fibrinokinase), die Hyaluronidase und Streptolysine zu erwähnen sind. Es überrascht daher nicht, daß der Wirtsorganismus bei einer Infektion mit diesen Mikroorganismen spezifische Antikörper gegen diese Enzyme, *Anti-Enzyme*, zu bilden vermag (S. 88). Auf die Entdeckung der Streptokinase[4]

---

[1] WITHERING, W.: Med. Classics **2**, 305 (1937/38).
[2] HAIG-BROWN, C.: Tonsillitis in Adolescents. London: Baillère, Tindal and Cox 1886.
[3] RANTZ, L. A., P. J. BOISVERT u. W. W. SPINK: Arch. intern. Med. **76**, 131 (1945).
[4] TILLETT, W. S.: Bact. Rev. **2**, 161 (1938).

und deren Bedeutung als Aktivator im menschlichen Plasminsystem wiesen wir bereits auf S. 266 hin. Die Bestimmung des *Anti-Streptokinase-Titers* im Plasma wird heute zu diagnostischen Zwecken nur noch selten durchgeführt, da die Streptolysin O-Reaktion zuverlässigere Resultate gibt. Statistisch betrachtet kommt es jedoch im Anschluß an Streptokokken-Infektionen zu einer Zunahme des Titers[1,2,3]. Frühzeitige intensive Penicillinbehandlung soll zu einer Unterdrückung dieser Antikörperbildung führen[4]. Auch der Nachweis der *Anti-Hyaluronidase* ist derjenigen des Anti-Streptolysin O unterlegen. Obschon statistisch bei Patienten nach Streptokokkeninfekten eine deutliche Zunahme in Erscheinung tritt[1], so ist die individuelle Streuung so groß, daß dieser Methode keine praktische Bedeutung zukommt.

Im Gegensatz dazu wird die Bestimmung der Antikörper gegen ein Streptokokken-Hämolysin, das Streptolysin, in den letzten Jahren vermehrt durchgeführt und gilt heute als die sicherste Laboratoriumsmethode zur Diagnose des akut rheumatischen Fiebers. Aus der Gruppe der schon lange bekannten Streptokokken-Hämolysine[5] kommt besonders dem *Streptolysin O*[6] eine praktische Bedeutung zu. Diese Substanz wird von allen Streptokokken der Gruppe A produziert. Die folgenden Eigenschaften des Streptolysins[7] sprechen dafür, daß es sich um ein *Enzym* handelt: seine Eiweißnatur, die Abhängigkeit der Lyse vom p_H und von der Temperatur, die reversible Inaktivierung durch Oxydationsmittel, die Abhängigkeit der Hämolyse von der Anwesenheit freier SH-Gruppen und schließlich das Mißverhältnis zwischen der Toxinmenge und seiner biologischen Wirkung. Das natürliche Substrat des Enzymes sowie sein Wirkungsmechanismus sind noch unbekannt.

Die Verwendung der Anti-Streptolysin O-Bestimmung fand in englischen und amerikanischen Laboratorien bereits eine weite Verbreitung und beginnt sich in den letzten Jahren auch in Europa einzubürgern[8,9]. Die Bedeutung des Tests liegt vor allem darin, daß er die Diagnose einer durchgemachten Streptokokken-Infektion zu einem Zeitpunkt, wo die bakteriologische Untersuchung bereits negativ sein kann, zu stellen erlaubt. Ein Titeranstieg ist somit ein Laboratoriumshinweis auf das Vorliegen eines "*post-streptococcal state*". Ein positiver Ausfall wird daher im Anschluß an eine Streptokokken-Tonsillitis, -Pharyngitis, Scharlach[10] usw. beobachtet. Möglicherweise muß auch der kurzdauernde Titeranstieg nach Tonsillektomien[8,11] als Zeichen eines Übertrittes von Streptokokken in die Blutbahn betrachtet werden. Der abnorm erhöhte Titer, wie er gelegentlich bei Leukämien, Pneumonien und anderen Infektionskrankheiten beobachtet wird, mag Folge einer Streptokokken-Infektion bzw. Mischinfektion sein. Es sei ausdrücklich darauf aufmerksam gemacht, daß der Anti-Streptolysin-Titer nur über eine stattgefundene Infektion orientiert, nicht aber über den Immunitätsgrad[12].

[1] QUINN, R. W., u. S. J. LIAO: J. clin. Invest. **29**, 1156 (1950).

[2] WINDBLAD, S.: Acta path. microbiol. scand. Suppl. **44**, 1 (1941).

[3] ROTHBARD, S., et al.: Ann. intern. Med. **82**, 229 (1948).

[4] ANDERSON, H. C., H. G. KUNKEL u. M. McCARTY: J. clin. Invest. **27**, 425 (1948).

[5] SMYTHE, C. V., u. T. H. HARRIS: J. Immunol. **38**, 283 (1940).

[6] TODD, E. W.: J. exp. Med. **55**, 267 (1932).

[7] HERBERT, D., u. E. TODD: Biochem. J. **35**, 1116 (1941).

[8] KÖHLER, W.: Dtsch. Gesundh.-Wes. **9**, 992 (1954).

[9] GALTS, G.: Z. ges. inn. Med. **10**, 689 (1955).

[10] WIESENER, H., u. B. STÜCK: Klin. Wschr. **1955**, 845.

[11] G. NOCCA u. G. BARTESAGHI: Minerva med. (Torino) **47**, 1823 (1956).

[12] HAMBURGER, M., u. H. M. LEMON: J. Lab. clin. Med. **42**, 140 (1953).

Die praktische Bedeutung der Bestimmung des Anti-Streptolysin-Titers ist eine dreifache:

1. ist sie die sicherste Methode zur Stützung der klinischen Diagnose „Akut rheumatisches Fieber". Ein normaler Streptolysin-Titer schließt die Diagnose aus.

2. gibt die reihenmäßige Durchführung von Analysen Aufschluß über den Krankheitsverlauf bei Komplikationen des "streptococcal state" und

3. hilft sie bei der Abklärung von Streptokokken-Epidemien.

Zunächst einige Worte zum Verhalten des Anti-Streptolysin-Titers beim *akut rheumatischen Fieber*. In praktisch allen bisher beobachteten Fällen wurde eine signifikante Zunahme beobachtet[1,2,3]. In einer großen Sammelstatistik von 1339 Patienten mit akut rheumatischem Fieber fand HOLLINGER[4] nur 11 Patienten mit einem normalen Titer. Der negative Ausfall in weniger als 2% aller Fälle liegt etwa in der gleichen Größenordnung wie bei den serologischen Reaktionen für Syphilis. Diese Beobachtungen wurden durch eine sorgfältige Arbeit aus dem "House of the Good Samaritan" in Boston bestätigt. SUJOY et al.[5] fanden bei 435 Kindern mit akut rheumatischem Fieber mit oder ohne Arthritis, Chorea usw. nur drei mit einem normalen Titer und weitere drei mit einem fraglich erhöhten Titer (Tab. 89). Sie betonen mit Recht, daß die Bedeutung der Anti-Streptolysin O-Reaktion für die Diagnose des akut rheumatischen Fiebers insofern ausschlaggebend ist, als negative Resultate extrem selten sind. Ein positiver Ausfall anderseits spricht einzig für das Vorliegen eines "post streptococcal state".

Wie der Zusammenhang der übrigen „*rheumatischen Erkrankungen*" mit durchgemachten Streptokokken-Infektionen unklar ist, so sind auch die Ausfälle des Anti-Streptolysin O-Titers keinesfalls konstant. Bei etwa der Hälfte der Patienten mit rheumatoider Arthritis wurde ein positiver Ausfall beobachtet[5,6].

Tabelle 89. *Verhalten des Anti-Streptolysin O-Titers bei verschiedenen Krankheiten*
(nach SUJOY et al.[8])

Krankheit	Zahl der Patienten	Titer (in % des Patientengutes)		
		0—50 (normal)	50—159 (Grenzwerte)	159 + (abnorm)
Rheumatische Pankarditis	208	0	1,5	98,5
Rheumatisches Fieber mit Arthritis	227	1,3	0,5	98,2
Rheumatoide Arthritis	75	37,3	18,7	44
Gelenkschmerzen bei anderen Krankheiten .	92	43,5	16,3	40,2

Eine Unterscheidung zwischen der primär und der sekundär-chronischen Arthritis ist auf Grund dieses Testes nicht möglich. Bei Fokalinfekten und „Fokaltoxikosen" ist der Ausfall der Reaktion mit großer Regelmäßigkeit negativ[6,8]. Ebenfalls negativ ist die Reaktion beim akut disseminierten Lupus, beim Skleroderma, bei der subakut bakteriellen Endokarditis und der nicht-streptogenen Endokarditis, die gelegentlich gegen das akut rheumatische Fieber differentialdiagnostisch abgegrenzt werden müssen.

[1] TODD, E. W.: Brit. J. exp. Path. **13**, 248 (1932).

[2] COBURN, A. F., u. R. H. PAULI: J. exp. Med. **56**, 651 (1932).

[3] HARRIS, T. N.: Amer. J. Dis. Child. **76**, 411 (1948).

[4] HOLLINGER, N. F.: Amer. J. Publ. Health **43**, 561 (1953).

[5] SUJOY, B. R., G. P. STURGIS u. B. F. MASSELL: New Engl. J. Med. **254**, 95 (1956).

[6] GALTS, G.: Z. ges. inn. Med. **10**, 689 (1955).

[7] KÖHLER, W.: Dtsch. Gesundh.-Wes. **9**, 992 (1954).

[8] SUJOY, B. R., G. P. STURGIS u. B. F. MASSELL: New Engl. J. Med. **254**, 95 (1956).

Tabelle 90. *Diagnostische Reaktionen mit Antigenen von β-hämolytischen Streptokokken beim akut rheumatischen Fieber und der rheumatoiden Arthritis[1,2]*

Antigen	Natur des Antigens	Spezifität der Reaktion	Ausfälle des Titers bei		
			Gesunden	akut rheumatischem Fieber	rheumatoider Arthritis
I. Zellbestandteile aus β-hämolytischen Streptokokken					
Lebende Kokken	intakte Bakterien	gering	?	erhöht in etwa 10%	erhöht in etwa 70%
C-Substanz	gruppenspezifisches Polysaccharid	spezifisch	?	häufig erhöht	selten erhöht
M-Substanz	typenspezifisches Eiweiß der GruppeA	spezifisch	?	häufig erhöht	selten erhöht
II. Enzyme aus β-hämolytischen Streptokokken					
O-Streptolysin	Hämolysin	γ-Globulin (Anti-Enzym)	erhöht bei 0—20%	erhöht bei 98%	erhöht bei 0—20%
Hyaluronidase		γ-Globulin (?) (Anti-Enzym)	erhöht bei 0—20%	erhöht bei 80—90%	erhöht bei 0—20%
Streptokinase		Antikörper (Anti-Enzym)	erhöht bei 0—20%	erhöht bei 70—80%	erhöht bei 0—20%
III. Unspezifische Reaktionen					
Waaler-Rose-Test	Agglutination bzw. Hämolyse sensibilisierter Hammel-Erythrocyten	unspezifisch	nicht erhöht	nicht erhöht	erhöht bei 80—90%
C-reaktives Eiweiß	Präcipitation mit C-Polysaccharid aus kapsellosen Pneumokokken	unspezifisch (α- und β-Globulin)	nicht erhöht	erhöht bei 90—100%	nicht erhöht

iii. Hyaluronidase und rheumatisches Fieber

Da Streptokokken Hyaluronidase produzieren, wurde versucht, gewisse Krankheitsmanifestationen, vornehmlich die dominante Beteiligung des Bindegewebes am Krankheitsgeschehen, mit diesem Enzym in Zusammenhang zu bringen. HARRIS und FRIEDMAN[3] injizierten Streptokokken-Hyaluronidase intradermal bei gesunden Individuen und Patienten mit rheumatischem Fieber. Es gelang ihnen aber nicht, einen Unterschied in der Permeabilitätssteigerung bei einer der beiden Gruppen nachzuweisen. Ähnliche Versuche wurden auch mit boviner Testis-Hyaluronidase durchgeführt, doch waren die Resultate keinesfalls eindeutig. Während einzelne Autoren bei Patienten mit rheumatischem Fieber eine Steigerung der Permeabilität beobachteten[4,5], fanden andere keinen solchen Effekt[6]. Auf die konfuse Literatur über die Beziehungen zwischen Salicylaten und Hyaluronidase können wir nicht eingehen und verweisen auf die Monographie von ROBINSON et al.[7]

---

[1] CHRIST, P.: Serologische Untersuchungen bei Streptokokkeninfektionen. Arbeiten aus dem Paul Ehrlich-Institut, dem Georg Speyer-Haus und dem Ferdinand Blum-Institut zu Frankfurt a. M. 1954, p. 124.

[2] SCHEIFFARTH, F.: Ergebn. med. Grundlagenforsch. 1, 443 (1956) (*Uer.*).

[3] HARRIS, T. N., u. S. FRIEDMAN: Amer. J. Dis. Child. 77, 561 (1949).

[4] GUERRA, F.: Science 103, 686 (1946).

[5] JAWORSKI, A. A., et al.: J. Pediat. 37, 697 (1950).

[6] JONES, E. S.: Ann. Rheum. Dis. 9, 137 (1950).

[7] ROBINSON, W. D., et al.: Ann. intern. Med. 39, 499 (1953) (*Uer.*).

iV. Unspezifischer Plasma-Hyaluronidase-Inhibitor

Im Jahre 1933 demonstrierte DURAN-REYNALS[1], daß intravenös injizierte Extrakte mit „spreading factor" Wirkung in relativ kurzer Zeit aus dem Blutstrom verschwinden. HOBBY et al.[2] beobachteten, daß menschliches und Kaninchenserum Hyaluronidasen aus Pneumokokken, Streptokokken und Clostridien zu hemmen vermögen. Sie erklärten diese Inhibition durch eine Bindung der Hyaluronsäure an Serumalbumin, also als Substrateffekt und nicht als direkte Enzymwirkung. Diese Wirkung von Serum auf Hyaluronidase wurde auch von anderer Seite bestätigt[3,4]. In der Folge versuchten verschiedene Forschergruppen den Inhibitor zu reinigen. Elektrophoretisch konnten zwei aktive Fraktionen getrennt werden, und MATHEWS und DORFMAN[5] zeigten, daß der Inhibitor in den Fraktionen II und III des Cohnschen Trennungsverfahrens lokalisiert ist. Mit dieser Methode konnte der Inhibitor in 30facher Konzentration frei von der eng assoziierten Polyphenol-Oxydase (Coeruloplasmin) erhalten werden. Der unspezifische Serum-Inhibitor kann durch seine große Hitzelabilität von den stabileren spezifischeren Antikörpern unterschieden werden. Sehr wahrscheinlich handelt es sich um ein Protein, aber nicht, wie zunächst vermutet, um das Plasma-Mucoprotein von WINZLER. GLICK und SYLVEN[6] postulierten auf Grund experimenteller Beobachtungen, daß der Inhibitor ein Heparin Proteid-Lipid-Komplex sei, doch wird diese Theorie von anderen kritisiert. Der Ursprung des Inhibitors ist noch nicht identifiziert, doch steht auch hier die metabolisch so gefällige Leber im Vordergrund der Diskussionen.

Während der letzten fünf Jahre wurden eine größere Zahl von Untersuchungen über das Verhalten des Serum-Inhibitors bei Gesunden und Kranken veröffentlicht. Nach DORFMAN et al.[7] war der Serumtiter bei Männern zwischen 16 und 45 niedriger als bei Frauen der gleichen Altersgruppe. Über die Abhängigkeit der Inhibitorkonzentration vom Menstruationscyclus herrscht bis jetzt noch keine Einstimmigkeit[8,9]. DORFMAN et al.[10] berichteten vor einigen Jahren über einen starken Titeranstieg des unspezifischen Hyaluronidase-Inhibitors des Serums bei Patienten mit *rheumatischem Fieber*. Ein ähnlicher Titeranstieg wurde später auch bei Patienten mit akuten Streptokokken-Infektionen beobachtet[11]. Die „Spezifität" dieser Alteration schien durch die Beobachtung bestätigt zu werden, daß die Verabreichung von ACTH oder Cortison prompt zu einer Unterdrückung dieses Anstieges während der akuten Phase führte[12,13]. Eine Nachprüfung dieser Befunde an einem größeren Krankengut durch GLICK[14] zeigte aber, daß der Serum-Inhibitor bei einer großen Zahl von Krankheiten, darunter Neoplasmen, Virusinfektionen, bakteriellen Infektionen und rheumatischen Erkrankungen erhöht ist. Die Depression durch ACTH wird nicht allein beim

[1] DURAN-REYNALS, F.: J. exp. Med. **58**, 161 (1933).
[2] HOBBY, G., et al.: J. exp. Med. **73**, 109 (1941).
[3] McCLEAN, D.: J. Path. Bact. **54**, 284 (1942).
[4] WATTENBERG, L. W., u. D. GLICK: Arch. Biochem. **35**, 290 (1952).
[5] MATHEWS, M. B., u. A. DORFMAN: In Connective Tissue in Health and Disease. Edited by G. ASBOE-HANSEN. p. 113. Copenhagen: Munksgaard 1952.
[6] GLICK, D., et al.: Proc. Soc. exp. Biol. (N. Y.) **71**, 412 (1949).
[7] DORFMAN, A., M. L. OTT u. R. WHITNEY: J. biol. Chem. **174**, 621 (1948).
[8] HAKANSON, E. Y., u. D. GLICK: J. clin. Invest. **28**, 713 (1949).
[9] PLOMAN, L.: Acta endocr. (Kbh.) **13**, Suppl. 14, 27 (1953).
[10] DORFMAN, A., E. J. REIMERS u. M. L. OTT: Amer. J. Dis. Child. **77**, 106 (1949).
[11] GOOD, R. A., u. D. GLICK: J. inf. Dis. **86**, 38 (1950).
[12] HAKANSON, E. Y., u. R. LUFT: Acta endocr. (Kbh.) **3**, 318 (1949).
[13] ADAMS, F. H., et al.: Pediatrics **7**, 472 (1951).
[14] GLICK, D.: J. Mt. Sinai Hosp. **17**, 207 (1950).

Rheumatismus, sondern auch bei anderen Krankheiten beobachtet[1]. Es geht daraus hervor, daß der Anstieg des Hyaluronidase-Inhibitors eine *unspezifische Manifestation* ist und es sich dabei um eine ähnliche Erscheinung wie bei der Zunahme der Blutkörperchen-Senkungsgeschwindigkeit, gewissen Plasma-Eiweiß-veränderungen, dem Auftreten von Mucoproteinen, C reaktiven Proteinen usw. handelt. Es sei noch erwähnt, daß bei der Messung der ,,mucolytischen Wirkung" des Plasmas[2] wahrscheinlich ebenfalls die Inhibitor-Konzentration bestimmt wird.

f) Arthritis[3, 4]

i. Ursprung der Synovia

Die Entdeckung einer viscösen Flüssigkeit in der virtuellen Gelenkhöhle geht auf Paracelsus[5] zurück. Seit seiner ersten Beschreibung wurden eine große Zahl von Hypothesen über die Bildung dieser charakteristischen extracellulären Flüssigkeit postuliert. v. FRERICHS[6] glaubte, daß die Gelenkschmiere ausschließlich das *Degenerationsprodukt* zerfallender Oberflächenzellen sei. Diese Auffassung ist sicher falsch, denn die Elektrolytzusammensetzung der Gelenkflüssigkeit ist derjenigen des extracellulären Raumes ähnlicher als derjenigen der Zellen. Die Auffassung, daß es sich bei der Synovia um ein *Blutdialysat* handle, geht auf BICHAT[7] zurück. Für diese Hypothese spricht etwa das Vorkommen niedrigmolekularer anorganischer und organischer Substanzen in gleicher Konzentration wie im Blut[3]. Nicht damit vereinbar ist aber das Vorkommen von Synovialmucin, einer Substanz, die im Blut nie beobachtet wurde. Schließlich muß die Anschauung erwähnt werden, daß die Synovia ein reines *Sekretionsprodukt* sei. Zuerst von WINSLOW[8] vertreten, erhielt diese Auffassung eine wichtige Stütze im Nachweis von Schleimzellen[9] in der Synovialmucosa und des Mucins in der Synovia. Heute wird angenommen, daß die Synovia das Produkt einerseits eines Blutdialysates, andererseits der aktiven Sekretion der Zellen der Synovialmembran ist. Die Zusammensetzung des Dialysates entspricht nicht genau demjenigen des Blutes oder des extracellulären Raumes, da spezifische Permeabilitätsverhältnisse vorliegen. Als Produkt der Oberflächenepithelzellen der Synovialmembran sind Mucopolysaccharide zu erwähnen, die der Gelenkflüssigkeit ihren typischen viscösen Charakter geben. Der duale Ursprung der Synovialflüssigkeit geht daraus hervor, daß bei Ödemkrankheiten die Flüssigkeitsmenge zunimmt, während anderseits die Mucinkonzentration absinkt. Umgekehrt kommt es bei lokal entzündlichen Veränderungen zu einer Steigerung der Mucinkonzentration, ohne daß die Elektrolytverhältnisse sich ändern.

ii. Permeabilitätsverhältnisse

Die Durchlässigkeit der Synovialmembran für moleculardisperse Substanzen ist seit langem bekannt. So erscheint zum Beispiel Jod innerhalb einer Stunde nach

[1] FABER, V., u. K. SCHMITH: Scand. J. clin. Lab. Invest. **2**, 303 (1950).

[2] REY, W. VAN, u. R. FINCKH: Klin. Wschr. **1957**, 540.

[3] *M.*: KLING, D. H.: The Synovial Membrane and the Synovial Fluid. Los Angeles: Medical Press 1938. — ROPES, M. W., u. W. BAUER: Synovial Fluid Changes in Joint Diseases. Cambridge Mass.: Harvard Univ. Press 1953.

[4] *Uer.*: BAUER, W., M. W. ROPES u. H. WAINE: Physiol. Rev. **20**, 272 (1940). — GARDNER, E.: Physiol. Rev. **30**, 127 (1950).

[5] Paracelsus: Zit. in J. HYRTL, Onomatologia Anatomica. Wien 1880.

[6] FRERICHS, F. T. v.: Synovia. In Wagners Handwörterbuch der Physiologie. Braunschweig: Vieweg **3**, 463 (1846).

[7] BICHAT, M. F. X.: Traité des membranes en général et de diverses membranes en particulier. Paris: Richard 1799.

[8] WINSLOW, J. B.: Exposition anatomique de la structure du corps humain. Paris 1732.

[9] SOUBBOTINE: Recherches histologiques sur la structure des membranes synoviales: Arch. phys. biol. **7**, 532 (1880).

intravenöser Verabreichung im Gelenkraum. Störungen der Permeabilität wurden besonders durch die Bestimmung der Exkretion von Phenolsulfophthalein, das in den Gelenkspalt injiziert wurde, analysiert. Die dabei gemachten Beobachtungen waren aber wenig gesetzmäßig und besitzen keine diagnostische Bedeutung. Schwieriger ist bereits der Nachweis eines Übertrittes kolloidal-disperser Substanzen. Daß auch solche Moleküle, etwa Eiweiße, in den Synovialraum diffundieren, geht daraus hervor, daß die Wassermannreaktion auch mit Synovia positiv ausfällt[1].

Die *Sekretionserscheinungen* der Oberflächenepithelzellen wurden bisher noch wenig studiert. Diese Zellen enthalten aber, wie aus der intensiven Anfärbung mit Mucicarmin hervorgeht, sicher Mucopolysaccharide[2]. Die deutliche Metachromasie dieser Elemente verschwindet nach der Behandlung mit Hyaluronidase[3,4], und es muß daraus auf das Vorkommen von Hyaluronsäure geschlossen werden. Unter normalen wie pathologischen Verhältnissen wird eine enge *Korrelation zwischen Viscosität und Hyaluronsäure-Gehalt* beobachtet. Durch Bestrahlung gelingt es sowohl in vitro wie auch in vivo eine Abnahme der Hyaluronsäure-Konzentration zu erzielen[5]. Auch die intraarticuläre Injektion von Hyaluronidase führt zu einer Abnahme der Synovia-Viscosität[6].

iii. Biochemie und Enzymologie

Synovialgewebe hat eine auffallend hohe aerobe Glykolyse und niedrige Sauerstoffaufnahme[7]. Dieses für ein adultes Gewebe abnorme Verhalten findet seine Deutung vielleicht in der relativ schlechten Blutversorgung der Oberflächenzellen. Unter den *Enzymen der Oxydoreduktion* wurde bisher das Vorkommen von Dehydrogenasen durch die Methylenblau-Entfärbung und der Cytochrom-Oxydase mit chemischen[8] und histochemischen Methoden[9] nachgewiesen. Lebensfrische Synovialzellen enthalten auch Vitamin C und Peroxydasen[9]. Über das Vorkommen *hydrolytischer Enzyme* in der Synovialmembran sind wir noch schlecht orientiert. Der angebliche Nachweis einer „Amylase"[4,9] läßt auf das Vorkommen von Phosphorylase, Phosphoglucomutase und Glucose-6-Phosphatase schließen. Das Vorkommen mindestens einer Peptidase ist wahrscheinlich, doch ist deren Natur nicht bekannt[9]. Eine Lipase wurde sowohl mit chemischen[4] als auch histochemischen[9] Methoden nachgewiesen. Die Funktion der in den Epithelzellen[4] und in der Synovia[10] vorkommenden alkalischen Phosphatase ist nicht bekannt. Eine Teilnahme am Glucosetransfer vom Blut in die Synovia ist fraglich. Schließlich wurde auch das Vorkommen einer Cholinesterase nachgewiesen[11]. Erwähnenswert ist die Beobachtung von KEEFER et al.[12], wonach in der Synovia ein *Trypsin-Inhibitor* vorkommt. Dieser spielt möglicherweise beim Schutz der Oberflächenzellen gegen eine proteolytische Andauung eine Rolle.

iV. Enzymo-Pathologie

Es liegen bisher nur vereinzelte Untersuchungen über das Verhalten von Enzymen bei Gelenkerkrankungen vor. ZIFF[13] et al. analysierten die Konzentration der *Aminotripeptidase* in einer großen Zahl abnormer Gelenkflüssigkeiten. Ihre

[1] POEHLMANN, A.: Dtsch. Z. Chir. **182**, 161 (1923).
[2] DAVIES, D. V.: J. Anat. **77**, 160 (1943).
[3] WISLOCKI, G. B., H. BUNTING u. E. W. DEMPSEY: Amer. J. Anat. **81**, 1 (1943).
[4] MAIBACH, E.: Acta anat. (Basel) **17**, 175 (1953).
[5] RAGAN, C., et al.: Proc. Soc. exp. Biol. (N. Y.) **66**, 170 (1940).
[6] ROPES, M. W., et al.: Acta med. scand. **128**, Suppl. 196, 700 (1947).
[7] BYWATERS, E. G. L.: J. Path. Bact. **44**, 247 (1937).
[8] OTTE, P.: Z. physiol. Chem. **303**, 209 (1956).
[9] PODKAMINSKY, N. A.: C. R. Soc. Biol. (Paris) **106**, 915 (1931).
[10] ROPES, M. W., u. W. BAUER: Synovial Fluid Changes in Joint Diseases. Cambridge Mass.: Harvard Univ. Press (1953) (*M.*).
[11] MARTTI, O.: Acta med. scand. **149**, Suppl. 293 (1954).
[12] KEEFER, C. S., W. F. HOLMES u. W. K. MYERS: J. clin. Invest. **14**, 131 (1935).
[13] ZIFF, M., et al.: J. clin. Invest. **34**, 27 (1955).

Untersuchungen ergaben, wie aus Tab. 91 hervorgeht, daß die Enzymkonzentration bei der rheumatoiden Arthritis stark erhöht ist, bei der degenerativen Osteoarthritis jedoch sehr niedrig. Eine scharfe Grenze konnte jedoch nicht nachgewiesen werden. Die Höhe der Enzym-Konzentration stand in enger Beziehung zur Dauer der Symptome und fiel nach der Injektion von Hydrocortison rasch zur Norm ab. Ein ähnliches Enzym kommt auch im Blutplasma vor und seine Konzentration soll bei der rheumatoiden Arthritis leicht erhöht sein[1]. Ein ähnliches Verhalten wurde bei Analysen der *β-Glucuronidase* beobachtet[2]. Besonders hohe Enzymkonzentrationen traten bei der rheumatoiden Arthritis auf, während bei degenerativen Gelenkerkrankungen der Anstieg minimal war. Die Enzymaktivität war vor allem vom Ausmaß der Entzündung abhängig und nicht von der Ätiologie der Gelenkerkrankung. Die *Cholinesterase-Konzentration* der Synovialflüssigkeit ist bei pathologischen Veränderungen nicht signifikant verändert[4]. Es muß betont werden, daß weder in der normalen Gelenkflüssigkeit noch in pathologischen Transsudaten *Hyaluronidase* vorkommt[5]. Dieses Enzym spielt also beim normalen Gelenkstoffwechsel keine Rolle. Bei der rheumatoiden Arthritis ist die Hyaluronsäure-Konzentration in der Synovia erhöht[5]. Therapeutisch wurde daher die intraartikuläre Injektion von Hyaluronidase versucht[6], doch läßt sich noch kein endgültiges Urteil über diese Behandlungsweise abgeben.

Tabelle 91. *Verhalten der Aminotripeptidase bei verschiedenen Gelenkkrankheiten* (nach ZIFF et al.[3])

Krankheit	Zahl der Fälle	Enzymkonzentration E/ml
Normal	—	?
Degenerative Gelenkerkrankungen	11	3,6
Reiters Syndrom	3	6,0
Rheumatisches Fieber	17	6,2
Gonokokken-Arthritis	5	9,6
Gicht	16	14,4
Rheumatoide Arthritis	31	24,1

D. Therapie mit Hyaluronidase[7]

a) Pharmakologie

i. Toxicität

Die Hyaluronidase ist eine außerordentlich *wenig toxische Substanz*. Beim Kaninchen liegt die D. 1.50 mindestens etwa 1000000 mal höher als die therapeutische Dosis[8]. Bei der Maus kommt es nach intravenöser Verabreichung großer Dosen zu histologischen Veränderungen in der Leber. Zunächst verschwindet das Glykogen, dann kommt es zur Bildung kleiner Eiweißvacuolen in den Parenchymzellen und schließlich treten vereinzelte kleine Nekrosen auf. In der Niere wird ein proteinähnliches Material in den Kapselräumen der Glomerula abgelagert und später erscheint dieselbe Substanz auch in den Sammelröhren. Die Inulin-Clearance bei Ratte und Kaninchen und die Thiosulfat- und p-Amino-

[1] SCHWARTZ, T. B., u. F. L. ENGEL: Proc. Soc. exp. Biol. (N. Y.) **74**, 82 (1950).
[2] JACOX, R. F., u. A. FELDMAHN: J. clin. Invest. **34**, 263 (1955).
[3] ZIFF, M., et al.: J. clin. Invest. **34**, 27 (1955).
[4] MARTTI, O.: Acta med. scand. **149**, Suppl. 293, 1 (1954).
[5] RAGAN, C., u. K. MEYER: J. clin. Invest. **28**, 56 (1949).
[6] RÖSSING, P., u. H. LUTTERBECK: Rheumatism **10**, 76 (1954).
[7] *Uer.*: GIBIAN, H.: Angew. Chem. **63**, 105 (1951). — BRITTON, R. C., u. B. V. HABIF: Surgery **33**, 917 (1953). — CLIFTON, E. E.: Amer. J. med. Sci. **228**, 568 (1954). — ADERHOLD, K.: Zbl. Chir. **79**, 2003 (1954). — GIBIAN, H.: Ergebn. Enzymforsch. **13**, 1 (1954). — MEIER-STAUFFER: Wien. klin. Wschr. **1955**, 35.
[8] SEIFTER, J.: Ann. N. Y. Acad. Sci. **52**, 1141 (1950).

hippursäure-Clearence beim Kaninchen und Hund werden durch Hyaluronidase nicht beeinflußt. In der Lunge erscheint eine eiweißartige Substanz in den peribronchialen Lymphknoten und z. T. auch in den Alveolen. Im Myokard entstanden gelegentlich kleinste Nekrosen.

Die *subakute und chronische Toxicität* wurde bisher erst sehr oberflächlich untersucht. Nach TISLOW[1] soll es zu keinen makroskopischen oder mikroskopischen Organveränderungen kommen.

ii. Toxicität und Antigenität beim Menschen

Über die klinische Pharmakologie der Hyaluronidase ist wenig bekannt. Temperatur, Puls und Blutdruck bleiben unverändert. Verschiedene Autoren führten Leberfunktionsprüfungen durch, ohne daß irgendwelche Abweichungen von der Norm beobachtet wurden. Weder Blutbild noch Urinsediment lassen auf Organschädigungen schließen. Da die Hyaluronidase ein körperfremdes und zudem unreines Eiweißgemisch ist, stellt sich die Frage nach ihrer Antigenität[2]. SCHWARTZMAN et al.[3] verabreichten Hyaluronidase intradermal bei einer größeren Zahl von Patienten. Sie beobachteten bei den älteren Präparaten eine große Zahl von unerwünschten Nebenerscheinungen, doch nahmen diese mit zunehmender Reinheit der Präparate ab. Bei den heute verwendeten Enzymen sind Reaktionen außerordentlich selten (0,08%). Trotz dieser negativen Resultate soll auch heute noch vor der klinischen Verwendung von Hyaluronidase ein Intracutan-Test durchgeführt werden. Bei Conjunctival-Testen wurden noch nie Reaktionen beobachtet, selbst dann nicht, wenn derselbe Patient eine positive Intracutan-Reaktion aufwies[4].

iii. Grundsätzliches zur diffusionsbeschleunigenden Wirkung

Die klinische Verwendung der Hyaluronidase beruht auf der Beobachtung, daß diese Substanz die Permeabilität des Bindegewebes steigert. Wenn wir von Permeabilität sprechen, so ist es wichtig, die einzelnen Strukturen auseinanderzuhalten, durch die im Gewebe ein Stoffaustausch erfolgt. Wenn wir uns das von SCHADE entworfene Bild eines Gewebes (Abb. 77) vor Augen halten, so sehen wir drei Permeabilitätsschranken: die Capillaren, das Bindegewebe oder Interstitium und die Zellmembran. An welcher dieser *drei Diffusionsschranken* greift die Hyaluronidase an?

Durch die intravenöse Verabreichung von „spreading factor" zusammen mit Farbstoffen wird mehr Farbstoff in den Geweben abgelagert, als wenn diese allein injiziert werden[5]. Es wurde daher angenommen, daß diese Faktoren sowohl die *Capillar-Permeabilität* wie auch die Durchlässigkeit der Zellwand zu beeinflussen vermögen. Neuere Untersuchungen werfen jedoch Zweifel auf diese Auffassung. Mit verbesserten Methoden ließ sich nach der intravenösen Verabreichung von Hyaluronidase keine Wirkung auf die Permeabilität von Capillaren nachweisen[6]. Wurde das Enzym jedoch topisch oder durch Mikroinjektion in die Nähe von Capillaren gebracht, so kam es zu winzigen Petechien und einer gesteigerten Permeabilität für T 1824 (Evans Blue). Es ist nach diesen Untersuchungen möglich, daß die Hyaluronidase die Capillar-Permeabilität beeinflußt. Diese Wirkung ist aber sicher viel weniger bedeutungsvoll als die diffusionssteigernde

[1] TISLOW, R., u. J. F. CHASE: Ann. N. Y. Acad. Sci. **52**, 1156 (1950).
[2] ALTEVOGT, R.: Arch. Hyg. (Berl.) **138**, 475 (1954).
[3] SCHWARTZMAN, J., A. T. HENDERSON u. W. E. KING: J. Pediat. **33**, 267 (1948).
[4] SCHWARTZMAN, J.: J. Pediat. **34**, 559 (1949).
[5] DURAN-REYNALS, F.: Bact. Rev. **6**, 197 (1942) (*Uer.*).
[6] ZWEIFACH, B. W., u. R. CHAMBERS: Ann. N. Y. Acad. Sci. **52**, 1047 (1950).

Wirkung des Enzyms auf das *Interstitium*. Da an dieser Stelle auch das Substrat der Hyaluronidase, die Hyaluronsäure, vorkommt, so ist es naheliegend anzunehmen, daß das Enzym zu einer Depolymerisation der Hyaluronsäure führt. Dieser Vorgang spielt bei der physiologischen Permeabilitätsregulation sicher keine Rolle, da es bisher noch nie gelang im Interstitium Hyaluronidase nachzuweisen. Es handelt sich daher bei der Hyaluronidase-Wirkung um einen echt pharmakologischen Effekt und nicht um eine Steigerung eines physiologischen Vorganges. Aus diesem Grunde sei vorgeschlagen, die Permeabilitäts-Barrière, die durch die Hyaluronidase aufgehoben, wird als *,,hyaluronidase-labile Schranke"* zu bezeichnen. Dieser Ausdruck ist nicht nur pharmakologisch, sondern auch biochemisch und histochemisch sinnvoll. Es gelingt nämlich im Mikrotomschnitt leicht diejenigen Strukturen zu identifizieren, die durch Hyaluronidase abgebaut

Tabelle 92. *Hyaluronidase-labile metachromatische Strukturen* (nach BUNTING[1])

Gewebe	Hyaluronidase	
	Streptokokken	Testis
Synovialflüssigkeit	+++	+++
Whartonsche Sulze	++	+++
Knorpel	O	+—+++
Cornea	O	+—+++
Arterie	O	+++
Bronchialschleim	O	O
Darmschleim	O	O
Cervicalschleim	O	O
Mastzellen, Granula	O	O
Basalzellen-Carcinom, Stroma .	O	+++
Fibromyxom	+++	+++
Pseudomyxoma peritonaei . .	+++	+++
Fibrosakrom	O	+++
MCA-Sarkom (Maus)	+++	+++
Rous-Sarkom (Hühnchen) . .	+	+++
Geschlechtshaut (Affe)	++	+++
Granulationsgewebe (Meerschweinchen)	O	+++

oder depolymerisiert werden. (Aufhebung der Metachromasie durch Hyaluronidase) (Tab. 92). Es ist bezeichnend, daß an allen Orten, wo histochemisch hyaluronidase-labile Strukturen vorliegen, auch therapeutisch Hyaluronidase erfolgreich verwendet wurde.

b) Beschleunigte Resorption subcutaner Infusionen

i. Einführung

Die Entdeckung der außerordentlichen Bedeutung der Elektrolyten im Krankheitsgeschehen führte zu einer zunehmenden Verwendung parenteral verabreichbarer *Elektrolytlösungen*. In der Pädiatrie ist die Korrektur von Elektrolytanomalien bei den häufigen Dehydratations-Zuständen und Störungen des Säure-Basen-Gleichgewichts mindestens so wichtig wie die spezifische Therapie. Der Erfolg chirurgischer Eingriffe hängt zu einem nicht unbeträchtlichen Teil von einer vorsichtigen prä- und postoperativen Handhabung der Flüssigkeits- und Elektrolyt-Bilanz ab. Aber auch in der inneren Medizin, handle es sich um Infektionskrankheiten, um cardiovasculäre oder endokrine Krisenzustände oder Nierenerkrankungen, steht die Normalisierung des Elektrolyt- und Flüssigkeits-Haushaltes oft im Vordergrund. Dazu kommt beim Schwerkranken das Problem der parenteralen Ernährung, das bis heute noch sehr unbefriedigend gelöst ist. Zu dieser Reihe von therapeutischen Maßnahmen, die vorwiegend oder ausschließlich auf intravenösem Wege erfolgen, gesellen sich zahlreiche Medikamente, die nur auf diesem Wege appliziert werden können. Eine der unerwünschten

---

[1] BUNTING, H.: Ann. N. Y. Acad. Sci. **52**, 977 (1950).

Nebenerscheinungen dieser therapeutischen Bemühungen, sind nicht selten hoch-gradig *geschädigte Venen*, die die Blutentnahme zu diagnostischen Zwecken er-schweren, dem Patienten Schmerzen bereiten und zu lokalen Reaktionen führen (Tab. 93). Es ist daher wichtig, besonders bei Patienten mit voraussichtlich langer Krankheitsdauer die Venen und damit auch den Patienten zu schonen und zu versuchen, mit anderen Applikationsweisen das therapeutische Ziel zu erreichen. Dies gilt besonders für die parenterale Ernährung, bei der die Venen häufig in Mitleidenschaft gezogen werden. Es war daher als Fortschritt anzusehen, als SANELLA[1] den Vorschlag machte, die Resorption *subcutaner Infusionen* durch den Zusatz von Hyaluronidase zu beschleunigen.

Tabelle 93. *Komplikationen nach intravenösen Infusionen beim Kind*[2]

Zahl der Infusionen	664
Lokale Infekte . .	63
Venenthrombosen .	38
Sepsis	8
Verschiedenes . . .	3

ii. Kinetik der subcutanen Resorptionssteigerung

Nach den Untersuchungen von BENSLEY[3] kommt es in der Haut nach der Verabreichung von Hyaluronidase zu einem lokalen *Verschwin-den der Metachromasie* der Matrix des Bindegewebes. Erst viel später werden auch Veränderungen der Mastzellen und Fibroblasten beobachtet. Einen ähnlichen Effekt beobachtete DURAN-REYNALS[4] nach der Injektion von Hyaluronidase in der Geschlechtshaut von Affen. Von grundlegender Bedeutung für die therapeu-tische Verwendung der Hyaluronidase waren die Untersuchungen von HECHTER[5] über die *Kinetik der Hyaluronidasewirkung*. Ein typisches Experiment aus seiner Arbeit wurde auf Abb. 77 wieder-gegeben. Wie daraus hervorgeht führt bereits die Gabe einer kleinen Enzymmenge zu einer ansehnlichen Steigerung der Permeabilität, die durch die Verabreichung größerer Enzym-Konzentrationen aber nicht mehr weiter erhöht werden kann. Wird nun an derselben Stelle physio-logische Kochsalzlösung injiziert, so kommt es jedoch von neuem, ohne weiteren Enzymzusatz, zu einer Dif-fusionssteigerung.

Für die Praxis ergeben sich aus diesen Untersuchungen die folgenden zwei Konsequenzen: 1. Verwendung großer Enzymmengen ist sinnlos, da

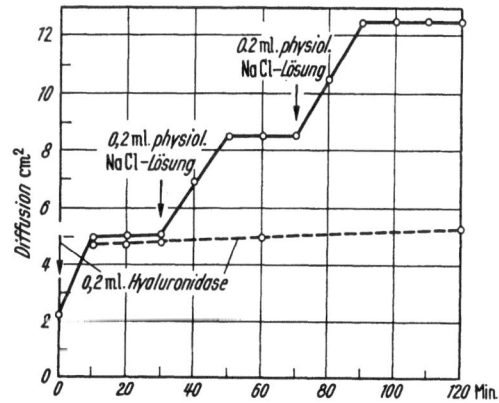

Abb. 77. Kinetik der durch Hyaluronidase-Injektion ausge-lösten Diffusionsstörung im Bindegewebe (nach HECHTER[5])

über eine bestimmte Konzentration hinaus keine weitere Steigerung der Diffusion erzwungen werden kann. 2. Durch Steigerung des injizierten Volumens oder durch Erhöhung des Druckes bei Infusionen gelingt es, die Angriffsfläche für die Hyal-uronidase zu vergrößern und damit die diffusionssteigernde Wirkung zu erhöhen.

Aus diesen Beobachtungen geht hervor, daß die Hyaluronidase zu einem lokalen Zusammenbruch der Hyaluronsäure-Barriere führt und dadurch die

[1] SANELLA, L. S.: Yale J. Biol. Med. **12**, 433 (1940).
[2] McLARREN, TODD: Zit. A. G. WEISS u. L. HOLLANDER, J. Chir. (Paris) **71**, 673 (1955).
[3] BENSLEY, S. H.: Ann. N. Y. Acad. Sci. **52**, 983 (1950).
[4] DURAN-REYNALS, F., H. BUNTING u. G. VAN WAGENEN: Ann. N. Y. Acad. Sci. **52**, 1006 (1950).
[5] HECHTER, O.: Ann. N. Y. Acad. Sci. **52**, 1028 (1950).

Permeabilität der Matrix steigert. Das relativ hochmolekulare Enzym diffundiert aber selbst schlecht und seine Wirkung ist auf die Injektionsstelle beschränkt. Durch Druck- oder Volumerhöhung wird die Kontaktfläche mit dem Enzym vergrößert. Aus der Untersuchung von HECHTER[1] geht auch hervor, daß es etwa 48 Std. dauert, bis diese hyaluronidase-labile Barrière wieder aufgebaut ist. Während nach der Verabreichung von therapeutischen Enzymmengen keine lokalen Nebenerscheinungen beobachtet werden, so fanden WILLIAMS[2] am Tierversuch bei der subcutanen Gabe hoher Enzym-Konzentrationen Nekrosen und die Bildung von Tumoren.

iii. Klinische Beobachtungen über die Resorptionssteigerung

Im Tierversuch beobachtete SANELLA[3] als erster einen zwar mäßigen und kaum signifikanten Anstieg der subcutanen Resorption nach Zusatz von Hyaluronidase zu einer physiologischen Kochsalzlösung. Es muß ihm allerdings zugute gehalten werden, daß er mit einem sehr unreinen Präparat arbeitete und die Mortalität der Kaninchen infolge anaphylaktischer Reaktionen sehr hoch war. Mit einem viel reineren Präparat gelang es HECHTER et al.[4] beim Meerschweinchen zum ersten Male einwandfrei eine Resorptionssteigerung von subcutan verabreichten Kochsalzlösungen nachzuweisen. Die ersten Untersuchungen über die Wirkung von Hyaluronidase auf die Resorption beim *Menschen* wurden ebenfalls von HECHTER et al.[4] veröffentlicht. Diese Autoren maßen die diffusionsbeschleunigende Wirkung am Verschwinden einer intracutan gesetzten Quaddel. Dasselbe Verfahren wurde später auch von SCHWARTZMAN[5] verwendet, hat aber den großen Nachteil, daß damit nicht die Wirkung der Hyaluronidase auf das subcutane Bindegewebe, sondern auf die Dermis geprüft wird.

Die überzeugendsten Beobachtungen über die beschleunigte Resorption einer mit Hyaluronidasezusatz verabreichten Infusion wurden von SCHWARTZMAN[5] und JAWORSKI[6] veröffentlicht. SCHWARTZMAN[5] verabreichte bei Kindern gleichzeitig 200—300 ml physiologische Kochsalzösung mit und ohne Zusatz von Hyaluronidase. Die Resorptionsdauer mit Hyalronidase betrug 80 min, diejenige ohne Hyaluronidase 150—180 min. In einem ähnlichen Experiment von JAWORSKI[6] betrug die mittlere Resorptionsdauer mit Hyaluronidasezusatz bei 50 Kindern 56 min, ohne Enzymzusatz 197 min. Beim Erwachsenen ist die resorptionsbeschleunigende Wirkung von Hyaluronidase bei subcutanen Infusionen weniger auffällig. Quantitative Angaben darüber finden sich in der Arbeit von HECHTER[7].

iV. Indikation: Elektrolyt- und Glucose-Lösungen

Der Zusatz von Hyaluronidase zu subcutan verabreichten Glucose- und Elektrolyt-Lösungen fand innert wenigen Jahren in allen Ländern Eingang. Die vorausgesagten Vorteile gegenüber der intravenösen Verabreichungen bestätigten sich weitgehend, und die Zahl der veröffentlichten Nebenerscheinungen ist so außerordentlich klein, daß diese neue Methode als gefahrlos betrachtet werden kann. Aus der großen Zahl von Arbeiten über die Verwendung des Enzymes zur Beschleunigung der Resorption von Glucose- und Elektrolyt-Lösungen erwähnen

[1] HECHTER, O.: Ann. N. Y. Acad. Sci. **52**, 1028 (1950).
[2] WILLIAMS, R. G.: Anat. Rec. **122**, No. 3 (1955).
[3] SANELLA, L. S.: Yale J. Biol. Med. **12**, 433 (1940).
[4] HECHTER, O., S. K. DOPKEEN u. M. H. YUDELL: J. Pediat. **30**, 645 (1947).
[5] SCHWARTZMAN, J., A. T. HENDERSON u. E. W. KING: J. Pediat. **33**, 267 (1948).
[6] JAWORSKI, A. A., u. J. E. FARLEY: Amer. J. Dis. Child. **79**, 59 (1950).
[7] HECHTER, O.: Proc. Soc. exp. Biol. (N. Y.) **67**, 343 (1948).

wir aus Amerika die Arbeiten von SANELLA[1], HECHTER, DOPKEEN und YUDELL[2], HENDERSON, WALLACE und FAUCETT[3], HECHTER[4], SCHWARTZMAN, HENDERSON and KING[5], SCHWARTZMAN[6,7], GRANT[8], JAWORSKI und FARLEY[9], BURKET und GYORGY[10], SCHWARTZMAN und LEVBARG[11], COOKE und POWERS[12]. In der englischen Literatur liegen Untersuchungen von GAISFORD und EVANS[13], BOYD[14] und EVANS et al.[15] vor. Auf dem Kontinent wurde die Methode besonders von AUBERTIN[16], BUCH[17], BOYENS[18], WEISS und HOLLANDER[19], HALLMAN et al.[20] TURPIN[21,22] und VALETTA[23] empfohlen. In Übereinstimmung beobachtete keiner der oben erwähnten Autoren nach der Verabreichung von Hyaluronidase lokale Nebenerscheinungen wie Infekte, Nekrosen oder Gewebszusammenbrüche. Dazu kommt, daß in allen diesen Fällen Venenschädigungen wie Nekrosen, Ödeme Hämatome, Thrombosen und Phlebitiden vermieden wurden.

V. Indikation: Parenterale Verabreichung von Lipiden

Die Verabreichung einer calorienreichen Diät auf parenteralem Wege ist ein schwieriges Problem, da bisher nur Proteine und Kohlenhydrate dazu verwendet werden können. Trotz zahlreichen Mitteilungen über die *intravenöse Gabe von Fetten und Ölen* kommt diese Methode für eine routinemäßige Behandlung noch nicht in Frage. Möglicherweise gelingt es durch Zusatz einer der neueren oberflächenaktiven Verbindungen eine Emulsion herzustellen, die bei kleinster Tröpfchengröße noch genügend Stabilität besitzt um für diese Aufgabe verwendet zu werden. Eine prinzipiell andere Möglichkeit, diese Schwierigkeiten zu umgehen, liegt darin, an Stelle der intravenösen Route die *subcutane, intramuskuläre* oder *intraperitoneale* zu verwenden. Von dieser Überlegung ausgehend untersuchten RUTENBERG et al.[24] die Resorption von Sojabohnenöl mit und ohne Hyaluronidase-Zusatz aus der Subcutis. Das verabreichte Öl wurde mit I^{131} markiert und die Radioaktivität des Blutes während des Experimentes verfolgt. Nach der subcutanen Verabreichung des etikettierten Öles kam es trotz Zusatz von Hyaluronidase bei den verwendeten Hunden zu keiner Resorptionsbeschleunigung. Dieselben negativen Befunde erhoben die Autoren auch nach der intraperitonealen Verabreichung des Öles. Immerhin machten sie bei diesem Experiment die erwähnens-

[1] SANELLA, L. S.: Yale J. Biol. Med. **12**, 433 (1940).
[2] HECHTER, O., S. K. DOPKEEN u. M. H. YUDELL: J. Pediat. **30**, 645 (1947).
[3] HENDERSON, A. T., S. L. WALLACE u. R. E. FAUCETT: U. S. Naval med. Bull. **48**, 865 (1048).
[4] HECHTER, O.: Proc. Soc. exp. Biol. (N. Y.) **67**, 343 (1948).
[5] SCHWARTZMAN, J., A. T. HENDERSON u. E. W. KING: J. Pediat. **33**, 267 (1948)
[6] SCHWARTZMAN, J.: J. Pediat. **39**, 491 (1951).
[7] SCHWARTZMAN, J.: J. Pediat. **34**, 559 (1949).
[8] GRANT, I. C.: Virginia med. Monthly **76**, 182 (1949).
[9] JAWORSKI, A. A., u. J. E. FARLEY: Amer. J. Dis. child. **79**, 59 (1950)
[10] BURKET, L. C., u. P. GYORGY: J. Pediat. **34**, 56 (1949).
[11] SCHWARTZMAN, J., u. M. LEVBARG: J. Pediat. **36**, 79 (1950).
[12] COOKE, R. E., u. G. F. POWERS: Yale J. Biol. Med. **23**, 282 (1951).
[13] GAISFORD, W., u. D. G. EVANS: Lancet **1949**, 505.
[14] BOYD, H. W.: Glasgow med. J. **32**, 214 (1951).
[15] EVANS, D. G., F. T. PERKINS u. N. GAISFORD: Lancet **1951**, 1253.
[16] AUBERTIN, E.: J. méd. Bordeaux **127**, 830 (1950).
[17] BUCH, H.: Nord. Med. **46**, 1345 (1951).
[18] BOYENS, H.: Ther. Gegenw. **89**, 169 (1950).
[19] WEISS, A. G., u. L. HOLLANDER: J. Chir. (Paris) **71**, 673 (1955).
[20] HALLMAN, N., E. KULONEN u. O. FORSANDER: Acta paediat. (Uppsala) **39**, 74 (1950).
[21] TURPIN, R., et al.: Thérapie **6**, 419 (1951).
[22] TURPIN, R., et al.: Thérapie **7**, 249 (1952).
[23] VALETTA, G.: Thérapie **7**, 188 (1952).
[24] RUTENBERG, A. M., A. M. SELIGMAN u. J. FINE: J. clin. Invest. **28**, 1105 (1949).

werte Beobachtung, daß es bei der Verabreichung von Ölen mit Hyaluronidase-Zusatz nicht zur Bildung von Adhäsionen kam, wie dies üblicherweise beobachtet wird[1]. Trotz diesen wenig anspornenden Tierversuchen verabreichten SCHAFIROFF et al.[2] bei 22 Patienten eine 10%ige Fettemulsion auf subcutanem Wege und erzielten dabei angeblich gute Resultate. Nach ihren Angaben erfolgt die Resorption ebenso rasch wie bei intravenöser Verabreichung und sie betonen, daß es in keinem Falle zu lokalen Reizerscheinungen oder zur Bildung eines „Fettsackes" kam. Diese Beobachtungen sollten mit objektiveren Methoden überprüft werden.

Vi. Indikation: Verabreichung von Plasma und Eiweißhydrolysaten

Nachdem die großen Vorteile der Verwendung von Hyaluronidase bei der subcutanen Verabreichung von Elektrolytlösungen erkannt wurden, stellte sich die Frage, ob vielleicht auch die Resorption von subcutan verabreichten *Plasma-und Eiweißhydrolysaten* durch Enzymzusatz gesteigert werden könnte. Die zuverlässigste tierexperimentelle Untersuchung über diese Frage wurde von BANKS et al.[3] veröffentlicht. Diese Forscher verabreichten I[131] markiertes Plasma als subcutane Infusion bei Hunden. Die Resorptionsgeschwindigkeit nach intravenöser und subcutaner Verabreichung mit und ohne Hyaluronidase wurde miteinander verglichen. Wie aus ihren Untersuchungen hervorgeht, kreuzen sich die I[131] Konzentration im Plasma nach intravenöser Gabe und die subcutane mit Hyaluronidase-Zusatz bereits nach 31 min, während derselbe Resorptionsgrad ohne Enzym erst nach 60 min erreicht wurde. HECHTER[4] berichtete als erster über die subcutane Verabreichung von Plasma mit Hyaluronidasezusatz bei Patienten. ELMAN[5] verabreichte bei 56 Patienten 5%ige Proteinhydrolysate in 1000 ml Flüssigkeit innert 1—4 Std. und beobachtete außer einem leichten Temperaturanstieg bei 3 Patienten keinerlei Nebenerscheinungen. Die Resorptionsbeschleunigung von subcutan verabreichten Plasmainfusionen durch Hyaluronidase wurde seither von verschiedenen Autoren bestätigt[6—9]. Es wird empfohlen, Plasma vor der Verabreichung 1:1 mit physiologischer Kochsalzlösung zu verdünnen. Die subcutane Verabreichung von Plasma soll zur Wiederherstellung der normalen Plasmaprotein-Konzentration ebenso wertvoll sein wie die Gabe auf intravenösem Wege.

Vii. Indikationen und Kontraindikationen

Hyaluronidasezusatz bei der Verabreichung subcutaner Infusionen von Glucose- und Elektrolyt-Lösungen ist bei Kindern sicher indiziert. Bei Erwachsenen ist der resorptionssteigernde Effekt weniger ausgesprochen, so daß bei einer Indikation zur raschen Verabreichung von Lösungen diese Methode wahrscheinlich nicht in Frage kommt. In der Praxis wird die Hyaluronidase nach vorgeschriebener Dosierung direkt in die für die Infusion verwendete Nadel injiziert oder in den Infusionsschlauch eingespritzt. Steigerung des Druckes durch Erhöhung der Infusionsflasche führt zu einer verbesserten Enzymwirkung. Da die hyaluronidase-labile Barriere erst nach 24—48 Std. restauriert wird, kann dieselbe

[1] NARAT, J. K.: J. Dig. Dis. Nutr. 4, 107 (1937).
[2] SCHAFIROFF, B. G. P., et al.: Proc. Soc. exp. Biol. (N. Y.) 77, 608 (1951).
[3] BANKS, H. H., A. M. SELIGMAN u. J. FINE: J. clin. Invest. 28, 548 (1949).
[4] HECHTER, O.: J. exp. Med. 85, 77 (1947).
[5] ELMAN, R.: Surgical Care: A Practical Physiological Guide. New York, N. Y.: Appleton-Century-Crofts 1952.
[6] GAISFORD, N., u. D. G. EVANS: Lancet 1949, 505.
[7] GRANT, I. C.: Virginia med. Mouthly 76, 182 (1949)
[8] SCHWARTZMAN, J. (1949): J. Pediat. 34, 559 (1949)
[9] SCHWARTZMAN, J., u. M. LEVBARG: J. Pediat. 36, 79 (1950).

Injektionsstelle während 24 Std. ohne wiederholten Enzymzusatz verwendet werden. In allen Fällen soll der Verwendung der Hyaluronidase eine intradermale Testung vorausgehen.

Kontraindikationen für die Verwendung der Hyaluronidase zur Resorptionsbeschleunigung subcutaner Infusionen liegen in vier Situationen vor: Schock und Schockgefahr, Hypoproteinämien und gewisse Elektrolyt-Anomalien. Beim *inzipienten oder manifesten Schock* ist es gefährlich, subcutane Infusionen mit Hyaluronidasezusatz zu verabreichen. Wie aus Tierversuchen hervorgeht, kann es in solchen Fällen zu einer lokalen Ödembildung mit weiterer Abnahme des zirkulierenden Blutvolumens kommen[1]. Aus diesem Grund muß die Verabreichung subcutaner Infusionen mit Hyaluronidasezusatz als „Notfall-Maßnahme" beim Schock, wie dies etwa von HENDERSON et al.[2] vorgeschlagen wurde, abgelehnt werden.

SCHWARTZMAN[3] beobachtete bei zwei Kindern mit *Hypoproteinämie* ein Versagen der resorptionsbeschleunigenden Wirkung der Hyaluronidase. Es ist klar, daß in diesen Fällen der kolloidosmotische Druck des Blutes nicht genügt, um eine Resorption aus dem extracellulären Raum zu gewährleisten. Nach der Verabreichung von Plasma kam es bei beiden Patienten zu einer Wiederherstellung der resorptionsbeschleunigenden Wirkung des Enzymes.

Die einzigen Elektrolytlösungen, die unter keinen Umständen subcutan verabreicht werden dürfen, sind *hypertonische Kaliumlösungen*. Hyaluronidasezusatz hebt die nekrotisierende Wirkung dieser Elektrolytlösungen nicht auf[4]. Die Verabreichung von Kalium bei Hypokaliämien oder Digitalis-Intoxikationen soll ausschließlich oral oder intravenös, nie aber subcutan erfolgen. Schließlich besteht bei der *Hyponatriämie* eine Kontraindikation gegen die subcutane Verabreichung von Zuckerlösungen mit Hyaluronidase-Zusatz. Die rasche subcutane Ausbreitung der Zuckerlösungen führt zu einer lokalen Bindung ansehnlicher Natriummengen. Das lokal sich ausbildende Gleichgewicht überträgt sich aber erst nach einem längeren Zeitintervall auf den intravasculären Raum, und in der Zwischenzeit kann es zur Ausbildung eines Schockzustandes kommen[5,6].

c) Beschleunigte Resorption subcutaner Injektionen

i. Experimentelle Untersuchungen

Seit der Einführung von Hyaluronidase in die Therapie berichteten einzelne Autoren, daß es nach Enzymzusatz zu einer beschleunigten Resorption subcutaner Injektionen kommt[7-9]. Unter den tierexperimentellen Untersuchungen sind besonders diejenigen von HARRIS und COHEN[10] zu erwähnen. Diese Forscher injizierten Atropin mit und ohne Hyaluronidasezusatz subcutan und maßen die Resorptionsgeschwindigkeit mit Hilfe der Pupillenveränderung. Diese Technik

[1] STEPHENSON, K. L.: Surgery **30**, 845 (1951).

[2] HENDERSON, A. T., S. L. WALLACE u. R. E. FAUCETT: U. S. Naval med. Bull. **48**, 865 (1948).

[3] SCHWARTZMAN, J., u. M. LEVBARG: J. Pediat. **36**, 79 (1950).

[4] Eigene tierexperimentelle Beobachtung (unveröffentlicht).

[5] DANOWSKI, T. S., A. M. WINKLER u. J. R. ELKINTON: J. clin. Invest. **26**, 887 (1947).

[6] DANOWSKI, T. S., J. H. PETERS u. N. GREENMAN: Current Therapy. Philadelphia: Saunders 1951.

[7] HECHTER, O.: J. exp. Med. **85**, 77 (1947).

[8] BURKET, L. C., u. P. GYORGY: Ann. N. Y. Acad. Sci. **52**, 1171 (1950).

[9] SEIFTER, J.: Ann. N. Y. Acad. Sci. **52**, 1141 (1950).

[10] HARRIS, C., u. B. S. COHEN: Current List. Med. Lit. **22**, 45948 (1952).

erwies sich aber als nicht genügend empfindlich, um eine Wirkung des Hyaluronidase-Zusatzes zu erfassen. BAEDER et al.[1] glaubten in der durch Pilocarpin verursachten Salivation beim Kaninchen einen empfindlicheren Test gefunden zu haben. Nach ihren Angaben soll Hyaluronidase-Zusatz bei subcutanen Injektionen zu einer bedeutenden Steigerung der Resorptionsgeschwindigkeit Anlaß geben.

Bedeutungsvoller scheinen uns jedoch die am Menschen über die Resorptionsbeschleunigung durch Hyaluronidase durchgeführten Untersuchungen. FORBES et al.[2] verabreichten Na^{24} in einer physiologischen Kochsalzlösung subcutan und verfolgten die Radioaktivität des Blutes nach verschiedenen Zeitintervallen. Ihre Resultate waren recht variabel, doch war die Resorption bei Enzymzusatz bei vier Individuen nach 10 min etwa doppelt so groß wie ohne Beifügung von Hyaluronidase. Nach 60 bis 120 min war jedoch kein Unterschied mehr nachweisbar. Eine gewisse Resorptionsbeschleunigung geht aus diesem Experiment hervor, doch kann daraus nicht entnommen werden, wie sich die subcutane Injektion mit Hyaluronidase-Zusatz mit der intravenösen vergleicht. DE FELICE, RICHTERICH et al.[3] verfolgten die Ausscheidung von Phenolrot bei 67 gesunden Individuen nach intravenöser, intramuskulärer, subcutaner Verabreichung und subcutaner Injektion mit Hyaluronidase-Zusatz. Wie aus Abb. 78 hervorgeht, wurden innert 30 min nach intravenöser Verabreichung 59%, nach intramuskulärer Gabe 28%, nach subcutaner Verabreichung 18% und nach dem Zusatz von Hyaluronidase zur subcutanen Injektion 20% des Farbstoffes in den Urin ausgeschieden. Die Resorption einer subcutanen Injektion wurde durch den Zusatz von Hyaluronidase nicht signifikant beschleunigt.

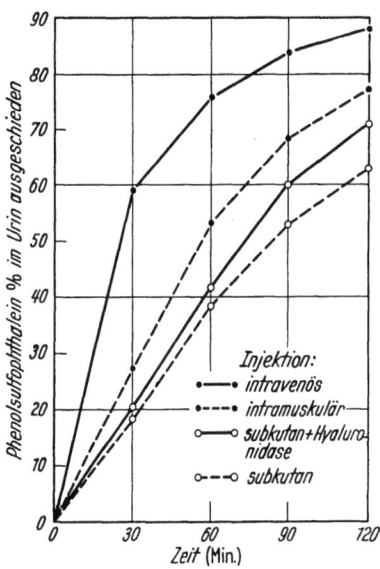

Abb. 78. Ausscheidung von Phenolrot nach intravenöser, intramuskulärer, subcutaner Verabreichung und subcutaner Injektion mit Hyaluronidase-Zusatz (nach DE FELICE, RICHTERICH et al.[3])

ii. Klinische Beobachtungen

Da eine objektive Prüfung ergab, daß Zusatz von Hyaluronidase zu subcutanen Injektionen zu keiner oder einer nur sehr geringen Steigerung der Resorptionsgeschwindigkeit führt, so sind die im folgenden aufgezählten Empfehlungen als fragwürdig anzusehen: Penicillin wurde bei Hyaluronidasezusatz[4] statt intravenös subcutan verabreicht. MOSELEY[5] ersetzte die kontinuierliche intravenöse Infusion bei der Behandlung der subacuten bakteriellen Endokarditis durch eine konstante intramuskuläre Infusion mit Hyaluronidase-Zusatz. Auch bei Streptomycin-Verabreichung soll es von Vorteil sein, Hyaluronidase der Injektion zuzufügen[5]. GAENSLER[6] verabreichte p-Aminosalicylsäure auf subcutanem Wege

[1] BAEDER, D. H., et al.: Proc. Soc. exp. Biol. (N. Y.) **89**, 645 (1955).
[2] FORBES, G. B., et al.: Science **111**, 177 (1950).
[3] FELICE, E. A. DE, R. RICHTERICH et al.: Amer. J. med. Sci. **232**, 562 (1956).
[4] SCHWARTZMAN, J., u. M. LEVBARG: J. Pediat. **36**, 79 (1950).
[5] MOSELEY, V., u. B. M. MONTGOMERY: J. S. C. med. Ass. **46**, 244 (1950).
[6] GAENSLER, E. A., u. J. W. STRIEDER: Ann. Rev. Tuberc. **63**, 547 (1951).

mit Hyaluronidase-Zusatz. Die häufigen Lokalerscheinungen nach der Verabreichung von Heparin sollen durch die Beigabe von Hyaluronidase vermeidbar sein[1]. Nach HINMAN[2] kann Phenolrot zur Prüfung der Nierenfunktion subcutan mit Hyaluronidasezusatz anstatt intravenös verabreicht werden. Daß diese Empfehlung unberechtigt ist, geht aus dem vorangehenden Abschnitt hervor.

iii. Verabreichung von Kontrastmitteln bei Kindern

Die unterschiedliche Wirkung des Hyaluronidase-Zusatzes bei Kindern und Erwachsenen geht besonders deutlich aus Untersuchungen über die Verwendung dieses Enzymes bei der Verabreichung von Röntgenkontrastmitteln zur Pyelographie hervor. In der Kinderpraxis stellt die Durchführung von intravenösen Pyelogrammen oft große Ansprüche an den Röntgenologen und den Pädiater. Es wurde daher wiederholt versucht, die Kontrastmittel auf subcutanem Weg zu verabreichen. Dies war aber nicht möglich, da es häufig zu intensiven Lokalerscheinungen und zu einer sehr schlechten und variablen Resorption aus der Subcutis kam. Durch Zusatz von Hyaluronidase können diese Nebenerscheinungen vermieden werden und es liegt heute ein großes Erfahrungsgut vor, wonach die intravenöse Gabe des Kontrastmittels durch die subcutane mit Hyaluronidase-Zusatz ersetzt werden kann[3-6]. Übereinstimmend berichten diese Autoren über den wenig traumatischen Charakter des Eingriffes und heben die gute Qualität der Röntgenbilder hervor. Vereinzelte Versuche, dieses Verfahren auch bei Erwachsenen zu verwenden, scheiterten. Das Kontrastmittel wird zu langsam und unregelmäßig resorbiert und die Qualität der Bilder ist unbefriedigend.

iV. Hyaluronidase bei Injektionsschäden

Trotz sorgfältiger Technik ist jede Injektion ein traumatischer und unbeliebter Eingriff. Abgesehen vom psychischen Trauma sind lokale Schmerzen, sterile Abscesse, Infektionen, Nekrosen und Neuritiden nicht allzu selten. Dies gilt besonders für die Injektion von Schwermetallen, Leberpräparaten und öligen Suspensionen. Als Hauptursache für die lokal stark reizende Wirkung dieser Substanzen gilt ihre sehr langsame Resorption und Diffusion. Es wurde daher empfohlen bei der Verabreichung dieser Pharmaka durch eine unmittelbar vorangehende (durch die gleiche Nadel) oder gleichzeitige Injektion von Hyaluronidase eine raschere Verteilung und Resorption dieser Substanzen zu erzwingen und dadurch die Nebenerscheinungen zu vermeiden[7].

Nach *mißglückten intravenösen Injektionen* von lokal irritierenden Substanzen wie Strophanthin, Calcium, Heparin, Salyrgan, Stickstofflost, hypertonischen Zuckerlösungen[8] u. ä. kann es zu Lokalreaktionen und Venenschädigungen kommen. In solchen Fällen bewährte sich die rasche Injektion von großen Mengen physiologischer Kochsalzlösung mit Hyaluronidase- und Procain-Zusatz $(1-2\%)$[7,9,10]. Auf diese Weise wird eine rasche Diffusion und Resorption des

[1] TUCHMAN, M. S., u. S. E. MOOLTON: Amer. J. med. Sci. **219**, 147 (1950).

[2] HINMAN, F.: Arch. Surg. **63**, 585 (1951).

[3] SIMON, N., u. L. NARIS: Amer. J. Roentgenol. **61**, 91 (1949).

[4] OLSSON, O., u. O. LOFGREN: Acta radiol. (Stockh.) **31**, 250 (1949).

[5] BYRNE, J. E., u. W. F. MELICK: Urol. cutan. Rev. **55**, 193 (1951).

[6] BURKET, L. C., u. P. GYORGY: J. Pediat. **34**, 56 (1949).

[7] LINKE, H.: Ther. Gegenw. **94**, 13 (1955).

[8] PETRUS, J., u. J. PISETSKY: Amer. J. Psychiat. **109**, 303 (1952).

[9] BRITTON, R. C., u. B. V. HABIF: Surgery **33**, 917 (1953) (*Uer.*).

[10] HAIRE, R. D.: Rocky Mountain med. J. **47**, 600 (1950).

Irritans erzielt und Nebenerscheinungen vermieden. Die Wirkung der Hyaluronidase ist umso intensiver, je größer das Volumen der verabreichten physiologischen Kochsalzlösung.

d) Hyaluronidasezusatz bei der Lokalanaesthesie
i. Experimentelle Untersuchungen

Es ist interessant, daß Cosentino[1] den Zusatz von Hyaluronidase zu *Lokalanaesthetica* bereits im Jahre 1942 in Betracht zog, zu einer Zeit, als noch keine verwendbaren Enzympräparate zur Verfügung standen. Die praktische Bedeutung des Enzymzusatzes zu Lokalanaesthetica wurde zuerst von Kirby[2, 3] und seinen Mitarbeitern an einer Gruppe von Studenten untersucht. Sie verglichen die anaesthetische Wirkung lokaler Injektionen von Procain, Procain + Hyaluronidase und Procain + Hyaluronidase + Epinephrin. Zusatz des Enzyms führte nicht nur, wie aus Tab. 94 hervorgeht, zu einem rascheren Wirkungseintritt der Anaesthesie, sondern auch zu einer größeren Flächen- und Tiefenausbreitung. Ähnliche Experimente wurden seither in großer Zahl wiederholt

Tabelle 94. *Wirkung von Hyaluronidase und Epinephrin auf die lokalanaesthetische Wirkung von Procain* (nach Kirby et al.[3])

Patientenzahl	Injektion	Anaesthesie	
		Fläche cm²	Dauer min
28	Procain	8,8	32
25	Procain + Hyaluronidase	15,7	23
13	Procain + Epinephrin		188
13	Procain + Epinephrin + Hyaluronidase	17,5	180

und bestätigten im Prinzip die ersten Beobachtungen. Die Wirkung des Hyaluronidase-Zusatzes manifestiert sich sowohl im rascheren Wirkungseintritt, der größeren Tiefenwirkung, aber auch im rascheren Verschwinden der Anaesthesie. Diese Erscheinungen sind im allgemeinen vorteilhaft, können jedoch unter Umständen gefährlich sein, nämlich dann, wenn eine lokale Wirkung erstrebt wird. Weiterhin muß erwähnt werden, daß die Gefahr toxischer Reaktionen durch das Anaestheticum infolge der rascheren Resorption erhöht ist.

ii. Verwendung in der Chirurgie

Kirby[2, 3] et al. berichteten über den Zusatz von Hyaluronidase bei *Infiltrations- und Blockanaesthesien* bei 74 Patienten. In jedem Fall beobachteten sie ein rascheres Einsetzen und eine größere Ausbreitung der anaesthesischen Wirkung. Die verkürzte Anaesthesiedauer wurde durch den Zustaz von Epinephrin aufgehoben. Moore[4] sah nur in etwa 40% der Patienten nach Hyaluronidase-Zusatz bei Leitungs- und Infiltrationsanaesthesien einen Effekt. Er betonte, daß der Zusatz von Hyaluronidase weder anatomisches Wissen noch technisches Können zu ersetzen vermag. Unerwünscht ist eine Diffusion des Anaestheticums bei der Stellatumblockade und bei Halsoperationen, da die Gefahr einer Recurrens-Paralyse besteht. Nach neueren Untersuchungen[5, 6] kann bei Hyaluronidase-Zusatz weniger Anaestheticum verwendet werden. Bei den üblichen Dosen sind toxische Nebenerscheinungen bei Enzymzusatz nicht allzu selten.

Bei Operationen in der *perinealen Region*, sei es bei chirurgischen Biopsien oder Prostatektomien, soll die Blutungsgefahr nach Infiltration mit Hyaluronidase

[1] Cosentino, G.: Pathologica **32**, 26 (1940).
[2] Kirby, C. G., J. E. Eckenhoff u. J. P. Looby: Surgery **25**, 101 (1949).
[3] Kirby, C. G., J. E. Eckenhoff u. J. P. Looby: Ann. N. Y. Acad. Sci. **52**, 1166 (1950).
[4] Moore, D. C.: Surgery **25**, 101 (1949).
[5] Eckenhoff, J. E., u. C. G. Kirby: Anesthesiology **12**, 27 (1951).
[6] Britton, R. C., u. B. V. Habif: Surgery **33**, 913 (1953) (*Uer.*).

vermindert sein[1, 2, 3]. Bei der *unblutigen Reposition* von Dislokationen und Frakturen wird bei der Infiltrationsanaesthesie häufig Hyaluronidase mitverwendet[1, 4, 5]. In diesem Falle dürfte nicht allein die raschere Ausbreitung der Anaesthesie für die günstige Wirkung verantwortlich sein, sondern auch die ödemvermindernde Wirkung des Enzymes. Auch in der *Orthopädie* bürgerte sich der Zusatz von Hyaluronidase zur Lokalanaesthesie ein[6, 7, 8]. Bereits KIRBY et al.[9, 10] empfahlen die Verwendung des Enzymzusatzes bei der Anlage von *Leitungs- und Infiltrations-anaesthesien* in der *Zahnheilkunde*. Im Vergleich mit der konventionellen Technik sollen mehr Blocks auf den ersten Anhieb gelingen. In einer späteren Arbeit hoben sie die rasch und zuverlässig eintretende Anaesthesie und das erleichterte Vorgehen bei der Injektion hervor[11]. Diese Beobachtungen wurden auch von anderer Seite bestätigt[12,13]. In der *kosmetischen und plastischen Chirurgie* soll nach dem Zusatz von Enzymen zum Lokalanaestheticum die Verzerrung des Gewebes geringer sein. Besonders hervorgehoben wird auch die Seltenheit postoperativer Ödeme und Hämatome nach diesem Vorgehen.[14] CAMERON[15] beobachtete nach vorgängiger Hyaluronidase-Infiltration ein besseres Einwachsen von Transplantaten. Auch soll die Infiltration mit dem Enzym das Abtrennen von Hautläppchen zu plastischen Zwecken erleichtern. Im Gebiet der *Ophthalmologie* wurde der Zusatz von Hyaluronidase zur Lokalanaesthesie lange als gefährlich betrachtet, da die in den älteren Präparaten vorhandenen Verureinigungen nicht selten zu schweren Lokalreaktionen Anlaß gaben[16]. Den neueren Enzympräparaten fehlt dieser Nachteil. KEY[17] berichtete über gute Resultate des Hyaluronidase-Zusatzes bei der palpebralen und retrobulbären Anaesthesie. ATKINSON[18] verwendete die Methode bei Lid-, Glaukomoperationen und Enucleationen. Als besonderer Vorteil des Hyaluronidase-Zusatzes bei Augenoperationen wurde die geringe Verzerrung der Strukturen hervorgehoben. Weitere Angaben über die Verwendung der Hyaluronidase in der Ophthalmologie machen LEBENSOHN[19], VENCO[20], ANASTASI[21] und CARRIKER[22]. Über die Verwendung der Hyaluronidase für Operationen im Bereich der *Hals-, Nasen- und Ohrenregion* liegen erst vereinzelte Mitteilungen vor[14, 23, 24, 25],. Schließlich wurde der Zusatz von Hyaluronidase kürzlich auch als Zusatz bei der Epidural-Anaesthesie empfohlen[26].

[1] BRITTON, R. C., u. B. V. HABIF: Surgery **33**, 917 (1953) (*Uer.*).
[2] HUDSON, P. B., u. A. L. FINKLE: Surger **33**, 308 (1953).
[3] SCHNEIDER, H. C.: Amer. J. Surg. **88**, 703 (1954).
[4] THORPE, J. N.: Lancet **1951**, 210.
[5] SWENSON, S. A.: Amer. J. Surg. **87**, 84 (1954).
[6] LOCKE, R. K.: J. nat. Ass. Chirop. **42**, 30 (1952).
[7] ASHUR, M. E.: J. nat. Ass. Chirop. **42**, 29 (1952).
[8] KIRBY, C. G., J. E. ECKENHOFF u. J. P. LOOBY: Surgery **25**, 101 (1949).
[9] KIRBY, C. G., J. E. ECKENHOFF u. J. P. LOOBY: Ann. N. Y. Acad. Sci. **52**, 1166 (1950).
[10] LOOBY, J. P., u. C. G. KIRBY: J. Amer. Dent. Ass. **38**, 1 (1949).
[11] ECKENHOFF, J. E., u. C. G. KIRBY: Anesthesiology **12**, 27 (1951).
[12] TANZ, B., A. A. JAWORSKI u. L. I. ELKINS: J. Amer. Dent. Ass. **43**, 555 (1951).
[13] ROSENTHAL, W.: Anaesthesist **1**, 75 (1952/53).
[14] COTTLE, M. H., et al.: Arch. Otolaryngol. **52**, 369 (1950).
[15] CAMERON, J. A.: Glasgow med. J. **32**, 150 (1951).
[16] LINT, J. G., u. T. L. OZMENT: Amer. J. Ophthal. **33**, 33 (1950).
[17] KEY, S. N., u. S. N. KEY: Texas State J. Med. **46**, 31 (1950).
[18] ATKINSON, W. S.: Arch. Opthal. **42**, 628 (1949).
[19] LEBENSOHN, J. E.: Amer. J. Ophthal. **33**, 865 (1950).
[20] VENCO, L.: Amer. J. Ophthal. **34**, 651 (1951).
[21] ANASTASI, G.: Sicilia San. **3**, 27 (1950).
[22] CARRIKER, F. R.: Amer. J. Ophthal. **35**, 1765 (1952).
[23] SOM, M. L., S. S. SCHNEIERSON u. M. L. SUSSMAN: Proc. Soc. exp. Biol. (N.Y.) **70**, 96 (1949).
[24] HEINBERG, C. J.: Eye, Ear, Nose Thr. Monthly **30**, 31 (1951).
[25] SCOTT, D. B.: Brit. J. Anesthesiol. **28**, 187 (1956).
[26] BRANCHI, P. P., u. E. MANARA: Minerva otorinolaryng. **6**, 125 (1956).

iii. Verwendung in der Geburtshilfe

Die weitaus größte Verbreitung fand der Zusatz der Hyaluronidase bei der Infiltrations-Anaesthesie in der Geburtshilfe. Es ist wahrscheinlich, daß das Enzym in diesem Falle auch eine direkte bindegewebsauflockernde Wirkung hat, die wenigstens zum Teil für die günstige Wirkung verantwortlich ist. Die Hyaluronidase wurde bisher bei drei Indikationsgruppen verwendet: der Pudendus-Anaesthesie, der Lokalanaesthesie bei Episiotomien und Dammrissen und schließlich der Erweichung des Dammes besonders bei Erstgebärenden. Für Einzelheiten verweisen wir auf die große Zahl von Originalarbeiten aus dem amerikanischen[1-7], englischen[8], französischen[9], italienischen[10] und deutschen Sprachgebiet[11, 12].

e) Dispersion extracellulärer Ödeme und Hämatome

i. Prinzip

Eine große Zahl von lokalen, spontan oder traumatisch entstandenen Läsionen sind durch die Ansammlung extracellulärer Flüssigkeitsmengen, eines „Ödems", charakterisiert. In den Frühstadien kommt es als Folge einer lokalen Permeabilitätsstörung zum Übertritt von Wasser und Elektrolyten in das Gewebe, doch wird diese Stufe rasch durch den abnormen Übertritt von Eiweißen, der „Albuminurie ins Gewebe", abgelöst. Über den „Nutzen" oder „Schaden" dieser reaktiven Veränderungen liegen sehr wenig objektive Untersuchungen vor. Es steht jedoch fest, daß das extracelluläre Ödem in manchen Fällen zu Kompressionserscheinungen auf makroskopischer und mikroskopischer Ebene führt und damit die Anoxie und mangelhafte Ernährung der ohnehin geschädigten cellulären Elemente noch steigert. Aus diesem Grund werden eine Reihe von therapeutischen Maßnahmen zur Bekämpfung der „Schwellung" angegeben. So soll es durch eine Infiltration dieser Läsionen mit Hyaluronidase gelingen, eine gesteigerte Diffusion in die Umgebung zu erzielen und damit den lokalen Druck herabzusetzen. Da im Bindegewebe, in dem das Ödem ja meist lokalisiert ist, hyaluronidase-labile Schranken vorkommen, scheint eine solche Behandlung gerechtfertigt.

ii. Behandlung von Ödemen

Die verschiedenen Formen von posttraumatischen Ödemen sollen auf Injektionen von Hyaluronidase ansprechen. Nicht selten genügt eine einzige Injektion, um die Schwellung in ein bis zwei Tagen zum Verschwinden zu bringen. Aus den zahlreichen in der Literatur enthaltenen Berichten seien die folgenden Beispiele erwähnt: Distorsionen und Subluxationen[13-15], postoperative und traumatische

[1] BAUM, F. E.: Amer. J. Obstet. Gynec. **60**, 1356 (1950).
[2] DOUGLAS, G. W., u. L. F. VOSBURGH: Amer. J. Obstet. Gynec. **62**, 1253 (1951).
[3] JOHNSON, O. J.: J. Amer. med. Ass. **145**, 401 (1951).
[4] HEINS, H. C.: J. S. C. med. Ass. **46**, 309 (1950).
[5] HUGENBERGER, F. C.: Ohio med. J. **50**, 346 (1954).
[6] GRIFFIN, E. L., u. W. V. GOLKOWSKI: J. med. Ass. Georgia **41**, 541 (1952).
[7] GREENHILL, J. P.: Analgesie and Anesthesia in Obstetrics. p. 63. Springfield, Ill.: Thomas 1952.
[8] LABRUM, A. H.: Lancet **1955**, 522.
[9] DIGONNET, L., et al.: Thérapie **7**, 388 (1952).
[10] MASSANO, A., u. S. MONTICELLI: Minerva ginec. (Torino) **6**, 641 (1954).
[11] MINK, E.: Geburtsh. u. Frauenheilk. **15**, 246 (1955).
[12] BUNKA, H.: Z. Geburtsh. **136**, 192 (1952).
[13] BRITTON, R. C., u. B. V. HABIF: Surgery **33**, 917 (1953) (*Uer.*).
[14] ADERHOLD, K.: Zbl. Chir. **79**, 2003 (1954).
[15] KENDALL, P. H.: Ann. phys. Med. **2**, 95 (1954).

Gelenkergüsse[1-3], Ödeme nach Dammriß oder Episiotomie[4], konservative Behandlung der Paraphimose[5-8], traumatische und postoperative Scrotalödeme[9] und traumatische Schwellungen im Gesicht[10]. Weitere Indikationen wurden von ASHUR[11], BRITTON[1], GARTLAND[3], MACAUSLAND[12] und ADERHOLD[2] zusammengestellt. Das Auge gehört zu den „ödemfreundlichsten" Geweben und eignet sich infolge der Übersichtlichkeit der Veränderungen besonders gut zur Beurteilung der Anti-Ödemwirkung von Medikamenten. Postoperative Chemose und Orbitalödeme sollen rasch und gut auf Hyaluronidase ansprechen[13]. Zweifelhafter scheinen die Beobachtungen, wonach die Injektion von Hyaluronidase beim akuten Glaukom, Hyphäma, tuberkulösen Uveitis und verschiedenen Formen des chronischen Glaukoms eine gute Wirkung haben soll[14]. Dies gilt auch für die Verwendung des Enzymes bei der Behandlung der Iritis, des Ulcus corneae, des Hypopyon, von Pterygien, hinteren Synechien[15] und anderen Augenkrankheiten[16-18]. Schließlich wird von verschiedenen Autoren die Injektion von Procain mit Hyaluronidase zur Behandlung von Muskelschmerzen und Spasmen, Erkrankungen des Knochen-Sehnenapparates wie der Epicondylitis humeri, dem Morbus Duplay, Bursitiden usw. empfohlen, doch kann z. Z. nicht entschieden werden, ob die therapeutische Wirkung nicht auf das gleichzeitig injizierte Procain zurückzuführen war.

iii. Behandlung von Hämatomen

Bei schweren Traumen führt die Permeabilitätssteigerung nicht nur zu einem Übertritt von Wasser, Elektrolyten und Eiweißen, sondern auch zu einer Blutung. Die Wirkung von Hyaluronidase auf Blutergüsse von verschiedener Dauer wurde noch nie objektiv untersucht, doch liegen eine Reihe von Einzelbeobachtungen vor, die dafür sprechen, daß die Injektion des Enzymes die Resorption frischer Ergüsse beschleunigt. Bei *postoperativen und posttraumatischen Hämatomen* in der Subcutis und Muskulatur ist die Injektion von Hyaluronidase dann besonders erfolgreich, wenn sie innerhalb der ersten 24 Std. erfolgt[1, 2, 3]. Bei intramuskulären Hämatomen soll die frühzeitige Injektion des Enzymes die Bildung von Kontrakturen, Narben und einer verknöchernden Myositis verhindern[2, 3]. Sowohl beim *traumatischen wie hämophilen Hämarthros* soll die intraartikuläre Injektion des Enzymes zu einer raschen Resorption des Blutes führen[1, 12, 19]. Ausführliche Angaben liegen über die Verwendung der Hyaluronidase bei der *Frakturbehandlung* vor. Das Ödem und Hämatom sollen rascher verschwinden und damit die Mani-

[1] BRITTON, R. C., u. B. V. HABIF: Surgery **33**, 917 (1953) (*Uer.*).
[2] ADERHOLD, K.: Zbl. Chir. **79**, 2003 (1954) (*Uer.*).
[3] GARTLAND, J. J., u. W. R. MACAUSLAND: Arch. Surg. **68**, 305 (1954).
[4] WEBER, J. E., A. M. FETCHKO u. J. H. CARROLL: Amer. J. Obstet. Gynec. **64**, 194 (1952).
[5] DOYLE, J. O.: Brit. med. J. **2**, 1401 (1954).
[6] WILLIAMS, T. H., u. R. K. NICHOLS: J. med. Ass. Alabama **21**, 233 (1952).
[7] ENGEL, W. J.: Cleveland clin. Quart. **21**, 24 (1954).
[8] RATLIFF, R. K.: J. Amer. med. Ass. **155**, 746 (1954).
[9] AXLER, G.: J. Urol. **72**, 889 (1954).
[10] BENZER, P., u. A. B. SCHAFFER: Oral Surg. **5**, 1315 (1952).
[11] ASHUR, M. E.: J. Nat. Ass. Chirop. **42**, 29 (1952).
[12] MACAUSLAND, W. R., J. J. GARTLAND u. H. HALLOCK: J. Bone J. Surg. **35**-A, 604 (1953).
[13] LEBENSOHN, J. E.: Amer. J. Ophthal. **33**, 865 (1950).
[14] CARRIKER, F. R.: Amer. J. Ophthal. **35**, 1765 (1952).
[15] KEY, S. N., u. S. N. KEY: Texas State J. Med. **46**, 31 (1950).
[16] VENCO, L. Amer. J. Ophthal. **34**, 651 (1951).
[17] LINT, J. G., u. T. L. OZMENT: Amer. J. Ophthal. **33**, 33 (1950).
[18] KRAMER, F.: Klin. Mbl. Augenheilk. **127**, 364 (1955).
[19] MACAUSLAND, W. R., u. J. J. GARTLAND: New Engl. J. Med. **247**, 755 (1954).

pulation und Heilung erleichtern[1, 2, 3, 4]. Tierexperimentelle Untersuchungen zeigten, daß die Injektion des Enzymes in Frakturen keinen hemmenden Einfluß
auf die Heilung der Fraktur selbst hat[5]. Zur Zeit noch zweifelhaft ist die Indikation dieses Enzymes bei der Behandlung des *Hydro- und Hämatothorax* verschiedener Ätiologie. Mehrere Autoren berichten, daß frische Ergüsse nach Enzyminstillation rascher verschwinden[1]. PRETE[6] fand, daß selbst ein resistenter postoperativer
Hämothorax im Anschluß an eine einzige Hyaluronidase-Injektion sich auflöste.
Es sei betont, daß die bei der Besprechung der proteolytischen Enzyme angeführten Vorsichtsmaßnahmen und Kontraindikationen auch für die Verwendung der
Hyaluronidase im Thoraxraum gelten (vgl. S. 286).

f) Mucolytische und fibrinolytische Wirkung

i. Lyse von hyaluronsäurehaltigen Läsionen

Es ist bekannt, daß gewisse *Endotheliome* der Pleura und des Peritonaeums
große Mengen eines hochviscösen, kolloidalen Exsudates zu bilden vermögen.
In manchen Fällen ist es unmöglich, das Exsudat zu aspirieren. MEYER[7] fand,
daß im Exsudat große Mengen von Hyaluronsäure vorkommen. Eine einzige
Injektion von Hyaluronidase genügte, um das Exsudat zu verflüssigen und eine
Aspiration zu ermöglichen. Unseres Wissens liegen noch keine Untersuchungen
über das *Pseudomyxoma peritonaei* vor, das ebenfalls symptomatisch auf eine
solche Behandlung ansprechen könnte.

Bei den durch eine Überproduktion von thyreotropem Hormon verursachten
Formen der Thyreotoxikose kommt es häufig zu lokalen Ansammlungen von
Mucopolysacchariden. Typisch ist das mucoide *prätibiale Ödem*. Wie zuerst von
TROTTER und EDEN[8] vermuteten, handelt es sich dabei um lokale Anhäufungen
von Mucopolysacchariden[9]. Zusatz von Hyaluronidase führt bei der ödematösen
Veränderung zur Freisetzung von etwa 13% reduzierbarer Substanzen, während
in der normalen Haut nur etwa 5% in Lösung gehen. In Anbetracht dieser
Befunde überrascht es nicht, daß verschiedene Autoren eine gute Wirkung einer
lokalen Hyaluronidase-Injektion zusammen mit einem Kompressionsverband beobachteten[1, 10–12]. Allerdings kam es verschiedentlich zu einem Wiederauftreten derselben Läsion an der gleichen oder anderen Stellen. Solange die zentrale Hyperthyreose bestehen bleibt, kann kaum ein bleibender Erfolg erwartet werden.
In die gleiche Gruppe von Veränderungen gehört der *maligne Exophthalmus*.
Der Versuch, die retrobulbären Mucopolysacchariddepots durch Hyaluronidase-Injektionen zum Verschwinden zu bringen, gelingt in einzelnen Fällen,
aber keinesfalls regelmäßig[13]. Meist verschwindet die Chemose, und die Ulcera
heilen, doch wird die Protrusio bulbi nur wenig beeinflußt. Etwas bessere
Resultate sollen bei einem gleichzeitigen Kompressionsverband zu beobachten
sein. Auch hier gilt, was für das prätibiale Myxödem gesagt wurde: solange die

¹ BRITTON, R. C., u. B. V. HABIF: Surgery **33**, 917 (1953) (*Uer.*).
² MACAUSLAND, W. R., J. J. GARTLAND u. H. HALLOCK: J. Bone J. Surg. **35**-A, 604 (1953).
³ ADERHOLD, K.: Zbl. Chir. **79**, 2003 (1954) (*Uer.*).
⁴ McDANIEL, L. W., u. J. V. HOHF: J. Amer. med. Ass. **163**, 1358 (1957).
⁵ GARTLAND, J. J., u. W. R. MACAUSLAND: Arch. Surg. **68**, 305 (1954).
⁶ PRETE, A., u. A. PALOMBA: Rif. med. **65**, 407 (1951).
⁷ MEYER, K., u. M. M. RAPPORT: Advanc. Enzymol. **13**, 199 (1952) (*Uer.*).
⁸ TROTTER, W. T., u. K. C. EDEN: Quart. J. Med. **11**, 229 (1942).
⁹ PEARCE, R. H., u. E. M. WATSON: Amer. J. clin. Path. **19**, 442 (1949).
¹⁰ PEARCE, R. H., u. E. M. WATSON: Ann. N. Y. Acad. Sci. **52**, 1004 (1950).
¹¹ GRAIS, M. L.: J. invest. Derm. **12**, 345 (1949).
¹² BLOOM, D., F. J. HERRMAN u. H. SHARLITT: J. invest. Derm. **12**, 339 (1949).
¹³ LAURENT, L. P. E., u. J. W. SCOPES: Lancet **1955**, 537.

Ursache nicht beseitigt wird, kann eine symptomatische Behandlung keine bleibenden Resultate geben.

Noch auffallend schlecht sind wir über die biochemischen Veränderungen in der Haut beim Skleroderma orientiert. Nach POPKIN[1] soll sich bei der Jontophorese mit Hyaluronidase eine gewisse Besserung der lokalen Manifestationen beobachten lassen. Nach neueren Untersuchungen hat aber dieses Enzym kaum einen Platz in der Behandlung dieser Krankheit[2]. Gewisse Formen von mucoiden Hautcysten sollen auf eine Injektion von Hyaluronidase ansprechen und verschwinden[3]. JANTZEN[4] berichtet über eine erfolgreiche Auflösung eines Meconiumpfropfes bei Ileus 40 Std. post partum nach Irrigation mit einer hyaluronidasehaltigen Lösung. Schließlich ist auch die Behandlung von Ganglien durch die Injektion von Hyaluronidase an dieser Stelle zu erwähnen[5, 6].

ii. „Fibrinolytische" Wirkung

In den letzten Jahren wurde eine Reihe von Beobachtungen veröffentlicht, aus denen hervorzugehen scheint, daß die Hyaluronidase auch auf *kollagenreiches Narbengewebe* eine lytische Wirkung ausübt. Es ist unwahrscheinlich, daß dieses Enzym aber direkt die Fibrillen auflöst, vielmehr ist an eine Auflockerung der interfibrillären Matrix zu denken, die indirekt zu einem Verschwinden der Kollagenfasern führt. Die Behandlung von Keloiden mit diesem Enzym wurde zuerst von BRAUN-FALCO und WEBER[7] vorgeschlagen. CORNBLEET[8] behandelte insgesamt 26 Patienten mit verschiedenen Formen von Keloiden durch Hyaluronidase-Injektion, Bestrahlung und Excision. Er kam zum Schluß, daß frische Keloide nach Injektion des Enzymes allein verschwinden. Ältere müssen nach vorangehender Enzym-Injektion excidiert oder bestrahlt werden. Über ähnliche Erfolge berichtete auch CONWAY[9].

Bindegewebsverdichtungen und Narbenbildungen, wie sie etwa beim varicösen Symptomenkomplex vorliegen, sollen gut auf Hyaluronidase-Injektionen ansprechen[10-13]. Weitere fibrotische Veränderungen, bei denen die Verwendung der Hyaluronidase empfohlen wurde, sind Harnröhrenstrukturen[14], alte parametrane Infiltrate[15] und verschiedenartige Verletzungsfolgen[16]. Möglicherweise ist auch die Verwendung der Hyaluronidase beim *chronischen Pleuraempyem* an dieser Stelle einzureihen. Zur Behandlung dieser fibrotischen und eitrigen Ergüsse sind im allgemeinen proteolytische und nucleinsäure-auflösende Enzyme besser geeignet als Hyaluronidase. Immerhin berichten einige Autoren über die erfolgreiche Verwendung des Enzymes zur chemischen „Decortication" beim chronischen Pleuraempyem[17].

iii. Verhütung peritonealer Adhäsionen durch Hyaluronidase

CHANDY[18] brachte bei Ratten Talkpulver in den Peritonealraum und beobachtete in 100% der Fälle eine Bildung von Adhäsionen. Wurde gleichzeitig

[1] POPKIN, J. J.: J. invest. Derm. **16**, 97 (1951).
[2] CLAESSON, U., u. B. LINDQUIST: Acta paediat. (Uppsala) **42**, 278 (1953).
[3] BLOOM, D., F. J. HERRMAN u. H. SHARLITT: J. invest. Derm. **12**, 339 (1949).
[4] JANTZEN, C. J.: Kaiser Found. med. Bull. **3**, 7 (1955).
[5] ANDERSON, J. B., u. J. A. BOLLINGER: U. S. Armed Forces med. J. **7**, 69 (1956).
[6] HACKEL, H.: Wien. med. Wschr. **1953**, 286.
[7] BRAUN-FALCO, O., u. G. WEBER: Dermat. Wschr. **124**, 796 (1951).
[8] CORNBLEET, T.: J. Amer. med. Ass. **154**, 1161 (1954).
[9] CONWAY, H., u. R. B. STARK: Arch. Surg. **64**, 47 (1952).
[10] BRITTON, R. C., u. B. V. HABIF: Surgery **30**, 917 (1953) (*Uer.*).
[11] ENDE, M.: Sth med. J. **44**, 661 (1951).
[12] JAMES, G. W., u. W. P. PORTER: Postgrad. Med. **11**, 357 (1952).
[13] SPIER, I. R., u. E. E. CLIFTON: Surg. Gynec. Obstet. **98**, 667 (1954).
[14] ADERHOLD, K.: Zbl. Chir. **79**, 2003 (1954) (*Uer.*).
[15] BAYER, R.: Zbl. Gynäk. **77**, 1348 (1955).
[16] PRIOROV, N. N., et al.: Chirurgija 15 (1955).
[17] BROSS, W., u. T. GARBINSKI: Schweiz. med. Wschr. **1955**, 774.
[18] CHANDY, J., u. J. E. RHOADS: Fed. Proc. **5**, 218 (1946).

Hyaluronidase verabreicht, so traten nur bei etwa 40% der Tiere Adhäsionen auf. THOMAS et al.[1] analysierten das Auftreten von Adhäsionen nach Verletzungen des Coecums bei der Ratte und kamen zu ähnlichen Resultaten. Schließlich muß die auf Seite 343 angeführte Beobachtung erwähnt werden, wonach auch die durch intraperitoneale Fettinjektionen erzeugten Adhäsionen bei Hyaluronidase-Zusatz ausbleiben. Außer mit Hyaluronidase gelang es im Experiment, die Bildung von Verwachsungen durch proteolytische Enzyme (vgl. S. 292) und Cortison[2] zu verhindern. Der Angriffspunkt dieser einzelnen Substanzen ist sicher verschieden, doch liegen nicht genügend Angaben über die Morphologie, Histochemie und biochemische Pathogenese dieser Veränderungen vor, als daß der Wirkungs-mechanismus vermutet werden könnte. Die Beobachtung, daß Hyaluronidase auf eine mucopolysaccharidhaltige, proteolytische Enzyme auf eine eiweißhaltige Komponente des Bindegewebes einwirken, während Nebennierensteroide allgemein die Bindegewebsformation unterdrücken, weist auf einen sehr komplexen Me-chanismus hin.

g) Wirkung der Hyaluronidase auf Epithelien

Die intakte *Haut* ist nach allen bisher vorliegenden Beobachtungen für Hyaluronidase undurchlässig[3]. Liegen jedoch Epitheldefekte vor, so ist es wahr-scheinlich, daß nicht nur das Enzym resorbiert wird, sondern daß dieses auch die Permeabilität des Oberflächendefektes ändert. Noch unklar ist die Wirkung des Enzymes auf das Epithel der *Augen*. Nach älteren Untersuchungen über den "spreading factor" soll dieser die Permeabilität des Corneal- und Conjunctival-epithels gegen Pharmaka nicht steigern[4]. Im Gegensatz dazu beobachtete SEIF-TER[5] in einer gut kontrollierten Arbeit, daß die Wirkung von Procain auf die Augenoberfläche durch den Zusatz von Hyaluronidase beträchtlich gesteigert wird. Möglicherweise kommt es dabei zu einem Abbau der in der Cornea vor-kommenden Hyaluronsäureester[6]. Eine ähnliche Diskrepanz der Meinungen herrscht in bezug auf die Wirkung von "spreading factors" auf die Schleimhäute der oberen *Luftwege*. Applikation von "spreading factor" führte im Tier-experiment zu keiner Zunahme von Infektionen mit einem neurotropen und dem Virus des Kaninchenpapilloms[7]. Im Gegensatz dazu steigert die Hyaluronidase die Resorption von Medikamenten aus krankhaft veränderten Schleimhäuten der Nase und der Nasennebenhöhlen. Die verschiedenen Indikationen zur Ver-wendung der Hyaluronidase in der Oto-Rhino-Laryngologie wurden kürzlich von KÖNIG[8] zusammengefaßt.

Die Hyaluronidase ändert die Permeabilität der exidierten intakten *Blasen-mucosa*[9]. Ob das Enzym auch diejenige der Blase in situ ändert, ist z. Z. nicht bekannt. LAURENCE und EADIE[10] berichteten über einen Patienten mit in-krustierter Harnblase, bei dem sie durch Irrigation mit Hyaluronidase eine Lyse versuchten. Es kam überraschenderweise zu einer diffusen Penetration der Harnblasenflüssigkeit mit anschließender eitriger und chemischer Peritonitis und Exitus. Es muß daraus geschlossen werden, daß mindestens eine geschädigte

[1] THOMAS, J., G. JACKSON et al.: Proc. Soc. exp. Biol. (N. Y.) **74**, 497 (1950).
[2] DUCOMMUN, P., u. R. S. MACH: Sem. Hôp. Paris **1950**, 3170.
[3] SHEINAUS, H., J. E. CHRISTIAN u. G. J. SPERANDIO: J. Amer. chem. Ass., Sci. Ed. **44**, 483 (1955).
[4] ROSSI, G.: Arch. ottol. **42**, 1 (1939).
[5] SEIFTER, J.: Ann. N. Y. Acad. Sci. **52**, 1141 (1950).
[6] MEYER, K.: Physiol. Rev. **27**, 335 (1947).
[7] DURAN-REYNALS, F.: Bact. Rev. **6**, 197 (1942) (*Uer.*).
[8] KÖNIG, G.: Wien. med. Wschr. **1954**, 467.
[9] SEIFTER, J., D. H. BAEDER u. A. DERVINIS: Proc. Soc. exp. Biol. (N. Y.) **72**, 136 (1949).
[10] LAURENCE, K. M., u. J. W. EADIE: Lancet **1954**, 736.

Blasenmucosa von Hyaluronidase angegriffen wird und daß dieses Enzym zu Irrigationszwecken kontraindiziert ist. Im Gegensatz zur Blase scheint die *Darmwand* für dieses Enzym nicht durchlässig zu sein. So kam es bei einer experimentellen akuten Obstruktion beim Hund zwar zu einem Übertritt von Lecithinase in die Abdominalflüssigkeit, nicht jedoch zu einer Diffusion der Hyaluronidase[1].

Untersuchungen über die Wirkung der Hyaluronidase auf die *Bronchialmucosa* liegen noch keine vor. Von verschiedenen Autoren wird ein Zusatz von Hyaluronidase zu *Aerosolen* bei der Behandlung von Tracheotomierten und bei entzündlichen Veränderungen des Bronchialbaumes empfohlen (vgl. S. 292). Einzelne Autoren verabreichen Hyaluronidase im Aerosol zur Behandlung der Lungentuberkulose in der Hoffnung, durch Wegräumung der käsigen Massen einen besseren Kontakt zwischen Erreger und Antibioticum zu erzielen[2–4]. Es liegen keinerlei Unterlagen vor, die eine solche Indikation rechtfertigen. Zweifellos kann es bei einer solchen Behandlung zu einer massiven Verschleppung und lymphogenen und hämatogenen Aussaat der Krankheitserreger kommen. CORPER und COHN[5] zeigten schon vor einigen Jahren, daß es bei einer intradermalen Inoculierung von Kaninchen bei gleichzeitiger Gabe von Hyaluronidase zur Bildung multipler lokal disseminierter Tuberkel und Nekrosen kommt, während die Verabreichung derselben Dosis ohne Enzymzusatz nur zu einer einzigen Läsion führt.

h) Hyaluronidase und Glaukom

Für die Pathogenese des Glaukoms ist ein Verständnis der Abflußverhältnisse des Kammerwassers von großer Bedeutung. Diese extracelluläre Flüssigkeit enthält nicht allein relativ große Mengen an Mucopolysacchariden[6, 7], sondern ist einer der wenigen Körpersäfte, in dem auch Hyaluronidase vorkommt. Die eingehenden experimentellen Untersuchungen von BARANY et al.[8,9] erbrachten den Nachweis, daß eine hyaluronidase-labile Barriere um die vordere Augenkammer existiert. Nach Behandlung mit Hyaluronidase fiel die Resistenz gegen den Kammerwasserabfluß etwa auf die Hälfte. Trotz dieser versprechenden Untersuchungen gelang es aber bisher nicht, in vivo durch Hyaluronidase-Injektion den intraoculären Druck zu senken[10, 11].

i) Enzymologische Aspekte der Urolithiasis

i. Zur Ätiologie[12]

Urin ist eine übersättigte Lösung, die durch die Anwesenheit von Schutzkolloiden stabilisiert wird[13]. Seit dieser frühen Erkenntnis wird die Steinbildung meist auf eine Störung im Gleichgewicht der Kristalloide und Kolloide zurückgeführt[14]. Wie SCHADE[15] zuerst betonte, ist es wahrscheinlich, daß die Ablagerung

---

[1] TANTURI, C. A., R. E. ANDERSON u. J. F. CANEPA: Surg. Gynec. Obstet. **90**, 171 (1950).
[2] EHLERT, H.: Med. Klin. **1951**, 716.
[3] WARNERY, G., et al.: Rev. Tuberc. (Paris) **18**, 37 (1954).
[4] ABELLO, J.: Enferm. de. Tórax **4**, 265 (1955).
[5] CORPER, H. J., u. M. L. COHN: Amer. Rev. Tuberc. **63**, 108 (1951).
[6] SÜLLMANN, H.: Tabul. biol. **22**, 1 (1951).
[7] MEYER, K., u. M. M. RAPPORT: Advanc. Enzymol. **13**, 199 (1952).
[8] BARANY, E. H., u. SCOTCHBROOK: Acta physiol. scand. **30**, 240 (1954).
[9] BESWICK, J. A., u. C. McCULLOCH: Brit. J. Ophthal. **40**, 545 (1956).
[10] GUALDI, G.: Rass. ital. ottal. **19**, 405 (1950).
[11] PLANTEN, J. T., u. R. HOPPENBROUWERS: Ophthalmologica (Basel) **127**, 117 (1954).
[12] *M.*: WINSBURY-WHITE, H. P.: Stone in the Urinary Tract. 2nd ed. St. Louis: C. V. Mosby Comp. 1954.
[13] *Uer.*: McGEOWN, M. G., u. G. M. BULL: Brit. med. Bull. **13**, 153 (1957).
[14] EBSTEIN, W.: Die Natur und Behandlung der Harnsteine. Wiesbaden 1884.
[15] SCHADE, H.: Die physikalische Chemie in der inneren Medizin. 3. Aufl. Dresden: Steinkopff 1923.

der Konkremente um einen Nidus herum beginnt. Das *Primärereignis* bei der Steinbildung kann entweder in der Bildung des Nidus, einer Übersättigung der Kristalloide oder einem Fehlen von Schutzkolloiden gesucht werden (Abb. 79).

Die folgenden Faktoren führen möglicherweise zu einer *Nidusbildung* und präzipitieren damit eine Urolithiasis: Vitamin A-Mangel mit seiner Wirkung auf die Oberflächenepithelzellen; anatomische Veränderungen, die eine Stagnation des Urins fördern; Fremdkörper; Infektionen und Eiteransammlungen und lokale Veränderungen des p_H, die eine Präcipitation der Urinsalze fördern. Eine Beeinflussung der Konzentration der *Kristalloide* erfolgt besonders durch das Urinvolumen und gewisse Stoffwechselstörungen, die zu einer abnormen Ausscheidung bestimmter Substanzen führen. Eine erhöhte Calcium-Ausscheidung wird beim Hyperparathyreoidismus und bei Immobilisierung beobachtet. Eine Phosphaturie ist

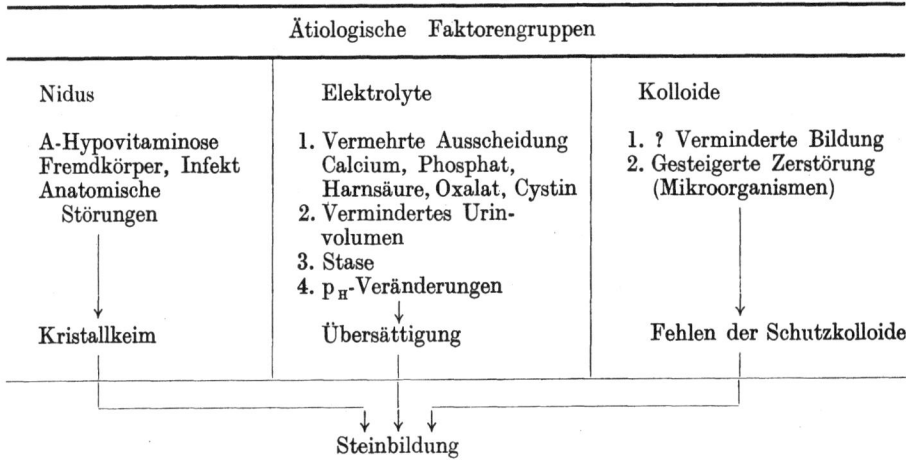

Abb. 79. Pathogenese der Nephrolithiasis

ebenfalls für den Hyperparathyreoidismus charakteristisch. Bei der Gicht wird immer eine abnorme Harnsäure-Exkretion beobachtet. Die seltene Cystinurie (vgl. S. 136) ist auf eine abnorme Exkretion dieser Aminosäure zurückzuführen. Die Ursache des häufigsten Steines, des Oxalatsteines, ist noch rätselhaft. Möglicherweise liegt auch bei diesen Patienten ein noch unerkannter Stoffwechseldefekt vor. Die Natur der *Schutzkolloide* und besonders auch ihre Variabilität sind noch wenig untersucht. Wahrscheinlich handelt es sich um Mucine, Hyaluronsäure und ähnliche Verbindungen. Die Messung der Aktivität dieser Stoffe muß sich z. Z. auf den Nachweis der Viscosität, Oberflächenspannung u. a. physikalisch-chemischer Faktoren beschränken.

Diese drei Faktoren, Nidus, Kristalloid- und Kolloidkonzentration, stehen in einem labilen Gleichgewicht und beeinflussen sich gegenseitig. Die Analyse der Bedeutung der Einzelfaktoren wird dadurch sehr schwierig. So kann eine Infektion zur Bildung eines Nidus führen, weiterhin durch die Beeinflussung des p_H die Löslichkeit der Kristalloide vermindern und schließlich noch durch bakterielle Tätigkeit die Schutzkolloide abbauen. Es überrascht daher nicht, daß es in den wenigsten Fällen gelingt, die „Ursache" einer Steinbildung zu ermitteln.

ii. Prophylaxe und Therapie

PYRAH[1] fand in 30—60% von Patienten mit Nierensteinen Rezidive auf derselben Seite wie die erste Steinbildung und in 10—15% auch ein kontralaterales Auftreten. Welche Möglichkeiten stehen zur Verfügung, um das Auftreten eines solchen Rezidives zu verhüten? Wiederum können je nach dem pathogenetischen Hauptfaktor drei verschiedene Prinzipien versucht werden:

---

[1] PYRAH, L. N.: Brit. med. J. **1954**, 963.

a) *Entfernung des Nidus.* Bei einem Verdacht auf Epithelmetaplasien als Folge einer A-Hypovitaminose wurde die Verabreichung von Vitamin A empfohlen[1]. Fremdkörper und anatomische Veränderungen sind chirurgisch zu entfernen. Eine vorbestehende Infektion kann mit Chemotherapeutica und Antibiotica angegangen werden. b) *Beeinflussung der Löslichkeit der Kristalloide.* Zunächst kann die Konzentration durch reichliche Flüssigkeitszufuhr gesteigert werden. Je nach der Steinart wird der Urin angesäuert oder alkalisch gemacht. Die Ausscheidung von Calcium kann durch eine Behandlung mit Oestrogenen gehemmt werden. Diese Therapie beruht auf der Beobachtung von SHORR[2], wonach die Citratexkretion bei Frauen cyclischen Schwankungen unterworfen ist. Eine hohe Citratkonzentration vermag das Calcium in Lösung zu halten[3]. Die Ausscheidung von Phosphaten kann durch die Verabreichung von Aluminiumgel, das das Anion als Aluminiumphosphat im Darmtrakt präzipitiert, gehemmt werden[4]. c) *Beeinflussung der Schutzkolloide*: Das Calcium wird im Urin nicht nur durch Citrat, sondern wahrscheinlich auch durch Glucuronide in Lösung gehalten. PRIEN und WALKER[5] versuchten, nach dem Prinzip der Glucuronid-Entgiftung, durch eine kontinuierliche Verabreichung von Acetylsalicylsäure, die bekanntlich als Glucuronid ausgeschieden wird, eine Steinbildung zu verhindern. Ein endgültiges Urteil kann noch nicht abgegeben werden.

iii. Prophylaxe mit Hyaluronidase

In den letzten Jahren veröffentlichten BUTT et al.[6-11] eine Reihe von Arbeiten, nach denen es durch parenterale Verabreichung von Hyaluronidase möglich sei, eine Rezidivbildung zu vermeiden. Nach diesen Autoren soll bei Patienten mit Steindiathese ein Schutzkolloid im Urin fehlen. Parenterale Gabe von Hyaluronidase führe zu einer Mobilisierung von Hyaluronsäure und ihrer Ausscheidung in den Urin, wo sie eine Schutzkolloidfunktion ausübe. Außer BUTT et al. sahen auch RAVICH[12] und WOHLZOGEN[13] gute Resultate mit diesem Verfahren. Alle übrigen Autoren lehnen die Methode aber z. T. mit recht überzeugenden Argumenten ab. PRIEN[14] machte darauf aufmerksam, daß es in seltenen Fällen nach der Gabe von Hyaluronidase zu einer Sensitisierung und präzipitierten Steinbildung kommen kann. Eine sichere therapeutische Wirkung sah er nie. Im Tierversuch gelang es weder HELSBY[15] noch PYRAH[16] Blasensteinbildung durch die parenterale Gabe von Hyaluronidase zu verhindern. Bei Poliomyelitisgelähmten ist die Bildung von Nierensteinen eine der häufigsten und auch gefürchtetsten Komplikationen.

Nach den Angaben der meisten Autoren wird bei 20—30% der Patienten in der „Eisernen Lunge" eine Urolithiasis beobachtet. Da solche Patienten ein großes, gut überblickbares und über längere Zeit verfolgbares Krankengut bilden, war es naheliegend, die Wirkung der Hyaluronidase bei Poliomyelitispatienten zu untersuchen. Wie aus Tab. 95 hervorgeht, hatte die parenterale Gabe von Hyaluronidase keine prophylaktische Wirkung auf die Steinbildung oder Größenzunahme der Steine[17].

Tabelle 95. *Wirkung der parenteralen Verabreichung von Hyaluronidase auf die Nephrolithiasis bei Poliomyelitispatienten* (nach TAYLOR et al.[17])

Experiment	Zahl der Patienten	Neue Steine oder Größenzunahme der Steine
a) Patienten ohne Steine		
Kontrollen	22	4
Hyaluronidase-Therapie	12	1
b) Patienten mit Steinen		
Kontrollen	4	2
Hyaluronidase-Therapie	14	9

[1] HEDENBERG, I.: Nord. Med. **46**, 1271 (1951).
[2] SHORR, E., A. R. BERNHEIM u. H. TAUSSKY: Science **95**, 606 (1942).
[3] SHORR, E.: J. Urol. **53**, 507 (1945).
[4] MARSHALL, V. F., u. J. L. GREEN: J. Urol. **67**, 611 (1952).
[5] PRIEN, E. L., u. B. S. WALKER: New Engl. J. Med. **253**, 446 (1955).
[6a] BUTT, A. J.: J. Urol. **67**, 450 (1952). — [6b] BUTT, A. J.: Calif. Med. **76**, 123 (1952). — [6c] BUTT, A. J.: Sth med. J. **45**, 381 (1952).—[6d] BUTT, A. J.: Florida med. Ass. J. **37**, 711 (1951).
[7] BUTT, A. J.: J. Urol. **72**, 337 (1954).
[8] BUTT, A. J., u. E. A. HAUSER: New Engl. J. Med. **246**, 604 (1952).
[9] BUTT, A. J., E. A. HAUSER u. J. SEIFTER: J. Amer. med. Ass. **150**, 1096 (1952).
[10] BUTT, A. J., u. E. A. HAUSER: Science **115**, 308 (1952).
[11] BUTT, A. J., et al.: J. med. Ass. Georgia **41**, 185 (1952).
[12] RAVICH, R. A.: N. Y. State med. J. **54**, 1807 (1954).
[13] WOHLZOGEN, F. X.: Wien. klin. Wschr. **1952**, 562.
[14] PRIEN, E. L.: J. Amer. med. Ass. J. **154**, 744 (1954).
[15] HELSBY, R., C. W. VERMEULEN u. R. GOETZ: J. Urol. **69**, 345 (1953).
[16] PYRAH, L. N.: Brit. med. J. **1954**, 963.
[17] TAYLOR, J. R., A. J. W. ALCOCK u. J. A. HILDES: Amer. J. med. Sci. **230**, 536 (1955).

Zweites Kapitel

Knochensystem

A. Zur Enzymologie der Ossifikation[1, 2]

a) Forschungsrichtungen

Bis vor wenigen Jahren wurde allgemein angenommen, daß das Skeletsystem ein morphologisch wie auch biochemisch träges Organ sei. Dieser Schluß fußte auf der alten Beobachtung, daß ein ansehnlicher Teil der Knochensubstanz aus „anorganischem Material" besteht. Diese Auffassung ist heute grundsätzlich als unrichtig anzusehen; ja, das Skeletsystem kann als Musterbeispiel dafür angeführt werden, wie in einem lebenden Organismus trotz intensivem Abbau, Umbau und Aufbau eine verblüffende Formkonstanz bewahrt wird. Diese Eigenschaft verleiht dem Knochen auch jene einzigartige Fähigkeit, sich rasch an wechselnde physiologische oder pathologische Verhältnisse anzupassen. LACROIX[1] stellte in seiner kurzen Monographie über den Knochen die verborgenen Kräfte dieses Organes von seiten des Morphologen dar. Aus seinen Ausführungen geht hervor, daß das, was wir im Mikroskop betrachten, jeweils nur eine Momentaufnahme aus dem fließenden Geschehen darstellt, und daß die experimentelle Morphologie noch zahlreiche Probleme zu lösen hat, bevor unser Wissen über die Gestaltveränderungen des Knochens als abgeschlossen betrachtet werden kann. Aber so wie das histologische Bild einem steten Wechsel unterworfen ist, so ändern sich ohne Unterbruch auch die *Stoffwechselvorgänge* nicht allein in quantitativer, sondern auch in qualitativer Hinsicht. Analysen mit der Isotopentechnik zeigten, daß selbst die Hartsubstanz des Knochens in ständigem Umbau steht, und daß von einer Stoffwechselträgheit keine Rede sein kann. Diese neuen Beobachtungen bestätigen, was erfahrenen Klinikern seit Jahren bekannt war: daß das Knochensystem nämlich schon bei geringen äußeren Einflüssen zu reagieren beginnt. So führt etwa die Immobilisierung eines Patienten innerhalb 24 Std. zu einer Änderung der Stoffwechsellage. Der Patient tritt in eine negative Eiweißbilanz über, bei der es gleichzeitig zu negativen Calcium- und Phosphat-Bilanzen kommt. Aber nicht nur der Stoffwechsel des Calciums, Phosphates und Magnesiums spielt sich vorwiegend im Knochen ab, sondern, wie neuere Untersuchungen zeigen, kommt diesem Organ auch für die Speicherung und den Umsatz des Natriums und Kaliums, und damit indirekt für den Säure-Basen-Haushalt überhaupt, eine vorzügliche Stellung zu[3].

Während sich das Gesamtbild des Knochenstoffwechsels in den 20 letzten Jahren wesentlich vertiefte, so konzentriert sich heute das Interesse auf die feineren biochemischen Vorgänge während der Ossifikation und die Pathogenese lokaler und allgemeiner Skeleterkrankungen. Das Ziel dieser Forschung liegt darin, jede einzelne Knochenkrankheit auf ein spezifisches Primärereignis zurückzuführen und damit eine Grundlage für eine sinnvolle Therapie zu schaffen.

---

[1] *M.*: LACROIX, P.: The Organization of Bone. Philadelphia: Blakiston 1951. — LERICHE, R., u. A. POLICARD: The Normal and Pathological Physiology of Bone. St. Louis: C. V. Mosby Comp. 1928. — HARRIS, H. A.: Bone Growth in Health and Disease. London: Oxford Press 1953. — MCLEAN, F. C., et al.: Bone: An Introduction to the Physiology of Skeletal Tissue. Chicago: University of Chicago Press 1955.

[2] *Hb.*: The Biochemistry and Physiology of Bone. Edited by G. H. BOURNE. New York, N. Y.: Academic Press 1956.

[3] LEVITT, M. F., et al.: J. clin. Invest. **35**, 98 (1956).

b) Biochemie der alkalischen Phosphatase[1, 2]

i. Entdeckung und biologische Aufgabe

Der erste Nachweis eines im alkalischen Bereich phosphatesterspaltenden Enzyms gelang im Jahre 1907 einer japanischen Forschergruppe[3], die zeigte, daß Reisbrei Enzyme enthält, die Insositol-Hexosephosphat spalten. Innerhalb weniger Jahre gelang der Nachweis ähnlicher Enzyme auch in tierischen Organen, vornehmlich Knochen, Milz, Niere und Pankreas. Bis zum Jahre 1923 war nichts über die Funktion dieses Enzymes in der Zelle bekannt, und alle Interpretationen seines Vorkommens waren rein spekulativer Natur. In diesem Jahre veröffentlichte ROBISON[4] die erste seiner grundlegenden Arbeiten über die Lokalisation der alkalischen Phosphatase im *wachsenden Knochen* und ihre Funktion bei Verknöcherungsvorgängen. Seine Pionierversuche förderten nicht bloß das Verständnis der komplexen Verknöcherungsvorgänge, sondern bildeten auch die Grundlage für die diagnostische Verwendung der Bestimmung der alkalischen Plasma-Phosphatase bei Knochenkrankheiten. Der nächste bedeutungsvolle Schritt war die Verknüpfung der alkalischen Phosphatase mit dem *aktiven Transport von Glucose* im Dünndarmepithel und den Nierentubuli. An der Entwicklung dieser enzymatischen Deutung des Zuckertransportes war besonders VERZÁR[5] beteiligt. Den Beginn der dritten Etappe sehen wir in der Entdeckung von MEYERHOF und GREEN[6-8] und MORTON[9], daß die Phosphatasen nicht bloß hydrolytische Enzyme sind, sondern auch an *Transphosphorylierungsvorgängen* teilnehmen. Die ältere Auffassung, wonach die Phosphatasen ausschließlich Phosphatester zu spalten vermögen, machte eine funktionelle Interpretation dieses Enzyms schwierig. Der Nachweis, daß diese Enzyme Phosphatgruppen von einem Substrat auf ein anderes übertragen können, eröffnet neue Wege, die Bedeutung dieses Enzymes im Zellstoffwechsel zu interpretieren.

ii. Klassifikationen der Phosphatasen

Der Begriff der Phosphatasen umfaßt eine Reihe hydrolytischer Enzyme, die verschiedene Phosphatester spalten. ROCHE[1,2] teilte diese Enzyme auf Grund ihrer *Substratspezifität* in zwei Hauptgruppen ein:

1. Phosphatasen, die spezifisch für einen bestimmten Bindungstyp sind, wie etwa die Phosphomonoesterasen, Phosphodiesterasen, Pyrophosphatasen und

2. Phosphatasen, die spezifisch auf ein bestimmtes Substrat einwirken, wie die ATP-ase, Hexosediphosphatase und 5-Nucleotidase.

Tabelle 96. *Klassifikation der isodynamischen Phosphomonoesterasen*
(nach FOLLEY und KAY[1], ergänzt nach ROCHE[2])

Typ	Optimales p_H	Aktivatoren	Inhibitoren	Substrataffinität für Glycerophosphat	Optimale Stabilität: p_H	Vorkommen
I	8,6—9,4	Mg^{++}	—SH	$\beta > \alpha$	7,5—8,5	Darmmucosa, Nieren, Knochen
II	5,0—5,5		F'	$\beta > \alpha$	5,0—6,0	Prostata
III	3,4—4,2		Mg^{++}	$\beta > \alpha$	4,5—5,5	Leber
IV	5,0—6,0	Mg^{++}		$\alpha > \beta$	6,5—7,5	Erythrocyten

---

[1] *Uer.*: FOLLEY, S. J., u. H. D. KAY: Ergebn. Enzymforsch. **5**, 159 (1936). — ROCHE J., u. J COURTOIS: Expos. ann. Biochim. méd. **1944**, 219. — BAUR, H.: Z. Vitamin-, Hormon-, Fermentforsch. **2**, 507 (1948/49). — SOLS, A.: Rev. españ. Fisiol. **5**, 57 (1949). — ROCHE, J., u. N. VAN THOAI: Advanc. Enzymol. **10**, 83 (1950). — THOAI, N. V.: Thèse doct. sci. phys. Marseille 1946. — MOOG, F.: Biol. Rev. **21**, 41 (1946).

[2] *Hb.*: ROCHE, J.: In The Enzymes. Edited by J. B. SUMNER and K. MYRBÄCK. I/1, p. 473. New York, N. Y.: Academic Press 1952.

[3] SUZUKI, U., Y. YOSHIMURA u. M. TAKAISHI: Tokyo Imp. Univ. Coll. Agric. Bull. **7**, 503 (1907).

[4] ROBISON, R.: Biochem, J. **17**, 286 (1923).

[5] VERZÁR, F., u. E. J. MCDOUGALL: Absorption from the Intestine. London: Longmans 1936.

[6] MEYERHOF, O., u. H. GREEN: J. biol. Chem. **178**, 655 (1949).

[7] MEYERHOF, O., u. H. GREEN: J. biol. Chem. **183**, 377 (1950).

[8] GREEN, H., u. O. MEYERHOF: J. biol. Chem. **197**, 347 (1952).

[9] MORTON, R. K.: Nature (Lond.) **172**, 65 (1953).

Am besten erforscht sind die *Phosphomonoesterasen*, also alle jene Enzyme, die Phosphor-säuremonoester spalten. FOLLEY und KAY[1] unterteilten diese Fermentgruppe auf Grund der verschiedenen optimalen p_H-Verhältnisse in mehrere Typen.. Die vier wichtigsten Enzyme wurden auf Tab. 96 zusammengestellt. Das Hauptunterscheidungsmerkmal dieser *iso-dynamischen Enzyme*, d. h. Enzyme mit ähnlicher Substratspezifität, ist das ganz verschieden-artige p_H-Optimum.

iii. Enzymaktivität von Organen und Geweben

Eine Zusammenstellung der Lokalisation der alkalischen Phosphatase in qualitativer und quantitativer Hinsicht erfolgt auf Tab. 96. In dieser Tabelle unternahmen wir gleichzeitig den Versuch, die einzelnen Organ-Phosphatasen nach einem physiologischen Prinzip zu ordnen. Auf Grund des gegenwärtigen Wissensstandes sind die folgenden Kategorien zu unterscheiden:

1. Jene Enzyme, die bei der *Ossifikation* eine Rolle spielen. Möglicherweise müssen hier auch die alkalischen Phosphatasen angeführt werden, die in der Brustdrüse nachweisbar sind. Die grundsätzlich ähnliche Funktion der beiden Organenzyme besteht darin, Phosphationen freizusetzen und zur Synthese anderer Verbindungen bereitzustellen.
2. Diejenigen Enzyme, die im Stäbchensaum der Darmepithelzellen und der proximalen Nierentubuli vorkommen. Zahlreiche Beobachtungen weisen darauf hin, daß an diesen beiden Lokalen die alkalische Phosphatase beim *Transport von Glucose* eine Rolle spielt. Ebenfalls in diese Gruppe einzuordnen ist die alkalische Phosphatase der Samenblasen, die mit der Sekretion der Fructose verknüpft ist. Schließlich kann die Auffassung, daß auch das Placenta-enzym in diese Gruppe gehört, trotz Fehlens direkter Beweise, nicht von der Hand gewiesen werden, da auch an jener Stelle ein aktiver Transport von Zuckern stattfindet.
3. Die alkalische Phosphatase in Zellen, in denen eine *Synthese fibrillärer Eiweiße* statt-findet. Auf die möglichen Zusammenhänge zwischen der Produktion fibrillärer Proteine und dem Vorkommen der alkalischen Phosphatase gingen wir bereits auf S. 309 ein.
4. Schließlich verbleiben eine Reihe von Organen, in denen ansehnliche Enzymmengen vorkommen, deren physiologische Aufgabe aber unbekannt ist.

Es besteht kein Zweifel, daß in allen tierischen Zellen geringe Mengen an alkalischer Phosphatase vorkommen. Da bei einer großen Zahl von Stoffwechsel-vorgängen Phosphorylierungen und Dephosphorylierungen eine Rolle spielen, so ist es denkbar, daß das Enzym außer den erwähnten spezifischen Aufgaben noch eine weitere mehr *allgemeine Bedeutung im Zellstoffwechsel* besitzt.

iV. Zur Biochemie

Im Vergleich zu anderen Enzymen sind die alkalischen Phosphatasen außerordentlich *unspezifisch*. Diese Anspruchslosigkeit geht so weit, daß ein ganzes Spektrum von Phosphor-säureestern, wie Monoester der Phosphorsäure, von Nucleoproteinen, Phospholipiden und Phosphoproteinen durch dieses Enzym gespalten werden. Ob diese in vitro-Beobachtungen auf den intakten Organismus übertragen werden dürfen, ist fraglich, da das physiologische Substrat des Enzymes bisher nicht bekannt ist. Typische *Aktivatoren* der alkalischen Phos-phatase sind das Magnesiumion und andere zweiwertige Kationen. Der Mechanismus der Aktivierung ist komplex und wird durch verschiedene andere Faktoren, wie etwa die Reinheit des Enzympräparates beeinflußt. Aminosäuren steigern die Kationenaktivierung, hemmen jedoch die Enzymaktivität sobald eine bestimmte kritische Konzentration überschritten wird. Die bekanntesten *Inhibitoren*[2,3] der alkalischen Phosphatase sind Phosphate, Arsenat, Cyanid,

---

[1] FOLLEY, S. J., u. H. D. KAY: Ergebn. Enzymforsch. **5**, 159 (1936) *(Uer.)*.
[2] ROCHE, J., u. N. VAN THOAI: Advanc. Enzymol. **10**, 83 (1950) *(Uer.)*.
[3] BECKMANN, R.: Z. Vitamin-, Hormon-, Fermentforsch. **7**, 14 (1955).

Anmerkung zu Tab. 97

Chemische Analyse. Die Werte für die Enzymaktivität haben nur eine relative Bedeutung. Die größte Enzymkonzentration wurde gleich 100 gesetzt und die übrigen Angaben in Prozent dieser Konzentration angegeben.

Histochemische Beobachtungen. Die Lokalisationsangaben sind sehr allgemeiner Art. Da große Speciesdifferenzen vorliegen und die Beobachtungen einzelner Forscher differieren, müssen Einzelheiten in der Spezialliteratur nachgesehen werden. Diejenigen Elemente mit intensivstem Reaktionsausfall (höchste Enzymkonzentration) wurden zuerst angeführt.

Tabelle 97. *Quantitative und qualitative Verteilung der alkalischen Phosphatase*

Organ oder Gewebe	Chemische Analyse Mensch[1]	Chemische Analyse Maus[2]	Histochemische Lokalisation[3-8]
I. Diaphyse, Epiphysenfuge			Cambiumzellen, Osteocyten, Blutgefäße[9-12]
Knorpel			Vollständig negativ[9-12]
Brustdrüse. . .			Epithelzellen, Korbzellen, Blutgefäße[13]
II. Darmmucosa .		100	
Duodenalmucosa	57		Stäbchensaum, Epithelzellen (Golgi-Apparat),
Jejunalmucosa .	85		Bindegewebszellen[14-18]
Ilealmucosa . .	100		
Colonmucosa .			
Niere	35		Stäbchensaum, proximale Tubuli[19]
Niere : Cortex .		99	
Placenta. . . .			Fetales Syncytium, Chorion, Amnion[20, 21]
III. Pankreas . . .		5	Gangzellen, acinäre Zellen[22]
Parotis			Capillaren, Gangzellen, Acinuszellen[22]
Leber		6	Kupffer-Zellen, Gallengänge, Sinusoide, Leberzellen[23, 24]
Magenmucosa .			Oberflächenepithelzellen[6]
Milz	7	5	Weiße Pulpa
Lymphknoten .			
Blut			Granula der Neutrophilen, (vgl. S. 301), Plasma
Hypophyse . .			Acidophile Zellen[25]
IV. Thyreoidea . .		21	Epithelzellen, Capillaren, Kolloid[26]
Gehirn	4		Meningeale Zellen, Nervenzellen[27, 28]
Nebenniere . .	10		Zona reticularis
Skeletmuskel. .	1		⎫
Herzmuskel . .	1		⎬ Vollständig negativ
Aorta		2	⎫
Arterie	0		⎬ Vollständig negativ
Lunge	7	9	

[1] KAY, H. D.: Biochem. J. 22, 855 (1928).

[2] MACFARLANE, M. G., L. M. B. PATTERSON u. R. ROBISON: Biochem. J. 28, 720 (1934).

[3] GOMORI, G.: Proc. Soc. exp. Biol. (N. Y.) 42, 23 (1939).

[4] GOMORI, G.: Proc. Soc. exp. Biol. (N. Y.) 50, 5 (1939).

[5] TAKAMATSU, H.: Trans. Soc. Path. Jap. 29, 492 (1939).

[6] MANHEIMER, L. H., u. A. M. SELIGMAN: J. nat. Cancer Inst. 9, 181 (1948).

[7] KABAT, E. A., u. J. FURTH: Amer. J. Path. 17, 303 (1941).

[8] BOURNE, G. H.: Quart. J. exp. Physiol. 32, 1 (1943).

[9] LORCH, I. J.: Quart. J. micr. Sci. 88, 367 (1947).

[10] GREEP, R. O., C. J. FISHER u. A. MORSE: J. Amer. dent. Ass. 36, 427 (1948).

[11] BEVELANDER, G., u. P. L. JOHNSON: Anat. Rec. 108, 1 (1950).

[12] MORSE, A., u. R. O. GREEP: Anat. Rec. 97, 357 (1947).

[13] DEMPSEY, E. W., G. B. WISLOCKI u. M. SINGER: Anat. Rec. 96, 221 (1946).

[14] EMMEL, V. M.: Anat. Rec. 91, 39 (1945).

[15] DEANE, H. W., u. E. W. DEMPSEY: Anat. Rec. 94, 1946).

[16] HÉBERT, S.: Arch. Biol. (Liège) 61, 235 (1950).

[17] MOE, H.: Anat. Rec. 112, 217 (1952).

[18] LUDWIG, E., u. R. RICHTERICH: Acta anat. (Basel) 21, 168 (1954).

[19] WACHSTEIN, M.: J. Histo- a. Cytochem. 3, 246 (1955).

[20] DEMPSEY, E. W., u. G. B. WISLOCKI: Amer. J. Anat. 80, 1 (1947).

[21] HARD, W. L.: Amer. J. Anat. 78, 47 (1946).

[22] NOBACK, C. R., u. W. MONTAGNA: Amer. J. Anat. 81, 343 (1947).

[23] JACOBY, F., u. B. F. MARTIN: J. Anat. 85, 391 (1951).

[24] RICHTERICH, R., u. A. WOLF: Acta anat. (Basel) 18, 20 (1953).

[25] ABOLINS, L.: Exp. Cell Res. 3, 1 (1952).

[26] STEGER, K.: Acta anat. (Basel) 11, 247 (1950).

[27] SHIMIZU, N.: J. comp. Neurol. 93, 201 (1950).

[28] IRAZOQUE, J., u. M. DEMAY: Bull. Micr. appl. 1951, 102.

Sulfhydrylgruppen und in geringerem Maße Fluorid, Pyrophosphat und Oxalat. Trotz zahl-reichen Versuchen gelang es bisher nicht, die alkalische Phosphatase in kristalliner Form darzustellen. Durch die Verwendung der neuen elektrophoretischen Methoden konnte in den letzten Jahren das Enzym in ziemlich reiner Form erhalten werden[1,2].

V. Hydrolyse, Synthese und Transphosphorylierung[3]

Die *hydrolytische Funktion* der alkalischen Phosphatase wurde so oft beschrieben, daß sich eine Besprechung dieses Reaktionsablaufes erübrigt. Von größerer Bedeutung, aber bisher vernachlässigt, ist die alte Beobachtung, daß die alkalische Phosphatase auch Phos-phat-Ester zu synthetisieren vermag. Zwei Beobachtungen gaben Anlaß zur Auffassung, daß die *synthetisierende Wirkung* des Enzymes biologisch bedeutungslos sei. Zunächst scheint diese Reaktion aus thermodynamischen Gründen unwahrscheinlich, da sie Energie benötigt. Dazu kommt, daß die alkalische Phosphatase mit zunehmender Reinigung ihre

I. Hydrolyse

$$R{-}O\,\textcircled{P} + H.OH \longrightarrow R{-}OH + HO\,\textcircled{P}$$

II. Synthese

$$R{-}OH + HO\,\textcircled{P} \longrightarrow R{-}O\,\textcircled{P} + H.OH$$

III. Transphosphorylierung

$$R'{-}O\,\textcircled{P} + R''{-}OH \longrightarrow R''{-}O\,\textcircled{P} + R''{-}OH$$

Symbole: $\textcircled{P}$ PO_3H_2

         R—OH   Alkohol

         R—O $\textcircled{P}$ Phosphatester

Abb. 80 Reaktionen, die von der alkalischen Phosphatase katalysiert werden

Fähigkeit zur Synthese verliert, während die hydrolytische Aktivität erhalten bleibt. Inter-essanterweise kann die synthetisierende Wirkung aber durch Zusatz von groben Gewebs-extrakten oder Aminosäure-Metallkomplexen wieder hergestellt werden. Eine synthetisierende Wirkung des Enzymes in den Zellen kann somit kaum von der Hand gewiesen werden, wenn auch ein direkter Nachweis z. Z. noch unmöglich ist. Wichtiger als die hydrolytische und synthetisierende Wirkung der alkalischen Phosphatase ist aber wohl ihre Fähigkeit Phosphat-gruppen zu *transferieren* (Abb. 80)[3]. Nachdem AXELROD[4] und APPLEYARD[5] schon vor einigen Jahren zeigten, daß die saure Phosphatase Phosphatgruppen zu transferieren vermag, gelang MEYERHOF und GREEN[6–8] vor kurzem der Nachweis, daß auch die alkalische Phosphatase eine Transphosphatase ist. Der Transfer des Phosphates erfolgt dabei von einer energie-reichen, wie etwa Kreatinphosphat, auf eine energiearme Stufe. MORTON[9,10] baute diese Be-funde weiter aus und zeigte auch, daß eine durch die alkalische Phosphatase katalysierte Transphosphorylierung nicht nur mit Energieverlust ablaufen kann, sondern auch zwischen Estern mit ähnlicher Bindungsenergie, wie etwa Glycerin und Glucose. Aus diesen Arbeiten geht hervor, daß es unnötig und verwirrend ist, zwischen hydrolytischen Phosphatasen, synthetisierenden Phosphorylasen und Phosphotransferasen zu unterscheiden. Für den Biochemiker besitzt diese Differenzierung eine gewisse Bedeutung, da bei gereinigten Prä-paraten oft eine Funktion im Vordergrund steht. Im lebenden Organismus liegen jedoch andere Verhältnisse vor und es besteht kein Grund zur Annahme, daß es sich dabei um drei spezifische Enzyme handelt.

[1] MATHIES, J. C.: Science **115**, 144 (1952).
[2] LEVI, S., u. D. MAZIA: Arch. Biochem. **44**, 280 (1953).
[3] *Uer*: AXELROD, B.: Advanc. Enzymol. **17**, 159 (1956).
[4] AXELROD, B.: J. biol. Chem. **172**, 1 (1948); **176**, 295 (1948).
[5] APPLEYARD, J.: Biochem. J. **42**, 596 (1948).
[6] MEYERHOF, O., u. H. GREEN: J. biol. Chem. **178**, 655 (1949).
[7] MEYERHOF, O., u. H. GREEN: J. biol. Chem. **183**, 377 (1950).
[8] GREEN, H., u. O. MEYERHOF: J. biol. Chem. **197**, 347 (1952).
[9] MORTON, R. K.: Nature (Lond.) **172**, 65 (1953).
[10] MORTON, R. K.: Thesis, Animal Phosphatases and Transphosphatases. University of Cambridge 1952.

c) Biochemie der Ossifikation[1]

i. Veränderungen der Grundsubstanz

Knochen ist eine besonders differenzierte Form des Bindegewebes. Er zeigt daher grundsätzlich dieselbe Zusammensetzung aus cellulären und fibrillären Elementen, die in eine Grundsubstanz eingebettet sind. Zahlreiche Beobachtungen liegen vor, die darauf hinweisen, daß die Verknöcherung des Bindegewebes durch eine Alteration der chemischen Zusammensetzung der Grundsubstanz eingeleitet wird. Es ist wahrscheinlich, daß diese Veränderung allein Anlaß zu einer Verkalkung gibt. Zur eigentlichen Verknöcherung ist die gleichzeitige Aktivität von Osteoblasten notwendig. Vom rein physikalisch-chemischen Standpunkt aus sind die beiden Vorgänge insofern ähnlich, als es in beiden Fällen zu einer Ablagerung von Knochensalzen kommt. Während diese aber bei der Verkalkung unregelmäßig erfolgt, so findet bei der Verknöcherung eine sorgfältig organisierte Deponierung der Knochensalze unter der regulierenden Wirkung der Osteoblasten statt. Nach histochemischen Beobachtungen kommt es unmittelbar vor der Ablagerung von Kalksalzen zu einer *Metachromasie* der Grundsubstanz. Dies gilt sowohl für die Verkalkung, als auch für die physiologische oder pathologische Ossifikation[2,3]. Histochemisch müssen wir das Auftreten der Metachromasie als eine Demaskierung saurer Mucopolysaccharide interpretieren. Mit einer solchen Deutung lassen sich auch zahlreiche, z. T. ältere chemische Beobachtungen in Übereinstimmung bringen[4-6].

Die gesteigerte Affinität des „verkalkbaren" Gewebes zu zweiwertigen Kationen und der histochemische Nachweis einer Metachromasie wird am besten dadurch erklärt, daß es zu einer Demaskierung von Chrondroitinsulfat kommt, das divalente Kationen bindet[7]. Einer der Teilmechanismen der Verknöcherung, nämlich die lokale Anhäufung von Calcium wird durch diesen histochemisch nachweisbaren Demaskierungsprozeß verständlich. Was aber die unmittelbare Ursache dieser Änderung im Zustand der Grundsubstanz ist, kann z. Z. nicht entschieden werden.

ii. Hypothesen von ROBISON[8,9]

ROBISON[10] wies im Jahre 1923 als erster auf die Zusammenhänge zwischen der Ossifikation und der alkalischen Phosphatase hin. Bei der Inkubation von unverkalkten Knochenschnitten in einer Lösung, die Hexose-I-phosphatester enthielt, kam es zu einer Spaltung des Phosphatesters und gleichzeitig zur Bildung unlöslicher Calciumphosphat-Niederschläge an den präsumptiven Ossifikationsstellen. Dies veranlaßte ihn anzunehmen, daß bei der biologischen Ossifikation ein ähnlicher Mechanismus beteiligt sein könnte. Mit seiner histochemischen Technik zeigte ROBISON[10], daß junger und verknöchernder Knorpel eine viel höhere Konzentration an *alkalischer Phosphatase* aufweist als der Knochen erwachsener Tiere. Auch die Zähne, das Periost und die Metaphysen der langen Röhrenknochen erwiesen sich als sehr reich an alkalischer Phosphatase[11]. Enzymanalysen der menschlichen Patella verschiedenaltriger Patienten ergaben eine enge Korrelation zwischen der Konzentration der alkalischen Phosphatase und den morphologisch nachweisbaren Verknöcherungsvorgängen. Außer dieser

[1] *Uer.:* CARTIER, P.: Expos. ann. Biochim. méd. **14**, 72 (1952).
[2] FOLLIS, R. H., u. M. BERTHRONG: Bull. Johns Hopk. Hosp. **85**, 281 (1949).
[3] RUBIN, P. S., u. J. E. HOWARD: Metab. Interrel. Josiah Macy Found. 2nd Conf. 1950.
[4] NIVEN, J. S. F., u. R. ROBISON: Biochem. J. **28**, 2237 (1934).
[5] SOBEL, A. E., S. NOBEL u. A. HANOK: Proc. Soc. exp. Biol. (N. Y.) **72**, 68 (1949).
[6] SOBEL, A. E.: Josiah Macy Trans. Met. Conf. **2**, 113 (1950).
[7] BOYD, E. S., u. W. F. NEUMAN: J. biol. Chem. **193**, 243 (1951).
[8] ROBISON, R.: Significance of Phosphoric Acid Esters in Metabolism. New York, N. Y.: New York University Press 1932.
[9] MCLEAN, F. C.: Ann. Rev. Physiol. **5**, 79 (1943).
[10] ROBISON, R.: Biochem. J. **17**, 286 (1923).
[11] ROBISON, R., u. K. M. SOAMES: Biochem. J. **18**, 740 (1924).

Beobachtung trugen ROBISON und MARTLAND[1-4] noch manch interessanten Befund zusammen, die alle auf einen Zusammenhang zwischen Ossifikation und alkalischer Phosphatase hinwiesen. Dieselbe Gesetzmäßigkeit galt nicht nur für die enchondrale Ossifikation, sondern auch für die mesenchymale, und selbst bei Embryonen konnte die Gültigkeit der Regel nachgewiesen werden[5]. Als Illustration der Parallelität zwischen der Ossifikation und der Konzentration der alkalischen Phosphatase wurde auf Tab. 98 eine der Arbeit von MACFARLANE et al.[6] entnommene Zusammenstellung wiedergegeben. Indirekt wird diese Regel auch durch

Tabelle 98. *Verhalten der alkalischen Phosphatase im Knochen von Ratten verschiedenen Alters*

Knochen	Enzymaktivität in % der höchsten Enzymkonzentration (nach MACFARLANE et al.[6])			Lokalisation des Enzymes (Histochemie) (nach LORCH[7], GREEP et al.[8], BEVELANDER und JOHNSON[9])
	Alter der Ratten			
	1 Tag	4 Wochen	6 Wochen	
Femur-Epiphyse .	49	44	29	Knochenkern, Periost
Epiphysenfuge . .		100	69	Hypertrophische Knorpelzellen
Diaphyse.	76	15	15	Periost, Endost, Gefäße, Osteoblasten
Rippenknochen . .			29	Periost, Endost, Gefäße, Osteoblasten
Knorpel-Knochen-grenze (Rippe) .	42	27	29	Hypertrophische Knorpelzellen
Rippenknorpel . .	2	2	2	Kein Enzym nachweisbar
Membranknochen .	84	17	21	Osteoblasten
Zahnspitze	76	19	13	Stratum intermedium, Odontoblasten
Zahnwurzel . . .		86	53	und benachbarte Strukturen

die Untersuchung der Odontogenese bei Selachiern bestätigt. Die Selachierzähne nehmen nie den Knochencharakter an, wie er bei höheren Tieren beobachtet wird, sondern bleiben hornartig. Damit steht der Befund von ROCHE und BULLINGER[10], wonach in solchen Zähnen keine alkalische Phosphatase nachweisbar ist, in ausgezeichneter Übereinstimmung.

Auf Grund dieser Beobachtungen formulierten ROBISON und SOAMES[11] eine neue *Hypothese der Verknöcherung:* im wachsenden Knochen sind die Osteoblasten, die hypertrophischen Knorpelzellen und die Zellen des periostalen Cambiums reich an alkalischer Phosphatase.

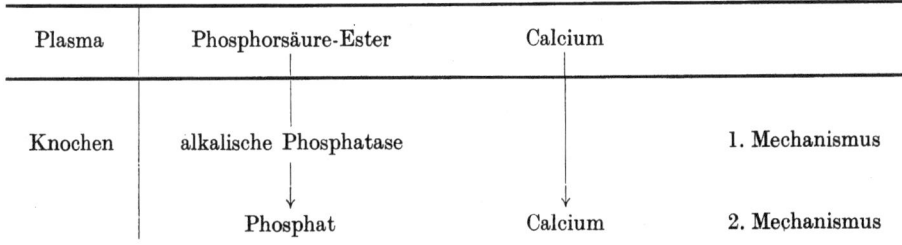

Abb. 81. Ossifikationsschema nach ROBISON

Die Aufgabe dieses Enzymes besteht darin, die aus dem Blut ins Gewebe diffundierenden Phosphatester zu spalten und auf diese Weise eine lokale Phosphatanhäufung zu erzwingen.

[1] MARTLAND, M., u. R. ROBISON: Biochem. J. **19**, 765, 1345 (1924).

[2] MARTLAND, M., u. R. ROBISON: Biochem. J. **20**, 847 (1926).

[3] MARTLAND, M., u. R. ROBISON: Biochem. J. **21**, 665 (1927).

[4] MARTLAND, M., u. R. ROBISON: Biochem. J. **23**, 237 (1929).

[5] FELL, H. B., u. R. ROBISON: Biochem. J. **24**, 1905 (1930).

[6] MACFARLANE, M. G., L. M. B. PATTERSON u. R. ROBISON: Biochem. J. **28**, 720 (1934).

[7] LORCH, I. J.: Quart. J. micr. Sci. **88**, 367 (1947).

[8] GREEP, R. O., C. J. FISHER u. A. MORSE: J. Amer. dent. Ass. **36**, 427 (1948).

[9] BEVELANDER, G., u. P. L. JOHNSON: Anat. Rec. **108**, 1 (1950).

[10] ROCHE, J., u. E. BULLINGER: Bull. Soc. Chim. biol. **21**, 166 (1939).

[11] ROBISON, R., u. K. M. SOAMES (1924): Biochem. J. **18**, 740 (1924).

Sobald das lokale Löslichkeitsprodukt der Calcium- und Phosphationen überschritten wird, kommt es zu einer Ablagerung der Knochensalze.

Diese Auffassung befriedigte aber auf die Dauer nicht und mußte bald modifiziert werden. ROBISON et al.[1] beobachteten nämlich, daß gewisse Gifte wie Cyanid und Jodacetat die Ossifikation hemmen. Da diese Substanzen die Aktivität der alkalischen Phosphatase nicht beeinträchtigen, schlossen sie auf einen „zweiten Mechanismus", der durch Gifte blockierbar ist und der die Präcipitation der Knochensalze aus einer übersättigten Lösung begünstigt. Da bei der Rachitis die Konzentration der alkalischen Phosphatase im Knochen nicht vermindert war, nahmen sie an, daß bei dieser Krankheit eine Störung im „zweiten Mechanismus" vorliegt. Die Ausdrücke „erster" und „zweiter Mechanismus" wurden später durch die Begriffe „humorale" und „lokale Faktoren" ersetzt[2]. Die Hypothese von ROBISON[3] vermochte eine große Zahl von sonst unerklärlichen Beobachtungen zu deuten, doch blieben noch immer eine Reihe von Befunden, die sich nicht in dieses Schema einordnen ließen. Das Hauptargument gegen seine Theorie war zweifellos die Frage, wie das Blut die großen Mengen an Phosphatestern an den Knochen herantrage. Weiterhin vermochte die Auffassung nicht zu erklären, weshalb es gelegentlich zu Verkalkungen kommt, ohne daß sich im Gewebe alkalische Phosphatase nachweisen läßt.

iii. Lokalisation der alkalischen Phosphatase[4]

Nach den Angaben von GREEP[5] und LORCH[6] liegt das Enzym im Knochen von erwachsenen Tieren vorwiegend in den zentralen Osteoblasten und in den Blutgefäßen der Haversschen Kanäle. Die Osteocyten sind auffallend enzymarm und die Osteoklasten geben eine völlig negative Reaktion. In der Epiphysenfuge sind bereits makroskopisch mehrere Zonen mit verschiedener Enzymkonzentration zu beobachten. Die proliferierenden Knorpelzellen sind negativ. Mit der Hypertrophie der Knorpelzellen nimmt die Enzymaktivität zu, die an dieser Stelle ihr Maximum erreicht und nicht allein intracellulär, sondern auch im Interstitium nachweisbar wird. In den Osteoblasten ist die Enzymaktivität in der Nähe der Epiphysenfuge besonders hoch. Knorpelgewebe gab stets eine negative Reaktion. Diese Beobachtungen wurden seither wiederholt bestätigt[7,8]. Auch über die Lokalisation des Enzymes in den Zähnen liegen zahlreiche Unterlagen vor[9,10]. Am aktivsten sind das Stratum intermedium und die benachbarten Reticulumzellen und Odontoblasten.

iV. Glykogenolyse und Ossifikation

Bald sind es 100 Jahre her, seitdem ROUGET[11] zum erstenmal auf die Anwesenheit von *Glykogen* in Knorpelzellen aufmerksam machte. Diese Beobachtung wurde von NEUMANN[12] und MARCHANT[13] bestätigt. CREIGHTON[14] widmete der Lokalisation des Glykogens im Knochen eine kleine Monographie, in der er zum erstenmal auf den zeitlich und räumlich engen Zusammenhang zwischen der Ossifikation und der Glykogenspeicherung hinwies. Nach neueren Untersuchungen[15,16] nimmt der Glykogengehalt der Säulenknorpelzellen während der Proliferationsphase langsam zu und erreicht sein Maximum im hypertrophischen Stadium. Gleichzeitig mit der Verkalkung und dem Verschwinden der hypertrophischen Knorpelzellen verschwindet auch das Glykogen. Da die Verknöcherung zweifellos große Energiemengen benötigt, stellt sich die Frage, ob diese etwa aus dem glykolytischen Abbau des Glykogens bezogen werden. Falls diese Annahme korrekt sein sollte, so müßte es gelingen 1. glykolytische Enzyme im Knochen nachzuweisen und 2. durch Blockierung der Glykolyse die Ossifikation

[1] ROBISON, R., u. A. H. ROSENHEIM: Biochem. J. **28**, 684 (1934).

[2] ROBISON, R.: Significance of Phosphoric Acid Esters in Metabolism. New York: New York University Press 1932.

[3] MCLEAN, F. C.: Ann. Rev. Physiol. **5**, 79 (1943).

[4] MAJNO, G., u. C. ROUILLER: Arch. path. Anat. **321**, 1 (1951).

[5] GREEP, R. O., u. FISHER u. A. MORSE: J. Amer. dent. Ass. **36**, 427 (1948).

[6] LORCH, I. J.: Quart. J. micr. Sci. **88**, 367 (1947).

[7] PETRELLI, E.: Biol. lat. (Milano) **8**, 145 (1955).

[8] SIFFERT, R. S.: J. exp. Med. **93**, 415 (1951).

[9] BEVELANDER, G., u. P. L. JOHNSON: J. cell. comp. Physiol. **26**, 25 (1945).

[10] SYMONS, N. B. B.: J. Anat. **89**, 238 (1955).

[11] ROUGET, C.: J. Physiol. (Paris) **2**, 308 (1859).

[12] NEUMANN, E.: Arch. mikrosk. Anat. **14**, 54 (1877).

[13] MARCHANT, F.: Virchows Arch. path. Anat. **100**, 42 (1885).

[14] CREIGHTON, C.: Microscopic Researches on the Formation Property of Glycogen. London: Black 1896.

[15] SUNDBERG, C.: Z. Anat. Entwickl.Gesch. **73**, 168 (1924).

[16] FOLLIS, R. H., u. M. BERTHRONG: Bull. Johns Hopkins Hosp. **85**, 281 (1949).

zu hemmen. Da alle von der Robisonschen Gruppe zur Ossifikationshemmung herangezogenen Gifte wie Fluorid, Jodacetat, Phlorrhizin die Glykolyse hemmen, war es naheliegend, den „zweiten Mechanismus" von ROBISON mit der Glykolyse zu identifizieren. Diese Hypothese wurde besonders von den GUTMANs[1-4] vertreten und ausgebaut.

V. Zum Energiestoffwechsel der Osteoblasten

Im Jahre 1941 machte DICKENS[5] die überraschende Beobachtung, daß Knochen eine relativ hohe Konzentration an *Citronensäure* aufweist. Dieser Befund kompliziert die oben angeführte Hypothese, weist er doch darauf hin, daß offenbar auch der Krebscyclus und damit die oxydative Phosphorylierung bei der Ossifikation eine Rolle spielt. CARTIER[6-8] verglich den Milchsäure- und Citronensäure-Gehalt in ruhendem und wachsendem Knochen und kam dabei zu interessanten Beobachtungen. Beim ruhenden Knochen ist der Citronensäure-Gehalt hoch, Ausdruck des „Basalstoffwechsels" der ruhenden Osteoblasten. Sobald es zu einer Proliferation der Zellen kommt, reicht das Sauerstoffangebot offenbar nicht mehr zur oxydativen Phosphorylierung aus und es kommt zu einer anaeroben Glykolyse mit Anhäufung von Milchsäure im Gewebe. Der Energiestoffwechsel des ruhenden Osteoblasten ist offenbar anders als derjenige der aktiv proliferierenden und an der Ossifikation beteiligten Zelle.

Vi. Zusammenfassung

Auf Abb. 82 wurde der Versuch unternommen, die große Zahl von Einzelbeobachtungen in ein geordnetes Schema zu bringen. Die Grundeinteilung erfolgt zunächst in die einzelnen Räume, in denen sich das Ossifikationsgeschehen abspielt: intracellulärer, interstitieller und intravasculärer Raum. Die Zusammenhänge zwischen Plasma und Verknöcherung sind in zweifacher Hinsicht bedeutungsvoll. Zunächst stammen die Knochensalze aus dem Blut. Offenbar besteht ein Gleichgewichtszustand zwischen der Plasma- und der lokalen Calcium- und Phosphationen-Konzentration, denn bei allen generalisierten Ossifikationsstörungen reflektieren sich die Abweichungen als Anomalien im Plasma. Für die Klinik ist weiterhin die Beobachtung bedeutungsvoll, daß die alkalische Phosphatase aus dem Knochen in das Plasma übertritt und somit indirekt Aufschluß über die Osteoblastenaktivität zu geben vermag. Unter den cellulären Faktoren sei zunächst der Energiestoffwechsel betrachtet. Für den ruhenden Osteoblasten genügen die aus dem oxydativen Abbau von Glucose bereitgestellten Energiemengen. Bei der aktiven Knochenbildung wird diese Energie ungenügend, und der rasche glykolytische Abbau des in der Zelle gespeicherten Glykogens tritt an seine Stelle. Eine weitere Aufgabe der Zelle besteht offenbar in der Bereitstellung von Phosphatestern. Schließlich spielt die in den Zellen nachweisbare Ribonucleinsäure möglicherweise bei der Synthese der Proteine der Grundsubstanz eine Rolle.

Im Interstitium liegt eine Substanz vor, die reich an Mucoproteinen und Mucopolysacchariden ist. Vorgängig der Verkalkung kommt es zu einer Demaskierung der Chondroitinschwefelsäure, die eine Tendenz hat, Calciumionen zu binden und so eine Speicheraufgabe erfüllt. Im Gegensatz zu den Calciumionen werden die Phosphationen wahrscheinlich an Proteine angehängt. Die Transphosphorylierung von Phosphatgruppen auf Eiweiße erfolgt nach den Unter-

[1] GUTMAN, A. B., u. E. B. GUTMAN: Proc. Soc. exp. Biol. (N. Y.) **48**, 687 (1941).
[2] GUTMAN, A. B., F. B. WARRICK u. E. B. GUTMAN: Science **95**, 461 (1942).
[3] GUTMAN, A. B., u. T. S. YÜ: Trans. Macy Conf. Metab. Interrel. **1**, 11 (1949).
[4] GUTMAN, A. B., u. T. S. YÜ: Trans. Macy Conf. Metab. Interrel. **2**, 167 (1950).
[5] DICKENS, F.: Biochem. J. **35**, 1011 (1941).
[6] CARTIER, P.: C. R. Soc. Biol. (Paris) **143**, 37, 631 (1949).
[7] CARTIER, P.: Bull. Soc. Chim. biol. **33**, 155 (1951).
[8] POLONOVSKI, M., u. C. CARTIER: C. R. Acad. Sci. (Paris) **232**, 119 (1951).

suchungen von CARTIER[1,2] unter Mitwirkung der ATP-ase und wahrscheinlich auch der alkalischen Phosphatase. Diese beiden Mechanismen machen es möglich, lokal relativ große Calcium- und Phosphatmengen zu speichern, ohne daß es zu einer Präcipitation kommt. Als letzte Stufe kommt es zur Salzbildung, die in der Nähe und parallel zu den im Knochen vorliegenden Kollagenfasern erfolgt. Die

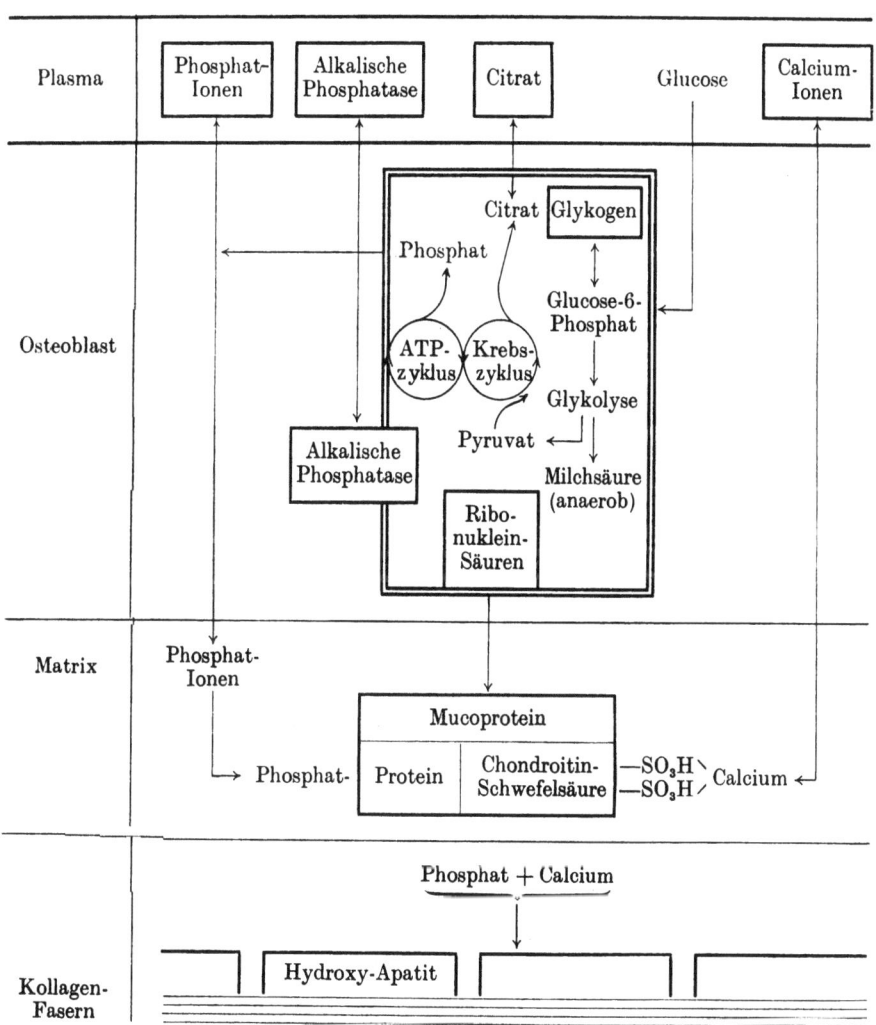

Abb. 82. Biochemie der Ossifikation

Ossifikation wird damit zu einem komplexen Vorgang, bei dem celluläre und extracelluläre Komponenten eng zusammenwirken. Die exakte Funktion der alkalischen Phosphatase steht noch nicht fest. Es scheint heute am wahrscheinlichsten, daß dieses Enzym beim Phosphattransfer an die extracellulären Eiweiße eine Rolle spielt. Auf diese Weise könnte die intra- und extracelluläre Lokalisation des Enzymes am besten gedeutet werden.

---

[1] CARTIER, P.: Bull. Soc. Chim. biol. **33**, 155 (1951).
[2] CARTIER, P.: Bull. Soc. Chim. biol. **33**, 161 (1951).

B. Alkalische Plasma-Phosphatase[1]

a) Entdeckung des Enzymes

Etwa zur gleichen Zeit, als ROBISON und seine Mitarbeiter mit ihren grundlegenden Untersuchungen über die Beziehungen zwischen der Knochenphosphatase und der Ossifikation begannen, wiesen LAWACZEK[2] und MARTLAND et al.[3] ein ähnliches Enzym im menschlichen Blutplasma nach. Wenig später zeigte KAY[4], daß die alkalische Phosphatase des Plasmas und des Knochens sich in mancher Hinsicht ähnlich verhalten und wahrscheinlich identisch sind. Im gleichen Jahr erschien auch seine wohlbekannte Arbeit, in der zum ersten Mal auf die Erhöhung der alkalischen Plasma-Phosphatase bei gewissen Knochenkrankheiten aufmerksam machte[5]. In rascher Folge erschienen eine große Zahl von Arbeiten, in denen das Verhalten der Plasma-Phosphatase unter verschiedenen physiologischen und pathologischen Bedingungen untersucht wurde. Besonders bedeutungsvoll war die Demonstration von ROBERTS[6], daß die Konzentration dieses Enzymes im Plasma bei Leberkrankheiten häufig abnorm hoch ist (vgl. S. 573).

Was wir als alkalische Plasma-Phosphatase bezeichnen, ist die Differenz zwischen dem aus verschiedenen Organen ins Blut übertretenden Enzym und dem in der Leber durch die Galle eliminierten Enzym. Der Ursprung, das heißt die Bildungsstätte der alkalischen Plasma-Phosphatase, ist seit Jahren Gegenstand von Diskussionen und trotz zahlreichen experimentellen Untersuchungen noch immer nicht einwandfrei abgeklärt. Zweifellos stammt ein großer Teil des Plasmaenzymes aus dem Knochen. Der Übertritt aus dem Knochen in das Plasma ist leicht verständlich, ist doch ein großer Teil der alkalischen Knochen-Phosphatase extracellulär lokalisiert. Noch wenig untersucht ist die Ausscheidung der alkalischen Plasma-Phosphatase. Nur minimale Mengen erscheinen im Stuhl[7] und Urin[8], während die Hauptmenge des Enzymes in der Galle ausgeschieden wird. Da Exkretionsstörungen des Enzymes bei Leberkrankheiten häufig sind und diagnostischen Wert besitzen, kommen wir bei der Besprechung der Leberfunktion darauf zurück (s. S. 573). Tab. 99 bringt eine Zusammenstellung jener Verfahren zur Analyse des Plasma-Enzymes, die sich besonders im klinischen Laboratorium bewährten.

b) Alkalische Plasma-Phosphatase im Wachstumsalter

JOSEFFSON[9] untersuchte die Enzymaktivität im Plasma von 32 Frühgeburten und fand, daß diese im Vergleich zu am Termin geborenen Säuglingen erhöht war. Auch die Analysen von BECKMANN[10] an 25 weiblichen und 19 männlichen Frühgeburten, von denen 18 klinische Zeichen einer Rachitis aufwiesen, ergaben höhere Resultate als diejenigen von reifen Neugeborenen. Ein Zusammenhang zwischen Rachitis und alkalischer Plasma-Phosphatase soll bei Neugeborenen nicht nachweisbar sein. Unmittelbar nach der Geburt ist die Enzym-Konzentration relativ niedrig[11]. Langsam steigt das Enzym an, um im zweiten Monat ein

---

[1] *Uer.:* SIMMER, H.: Dtsch. med. Wschr. **1956**, 2108.
[2] LAWACZEK, H.: Biochem. Z. **145**, 351 (1924).
[3] MARTLAND, M., F. S. HAUSMAN u. R. ROBISON: Biochem. J. **18**, 1152 (1924).
[4] KAY, H. D.: J. biol. Chem. **89**, 235 (1930).
[5] KAY, H. D.: J. biol. Chem. **89**, 250 (1930).
[6] ROBERTS, W. M.: Brit. med. J. **1933**, 734.
[7] LAWRIE: Biochem. J. **37**, 311 (1938).
[8] BURGEN, A. S. U.: Lancet **1947**, 329.
[9] JOSEFFSON, E.: Ann. paediat. (Basel) **157**, 169, 193 (1941).
[10] BECKMANN, R.: Medizinische **1955**, 177.
[11] STEARNS, G., u. E. WARWEG: J. biol. Chem. **102**, 749 (1933).

Tabelle 99. *Gebräuchliche Verfahren zum Nachweis der alkalischen Plasma-Phosphatase* (nach GOMORI[1])

Autor, Jahr	p_H	Magnesium-ionen	Definition der Einheit	Normalwerte
Substrat: Glycerophosphat				
KAY[2]	7,6	—	1 mg P/48 Std.	$\pm 0,25$/ml
BODANSKY, 1933[3]	8,6	—	1 mg P/Std.	3—5/100 ml
CAYLA, 1935[4]	7,6	—	1 mg H_3PO_4/Std.	± 15/1000 ml
LUNDSTEEN u. VERMEHREN, 1936[5]	8,9	+	1 mg P/24 Std.	33—50/100 ml
SHINOWARA et al., 1942[6]	9,3	—	1 mg P/Std.	3—8/100 ml
LANGEMANN, 1949[7]	8,4	—	1 mg P/Std.	2—5/100 ml
DE MELLO, 1951[8]	10,8	—	1 mg P/Std.	1,5—4/100 ml
AEBI, 1952[9]	9,7	—	1 mg P/Std.	2—5/100 ml
Substrat: Phenylphosphat				
KING und ARMSTRONG, 1934[10]	9,3	—	1 mg Phenol/30 min	5—10/100 ml
BUCH und BUCH, 1939[11]	10,0	+	1 mg Phenol/15 min	2,2—6,6/100 ml
VILLELA und MELLO, 1948[12]	9,1	—	1 mg Phenol/15 min	1,2—8/100 ml
GOMORI, 1949[13]	9,8	+	1 μM Phenol/Std.	2,3—6,6/ml
RUPPERT, 1950[14]	10,0	+	1 mg P/2 Std.	8—10/100 ml
Substrat: p-Nitrophenylphosphat				
OHMORI, 1937[15]	9,0	+		
BESSEY et al., 1946[16]	10,3	+	1 mM Nitrophenyl-phosphat/Std.	2—6/1000 ml
Substrat: Phosphotyrosin				
BINKLEY et al., 1944[17]	9,0	—	1 mg Phenol/Std.	2—10/100 ml
Substrat: Phenolphthaleinphosphat				
HUGGINS und TALALAY, 1945[18]	9,1 bis 9,6	—	0,1 mg Phenol-phthalein/Std.	5—13/100 ml
Substrat: β-Naphthylphosphat				
SELIGMAN et al., 1951[19]	9,1	—	10 mg Naphthol/Std.	1,9—3/100 ml

Maximum zu erreichen und anschließend bis gegen das zweite Lebensjahr langsam wieder abzusinken[20]. Ein sehr großes Beobachtungsgut liegt über das Verhalten der alkalischen Plasma-Phosphatase bei Kindern vor (Abb 83). Bereits KAY[2]

---

[1] GOMORI, G.: Amer. J. clin. Path. **24**, 99 (1954).
[2] KAY, H. D.: J. biol. Chem. **89**, 235 (1930).
[3] BODANSKY, A.: J. biol. Chem. **101**, 93 (1933).
[4] CAYLA, J.: Bull. Soc. Chim. biol. **17**, 1707 (1935).
[5] LUNDSTEEN, E., u. E. VERMEHREN: Enzymologia **1**, 273 (1936/37).
[6] SHINOWARA, G. Y., L. M. JONES u. H. L. REINHART: J. biol. Chem. **142**, 921 (1942).
[7] LANGEMANN, H.: Schweiz. med. Wschr. **1949**, 138.
[8] MELLO, J. B. DE: Hospital (Rio de J.) **40**, 857 (1951).
[9] AEBI, H.: Schweiz. med. Wschr. **1952**, 135.
[10] KING, E. J., u. A. R. ARMSTRONG: Canad. med. Ass. J. **31**, 376 (1934).
[11] BUCH, I., u. H. BUCH: Acta med. scand. **101**, 211 (1939).
[12] VILLELA, G. G., u. M. I. MELLO: Hospital (Rio de J.) **34**, 433 (1948).
[13] GOMORI, G.: J. Lab. clin. Med. **34**, 275 (1949).
[14] RUPPERT, F.: Z. ges. exp. Med. **116**, 378 (1950).
[15] OHMORI, V.: Enzymologia **4**, 217 (1937).
[16] BESSEY, O. A., O. H. LOWRY u. M. J. BROCK: J. biol. Chem. **164**, 321 (1946).
[17] BINKLEY, F., R. E. SHANK u. C. I. HOAGLAND: J. biol. Chem. **156**, 253 (1944).
[18] HUGGINS, C., u. P. TALALAY: J. biol. Chem. **159**, 399 (1945).
[19] SELIGMAN, A. M., et al.: J. biol. Chem. **190**, 7 (1951).
[20] VERMEHREN, E.: Acta med. scand. **100**, 244 (1939).

beobachtete, daß die Werte bei Kindern im allgemeinen höher sind als bei Erwachsenen und dies wurde wiederholt bestätigt[1-3]. Es ist erwähnenswert, daß die Unterschiede in der Enzymaktivität zwischen Kindern und Erwachsenen je nach der verwendeten Analysenmethode beträchtlich schwanken. So sind bei der Methode von KAY und JENNER und KAY[5] die Werte bei Kindern nur etwa $1^{1}/_{2}$ mal so hoch wie bei Erwachsenen. Im Gegensatz dazu werden beim Verfahren nach BODANSKY[6] die Werte bei Kindern über $2^{1}/_{2}$ mal so hoch wie bei Erwachsenen[7]. Diese Beobachtung zeigt, daß eine Umrechnung der Einheiten verschiedener Methoden nicht erlaubt ist.

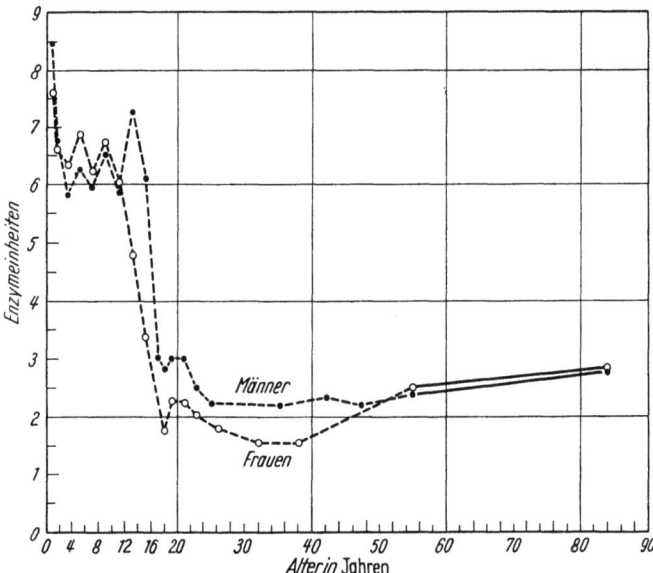

Abb. 83. Veränderungen der Konzentration der alkalischen Plasma-Phosphatase im Laufe des Lebens
(nach CLARK et al.[8])

Die beiden zuverlässigsten Arbeiten über das Verhalten der alkalischen Plasma-Phosphatase veröffentlichten CLARK[9] und VERMEHREN[4]. Zwischen dem 2. und 10. Lebensjahr waren die Werte relativ konstant und keine Geschlechtsunterschiede nachweisbar. Zwischen dem 10. und 14. Altersjahr stiegen die Werte der Mädchen etwas an, um dann zur Erwachsenennorm abzufallen, während der Gipfelpunkt bei den Knaben erst zwischen dem 13. und 18. Lebensjahr lag. Werden auf einer vergleichbaren Skala die Wachstumsrate (Höhe in cm/6 Monate) und die Konzentration der alkalischen Plasma-Phosphatase einander gegenübergestellt, so ergibt sich eine enge Proportionalität. Die Geschlechtsdifferenz während der Pubertät steht in Übereinstimmung mit dem verschiedenen Zeitpunkt des Auftretens der zweiten Streckung bei den beiden Geschlechtern. Es kann wohl kein Zweifel bestehen, daß der Anstieg der alkalischen Plasma-Phosphatase im Wachstumsalter Ausdruck der gesteigerten Osteoblastenaktivität ist.

[1] SMITH, J., u. M. MAIZELS: Arch. Dis. Childh. **7**, 149 (1932).

[2] ANDERSON, O.: Jb. Kinderheilk. **144**, 206 (1935).

[3] MORRIS, N., et al.: Arch. Dis. Childh. **12**, 45 (1937).

[4] VERMEHREN, E.: Acta med. scand. **100**, 244 (1939).

[5] JENNER, H. D., u. H. D. KAY: Brit. J. exp. Path. **13**, 22 (1932).

[6] BODANSKY, A., u. H. L. JAFFÉ: Amer. J. Dis. Child. **48**, 1268 (1934).

[7] BODANSKY, A., u. H. L. JAFFÉ: Arch. intern. Med. **54**, 88 (1934).

[8] CLARK, L. C., E. I. BECK u. N. W. SHOCK: J. Gerontol. **6**, 7 (1951).

[9] CLARK, L. C., u. E. I. BECK: J. Pediat. **36**, 335 (1950).

VERMEHREN[1] machte zuerst auf das Vorkommen jahreszeitlicher Schwankungen in der Enzymaktivität gesunder Kinder aufmerksam. Die höchsten Werte beobachtete er in den Frühjahrsmonaten April und Mai, die niedrigsten im Sommer (Juli). KLASMER[2] beobachtete ähnliche jahreszeitliche Schwankungen der alkalischen Phosphatase in Jerusalem. Die Enzymaktivität korrelierte dabei ausgezeichnet mit der Intensität der Ultraviolettbestrahlung und kann daher wahrscheinlich als indirekter Hinweis für die endogene Vitamin D-Produktion aufgefaßt werden.

c) Alkalische Plasma-Phosphatase während der Gravidität

Im letzten Trimester der Schwangerschaft kommt es zu einem ansehnlichen Anstieg der Enzymkonzentration des Plasmas[3-9], doch sind große individuelle Schwankungen häufig[10,11]. Im allgemeinen beträgt der Anstieg im letzten Monat

etwa 200 — 300 % der Normalwerte. Post partum fällt die Enzymaktivität rasch zur Norm ab[8] (Abb. 84). Fragwürdig scheinen die Angaben von GREENBERG et al.[12], wonach bei Frauen mit männlichem Fetus die Werte signifikant höher sein sollen als bei solchen, die Mädchen gebären.

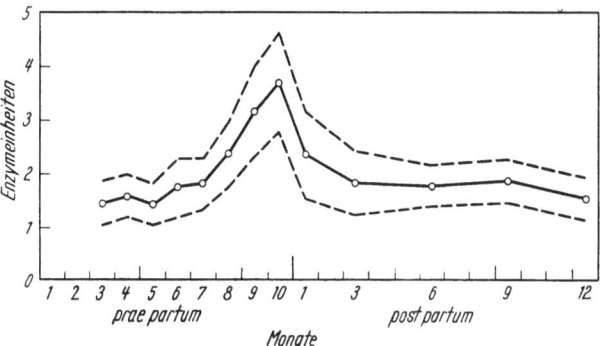

Die Steigerung der Enzymaktivität im Plasma während der Schwan-

Abb. 84. Verhalten der alkalischen Plasma-Phosphatase-Konzentration während der Schwangerschaft und nach der Geburt (nach BECK und CLARK[8])

gerschaft gab Anlaß zu verschiedenen Theorien über den *Ursprung des Plasmaenzyms* und den Mechanismus des Übertrittes in die Blutbahn. Vier Hypothesen werden vor allem vertreten:

1. Das intensive *Knochenwachstum des Fetus* führt zu einem Übertritt abnormer Enzymmengen in den mütterlichen Kreislauf[5]. Gegen diese Auffassung spricht die Beobachtung von BECK und CLARK[8], wonach das Plasma-Enzym schwangerer Frauen im Gegensatz zum Enzym wachsender Kinder nicht durch Taurocholat hemmbar ist.

2. *Die Placenta ist die Bildungsstätte der Plasma-Phosphatase*[13,14]. Dieses Organ ist relativ reich an Enzym, doch ist es fraglich, ob ein Übertritt genügt, um Anlaß zu einer abnormen Erhöhung zu geben. Da das Placenta-Enzym nicht durch Taurocholat hemmbar ist, glauben CLARK und BECK[8], daß die beiden Enzyme identisch sind.

3. Wir glauben, die Erhöhung der alkalischen Phosphatase im letzten Trimester der Schwangerschaft auf eine *physiologische Leberinsuffizienz* zurückführen zu können. Die Leberveränderungen während der Schwangerschaft sind wohl bekannt, und EPPINGER[13]

[1] VERMEHREN, E.: Acta med. scand. **100**, 254 (1939).
[2] KLASMER, R.: Amer. J. Dis. Child, **67**, 348 (1944).
[3] MERANZE, T., D. R. MERANZE u. M. M. ROTHMAN: Amer. J. Obstet. Gynec. **33**, 444 (1937).
[4] BODANSKY, M.: Amer. J. clin. Path. **9**, 36 (1939).
[5] VERMEHREN, E.: Acta med. scand. **100, 254** (1939).
[6] KERLEAU, J. C., u. J. CAYLA: Gynéc. et Obstét. **39**, 112 (1939).
[7] HOCH, H., et al.: J. Obstet. Gynec. **55**, 5 (1948).
[8] BECK, E. I., u. C. L. CLARK: Amer. J. Obstet. Gynec. **60**, 731 (1950).
[9] VALVERDE, P. V.: Acta gynaec. obstet. hisp. lusit. **4**, 293 (1955).
[10] RAMSEY, J., V. T. THIERENS u. H. E. MAGEE: Brit. med. J. **1938**, 1199.
[11] HEREDIA, J. L.: Obstet. Ginec. lat.-amer. **6**, 345 (1948).
[12] GREENBERG, D. M., S. P. LUCIA u. H. G. WEITZMAN: J. Lab. clin. Med. **25**, 643 (1940).
[13] EPPINGER, H.: Permeabilitätspathologie. Wien: Springer 1948.
[14] JUNG, W., u. G. STARK: Zbl. Gynäk. **78**, 1201 (1956).

spricht direkt von einer „Schwangerschaftsleber". Dabei kommt es häufig zu geringgradigen Ausfällen der Leberfunktionsprüfungen. Da die alkalische Plasma-Phosphatase als einer der empfindlichsten Funktionsteste betrachtet werden muß, so überrascht der Anstieg, wie er während der Gravidität beobachtet wird, keinesfalls.

4. Aus den interessanten, aber statistisch ungenügenden Angaben von VERMEHREN[1] scheint hervorzugehen, daß die Konzentration des Plasma-Enzymes bei stillenden Frauen höher liegt, als bei nichtstillenden. Bei plötzlichem Abbruch des Stillens sanken die Werte bei 2 Frauen innerhalb 5 Tagen zur Norm ab. Da die *lactierende Brustdrüse* reich an alkalischer Phosphatase ist, so muß dieses Organ als Bildungsstätte des Enzymes in Betracht gezogen werden.

d) Alkalische Plasma-Phosphatase im hohen Alter

Im hohen Alter soll es nach den Erhebungen von CLARK et al.[2] zwischen dem 50. und 60. und dem 80. und 90. Lebensjahr zu einem signifikanten Anstieg der alkalischen Plasma-Phosphatase kommen (Abb. 83). Diese Erhöhung ist wahrscheinlich auf eine geringe Osteoblastenaktivierung infolge pathologischer Veränderungen wie Arthritis deformans, kompensierte Osteoporose usw. zurückzuführen, mag aber auch mit der in diesen beiden Altersklassen auftretenden endokrinen Umstellung in Beziehung stehen.

C. Entwicklungsstörungen

a) Osteogenesis imperfecta

Unter dem Begriff der Osteogenesis imperfecta werden heute verschiedene Mißbildungen des Mesenchyms zusammengefaßt, die früher als gesonderte Krankheitsbilder betrachtet wurden. Vroliksche Krankheit, Lobsteinsche Krankheit, idiopathische Osteopsathyrose, Fragilitas osseum und Osteogenesis imperfecta sind ätiologisch und pathogenetisch identische Krankheiten. Klinisch ist die Krankheit durch die folgenden Symptome ausgezeichnet: abnorme Knochenbrüchigkeit und Deformitäten, abnorme schlaffe Ligamente und häufige Luxationen, Osteoporose und mangelhafte Verkalkung, blaue Skleren und Otosklerose.

Häufig lassen sich bei Knochenkrankheiten aus Bilanzuntersuchungen wichtige Schlüsse auf die Ätiologie und den Pathomechanismus ziehen. Bei der Osteogenesis imperfecta ist dies nicht der Fall und alle Untersuchungen weisen darauf hin, daß der Calcium- und Phosphatstoffwechsel bei dieser Krankheit normal ist[3,4]. Nach SMITH[5] ist die Konzentration der alkalischen Plasma-Phosphatase bei etwa zwei Dritteln der Patienten normal und beim Rest nur leicht erhöht. Die geringe Erhöhung des Plasma-Enzymes[6,7] weist auf eine leichte Steigerung der Osteoblastenaktivität hin, die möglicherweise mit der Häufigkeit minimaler und klinisch latenter Frakturen im Zusammenhang steht.

b) Hypophosphatasie[8]

Ein außerordentlich merkwürdiges und hochinteressantes Krankheitsbild wurde vor wenigen Jahren von RATHBUN[9] beschrieben. Es handelte sich um ein drei Wochen altes Baby, das wegen tetaniformen Anfällen ins Spital eingewiesen wurde, wo es trotz verschiedener therapeutischer Versuche nach einem 6wöchigen

---

[1] VERMEHREN, E.: Acta med. scand. **100**, 254 (1939).
[2] CLARK, L. C., E. I. BECK u. N. W. SHOCK: J. Geront. **6**, 7 (1951).
[3] HANSEN, A. E.: Amer. J. Dis. Child. **50**, 132 (1935).
[4] GLANZMANN, E.: Schweiz. med. Wschr. **1936**, 1122.
[5] SMITH, O. N., u. J. M. MITCHELL: Amer. J. med. Sci. **190**, 765 (1935).
[6] KAY, H. D.: Physiol. Rev. **12**, 384 (1932).
[7] BODANSKY, A., u. H. L. JAFFÉ: Arch. intern. Med. **54**, 88 (1934).
[8] *Uer.:* McCANCE, R. A.: Quart. J. Med. **25**, 523 (1956).
[9] RATHBUN, J. C.: Amer. J. Dis. Child. **75**, 822 (1948).

Aufenthalt starb. Klinisch fiel die Unterernährung, der weiche Schädel und mehrere Frakturen auf, während röntgenologisch eine hochgradige Entkalkung imponierte. Bei der Autopsie fand sich das Bild einer hochgradigen Rachitis mit großen Regionen von unverkalktem Osteoid. Die Osteoblasten schienen normal, doch waren keine Knochensalze nachweisbar. In den Nierentubuli waren eosinophile und basophile Cylinder nachweisbar; die Nierenschädigung war aber im allgemeinen gering. Biochemische Analysen des Plasma-Calciums und Plasma-Phosphates ergaben normale Werte. Eine Vitamin A-Belastung zeigte eine abnorm flache Kurve und auch ein Calcium-Ausscheidungstest verlief atypisch. Am auffallendsten waren jedoch die extrem niedrigen Werte der *alkalischen Plasma-Phosphatase*, die während des 6wöchigen Aufenthaltes im Spital zwischen 0 und 0,7 Lowry-Bessey-Einheiten (normal 5—15 Einheiten) lagen und trotz Behandlung mit Lebertran, Thyroxin und Testosteron unverändert blieben. Die Konzentration der alkalischen Phosphatase wurde in einer Reihe von Organen bestimmt und wie aus Tab. 100 hervorgeht, war eine auffällige Abnahme der Enzymaktivität

Tabelle 100. *Konzentration der alkalischen Phosphatase bei der Hypophosphatasie* („hypophosphatasische Rachitis") (nach RATHBUN[1])

Diagnose	Konzentration der alkalischen Phosphatase			
	Plasma	Leber	Knorpel-, Knochengrenze (Rippen)	Diaphyse
Hypophosphatasie.	1	49	79	25
Gesundes Individuum	4—7	109	510	380
Gesundes Individuum	4—7	500	645	1000
Rachitis	15	233	1190	1800

nachweisbar. In den Knochen betrug die Konzentration nur etwa 1/100 der üblicherweise in diesem Alter nachweisbaren Konzentration. Überraschend war auch die Beobachtung, daß die Darmwand als ganzes mehr Enzym enthielt als die Mucosa allein. Dies weist darauf hin, daß der Stäbchensaum — die an alkalischer Phosphatase reichste Struktur des ganzen Körpers — offenbar kein Enzym enthielt. Ob dieser Enzymausfall mit der hochgradigen Unterernährung in Beziehung zu bringen ist, kann zur Zeit nicht entschieden werden.

Unter dem Titel "Rickets, Deficiency of Alkaline Phosphatase Activity and Premature Loss of Teeth" beschrieb SOBEL et al.[2] ein 19 Monate altes Mädchen, das an einer ähnlichen Erkrankung litt wie der von RATHBUN beschriebene Säugling. Auch bei diesem Patienten waren alle Laboratoriumsuntersuchungen mit Ausnahme einer konstant erniedrigten alkalischen Plasma-Phosphatase normal. Die Enzymaktivität einiger bioptisch erhaltener Gewebe war wiederum auffallend niedrig. Eine Beryllium- oder andere Schwermetallvergiftungen wurden ausgeschlossen. Dies war wichtig, ist dieses Metall doch ein starker Inhibitor für die alkalische Phosphatase. Nierenfunktionsprüfungen waren normal und eine abnorme Ausscheidung des Enzymes im Urin konnte ausgeschlossen werden. Eine Untersuchung mehrerer Familienglieder ergab, daß der Vater des Mädchens ebenfalls eine abnorm niedrige alkalische Plasma-Phosphatase hatte, im übrigen aber gesund schien.

Nach diesen beiden ausgezeichnet dokumentierten Berichten erschien inzwischen ein dritter aus Schweden, dessen Autoren[3] nicht weniger weitsichtig

---

[1] RATHBUN, J. C.: Amer. J. Dis. Child. **75**, 822 (1948).
[2] SOBEL, E. H., et al.: Pediatrics **11**, 309 (1953).
[3] ENGFELDT, B., u. R. ZETTERSTRÖM: J. Pediat. **45**, 125 (1954).

waren und wiederum eine ganze Reihe von aufschlußreichen Untersuchungen durchführten. Bei diesem 6 Monate alten Säugling imponierte klinisch wiederum eine schwere Rachitis und eine nicht-acidotische Nierenerkrankung. Ein Parathormontest verlief normal. Die alkalische Plasma-Phosphatase war stark erniedrigt. Ein Inhibitor konnte durch Kreuzversuche ausgeschlossen werden. Bei der Autopsie fand sich eine schwere Nephrocalcinose und Rachitis. Eine mikroradiographische Analyse des Knochens enthüllte einen sehr jungen Faserknochen und im Polarisationsmikroskop fiel die geringe Verkalkung auf. Bei normalem Aufbau war die in vitro-Aufnahme von Ca^{45} verzögert. Röntgenologische Untersuchungen zeigten eine normale Knochenstruktur aus Oxyapatitkristallen. In der Niere und im Skelet war die Konzentration der alkalischen Phosphatase stark erniedrigt. Ein ähnliches Syndrom mit rachitischem Knochenwuchs und abnorm niedriger Plasma-Phosphatase bei zwei Brüdern wurde von SCHNEIDER und CORCORAN[1] beschrieben, doch glauben die Autoren, daß es sich in diesem Fall primär um eine Nierenerkrankung handelte. Zwei wohl typische Fälle veröffentlichten DE TONI und DURAND[2].

Kürzlich wurden in England weitere Fälle beschrieben[3,4], so daß das Syndrom offenbar nicht so selten ist, wie zunächst angenommen wurde. Eine papierchromatische Analyse des Urins und Plasmas dieser Patienten ergab, daß ein abnormes Stoffwechselprodukt, das *Phosphoaethanolamin* auftritt. Das Vorkommen dieses normalerweise weder im Urin, noch im Plasma nachweisbaren Phosphatesters, eines der Bestandteile des Cephalins, wirft die interessante Frage auf, ob hier etwa das natürliche Substrat der alkalischen Phosphatase vorliegt. Wie an anderer Stelle ausgeführt, ist das natürliche Substrat dieses Enzymes trotz zahlreicher Untersuchungen noch immer nicht bekannt. Es ist denkbar, daß beim Enzymausfall das Substrat sich im Organismus anhäuft und über das Blut in den Urin ausgeschieden wird. Es besteht somit wenig Zweifel mehr, daß es sich bei der „Hypophosphatasie" oder der „hypophosphatämischen Rachitis" um ein neues Krankheitsbild handelt, das differentialdiagnostisch unter den Formen der Vitamin D-refraktären Rachitis eingeordnet werden muß. Ätiologisch gehört diese Krankheit wahrscheinlich zu den hereditären Anenzymien. Die Genetik und die Frage, ob auch Phänokopien vorkommen, ist aber noch nicht abgeklärt.

c) Dysplasia fibrosa polyostotica

Die erste klare Beschreibung dieser Entwicklungsstörung erfolgte durch WIELAND[5]. JAFFÉ und LICHTENSTEIN[6] machten sich besonders um die differentialdiagnostische Abklärung des Syndroms verdient. Klinisch imponiert diese meist polyostotische Erkrankung durch Knochenschmerzen und einer Tendenz zu pathologischen Frakturen und Deformitäten. Recht charakteristisch ist, daß die abnormen Knochenveränderungen meist unilateral und unsymmetrisch sind. Mikroskopisch fällt der außerordentliche Faserreichtum des Knochens auf. Es kommt zu einer überschießenden Bildung von Osteoid, das aber nicht verkalkt. Die Ätiologie der Krankheit ist unklar.

Nach ALBRIGHT[7] ist der Calcium- und Phosphat-Stoffwechsel bei Patienten mit der Dysplasia fibrosa polyostotica normal. Auch die Plasmacalcium- und

[1] SCHNEIDER, R. W., u. A. C. CORCORAN: J. Lab. clin. Med. **36**, 985 (1950).
[2] TONI, G. DE, u. P. DURAND: Minerva pediat. (Torino) 8, 825 (1956).
[3] McCANCE, R. A., A. B. MORRISON u. C. E. DENT: Lancet **1955**, 131.
[4] FRASER, D., E. R. YENDT u. F. H. E. CHRISTIE: Lancet **1955**, 286.
[5] WIELAND: Arch. Kinderheilk **71**, 241 (1922).
[6] LICHTENSTEIN, L., u. H. L. JAFFÉ: Arch. Path. (Chicago) **33**, 777 (1942).
[7] ALBRIGHT, F., et al.: New Engl. J. Med. **216**, 727 (1937).

Phosphatwerte fielen innerhalb der Norm. Nicht selten war jedoch die alkalische Plasma-Phosphatase leicht erhöht, was wohl auf eine Osteoblastenreaktion am Rande der Knochencysten zurückzuführen ist.

d) Marmorknochenkrankheit

Auch bei dieser seltenen Knochenkrankheit ist die Ätiologie und der Pathomechanismus ungeklärt. Meist wird ein Defekt der Osteoclasten als Ursache der abnorm dichten Knochenstruktur beschuldigt, doch fanden ENGFELDT et al.[1] eine normale Zahl solcher Zellen. Mit physikalischen Methoden wurde gezeigt, daß es sich bei der Marmorknochenkrankheit um eine Persistenz von embryonalem Faserknochen handelt. Es ist daher wahrscheinlicher, daß ein Defekt der Osteoblasten vorliegt. Bilanzuntersuchungen gaben normale Resultate. BODANSKY und JAFFÉ[2] fanden bei einem Patienten eine leicht erhöhte alkalische Plasma-Phosphatase, doch kommen offenbar auch Fälle mit normalen Enzymwerten vor[3].

D. Kreislaufstörungen

Osteitis deformans Paget[4,5]

i. Zur Klinik

Im Jahre 1877 berichtete PAGET[6] über 5 Fälle einer „seltenen" Knochenkrankheit entzündlicher Natur bei älteren Patienten, die in allen Fällen zu einer Deformität der langen Röhrenknochen führte. Heute wissen wir, daß diese Krankheit keinesfalls selten ist, daß ihr meist asymptomatischer Verlauf sie aber dem Auge des Arztes entzieht. Die Krankheit ist sicherlich nicht neu, bezeugen doch ägyptische Mumien ihr Vorkommen in vorchristlicher Zeit. Nach den schönen pathologisch-anatomischen und röntgenologischen Untersuchungen von DENNINGER[7] war sowohl die monostotische wie auch die polyostotische Form bei den prähistorischen Indianern im Illinois River Valley häufig. Die Krankheit soll nach SUGARBAKER[8] auch bei Hühnern, Ziegen und Pferden vorkommen, doch scheint uns unwahrscheinlich, daß auch gewisse Knochenstrukturen des Homo neanderthalensis auf eine Osteitis deformans zurückzuführen sind.

Das Hauptverdienst, diese Krankheit pathologisch-anatomisch scharf umrissen und definiert zu haben, gebührt SCHMORL[9], der bei über 4500 Autopsien das Leiden bei etwa 3,5% aller älteren Männer und etwa 2,5% aller älteren Frauen nachweisen konnte. Bevorzugte Lokalisationen sind das Sacrum, die Femora und der Schädel. Klinisch wird meist zwischen monostotischen und polyostotischen Formen unterschieden, doch macht ALBRIGHT[10] ausdrücklich darauf aufmerksam, daß es sich auch bei der disseminierten Form um eine lokalisierte Krankheit handelt.

---

[1] ENGFELDT, B., A. ENGSTRÖM u. R. ZETTERSTRÖM: Acta paediat. (Uppsala) 43, 152 (1954).
[2] BODANSKY, A., u. H. L. JAFFÉ: Arch. intern. Med. 54, 88 (1934).
[3] ABBOUD, M. A., Z. H. ABDIN u. O. ALFI: Arch. Pediat. 71, 131 (1954).
[4] M.: HIRSCH, W.: Die Ostitis deformans Paget. Leipzig: Georg Thieme 1953.
[5] Hb.: SNAPPER, I.: Medical clinics on Bone Disease. 2nd ed. New York, N. Y.: Interscience 1949.
[6] PAGET, J.: Med. Chir. Trans. London 60, 37 (1877).
[7] DENNINGER, H. S.: Ann. med. Hist. 5, 73 (1933).
[8] SUGARBAKER, E. D.: Amer. J. Surg. 48, 417 (1940).
[9] SCHMORL, G.: Virchows Arch. 283, 694 (1932).
[10] REIFENSTEIN, E. C., u. F. ALBRIGHT: N. England J. Med. 231, 343 (1944).

ii. Vasculäre Genese

Am wahrscheinlichsten ist die Annahme, daß der Morbus Paget vasculären Ursprung hat und als *Knochenmanifestation einer Arteriosklerose* aufzufassen ist[1]. Als wichtigste Argumente für diese Auffassung seien erwähnt:

1. „Meist besteht bei den Kranken eine allgemeine Arteriosklerose und besonders eine Sklerose der Knochenarterien. Das Anwachsen der Krankheitsbereitschaft mit zunehmendem Alter steht mit der progressiven Arteriosklerose in enger Verbindung"[2]. 2. Bei Patienten mit Morbus Paget ist häufig eine Vergrößerung des Herzens und eine abnorm große Blutdruckamplitude nachweisbar[3]. 3. Die Hauttemperatur über den Knochenläsionen ist stets erhöht. Diese Beobachtung war schon den älteren Klinikern nicht entgangen und war einer der Hauptgründe für die Annahme einer entzündlichen Genese. 4. Die Durchblutung der Knochenläsionen ist abnorm gesteigert[4,5]. Zusammen mit dem stark erhöhten Minutenvolumen wurde dies als Ausdruck arteriovenöser Anastomosen im Bereich der erkrankten Knochen gedeutet. 5. Der direkte Nachweis solcher Anastomosen mittels Arteriographie gelang jedoch nicht[6], doch fiel wiederum die intensive Vascularisierung dieser Läsionen auf. 6. Schließlich spricht auch der pathologisch-anatomische Befund, die disseminierten, fleckweisen Veränderungen, für eine vasculäre Genese und gegen ein generalisiertes Leiden.

Histologisch handelt es sich primär um einen osteolytischen Prozeß auf vasculärer Grundlage (Infarkt), der von einer ins Gras schießenden Osteoblastenreaktion gefolgt ist. Dieses zweiphasische Geschehen führt schließlich zu der von SCHMORL[7] als pathognomonisch erkannten Mosaikstruktur.

iii. Alkalische Plasma-Phosphatase beim Morbus Paget

Die regelmäßige Erhöhung der alkalischen Plasma-Phosphatase fand ihren Ausdruck bereits im Titel der ersten Arbeit über das Verhalten dieses Enzymes bei Knochenkrankheiten durch KAY[8]: "Plasma Phosphatases in Osteitis deformans and in Other Diseases of Bone". Wie KAY[9] und ROBERTS[10] bereits im Jahre 1930 erwähnten, steht die Höhe der Konzentration des Plasmaenzymes in direkter Beziehung zur Ausdehnung der Krankheit. Bei der monostotischen Form liegen die Werte oft nur knapp über der Norm, während sie bei den polyostotischen sehr hoch sein können. Dieser Grundsatz wurde kürzlich von HIRSCH[11–13] wieder bestätigt. Bei 31 monostotischen Formen betrug die alkalische Plasma-Phosphatase im Mittel 23,4 Einheiten, bei 36 polyostotischen Formen 47,1 Einheiten. (Die Normalwerte bei der von HIRSCH verwendeten Methode liegen zwischen 5 und 10 Einheiten). BODANSKY und JAFFÉ[14] beobachteten bei allen 23 von ihnen untersuchten Patienten abnorm hohe Werte, doch lagen diejenigen bei der disseminierten Form bedeutend höher als bei der monostotischen. Das größte Krankengut wurde bisher von GUTMAN und KASABACH[15] untersucht, die bei 75 von 76 Patienten mit Morbus Paget abnorm hohe Plasmawerte beobachteten

[1] LOEPER, M., u. C. BACH: Progr. méd. **70**, 295 (1942).
[2] SCHÖN, R., u. W. TISCHENDORF: In Handbuch der inneren Medizin. 6. Teil, I, S. 823. Berlin-Göttingen-Heidelberg: Springer 1954 (*Hb.*).
[3] KAY, H. D., S. LEVY-SIMPSON u. G. RIDOCH: Arch. intern. Med. **53**, 208 (1934).
[4] EDHOLM, O. G., S. HOWARTH u. J. McMICHAEL: Clin. Sci. **5**, 249 (1945).
[5] LEQUIME, J., u. H. DENOLIN: Circulation **12**, 215 (1955).
[6] STORSTEEN, K. A., u. J. M. JANES: J. Amer. med. Ass. **154**, 472 (1954).
[7] SCHMORL, G.: Virchows Arch. **283**, 694 (1932).
[8] KAY, H. D.: Brit. J. exp. Path. **10**, 253 (1929).
[9] KAY, H. D.: J. biol. Chem. 89, 249 (1930).
[10] ROBERTS, W. M.: Brit. J. exp. Path. **11**, 90 (1930).
[11] HIRSCH, W., u. D. MÜCKE: Dtsch. Gesundh.-Wes. **7**, 873 (1952).
[12] HIRSCH, W.: Die Ostitis deformans Paget. Leipzig: Georg Thieme 1953.
[13] HIRSCH, W.: Münch. med. Wschr. **1955**, 687.
[14] BODANSKY, A., u. H. L. JAFFÉ: Arch. intern. Med. **54**, 88 (1954).
[15] GUTMAN, A. B., u. H. H. KASABACH: Amer. J. med. Sci. **191**, 361 (1936).

(Tab. 101). Aus diesen Reihenuntersuchungen muß geschlossen werden, daß eine normale alkalische Plasma-Phosphatase stark gegen die Diagnose Morbus Paget spricht.

Tabelle 101. *Konzentration der alkalischen Plasma-Phosphatase bei 76 Patienten mit Morbus Paget* (nach GUTMAN und KASABACH[1])

Disseminierung (Röntgen)	Alkalische Plasma-Phosphatase (normal 0—4 Gutman-E.)							
	0—4	4—8	8—10	10—20	20—30	30—50	50—100	≫100
Grad I	1	8	1					
Grad II		3	3	3	6	1	1	
Grad III			1	6	1	14	13	3
Grad IV							2	3

Charakteristisch für das histologische Bild ist der gesteigerte Knochen-Ab-, Um- und Aufbau. Die Osteoblasten sind stark vermehrt und ihre Aktivität ist abnorm gesteigert. Es war daher naheliegend, die gesteigerte Konzentration der alkalischen Phosphatase im Plasma auf die überschießende Aktivität der Osteoblasten zurückzuführen. Diese Hypothese wird durch die gleichzeitigen Analysen von Plasma und krankhaft verändertem Knochen bei Patienten mit der Pagetschen Krankheit gestützt. FRANSEEN und McLEAN[2] fanden im Calvarium und Ileum solcher Patienten eine abnorm hohe Enzymkonzentration. Leider liegen bisher noch keine histochemischen Untersuchungen über die Lokalisation des Enzymes in den Knochenläsionen vor.

Die Bestimmung der alkalischen Plasma-Phosphatase beim Morbus Paget hat nicht bloß differentialdiagnostische Bedeutung, sondern ist auch ein vorzüglicher Indicator um die Aktivität der Krankheit über eine längere Zeitdauer zu verfolgen und den Wert therapeutischer Eingriffe abzuschätzen. So berichtete HARTUNG[3] kürzlich von einem Patienten, bei dem die Enzymaktivität des Plasmas über 22 Jahre verfolgt wurde und bei dem eine enge Korrelation zwischen der Enzymaktivität und der Schwere des Krankheitsbildes vorlag.

iV. Paget-Sarkom

Ob der Morbus Paget als eine Präcancerose betrachtet werden muß, ist bis heute noch nicht entschieden. SCHÜRCH und UEHLINGER[4] kamen auf Grund der Untersuchung einer großen Zahl von Autopsien zum Schluß, daß ein ätiologischer Zusammenhang abzulehnen und das gleichzeitige Auftreten eines Osteosarkoms beim Morbus Paget als Koinzidenz aufzufassen ist. Im Gegensatz dazu wird in Amerika die Pagetsche Krankheit von den besten Kennern des Gebietes als Präcancerose aufgefaßt[5]. Für einen Kausalzusammenhang sprechen vor allem zwei Beobachtungen: das nicht zu seltene Vorkommen multifokaler Sarkome und die verschiedene Altersverteilung primärer Osteosarkome und der Osteosarkome beim Morbus Paget. FRANSEEN und McLEAN[2] beobachteten zwei Patienten, bei denen hohe und fluktuierende Werte der alkalischen Plasma-Phosphatase auftraten und bei denen es zur Entwicklung eines Sarkoms kam. Seither wurde wiederholt berichtet, daß ein plötzlicher, starker und unerklärbarer (keine Fraktur) Anstieg der alkalischen Phosphatase mit der Entwicklung eines Sarkoms

---

[1] GUTMAN, A. B., u. H. H. KASABACH: Amer. J. med. Sci, **191**, 361 (1936).

[2] FRANSEEN, C. C., u. R. McLEAN: Amer. J. Cancer **24**, 299 (1955).

[3] HARTUNG, E. F.: Arch. intern. Med. **95**, 869 (1955).

[4] SCHÜRCH, O., u. E. UEHLINGER: Schweiz. med. Wschr. **1938**, 631.

[5] COLEY, B. L.: Neoplasms of Bone. New York, N. Y.: Hoeber 1949.

zusammenfiel[1,2]. Ein solcher plötzlicher Aktivitätsanstieg erfordert daher eine genaue Abklärung der Ursache, die in einer verborgenen Fraktur oder in einer sarkomatösen Entartung liegen kann.

E. Knochentumoren[3]

a) Osteogenes Sarkom

i. Zur Klinik

Als primäre Knochentumoren werden alle jene Geschwülste bezeichnet, die erstens von Zellen abzuleiten sind, die am Aufbau des Knochens beteiligt sind und die zweitens primär zu Symptomen im Knochen und benachbarten Strukturen Anlaß geben. Die häufigste Form der primären Knochentumoren ist das maligne osteogene Sarkom. Das älteste menschliche Sarkom wurde von RUFFER[4] im Femur einer Mumie aus der fünften Dynastie (2500 vor Christus) in Ägypten gefunden. Nachchristlichen Datums ist das aus den Katakomben von Kom el Shougafa in Alexandrien geborgene Sarkom eines menschlichen Beckens[5].

Primäre Knochengeschwülste sind viel seltener als die Metastasenkrankheit. Dennoch kommen diesen eine große medizinische Bedeutung zu, da es meist junge Menschen sind, die ihnen zum Opfer fallen und da bei Früherfassung nicht selten eine Heilung möglich ist. Auch hier stellen wir uns die Frage, ob es biochemische Untersuchungsmethoden gibt, die die klinische und röntgenologische Erfassung ergänzen und den Arzt bei Diagnose und Therapie zu leiten vermögen. Da es sich bei allen diesen Sarkomen um primär lokale Knochenerkrankungen handelt, sind generalisierte Stoffwechselstörungen unwahrscheinlich. Es überrascht daher nicht, daß die Plasma-Calcium- und Plasma-Phosphat-Werte wie GUTMAN et al.[6] und BODANSKY und JAFFÉ[7] schon vor 25 Jahren zeigten, selbst bei ausgedehnter Sarkomatose in den Bereich der Norm fallen. Grundsätzlich anders verhält sich die alkalische Plasma-Phosphatase. Schon eine kleine Zahl überaktiver Osteoblasten mag genügen, um einen Anstieg dieses Plasmaenzymes hervorzurufen. Es ist daher von Wichtigkeit, das Verhalten dieses Enzymes beim osteogenen Sarkom zu kennen, gibt seine Bestimmung doch dem Arzt ein objektives Mittel in die Hand, ihn bei Therapie und Prognose zu leiten und so seinen klinischen Eindruck, das Röntgenbild und die histologische Untersuchung der Biopsie in der Interpretation zu ergänzen.

ii. Alkalische Plasma-Phosphatase beim osteogenen Sarkom

KAY[8] erwähnte bereits in seiner ersten Arbeit über die Verwendung der alkalischen Plasma-Phosphatase zur Differentialdiagnose von Knochenkrankheiten, daß bei zwei Patienten mit Osteosarkom die Enzymaktivität leicht erhöht war. FRANSEEN und McLEAN[9] machten darauf aufmerksam, daß die Enzym-

---

[1] COLEY, B. L.: Neoplasms of Bone. New York, N. Y.: Hoebe 1949.

[2] WOODARD, H. Q.: In Neoplasma of Bone. Edited by B. L. COLEY. p. 51. New York, N.Y. Hoeber 1949 (Hb.).

[3] M.: GESCHICKTER, C. F., u. M. M. COPELAND: Tumors of Bone. 2nd edition. New York N. Y.: Amer. J. Cancer 1936. — COLEY, B. L.: Neoplasms of Bone, New York, N. Y.: Hoeber 1949.

[4] RUFFER, M. A.: Palaeopathology of Egypt. Chicago: Chicago Press 1921.

[5] SMITH, G. E., u. W. R. DAWSON: Egyptian Mummies. London: Allen and Unwin 1924.

[6] GUTMAN, A. B., T. L. TYSON u. E. B. GUTMAN: Arch. intern. Med. 57, 379 (1936).

[7] BODANSKY, A., u. H. L. JAFFÉ: Arch. intern. Med. 54, 88 (1934).

[8] KAY, H. D.: Brit. J. exp. Path. 10, 253 (1929).

[9] FRANSEEN, C. C., u. R. McLEAN: Amer. J. Cancer 24, 299 (1935).

erhöhung vom Typus des Sarkomes abhängig ist. Von 9 Patienten mit osteoblastischen Sarkomen hatten alle eine erhöhte alkalische Plasma-Phosphatase, während nur einer von drei Patienten mit osteolytischem Sarkom eine geringe Erhöhung aufwies. Seither liegen in der Literatur Angaben über das Verhalten des Plasmaenzymes bei über 100 Patienten vor und die erwähnten älteren Beobachtungen wurden weitgehend bestätigt[1-5]. Die zuverlässigste Studie über das Verhalten der alkalischen Plasma-Phosphatase beim osteogenen Sarkom verdanken wir WOODARD[6,7], die die einzigartige Gelegenheit hatte, am "Memorial Center for Cancer Research" in New York über 100 Patienten zu untersuchen. Nach ihren Angaben ist die alkalische Phosphatase bei der ersten Untersuchung bei etwa 55% der Patienten erhöht, bei wiederholter Bestimmung bei etwa 64%. Die Mehrzahl dieser Patienten wiesen nur eine geringe Erhöhung auf, doch wurden gelegentlich auch sehr hohe Werte beobachtet. Diese Angaben gelten nur für jene Fälle, bei denen eine Störung der Leberfunktion ausgeschlossen werden kann. Weiterhin muß berücksichtigt werden, daß die Enzymaktivität vom Alter des Patienten abhängig ist. Bei Beachtung dieser beiden Einschränkungen erwies sich die Bestimmung der alkalischen Plasma-Phosphatase als wertvolles Hilfsmittel bei der Stellung der Diagnose.

Die Erhöhung des Plasmaenzymes bei osteogenen Sarkomen wirft die Frage auf, ob die Aktivitätssteigerung auf einen Übertritt abnormer Enzymmengen in das Blut oder auf sekundäre Faktoren (Leberkrankheit, Anwesenheit eines Aktivators) zurückzuführen ist. Es liegt nahe, diese Frage durch gleichzeitige Analyse des Plasma- und des Tumorenzymes anzugehen. FRANSEEN und McLEAN[8] untersuchten die Enzymaktivität in Tumorgewebe und im Plasma von Patienten. Sie fanden eine enge Korrelation zwischen der Plasma- und der Tumor-Phosphatase. Diese Beziehung galt nicht bloß statistisch, sondern auch für individuelle Fälle. Diese Korrelation der Plasma-Phosphatase bezieht sich auf die Enzymkonzentration im Tumorgewebe, nicht aber auf die Größe des Neoplasmas. Ähnliche Befunde wurden seither auch von anderer Seite erhoben[9-11]. Es ist daher anzunehmen, daß die alkalische Plasma-Phosphatase von den Tumorzellen in abnormer Menge produziert wird und von diesen in den Blutstrom übertritt. Der Diffusion dürften keine Schwierigkeiten im Wege stehen, da dieses Enzym schon physiologischerweise im extracellulären Raum vorkommt.

iii. Alkalische Plasma-Phosphatase, Röntgenbild und Histologie

WOODARD[9] bestimmte bei 33 osteogenen Sarkomen gleichzeitig die alkalische Phosphatase-Aktivität und nahm eine histologische Untersuchung des Tumorgewebes vor. Es ergab sich, daß keinerlei Korrelation zwischen der Enzymaktivität und einem bestimmten morphologischen Zelltyp nachweisbar war. Mit histologischen Methoden ist es somit nicht möglich, Phosphatase-produzierende Tumorzellen zu erkennen[10].

[1] WOODARD, H. Q., G. H. TWOMBLY u. B. L. COLEY: J. clin. Invest. 15, 193 (1936).
[2] CADE, S., N. F. MACLAGAN u. R. F. TOWNSEND: Lancet 1940, 1074.
[3] FRANSEEN, C. C., C. S. SIMMONS u. R. McLEAN: Surg. Gynec. Obstet. 68, 1038 (1939).
[4] KING, E. J., u. G. E. DELORY: Postgrad. J. 24, 299 (1948).
[5] SUNDERMAN, F. W.: Amer. J. clin. Path. 12, 404 (1942).
[6] WOODARD, H. Q.: Arch. Surg. 47, 368 (1943).
[7] WOODARD, H. Q.: In Neoplasms of Bone, by B. L. COLEY. New York, N. Y.: Hoeber 1949.
[8] FRANSEEN, C. C., u. R. McLEAN: Amer. J. Cancer 24, 299 (1935).
[9] WOODARD, H. Q.: Cancer Res. 2, 497 (1942).
[10] WOODARD, H. Q., u. J. M. KENNEY: Amer. J. Roentgenol. 47, 227 (1942).
[11] WOODARD, H. Q.: Cancer 9, 352 (1956).

Es ist üblich, klinisch, pathologisch-anatomisch und röntgenologisch die Osteosarkome in *osteolytische* und *osteoblastische* zu unterteilen. Untersuchungen der alkalischen Plasma-Phosphatase bei Osteosarkomen bestätigten die Gültigkeit dieser Einteilung. WOODARD und HIGINBOTHAM[1] zeigten, daß bei röntgenologisch als osteoblastisch imponierenden Sarkomen die Plasma-Phosphatase fast regelmäßig erhöht ist, während umgekehrt osteolytische Prozesse zu keiner oder einer nur sehr mäßigen Steigerung der Enzymaktivität Anlaß geben. Auf zwei Ausnahmen zu dieser Regel sei aufmerksam gemacht. Gelegentlich wird eine osteoblastisch imponierende Veränderung gesehen, obschon die Plasmaaktivität normal ist. In diesem Falle mag die Osteoblastenaktivität bereits „ausgebrannt" sein, aber ihr Resultat, die Knochenbildung, noch bestehen. Andererseits kann die Reparation einer pathologischen Fraktur in der Nähe einer osteolytischen Läsion zu einem geringen Anstieg der Plasma-Phosphatase Anlaß geben. WOODARD[2,3] beobachtete mehrfach sehr maligne und rasch wachsende Sarkome, die röntgenologisch osteolytisch erschienen, aber zu einem starken Anstieg der Enzymaktivität Anlaß gaben. Umgekehrt weist nach ihrer Erfahrung ein geringer Anstieg der Enzymaktivität bei einer osteoblastischen Veränderung auf einen relativ langsamen und benignen Verlauf hin.

iV. Bedeutung der alkalischen Plasma-Phosphatase für Prognose und Therapie

Wichtig ist die Beobachtung, daß die alkalische Phosphatase-Konzentration des Plasmas einen objektiven Maßstab für die Beurteilung therapeutischer Eingriffe gibt. Es wurde wiederholt beobachtet, daß im Anschluß an einen erfolgreichen chirurgischen (Resektion, Amputation) oder medizinischen (P[32], Bestrahlung) Eingriff die erhöhte alkalische Phosphatase rasch zur Norm abfällt[2-6] (Abb. 85). Steigt die alkalische Phosphatase nach einem therapie-induzierten

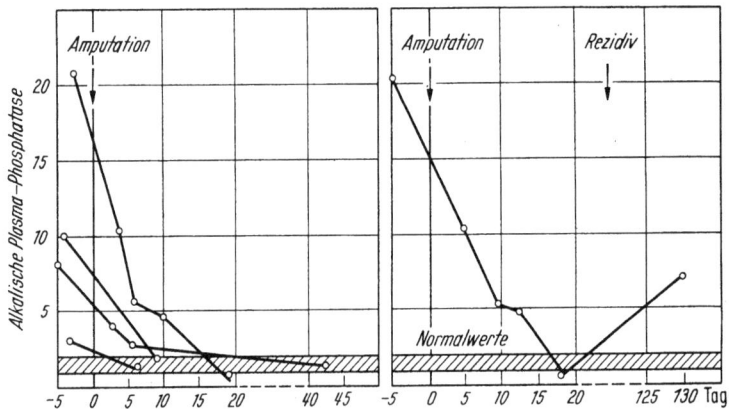

Abb. 85. Postoperativer Abfall der alkalischen Plasma-Phosphatase bei Patienten mit osteogenem Sarkom (*a*) und Wiederanstieg beim Auftreten eines Rezidives (*b*) (nach FRANSEEN und McLEAN[7])

Abfall wieder an, sei es nach Wochen, Monaten oder Jahren, so zeigt die Erfahrung, daß es sich in jedem Fall um ein lokales Rezidiv oder um Lungenmetastasen handelt[2-6] (Abb. 85).

[1] WOODARD, H. Q., u. N. L. HIGINBOTHAM: Amer. J. Cancer **31**, 221 (1937).
[2] WOODARD, H. Q.: Arch. Surg. **47**, 368 (1943).
[3] WOODARD, H. Q.: In Neoplasms of Bone, by B. L. COLEY. New York, N. Y.: Hoeber 1949.
[4] COLEY, B. L.: Neoplasms of Bone. New York, N. Y.: Hoeber 1949 (*Hb.*).
[5] CADE, S., N. F. MACLAGAN u. R. F. TOWNSEND: Lancet **1940**, 1074.
[6] FRANSEEN, C. C., C. S. SIMMONS u. R. McLEAN: Surg. Gynec. obstet. **68**, 1038 (1939).
[7] FRANSEEN, C. C., u. R. McLEAN: Amer. J. Cancer **24**, 299 (1935).

V. Alkalische Plasma-Phosphatase bei den übrigen primären Knochentumoren

Osteome, Osteochondrome und Chondrome. Diese Geschwülste sind meist gutartig, können jedoch malign entarten. Die Aktivität der Plasma-Phosphatase ist meist normal[1-3], was gut mit Enzymanalysen des Tumorgewebes in Übereinstimmung steht[3-5]. Sollte es plötzlich zu einem Anstieg der Aktivität der alkalischen Plasma-Phosphatase kommen, so ist eine maligne Entartung als wahrscheinlich anzusehen. *Multiple Chondrome, Chondromatosis und Exostosenkrankheit:* Diese relativ häufigen und in einer großen Variabilität angetroffenen Tumoren sind meist benign und wahrscheinlich unter den Entwicklungsstörungen einzureihen. Eine maligne Entartung ist aber stets zu befürchten und in den meisten bisher beobachteten Fällen kam es dabei zu einem Anstieg der alkalischen Plasma-Phosphatase[4,6,7]. *Knochencysten und Riesenzelltumoren:* Die alkalische Plasma-Phosphatase ist meist normal[2,3]. Ein Anstieg der Enzymaktivität ist als Zeichen einer malignen Entartung aufzufassen[4,7]. *Chondrosarkome:* Dieser sehr maligne und gelegentlich vom osteogenen Sarkom nur schwer unterscheidbare Tumor führt gelegentlich zu einem Anstieg der alkalischen Plasma-Phosphatase[1,4,6,7]. *Ewing-Sarkom:* In der Großzahl der Fälle bleibt die alkalische Plasma-Phosphatase normal[2-4,7].

b) Metastasensyndrom

i. Einführung

Nach der Besprechung der autochthonen Knochentumoren verbleibt uns, einige Ausführungen über das so häufige Krankheitsbild der Knochenmetastasen zu machen. COLEY[6] schlug vor einigen Jahren vor, die Tumoren auf Grund ihrer Affinität zum Skeletsystem in *ossophobe* und *ossophile* einzuteilen. Zu den ossophilen Krebsen gehören diejenigen der Brustdrüse, der Prostata, der Schilddrüse, der Niere und das multiple Myelom. Diese ossophilen Tumoren und ihre metastatischen Skeletläsionen werden weiter in *osteolytische* und *osteoblastische* unterteilt. Diese Differenzierung ist pathologisch-anatomisch, klinisch und röntgenologisch zu rechtfertigen, darf aber nicht übertrieben werden. Wahrscheinlich setzen alle Tumoren zunächst osteolytische Knochenläsionen und erst sekundär kommt es zu einer osteoblastischen Reaktion. Die Knochenbildung ist in jedem Fall das Resultat einer Reaktion der Zellen des Wirtsorganismus, und nicht der Tumorzellen selbst, und gehört somit zur Gruppe der ektopischen oder heterotopen Verknöcherungen. Dazu kommt, daß bei einem gegebenen Tumor häufig osteolytische mit osteoblastischen Phasen abwechseln, so daß diese Bezeichnungen immer nur eine temporäre Bedeutung haben. Die meisten z. Z. verwendeten therapeutischen Maßnahmen streben an, osteolytische in osteoblastische Metastasen umzuwandeln. Unter den Tumoren, die osteolytische Metastasen setzen, steht an erster Stelle der Brustkrebs, gefolgt vom Schilddrüsen- und Prostatacarcinom, dem Hypernephrom und multiplen Myelom. Unter den osteoblastischen Neoplasmen finden wir weitaus am häufigsten das Prostatacarcinom, gefolgt von Brustkrebs und Malignomen des Verdauungstraktes. Die Metastasierung in das Knochensystem führt zunächst zu einer lokalen Veränderung, deren Komplikationen wie Frakturen, Blutungen usw. wohl bekannt sind. Bei einer Streuung der Läsionen über das ganze Skeletsystem bleibt die Symptomatik oft nicht auf den Knochen beschränkt, sondern es kommt zu einer Stoffwechselerkrankung des ganzen Organismus. Diese biochemische Störung, die vor allem den Mineralstoffwechsel betrifft, sei als das „*Metastasensyndrom*" bezeichnet. Eine solche

[1] KAY, H. D.: J. biol. Chem. **89**, 249 (1930).
[2] BODANSKY, A., u. H. L. JAFFÉ: Arch. Intern. Med. **54**, 88 (1934).
[3] FRANSEEN, C. C., C. S. SIMMONS u. R. McLEAN: Surg. Gynec. obstet. **68**, 1038 (1939).
[4] WOODARD, H. Q.: In Neoplasms of Bone, by B. L. COLEY, New York, N. Y.: Hoeber 1949.
[5] WOODARD, H. Q.: Cancer Res. **2**, 497 (1942).
[6] COLEY, B. L.: Neoplasms of Bone. New York. N. Y.: Hoeber (1949) *(Hb.)*.
[7] WOODARD, H. Q.: Arch. Surg. **47**, 368 (1943).

Bezeichnung ist berechtigt, sind die Ausfallserscheinungen doch recht charakteristischer Art. Am deutlichsten sind die Störungen bei den osteolytischen Tumoren, doch kommen ähnliche Alterationen auch bei den osteoblastischen Formen vor. Bisher werden diese Abweichungen besonders beim Brustkrebs und Prostatacarcinom untersucht.

ii. Plasma-Calcium und alkalische Phosphatase beim unbehandelten Brustkrebs

Einen groben Überblick über die Stoffwechseltendenz beim unbehandelten Brustkrebs erhalten wir aus Analysen des Plasma-Calciums und der alkalischen Plasma-Phosphatase. Die ausführlichsten Untersuchungen dieser Art veröffentlichte WOODARD[1], die über 150 Patienten mit Knochenmetastasen biochemisch untersuchte. (Tab. 102). Bei Patientinnen mit Brustkrebs aber ohne Knochenmetastasen ist die alkalische Plasma-Phosphatase nur bei etwa 9% abnorm hoch. Sobald es jedoch zum Auftreten von Knochenmetastasen kommt, so steigt die Zahl der abnormen Resultate auf etwa 55% an. Die Erhöhung dieses Enzymes im Plasma trotz vorwiegend lytischer Natur der Läsionen weist darauf hin, daß selbst bei Metastasen die röntgenologisch als lytisch imponieren noch immer eine gesteigerte Osteoblastentätigkeit vorliegen kann. Selbst beim multiplen Myelom,

Tabelle 102. *Plasma-Calcium und alkalische Plasma-Phosphatase bei Patienten mit verschiedenen Formen des Metastasensyndroms* (nach WOODARD[1])

Diagnose	Plasma-Calcium (mg/100 ml)			Alkalische Plasma-Phosphatase		
	Zahl der Pat.	Mittel	% Pat.. mit >12,1 mg-%	Zahl der Pat.	Mittel	% Pat. mit >5,1 mg-%
Gesunde Individuen	185	10,7	1,6	126	3,1	2,4
Brustkrebs ohne Knochenmetastasen .	201	10,6	1,0	197	3,4	9,2
Prostata-Carcinom ohne Knochenmetastasen	79	10,5	0,0	82	3,6	14,7
Brustkrebs mit Knochenmetastasen . .	445	10,9	9,4	443	6,8	56,2
Prostatakrebs mit Knochenmetastasen .	101	10,4	1,0	110	20,7	89,4
Multiples Myelom	80	11,4	21,3	83	3,9	21,7
Andere maligne Tumoren mit Knochenmetastasen	135	11,0	8,9	144	8,5	45,9

das zu ausgesprochenen Knochendefekten führt, ist die alkalische Plasma-Phosphatase in etwa 20% der Fälle erhöht. Bei einem typischen osteoblastischen Krebs, wie etwa dem Prostata-Carcinom steigt die Zahl der positiven Ausfälle auf etwa 90% an. Das Plasma-Calcium verhält sich umgekehrt wie die alkalische Phosphatase und ist bei jenen Patienten am höchsten, die trotz ausgedehnten Defekten eine normale alkalische Phosphatase aufweisen, also beim multiplen Myelom und dem Brustkrebs. Etwa 10% der Patientinnen mit einem unbehandelten Brustkrebs weisen eine spontan entstandene *Hypercalcämie* auf. Dies wurde schon früher bei immobilisierten und terminalen Patientinnen beobachtet[2, 3], doch tritt diese Veränderung auch bei unbehandelten Patientinnen häufiger auf als

[1] WOODARD, H. Q.: Cancer **6**, 1219 (1953).
[2] ADAIR, F. E., u. J. B. HERRMANN: Ann. Surg. **123**, 1023 (1946).
[3] HERRMANN, J. B., E. KIRSTEN u. J. S. KRAKAUER: J. clin. Endocr. **9**, 1 (1949).

früher angenommen wurde[1]. Die Hypercalcämie wie auch die Hypercalciurie führen zu Nierenschädigungen, die aber oft erst terminal zu Tage treten.

Bilanzuntersuchungen geben einen besseren Einblick in das Verhalten des Mineralstoffwechsels als die einfachere Bestimmung von Plasmawerten. LASZLO et al.[1] verfolgten den Mineralhaushalt bei acht Patientinnen mit osteolytischen Knochenläsionen während insgesamt 30 Stoffwechselperioden. 12 dieser Stoffwechselperioden können als osteoblastische Phasen interpretiert werden, da die Calciumausscheidung im Urin normal war (weniger als 0,15 mg Calcium/24 Std.). Während den übrigen 18 Perioden lag eine osteolytische Phase mit Hypercalciurie vor. Während der Hypercalciurie kam es zu einer Reihe weiterer typischer Veränderungen wie Hypercalcämie, Tendenz zu Hyperphosphatämie und Hyperphosphaturie. Klinisch und röntgenologisch gingen diese hypercalciurischen Phasen stets mit einer Osteolyse einher (Abb. 86). Bei 3 Patientinnen entstand während den Bilanzuntersuchungen eine spontane Hypercalcämie. Auf Grund einer intensiven Osteolyse kam es zunächst zu einer Calcium- und Phosphatausschwemmung in das Blut, die Anlaß zu einer Calciumausscheidung im Urin von mehr als 0,3 mg/24 Std. gab. Erst im Anschluß an die Hypercalciurie kam es zu einer Hypercalcämie. Das Auftreten einer Hypercalcämie wird daher heute meist als Ausdruck einer durch die exzessive Calciumausscheidung hervorgerufenen Nierenschädigung aufgefaßt.

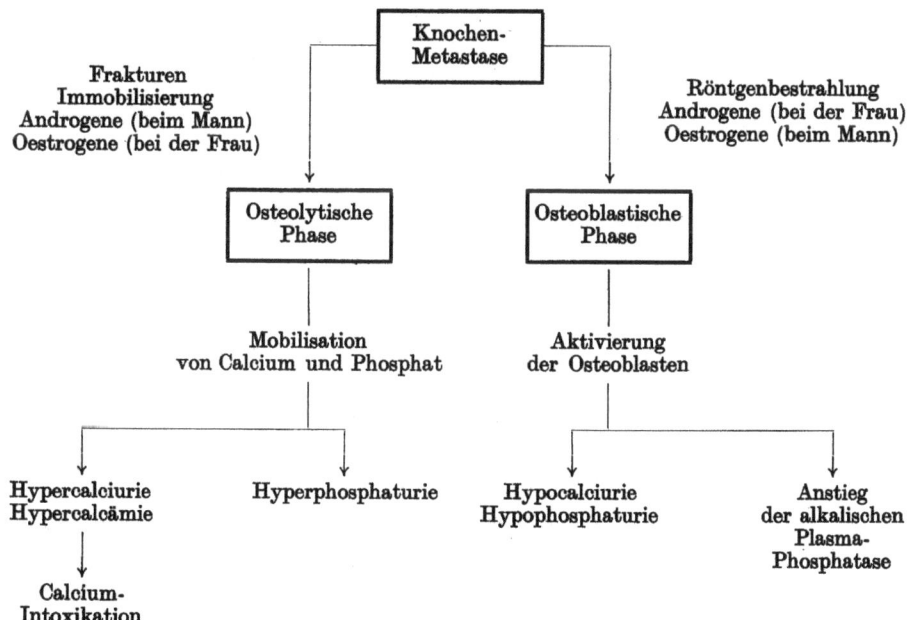

Abb. 86. Abweichungen im Mineralhaushalt beim Metastasensyndrom

Auch aus Bilanzuntersuchungen geht deutlich hervor, daß sich die *alkalische Phosphatase und das Plasma-Calcium* meist reziprok verhalten. GRIBOFF et al.[2] analysierten das Verhalten der alkalischen Plasma-Phosphatase und des Plasma-Calciums bei 66 Patientinnen mit dem Metastasensyndrom während einer hypercalcämischen Periode. Von 33 Patientinnen mit inzipienter Hypercalcämie

[1] LASZLO, D., et al.: J. Amer. med. Ass. **148**, 1502 (1952).
[2] GRIBOFF, S. I., et al.: J. clin. Endocr. **14**, 378 (1954).

zeigten 30 (91%) einen prämonitorischen Abfall der alkalischen Plasma-Phosphatase, die häufig dem Anstieg des Calciums voranging. Umgekehrt war die alkalische Phosphatase in 94% von 32 Patientinnen mit abfallendem Serumcalcium erhöht. Die Übergänge von einer osteoblastischen zu einer osteolytischen Phase des Metastasensyndroms und die damit verbundenen biochemischen Änderungen wurden auf Abb. 86 dargestellt. Die Begriffe der osteolytischen und osteoblastischen Phase dürfen aber nicht starr verwendet werden, vielmehr pendelt jedes Metastasensyndrom zwischen diesen beiden Extremen hin und her.

iii. Metastasensyndrom beim behandelten Brustkrebs

Der Brustkrebs ist neben dem Prostata-Carcinom das einzige menschliche Neoplasma, das in hohem Grade von der Sekretion der inneren Drüsen abhängig ist. Dafür sprechen die therapeutischen Erfolge durch Eingriffe in das Endokrinium, von der Kastration, Adrenalektomie bis zu Hypophysektomie. Indirekt sehen wir eine Bestätigung für diese Hormonabhängigkeit in der Beobachtung von ARCHER[1], wonach bei 13 aus der Literatur gesammelten Fällen von Simmondscher Krankheit mit gleichzeitiger Neoplasie es sich in keinem einzigen Fall um ein Brust-, Prostata- oder Ovarialcarcinom handelte. Während so kaum mehr ein Zweifel über die „Hormonabhängigkeit" als solche besteht, so ist doch zur Zeit noch unklar, von welchen Hormonen diese Tumoren abhängig sind und wie sie antagonistisch beeinflußt werden können. Das völlig verschiedenartige Verhalten einzelner Brustkrebse spricht auch dafür, daß deren Hormonabhängigkeit keinesfalls einheitlich ist. So kann die therapeutische Verabreichung von Oestrogenen bei jungen Frauen mit einem Brustkrebs zu einer fulminanten Aussaat führen, während ein ähnlicher Tumor nach der Menopause gut auf diese Behandlungsweise anspricht. Die Auswahl der besten Behandlungsweise, ob Androgene, Oestrogene oder Corticoide kann daher nur durch" trial and error" erfolgen und muß in jedem Falle individuell erwogen werden. Androgene wie auch Oestrogene führen häufig zu Verschlechterungen des klinischen Zustands und zu lebensbedrohlichen Komplikationen. Die unmittelbare Beurteilung der Wirkung einer bestimmten Behandlungsweise kann weder durch klinische, noch durch röntgenologische Methoden erfolgen. Einzig das Laboratorium vermag relativ rasch Aufschluß über den Erfolg oder Mißerfolg des Eingriffs zu geben. Aus diesem Grund wurden in den letzten Jahren an großen Patientinnenreihen zahlreiche Plasma- und Urinanalysen durchgeführt, um die günstigste Methode zur Beurteilung des Behandlungserfolges einer neuen Therapie zu ermitteln.

WOODARD[2] am Memorial Center in New York verfolgte eine größere Zahl von Patientinnen nach einer Behandlung mit chirurgischer Kastration, Androgenen und Oestrogenen. Das *Plasma-Calcium* erwies sich als ein ungewisser Indicator. Einzig bei der Behandlung mit Androgenen führte ein gutes Ansprechen zu einer geringen Senkung, während bei Nicht-Ansprechen häufig eine Hypercalcämie beobachtet wurde. Eine analoge Tendenz lag auch bei Oestrogenen vor, doch waren die Resultate kaum signifikant. Ähnliche Beobachtungen machten KENNEDY et al.[3] bei einer größeren Zahl von Patientinnen. Die Bestimmung des Plasma-Calciums ist daher nur insofern bedeutungsvoll, als eine gefährliche Hypercalcämie bei der Testosteronbehandlung erkannt werden kann, besagt aber wenig in bezug auf das Ansprechen oder Nicht-Ansprechen auf die Therapie.

Bereits etwas deutlichere Veränderungen lassen sich im Verhalten der *alkalischen Plasma-Phosphatase* nachweisen. Im allgemeinen spricht ein Anstieg für

---

[1] ARCHER, B. H.: N. Y. State J. Med. **53**, 328 (1953).
[2] WOODARD, H. Q., G. C. ESCHER u. J. H. FARROW: Cancer **7**, 744 (1954).
[3] KENNEDY, B. J., et al.: Amer. J. Med. **19**, 337 (1955).

einen Übergang von der osteolytischen in eine osteoblastische Phase. Dies geht aus den Untersuchungen von KENNEDY et al.[1] hervor. Nach WOODARD et al.[2] ist es vorteilhaft, gleichzeitig mit der Bestimmung der alkalischen Phosphatase auch eine Röntgenaufnahme zur Beurteilung des Krankheitsverlaufes anzufertigen. Wichtig bei der Interpretation der Röntgenaufnahmen ist weniger das Dichterwerden, als das Kleinerwerden der metastatischen Herde. Selbstverständlich hat die alkalische Phosphatase nur dann eine Bedeutung, wenn eine Lebererkrankung (Metastasen) ausgeschlossen werden kann. Nach den Untersuchungen von PEARSON et al.[3], STRIEBEL et al.[4] muß die Bestimmung der täglichen *Calciumausscheidung im Urin* als zuverlässigste Methode zur Beurteilung einer Phasenverschiebung während der Behandlung des Metastasensyndroms angesehen werden. Leider ist diese Untersuchung aber sehr umständlich und es ist fraglich, ob sie sich auf die Dauer als durchführbar erweisen wird.

iV. Osteoblastische Phase des Metastasensyndroms

Auch für die osteoblastische Phase des Metastasensyndromes und für jene Tumoren die fast ausschließliche osteoblastische Metastasen bilden, wie etwa das Prostatacarcinom, gibt es eine Reihe von charakteristischen Stoffwechselveränderungen. An erster Stelle muß hier der Anstieg der alkalischen Plasma-Phosphatase erwähnt werden, der bei etwa 90% aller Patienten beobachtet wird. Bei der osteoblastischen Phase des Metastasensyndroms kommt es im Gegensatz zur osteolytischen Phase, wie die Bilanzuntersuchungen von AUB et al.[5] zeigten, nicht zu einer gesteigerten Ausscheidung, sondern zu einer Retention von Calcium. Dies ist die Ursache für die bei diesem Krankheitsbild nicht zu selten nachweisbare Hypercalcämie. Im allgemeinen sind aber die Veränderungen im Mineralstoffwechsel viel diskreter und weniger gefährlich als beim osteolytischen Syndrom.

F. Endokrinopathien[6]

a) Innere Sekretion und Knochenstoffwechsel

Zwischen dem Knochenwachstum und dem Knochenstoffwechsel einerseits, der Aktivität der inneren Drüsen anderseits, liegen enge Wechselbeziehungen vor. Während die moderne Endokrinologie in ihren Grundsätzen vorwiegend auf tierexperimentellen Beobachtungen aufgebaut ist, so wurde der Einfluß der endokrinen Drüsen auf das Skeletsystem zuerst am Krankenbett richtig erkannt und eingeschätzt. Der Wirkungsmechanismus der Hormone auf den Stoffwechsel der Osteoblasten ist aber noch wenig abgeklärt. Bei der Großzahl der Abweichungen handelt es sich wahrscheinlich um eine unspezifische Beeinflussung des Eiweißstoffwechsels im Sinne der induzierten Proteinsynthese. Es liegt bis heute keine einzige Untersuchung vor, aus der mit Sicherheit der Schluß gezogen werden könnte, daß ein Hormon die Aktivität eines spezifischen Enzymes maßgeblich beeinflußt.

b) Wachstumshormon

Der *hypophysäre Zwergwuchs* ist eine besondere Form des sog. proportionierten Zwergwuchses. Die Krankheit ist selten und es ist daher nicht überraschend,

[1] KENNEDY, B. J., et al.: Amer. J. Med. **19**, 337 (1955).
[2] WOODARD, H. Q., G. C. ESCHER u. J. H. FARROW: Cancer **7**, 744 (1954).
[3] PEARSON, O. H., et al.: J. Amer. med. Ass. **154**, 234 (1954).
[4] STRIEBEL, A., P. VON PLANTA u. G. VIOLLIER: Schw. med. Wschr. **85**, 167, (1955).
[5] AUB, J. C., D. M. TIBBETTS u. I. T. NATHANSON: Cancer Res. **7**, 723 (1947).
[6] CUSHING, H.: Bull. John Hopk. Hosp. **50**, 137 (1932).

daß sehr wenig über den Stoffwechsel dieser Patienten bekannt ist. Die Morphologie des Skeletes bei hypophysären Zwergen ist normal, doch ist seine Differenzierung verlangsamt und endet zu früh. Es ist wahrscheinlich, daß die normale Knochendifferenzierung von einem Hypophysenvorderlappenhormon, dem Wachstumshormon, abhängig ist. Es wurde während einiger Zeit vermutet, daß dieses innere Sekret eine direkte Wirkung auf die alkalische Phosphatase in den Osteoblasten ausübt. Diese Theorie stützte sich auf tierexperimentelle Untersuchungen. Nach Hypophysektomie nimmt die Aktivität der alkalischen Phosphatase im Knochen stark ab[1,2], während es umgekehrt nach der Gabe von Wachstumshormon zu einer Zunahme der alkalischen Plasma-Phosphatase kam[3]. Interessanterweise führt auch Thyroxin zu einer Restaurierung der Enzymkonzentration, ohne daß es aber zu einer Normalisierung des Knochenwachstums kommt. Daraus geht hervor, daß beide Hormone zwar die Aktivität der alkalischen Phosphatase bei Hypophysektomie zu normalisieren vermögen, daß dieses Enzym aber nicht der direkte Angriffspunkt der beiden Hormone sein kann. In den meisten übrigen Organen kommt es nach der Gabe von Wachstumshormon zu keinen auffälligen Veränderungen im Enzymprofil[4,5]. Zusatz von Parathormon führt in vitro nicht zu einer Aktivierung der alkalischen Phosphatase[6]. Angaben über das Verhalten der alkalischen Plasma-Phosphatase beim menschlichen Zwergwuchs sind uns nicht bekannt.

Der *hypophysäre Gigantismus*[7,8] zeigt ein dem hypophysären Zwergwuchs in mancher Hinsicht diametral gegenüberstehendes Bild. Es ist wahrscheinlich, daß diese Krankheit auf einen Überschuß an Wachstumshormon während der Wachstumsperiode, also vor dem Schluß der Epiphysenfugen, zurückzuführen ist. Kommt es im Erwachsenenalter zu einer Überproduktion dieses Hormones, so entsteht das Bild der *Akromegalie*. Diese Krankheiten wurden in den letzten Jahren auch biochemisch untersucht, doch sind die Stoffwechselfunktionen der einzelnen Organe noch nicht analysiert. Bei der Akromegalie ist die alkalische Plasma-Phosphatase meist leicht erhöht und fällt nach einer kausalen Behandlung zur Norm ab[9].

c) Hyperparathyreoidismus

i. Zur Klinik

Im Jahre 1891 grenzte VON RECKLINGHAUSEN[10] das Bild der „Ostitis fibrosa cystica" von der damals nicht seltenen Osteomalacie und der Gruppe der Knochentumoren ab. Unter den damals beschriebenen Patienten fanden sich auch solche, die an einem Hyperparathyreoidismus litten. JUNG[11] erbrachte den Nachweis, daß zwei von VON RECKLINGHAUSEN fälschlicherweise als Lymphknoten interpretierte Geschwülstchen in Wirklichkeit Parathyreoideaadenome waren. Die ersten Hinweise auf einen möglichen Zusammenhang zwischen cystischen Skeletveränderungen und Nebenschilddrüsenadenomen finden wir bei ASKANAZY im Jahre 1904[12].

[1] BUCHWALD, K. W., u. L. HUDSON: Endocrinology 41, 111 (1947).
[2] MATHIES, J. C., E. D. GOODMAN u. L. PALM: Amer. J. Physiol. 168, 352 (1952).
[3] LI, C. H., C. KALMAN u. H. M. EVANS: J. biol. Chem. 169, 625 (1947).
[4] WHICHER, C. H., u. E. M. WATSON: Endocrinology 33, 83 (1943).
[5] KOCHAKIAN, C. D., u. C. E. STETTNER: Amer. J. Physiol. 155, 262 (1948).
[6] PYLE, J. J., J. H. FISHER u. R. H. CLARK: J. biol. Chem. 119, 283 (1937).
[7] MARIE, P.: Revue Médecine 6, 297 (1886).
[8] MINKOWSKI, O.: Berl. klin. Wschr. 1887, 371.
[9] Eigene unveröffentlichte Beobachtung an zwei Patienten.
[10] RECKLINGHAUSEN, F. VON: Festschrift zum 70. Geburtstag von RUDOLF VIRCHOW. Berlin: Reiner 1891.
[11] JUNG, A.: Arch. franç. chir. Congr. franç. chir. 42, 170 (1933).
[12] ASKANAZY, M.: Arb. path. Anat. Inst. Tübingen 4, 398 (1902—1904).

Aber erst MANDL[1] führte das experimentum crucis aus, indem er bei einem Patienten mit Ostitis fibrosa cystica durch Exstirpation eines Nebenschilddrüsenadenomes eine Heilung herbeiführen konnte. In der Folge wurden die Knochenmanifestationen dieser Krankheit eingehend analysiert, doch zeigten erst die Arbeiten von ALBRIGHT et al.[2] am Massachusetts General Hospital in Boston, daß es neben der ossären Form auch extra-osseale Typen gibt und daß diesen in der Praxis eine größere Bedeutung zukommt als den Skeletmanifestationen. Wir denken dabei an den *renalen Hyperparathyreoidismus* der auch heute noch häufig übersehen wird. Eine Durchsicht der Krankengeschichten des Karolinska Sjukhuset zwischen 1931 und 1951 ergab, daß die Diagnose Hyperparathyreoidismus nur 21 mal gestellt wurde[3]. Bei besserer Vertrautheit mit dem Krankheitsbild wurden zwischen 1951 und 1953 am gleichen Spital von HELLSTRÖM[4] nicht weniger als 10 weitere Fälle beobachtet. Nach BAGGENSTOSS[5] sollen etwa 33% aller Fälle von Nephrocalcinose auf einen Hyperparathyreoidismus zurückzuführen sein.

Die klinischen Manifestationen des Hyperparathyreoidismus werden am besten in drei Symptomenkomplexe gegliedert:

1. Bei der *Skeletform* stehen die disseminierten Knochencysten im Vordergrund. Im Gegensatz zur Dysplasia fibrosa polyostotica handelt es sich beim Hyperparathyreoidismus um eine generalisierte Erkrankung des ganzen Skeletsystemes. Erst sekundär kommt es zu lokalen cystischen und tumorösen Umbauvorgängen. Da es sich um eine Erkrankung des ganzen Skeletsystems handelt, sind Ausfälle in der Calcium- und Phosphatbilanz zu erwarten.

2. Der *renale Hyperparathyreoidismus* ist in den Frühstadien viel weniger auffallend. Die Überaktivität der Nebenschilddrüse führt zu einer vermehrten Calciumausscheidung im Urin, die ihrerseits zu einer Hypercalcämie, Nephrocalcinose, Nephrolithiasis und irreversiblen Nierenschädigung Anlaß gibt. Etwa 50% aller von ALBRIGHT untersuchten Patienten gehören in diese Gruppe. Als Folge der chronischen Nierenschädigung kommt es nicht selten auch zu einer Hyperphosphatämie, eine Beobachtung, die differentialdiagnostisch nicht vergessen werden darf.

3. Das *Syndrom der Hypercalcämie* kann bei beiden Formen auftreten, ist jedoch bei Schädigung der Nierenfunktion häufiger. Die Calciumretention kann bei Nephropathien ein solches Ausmaß annehmen, daß es zu einem „chemical death" durch Hypercalcämie kommt. Dieses von ALBRIGHT auch als „parathormone intoxication" bezeichnete Syndrom ist nicht spezifisch für den Hyperparathyreoidismus, sondern wird auch bei einer D-Hypervitaminose, einer Parathormonvergiftung und bei der osteolytischen Phase des Metastasensyndroms beobachtet. Voraussetzung ist allerdings eine über längere Zeit bestehende gesteigerte Calciumausscheidung im Urin und eine dadurch entstandene irreversible Schädigung der Nierenfunktion. Eine Folge dieses Syndroms sind die zuerst von VIRCHOW[6] beschriebenen Kalkmetastasen, die besonders an jenen Stellen des Körpers auftreten, wo saure Valenzen ausgeschieden werden.

---

[1] MANDL, F.: Arch. klin. Chir. **143**, 245 (1926).
[2] ALBRIGHT, F., u. E. C. REIFENSTEIN: The Parathyroid Gland and Metabolic Bone Disease. Baltimore: Williams and Wilkins 1948 (*M.*).
[3] HELLSTRÖM, J.: Acta chir. scand. **100**, 391 (1950).
[4] HELLSTRÖM, J.: Acta chir. scand. **105**, 122 (1953).
[5] MORTENSEN, J. D., J. L. EMMETT u. A. H. BAGGENSTOSS: Proc. Staff Meet. Mayo Clin. **28**, 305 (1953).
[6] VIRCHOW, R.: Virchows Arch. path. Anat. 8, 103 (1855).

ii. Zur Ätiologie

Der *primäre Hyperparathyreoidismus* ist auf eine *Tumorbildung* in der Nebenschilddrüse zurückzuführen. Diese Neoplasmen sind meist, wie aus der geringen Tendenz zur loaklen Invasion und Metastasenbildung einerseits, aus der Überproduktion an Parathormon anderseits, hervorgeht, hoch differenziert. Adenome der Nebenschilddrüse treten meist spontan auf, doch sind Familien bekannt, bei denen es bei mehreren Probanden zu einer Entwicklung von Adenomen kam[1-4]. Zu identischen klinischen Manifestationen wie beim primären Hyperparathyreoidismus kommt es beim *sekundären*, doch liegt in diesem Falle nicht ein Adenom, sondern eine adaptive diffuse *Hyperplasie* aller Drüsenkörperchen vor. Nach ALBRIGHT ist eine kompensatorische Hyperplasie der Nebenschilddrüse bei den folgenden 4 Krankheiten möglich: 1. Rachitis oder Osteomalacie, 2. Niereninsuffizienz mit Phosphatretention, 3. Schwangerschaft und 4. Calciummangel. In jedem Fall handelt es sich um einen Versuch des Organismus die Störung im Calcium- und Phosphatumsatz durch Hyperplasie der Parathormon-produzierenden Zellen auszugleichen.

iii. Wirkungsmechanismus des Parathormones

MACCALLUM und VOEGTLIN[5,6] beobachteten im Jahre 1909, daß es im Tierexperiment nach einer Parathyreoidektomie zu einem *Abfall der Plasma-Calcium-Konzentration* und zu den Erscheinungen einer *Tetanie* kommt. Damit war die Aufmerksamkeit auf die Zusammenhänge zwischen den Nebenschilddrüsen und dem Mineralstoffwechsel gelenkt, doch konnte das Problem erst fruchtbar in Angriff genommen werden als es COLLIP[7] im Jahre 1925 gelang, das Hormon aus den Drüsen zu extrahieren. Seither wurden eine große Zahl von Studien über die Zusammenhänge zwischen diesem Proteinhormon und dem Mineralstoffwechsel veröffentlicht, doch ist der *primäre Angriffspunkt des Hormones* bis heute nicht mit Sicherheit abgeklärt. THOMSEN und COLLIP[8] sahen den primären Angriffspunkt des Parathormones im Knochen. Durch gesteigerte Osteoclastenaktivität soll es primär zu einer Entkalkung kommen, die sekundär zu den bekannten Plasma-Elektrolytveränderungen führt. Eine ähnliche Hypothese wird auf Grund von neueren Tierexperimenten auch von MUNSON[9] vertreten. HARRISON und HARRISON[10] lokalisierten den Angriffspunkt des Parathormones in der *Phosphatrückresorption in der Niere*. Da der Parathormonversuch aber auch beim nephrektomierten Tier in seiner typischen Form abläuft, bezweifelt ALBRIGHT[11] die Richtigkeit dieser Hypothese. JAFFÉ wiederum sah den Angriffspunkt lokal, im Knochen, glaubt aber nicht, daß die Osteoblasten- oder Osteoclastentätigkeit beeinflußt wird. Vielmehr soll es sich um eine Alteration der extracellulären Flüssigkeit handeln, die zu einer Auslaugung des Calciums aus dem Knochen führt. ALBRIGHT und REIFENSTEIN[11] lokalisieren auf Grund einer 25 jährigen klinischen und tierexperimentellen Bearbeitung des Gebietes den primären Angriffspunkt des Hormones nicht im Calcium-, sondern im *Phosphatstoffwechsel*. "Parathormone in some way affects phosphate dissolved in body fluid in such a way as to make it more readily excreted by the kidney with resulting decrease in serum phosphate." Wie aus diesen Ausführungen hervorgeht, herrscht keinesfalls Einstimmigkeit in der Interpretation der biologischen Wirkungen des Parathormons. Die einzelnen Schulen differieren nicht bloß in bezug auf den „humoralen" Angriffspunkt des Hormones: Calcium primär, Phosphat sekundär, oder umgekehrt, sondern auch in bezug auf den unmittelbaren anatomischen Angriffspunkt: Knochensubstanz, extracelluläre Flüssigkeit oder Niere.

[1] GOLDMAN, L., u. F. S. SMYTH: Ann. Surg. **104**, 971 (1936).

[2] SHALLOW, T. A., u. K. E. FRY: Surgery **24**, 1020 (1948).

[3] SCHNEIDER, R. W., E. R. KYGER u. E. P. McCULLAGH: Cleveland Clin. Quart. **14**, 246 (1947).

[4] FROHNER, R. N., u. J. C. WOLGAMOT: Ann. intern. Med. **40**, 765 (1954).

[5] MACCALLUM, W. G., u. C. VOEGTLIN: Bull. John Hopk. Hosp. **19**, 91 (1908).

[6] MACCALLUM, W. G., u. C. VOEGTLIN: J. exp. Med. **11**, 118 (1909).

[7] COLLIP, J. B.: J. biol. Chem. **63**, 395 (1925).

[8] THOMSEN, D. L., u. J. B. COLLIP: Physiol. Rev. **12**, 309 (1932) *(Uer)*.

[9] MUNSON, P. L.: Ann. N. Y. Acad. Sci. **60**, 776 (1955).

[10] HARRISON, H. E., u. H. C. HARRISON: J. Clin. Invest. **20**, 47 (1941).

[11] ALBRIGHT, F., u. E. C. REIFENSTEIN: The Parathyroid gland and Metabolic Bone Disease. Baltimore, Md.: Williams and Wilkins 1948 *(M)*.

iV. Biochemische Untersuchungen

Die Untersuchung bestimmter Plasmabestandteile trug wesentlich zur Abklärung des Hyperparathyreoidismus bei und ist auch heute noch für die Diagnose und Differenzialdiagnose ausschlaggebend. Die Hypercalcämie wurde bereits früh als eine typische Manifestation der Parathyreoidea-Überfunktion erkannt. Von 111 in der Literatur beschriebenen Fällen hatten 109 eine Plasma-Calcium-Konzentration von über 11 mg-% und 91 Patienten von über 12 mg-%[1]. ALBRIGHT[2] beobachtete bei 35 selbst untersuchten Patienten Plasma-Calciumwerte von über 11 mg-% bei 97% und von über 12 mg-% bei 74% der Patienten. Eine Erhöhung der Plasma-Calcium-Konzentration muß daher als conditio sine qua non für die Diagnose „Hyperparathyreoidismus" angesehen werden. Die Veränderungen der Plasma-Phosphat-Konzentration sind weniger auffällig. GUTMAN et al.[1] fanden bei den aus der Literatur zusammengestellten Fällen eine Verminderung des Plasma-Phosphates unter 2,5 mg/100 ml nur bei 35 von 79 Fällen und ähnliche Befunde wurden auch von BURK[3] erhoben. Überraschenderweise hatten 10 der 11 von HELLSTRÖM[4] beschriebenen Patienten ein abnorm niedriges Plasma-Phosphat. Es sei darauf aufmerksam gemacht, daß die Bedeutung der Bestimmung des Plasma-Phosphates besonders dadurch eingeschränkt wird, daß die Phosphatwerte bei Nierenkrankheiten oft abnorm hoch sind.

Interessant ist das Verhalten der *alkalischen Plasma-Phosphatase* beim Hyperparathyreoidismus. GUTMAN et al.[1] verfügten in ihrer Sammelstatistik über 28 Patienten, bei denen dieses Enzym bestimmt wurde. Nur bei zwei Patienten waren die Werte normal, bei 16 waren sie 2—5mal höher und bei den restlichen 10 Patienten 10—20mal höher als die Normalwerte. Es muß allerdings hervorgehoben werden, daß es sich dabei ausschließlich um Patienten mit der ossalen Form des Hyperparathyreoidismus handelte. Bei einer Gruppe von Patienten mit Nephrocalcinose wies ALBRIGHT[2] nach, daß die alkalische Plasma-Phosphatase meist normal ist. Daraus geht hervor, daß die Veränderungen in der Aktivität dieses Enzymes eine Folge der bei Knochenläsionen reaktiv auftretenden Osteoblastenaktivierung und nicht eine primäre Reaktion sind.

V. Parathormon und alkalische Phosphatase

Der Anstieg der alkalischen Plasma-Phosphatase bei Patienten mit Hyperparathyreoidismus lenkte das Interesse einer Reihe von Forschern auf das Verhalten dieses Enzymes im Knochen und in der Niere. Nach der Injektion von Parathormon beobachteten WILLIAMS und WATSON[5] eine Zunahme der Enzymaktivität in der Diaphyse, jedoch keinen Einfluß auf das epiphysäre Enzym. Dieser Befund ist insofern interessant, als beim Hyperparathyreoidismus die Knochenläsionen vorwiegend in der Diaphyse lokalisiert sind. Die scheinbar gegenteiligen Beobachtungen, wonach die alkalische Phosphatase in der Tibia nach Parathormongabe abnehme[6], ist wohl dadurch zu erklären, daß diese Forscher mit der Epiphyse arbeiteten und nur eine kleine Zahl von Tieren zu diesen Experimenten heranzogen. Das Verhalten der Nierenenzyme ist aus zwei Gründen interessant. Zunächst ist die Niere einer der hypothetischen Angriffspunkte des Parathormons und weiterhin ist sie das beim Hyperparathyreoidismus am häufigsten geschädigte Organ. Zum zweiten Punkt möchten wir die wenig bekannte, aber interessante und wichtige Beobachtung von ENGEL et al.[7] anführen. Diese Forscher zeigten, daß es nach einer Injektion von Parathormon zu einer Mobilisierung von Mucopolysacchariden

---

[1] GUTMAN, A. B., T. L. TYSON u. E. B. GUTMAN: Arch. intern. Med. 57, 379 (1936).

[2] ALBRIGHT, F., u. E. C. REIFENSTEIN: The Parathyroid gland and Metabolic Bone Disease. Baltimore, Md.: Williams and Wilkins 1948 *(M)*.

[3] BURK, L. B.: Amer. J. Surg. 76, 404 (1948).

[4] HELLSTRÖM, J.: Acta chir. scand. 105, 177 (1953).

[5] WILLIAMS, H. L., u. E. M. WATSON: Endocrinology 29, 250 (1941).

[6] KOCHAKIAN, C. D., u. A. R. TEREPKA: Amer. J. Physiol. 165, 142 (1951).

[7] ENGEL, M. B., H. R. CATCHPOLE u. N. R. JOSEPH: Metabolic Interrelations, Fifth Conference. p. 119. New York, N. Y.: Josial Macy Foundation 1954.

kommt, die durch die Nieren ausgeschieden werden und dort als Cylinder präzipitieren. Die Mucopolysaccharide besitzen bekanntlich eine gesteigerte Affinität zu Calciumsalzen und mögen einen wichtigen Faktor bei der so häufigen Entwicklung einer Nephrocalcinose bilden. Bei einer akuten Verabreichung von Parathormon kommt es zu einer Abnahme der alkalischen Phosphatase und der Arginase in der Niere[1]. Dies wurde von EGER und GELLER[2] mit histochemischen Methoden bestätigt. Die Autoren interpretieren ihre Beobachtungen dahin, daß die alkalische Phosphatase an der Phosphatrückresorption beteiligt sei. Es liegen aber nur wenig Anhaltspunkte für eine solche Auffassung vor.

d) Hypothyreoidismus

Alkalische Plasma-Phosphatase

Unterfunktion der Schilddrüse ist eine der bekanntesten Ursachen des verzögerten Wachstums und Reifung des Skeletsystems. Die Skeletmanifestationen beim Kretinismus und Myxödem sind dreifacher Art: ein verzögertes Auftreten der Knochenkerne, ein verzögerter Schluß der Epiphysenlinien und eine Retardierung des Knochenalters. Da im allgemeinen eine enge Beziehung zwischen dem Knochenwachstum und der alkalischen Plasma-Phosphatase besteht, stellt sich die Frage, wie sich dieses Enzym bei den durch Unterfunktion der Thyreoidea bedingten Formen der Wachstumsverzögerung verhält. TALBOT et al.[3] zeigten, daß die Aktivität der alkalischen Plasma-Phosphatase bei Kindern mit Hypothyreoidismus abnorm niedrig ist. HILL und WEBER[4] wiesen anläßlich einer Diskussion über die Schwierigkeiten bei der Differentialdiagnose der Wachstumsstörungen darauf hin, daß eine Abnahme der alkalischen Phosphatase stark für das Vorliegen eines Hypothyreoidismus spricht. In ihrem Krankengut hatten 20 von 23 Kindern mit Kretinismus abnorm erniedrigte Werte.

G. Hypo- und Hypervitaminosen

a) C-Hypovitaminose

i. Experimentelle Untersuchungen über die alkalische Phosphatase

Wie bereits auf S. 177 dargestellt, hat das Vitamin C einen wichtigen Einfluß auf die Differenzierung des Bindegewebes. Es ist daher nicht erstaunlich, daß bei einer C-Avitaminose auch eine schwere Schädigung der Ossifikation auftritt. In Anbetracht der Bedeutung der alkalischen Phosphatase bei diesem Vorgang war es naheliegend nach einem lokalisierten Enzymdefekt zu suchen. SCOZ et al.[5] analysierten als erste die Enzymaktivität des Knochens von skorbutischen Meerschweinchen und fanden eine Zunahme der Enzymaktivität. Mit besseren Nachweismethoden arbeitend berichteten aber GOULD und SHWACHMAN[6] einige Jahre später über eine signifikante Abnahme der Enzymaktivität im Knochen. Dies wurde von BOURNE[7] bestätigt, der die lokale Hypenzymie mit der gestörten Knochenregeneration beim Skorbut in Zusammenhang brachte. Diese histochemischen Beobachtungen wurden inzwischen auch von anderer Seite[8,9] bestätigt. Ob es sich bei der Abnahme der Enzymkonzentration um eine direkte Folge der C-Avitaminose handelt, oder um einen indirekten Effekt kann nicht entschieden werden. Solange die genaue Aufgabe dieses Enzymes bei der Ossifikation nicht besser abgeklärt ist, bleibt auch eine Verknüpfung der Hypenzymie mit der Ossifikationsstörung spekulativ.

---

[1] KOCHAKIAN, C. D., u. A. R. TEREPKA: Amer. J. Physiol. **165**, 142 (1951).

[2] EGER, W., u. H. F. GELLER: Naunyn-Schmiedebergs Arch. exp. Path. Pharmak. **218**, 222 (1953).

[3] TALBOT, N. B., et al.: Amer. J. Dis. Child. **62**, 273 (1941).

[4] HILL, A. M., u. J. E. WEBER: J. Pediat. **22**, 325 (1943).

[5] SCOZ, G., C. CATTANEO u. M. C. GABRIELLI: Enzymologia **3**, 29 (1937).

[6] GOULD, B. S., u. H. SHWACHMAN: Amer. J. Physiol. **135**, 485 (1942).

[7] BOURNE, G. H.: J. Anat. **82**, 81 (1948).

[8] ZORZOLI, A., u. E. M. NADEL: J. Histochem. Cytochem. **1**, 362 (1953).

[9] FOLLIS, R. H.: Bull. John Hopk. Hosp. **89**, 9 (1951).

ii. Verhalten der alkalischen Plasma-Phosphatase

Tierexperimentelle Beobachtungen weisen darauf hin, daß es gleichzeitig mit der Abnahme der Enzymaktivität im Knochen zu einer Verminderung der Aktivität im Plasma kommt[1]. Nach der Verabreichung von Vitamin C bei avitaminotischen Tieren steigt gleichzeitig die alkalische Phosphatase des Knochens und des Plasmas zur Norm an[2]. Diese Beobachtung ist ein weiterer indirekter Hinweis darauf, daß die alkalische Plasma-Phosphatase vorwiegend aus dem Knochen stammt. Eine solche Interpretation wurde allerdings kürzlich bezweifelt, da PERKINS und ZILVA[3] beobachteten, daß beim skorbutischen Meerschweinchen die Plasma-Enzymaktivität vor der Knochenaktivität absinkt und später zur Norm ansteigt. Diese Beobachtung steht aber nicht im Widerspruch zur erwähnten Hypothese, da z. Z. zu wenig über die Diffusion des Enzyms und über den Gleichgewichtszustand zwischen Plasma- und Knochenenzymen bekannt ist. Beim Menschen liegen offenbar analoge Verhältnisse vor, wie im Tierexperiment. Bei den wenigen Fällen von Skorbut, bei denen die alkalische Plasma-Phosphatase bestimmt wurde, ergab sich in jedem Fall eine Abnahme der Enzymaktivität[4,5].

b) D-Hypovitaminose

i. Wirkungsmechanismus des Vitamin D[6,7]

Die Erforschung des Wirkungsmechanismus des Vitamin D begann im Jahre 1918, mit der Beobachtung von MELLANBY[8], daß es bei Hunden durch eine besondere Diät gelingt, eine Rachitis zu erzeugen. Trotz einer außerordentlichen Zahl von tierexperimentellen Untersuchungen ist es aber bis heute nicht gelungen den Angriffspunkt dieses Vitamines anatomisch und biochemisch abzuklären. Am häufigsten werden die folgenden Hypothesen vertreten: NICOLAYSEN et al.[6,7] sind der Auffassung, daß das Vitamin D die *Resorption von Calcium* im Magendarmtrakt reguliert und damit indirekt auch eine Wirkung auf die Phosphatresorption ausübt. HARRISON und HARRISON[9,10] sehen den Angriffspunkt des Vitamin D bei der *Rückresorption des Phosphates* in der Niere. Allerdings gelang es ihnen nie klar zu zeigen, ob es sich dabei um eine direkte Wirkung des Vitamin D oder aber um einen durch die Calciumabnahme im Plasma induzierten Effekt eines kompensatorischen Hyperparathyreoidismus handelte. Während diese beiden Hypothesen vor allem die Abnahme des Plasma-Phosphates zu erklären versuchen, sehen andere Forscher den primären Angriffspunkt des Vitamines lokal im *Knochenstoffwechsel* und betrachten die Plasma-Elektrolytveränderungen als sekundäre Erscheinungen. Aus Experimenten mit S^{35} geht hervor, daß dieses Vitamin möglicherweise mit der Verwendung von Chondroitinsulfat bei der Ossifikation etwas zu tun hat[11]. Zweifellos hat dieses Vitamin einen lokalen Effekt auf den Knochenstoffwechsel[12], doch kann gegenwärtig nicht entschieden werden, ob diesem nur bei der Hypervitaminose, der Hypovitaminose oder bei der normalen Regulation eine Rolle zukommt. Die Situation ist somit ähnlich wie beim Parathormon; eine Reihe von durchaus möglichen Hypothesen liegen vor, doch vermag keine allein die mannigfachen Ausfallserscheinungen bei der Hypo- und der Hypervitaminose zu erklären. Da die Funktion der Nebenschilddrüse von der Plasma-Calcium- und Phosphat-Konzentration abhängig ist, so bestehen zahlreiche Wechselbeziehungen zwischen diesem Hormon und Enzym, die sich bisher einer näheren Analyse entzogen.

ii. Hypervitaminose D

Im Gegensatz zu den meisten anderen Vitaminen führt die Verabreichung exzessiver Mengen Vitamin D zu einem charakteristischen Krankheitsbild. Da eine Gabe von großen Vitamin D-Dosen während einiger Zeit zur Behandlung der Tuberkulose und rheumatoiden Arthritis Verwendung fand, so sind die mannig-

[1] TODHUNTER, E. N., u. W. BREWER: Amer. J. Physiol. **180**, 310 (1940).
[2] SHWACHMAN, H., u. B. S. GOULD: J. Nutrit. **23**, 271 (1942).
[3] PERKINS, H. R., u. S. S. ZILVA: Biochem. J. **47**, 306 (1950).
[4] SMITH, J.: Arch. Dis. Childh. **1**, 149 (1932); **2**, 215 (1933).
[5] SHWACHMAN, H.: J. Pediat. **19**, 38 (1941).
[6] NICOLAYSEN, R., u. N. EEG-LARSEN: Vitam. and Horm. **11**, 29 (1953).
[7] NICOLAYSEN, R., N. EEG-LARSEN u. O. J. MALM: Physiol. Rev. **33**, 424 (1953).
[8] MELLANBY, E.: J. Physiol. **52**, Proc. xi (1918).
[9] HARRISON, H. E., u. H. C. HARRISON: J. clin. Invest. **20**, 47 (1941).
[10] HARRISON, H. E.: Pediatrics **14**, 285 (1954).
[11] DZIEWIATKOWSKI, D. D.: J. exp. Med. **100**, 25 (1954).
[12] BARNICOT, N. A.: Nature (London) **162**, 848 (1948).

fachen Nebenerscheinungen gut bekannt[1-3]. Im Vordergrund steht die Mobilisierung des Calciums aus dem Skelet mit einer Demineralisierung der Knochen und einer metastatischen Calcifizierung in den Weichteilen, besonders in der Niere. Die biochemischen Alterationen bei der Vitamin D-Intoxikation wurden wenig beachtet. Aus den vorliegenden Berichten[1-3] geht hervor, daß die alkalische Plasma-Phosphatase und die Plasma-Phosphatkonzentration meist normal sind, während eine Hypercalcämie mit allen ihren Folgeerscheinungen als typisch zu betrachten ist. Bei der Pathogenese der Krankheit dürfte die Hypercalciurie noch wichtiger sein als die Hypercalcämie.

iii. Rachitis und Citratstoffwechsel

Citrat hat bei rachitischen Kindern eine gewisse Heilwirkung[4,5]. DICKENS[6] analysierte die Citratkonzentration in gesundem und rachitischem Knochen und fand eine deutliche Abnahme dieser Substanz bei der Rachitis. Die Verabreichung von Vitamin D bei rachitischen Kindern führt rasch zu einem Anstieg der Citratkonzentration im Plasma[7]. Leider liegen bisher noch wenig Analysen über das Verhalten des Plasma-Citrates bei Knochenkrankheiten vor, doch scheint die Konzentration dieser Substanz bei allen jenen Erkrankungen erhöht zu sein, die mit einer gesteigerten Knochenresorption einhergehen[8]. Neuerdings wurde der Energiestoffwechsel des rachitischen Knochens etwas eingehender studiert. Manometrische Analysen von TULPULE und PATWARDHAN[9] wiesen darauf hin, daß die anaerobe Glykolyse des rachitischen Knorpels normal abläuft, daß aber die Pyruvat-Oxydation durch den Krebscyclus abnorm niedrig ist. Dies wirft die Frage auf, ob es sich bei der Rachitis um einen durch den Ausfall des Vitamin D bedingten Defekt im Krebscyclus handelt.

iV. Alkalische Knochen-Phosphatase und Rachitis

ROBISON und SOAMES[10] zeigten bereits im Jahre 1924, daß die Konzentration der alkalischen Phosphatase im rachitischen Knorpel erhöht ist. Dieser Befund wurde seither immer wieder erhoben. Histochemische Untersuchungen ergaben, daß die Lokalisation des Enzymes im pathologischen Knochen normal ist und keine atypische Verteilung vorliegt[11]. Es ist daher unwahrscheinlich, daß dieses Enzym bei der Pathogenese der Rachitis eine Rolle spielt. MOTZOK und WYNNE[10] verfolgten das Verhalten der Organ-Phosphatasen bei rachitischen Hühnchen nach der Verabreichung von Vitamin D und fanden

Tabelle 103. *Verhalten der alkalischen Phosphatase beim rachitischen Hühnchen nach der Verabreichung verschiedener Dosen Vitamin D (nach MOTZOK und WYNNE[12])*

Vitamin D-Einheiten per 100 mg Futter	Konzentration der alkalischen Phosphatase			
	Plasma	Knochen	Darm-mucosa	Leber
0	1,7	20,8	47,7	1,9
10	1,1	14,9	71,6	2,0
20	0,5	3,0	60,6	1,8

[1] WOLBACH, S. B., u. O. A. BESSEY: Physiol. Rev. **22**, 233 (1942).
[2] MULLIGAN, R. M.: Arch. Path. (Chicago) **43**, 177 (1947).
[3] CHAPLIN, H., L. D. CLARK u. M. W. ROPES: Amer. J. med. Sci. **221**, 369 (1951).
[4] HAMILTON, B., u. M. M. DEWAR: Amer. J. Dis. Child. **54**, 548 (1937).
[5] SHOHL, A. T.: J. Nutrit. **14**, 69 (1937).
[6] DICKENS, F.: Biochem. J. **35**, 1011 (1941).
[7] HARRISON, H. E., u. H. C. HARRISON: Yale J. Biol. Med. **24**, 273 (1952).
[8] HARRISON, H. E.: Pediatrics **14**, 285 (1954).
[9] TULPULE, P. G., u. V. N. PATWARDHAN: Biochem. J. **58**, 61 (1954).
[10] ROBISON, R., u. K. M. SOAMES: Biochem. J. **18**, 740 (1924).
[11] MORSE, A., u. R. O. GREEP: Anat. Rec. **111**, 193 (1951).
[12] MOTZOK, I., u. A. M. WYNNE: Biochem. J. **47**, 187 (1950).

eine rasche Normalisierung der Enzymaktivität in Plasma und Knochen, während diejenige der Darmmucosa, Niere und Leber weder bei rachitischen Tieren, noch nach der Verabreichung von Vitamin D Veränderungen unterworfen waren (Tab. 103). Wir sehen darin eine Bestätigung der schon oben (S. 360) geäußerten Auffassung, daß die einzelnen Organ-Phosphatasen funktionell verschiedenen Gruppen unterzuordnen sind.

V. Diagnostische Bedeutung der alkalischen Plasma-Phosphatase

Bereits KAY[1] wies darauf hin, daß die Aktivität der alkalischen Plasma-Phosphatase bei der Rachitis meist erhöht ist. Da bei der Rachitis die Osteoblastenaktivität normal, wenn nicht sogar gesteigert ist, so bestehen gute Gründe für die Annahme, daß die Hyperenzämie auf einen Übertritt abnorm großer Enzymmengen aus dem Knochen in das Plasma zurückzuführen ist. Diese Hypothese wird dadurch gestützt, daß die Plasmakonzentration des Enzymes unter experimentellen Bedingungen eng den Veränderungen der Knochenenzymkonzentration folgen (vgl. Tab. 103). Die *Frühdiagnose der Rachitis* ist heute noch in gewissen Ländern ein außerordentlich wichtiges medizinisches Problem. Die Suche nach einem einfachen Index, sei er klinischer, röntgenologischer oder biochemischer Art, ist daher bis heute nicht abgeschlossen. Die *röntgenologischen Methoden* bewährten sich nicht zur Früherfassung dieser Krankheit. So zeigte eine Studie der British Paediatric Association über die Häufigkeit der Rachitis während der letzten Kriegsjahre, daß die klinische Diagnose in 12,5% aller Aufnahmen gestellt wurde, während radiologisch die Diagnose nur in 0,5% der Fälle positiv ausfiel[2]. Somit verbleibt die klinische Untersuchung und die biochemische Plasmaanalyse. Die einzigen relativ typischen Veränderungen des Plasmas sind die Zunahme der alkalischen Phosphatase und die Abnahme der Phosphatkonzentration. Für die Praxis dreht sich die Frage darum, zu entscheiden, ob die *Bestimmung der alkalischen Phosphatase* oder des *Plasma-Phosphates* zuverlässigere Resultate gibt und daher besser für Massenuntersuchungen geeignet ist. Während früher oft die Plasma-Phosphatkonzentration als maßgeblicher betrachtet wurde, bestehen heute keine Zweifel mehr, daß die Enzymbestimmung einheitlichere und zuverlässigere Resultate gibt. Dies wird durch die folgenden drei vergleichenden Untersuchungen belegt:

BARNES et al.[3] fanden bei 40% ihrer Patienten mit Rachitis sowohl die Plasma-Calcium- als auch Plasma Phosphatkonzentration normal. Diese Beobachtung entkräftet die alte klinische Praxis, das Ionenprodukt als Index für die Schwere der Rachitis zu verwenden. GRAY und CARTER[2] veröffentlichten Beobachtungen an 64 Kindern mit Rachitis. 46 Patienten hatten die typischen klinischen Zeichen einer Rachitis sowie eine erhöhte alkalische Plasma-Phosphatase. Bei weiteren 9 Kindern war das Plasmaenzym erhöht, jedoch keine klinischen Zeichen vorhanden. Bei zwei Patienten war die klinische Diagnose positiv, Röntgenbild und alkalische Phosphatase jedoch normal. Schließlich war die alkalische Phosphatase bei 10 Kindern nur unsignifikant erhöht, doch handelte es sich bei allen diesen Fällen um Rachitis in der Heilphase. Die ausführlichste Studie über den Wert der verschiedenen diagnostischen Verfahren zur Erfassung der Rachitis verdanken wir KLASMER[4], der in Jerusalem über 1000 Kinder, von denen 55 an einer größtenteils milden Rachitis litten, untersuchte. Als Verfahren standen ihm die klinische Untersuchung, die Röntgenologie und die Bestimmung der alkalischen Phosphatase-

---

[1] KAY, H. D.: J. biol. Chem. **89**, 250 (1930).
[2] GRAY, J. D., u. F. S. CARTER: Arch. Dis. Childh. **24**, 189 (1949).
[3] BARNES, D. J., M. KAUCHER u. B. MUNKS: Amer. J. Dis. Child. **71**, 622 (1949).
[4] KLASMER, R.: Amer. J. Dis. Child. **67**, 348 (1944).

und Phosphat-Konzentration im Plasma zur Verfügung. Aus den Untersuchungen von KLASMER[1] geht deutlich hervor, daß die Erhöhung der alkalischen Phosphatase im Plasma das konstanteste Merkmal einer Rachitis ist. In der Großzahl der Fälle lag eine gute Korrelation zwischen der Schwere des klinischen Bildes und der Erhöhung des Plasma-Enzymes vor. In mehreren Fällen war die alkalische Phosphatase bereits zu einem Zeitpunkt erhöht, wo weder klinisch noch röntgenologisch Veränderungen nachweisbar waren. Der Autor kam zum Schluß, daß die alkalische Phosphatase im Plasma bei aktiver Rachitis stets erhöht ist, daß aber die Bestimmung bei einmaligem negativem Ausfall wiederholt werden muß. Dem Nachweis eines erniedrigten Plasma-Phosphates kommt eine viel geringere Bedeutung zu als der Bestimmung der alkalischen Phosphatase.

Tabelle 104. *Differentialdiagnostische Bedeutung der Konzentration der alkalischen Plasma-Phosphatase und des Plasma-Calciums und -Phosphates bei Knochenkrankheiten*

Knochenkrankheit	Plasma		
	Alkalische Phosphatase	Calcium	Phosphat
I. Entwicklungsstörungen			
Osteogenesis imperfecta	n — ↗	n	n
Hypophosphatasie.......	↙	n	n
Dysplasia fibrosa polyostotica .	n — ↗	n	n
Marmorknochenkrankheit ...	n — ↗	n	n
II. Kreislaufstörungen			
Morbus Paget.........	↗	n	n
III. Tumoren			
Osteogenes Sarkom	n — ↗	n	n
Übrige primäre Tumoren....	n — ↗	n	n
Metastasensyndrom			
Osteolytische Phase	n — ↗	↗	n
Osteoblastische Phase	↗	n	n
IV. Endokrinopathien			
Akromegalie	n — ↗	n	n
Osteoporose	n	n	n
Hyperparathyreoidismus ...	↗	↗	↙
Hyperthyreose	n — ↗	n	n
Hypothyreose	↙	n	n
V. Hypo- und Hypervitaminosen			
C-Hypovitaminose	↙	n	n
Rachitis	↗	n	n — ↙
D-Hypervitaminose	n — ↗	↗	n
VI. Verschiedene Krankheiten			
Calcinosis universalis	n	n	n
Ektopische Ossifikation	n — ↗	n	n
Entzündungen (Tbk., Sarkoid) .	n — ↗	n — ↗	n
Frakturen	n — ↗	n	n
Immobilisierung	n — ↙	n — ↙	n

Der Nachweis der alkalischen Plasma-Phosphatase bewährte sich nicht bloß zur Diagnose der Rachitis, sondern ihr Verhalten nach dem Einsetzen der Therapie gibt weiterhin zuverlässige Aufschlüsse über das Ansprechen des Patienten. So berichtete KLASMER[1], daß es nach dem Einsetzen der Behandlung rasch zu einer Normalisierung der Enzymaktivität kam, oft zu einem Zeitpunkt, wo die klinischen Zeichen noch positiv waren. Häufig zeigt die alkalische Plasma-Phosphatase beim

---

[1] KLASMER, R.: Amer. J. Dis. Child. **67**, 348 (1944).

Ansprechen der Rachitis auf die Vitamin D-Behandlung ein zweiphasiges Verhalten[1,2], indem es zunächst zu einem rapiden Abfall, dann sekundären Anstieg und schließlich zu einer Normalisierung kommt. Die Ursache dieses merkwürdigen Überschießens der biochemischen Tendenz ist nicht bekannt.

H. Differentialdiagnostische Bedeutung der alkalischen Plasma-Phosphatase[3]

a) Allgemeines

Wie aus dem vorliegenden Kapitel hervortritt, nimmt die Bestimmung der alkalischen Plasma-Phosphatase eine wichtige Stellung in der Differentialdiagnose von Knochenkrankheiten ein. Zusammen mit dem Plasma-Calcium bildet dieser Enzymnachweis den Grundstock der biochemischen Differenzierung der verschiedenen Formen von Skeletkrankheiten. Bevor allerdings ein abnormes Verhalten der alkalischen Plasma-Phosphatase interpretiert werden darf, müssen zwei Voraussetzungen erfüllt sein. Zunächst müssen Leberkrankheiten, insbesondere ein Obstruktionsikterus oder Tumormetastasen ausgeschlossen werden, bevor ein Anstieg der Enzymaktivität als Zeichen einer gesteigerten Osteoblastenaktivität interpretiert werden darf. Zweitens muß berücksichtigt werden, daß die Enzymaktivität während des Wachstumsalters deutlich erhöht ist. Nur dann, wenn die für eine bestimmte Methode gültigen Normalwerte für ein bestimmtes Alter deutlich überschritten werden, kann das Resultat als abnorm gelten. Aus praktischen Gründen können die verschiedenen Knochenkrankheiten in hyperphosphatasämische, normophosphatasämische und hypophosphatasämische Affektionen eingeteilt werden.

b) Hypophosphatasämische Knochenkrankheiten

Das Vorliegen einer abnorm niedrigen Enzymkonzentration im Plasma weist darauf hin, daß die *Enzymsynthese in den Osteoblasten gehemmt ist.* Dies kann entweder auf einem genetischen Defekt beruhen, oder aber Zeichen einer allgemeinen Störung der Eiweißsynthese sein. Die Erniedrigung der Enzymaktivität bei hochgradiger Unterernährung, besonders bei Kindern[4], ist sicher auf die negative Stickstoffbilanz und das Überwiegen katabolischer Vorgänge zurückzuführen. Ob es sich bei der Erniedrigung der Enzymaktivität beim Skorbut[5-7] und der Hypothyreose[4] ebenfalls um eine unspezifische Erscheinung handelt, oder ob dem Vitamin C und dem Schilddrüsenhormon bei der Synthese der alkalischen Phosphatase eine spezifische Aufgabe zufällt, kann z. Z. nicht entschieden werden. Schließlich ist die Aktivität des Enzymes bei der Hypophosphatasie oder hypophosphatasischen Rachitis abnorm niedrig. Das Fehlen des Enzymes nicht bloß im Plasma, sondern auch im Knochen und in der Darmmucosa spricht dafür, daß diese Krankheit auf einen spezifischen Defekt in der Synthese der alkalischen Phosphatase zurückzuführen ist. Es kann z. Z. nicht entschieden werden, ob der Enzymdefekt genetisch bedingt oder erworben ist, doch sprechen einzelne Beobachtungen dafür, daß es sich um eine heredofamiliäre Anenzymie handelt.

[1] YIEH, V., u. O. WISSLER: Ann. paediat. (Basel) 152, 348 (1938).
[2] JOSEFFSON, E.: BnS. paediat. (Basel) 157, 169 (1941).
[3] BAUR, H.: Regensburg. Jb. ärztl. Fortbild. 5, (1956).
[4] TALBOT, N. B. et al.: Amer. J. Dis. Child. 62, 273 (1941).
[5] SMITH, J.: Arch. Dis. Childh. 1, 149 (1932).
[6] SMITH, J.: Arch. Dis. Childh. 8, 215 (1933) (?).
[7] SHWACHMAN, H.: J. Pediat. 19, 38 (1941).

c) Normophosphatasämische Knochenkrankheiten

Das Vorliegen einer normalen Enzymkonzentration im Plasma spricht dafür, daß entweder eine *normale oder eine leicht reduzierte Aktivität der Osteoblasten* vorliegt. Eine normale Enzymaktivität ist typisch für die Osteogenesis imperfecta, die Dysplasia fibrosa polyostotica und die Osteoporose. Bei gewissen Knochentumoren, der osteolytischen Phase des Metastasensyndroms und der renalen Form des Hyperparathyreoidismus ist die Aktivität der Osteoblasten vermindert und gleichzeitig liegt eine generalisierte Störung des Calciumumsatzes in Form einer Demineralisierung vor. Erfolgt diese Entkalkung relativ rasch und generalisiert, so kommt es häufig zu einer Hypercalcämie, wie dies besonders eindrucksvoll beim renalen Hyperparathyreoidismus und beim Metastasensyndrom beobachtet wird. Bei Frakturen ist die alkalische Phosphatase normal oder leicht erhöht[1, 2]. Dieser Befund ist das Resultat zweier antagonistischer Einflüsse. Während einerseits eine lokale Steigerung der Osteoblastenaktivität mit histochemisch nachweisbar vermehrter alkalischer Phosphatase[3] zu einer Zunahme der alkalischen Plasma-Phosphatase führen sollte, so hat die therapeutisch induzierte Immobilisierung einen unterdrückenden Effekt auf die Enzymaktivität in den Osteoblasten und im Plasma.

d) Hyperphosphatasämische Knochenkrankheiten

Die Erhöhung der alkalischen Plasma-Phosphatase geht im allgemeinen der *Aktivität und der Zahl der aktivierten Osteoblasten parallel.* Beim Morbus Paget ist die intensive Erhöhung auf die hochgradigen reaktiven Umbauvorgänge als Folge der vasculären Nekrosen zurückzuführen. Beim osteogenen Sarkom ist besonders dann eine Enzymzunahme zu erwarten, wenn die Tumorzellen relativ differenziert sind und zur Ablagerung von neuem Knochen Anlaß geben. Beim Metastasensyndrom wird eine Aktivitätssteigerung während der osteoblastischen Phase beobachtet, Folge der durch die Tumorzellen auf unbekanntem Wege ausgelösten Osteoblastenwucherung und Ossifikation. Ebenfalls stark erhöht ist die Enzymaktivität beim Hyperparathyreoidismus, bei dem es zu einem intensiven Knochenumbau kommt. Die gleichzeitigen Veränderungen im Plasma-Calcium und -Phosphat sprechen dafür, daß hier eine generalisierte Knochenerkrankung vorliegt, und nicht, wie etwa beim Morbus Paget, eine disseminierte Erkrankung. Eine ähnliche Tendenz liegt bei der D-Hypovitaminose im Kindes- und Erwachsenenalter[4] vor, doch ist das Plasma-Calcium in diesen Fällen fast immer normal. Bei entzündlichen Veränderungen im Knochen, etwa beim Sarkoid[5-7] oder bei der Tuberkulose[8], ist die Enzymaktivität und das Plasma-Calcium oft leicht erhöht. Dasselbe gilt auch für die Myositis ossificans[9] und die ektopische Knochenbildung, bei der wir in zwei Fällen eine geringe, aber doch deutliche Zunahme der Enzymaktivität beobachteten[10].

[1] Hunsberger, A., u. L. K. Ferguson: Arch. Surg. **24**, 1052 (1932).
[2] Bodansky, A., u. H. L. Jaffé: Arch. intern. Med. **54**, 88 (1934).
[3] Rosin, A.: Acta anat. **16**, 29 (1952).
[4] Winston, N. J., u. E. P. Pendergrass: Amer. J. Roentgenol. **71**, 484 (1954).
[5] Harrell, G. T., u. S. Fisher: J. clin. Invest. **18**, 687 (1939).
[6] Henneman, Ph., et al.: J. clin. Invest. **35**, 1229 (1956).
[7] Anderson, J., et al.: Lancet **1954**, 720.
[8] Koldajew, B., u. M. Altschuler: Beitr. Klin. Tuberk. **83**, 100 (1933).
[9] Wilkins, N. E., E. M. Regen u. G. K. Carpenter: Amer. J. Dis. Child. **49**, 1219 (1935).
[10] Richterich, R., u. H. M. Lemon: Unveröffentlichte Beobachtung.

Drittes Kapitel

Muskulatur

A. Zur Biochemie der Muskelkontraktion[1,2]

a) Energiestoffwechsel

Die Geschichte der biochemischen Erforschung der Muskelkontraktion ist die Geschichte der modernen Biochemie überhaupt. Contractilität ist eines der Elementarphänomene des tierischen Protoplasmas und der Kontraktionsvorgang im Muskel wird damit zu einer hochdifferenzierten und spezialisierten Form dieser allgemeinen biologischen Eigenschaft der Zelle. Die Analyse des Energiestoffwechsels der Muskulatur hat aber noch eine weitere Bedeutung. Hier liegt einer der wenigen Modellversuche vor, bei denen es gelingt, den Übergang chemischer in meßbare mechanische Energie zu verfolgen. Dies wurde bereits von MEYERHOF[3] erkannt, wenn er schrieb: ,,Die Muskelarbeit stellt den einzigen Fall im Organismus dar, wo die Transformation chemischer Energie in andere Formen sich in einer quantitativ genau übersehbaren Weise abspielt.''

Unter anaeroben Verhältnissen bildet der Muskel ansehnliche Mengen Milchsäure. Diese zuerst von FLETCHER und HOPKINS[4] gemachte Beobachtung wurde besonders von MEYERHOF[3] untermauert und ausgebaut und führte zur Entwicklung der bekannten ,,Säurehypothese'' der Muskelkontraktion. Diese Auffassung sah in der Milchsäure nicht allein das Endprodukt der energieliefernden Glykolyse, sondern auch die eigentliche Verkürzungssubstanz, die die Kontraktion der Muskelkolloide auslösen soll. Diese Theorie war aber aus verschiedenen Gründen unbefriedigend. So konnte durch Berechnung gezeigt werden, daß die aus der Glykolyse allein freigesetzte Energie kaum für die Kontraktion ausreichen kann. Weiterhin wurde beobachtet, daß die im Muskel unter anaeroben Bedingungen angehäufte Milchsäure bei Sauerstoffzufuhr verschwand. Schließlich machte VERZÁR[5] die wichtige Entdeckung, daß die Muskelatmung nach einer Kontraktion ansteigt. Diese Problematik war einer der wichtigsten Ausgangspunkte zur Entdeckung der energiereichen Phosphate, der oxydativen Phosphorylierung und der engen Kopplung zwischen der Zellatmung und der Energiespeicherung in den Phosphatverbindungen (vgl. S. 16).

Heute ist bekannt, daß der Energiegewinn in der Muskulatur auf analoge Weise wie in den meisten anderen Organen erfolgt. Der unökonomische Weg des glykolytischen Energiegewinnes ist wahrscheinlich von untergeordneter Bedeutung, während die Zellatmung, die oxydative Verbrennung der glykolytischen Endprodukte für die Produktion der Hauptmenge der Energie verantwortlich ist.

---

[1] *M.*: MOMMAERTS, W. F. H. M.: Muscular Contraction. New York N. Y.: Interscience 1950 — VERZÁR, F.: Theorie der Muskelkontraktion. Basel: Benno Schwabe 1943 — SZENT-GYÖRGY, A.: Chemistry of Muscular Contraction. New York N. Y.: Academic Press 1947 — SZENT-GYÖRGY, A.: Nature of Life. New York, N. Y.: Academic Press 1948 — SZENT-GYÖRGY, A.: Chemical Physiology of Contraction in Body and Heart Muscle. New York, N. Y.: Academic Press 1952 — DUBUISSON, M.: Muscular Contraction. Springfield, Ill.: Thomas 1954.

[2] *Uer.*: SZENT-GYÖRGY, A.: Fortschr. Kardiol. **1**, 6 (1956). — WEBER, H. H., u. H. PORTZEHL: Advanc. Protein Chem. **7**, 162 (1952). — SZENT-GYÖRGY, A: Advanc. Enzymol. **16**, 313 (1955).

[3] MEYERHOF, O.: Die chemischen Vorgänge im Muskel und ihr Zusammenhang mit Arbeitsleistung und Wärmebildung. Berlin: Springer 1930 (*M.*).

[4] FLETCHER, W. M., u. F. G. HOPKINS: J. Physiol. **35**, 247 (1907).

[5] VERZÁR, F.: Ergebn. Physiol. **15**, 1 (1916) (*Uer.*).

Alle Enzyme der oxydativen Phosphorylierung wurden in den letzten Jahren in den Muskelfasern nachgewiesen, doch ist die exakte Lokalisation einzelner dieser Substanzen in der komplexen Ultrastruktur der Muskelfaser noch nicht sicher entschieden.

b) Muskeleiweiße

Eine Deutung der Muskelkontraktion als rein biochemischer Vorgang ist nicht möglich. Die Erforschung der sich während und nach der Kontraktion abspielenden Vorgänge vermittelt zwar einen Einblick in die Natur der energieliefernden Vorgänge, vermag aber nicht das *Phänomen der Muskelkontraktion* zu deuten, da es sich dabei um eine physikalisch-chemische Zustandsänderung der Muskelkolloide handelt. Es war daher wichtig, die Natur der Eiweiß-fraktionen der Muskulatur einer genaueren Analyse zu unterwerfen. Die Untersuchungen von SZENT-GYÖRGY, WEBER und DUBUISSON stellten sich diese Aufgabe und führten bereits zu einigen überraschenden und aufschlußreichen Resultaten. Drei Komponenten bedürfen einer kurzen Erwähnung: das Myosin, Myogen und Actin. Das *Myogen*, eine leicht lösliche Eiweißfrak-tion, wurde zunächst als reines Protein betrachtet, doch zeigte sich bald, daß es in mindestens zwei Fraktionen, Myogen A und B, zerfällt. Während der letzten Jahre ergab eine eingehendere Analyse überraschenderweise, daß es sich dabei keinesfalls um einheitliche Proteine handelt, sondern vielmehr um eine Reihe von Enzymen. Es gelang bisher nachzuweisen, daß min-destens 15% des Stickstoffes im Myogen als Enzymstickstoff aufzufassen ist (Tab. 105). Eine weitere interessante Komponente ist das *Myosin*, das lange als das eigentliche contractile Protein aufgefaßt wurde. Im Jahre 1939 machten ENGELHARDT und LJUBIMOVA[1] die sen-sationelle Entdeckung, daß das Myosin offenbar ein Enzym, eine Adenosintriphosphatase ist. Obschon es gelang, das Myosin in kristalliner Form darzustellen, sind alle Versuche, die Adenosintriphosphatase davon abzutrennen, mißlungen, so daß anzunehmen ist, daß dieses Enzym ein integraler Bestandteil des Myosins ist. Schließlich kommt in der Muskulatur noch ein weiteres Protein vor, das *Actin*, das mit dem Myosin zusammen den Actomyosinkomplex bildet. Die Muskelkontraktion wird heute als eine Zustandsänderung dieses Proteinaggregates betrachtet. Da Adenosintriphosphat bei der Auslösung der Kontraktion möglicherweise eine Rolle spielt, drängt sich die interessante Frage auf, ob hier etwa das Enzymsubstrat eine Zustandsänderung seines Enzymes, des Myosins oder der Adenosintriphosphatase aus-zulösen vermag.

Tabelle 105. *Vorkommen glykolytischer Enzyme im Myogen* (nach MOMMAERTS[2])

Enzym	Myogen-Stickstoff Prozent
FDP-Triosephosphat-Lyase (Aldolase)	5
Phosphorylierende D-3-Phosphoglycerinaldehyd → DPN-Transhydrogenase (Triosephosphat-Dehydrase)	5
Phosphorylase	1
Phosphotriose-Isomerase (Triosephosphat-Isomerase)	4

c) Funktionelle Morphologie[3]

Die Erforschung des Energiestoffwechsels und der Muskelproteine wird durch die neueren morphologischen Untersuchungen über die Struktur der Muskelfasern ergänzt. Die zuerst von VAN LEEUWENHOEK beschriebene Querstreifung der Skeletmuskelfasern wurde eingehend mit elektronenmikroskopischen Methoden und der Röntgenanalyse studiert[4]. Leider gelang es aber noch immer nicht, die mit chemischen Methoden aus der Muskulatur isolierten Eiweiße einwandfrei mit bestimmten morphologischen Einheiten der Myofibrillen zu identifizieren. Von großer Bedeutung war jedoch die Erkenntnis, daß die zwischen den Fibrillen liegenden Sarkosomen als Mitochondrien aufzufassen sind[5]. Alle Enzyme des Krebscyclus wurden in diesen Elementen nachgewiesen und es kann kein Zweifel mehr bestehen, daß die oxydative Phosphorylierung in diesen strukturellen Einheiten erfolgt. Wie die in den Sarkosomen (Mitochondrien) produzierte Energie auf die Myofibrillen übertragen wird, ist noch rätselhaft. Aber auch dem Sarkoplasma wurde in den letzten Jahren vermehrt Beachtung geschenkt.

---

[1] ENGELHARDT, V. A., u. M. N. LJUBIMOVA: Nature (Lond.) **144**, 668 (1939).
[2] MOMMAERTS, W. F. H. M.: Muscular Contraction. New York, N. Y.: Interscience 1950(*M.*).
[3] *Uer.*: BARER, R.: Biol. Rev. **23**, 159 (1948).
[4] BENNET, H. S.: Amer. J. phys. Med. **34**, 46 (1955) *(Uer.)*.
[5] HARMAN, J. W.: Amer. J. phys. Med. **34**, 68 (1955) *(Uer.)*.

Verschiedene Beobachtungen wiesen darauf hin, daß sich im Protoplasma der Muskelzellen die Glykolyse abspielt und daß diese ebenfalls einen wesentlichen Beitrag zur Muskelkontraktion liefert.

B. Stoffwechselstörungen bei der muskulären Dystrophie[1,2]

a) Einleitung

Unter dem Begriff der muskulären Dystrophie wird eine Reihe von genetisch bedingten degenerativen und progressiven Muskelerkrankungen zusammengefaßt, deren Pathogenese noch unbekannt ist. Klinisch werden auf Grund des Erbmodus und der Lokalisation der Muskeldegeneration verschiedene Varianten unterschieden, doch ist es wahrscheinlich, daß ein ähnlicher Pathomechanismus für die Ausbildung aller Formen verantwortlich ist. Von dieser Gruppe von Krankheiten scharf abzutrennen sind die Myasthenia gravis, die verschiedenen Typen der Myotonie, die sekundären muskulären Dystrophien nach Ganglienzelldegeneration und die periodische Paralyse mit Hypokaliämie.

Es besteht kein Zweifel, daß ein *Gendefekt* primär für die Entstehung der Krankheit verantwortlich ist. Theoretisch kann der Angriffspunkt dieses Genausfalles an einem der folgenden drei Mechanismen gesehen werden:

1. Die *Energieproduktion* in den Muskelzellen ist defekt. In diesem Falle wäre die muskuläre Dystrophie als eigentliche Stoffwechselstörung aufzufassen und möglicherweise unter den Enzymopathien einzureihen.

2. Die *Transformation* der chemischen zur mechanischen Energie ist gestört; die Stoffwechselveränderungen sind sekundärer Natur.

3. Die *Muskelkontraktion* als solche ist defekt, sei es infolge einer abnormen Proteinsynthese oder einer ungenügenden Koordination der einzelnen Muskeleiweiße.

Welcher dieser drei Mechanismen gestört ist, kann z. Z. nicht entschieden werden. Die bisherige Forschung beschränkte sich ausschließlich auf die Analyse von Stoffwechselstörungen bei dieser Krankheit und in den letzten Jahren wurden zahlreiche wichtige neue Entdeckungen gemacht. JIMENEZ-DIAZ, DE CASTRO und VIVANCO[3] vertraten bereits im Jahre 1942 die Ansicht, daß es sich um einen genetisch bedingten Enzymdefekt handelt und GIORDANO[4] ordnet die muskuläre Dystrophie unter den erblichen Enzymopenien ein. Eine solche Auffassung ist zwar verlockend, doch darf sie nicht den Eindruck erwecken, daß diese Krankheiten sicher als heredofamiliäre Enzymopathien aufzufassen sind. Eine Störung in der Energietransformation oder der Muskelkontraktion ist z. Z. ebenso plausibel.

b) Stoffwechselstörungen[2]

i. Kreatinstoffwechsel

Die Isotopenuntersuchungen von BLOCH und SCHOENHEIMER[5] machen es wahrscheinlich, daß Arginin und Glycin die einzigen in der Natur vorkommenden „precursors" des Kreatins sind. Möglicherweise reagiert das Glycin mit der Amidingruppe des Arginin zu Guanidoessigsäure und diese Verbindung wird anschließend methyliert, wobei Methionin als Methyldonator fungiert. Der größte Teil des Kreatins liegt im Skeletsystem vor. Nach den Schätzungen von M. BODANSKY[6] und den direkten Messungen von HOBERMAN et al.[7] enthält 1 kg Muskulatur etwa 2 mg Kreatin, was für den ganzen Körper total etwa 120 mg ausmacht. Etwa 50% dieses Muskelkreatins liegt in freier Form, der Rest als Phosphokreatin vor[8].

[1] *M.*: ADAMS, R. D., D. DENNY-BROWN u. C. M. PEARSON: Diseases of Muscle. New York N. Y.: Hoeber-Harper 1953.

[2] *Uer.*: HOAGLAND, C. L.: Advanc. Enzymol. **6**, 193 (1946).

[3] JIMENEZ-DIAZ, C., F. DE CASTRO u. F. VIVANCO: Rev. clin. esp. **6**, 311 (1942).

[4] GIORDANO: Zit. B. T. DUIS u. R. BECKMANN: Fortschr. Med. **71**, 11 (1953).

[5] BLOCH, K., u. R. SCHOENHEIMER: J. biol. Chem. **138**, 167 (1941).

[6] BODANSKY, M., u. O. BODANSKY: Biochemistry of Disease. 2nd edition. New York, N. Y.: Macmillan 1952.

[7] HOBERMAN, H. D., et al.: J. biol. Chem. **172**, 45 (1948).

[8] NEVIN, S.: Brain **57**, 239 (1934).

Beim erwachsenen Mann wird kein Kreatin im Urin ausgeschieden; widersprechende ältere Angaben sind auf technische Fehler zurückzuführen. Da, wie aus Tierversuchen mit Isotopen hervorgeht, alles im Urin eliminierte Kreatinin aus Muskelkreatin stammt[1], so muß die *Kreatinurie bei Kindern und Frauen* auf eine ungenügende Entwicklung derjenigen Enzyme zurückgeführt werden, die das Kreatin in Kreatinin überführen (physiologische Insuffizienz). Die Entstehung des Kreatinins aus Kreatin ist im einzelnen noch wenig abgeklärt. Nach BORSOOK

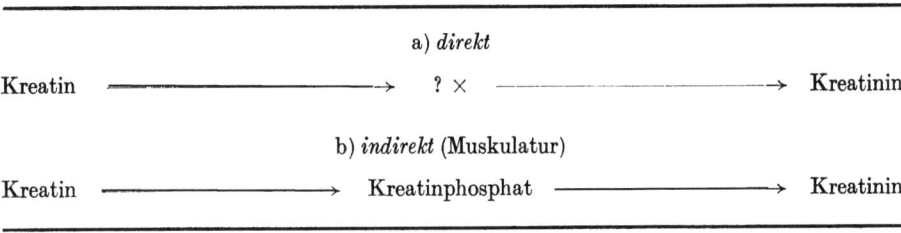

Abb. 87. Bildung von Kreatinin aus Kreatin

und DUBNOFF[2] kommen vor allem zwei Wege in Betracht: die direkte Umwandlung von Kreatin zu Kreatinin und die indirekte Bildung über Kreatinphosphat (Abb. 87). Berechnungen ergaben, daß der indirekte Weg etwa dreimal rascher abläuft als der direkte und daß weitaus der größte Teil des im Urin ausgeschiedenen Kreatinins aus dem Muskel-Phosphokreatin stammt.

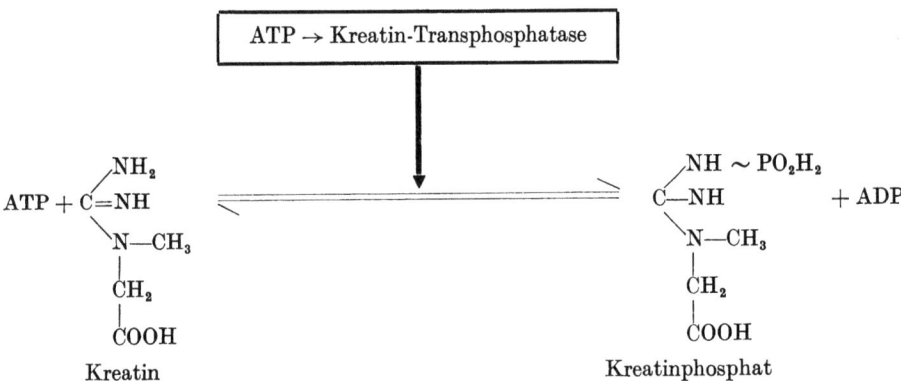

Abb. 88. Wirkungsweise der ATP → Kreatin-Transphosphatase (Kreatin-Kinase, „Lohmanns Enzym")

Das phosphorylierende Enzym wird als *ATP → Kreatin-Transphosphatase* (Kreatinkinase, „Lohmanns Enzym") bezeichnet. Wie aus Abb. 88 hervorgeht, wird dabei eine Phosphatgruppe von ATP auf das Kreatin übertragen. Kreatinphosphat, auch als Phosphagen bezeichnet, spielt eine wichtige Rolle als Energiespeicher in der Zelle (vgl. S. 16). Diejenigen Enzyme, die das Kreatinphosphat zu Kreatinin degradieren, sind bisher nicht bekannt. Die bei Frauen und Kindern beobachtete Kreatinurie ist auf eine Insuffizienz eines dieser beiden Enzyme zurückzuführen. Entsprechende Untersuchungen wurden aber bisher noch nicht unternommen.

Bei der muskulären Dystrophie ist der Kreatin-Kreatinin-Stoffwechsel stark gestört. Die folgenden Anomalien werden beobachtet: 1. eine Kreatinurie mit Reduktion der Kreatininausscheidung[3], 2. eine reduzierte Kreatinretention nach

---

[1] BLOCH, K., R. SCHOENHEIMER u. D. RITTENBERG: J. biol. Chem. **138**, 155 (1941).

[2] BORSOOK, H., u. J. W. DUBNOFF: J. biol. Chem. **168**, 493 (1947).

[3] MILHORAT, A. T., u. H. G. WOLFF: Arch. Neurol. Psychiat. (Chicago) **38**, 992 (1937).

exogener Zufuhr[1], und 3. eine gesteigerte Kreatinurie nach der exogenen Verabreichung von Glycin[2].

Aus diesen Beobachtungen muß geschlossen werden, daß die Kreatinsynthese
nicht gestört ist, daß aber ein *Defekt in der Transformation von Kreatin zu
Kreatinin* vorliegt. Da die Muskelmasse und damit auch die Synthese von Kreatinphosphat bei der muskulären Dystrophie vermindert ist, und da andererseits die
direkte Konversion von Kreatin zu Kreatinin quantitativ eine nebensächliche
Rolle spielt, so muß die Kreatinurie und die übrigen Anomalien des Kreatinstoffwechsels als eine sekundäre Manifestation der verminderten Muskelmasse
aufgefaßt werden[3]. Eine Bestätigung dieser Hypothese sehen wir darin, daß
dieselbe Anomalie auch bei anderen Krankheiten, die mit einem Verlust an Muskel-
volumen einhergehen, beobachtet wird.

Bei der Myasthenia gravis hängt die Kreatinurie direkt von der Schwere des
Krankheitsbildes ab.[4] Bei der Myotonia congenita (THOMSEN) fehlt eine Kreatinurie, was mit dem Fehlen einer Muskeldegeneration und Progression der Krankheit
in ausgezeichneter Übereinstimmung steht[5]. Im Gegensatz dazu ist die Kreatin-
stoffwechselstörung bei der Myotonia atrophica (Dystrophia myotonica), die mit
einem hochgradigen Muskelschwund einhergeht, in ihrer vollen Ausbildung vorhanden[5]. Bei den sekundären Formen der Muskeldystrophie, oder besser Muskelatrophie, wie sie nach Ganglienzelldegeneration beobachtet werden, hängt das
Ausmaß der Kreatinurie ausschließlich von der Ausdehnung der Krankheit ab[5].
Bei umschriebenen Formen, etwa dem Aran-Duchenne, kann sie normal sein,
während bei einer ausgedehnten amyotrophischen Lateralsklerose eine hochgradige Störung vorliegen kann. Auch bei der Amyotonia congenita (OPPENHEIM)
geht der pathologische Ausfall parallel zur Ausdehnung der Muskelatrophie[5].

Viel schwieriger ist die Störung des Kreatinstoffwechsels bei gewissen *Endo-
krinopathien* zu beurteilen. Beim Hypothyreoidismus ist die Ausscheidung von
Kreatin bei Kindern abnorm niedrig[6] und wird durch die Verabreichung von
Thyreoidea normalisiert[6]. Umgekehrt leiden Patienten mit Hyperthyreoidismus
an einem ähnlichen Stoffwechseldefekt wie solche mit muskulärer Dystrophie[7].
Eine solche Kreatinurie wird auch bei gesunden Personen nach der Injektion von
thyreotropem Hormon beobachtet[8] sowie bei Patienten mit eosinophilen
Adenomen und Akromegalie[9]. Diese Störungen in der Hypophysen-Schild-
drüsenachse können durch die Annahme von ASKONAS[10] gedeutet werden, wonach
die Aktivität der ATP → Kreatin-Transphosphatase in vivo durch Thyroxin
gesteuert wird.

c) Enzymopathien

i. Muskelanalysen

Über die enzymatischen Veränderungen in der Muskulatur dystrophischer Tiere liegen
nur spärliche Unterlagen vor. Im Gegensatz dazu wurde das Enzymprofil bei der Muskeldegeneration nach Nervendurchtrennung eingehend analysiert[11]. Obschon der Sauerstoff-

[1] MILHORAT, A. T., u. H. G. WOLFF: Arch. Neurol. Psychiat. (Chicago) **39**, 37 (1938).
[2] BRAND, E., et al.: Amer. J. Physiol. **90**, 296 (1929).
[3] ROCHE, M., et al.: Metabolism **1**, 13 (1952).
[4] MILHORAT, A. T., u. H. G. WOLFF: Arch. Neurol. Psychiat. (Chicago) **39**, 354 (1938).
[5] MILHORAT, A. T., u. H. G. WOLFF: Arch. Neurol. Psychiat. (Chicago) **40**, 680 (1938).
[6] PONCHER, H. G., et al.: Amer. J. Dis. Child. **63**, 270 (1942).
[7] WILKINS, L., u. W. FLEISCHMANN: J. clin. Invest. **25**, 360 (1946).
[8] SCHRIRE, I., u. E. P. SCHARPEY-SCHAFER: Clin. Sci. **3**, 369 (1938).
[9] CUMINGS, J. N.: Brain **67**, 265 (1944).
[10] ASKONAS, B. A.: Nature (Lond.) **167**, 933 (1951).
[11] FISCHER, E.: Amer. J. phys. Med. **34**, 213 (1955).

verbrauch leicht ansteigt[1], kommt es doch rasch zu einem Abfall der Cytochrom-Oxydase[2], während die Succinat-Dehydrogenase-Konzentration zunächst leicht ansteigt, dann irreversibel abfällt[3]. Ein ganz anderes Verhalten zeigen einzelne glykolytische Enzyme. So steigt die ATP → Hexose-Transphosphatase-(Hexokinase)-Konzentration[4] und diejenige der Phosphorylasen stark an. Dennoch ist, aus noch unerklärlichen Gründen, die anaerobe Glykolyse im Brei denervierter Muskeln stark vermindert[5].

SCHAPIRA, DREYFUS et al.[6-8] analysierten Muskelbiopsien von Patienten mit progressiver muskulärer Dystrophie auf ihren Gehalt an glykolytischen Enzymen. Sie fanden, daß sowohl die Glykolyse wie auch die Konzentration aller analysierten glykolytischen Enzyme abnorm niedrig war (Tab. 106). Entsprechende Untersuchungen über die Zelloxydation liegen leider noch nicht vor.

Tabelle 106. *Konzentration glykolytischer Enzyme in Muskelbiopsien von Patienten mit progressiver muskulärer Dystrophie* (nach SCHAPIRA et al.[8])

Enzym	Gesunde Muskulatur		Progressive muskuläre Dystrophie	
	Zahl der Patienten	Konzentration (Einheiten)	Zahl der Patienten	Konzentration (Einheiten)
FDP-Triosephosphat-Lyase (Aldolase) .	8	20 ± 3	9	7 ± 1
Phosphorylase a	6	8590 ± 630	11	2890 ± 544
Phosphorylase b	6	12570 ± 1225	11	4640 ± 840
Glucose-6-phosphat-Isomerase	4	85	5	42 ± 6
Glykogenolyse	4	128	5	34 ± 5

ii. Glykolytische Plasmaenzyme

Im Jahre 1949 machten SIBLEY und LEHNINGER[9] in ihrer Studie über die *FDP-Triosephosphat-Lyase* (Adolase) des Plasmas darauf aufmerksam, daß bei der muskulären Dystrophie die Konzentration dieses glykolytischen Enzymes im Blut erhöht sein kann. Diese Beobachtung wurde von SCHAPIRA et al.[8] aufgenommen, die die Konzentration dieses Plasmaenzymes seither bei einer großen Zahl von Patienten analysierten (Tab. 107). Es geht daraus deutlich hervor, daß die Konzentration dieses Enzymes im Plasma ausschließlich bei der muskulären Dystrophie erhöht ist, nicht aber bei allen übrigen Muskeldegenerationen. Diese Veränderung kann somit nicht, wie etwa die Kreatinurie, als eine sekundäre Manifestation aufgefaßt werden. Der Bestimmung der Plasma-FDP-Triosephosphat-Lyase kommt damit diagnostische und differentialdiagnostische Bedeutung bei Muskelkrankheiten zu. Nach SCHAPIRA[8] ist die Methode besonders zur Differenzierung zwischen Myotonien und Dystrophien geeignet. Ob die Höhe der Abweichung von der Form prognostische Aufschlüsse gibt und ob sich diese Methode auch zur Beurteilung therapeutischer Eingriffe eignet, kann z. Z. noch nicht entschieden werden.

Im Jahre 1953 machte BODANSKY[10] darauf aufmerksam, daß die Konzentration der *Glucose-6-phosphat-Isomerase* (Phosphohexo-Isomerase) im Plasma von

---

[1] CALIFANO, L.: Riv. Pat. sper. **2**, 48 (1927).

[2] SCHMIDT, C. G.: Biochem. Z. **323**, 266 (1952).

[3] HUMOLLER, F. L., B. GRISWOLD u. A. R. McINTYRE: Amer. J. Physiol. **164**, 742 (1951).

[4] GERRITSEN, T.: Biochim. biophys. Acta 8, 466 (1952).

[5] HUMOLLER, F. L., D. HATCH u. A. R. McINTYRE: Amer. J. Physiol. **167**, 656 (1951).

[6] DREYFUS, J. C., u. G. SCHAPIRA: C. R. Soc. Biol. (Paris) **147**, 1145 (1953).

[7] DREYFUS, J. C., G. SCHAPIRA u. F. J. SCHAPIRA: J. clin. Invest. **33**, 794 (1954).

[8] SCHAPIRA, G., et al.: Amer. J. phys. Med. **34**, 313 (1955).

[9] SIBLEY, J. A., u. A. L. LEHNINGER: J. biol. Chem. **177**, 859 (1949).

[10] BODANSKY, O.: J. biol. Chem. **202**, 829 (1953).

Patienten mit Knochenmetastasen erhöht ist. Nach den Untersuchungen von SCHAPIRA et al.[1] ist auch die Plasmakonzentration dieses glykolytischen Enzymes bei der muskulären Dystrophie abnorm hoch. Während bei der FDP-Triose-phosphat-Lyase die Aktivität auf das 10—30fache ansteigen kann, so erhöht sich die Aktivität der Glucose-6-phosphat-Isomerase auf etwa das Doppelte. Auch bei diesem Enzym sind die Veränderungen spezifisch, denn bei den sekundären Myopathien fehlt eine Aktivitätsänderung im Plasma.

Tabelle 107. *Verhalten der Plasmakonzentration der FDP-Triosephosphat-Lyase (Aldolase) bei Patienten mit degenerativen Muskelerkrankungen* (nach SCHAPIRA et al.[1])

Diagnose	Kinder		Erwachsene	
	Zahl der Patienten	Enzym-Konzentration (Einheiten)	Zahl der Patienten	Enzym-Konzentration (Einheiten)
Gesunde Individuen	16	0,4±0,03	8	0,2±0,03
Progressive muskuläre Dystrophie . . .	61	3,3±0,34	16	1,4±0,27
Poliomyelitis acuta anterior	20	0,5±0,06		
Myotonie STEINERT und THOMSON. . .			5	0,2—0,9
Myotonie WERDNIG-HOFFMANN und OPPENHEIM.			4	0,1—0,3
Myasthenia gravis			3	0,3—0,6
Charcot-Marie-Tooth			3	0,3—0,4
Progressive Spinalatrophie			3	0,2—0,5

Tabelle 108. *Verhalten der Plasma-Glucose-6-phosphat-Isomerase bei Patienten mit degenerativen Muskelerkrankungen* (nach SCHAPIRA et al.[1])

Diagnose	Zahl der Patienten	Enzym-konzentration (Einheiten)
Gesunde Individuen.	21	5,2±0,5
Progressive muskuläre Dystrophie	34	12,6±0,9
Poliomyelitis acuta anterior	5	5,5±1,2
Myotonien.	3	5,3±6,0
Neuralatrophie	1	6,0

Die *Ursache des Übertrittes dieser glykolytischen Enzyme* aus der Muskulatur ins Gewebe kann z. Z. nicht erklärt werden. SCHAPIRA et al.[1] ziehen die folgenden Mechanismen in Betracht:

1. Die normale Zerstörung der Plasma-FDP-Triosephosphat-Lyase fehlt bei Patienten mit muskulärer Dystrophie.

2. Patienten mit muskulärer Dystrophie haben einen gesteigerten Protein-umsatz und das Verhältnis zwischen Enzymsynthese und Degradation ist gestört.

In Analogie zum Übertritt anderer Enzyme aus dem Gewebe in das Blut vermuten wir jedoch, daß bei normaler oder sogar gesteigerter Enzymsynthese eine Störung in der Permeabilität der erkrankten Muskulatur für die Enzym-entweichung verantwortlich ist. Dafür spricht indirekt die Beobachtung, daß bei Dystrophikern auch eine Störung im Elektrolytaustausch zwischen Zelle und extracellulärem Raum nachweisbar ist[2-5], ferner, daß nicht selten auch eine Zunahme der Plasma-Transaminase beobachtet wird[6].

[1] SCHAPIRA, G. et al.: Amer. J. phys. Med. **34**, 313 (1955).
[2] DANOWSKI, T. S.: Amer. J. phys. Med. **35**, 281 (1955).
[3] FENN, W. O., u. M. GOETSCH: J. biol. Chem. **120**, 41 (1937).
[4] SHY, G. M., et al.: J. appl. Physiol. 8, 33 (1955).
[5] BLAHD, W. H., et al.: Neurology 5, 201 (1955).
[6] SIEKERT, R. G., u. G. A. FLEISHER: Proc. Staff Meet. Mayo Clin. **31**, 459 (1956).

Viertes Kapitel

Herz und Kreislauf

A. Stoffwechselstörungen bei der Herzinsuffizienz[1]

a) Einleitung

Verschiedentlich wurde der Versuch unternommen, die Herzinsuffizienz als eine biochemische oder physikalisch-chemische Störung der Kontraktionsvorgänge zu deuten, doch gelang es bis heute nicht, die Funktionstüchtigkeit der einzelnen an der Kontraktion beteiligten Prozesse bei Herzkrankheiten zu analysieren. Prinzipiell könnte ein Defekt bei der Herzinsuffizienz in jedem der drei folgenden Elementarprozesse lokalisiert sein:

1. dem Energiegewinn durch oxydative Vorgänge,
2. der Energietransformation von chemischer zu mechanischer Energie und
3. dem Ablauf der eigentlichen Kontraktion.

Von diesen drei Vorgängen ist bis heute nur der erste, die Energieproduktion durch die oxydative Verbrennung von Nahrungsstoffen, einer Analyse zugänig. Weder die Konstitution der contractilen Eiweiße, noch die Natur der eigentlichen Kontraktion sind genügend erforscht, als daß die Frage einer abnormen Beschaffenheit der Eiweiße oder eines abnormen Kontraktionsablaufes bei der Herzinsuffizienz analytisch oder experimentell angegangen werden könnte. Dies schließt aber eine Störung in diesen Systemen keinesfalls aus. Noch rätselhafter als die Muskelkontraktion ist die Art und Weise, wie die lebende Zelle chemische in mechanische Energie überführt. Dieses ,,chemodynamische Prinzip'', wie sich EDLBACHER ausdrückte, entzieht sich z. Z. ebenfalls einer Analyse. Das Studium der Stoffwechselalterationen im insuffizienten Herzen muß sich somit darauf beschränken, quantitative und qualitative Ausfälle im Energiestoffwechsel nachzuweisen[2].

b) Myokard-Stoffwechsel beim Gesunden

i. Kohlenhydrat-Stoffwechsel

Untersuchungen über den Verbrauch von Glucose und Milchsäure durch Herzschnitte[3, 4] und im Starling-Präparat[5] ergaben, daß die Aufnahme von Glucose und Lactat in erster Linie von der Konzentration dieser Substanzen im Inkubationsmedium bzw. im arteriellen Blut abhängig ist. Selbst dann, wenn diese Kohlenhydrate vollständig oxydiert werden, so vermögen diese aber kaum mehr als etwa 30% des Substratbedarfes für die Energieproduktion des Herzens zu decken. Durch Katheterisierung des Sinus coronarius gelang es BING[6], die Gültigkeit dieser Regeln für das menschliche Herz in situ zu überprüfen. Die Zuckeraufnahme des Herzens während der Passage des Coronarblutes war fast ausschließlich eine Funktion der arteriellen Glucosekonzentration[7]. Das menschliche Herz verwendet auch Pyruvat und Lactat, doch spielen diese beiden Produkte der Glykolyse quantitativ eine nebensächliche Rolle. Von großer Bedeutung war die Beobachtung von GOODALE und HACKEL[8], wonach die Aufnahme von Glucose, Milchsäure und Lactat weder von der mechanischen Herzarbeit noch von der Durchblutung der Coronargefäße abhängig ist.

[1] *Uer.*: WOLLENBERGER, A.: Pharmacol. Rev. 1, 311 (1949). — BING, R. J.: Harvey Lect. **1954/55**, 27. — BING, R. J.: Circulation 12, 635 (1955). — BING, R. J.: Fortschr. Kardiol. 1, 52 (1956).

[2] SLATER, E. C.: Nature (Lond.) 172, 975 (1953).

[3] PEARSON, O. H., A. B. HASTINGS u. H. BUNTING: Amer. J. Physiol. 158, 251 (1949).

[4] MILLER, O. N., u. R. OLSON: J. biol. Chem. 199, 457 (1952).

[5] EVANS, C. L.: In Recent Advances in Physiology. Edited by W. H. NEWTON. Philadelphia, Pa.: Blakiston 1939.

[6] BING, R. J., et al.: Amer. Heart J. 38, 1 (1949).

[7] BING, R. J., et al.: J. Med. 15, 284 (1953).

[8] GOODALE, W. T., u. D. B. HACKEL: Circulat. Res. 1, 511 (1953).

ii. Fett- und Aminosäurestoffwechsel

Aus in vitro-Untersuchungen ist bekannt, daß Herzmuskelschnitte Fettsäuren oxydieren[1]. Aus Beobachtungen am isolierten Herzen geht hervor, daß bis zu 80% des Energiebedarfes durch die Verbrennung von Fett gedeckt werden kann[2]. Als mögliche Substrate für diese oxydativen Vorgänge werden Fettsäuren[3] und Ketokörper[4] in Betracht gezogen. Die Untersuchungen von BING et al.[4] am menschlichen Herzen in situ bestätigen diese Beobachtungen. Bei Patienten, bei denen durch eine fettreiche Ernährung eine Erhöhung der Fettsäurekonzentration im Blut erzeugt wurde, war die Extraktion während der Herzpassage besonders hoch, ja vermochte gelegentlich den ganzen Energiebedarf zu decken. Die Fettextraktion hing von der Fettsäurekonzentration im Blut ab und wurde daher von gewissen, mit der Nahrungsaufnahme verbundenen, cyclischen Schwankungen mitbestimmt. Das isolierte Herz nimmt keine Aminosäuren auf und verhält sich in dieser Hinsicht vom in situ-Herzen völlig verschieden[5]. Bei der Herzpassage verschwinden aus dem Coronarblut genügend Aminosäuren, um als Substrat für 40% der Sauerstoffaufnahme zu dienen[6]. Aus diesen Untersuchungen geht hervor, daß das gesunde menschliche Herz seinen Energiebedarf vor allem durch die Verbrennung von Fett, in geringerem Maße von Zucker und Aminosäuren deckt. Diese Unspezifität in bezug auf die möglichen Substrate, macht es unwahrscheinlich, daß selbst unter abnormen Bedingungen das Substratangebot den Stoffwechsel limitiert.

c) Myokard-Stoffwechsel bei Herzkranken

i. Einteilung

Von biochemischen Gesichtspunkten aus müssen die Herzkrankheiten in drei Gruppen eingeteilt werden: solche, bei denen eine Störung der Energieproduktion vorliegt, solche, bei denen die Transformation der chemischen in die mechanische Energie insuffizient ist und solche, bei denen die contractilen Eiweiße abnorm sind. Jede dieser drei Fundamentalläsionen führt schlußendlich beim in situ-Herzen zu einer Insuffizienz. Wie bereits erwähnt, gelingt es einzig diejenigen Krankheiten, bei denen ein Defekt in der Energieproduktion vorliegt, analytisch zu erfassen. Es genügt daher z. Z. zwischen Herzinsuffizienzen mit intakter und solchen mit gestörter Energieproduktion zu differenzieren.

HEGGLIN[7] schlug vor, generell zwischen hämodynamischen und energetisch-dynamischen Herzmuskelschwächen zu unterscheiden. Eine solche Klassifikation ist klinisch zu rechtfertigen, entbehrt jedoch einer biochemischen Grundlage, solange die Lokalisation des Defektes, z. B. bei der „chronischen Herzinsuffizienz", nicht abgeklärt ist. Von biochemischen Gesichtspunkten muß derselbe Einwand auch gegen die Einteilung von WIGGERS[8] in primäre und sekundäre Formen der Herzinsuffizienz gemacht werden. Es ist klar, daß pathogenetisch, diagnostisch und therapeutisch ein wesentlicher Unterschied zwischen einer primären, „energetisch-dynamischen" Erkrankung, etwa einer toxischen Myokardose, und einer sekundären, hämodynamischen Störung, etwa einer hypertonischen Hypertrophie und Dilatation besteht. Dies schließt aber keinesfalls aus, daß in beiden Fällen derselbe biochemische Defekt, vielleicht eine Alteration der contractilen Proteine, für die Insuffizienz verantwortlich ist. Es scheint uns, daß in bezug auf die biochemischen Störungen bei Herzkrankheiten in den letzten Jahren zu viel spekuliert wurde, und wir möchten aus diesen Gründen kurz an Hand der Tab. 109 die biochemisch einwandfrei nachgewiesenen Läsionen des Herzmuskels besprechen.

---

[1] OCHOA, S.: J. biol. Chem. **155**, 87 (1944).
[2] VISSCHER, M. D., u. A. G. MULDER: Amer. J. Physiol. **94**, 630 (1930).
[3] CRUIKSHANK, E. W. H., u. C. S. McCLURE: J. Physiol. **86**, 1 (1936).
[4] BING, R. J., et al.: Amer. J. Med. **16**, 504 (1954).
[5] BING, R. J.: Harvey Pect. 1954/55, 27 *(Uer.)*.
[6] BING, R. J. et al.: Fortschr. Kardiol. **1**, 52 (1956) *(Uer.)*.
[7] HEGGLIN, R.: Die energetisch-dynamische Herzinsuffizienz. Basel 1949.
[8] WIGGERS, C. J.: Circulatory Dynamics. New York 1952.

Wir erwähnen zunächst die Gruppe der Krankheiten, bei denen die Energie-produktion nicht optimal ist. Als einzige echte Fermentinsuffizienz oder *Hyp-enzymie* ist das Beriberi-Herz zu erwähnen. Durch den Ausfall des Thiamins unterbleibt die Synthese der Cocarboxylase und es kommt dadurch zum Ausfall verschiedener Stoffwechselwege, die unter physiologischen Verhältnissen bei der Energieproduktion eine Rolle spielen. Eine weitere, scharf abgrenzbare und analytisch erfaßbare Gruppe umfaßt die verschiedenen Formen der *anoxischen Insuffizienz.* Sicher ist jedoch die intracelluläre Hypoxie nicht „der gemeinsame Nenner, auf den sich alle Herzinsuffizienzen reduzieren lassen", wie immer wieder betont wird. Untersuchungen mit dem Herzkatheter bei Patienten mit chroni-scher Herzinsuffizienz ergaben, daß bei diesem häufigsten aller Herzleiden die

Tabelle 109. *Einteilung der biochemischen Defekte bei Erkrankungen des Herzmuskels*

I. *Störungen in der Energieproduktion*
   a) *Hypenzymien*
      Beriberi-Herz (Coenzym-Mangel)
   b) *Anoxische Insuffizienz* (Sauerstoffmangel, celluläre Hypoxie)
      1. Hämorrhagischer Schock, ventrikuläre Fibrillation (generalisierte Hypoxie)
      2. Coronarverschluß (lokale Hypoxie)
   c) *Substrat-Insuffizienz:* hypothetisch (evtl. bei Diabetes mellitus)
   d) *Störung der oxydativen Phosphorylierung:* hypothetisch (evtl. bei Thyrotoxikose)
   e) *Störung der funktionell-morphologischen Integrität:* hypothetisch (evtl. bei Elektrolyt-anomalien)

II. *Störungen der Energietransformation:* hypothetisch

III. *Abnormer Verlauf des Kontraktions-Vorganges:* hypothetisch

Zur Zeit noch nicht klassifizierbare Herzmuskel-Krankheiten:
      Infektiöse Herzmuskelschäden (ad I/d oder I/e ?)
      Toxische Myokardosen (ad I, II oder III ?)
      Altersveränderungen (ad III ?)
      „Hämodynamische", chronische Herzmuskelinsuffizienz (ad II oder III ?)

Sauerstoffaufnahme genügend für eine optimale Energieproduktion ist. Der immer wieder auftauchende Begriff der Substrat-Insuffizienz ist biochemisch ebenfalls nicht fundiert. Das außerordentlich weite Substrat-Spektrum des gesunden Herzens macht die Auffassung, daß Substratmangel die Energie-produktion limitieren könnte, unwahrscheinlich.

In den letzten Jahren wurden verschiedenartige Veränderungen im ATP-System bei experimentell erzeugten Herzmuskelschädigungen beobachtet[1]. Es geht jedoch nicht an, von diesen Befunden aus spekulativ Schlüsse auf die Patho-genese menschlicher Herzkrankheiten zu ziehen. Es ist bisher noch bei keiner einzigen humanen oder tierexperimentellen Herzinsuffizienz einwandfrei erwiesen, daß primär eine Störung im ATP-System dafür verantwortlich ist. Am ehesten dürfte dieser Mechanismus (Entkopplung der oxydativen Phosphorylierung) noch bei der *Thyrotoxicose* eine Rolle spielen, doch liegen darüber noch keine Unterlagen vor. Die Lokalisation des Defektes bei Störungen im Elektrolyt-gleichgewicht ist ebenfalls mysteriös. Es scheint uns am wahrscheinlichsten, daß diese die funktionell-morphologische Integrität der Sarkosomen beeinträchtigen, doch läßt sich ebensogut ein Defekt in der Energie-Transformation postulieren. Die am häufigsten vorkommenden Herzkrankheiten sind, wie aus Tab. 109 hervorgeht, biochemisch noch nicht klassifizierbar.

---

[1] SCHUMANN, H.: Der Muskelstoffwechsel des Herzens. Darmstadt: Dr. Dietrich Stein-kopff 1950.

ii. Beriberi-Herz

Eines der charakteristischen Symptome der Beriberi ist die hochgradige Dilatation des Herzens. Die Beobachtung, daß die Erweiterung des Herzens innert Stunden nach der Verabreichung von Thiamin verschwindet, spricht dafür, daß es sich dabei um einen biochemischen Defekt handelt. HACKEL et al.[1] fanden bei in vivo-Experimenten, daß die Pyruvat-Aufnahme des Herzmuskels von B_1-hypovitaminotischen Hunden nicht erhöht ist, obschon bei diesen Tieren eine ansehnliche Zunahme der Blut-Pyruvat-Konzentration vorlag. Sie schlossen daraus auf einen Defekt in der Oxydation des Pyruvates, bei der das Thiamin-pyrophosphat (TPP) als Cofaktor eine wichtige Rolle spielt. OLSON et al.[2] gelang es, diese Experimente auch in vitro zu reproduzieren und zu zeigen, daß die Pyruvat-Oxydation in Herzmuskelschnitten von B_1-hypovitaminotischen Ratten und Enten deutlich vermindert ist. Damit dürften kaum mehr Zweifel bestehen, daß der biochemische Defekt im Beriberi-Herzen in der Pyruvat-Oxydation zu suchen und auf einen Cofaktorausfall zurückzuführen ist.

iii. Vitamin B_1 und chronische Herzinsuffizienz

Zahlreiche tierexperimentelle und klinische Beobachtungen weisen darauf hin, daß es bei der chronischen Herzinsuffizienz häufig zu einer B_1-Hypovitaminose kommt. Die Verabreichung einer Vitamin B_1-Test-Dosis führt bei Patienten mit chronischer Insuffizienz, wie das für die B_1-Hypovitaminose typisch ist, zu einer Retention und verminderten Ausscheidung von Thiamin im Urin[3, 4]. Auch die abnorme Plasma-Lactat- und -Pyruvat-Konzentration wurde als Zeichen einer B_1-Hypovitaminose aufgefaßt[5]. Weiterhin war die Plasma-Cocarboxylase-Konzentration bei Patienten mit chronischer Herzinsuffizienz häufig abnorm niedrig[6]. Besonders aufschluß-reich und überzeugend waren die Untersuchungen von WOHL et al.[7], die bei Herzkranken eine signifikante Abnahme der Thiamin- und Cocarboxylase-Konzentration im Herzmuskel beobachteten (Tab. 110). Die gleichzeitige Abnahme der Vitamin- und Cofaktor-Konzentration spricht für das Vorliegen einer echten B_1-Hypovitaminose und nicht für eine durch die Insuffizienz verursachte spezifische Stoffwechselstörung im Thiaminumsatz; diese Deutung wird durch die gute Übereinstimmung der Resultate mit älteren tierexperimentellen

Tabelle 110. *Thiamin- und Cocarboxylase-Konzentration in Herzen, Leber und Nieren von Patienten mit chronischer Herz-insuffizienz* (nach WOHL et al.[7])

Organ, Analyse	Konzentration in Mikrogramm per Gramm Stickstoff		
	Patienten mit chronischer Herz-insuffizienz[8] (6)	Gesunde Individuen (6)	Signifikanz der Differenz „t" ($t > 0,05$ nicht signifikant)
Herz			
Thiamin	17	57	<0,001
Cocarboxylase	7	32	<0,001
Leber			
Thiamin	12	33	0,04
Cocarboxylase	8	22	0,05
Niere			
Thiamin	35	56	0,1
Cocarboxylase	25	33	0,3

[1] HACKEL, D. B., W. T. GOODALE u. J. KLEINERMAN: Amer. Heart J. **46**, 883 (1953).
[2] OLSON, R. E., et al.: J. biol. Chem. **175**, 489 (1948).
[3] WOHL, M. G., et al.: Circulation **8**, 744 (1953).
[4] ROBINSON, W. D., D. MELNICK u. H. FIELD: J. clin. Invest. **19**, 399 (1940).
[5] GOLDSMITH, G. A.: Amer. J. med. Sci. **215**, 182 (1948).
[6] GOODHART, R., u. H. M. SINCLAIR: J. biol. Chem. **132**, 11 (1940).
[7] WOHL, M. G., et al.: J. clin. Invest. **33**, 1580 (1954).
[8] MENOZZI: Rass. Clin. Ter. **53**, 157 (1955).

Untersuchungen bei der B_1-Hypovitaminose gefestigt[1, 2]. Die Ursache der B_1-Hypovitaminose bei der chronischen Herzinsuffizienz ist z. Z. nicht klar. Wahrscheinlich ist sie auf eine ungenügende Vitamineinnahme, eine gestörte Resorption und besonders auf eine vermehrte Ausscheidung durch die Nieren als Folge der häufigen Verwendung von Quecksilberdiuretica zurückzuführen[3, 4, 5].

Ob das Vorliegen einer B_1-Hypovitaminose einen schädigenden Einfluß auf den Stoffwechsel des bei der chronischen Herzinsuffizienz bereits erkrankten Myokardes ausübt, kann z. Z. nicht entschieden werden. Es ist kaum wahrscheinlich, daß die bei der Herzinsuffizienz verminderte Pyruvat-Oxydation eine Folge eines Thiaminmangels im Herzmuskel ist, da die Thiaminkonzentration nur bei sehr niedrigen Werten der limitierende Faktor für die Pyruvat-Oxydation wird[5, 6]. Es ist daher fraglich, ob die Verabreichung von Thiamin das primäre Leiden günstig zu beeinflussen vermag. Da bisher bei der chronischen Herzinsuffizienz noch nie eine Störung in der Phosphorylierung des Thiamins beobachtet wurde, ist auch der Wert einer Verabreichung von Cocarboxylase umstritten. Die große Zahl von in der medizinischen Literatur verstreuten Einzelbeobachtungen über eine angeblich gute therapeutische Wirkung von Cocarboxylase bei Herzkrankheiten hilft nur wenig bei der Entscheidung dieser Frage. Meist handelt es sich um schlecht dokumentierte und nicht statistisch ausgewertete Kasuistiken. MENOZZI[7] sah eine Extrasystolie bei einem jungen Manne unter der Behandlung mit Cocarboxylase verschwinden. BARBIERI et al.[8] berichteten über die Abnahme der Tachykardie bei Herzkranken nach Belastung mit Cocarboxylase. Nach MARTELLI[9] sollen dekompensierte und digitalis-resistente Herzkranke gelegentlich nach Cocarboxylase-Verabreichung wieder auf Digitalis ansprechen. Die abnorme Lactat- und Pyruvat-Konzentration im Plasma soll sich unter der Behandlung mit Cocarboxylase normalisieren[10]. Schließlich wurde kürzlich auch über eine günstige Beeinflussung eines Rechtsschenkelblockes durch Cocarboxylase berichtet[11].

Die Abnahme der Thiamin-, nicht aber der Cocarboxylase-Konzentration in der Leber bei Patienten mit chronischer Herzinsuffizienz dürfte kaum direkt mit diesem Leiden in Beziehung stehen. Eine Abnahme der Vitaminkonzentration in Leber und Herzmuskel wird nicht selten bei chronischer Mangelernährung beobachtet[12]. Dazu kommt, daß bei Patienten mit chronischen Herzleiden häufig eine Schädigung der Leberfunktion nachweisbar ist[13]. Diese führt vielleicht zu einer ungenügenden Phosphorylierung des Thiamins in der Leber[14] und als Folge davon zu einer abnormen Ausscheidung des Vitamins in den Urin.

iV. Anoxische Herzinsuffizienz

Während bei der Beriberi-Herzdilatation die Insuffizienz auf eine Störung im oxydativen Abbau des Substrates — trotz normalem Substrat- und Sauerstoff-

[1] SIMOLA, P. E.: Biochem. Z. **254**, 229 (1932).
[2] OCHOA, S., u. R. A. PETERS: Biochem. J. **32**, 1501 (1938).
[3] ROBINSON, W. D., D. MELNICK u. H. FIELD: J. clin. Invest. **19**, 399 (1940).
[4] GOLDSMITH, G. A.: Amer. J. med. Sci. **215**, 182 (1948).
[5] WOHL, M. G., S. R. SHUMAN u. R. TURNER: Proc. Soc. exp. Biol. (N. Y.) **83**, 323 (1953).
[6] Metabolic Studies of Cardiovascular Tissue in vitro: Nutrition Rev. **8**, 101 (1950).
[7] MENOZZI: Rass. Clin. Ter. **53**, 157 (1954).
[8] BARBIERI, FRANCO u. PARENTI: Acta vitamin. (Milano) **8**, 65 (1954).
[9] MARTELLI, A.: Folia cardiol. (Milano) **11**, 519 (1952).
[10] DELLA TORRE, BODRINI u. VENERANDO: Acta vitamin. (Milano) **4**, 257 (1950).
[11] DONEFF, D., u. K. MOSER: Dtsch. med. Wschr. **1957**, 146.
[12] FERREBEE, J. W., et al.: J. clin. Invest. **21**, 401 (1942).
[13] SHERLOCK, S.: Brit. Heart J. **13**, 273 (1951).
[14] BORSON, H. J.: Ann. intern. Med. **14**, 10 (1940).

angebot — zurückgeführt wird, gibt es eine Reihe von Krankheiten, bei denen die defekte Energieproduktion auf einem Sauerstoffmangel beruht. Da die Insuffizienz bei solchen Affektionen nicht bloß während der Hypoxie vorliegt, sondern auch nach der Korrektur dieses Ausfalles, so ist anzunehmen, daß die kurzdauernde Anoxie zu einer nur langsam reversiblen Störung im oxydativen Abbau Anlaß gibt. Dies geht aus Beobachtungen über die Herzinsuffizienz beim hämorrhagischen Schock hervor. Eine Insuffizienz wird nicht bloß während der oligämischen Phase, sondern auch während der normovolämischen, nach Ersatz der verlorenen Körperflüssigkeit, beobachtet. Eine Interpretation sieht darin den Beweis für eine während der akuten Phase erfolgende und nur langsam reversible Schädigung des Herzmuskels[1]. Während der normovolämischen Phase kommt es zu einer verminderten Sauerstoffextraktion, einer negativen Pyruvat- und Lactatbilanz[2]. Die Abnahme der Sauerstoff-Extraktion ist ein Ausdruck für die Störung in der oxydativen Energieproduktion. Als schlechter Kompensations- mechanismus kommt es zu einer Zunahme der unökonomischeren Glykolyse[3], die sich in einer negativen Lactatbilanz äußert. Die Störung in der Pyruvat- Oxydation mag verschiedene Ursachen haben. Einzelne Forscher erklären diese durch eine Abnahme der Cocarboxylase durch gesteigerte Dephosphorylierung des Thiaminpyrophosphates während der anoxischen Phase. Die Störung in der Energieproduktion des Herzmuskels beim Beriberi und im hämorrhagischen Schock wären somit beide auf eine Abnahme der Cocarboxylase zurückzuführen, die im ersten Fall auf einen Thiaminmangel, im zweiten auf eine gesteigerte Inaktivierung zurückzuführen wäre. Ähnliche Veränderungen wie beim hämor- rhagischen Schock werden auch beim experimentellen Coronarverschluß[4] und bei der ventrikulären Fibrillation[5] beobachtet. Bei Hunden kommt es zu einer Abnahme der Sauerstoff-Extraktion, einer negativen Glucose-, Pyruvat- und Lactat-Bilanz des Herzens. Typisch ist gleichzeitig die Zunahme der Kalium- und Phosphat-Konzentration im venösen Coronarblut; beides sind Zeichen einer schweren Störung im Zellstoffwechsel.

V. Herzstoffwechsel beim Diabetes

Beim Diabetes mellitus kommt es zu ansehnlichen Alterationen in der Blut- konzentration der potentiellen Substrate für den Stoffwechsel der Herzmuskulatur. Weiterhin ist bekannt, daß die Aufnahme von Kohlenhydraten aus dem Blut in die Gewebe diabetischer Tiere reduziert ist. Dies wirft die Frage auf, ob beim Diabetes eine Störung der Energieproduktion des Herzmuskels vorliegt. Die Glucoseaufnahme durch das menschliche Herz ist bei Diabetikern, unabhängig von der Blutzucker-Konzentration, deutlich vermindert[6]. Dies gilt auch für die Extraktion von Lactat, Pyruvat und Aminosäuren. Dieser Defekt wird jedoch durch eine stark gesteigerte Aufnahme von Ketokörpern und Fetten wett- gemacht. Diese kann so extrem sein, daß zur vollständigen Verbrennung der extrahierten Substrate doppelt soviel Sauerstoff nötig wäre, als tatsächlich auf- genommen wird. Es muß daraus geschlossen werden, daß beim Diabetikerherz ein Teil des Fettes gespeichert wird. Die Bedeutung der abnormen Speicherung dieser Substanzen kann z. Z. noch nicht interpretiert werden.

[1] WIGGERS, C. J.: Physiology of Shock. Cambridge, Mass.: Harvard University Press 1950.
[2] EDWARDS, W. S., A. SIEGEL u. R. J. BING: J. clin. Invest. 33, 1646 (1954).
[3] BLOOM, W. L.: Amer. J. Physiol. 186, 518 (1956).
[4] BING, R. J., et al.: Circulation 12, 635 (1955).
[5] PEDERSEN, A., A. SIEGEL u. R. J. BING: Amer. Heart. J. 52, 695 (1956).
[6] UNGER, I., et al.: Amer. J. Med. 28, 385 (1955).

Vi. Chronische Herzinsuffizienz

Der biochemische Defekt bei der häufigsten Herzkrankheit, der „hämo-dynamischen" chronischen Herz-Insuffizienz ist nicht bekannt. Es ist daher nicht überraschend, daß auch die Pathogenese dieser Krankheit rätselhaft ist und bald vasculäre Momente, bald Stoffwechselstörungen der Zelle für ihre Ent-stehung verantwortlich gemacht werden. BING und seine Mitarbeiter[1,2] analy-sierten vor kurzem die Stoffwechselverhältnisse bei 22 Patienten mit "low output" Insuffizienz mit der von ihnen entwickelten Methode zur Katheterisierung des Sinus coronarius. Die leicht verminderte coronare Durchblutung wurde durch die gesteigerte Sauerstoff-Extraktion kompensiert, so daß die Annahme einer cellulären Hypoxie auszuschließen ist. Als Substrate für den oxydativen Energie-gewinn dienen dieselben Metaboliten wie beim herzgesunden Individuum, so daß wesentliche Abweichungen in den energieproduzierenden Prozessen unwahrschein-lich sind. Es ist jedoch einzuwenden, daß diese Patienten unter basalen Bedin-gungen untersucht wurden und daß es bei körperlichen Anstrengungen möglicher-weise viel auffallendere Differenzen zwischen Gesunden und Herzkranken ent-stehen. Der Herzgesunde kompensiert Mehrleistungen des Herzmuskels durch eine gesteigerte Oxydation von Nahrungsstoffen. Beim Insuffizienten scheint dieser Mechanismus nicht vollwertig zu sein, sondern es kommt bei zusätzlichen Belastungen auch zu einer Glykolyse. Diese äußert sich bei Bilanzuntersuchungen in einer negativen Milchsäurebilanz. Verschiedene Untersucher fanden bei Patienten mit chronischer Herzinsuffizienz eine erhöhte venöse[3] und arterielle Milchsäure-Konzentration[2]. Anstrengungen führten zu einem abnormen Milchsäure-Anstieg und einem verzögerten Abfall im peripheren Blut[4,5]. Bei Herzkathetrisierungen wurde beobachtet, daß es bei geringen Anstrengungen zu einem Überwiegen der Lactat-Konzentration im venösen Blut des Sinus coronarius im Vergleich zum peripheren arteriellen Blut, also zu einer negativen Milchsäure-Bilanz kam[2]. Es ist also wahrscheinlich, daß bei gesteigerter Beanspruchung des insuffizienten Herzens die Energie nicht nur über die Oxydation, sondern z. T. auch über die unökonomischere Glykolyse produziert wird. Da die chronische Insuffizienz auch unter basalen Bedingungen, bei denen die glykolytische Energie-gewinnung ohne Bedeutung ist, nachweisbar ist, so spielt diese Störung der Energie-produktion in der Pathogenese der Insuffizienz kaum eine wesentliche Rolle. Es ist jedoch nicht unwahrscheinlich, daß dieser Faktor bei Belastung des bereits insuffizienten Herzens nicht unwesentlich für die zunehmende Schwere der Insuffizienz verantwortlich ist.

B. Enzymopathien beim Herzinfarkt

a) Einführung

Im Jahre 1954 berichteten LaDUE, WRÓBLEWSKI und KARMEN[6], daß es beim Herzinfarkt zu einem deutlichen Anstieg der Plasma-Transaminase kommt und daß die Erhöhung der Enzymkonzentration der Ausdehnung der Nekrose parallel geht. In den letzten zwei Jahren wurden diese Beobachtungen bestätigt und die neue Laboratoriumsmethode wird in zahlreichen amerikanischen Spitälern

[1] BING, R. J.: Bull. N. Y. Acad. Med. **27**, 407 (1951).
[2] BLAIN, J. M., et al.: Amer. J. Med. **20**, 820 (1956).
[3] HARRIS, I., C. W. JONES u. C. N. ALDRED: Quart. J. Med. **4**, 407 (1935).
[4] MEAKINS, J., u. C. N. H. LONG: J. clin. Invest. **4**, 273 (1927).
[5] WEISS, S., u. L. B. ELLIS: Arch. intern. Med. **55**, 665 (1935).
[6] LaDUE, J. S., F. WRÓBLEWSKI u. A. KARMEN: Science **120**, 317 (1954).

bereits routinemäßig verwendet. Wenn auch eine endgültige Beurteilung der Bedeutung dieses neuen Verfahrens erst in einigen Jahren möglich sein wird, so besteht doch kein Zweifel, daß es sich dabei um eine sehr wertvolle Ergänzung des diagnostischen Armamentariums bei Herzkrankheiten handelt. Eine genauere Analyse der Veränderungen des Enzymes im Plasma ergab, daß dieser Methode nicht allein für die Diagnose von Herzinfarkten eine Bedeutung zukommt, sondern daß sie sich auch als eine wertvolle neue Leberfunktionsprüfung bewährt (s. S. 522).

b) Biochemie der Transaminasen[1,2]

i. Charakterisierung des Enzymes

Transaminasen sind Enzyme, die eine Aminogruppe von einer Aminosäure auf eine Keto-säure übertragen, wobei es wiederum zur Bildung einer Aminosäure und einer Ketosäure kommt (Abb. 89). Wie auf S. 185 dargestellt, benötigen diese Enzyme *Pyridoxalphosphat* als Coenzym. Es ist z. Z. noch unklar, wie viele Transaminasen im tierischen Organismus vorkommen. BRAUNSTEIN[1] vertrat ursprünglich die Ansicht, daß eine Transaminierung

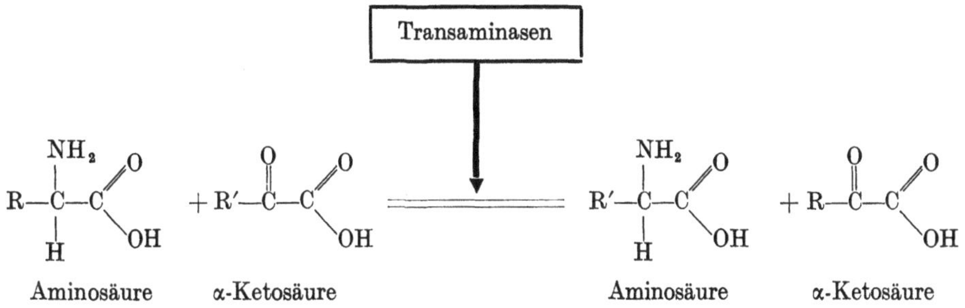

Abb. 89. Wirkungsweise der Transaminasen (allgemeine Reaktionsgleichung)

zwischen einer großen Zahl verschiedener Aminosäuren möglich sei und daß alle diese Reaktionen durch eines oder wenige relativ unspezifische Enzyme katalysiert werden. Im Gegensatz dazu nahm COHEN[2] an, daß die Spezifität der Transaminasen groß ist, und daß für jede

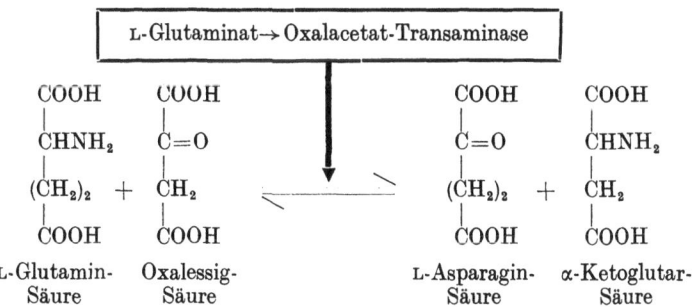

Abb. 90. Wirkungsweise der L-Glutaminat — Oxalacetat-Transaminase

Transaminierungsreaktion zwischen einer Amino- und Ketosäure ein einziges Enzym verant-wortlich ist. Heute schwingt das Pendel wieder etwas in die andere Richtung und besonders die Untersuchungen von MEISTER[1] weisen darauf hin, daß eine größere Zahl verschiedener

[1] *Uer.*: HERBST, R. M.: Advanc. Enzymol. **4**, 75 (1944). — BRAUNSTEIN, A. E.: Advanc. Protein Chem. **3**, 1 (1947). — MEISTER, A.: Advanc. Enzymol. **16**, 185 (1955). — MEISTER, A.: Science **120**, 43 (1954). — MEISTER, A.: Physiol. Rev. **36**, 103 (1956).

[2] *Hb.*: COHEN, P. P.: In The Enzymes. Edited by J. B. SUMNER and K. MYRBÄCK. I/2, p. 1040. New York, N. Y.: Academic Press 1951.

Reaktionen durch eine Transaminase katalysiert werden kann und daß diese Enzyme relativ unspezifisch sind.

Aus der Gruppe dieser Transaminasen sei die L-*Glutaminat → Oxalacetat-Transaminase* (L-Aspartat → α-Ketogluterat-Transaminase) herausgegriffen, da die Biologie dieses Enzyms bisher am eingehendsten untersucht wurde und es auch dieses Ferment ist, dem beï der Diagnostik von Herzkrankheiten eine besondere Bedeutung zukommt. Die von dieser Transaminase katalysierte Reaktion wurde auf Abb. 90 dargestellt. Da das Enzym die Reaktion nach beiden Seiten katalysiert, so wird es auch als L-Aspartat → α-Ketoglutarat-Transaminase bezeichnet. Das optimale p_H des Enzymes liegt um 7,4[1]. Seine Spezifität ist recht streng[2], indem zwar die Oxalessigsäure durch Mesoxalsäure ersetzt werden kann, nicht aber die L-Glutaminsäure durch eine andere Aminosäure. Eine größere Zahl von Inhibitoren sind bekannt, darunter auch SH-Reagentien[3]. Eine Darstellung des Enzymes in kristalliner Form gelang bisher nicht, doch liegen einige ziemlich hoch gereinigte Präparate aus Schweineherzen vor.

Tabelle 111. *Konzentration der* L-*Glutaminat → Oxalacetat und der* L-*Glutaminat → Pyruvat-Transaminase in einigen Organen des Menschen*[4]

Organ	Enzym-Konzentration der Transaminasen	
	L-Glutaminat → Ketoglutarat	L-Glutaminat → Pyruvat
Herzmuskel	156 000	7 100
Leber	142 000	44 000
Skeletmuskulatur .	99 000	4 800
Nieren	91 000	19 000
Pankreas	28 000	2 000
Milz	14 000	1 200
Lungen	10 000	700
Plasma	20	16

Tab. 111 enthält einige Angaben über die Lokalisation der L-Glutaminat → Oxalacetat- und der L-Glutaminat → Pyruvat-Transaminase.

ii. Plasma-L-Glutaminat → Oxalacetat-Transaminase[5, 6]

Nach den ersten Beobachtungen über das Vorkommen dieses Enzymes im menschlichen Plasma[7] wurde diese Transaminase auch im Plasma von Hunden, Ratten und Mäusen nachgewiesen[8]. Seine Konzentration im Plasma ist außerordentlich gering, beträgt sie doch bloß etwa $^1/_{10\,000}$ der Enzymkonzentration im Herzmuskel[5]. Beim Aufbewahren des Plasmas im Eisschrank bleibt die Enzymaktivität während vier Tagen voll erhalten und sinkt selbst bis zu dreißig Tagen nur langsam ab. Tiefkühlen und Lyophilisieren haben keinen Einfluß auf das Plasmaenzym, doch wird dieses durch Erhitzen auf 100° C irreversibel zerstört. Oxalat- oder Heparinzusatz zum Plasma führt zu keiner Beeinträchtigung der Enzymaktivität[6].

Der *Ursprung des Plasmaenzymes* unter physiologischen Verhältnissen ist nicht sicher abgeklärt. Es ist wahrscheinlich, daß dieses vorwiegend aus dem Herzen und in geringerem Maß aus der Skeletmuskulatur, Leber und vielleicht auch Niere stammt. Da das Enzym im Zellsaft lokalisiert ist, überrascht sein Übertritt in den Blutstrom nicht. Für einen Ursprung des Enzymes in den erwähnten Organen sprechen die folgenden Beobachtungen: 1. Postmortal steigt die Enzymaktivität des Plasmas rasch an, und zwar vor allem in den Venen des Herzens, der Leber und der Niere[9]. 2. Nach der intravenösen Verabreichung von 1 g Herzmuskelhomogenat beim Hund steigt die Enzymaktivität innert 30 min stark an und fällt innerhalb etwa 5 Tagen wieder zur Norm ab.

[1] KREBS, H. A.: Biochem. J. **54**, 82 (1953).
[2] GREEN, D. E., L. F. LELOIR u. V. NOCITO: J. biol. Chem. **161**, 559 (1945).
[3] SINGER, T. P., u. E. S. G. BARRON: J. biol. Chem. **157**, 241 (1945).
[4] WRÓBLEWSKI, F., u. J. S. LADUE: Ann. intern. Med. **45**, 801 (1956).
[5] NYDICK, I., F. WRÓBLEWSKI u. J. S. LADUE: Circulation **12**, 161 (1955).
[6] KARMEN, A., F. WRÓBLEWSKI u. J. S. LADUE: J. clin. Invest **34**, 126 (1955).
[7] LADUE, J. S., F. WRÓBLEWSKI u. A. KARMEN: Science **120**, 3117 (1954).
[8] LADUE, J. S., u. F. WRÓBLEWSKI: A. M. A. Scientific Exhibits. New York, N. Y.: Grune and Stratton 1955.
[9] LADUE, J. S., u. F. WRÓBLEWSKI: Circulation **11**, 871 (1955).

Über die *Ausscheidung* des Enzymes liegen erst vereinzelte Angaben vor. Normalerweise finden sich im Urin nur unbedeutende Enzymmengen, doch sollen diese bei Patienten mit Infarkten stark ansteigen. Im Gegensatz dazu enthält die Galle eine sehr hohe Konzentration an Transaminasen[1]. Dies deutet an, daß dieses Enzym auf ähnliche Weise wie die alkalische Phosphatase ausgeschieden wird. Die Beobachtung, daß aber auch geringere Mengen in den Urin übertreten, läßt darauf schließen, daß das Molekulargewicht des Enzymes unter 100000 liegt.

c) Plasma-L-Glutaminat → Oxalacetat-Transaminase beim Herzinfarkt

i. Tierexperimentelle Beobachtungen

Durch die Einführung kleiner Plastikkugeln in das Ostium coronarium gelingt es beim Hund experimentell Herzinfarkte, die zu den typischen elektrokardiographischen Veränderungen führen, zu erzeugen[2]. AGRESS et al.[3] verfolgten das Verhalten der Plasma-Transaminase bei solchen Tieren über eine längere Zeitperiode. Wie aus der Zusammenfassung ihrer Resultate auf Abb. 91 hervorgeht, besteht eine deutliche Korrelation zwischen der Ausdehnung des Infarktes und der Erhöhung der Enzymaktivität im Plasma. In jedem einzelnen Fall kam es nach erfolgreicher Infarzierung zu einem Anstieg der Enzymaktivität und selbst bei jenen Hunden, bei denen nur etwa 10% des Herzmuskels infarziert war, nahm die Plasma-Transaminase-Konzentration signifikant zu. Nach der intravenösen Injektion von Papain kommt es ebenfalls zu Nekrosen in der Herzmuskulatur und auch in diesem Falle wurde eine enge Korrelation zwischen Ausdehnung des Infarktes und der

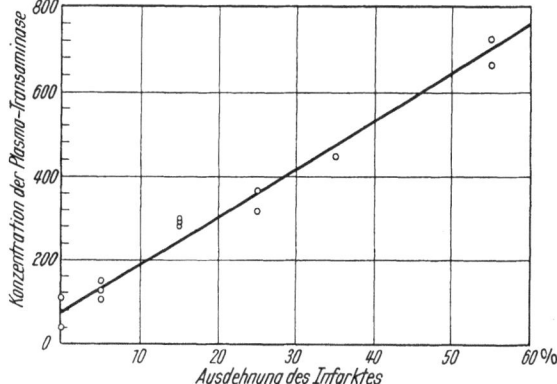

Abb. 91. Beziehung zwischen der höchsten Plasma-L-Glutaminat → Oxalacetat-Transaminase-Konzentration und der Ausdehnung experimenteller Herzinfarkte beim Hund (nach AGRESS et al.[3])

Enzymaktivität im Plasma nachgewiesen[4]. In einer anderen Studie wurde zunächst eine Schlinge um ein Coronargefäß gelegt und 10 Tage später durch Anziehen eine ischämische Nekrose erzeugt. Auch in diesem Fall stieg die Plasmaenzym-Konzentration an, während die Enzymaktivität im infarzierten Bereich reziprok dazu abfiel[5]. Daraus geht hervor, daß es sich um einen abnormen Übertritt des Enzymes aus dem geschädigten Herzmuskel in das Plasma handelt. Diese Beobachtungen wurden inzwischen von anderer Seite bestätigt[6,7]. Bei einem Anstieg der Plasmaenzym-Konzentration um 335% fiel die Enzymaktivität im Infarktbereich auf 30% der Norm ab. Auch bei diesen Experimenten war die Infarktgröße proportional dem Anstieg der Plasmaenzym-Konzentration.

ii. Herzinfarkt

Das Patientengut von WRÓBLEWSKI et al.[4] umfaßt heute bereits gegen 300 Patienten. Die Bestimmung der Enzymaktivität bei diesen Patienten während der ersten 48 Std. nach dem akuten Ereignis ergab ausnahmslos einen Anstieg auf das Doppelte bis Zwanzigfache der normalen Enzymkonzentration (Abb. 92). Ein Vergleich der Raschheit des Enzymanstieges und des Gipfelpunktes mit dem

[1] CHINSKY, M., G. L. SHMAGRANOFF u. S. SHERRY: J. Lab. clin. Med. **47**, 108 (1956).
[2] AGRESS, C. M., et al.: Amer. J. Physiol. **170**, 536 (1952).
[3] AGRESS, C. M., et al.: Circulation **11**, 711 (1955).
[4] LaDue, J. S., F. WRÓBLEWSKI u. I. NYDICK: Modern Concepts of Cardiovascular Disease **25**, 333 (1956).
[5] NYDICK, I., F. WRÓBLEWSKI u. J. S. LaDue: Circulation **12**, 161 (1955).
[6] LEMLEY-STONE, J. M., et al.: Amer. J. Physiol. **183**, 555 (1955).
[7] SIEGEL, A., u. R. J. BING: Proc. Soc. exp. Biol. (N. Y.) **91**, 604 (1956).

elektrokardiographischen Bild ergab eine enge Übereinstimmung zwischen der Ausdehnung des Infarktes und der Abnormität des Plasmaenzymes. Gelegentlich wurde ein zweiter Anstieg beobachtet, der oft mit neuen Schmerzen zusammen-fiel und wahrscheinlich als eine Ausdehnung des Infarktes zu inter-pretieren war (Abb. 93). Bei vier Patienten wurde auf Grund des elektrokardiographischen Befundes eine Diagnose auf subendothelialen Infarkt gestellt, doch war die En-zymaktivität nur bei zwei dieser vier Patienten abnorm hoch. Bei den beiden anderen Patienten nor-malisierte sich der elektrokardio-graphische Befund nach Entzug von Digitalis, so daß es sich wahr-scheinlich nicht um subendotheliale Infarkte, sondern um Manifestatio-nen einer Digitalisintoxikation han-delte. Nach der Erfahrung dieser Autoren ist die Bestimmung der Plasma-Transaminase der Elektro-kardiographie für die Diagnose von Herzinfarkten deutlich überlegen.

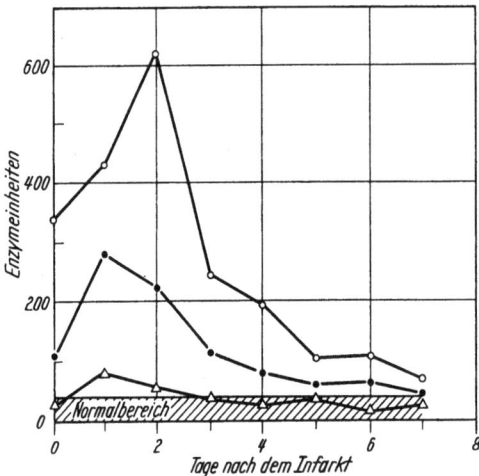

Abb. 92. Verhalten der Plasma-Konzentration der L-Glut-aminat → Oxalacetat-Transaminase bei 300 Patienten mit Herzinfarkt (Mittelwert und Streuung) (nach LaDue und Wróblewski[1])

Die im Vergleich zur klinischen Beurteilung und Elektrokardiographie größere Zuverlässigkeit des Nachweises der Plasma-Transaminase geht auch aus der Studie von Ostrow et al.[2] hervor. Wie Tab. 112 zeigt, wurden bei 18 autoptisch verifizierten Fällen durch die kombinierte klinische und elek-trokardiographische Beurteilung 15% falsche negative und 40% falsche positive Diagnosen ge-stellt, während eine 100%ige Kor-relation zwischen autoptischer und biochemischer Diagnose be-obachtet wurde.

Keine Korrelation konnte zwi-schen der Enzymaktivität und der Leukocytose, dem Blutdruck, der Lokalisation des Infarktes, der Mortalität und dem klinischen Bild nachgewiesen werden. Ein-zig zur Ausdehnung des Infark-tes lag eine Beziehung vor.

Eine weitere ausführliche Stu-die über das Verhalten der Plasma-

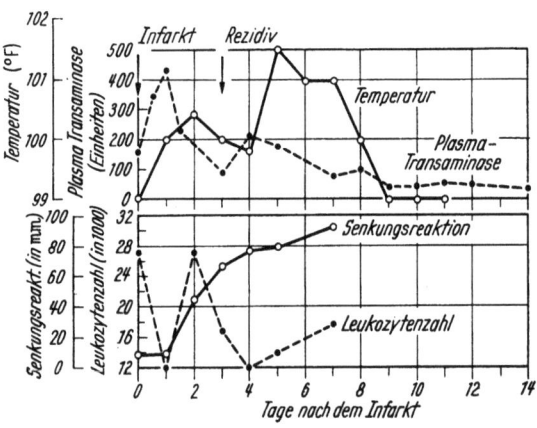

Abb. 93. Verhalten der Plasmakonzentration der L-Glutami-nat → Oxalacetat-Transaminase, der Temperatur, Blutkörper-chensenkungsgeschwindigkeit und der Leukozytenzahl bei einem Patienten mit Herzinfarkt (nach LaDue und Wróblewski[1])

Transaminase wurde von Chinsky[3] veröffentlicht. Von 117 Patienten mit einem akuten Herzinfarkt war die Enzymaktivität in 108 Fällen erhöht, während die Diagnose elektrokardiographisch nur bei 84 Patienten gestellt wurde (Tab. 113). Im

[1] LaDue, J. S., u. F. Wróblewski: Circulation 11, 871 (1955).
[2] Ostrow, B. H., et al.: Circulation 14, 790 (1956).
[3] Chinsky, M.: J. Lab. clin. Med. 47, 108 (1956).

typischen Fall stieg die Enzymaktivität innert 6 Std. nach Beginn der Schmerzen auf abnorme Werte an und erreichte den Gipfelpunkt etwa 24 Std. nach Beginn der akuten Episode. Die Hyperenzämie kehrte innert 3—6 Tagen wieder zur Norm zurück. Von den 33 Patienten mit abnormem, aber nicht sicher als Infarkt

Tabelle 112. *Korrelation zwischen dem Autopsiebefund und der klinischen und elektro- kardiographischen Diagnose einerseits, der biochemischen (Plasma-Transaminase) Diagnose andererseits* (nach OSTROW et al.[1])

Autopsie	Zahl der Fälle	Klinik und EKG			Transaminase		
		+	—	Korrelation in Prozent	+	—	Korrelation in Prozent
Infarkt . . .	13	11	2	85	13	0	100
Kein Infarkt .	5	2	3	60	0	5	100

zu diagnostizierendem Elektrokardiogramm wurde die Diagnose bei 8 Patienten autoptisch und bei den restlichen 24 klinisch gestellt. Alle Patienten, die zur Autopsie kamen, mit Ausnahme eines einzigen, der innert $1^1/_2$ Std. nach Beginn der Schmerzen starb, hatten eine erhöhte Enzymkonzentration. Wichtig war die Beobachtung, daß bei Patienten mit hoher Transaminase - Konzen- tration die Mortalität über 50% betrug, bei solchen mit geringer Enzymentweichung aber nur etwa 16%. Es ist daraus zu schließen, daß der Bestimmung der Enzym-Konzentration auch eine prognostische Bedeutung zukommt. Diese Beobachtungen wurden inzwischen auch von anderer Seite be- stätigt[3-12].

Tabelle 113. *Verhalten der Plasmakonzentration der* L-*Glutaminat* → *Oxalacetat-Transaminase bei Herzkrankheiten* (nach CHINSKY et al.[2])

Diagnose (Zahl der Patienten)	Transaminase- Konzentration		
	Normal	Grenz- werte	Erhöht
Akuter Herzinfarkt (117)	4	5	108
a) EKG diagnostisch (84)	4	1	79
b) EKG nicht typisch (33)	0	4	29
Autopsie-Diagnose (8)	0	1	7
Klinische Diagnose (25)	0	3	22
Angina pectoris (69)	64	5	0
Akutes Lungenödem (16)	12	3	1
Chronische Herzinsuffizienz (11) . . .	11	0	0
Idiopathische Perikarditis (5)	5	0	0
Arrhythmien (15)	7	0	8

Aus diesen Untersuchungen geht hervor, daß es beim Herzinfarkt rasch zu einem Enzymanstieg im Plasma kommt. Der Übertritt aus den Zellen in das Plasma erfolgt frühestens 2 Std. nach Beginn des Infarktes und erreicht den Gipfelpunkt in den ersten zwei Tagen. Auf Grund von Untersuchungen nach den ersten 48 Std. kann ein Infarkt nicht sicher ausgeschlossen werden. Die Steigerung der Enzymaktivität ist ungefähr der Ausdehnung des Infarktes

[1] OSTROW, B. H., et al.: Circulation **14**, 790 (1956).
[2] CHINSKY, M., G. L. SHMAGRANOFF u. S. SHERRY: J. Lab. clin. Med. **47**, 108 (1956).
[3] STEINBERG, D., u. B. H. OSTROW: Proc. Soc. exp. Biol. (N. Y.) **89**, 31 (1955).
[4] DENNEY, J. L., et al.: J. Amer. med. Ass. **161**, 614 (1956).
[5] KATTUS, A. A., et al.: J. Amer. med. Ass. **160**, 16 (1956).
[6] AMELUNG, D., u. H. D. HORN: Dtsch. med. Wschr. **1956**, 1701.
[7] SHABETAI, R., et al.: Brit. med. J. **1957**, 555.
[8] GAVOSTO, F., et al.: Minerva med. (Torino) **47**, 1275 (1956).
[9] BRUSCA, A., et al.: Minerva med. (Torino) **47**, 1280 (1956).
[10] NICOLA, P. DE, A. TARTARA u. F. CANDURA: Schweiz. med. Wschr. **1956**, 1145.
[11] BJÖRCK, G., u. A. HANSON: Acta med. scand. **160**, 317 (1956).
[12] OSTROW, B. H., et al.: Circulation **14**, 790 (1956).

parallel und erlaubt daher auch eine prognostische Beurteilung. Durch reihen-mäßige Bestimmung der Enzym-Konzentration im Plasma kann der Verlauf der Erkrankung objektiv verfolgt werden. Sekundäre Anstiege sprechen meist für einen neuen Schub.

iii. Angina pectoris

LaDue et al.[1] analysierten das Verhalten der Plasma-Transaminase bei 50 Patienten mit einfacher Coronarinsuffizienz und elektrokardiographischen Ver-änderungen im Sinne einer Ischämie, d. h. Umkehr der T-Zacke, Veränderungen der ST-Strecke, aber keinen Anomalien im QRS-Komplex. Bei 34 Patienten war die Enzymkonzentration trotz persistierenden Schmerzen normal. Bei 16 Patien-ten war die Plasma-Konzentration leicht erhöht, doch trat in acht Fällen diese abnorme Zunahme erst drei Tage nach dem Beginn der Schmerzen auf. Von den 69 von Chinsky[2] beobachteten Patienten mit anginösem Syndrom war die Enzym-aktivität in 65 Fällen normal und bei den 5 verbleibenden Patienten nur leicht erhöht. Bei den Patienten mit abnormem Ausfall wurde mehrfach gleichzeitig eine elektrokardiographische Veränderung, die auf einen Infarkt hinwies beob-achtet. Es wird seit vielen Jahren diskutiert, ob es bei einer schweren Angina pectoris zu subklinischen Infarkten kommen kann. Die neueren Enzymanalysen scheinen darauf hinzuweisen, daß dies tatsächlich der Fall ist. Es empfiehlt sich daher auch bei einer schweren Angina pectoris die Transaminase-Konzentration zu überprüfen, um subklinische Infarkte erfassen zu können.

iV. Weitere Herzkrankheiten

Elektrokardiographisch kann die Differentialdiagnose zwischen einem Herz-infarkt und anderen organischen Leiden des Herzens oft schwierig sein. Die bisher vorliegenden Untersuchungen über das Verhalten der Plasma-Transaminase weisen darauf hin, daß die Methode das klinische und elektrokardiographische Bild bei der Differentialdiagnose wertvoll ergänzt.

16 Patienten mit einer *Perikarditis* wurden bisher untersucht[1,2]. Bei 14 Fällen war die Enzymaktivität normal. In den restlichen zwei Patienten lag ein geringer Anstieg vor, doch war dieser wahrscheinlich auf die gleichzeitig vorliegende Leber-schädigung zurückzuführen. Bei einzelnen Patienten mit rapiden *Arrhythmien* wurde selten ein geringer Enzymanstieg beobachtet[2]. Ob dieser kardial oder hepatisch bedingt war, kann nicht entschieden werden.

Etwa 50% aller Patienten mit *rheumatischer Pankarditis* wiesen einen Anstieg der Plasmaenzym-Konzentration auf[3]. Dieses abnorme Verhalten fehlte bei allen Patienten mit rheumatischem Fieber ohne Myokardbeteiligung. Die Ursache dieses abnormen Enzymübertrittes steht möglicherweise mit den schon lange beim rheumatischen Fieber vermuteten Permeabilitätsstörungen (vgl. S. 334) in Be-ziehung. Nach den Untersuchungen von Manso et al.[4] müssen diese Beob-achtungen allerdings mit Vorsicht aufgefaßt werden. Diese Autoren fanden nämlich, daß die Verabreichung von Acidum acetylosalicylicum bei Kindern zu einer abnormen Zunahme der Plasma-Konzentration der L-Glutaminat → Oxal-acetat- und der L-Glutaminat → Pyruvat-Transaminase führen kann. Der gleich-zeitige Anstieg beider Enzyme spricht eher für eine hepatische Permeabilitäts-störung als für Veränderungen im Myokard. Es sei hier daran erinnert, daß das

---

[1] LaDue, J. S., F. Wróblewski u. I. Nydick: Modern Concepts of Cardiovascular Disease **25**, 333 (1956).

[2] Chinsky, M., G. L. Shmagranoff u. S. Sherry: J. Lab. clin. Med. **47**, 108 (1956).

[3] Nydick, I., et al.: Circulation **12**, 795 (1955).

[4] Manso, C., A. Taranta u. I. Nydick: Proc. Soc. exp. Biol. (N. Y.) **93**, 84 (1956).

Acidum acetylo-salicylicum zu verschiedenen Störungen der Leberfunktion führt und daß EPPINGER schon vor Jahren darauf aufmerksam machte, das Salicylate Änderungen der Zellpermeabilität verursacht.

V. Lungeninfarkte

Besonders schwierig kann die Differentialdiagnose zwischen einem Herz- und einem Lungeninfarkt sein; beide können zu ähnlichen elektrokardiographischen Veränderungen Anlaß geben. Im Tierversuch kam es bei drei Hunden nach der experimentellen Erzeugung von Lungeninfarkten entweder zu gar keiner Veränderung der Plasma-Transaminase oder aber nur zu einem geringen Anstieg, der durch gleichzeitige kleine Herzinfarkte erklärt werden konnte[1]. NYDICK et al.[2] fanden, daß die Plasma-Transaminase bei sechs von sieben Patienten mit Lungenembolien normal war und es nur in einem einzigen Fall zu einem geringen Anstieg kam. Aus diesen wenigen Untersuchungen geht hervor, daß der Bestimmung der Plasma-Transaminase bei der Differentialdiagnose zwischen Herz- und Lungeninfarkt eine wichtige Rolle zukommt.

Vi. Weitere Krankheiten

Am häufigsten wird eine Zunahme der Konzentration des Plasmaenzymes beim Herzinfarkt beobachtet. An zweiter Stelle sind Leberkrankheiten zu erwähnen, doch kommen wir auf S. 552 ausführlicher darauf zu sprechen. Ein Anstieg der Enzymaktivität wurde auch bei *akuten Pankreatitiden*[3] beobachtet. In vereinzelten Fällen einer generalisierten *Carcinomatose* wurde ein abnormes Verhalten des Enzymes gefunden. Auch ausgedehnte *Muskelverletzungen*, wie etwa beim Crush-Syndrom, führen zu einem Anstieg des Plasmaenzymes[4,5]. Schließlich sind einige tierexperimentelle Untersuchungen bekannt, aus denen hervorgeht, daß ein Anstieg der Enzymaktivität auch bei einer Ligatur der Nierenarterie zustande kommt[6]. AGRESS et al.[7] berichteten auch über geringe Zunahmen der Plasma-Enzymkonzentration bei experimentellen Perikard-Verletzungen. Schließlich liegen einige Beobachtungen vor, aus denen hervorgeht, daß es auch bei cerebralen Nekrosen zu einem Anstieg der Enzym-Konzentration kommen kann.

d) Plasma-DPN · H₂ → Pyruvat-Transhydrogenase (Milchsäure-Dehydrase) beim Herzinfarkt

i. Einführung

Vor kurzem berichteten WRÓBLEWSKI und LADUE[8,9], daß nicht nur die Konzentration der L-Glutaminat → Oxalacetat-Transaminase im Plasma beim Herzinfarkt auf abnorme hohe Werte ansteigt, sondern auch diejenige der DPN · H₂ → Pyruvat-Transhydrogenase. Obschon es z. Z. noch nicht möglich ist, die praktische Bedeutung dieser Methode abzuschätzen, so mag es doch vorteilhaft sein, die bisher erhobenen Befunde zusammenzufassen.

[1] AGRESS, C. M., H. F. GLASSNER u. H. J. JACOBS: Circulat. Res. 4, 220 (1956).
[2] NYDICK, I., et al.: Circulation 12, 795 (1955).
[3] CHINSKY, M., et al.: J. Lab. clin. Med. 47, 108 (1956).
[4] LIEBERMANN, J., et al.: Ann. intern. Med. 46, 485 (1957).
[5] LIEBERMANN, J., et al.: Ann. intern. Med. 46, 497 (1957).
[6] LADUE, J. S., u. F. WRÓBLEWSKI: A. M. A. Scientific Exhibits. New York, N. Y.: Grune and Stratton 1955.
[7] AGRESS, C. M., et al.: Proc. Soc. exp. Biol. (N. Y.) 92, 826 (1956).
[8] WRÓBLEWSKI, F., u. J. S. LADUE: Proc. Soc. exp. Biol. (N. Y.) 90, 210 (1955).
[9] WRÓBLEWSKI, F., P. RUEGSEGGER u. J. S. LADUE: Science 123, 1122 (1956).

ii. Biochemie und Biologie

Im Jahre 1919 beschrieb MEYERHOF[1] ein in Muskulatur vorkommendes Enzym, das in der Anwesenheit eines Wasserstoffacceptors Milchsäure dehydriert. SZENT-GYÖRGY[2] erbrachte den Nachweis, daß zur Aktivität des Enzymes ein Cofaktor notwendig ist, der später von ANDERSSON[3] als DPN identifiziert wurde.

Die von diesem Enzym katalysierte Reaktion wurde auf Abb. 94 dargestellt. Während man früher meist von einer Milchsäure-Dehydrase sprach, beginnt sich heute der richtigere

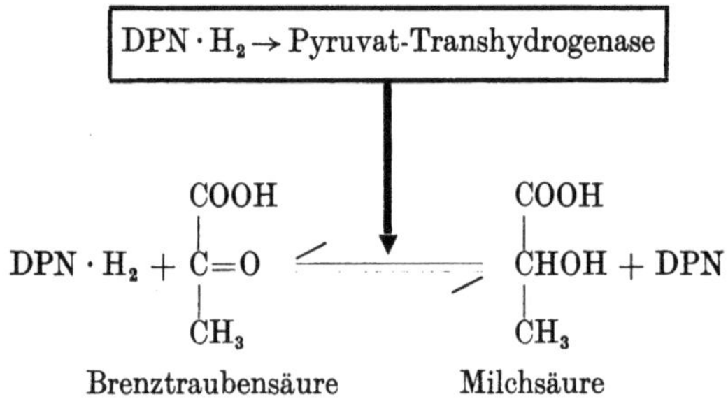

$$\boxed{DPN \cdot H_2 \rightarrow \text{Pyruvat-Transhydrogenase}}$$

$$
DPN \cdot H_2 +
\begin{array}{c}
COOH \\ | \\ C=O \\ | \\ CH_3
\end{array}
\rightleftharpoons
\begin{array}{c}
COOH \\ | \\ CHOH \\ | \\ CH_3
\end{array}
+ DPN
$$

Brenztraubensäure   Milchsäure

Abb. 94. Wirkungsweise der DPN · H$_2$ → Pyruvat-Transhydrogenase (Milchsäure-Dehydrase)

Name DPN · H$_2$ → Pyruvat-Transhydrogenase einzubürgern. Die Spezifität des Enzymes ist sehr streng und es wird ausschließlich die natürliche L-Milchsäure oxydiert. Das p_H-Optimum in gereinigten Gewebsextrakten liegt um 9,3.

Die *biologische Aufgabe* des Enzymes besteht darin, Milchsäure zu reduzieren und den Wasserstoff auf ein Pyridinnucleotid zu übertragen. Die Stellung des Enzymes im Rahmen der cellulären Stoffwechselvorgänge geht aus Abb. 16 hervor. In Anbetracht der großen biologischen Bedeutung der Milchsäure als Endprodukt der anaeroben Glykolyse überrascht es nicht, daß die DPN · H$_2$-Transhydrogenase in praktisch allen Organen vorkommt. Am enzymreichsten sind die Nieren, die Skeletmuskulatur, die Leber und Herzmuskulatur (Tab. 114). Das menschliche Plasmaenzym wurde kürzlich von HILL[4] eingehend untersucht.

Tabelle 114. *Konzentration der DPN·H$_2$ → Pyruvat Transhydrogenase (Milchsäure-Dehydrase) in einigen Organen des Hundes* (nach WRÓBLEWSKI et al.)[5]

Organ	Enzym-Konzentration
Niere	640000
Skeletmuskel . .	600000
Leber	390000
Herzmuskel . . .	240000
Pankreas	150000
Milz	140000
Gehirn	130000
Lunge	25000

iii. Herzinfarkt

Obschon die Enzymkonzentration im Herzmuskel nicht so hoch ist wie in der Niere, Skeletmuskulatur und Leber, so kommt es doch beim Herzinfarkt zu einer akuten Zunahme der Enzymkonzentration im Plasma. Bisher wurde die Plasmaenzym-Aktivität in 243 gesunden Personen und in 13 Patienten mit akutem transmuralem Infarkt untersucht. In allen Fällen kam es innerhalb zwei Tagen nach dem akuten Ereignis zu einem Anstieg der Enzymaktivität im Plasma, die innerhalb 3—6 Tagen wieder zur Norm abfiel[6,7]. Von 30 Patienten mit verschiedenen anderen Herzkrankheiten hatten nur zwei eine sehr geringe Enzymzunahme im Plasma[6,7]. Außer beim Herzinfarkt[8] wurde ein Enzymanstieg auch bei Patienten mit akuter und chronischer Leukämie, generalisierter Carcinomatose und Hepatitis epidemica beobachtet.

[1] MEYERHOF, O.: Pflüg. Arch. ges. Physiol. **175**, 20 (1919).
[2] SZENT-GYÖRGY, A.: Biochem. Z. **157**, 50 (1925).
[3] ANDERSSON, B.: Z. physiol. Chem. **225**, 57 (1934).
[4] HILL, B. R.: Cancer Res. **16**, 460 (1956).
[5] WRÓBLEWSKI, F., P. RUEGSEGGER u. J. S. LADUE: Science **123**, 1122 (1956).
[6] WRÓBLEWSKI, F., u. J. S. LADUE: Proc. Soc. exp. biol. (N. Y.) **90**, 210 (1955).
[7] WRÓBLEWSKI, F., P. RUEGSEGGER u. J. S. LADUE: Science **123**, 1122 (1956).
[8] AMELUNG, D., u. H. D. HORN: Dtsch. med. Wschr. **1956**, 1701.

e) Verhalten anderer Enzyme beim Herzinfarkt

Außer der L-Glutaminat → α-Ketoglutarat-Transaminase wurde auch das Verhalten der L-*Glutaminat → Pyruvat-Transaminase* beim Herzinfarkt analysiert. Wie auf Grund der vergleichenden Organanalysen (Tab. 111) zu erwarten, ist die Konzentration der L-Glutaminat → Pyruvat-Transaminase besonders bei Leberkrankheiten erhöht. Auch beim Herzinfarkt wird bei den meisten Patienten eine Hyperenzämie beobachtet, doch ist die Konzentrationszunahme weniger auffällig als bei der L-Glutaminat → α-Ketoglutarat-Transaminase[1-4]

Bei den verschiedensten mit *Gewebsnekrose* einhergehenden Krankheiten, wie Krebs, Leukämien, Extremitätengangrän, Pankreasnekrose und Leberkrankheiten, kommt es im Plasma zu einer Konzentrationszunahme der *FDP-Triosephosphat-Lyase* (Aldolase)[5]. Da auch im Herzmuskel ansehnliche Mengen dieses Enzymes vorkommen, überrascht es nicht, daß auch beim Herzinfarkt eine Hyperenzämie beobachtet wird[6,7].

Außer der DPN · H₂ → Pyruvat-Transhydrogenase und der FDP-Triosephosphat-Lyase tritt bei Gewebsnekrosen im allgemeinen noch ein drittes glykolytisches Enzym aus dem Zellsaft in das Plasma über, die *Glucose-6-phosphat-Isomerase*. Untersuchungen über das Verhalten dieses Enzymes beim Herzinfarkt stehen noch aus, doch ist zu erwarten, daß es auch in diesem Fall zu einer Hyperenzämie kommt.

Die Veränderungen der *Plasma-Cholinesterase* sind beim Herzinfarkt wenig auffällig[8]. Die geringen Aktivitätsschwankungen dürften durch gleichzeitig vorliegende Leberfunktionsausfälle und Störungen in der Stickstoffbilanz bedingt sein.

C. Enzymologische Aspekte der Hypertonie[9-11]

a) Einführung

Im Zentrum der Diskussion um die Ätiologie und Pathogenese des essentiellen Hochdruckes steht noch immer die Frage nach dem *Organursprung* dieses Leidens. Während zahlreiche Forscher den Beginn dieser Krankheit in der Niere sehen, so wird in den letzten Jahren im Zusammenhang mit der Entdeckung und Analyse der biologischen Wirkungen des 5-Oxytryptamins vermehrt an einen zentralnervösen Ursprung gedacht. Die während einiger Zeit ziemlich stark vertretenen Hypothesen einer endokrinen Ätiologie wurden meist aufgegeben. Im Zusammenhang mit diesen Fragen müssen auch heute noch zwei Enzymsysteme diskutiert werden, deren Bedeutung für die Pathogenese des renalen und essentiellen Hochdruckes zwar noch immer nicht mit Sicherheit erwiesen ist, die aber wahrscheinlich eine Rolle spielen. Zunächst das Hypertensin-System, ein in der Niere produziertes proteolytisches Enzymsystem, das möglicherweise für die Entstehung der akuten renalen menschlichen Hypertension bedeutungsvoll ist, aber bei der Aufrechterhaltung der chronisch renalen Hypertension und beim essentiellen Hochdruck kaum eine Rolle spielt. Zweitens die sog. Pressoramine, die bei der Pathogenese gewisser Dünndarmcarcinoide eine Rolle spielen. Es wurde postuliert, daß das 5-Oxytryptamin auch bei der essentiellen Hypertension bedeutungsvoll sei[11], doch kann diese Frage z. Z. nicht entschieden werden.

[1] RITIS, F. DE, M. COLTORTI u. G. GIUSTI: Minerva med. (Torino) **47**, 1 (1956).
[2] RITIS, F. DE, M. COLTORTI u. G. GIUSTI: Science **124**, 32 (1956).
[3] WRÓBLEWSKI, F., u. J. S. LADUE: Proc. Soc. exp. Biol. (N. Y.) **91**, 569 (1956).
[4] CHINSKY, M., R. Y. WOLFF u. S. SHERRY: Amer. J. med. Sci. **233**, 400 (1957).
[5] SIBLEY, J. A., u. G. A. FLEISHER: Proc. Staff Meet. Mayo Clin. **29**, 591 (1954).
[6] VOLK, B. W., et al.: Amer. J. med. Sci. **232**, 38 (1956).
[7] LOSNER, S., u. B. W. VOLK: Angiology **7**, 454 (1956).
[8] OKA, M.: Acta med. scand. **150**, 313 (1954).
[9] *M.*: FISHBERG, A. M.: Hypertension and Nephritis. 5th edition. Philadelphia: Lea & Febiger 1954.
[10] *Uer.*: SCHALES, O.: Advanc. Enzymol. **7**, 513 (1947). — ENSELME, J.: Expos. ann. Biochim. méd. **16**, 77 (1954).
[11] WOOLLEY, D. W., u. E. N. SHAW: J. Amer. chem. Soc. **74**, 2948 (1952).

b) Hypertensin-System[1, 1a]

i. Einführung

TIGERSTEDT und BERGMANN[2] beobachteten im Jahre 1898, daß es beim Kaninchen durch die intravenöse Verabreichung eines Nierenextraktes gelingt, einen schweren Hochdruck auszulösen. Sie fanden im venösen Nierenblut eine Pressorsubstanz, die sie als *Renin* bezeichneten und glaubten, die Hypertension auf eine Freisetzung abnormer Mengen dieser Substanz zurückführen zu können. Man nahm zunächst an, daß das Renin selbst die Pressorsubstanz sei. In diesem Falle sollte das Renin aber auch in isolierten Organen zu einem Blutdruckanstieg führen. Wie aber PAGE[3] und BRAUN-MENENDEZ[4] zeigten, ist dies nicht der Fall; vielmehr stieg der Blutdruck nur dann an, wenn gleichzeitig Plasma zugefügt wurde. Sie schlossen daraus, daß das Renin auf eine Plasmakomponente, das *Hypertensinogen*, einwirkt und dieses dadurch in seine pressoraktive Form, das *Hypertensin*, übergeführt wird. Dieser Konzept wurde inzwischen weiter ausgebaut und führte zur Entdeckung eines komplexen proteolytischen Enzymsystemes. Nach der auf Abb. 95 zusammengefaßten Hypothese wirkt ein proteolytisches Enzym (Renin) auf eine Plasmakomponente (Hypertensinogen) und führt diese in das pressoraktive Hypertensin über. Im Blut kommt ein weiteres proteolytisches Enzym vor, die Hypertensinase, die das aktive Hypertensin abzubauen vermag.

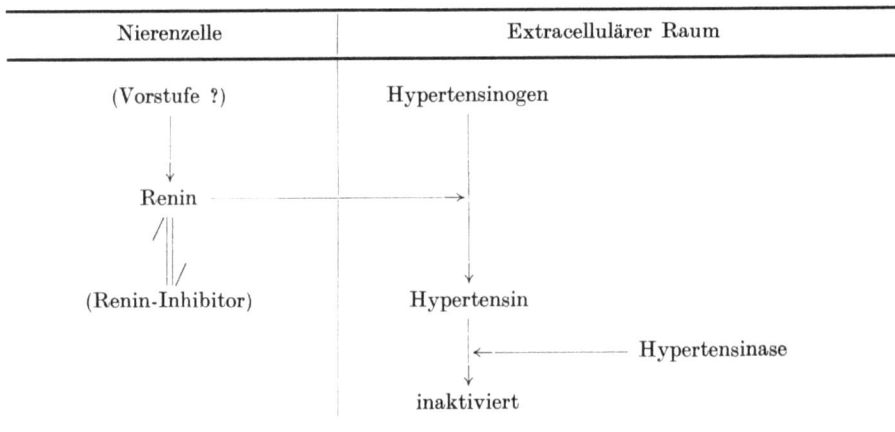

Abb. 95. Hypertensin-System

ii. Biochemie

Das *Renin* ist eine aus der Niere extrahierbare Peptidase, die das Hypertensinogen in Hypertensin überführt[5]. Die proteolytische Natur dieser Substanz wurde erst relativ spät erkannt, doch besteht heute kein Zweifel mehr, daß es sich um ein Enzym handelt. Das Renin kann ziemlich stark konzentriert werden, doch gelang eine Kristallisation bisher nicht. Die Lokalisation des reninproduzierenden Mechanismus ist nicht bekannt und wird bald in die proximalen Tubuluszellen, bald in den juxtaglomerulären Apparat oder die Macula

---

[1] M.: BRAUN-MENENDEZ, E.: Renal Hypertension. Springfield, Ill.: Thomas 1946.
[1a] Uer.: SCHALES, O.: Advanc. Enzymol. 7, 513 (1947). — PAGE, I. H.: Bull. N. Y. Acad. Med. 28, 131 (1952). — PICKERING, G. W.: Advanc. intern. Med. 4, 445 (1950). — BRAUN-MENENDEZ, E.: Pharmacol. Rev. 8, 25 (1956).
[2] TIGERSTEDT, R., u. P. G. BERGMANN: Skand. Arch. Physiol. 8, 223 (1898).
[3] PAGE, I. H., u. O. M. HELMER: J. exp. Med. 71, 29 (1940).
[4] BRAUN-MENENDEZ, E., et al.: Rev. Soc. argent. Biol. 15, 420 (1939).
[5] PLENTL, A. A., u. I. H. PAGE: J. biol. Chem. 147, 135 (1943).

densa gelegt. Das Renin wird von der Niere in den Blutstrom sezerniert, und bei Anoxie kommt es zu einer starken Steigerung des Enzymübertrittes. Möglicherweise sind Kathepsine an der Freisetzung des Enzymes beteiligt.

Das *Hypertensinogen*, auch als Renin-Aktivator, Pro-Hypertensin, Präangiotonin bezeichnet, ist ein Bestandteil der α-Globuline.

Unter der katalytischen Wirkung durch Renin entsteht aus dem Hypertensinogen das pressoraktive *Hypertensin* oder Angiotonin. Es handelt sich dabei um ein relativ niedrigmolekulares Polypeptid, das durch Aminopeptidase, Trypsin und Papain inaktiviert wird. Durch Inkubation des Hypertensins mit kristallinen proteolytischen Enzymen (Carboxypeptidase, Chymotrypsin, Trypsin und Pepsin) konnte die Struktur des Polypeptides einigermaßen abgeklärt werden[1].

BRAUN-MENENDEZ und seine Mitarbeiter[2] erbrachten den Nachweis, daß das pressoraktive Hypertensin durch ein proteolytisches Enzym, das in Darmmucosa, Niere, Pankreas und Milz vorkommt, zerstört wird. Sie bezeichneten diese recht eingehend untersuchte, aber noch nicht klassifizierte Peptidase als *Hypertensinase*. Schließlich muß hier noch das *Pepsitensin* erwähnt werden. Bei Inkubation von Hypertensinogen mit Pepsin wird eine pressoraktive Substanz freigesetzt, die nicht mit dem Hypertensin identisch ist und als Pepsitensin bezeichnet wurde[3]. Eine eingehendere Studie der Wechselbeziehungen zwischen dem Pepsin-System und dem Hypertensin-System steht noch aus, doch kann das Hypertensin elektrophoretisch vom Pepsitensin getrennt werden[4]. Außer dem Renin kommen in der Niere noch eine Reihe weiterer proteolytischer Enzyme vom Typus der Kathepsine vor, die aber sicher nicht mit dem Renin identisch sind[5].

iii. Experimentelle und klinische Beobachtungen[6]

Die Entdeckung des Hypertensin-Systemes erlaubte zum erstenmal eine rationale Deutung des Krankheitsgeschehens bei der Hypertension: als Folge einer verminderten Durchblutung der Niere wird Renin aus den Zellen entlassen und führt zu einer Aktivierung der Pressorsubstanz Hypertensin. Diese Hypothese wurde enthusiastisch aufgenommen und die folgenden tierexperimentellen Beobachtungen schienen die Auffassung zu unterstützen: PRINZMETAL et al.[7] wiesen in Goldblatt-Nieren eine abnorm hohe Renin-Konzentration nach. Beim Goldblatt-Experiment nahm die Renin-Aktivität nicht nur in der Niere zu, sondern auch im venösen Blut der gedrosselten Niere. Eine solche Aktivitätszunahme wurde später auch beim Menschen beobachtet[8]. Auch beim Schock soll es, möglicherweise als Folge der Anoxie in den Nieren, zu einer Zunahme der Renin-Konzentration im venösen Blut kommen[9].

Trotz diesen zunächst versprechenden Beobachtungen mehrten sich aber die Bedenken gegen eine solche vereinfachte Deutung des komplexen Geschehens bei der menschlichen Hypertension. Bei sorgfältiger Nachprüfung konnten verschiedene der erwähnten Beobachtungen nicht mehr bestätigt werden. So wurde der Renin-Gehalt von Nieren und Blut von Tieren und Patienten mit Hochdruck von mehreren Forschern als erniedrigt und nicht erhöht gefunden[10]. Ja, es wurde sogar fraglich, ob im peripheren Blut je freies Hypertensin vorkommt[11]. Möglicherweise wird das eingehendere Studium der Einzelkomponenten des Hypertensin-Systems neues Licht auf die pathogenetischen Zusammenhänge werfen. So soll

[1] PLENTL, A. A., u. I. H. PAGE: J. exp. Med. **79**, 205 (1944).
[2] BRAUN-MENENDEZ, E., et al.: J. Physiol. **98**, 283 (1940).
[3] CROXATTO, H., u. R. CROXATTO: Science **95**, 101 (1942).
[4] PAIVA, A. C. M., T. BANDIERA u. J. L. PRADO: Science **120**, 611 (1954).
[5] SCHALES, O., M. HOLDEN u. S. S. SCHALES: Arch. Biochem. **2**, 67 (1943).
[6] FISHBERG, A. M.: Hypertension and Nephritis. 5th edition. Philadelphia: Lea & Febiger 1954 (*M*,).
[7] PRINZMETAL, M., B. FRIEDMAN u. D. ABRAMSON: Ann. intern. Med. **12**, 1604 (1939).
[8] QUINBY et al.: J. clin. Invest. **24**, 69 (1945).
[9] HUIDOBRO, F., u. E. BRAUN-MENENDEZ: Amer. J. Physiol. **137**, 47 (1942).
[10] LANDIS: Amer. J. med. Sci. **202**, 14 (1941).
[11] MYLON, E., u. L. R. FREEDMAN: Amer. Heart J. **38**, 509 (1949).

nach neueren Untersuchungen[1] die Plasma-Hypertensinase beim Hund bei der akuten Hypertension erniedrigt und bei der chronischen erhöht sein.

Aus diesen Gründen ist es gegenwärtig schwierig, die Bedeutung des Hypertensin-Systems für die Pathogenese der menschlichen Hypertension richtig einzuschätzen. Es ist wahrscheinlich, daß dieses System bei der akuten Entstehung eines renalen Hochdruckes auf organischer Grundlage eine Rolle spielt. Bereits fraglich ist aber, ob das Hypertensin auch bei der Aufrechterhaltung dieser renalen Hypertension beteiligt ist oder ob andere Mechanismen seine Funktion übernehmen. Daß dieses Enzymsystem auch bei der essentiellen Hypertension der Menschen von Bedeutung ist, ist unwahrscheinlich.

iV. Therapeutische Versuche

Die Bedeutung der Hypothesenbildung für die Medizin liegt im Gegensatz zu den übrigen Naturwissenschaften nicht zuletzt auch darin, daß man neue Behandlungsprinzipien von Krankheiten daraus abzuleiten hofft. Obschon die Hypertensin-Theorie der Hypertension auf wackligen Füßen steht, so wurden doch verschiedene Versuche unternommen, auf ihrer Basis den Hochdruck zu behandeln.

Behandlung mit Hypertensinase. Falls eine Zunahme der Hypertensin-Konzentration im Blut die Ursache der Hypertension ist, so müßte es durch die Verabreichung von Hypertensinase gelingen, den Hochdruck aufzuheben. Die ersten experimentellen und klinischen Versuche mit Hypertensinase-reichen Nierenextrakten waren vielversprechend[2]. Eine sorgfältige Nachuntersuchung ergab aber, daß es zu schweren lokalen Reaktionen mit Fieberanstieg kam. Ein Blutdruckabfall trat zwar auf, doch nicht im Zusammenhang mit der Injektion der Extrakte, sondern als Folge des dadurch erzeugten Fiebers[3].

Behandlung mit Anti-Renin. WAKERLIN und JOHNSON[4] provozierten beim Hund durch die protrahierte Verabreichung von Renin die Bildung eines Anti-Enzyms, des Anti-Renins. Sie beobachteten, daß dieses eine experimentell erzeugte Hypertension abzuschwächen vermochte. Diese Versuche wurden unseres Wissens nicht weitergeführt.

Behandlung mit Renin-Inhibitoren. Bereits TIGERSTEDT und BERGMANN[5] beobachteten, daß der Pressoreffekt des Renins bei nephrektomierten Tieren viel ausgesprochener war. Sie postulierten daher einen natürlichen in der Niere vorkommenden Renin-Inhibitor. Solche Substanzen wurden in der Folge tatsächlich gefunden, doch waren die therapeutischen Versuche beim Menschen infolge schwerer Lokal- und Allgemeinreaktionen nicht erfolgreich[6].

c) Pressoramine und Hypertension

i. Einführung

Aus pharmakologischen Studien ist seit langem bekannt, daß verschiedene decarboxylierte Aminosäuren, die sog. Pressoramine, eine blutdrucksteigernde Wirkung besitzen. Gegen die Annahme, daß diesen Substanzen bei der Pathogenese der menschlichen Hypertension eine Rolle zukommt, sprachen jedoch die Beobachtungen, daß der Blutdruckanstieg sehr kurzdauernd ist und mit charakteristischen Hautveränderungen einhergeht.

Als jedoch beobachtet wurde, daß die Niere eine große Menge von Aminosäuren-Decarboxylasen enthält, und diese unter anaeroben Bedingungen besonders aktiv sind[7,8], so stellte sich doch die Frage, ob hier nicht eine der Ursachen der

---

[1] HARAKAL, C. D., u. D. A. COLLINS: Circulat. Res. **4**, 612 (1956).

[2] PAGE, I. H., et al.: Ann. intern. Med. **15**, 347 (1941).

[3] SCHALES, O,. E. A. STEAD u. I. V. WARREN: Amer. J. med. Sci. **204**, 797 (1942).

[4] WAKERLIN, G. E., u. C. A. JOHNSON: Proc. Soc. exp. Biol. (N. Y.) **46**, 104 (1941).

[5] TIGERSTEDT, R., u. P. G. BERGMANN: Skand. Arch. Physiol. **9**, 223 (1898).

[6] HARRISON, T. R., A. GROLLMAN u. J. R. WILLIAMS: Amer. J. Physiol. **130**, 496 (1940).

[7] HOLTZ, P., u. R. HEISE: Naunyn-Schmiedebergs Arch. exp. Path. Pharmak. **191**, 87 (1939).

[8] BING, R. J.: J. exp. Med. **74**, 235 (1941).

Hypertension vorliegen könnte. Diese Amine werden im Organismus durch die Amino-Oxydasen inaktiviert. Jede Veränderung, die zu einer Aktivierung der Decarboxylasen oder einer Hemmung der Oxydasen führt, könnte theoretisch zu einer vermehrten Bildung von Pressoraminen Anlaß geben.

ii. Biochemie und Biologie der Aminosäuren-Decarboxylasen[1,2]

Die Aminosäuren-Decarboxylasen sind im Tier- und Pflanzenreich weit verbreitete Enzyme, die die anaerobe Decarboxylierung von Aminosäuren nach der auf Abb. 96 dargestellten Reaktion katalysieren. Diese Fermente benötigen, wie bereits auf S. 249 erwähnt, *Pyridoxalphosphat* als Coenzym. Ihre Wirkung ist außerordentlich spezifisch, und zwar wird von einem Enzym stets nur eine einzige natürliche Aminosäure decarboxyliert. Einige der bekanntesten Enzyme seien kurz aufgezählt:

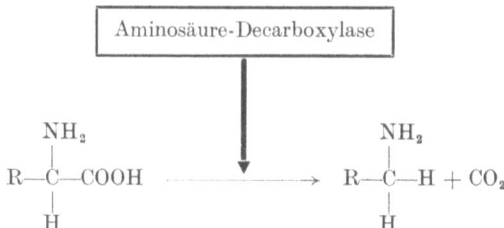

Abb. 96. Wirkungsweise der Aminosäuren-Decarboxylasen

Die L-*Histidin-Decarboxylase* baut L-Histidin zu Histamin ab und spielt möglicherweise beim allergischen Geschehen eine Rolle (vgl. S. 252). Tyrosin wird durch Nierenhomogenate von Kaninchen und Schweinen durch die L-*Tyrosin-Decarboxylase* zu Tyramin abgebaut. Eine L-3,4-*Dioxyphenylalanin-Decarboxylase* (DOPA-Decarboxylase) kommt in der Mehrzahl der Säugetierorgane vor; besonders reich sind die Niere, die Leber und das Pankreas. Ebenfalls in der Niere wurde eine L-*Tryptophan-Decarboxylase* nachgewiesen, die L-Tryptophan zu Tryptamin decarboxyliert. In der Leber von Säugetieren kommt eine L-*Cysteinat-Decarboxylase* vor, die anaerob L-Cysteinsäure zu Taurin abbaut. Dieses Enzym spielt möglicherweise bei der Bildung der Taurocholsäure, die in die Galle ausgeschieden wird, eine Rolle. Interessanterweise besitzen männliche Ratten eine etwa doppelt so hohe Enzymkonzentration in der Leber als weibliche Tiere, doch kann dieser Unterschied durch Kastration der Weibchen aufgehoben werden[3]. Eine große Zahl verschiedenartiger L-Aminosäure-Decarboxylasen wurden in *Mikroorganismen* nachgewiesen. Die erhöhte Resorption von Aminen bei der intestinalen Obstruktion ist sicher auf bakterielle Abbauprodukte zurückzuführen und kann durch eine antibiotische Behandlung verhindert werden[4].

Die allgemeine *biologische Bedeutung* dieser L-Aminosäure-Decarboxylasen ist z. Z. noch rätselhaft. Es ist kein Weg bekannt, auf dem die Säugetierzellen durch Decarboxylierung von Aminosäuren Energie gewinnen könnten. Dazu kommt, daß eine Reihe der Reaktionsprodukte cytotoxische Wirkungen aufweisen.

iii. Biochemie und Biologie der gruppen-spezifischen Monamin → O_2-Transhydrogenasen (Monoamin-Oxydase)[5]

In der Anwesenheit von Sauerstoff werden primäre, sekundäre und tertiäre Amine von verschiedenen Organen, besonders von der Leber und Niere abgebaut. Es ist wahrscheinlich, daß zwei verschiedene Enzyme mit großem Substratspektrum daran beteiligt sind: die

[1] *Uer.*: BLASCHKO, H.: Advanc. Enzymol. **5**, 67 (1945). — GALE, E. F.: Enzymologia **6**, 1 (1946). — WERLE, E.: Z. Vitamin-, Hormon-, Fermentforsch. **1**, 504 (1947/48) — WERLE, E.: Angew. Chemie **63**, 550 (1951); **64**, 311 (1952). — GALE, E.F.: Brit. med. Bull. **9**, 135 (1953).

[2] *Hb.*: SCHALES, O.: In The Enzymes. Edited by J. B. SUMNER and K. MYRBÄCK. Vol. II/1, S. 216. New York, N. Y.: Academic Press 1951.

[3] SLOANE-STANLEY, G. H.: Biochem. J. **45**, 556 (1949).

[4] MELNYKOWYCZ, J., u. K. R. JOHANSSON: J. exp. Med. **101**, 507 (1955).

[5] *Hb.*: ZELLER, E. A.: In The Enzymes. Edited by J. B. SUMNER and K. MYRBÄCK. II/1, S. 536. New York, N. Y.: Academic Press 1951.

gruppen-spezifischen Monoamin → O_2-Transhydrogenasen und die Diamin → O_2-Transhydrogenasen (Histaminase). Die zweite Gruppe dieser Enzyme wurde bereits auf S. 250 besprochen.

Monoamin → O_2-Transhydrogenasen kommen in praktisch allen Organen vor, doch sind Leber und Niere besonders reichhaltig. Nachdem zunächst eine Reihe spezifischer Enzyme, wie die Tyraminase (Tyramin), die Amino-Oxydase und die Adrenalin-Oxydase beschrieben wurden, stellte sich heraus, daß ein einziges Enzym für alle diese Reaktionen verantwortlich ist (Abb. 97). Die folgenden Beobachtungen sind von biologischer und medizinischer Bedeutung: Der Enzymreichtum der Darmschleimhaut dürfte mit der Entgiftung der aus dem Darm resorbierten toxischen Amine in Beziehung stehen. Die protrahierte Wirkungsdauer von Sympathicomimetica, wie Benzedrin, Ephedrin und Pervitin, ist darauf zurückzuführen, daß alle α-methylierten Derivate von Monoamin → O_2-Transhydrogenasen schlecht angegriffen werden. Schließlich wurde postuliert, daß diese Enzyme die Bildung und Anhäufung von pressoraktiven Aminen verhindern.

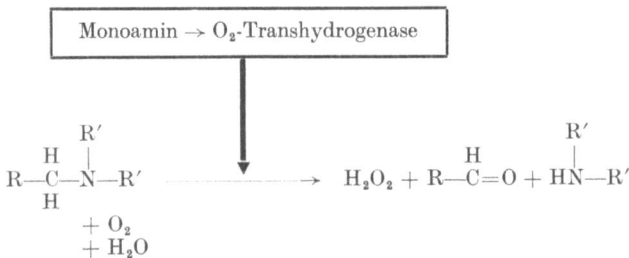

Abb. 97. Wirkungsweise der gruppenspezifischen Monoamin→O_2-Transhydrogenase (Monoamin-Oxydase)

iV. Pressoramine und Hypertension

Die Hypothese, daß Pressoramine bei der Entstehung einer Hypertension eine Rolle spielen könnten, basiert auf den folgenden experimentellen Beobachtungen: Wird L-Dioxyphenylalanin (DOPA) in eine ischämische Niere injiziert, so kommt es zu einer akuten Blutdrucksteigerung[1]. Die Niere wandelt diese Substanz in L-Dioxytyramin um, das aber infolge der lokalen Anoxie nicht oxydiert wird und in den Blutstrom gelangt. Eine intravenöse Verabreichung dieses Monoamins führt bei Tieren und Menschen zu einer akuten Blutdrucksteigerung[2]. In der Niere von Hypertonikern ist die Konzentration der Monoamin → O_2-transhydrogenase stark vermindert[3].

Gegen eine Rolle der Pressoramine in der Pathogenese der menschlichen Hypertension sprechen die Beobachtungen, daß intravenöse Verabreichung zu von der chronischen Hypertension völlig abweichenden Symptomen führt und weiterhin, daß es bisher noch nie gelang, Pressoramine im Blut von Hypertonikern nachzuweisen.

V. Therapeutische Versuche durch Beeinflussung der Pressoramine

Auch im Zusammenhang mit dieser Hypothese wurden verschiedene therapeutische Versuche unternommen:

Verabreichung von Monoamin → O_2-Transhydrogenase. Die parenterale Verabreichung ungereinigter Enzympräparate vermochte im Tierexperiment nicht, eine Hypertonie zu beeinflussen[3, 4].

Verabreichung von Phenol-Oxydase (Tyrosinase). Die Verabreichung von aus Pilzen hergestellten Tyrosinase-Präparaten soll bei hypertonischen Tieren und Patienten zu einer

---

[1] HOLTZ, P., K. CREDNER u. W. KOEPP: Naunyn-Schmiedebergs Arch. exp. Path. Pharmak. **199**, 145 (1942).

[2] OSTER, K. A., u. S. Z. SORKIN: Proc. Soc. exp. Biol. (N. Y.) **51**, 67 (1942).

[3] RASKA, S. B.: J. exp. Med. **82**, 227 (1945).

[4] SCHROEDER, H. A.: Science **95**, 306 (1942). — OSTER, K. A., u. S. SOLOWAY: J. Mt. Sinai Hosp. **9**, 160 (1942).

Herabsetzung des Blutdruckes führen[1,2]. Dies wurde auf eine enzymatische Zerstörung der Pressoramine zurückgeführt. Bei Patienten wurde eine hypotensive Wirkung aber nur dann beobachtet, wenn diese als Folge einer anaphylaktoiden Reaktion in einen Kollapszustand übergingen[3]. Nach Verschwinden von Hypotension und Fieber stieg der Blutdruck wieder auf die ursprünglichen Werte an[4].

Kempnersche Reisdiät: Es ist erwähnenswert, daß KEMPNER[5] bei der Entwicklung seiner Reisdiät annahm, daß die proteinarme Ernährung „die Arbeit" der Monoamin → O_2-Transhydrogenasen erleichtert und dadurch das celluläre Sauerstoffangebot der Zellen verbessert. Heute ist wohl bekannt, daß die Wirkung dieser Diät auf den niedrigen Natriumgehalt zurückzuführen ist.

d) Hypertension und 5-Oxytryptamin

i. Metastasierendes Dünndarmcarcinoid mit 5-Oxytryptaminämie

In den Jahren 1952/53 machten BJÖRCK, AXEN und THORSON[6] in Schweden und unabhängig davon HEDINGER und ISLER[7] in der Schweiz auf ein neues Syndrom aufmerksam, das sich durch mehrere pathologisch-anatomische und klinische Eigentümlichkeiten auszeichnet. In jedem Fall lag ein in die Leber metastasierendes Dünndarmcarcinoid vor. Dazu kamen in über der Hälfte der Fälle fibrotische Veränderungen an den Pulmonal- und Tricuspidalklappen, die zu einer Stenosierung des Lumens führten. Klinisch stand die Trias Enteropathie mit hochgradigen Diarrhoen, plötzliche kurzdauernde Episoden mit Errötung des Gesichts (ähnlich klimakterischen Wallungen) und seltener asthmoide Anfälle im Vordergrund. Eine Durchsicht der Literatur zeigt, daß ähnliche Fälle schon früher beobachtet wurden, so etwa von SCHOLTE[8] und CASSIDY[9]. In den letzten drei Jahren wurden bereits um die 50 Fälle dieser neuen und merkwürdigen Stoffwechselkrankheit beschrieben[10-14].

ERSPAMER[15-17] arbeitete seit etwa 20 Jahren über eine in der Dünndarmschleimhaut vorkommende Substanz, die er als *Enteramin* bezeichnete und die eine starke Wirkung auf die glatte Muskulatur der Gefäße und der Darmwand ausübt. Von ganz anderer Seite her kommend, beschrieben RAPPORT, GREEN und PAGE[18-20] eine im Blutserum vorkommende Substanz, das *Serotonin*, das über ähnliche Eigenschaften verfügt wie das Enteramin und das bei der Gerinnung des Blutes aus den Thrombocyten freigesetzt wird[21]. Etwa gleichzeitig gelang die Identifizierung des Enteramins[22] und des Serotonins[19] mit einem Indolderivat, dem *5-Oxytryptamin.* Diese Verbindung ist ein typisches Pressoramin mit

[1] SCHROEDER, H. A., u. M. H. ADAMS: J. exp. Med. **73**, 531 (1941).
[2] SCHROEDER, H. A.: Science **93**, 116 (1941).
[3] CHASIS, H., W. GOLDRING u. H. W. SMITH: J. clin. Invest. **21**, 369 (1942).
[4] PRINZMETAL, M., et al.: Proc. Soc. exp. Biol. (N. Y.) **50**, 288 (1942).
[5] KEMPNER, W.: Bull. N. Y. Acad. Med. **22**, 358 (1946).
[6] BJÖRCK, G., O. AXEN u. A. THORSON: Amer. Heart J. **44**, 143 (1952).
[7] ISLER, P., u. V. C. HEDINGER: Schweiz. med. Wschr. **1953**, 4.
[8] SCHOLTE, A. J.: Beitr. path. Anat. **86**, 440 (1931).
[9] CASSIDY, M. A.: Proc. roy. Soc. Med. **27**, 220 (1934).
[10] THORSON, A., et al.: Amer. Heart J. **47**, 795 (1954).
[11] ROSENBAUM, F. F., D. C. SANTER u. D. B. CLAUDON: J. Lab. clin. Med. **42**, 941 (1953).
[12] BRANWOOD, A. W., u. A. D. BAIN: Lancet **1954**, 1259.
[13] JENKINS, J. S., u. P. J. A. BUTCHER: Lancet **1955**, 331.
[14] BEAN, W. B., D. OLCH u. H. B. WEINBERG: Circulation **12**, 1 (1955).
[15] VIALLI, M., u. V. ERSPAMER: Z. Zellforsch. **19**, 743 (1933).
[16] VIALLI, M., u. V. ERSPAMER: Arch. Soc. biol. **28**, 101 (1942).
[17] ERSPAMER, V.: Pharmacol. Rev. **6**, 425 (1954) *(Uer.)*.
[18] RAPPORT, M. M., A. A. GREEN u. I. H. PAGE: J. biol. Chem. **174**, 735 (1948).
[19] RAPPORT, M. M.: J. biol. Chem. **180**, 961 (1949).
[20] PAGE, I. H.: Physiol. Rev. **34**, 563 (1954) *(Uer.)*.
[21] RAND, M., u. G. REID: Nature (Lond.) **168**, 385 (1951).
[22] ERSPAMER, V., u. B. ASERO: Nature (Lond.) **169**, 800 (1952).

intensiver pharmakologischer Wirkung auf die glatte Muskulatur der Gefäße und der Darmmucosa. Im Jahre 1953 berichtete LEMBECK[1,2] über die Isolierung dieser Substanz aus Carcinoiden und bahnte damit die Abklärung dieses Krankheitsbildes an. Bereits THORSON et al.[3] beobachteten, daß in den Carcinoiden ein gefäßaktives Prinzip vorkam, das sie für die klinischen Manifestationen verantwortlich machten. Nach dem erwähnten Nachweis des 5-Oxytryptamins in den Tumorzellen verblieb die Demonstration dieses Stoffwechselproduktes im peripheren Blut und im Urin[4,5]. Wie aus Tab. 115 hervorgeht, ist die Konzentration des 5-Oxytryptamins und dessen Abbauprodukt, der 5-Oxyindolessigsäure im Plasma und im Urin bei Patienten mit metastasierendem Dünndarmcarcinoid viel höher als bei gesunden Individuen.

Tabelle 115. *Blutkonzentration des 5-Oxytryptamins (μg/ml) und Urinausscheidung von 5-Oxyindolessigsäure (mg/24 Std.) bei Patienten mit metastasierendem Carcinoid* (nach SJOERDSMA et al.[5])

Diagnose	Blut-5-Oxy-tryptamin	Urin-5-Oxyindol-Essigsäure
Gesunde Individuen	0,1—0,3	2—9
Carcinoid I	2,5	320—392
II	0,5—1,5	240—280
III	1,2—1,9	380—580
IV	1,7—2,7	214—572

ii. Stoffwechsel des 5-Oxytryptamins

Aus tierexperimentellen Untersuchungen ist bekannt, daß es sich beim 5-Oxytryptamin um ein Abbauprodukt des Tryptophans handelt[6]. Dieses wird

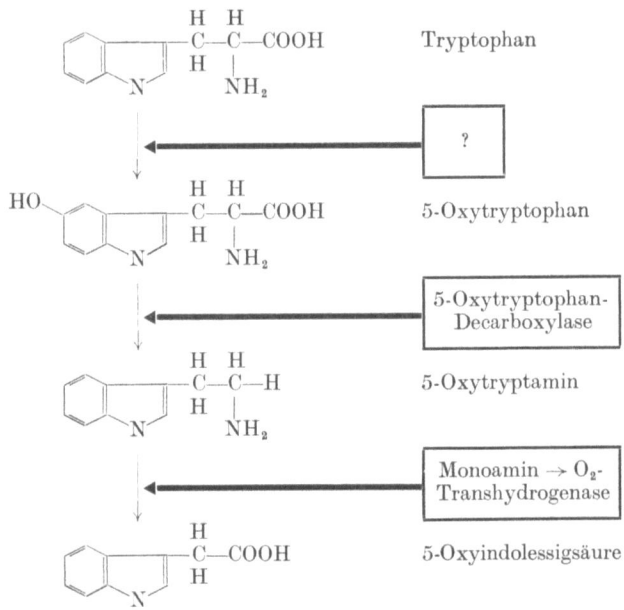

Abb. 98. Stoffwechsel des 5-Oxytryptamins

---

[1] LEMBECK, F.: Nature (Lond.) **172**, 910 (1953).

[2] LEMBECK, F., u. M. RATZENHOFER: Z. Krebsforsch. **60**, 169 (1954).

[3] THORSON, A., et al.: Amer. Heart J. **47**, 795 (1954).

[4] HEILMEYER, L., et al.: Dtsch. med. Wschr. **1956**, 501.

[5] SJOERDSMA, A., H. WEISSBACH u. S. UDENFRIEND: Amer. J. Med. **20**, 520 (1956).

[6] UDENFRIEND, S., u. E. TITUS: In Amino Acid Metabolism. p. 945. Baltimore: John Hopkins Press 1955.

zunächst an Position 5 oxydiert und anschließend durch eine *Aminosäure-Decarboxylase* in 5-Oxytryptamin übergeführt. Diese Substanz ist aber im Körper sehr unbeständig und wird rasch durch die ubiquitär vorkommenden *Monoamin → O₂-Transhydrogenasen* (Monoamin-Oxydasen) zu 5-Oxyindolessigsäure abgebaut[1] und in den Urin ausgeschieden. Die großen Mengen 5-Oxyindolessigsäure, die bei Patienten mit malignem Carcinoid in den Urin übertreten, machten bald ersichtlich, daß ein großer Teil des in der Nahrung aufgenommenen Tryptophans auf diese Weise eliminiert wird. Klinische Studien mit markiertem Tryptophan zeigten, daß gesunde Individuen etwa 1%, Patienten mit Carcinoiden bis zu 60% des gesamten Tryptophans als 5-Oxyindolessigsäure ausscheiden[2, 3]. Es überrascht daher nicht, daß bei Patienten mit malignen Carcinoiden wiederholt ein Nicotinsäuremangel beobachtet wurde, leitet sich doch dieses Vitamin beim Menschen ebenfalls vom Tryptophan ab.

iii. 5-Oxytryptamin und Hypertonie

Nachdem zum erstenmal der Nachweis erbracht wurde, daß gewisse Pressoramine eine pathogenetische Rolle spielen können, stellt sich die alte Frage nach der Beziehung dieser Substanzen zur Hypertension. Aus den oben erwähnten Beobachtungen geht deutlich hervor, daß die akute 5-Oxytryptaminämie nicht zu einer Blutdrucksteigerung, sondern zu einem kurzdauernden Abfall führt. Wie die Verhältnisse im kleinen Kreislauf liegen, kann allerdings noch nicht sicher entschieden werden. Brodie und Pletscher[4, 5] machten als erste darauf aufmerksam, daß Reserpin zu einer Freisetzung von 5-Oxytryptamin im Gehirn führt, während eine große Zahl anderer zentralnervös angreifender Pharmaka keine solche Wirkung ausüben[6]. Sie vermuteten, daß das 5-Oxytryptamin bei der Auslösung und in der Pathogenese der Hypertonie eine wichtige Rolle spielen könnte. Der Wirkungsmechanismus dieser Substanz ist allerdings nicht klar. Es dürfte sich nicht um eine einfache periphere pharmakologische Wirkung, sondern vielmehr um eine Beeinflussung der Permeabilität und des Stoffwechsels gewisser an der Blutdruckregulation beteiligten Zellen im zentralen Nervensystem handeln.

D. Enzyme und Arteriosklerose[7, 8]

a) Einführung

Im Jahre 1913 berichtete Anitschekow[9], daß es beim Kaninchen durch die Verfütterung von Cholesterin gelingt, Gefäßveränderungen zu erzeugen, die pathologisch-anatomisch eine gewisse Ähnlichkeit mit der menschlichen Atheromatose aufweisen. Seither wurde diese Krankheit immer wieder mit lokalen oder generalisierten Störungen des Fettstoffwechsels in Beziehung gebracht; einzelne Forscher gingen sogar so weit, die Arteriosklerose direkt als einen Fettstoff-

---

[1] SJOERDSMA, A., et al.: Proc. Soc. exp. Biol. (N. Y.) **89**, 36 (1955).
[2] SJOERDSMA, A., H. WEISSBACH u. S. UDENFRIEND: Amer. J. Med. **20**, 520 (1956).
[3] SJOERDSMA, A., H. WEISSBACH u. S. UDENFRIEND: J. Amer. med. Ass. **159**, 397 (1955).
[4] PLETSCHER, A., P. A. SHORE u. B. B. BRODIE: Science **122**, 968 (1955).
[5] PLETSCHER, A., P. A. SHORE u. B. B. BRODIE: J. Pharmacol. exp. Ther. **116**, 84 (1956).
[6] PLETSCHER, A., P. A. SHORE u. B. B. BRODIE: Science **123**, 992 (1956).
[7] *M.*: Symposium on Atherosclerosis. Washington, D. C.: National Academy of Sciences 1954. — KATZ, L. N., u. J. STAMLER: Experimental Atherosclerosis. Springfield, Ill.: Thomas 1953 *(M.)*.
[8] *Uer.*: FRIEDMAN, M., R. H. ROSENMAN u. S. O. BYERS: J. Geront. **10**, 60 (1955). — FAVARER, P.: Expos. ann. Biochim. méd. **15**, 93 (1953). — LEMAIRE, A., J. COTTET u. S. LEDERMANN: Presse méd. **1956**, 1129. — LEMAIRE, A., u. J. COTTET: Presse méd. **1955**, 1339.
[9] ANITSCHEKOW, N.: Beitr. path. Anat. allg. Path. **56**, 379 (1913).

wechseldefekt zu betrachten. Obschon diese Zusammenhänge seit etwa 50 Jahren Gegenstand biochemischer und experimenteller Untersuchungen sind, so kann doch noch immer nicht entschieden werden, wie eng die Verknüpfung zwischen Cholesterinhaushalt und Atheromatose ist. Wir glauben, daß vor allem zwei Gründe dafür verantwortlich sind. Zunächst ist die Grundlagenforschung der Fette noch in weitem Rückstand gegenüber derjenigen der Kohlenhydrate und Eiweiße. Erst kürzlich wurden die wichtigsten Zwischenprodukte der Fettsäure- und Cholesterinsynthese und -degradation isoliert und über die daran beteiligten Enzyme liegen noch kaum Unterlagen vor. Den zweiten Grund für die Schwierig- keiten, den Fettstoffwechsel mit der Atheromatose zu verknüpfen, sehen wir darin, daß die Fette gegenüber den Eiweißen und Kohlenhydraten biologisch eine Sonderstellung einnehmen. Die Fette sind in ihrer natürlichen Form wasser- unlöslich, also in einem Zustand, der sie ihrem natürlichen Milieu fremd macht. Dies mag die Ursache dafür sein, daß es bei zahlreichen Stoffwechselstörungen zu lokalen Fettablagerungen kommt, während dies bei Derivaten der Kohlen- hydrate und Eiweiße ein seltenes Ereignis ist. Dieses ,,Hängenbleiben" ist das pathologisch-anatomische Korrelat zur biochemischen Hydrophobie der Lipide. Die Tendenz der Wasserabstoßung wird im Körper dadurch umgangen, daß diese Verbindungen im lebenden Organismus nur selten als freie Fette vorkommen, sondern meist in der Form von Lipoproteinkomplexen[1]. Auf diese Weise werden die Lipide in einigermaßen löslicher und diffundierbarer Form gehalten. Wie aber, biochemisch betrachtet, diese Lipoproteine synthetisiert und degradiert werden, ist noch unerforscht. Erst wenn es gelingt, dieses große und unbekannte Gebiet der physikalisch-chemischen und enzymologischen Wechselbeziehungen zwischen Fetten und Eiweißen abzuklären, kann an eine Abklärung der Ursache und Pathogenese der Atherosklerose gedacht werden.

b) Arteriosklerose und Elastase

LANSING[2] vertrat die Auffassung, daß bei der Entstehung der Arteriosklerose zwei primäre Defekte eine Rolle spielen: ein Derangement im Cholesterinstoffwechsel einerseits und eine Veränderung der elastischen Fasern in der Media anderseits.

Vor einigen Jahren berichteten BALO und BANGA[3,4] über ein neues, aus dem Pankreas isoliertes Enzym, das mit keinem der bekannten proteolytischen Enzyme identisch ist, hingegen das Elastin der Gefäßwände aufzulösen vermag. Der exakte Wirkungsmechanismus dieser *Elastase* ist nicht bekannt und es mag sich dabei um eine Depolymerisierung oder um eine Peptidspaltung handeln[5,6,10]. Interessanterweise ist das Enzym als Proenzym[9,11] im endokrinen Anteil des Pankreas (α-Zellen) lokalisiert und kommt im exokrinen nicht vor[7,8]. Obschon dieses Enzym biochemisch und biologisch noch wenig untersucht ist, so müssen doch zwei Beobachtungen erwähnt werden:

BALO und BANGO[4] berichteten kürzlich, daß die Elastase-Konzentration des menschlichen Pankreas bei Patienten mit Arteriosklerose herabgesetzt sei. Es kann allerdings noch nicht entschieden werden, ob es sich dabei nicht um eine Altersveränderung handelte.

LANSING[11] verfütterte elastasereiche Pankreaspräparate an Tiere und beobachtete deutliche Stoffwechseländerungen in der Aorta. Es ist aber unwahrscheinlich, daß diese auf die An- wesenheit der Elastase zurückzuführen waren, da ein Enzym oral kaum resorbiert wird.

[1] CHARGAFF, E.: Advanc. Protein Chem. 1, 1 (1944) *(Uer.)*.
[2] LANSING, A. I.: Symposium on Atherosclerosis. Washington D. C.: National Academy of Sciences p.50, 1954.
[3] BALO, J., u. I. BANGA: Biochem. J. 46, 384 (1950).
[4] BALO, J., u. I. BANGA: Acta physiol. Acad. sci. Hung. 4, 187 (1953).
[5] BANGA, I.: Z. Vitamin-, Hormon- u. Fermentforsch. 4, 49 (1951).
[6] BANGA, I., u. A. NOWOTNY: Z. Vitamin-, Hormon- u. Fermentforsch. 4, 54 (1951).
[7] LANSING, A. I., T. B. ROSENTHAL u. M. ALEX: Proc. Soc. exp. Biol. (N. Y.) 84, 689 (1953).
[8] CARTER, A. E.: Science 123, 669 (1956).
[9] GRANT, N. H., u. K. C. ROBBINS: Proc. Soc. exp. Biol. 90, 264 (1955).
[10] ROBERT, L., u. P. SAMUEL: Experientia (Basel) 13, 167 (1957).
[11] LANSING, A. I.: J. Geront. 9, 362 (1954).

Möglicherweise hatten die in Pankreasextrakten vorliegenden lipotropen Faktoren eine Wirkung auf den Cholesterinstoffwechsel[1]. TENNENT et al.[2] verabreichten Hühnchen kristalline Elastase per os und intramuskulär und fütterten die Tiere mit einer cholesterinreichen Diät. Sie fanden jedoch keine Unterschiede im Verhalten der Plasma-Lipide und der Ausdehnung der Atheromatose zwischen den behandelten und der Kontrollgruppe.

Fünftes Kapitel

Magen

"I submit a body of facts which cannot be invalidated. My opinions may be doubted, denied, or approved, according as they conflict or agree with the opinions of each individual who may read them; but then worth will best be determined by the foundation on which they rest — the incontrovertible facts."

W. Beaumont, 1833

A. Zur Biologie der Magensekretion[3]

a) Morphologische Betrachtungen

i. Resorption und Sekretion

Die zahlreichen spezifischen Funktionen der einzelnen Abschnitte des Magen-Darm-Kanales lassen sich im wesentlichen auf zwei Typen reduzieren: diejenigen, die der Resorptionsvorbereitung dienen und diejenigen, die an der Resorption von Nahrungsmitteln direkt teilnehmen. Die zunehmende Spezialisierung der einzelnen Abschnitte läßt sich phylogenetisch und ontogenetisch verfolgen und nicht selten findet auch der Pathologe Hinweise auf die Entwicklungsrichtung. Das Extrem der resorbierenden Oberfläche ist in der Dünndarmwand realisiert. Auf raffinierteste Weise ist die Oberfläche auf ein Maximum erhöht und gleichzeitig die Oberflächenstruktur auf eine noch kaum deutbare Weise differenziert[4]. Die delikate und komplexe Struktur des Stäbchensaumes der Darmepithelzellen muß als das morphologische Korrelat zu den noch wenig erforschten Resorptionsvorgängen aufgefaßt werden. Am anderen Extrem der Spezialisierung der Darmabschnitte stehen die exokrinen Drüsen, die nicht nur Enzyme, sondern auch andere, die Resorption indirekt fördernde Substanzen wie Säure, Elektrolyte und Gallensäuren, sezernieren. Daß die Aufgabe der Drüsen nicht einfach in einer Filtration des Blutes besteht, bewies C. LUDWIG[5] bereits im Jahre 1851.

Die Bezeichnung „exokrine" Drüsen für die Verdauungsdrüsen wird in den letzten Jahren bezweifelt, nachdem es nachzuweisen gelang, daß verschiedene Verdauungsenzyme (Pepsinogen, Amylase, Lipase) nicht nur in den Drüsengang, sondern auch in den Blutstrom übertreten. Diese, diagnostisch sehr wichtige, *Partition der Verdauungsenzyme* ist aber kaum ein Einzelfall, denn auch andere Sekretionsprodukte, wie etwa die saure Phosphatase in der Prostata treten in den extracellulären Raum über. Es ist daher naheliegender, den Begriff der exokrinen Sekretion weiter zu fassen, anstatt die interne Sekretion der Verdauungsdrüsen als „endokrin" zu bezeichnen, ein Ausdruck, der für eine wohl definierte Gruppe von Drüsen, die sich nicht bloß in bezug auf die Sekretionsrichtung, sondern auch auf Grund anderer Kriterien von den „exokrinen Drüsen"

---

[1] WILGRAM, G. F., W. S. HARTROFT u. C. H. BEST: Brit. med. J. **1954**, 1.
[2] TENNENT, D. M., et al.: Science 124 588 (1956).
[3] *M.:* BABKIN, B. P.: Secretory Mechanism of the Digestive Glands. 2nd edition. New York, N. Y.: Hoeber 1950.
[4] LUDWIG, E., u. R. RICHTERICH: Acta anat. (Basel) **21**, 168 (1953) *(Uer.)*.
[5] LUDWIG, C.: 2. rat. Med. N. F. **1**, 255 (1851).

deutlich unterscheiden, reserviert ist. Wir bezeichnen das Phänomen des gleichzeitigen Übertrittes von Sekreten exokriner Drüsen in das Drüsenlumen und den
extracellulären Raum als das „*Prinzip der exogen-endogenen Partition*" oder
„*Divergenz*".

ii. Identifizierung der Säure- und Pepsinogen-sezernierenden Zellen

Die wichtigsten Sekretionsprodukte der Magendrüse sind die Säure, das
Pepsinogen, der Mucus und die Magen-Lipase. Zum Verständnis der Pathogenese
und Funktionsdiagnostik
von Magenkrankheiten ist
es von Bedeutung, die Bildungsstätte dieser Substanzen zu kennen. Die Syn-
these von *Mucus* erfolgt
wahrscheinlich in allen
Oberflächenepithelzellen,
die Sekretion der *Lipase* in
gewissen histochemisch dif-
ferenzierbaren, histologisch
aber unauffälligen Zellen
der Kardia[1-3]. Eine Lokalisation der *säureproduzierenden Zellen* wurde bereits
im Jahre 1859 von CLAUDE
BERNARD[4] mit einer histochemischen Methode ver-
sucht. Er injizierte Kalium-
Ferrocyanid und Eisenlac-
tat in die Vena jugularis von
Kaninchen, in der Hoffnung,
daß es an der Säureproduk-
tionsstätte zu einer Preu-
ßischblau-Reaktion kommt.
Auf Grund solcher Unter-
suchungen kam er zum

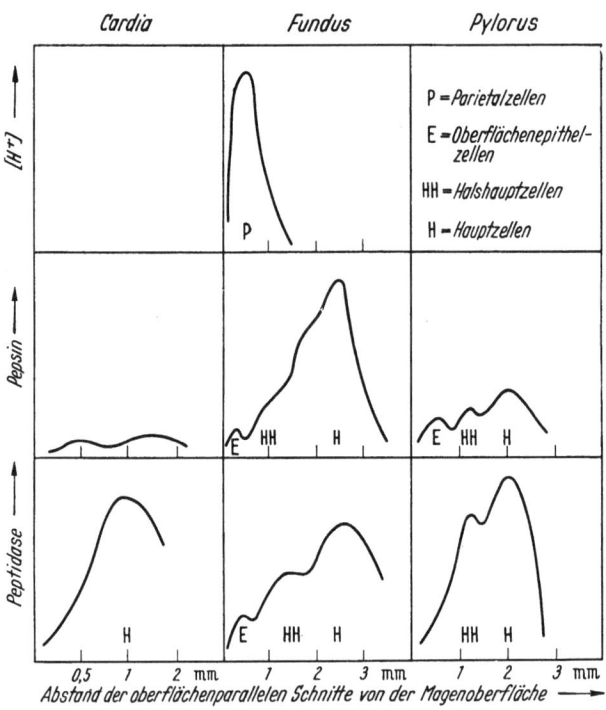

Abb. 99. Celluläre Lokalisation der Pepsin- und Wasserstoffionensekretion mit Hilfe der histo-mikrochemischen Methode
(nach LINDERSTRØM-LANG et al.[6])

Schluß, daß die Nebenzellen die Magensäure produzieren. LINDERSTRØM-LANG
und HOLTER[5, 6] bedienten sich der von ihnen entwickelten Methode zur
Lokalisation der Säure- und *Pepsinogen-Produktion* in der Magenschleimhaut.
Ein kleiner Schleimhautblock wurde ausgestanzt, im Gefriermikrotom in ober-
flächenparallele Schnitte zerlegt und diese alternierend histologisch und mikro-
chemisch analysiert. In der histologischen Untersuchung wurde für jeden Schnitt
die Zahl der verschiedenen Zellen gezählt und mit dem Abstand des Schnittes
von der Oberfläche korreliert. In der mikrochemischen Analyse wurden die
Schnitte auf ihren Gehalt an Säure und Pepsin untersucht und die Enzym- bzw.
Säurekonzentration wiederum in Beziehung zum Abstand des Schnittes von der
Magenoberfläche gebracht. Die Korrelation dieser beiden Untersuchungsreihen

    [1] RICHTERICH, R.: Enzymologia **15**, 40 (1951).
    [2] MAYERSBACH, H.: Z. Zellforsch. **40**, 425 (1954).
    [3] SIURALA, M.: Acta path. microbiol. scand. **39**, 268 (1956).
    [4] BERNARD, C.: Leçons sur les propriétés physiologiques et les alterations pathologiques
des liquides de l'organisme. Paris: Baillière 1859.
    [5] LINDERSTRØM-LANG, K., u. H. HOLTER: Z. physiol. Chem. **227**, 1 (1934).
    [6] LINDERSTRØM-LANG, K., H. HOLTER u. A. S. OLSON: C. R. Lab. Carlsberg **20**, 66 (1935).

erlaubte eine Lokalisation der höchsten Enzym- und Säurekonzentration in bestimmten Zelltypen. Wie aus Abb. 99 hervorgeht, fand sich ausschließlich in den Nebenzellen der Fundusregion Säure, während die Pepsin-Aktivität vorwiegend in den Hauptzellen der Fundusregion nachweisbar war. Eine Peptidase (Substrat Alanylglycin, p_H 7,5) wurde in den Hauptzellen aller Regionen beobachtet. Die mit dieser Methode gemachten Beobachtungen über die Lokalisation der Magen-Lipase sind unzuverlässig[1].

b) Enzymologie der Säureproduktion[2]

i. Das Problem des Wasserstoffionen-Donators

C. SCHMIDT[3] zeigte im Jahre 1852, daß im Magensaft freie Salzsäure vorliegt, nachdem schon früher PROUT[4] die Anwesenheit dieser Säure vermutet hatte. Wie es aber zur Ausscheidung einer so konzentrierten Säure kam, war unklar. Theoretisch kommen die folgenden drei Wasserstoff-Donatoren in Frage: 1. Freie, aus dem Blut stammende Wasserstoffionen, die in den Parietalzellen selektiv angereichert und anschließend sezerniert werden. 2. Durch den Stoffwechsel der Parietalzellen, etwa durch die Glykolyse oder oxydative Phosphorylierung, kommt es zur Bildung von organischen Säuren, die sekundär dissoziieren. Die bei der Dissoziation freiwerdenden Wasserstoffionen werden in den Magensaft ausgeschieden. 3. Beim Stoffwechsel der Parietalzellen, besonders bei der oxydativen Phosphorylierung werden von den wasserstoffübertragenden Enzymen, den Transhydrogenasen die Wasserstoffionen direkt oder über ein Trägersystem in den Magensaft transportiert.

MALY[5] glaubte bereits im Jahre 1874, in der Milchsäure den Wasserstoffionen-Donator gefunden zu haben und wurde damit zum Begründer der *,,Organischen Säuren-Hypothesen''*. Eine der Variationen dieser Auffassung nimmt an, daß eine organische Säure direkt sezerniert wird, mit den durch die Hauptzellen ausgeschiedenen Natrium- und Kaliumionen reagiert, das Salz der organischen Säure dann rückresorbiert wird, so daß freie Wasserstoffionen in der Lösung zurückbleiben. Außer der Milchsäure wurden auf Grund von Experimenten an Hefezellen, die ebenfalls ansehnliche Mengen von Wasserstoffionen sezernieren, auch die Bernsteinsäure, die Brenztraubensäure und die Phosphoglycerinsäure als Wasserstoffionen-Donator in Betracht gezogen. Diese von CONWAY[2] diskutierten Hypothesen scheiterten aber an der Beobachtung von DAVIES[6], wonach die molare Wasserstoffionenproduktion den molaren Sauerstoffverbrauch deutlich übertrifft. Da organische Säuren ein celluläres Oxydationsprodukt sind, kann diese Beobachtung nicht mit der Hypothese, daß diese als Wasserstoffionen-Donatoren fungieren, in Übereinstimmung gebracht werden.

Andererseits kann aber kaum ein Zweifel bestehen, daß enzymatische, energieliefernde Vorgänge an der Bereitstellung der Wasserstoffionen beteiligt sind. Dies geht deutlich daraus hervor, daß die Säuresekretion durch Azide, d. h. Substanzen, die die oxydative Phosphorylierung entkoppeln, blockiert werden kann[7]. Es mag hier erwähnt sein, daß die Parietalzellen reich an Succinat-Dehydrogenase

[1] RICHTERICH, R.: Enzymologia 15, 40 (1951).
[2] *M.:* CONWAY, E. J.: The Biochemistry of Gastric Acid Secretion. Springfield, Ill.: Thomas 1952.
[3] BIDDER, F. H., u. C. SCHMIDT: Die Verdauungssäfte und der Stoffwechsel. Mittau und Leipzig: Reyher 1852.
[4] PROUT, W.: Philos. Trans. Roy. Soc. 144, 45 (1824).
[5] MALY, R.: Liebigs Ann. Chem. 173, 224 (1874).
[6] DAVIES, R. E.: Biochem. J. 42, 609 (1948).
[7] VILLARREAL, R., u. M. H. BURGOS: J. cell. comp. Physiol. 46, No. 2 (1955).

sind[1, 2, 3]. Nach den neueren Auffassungen sind nicht mehr organische Säuren, sondern wasserstoffübertragende, reduzierte *Transhydrogenasen* als Donatoren aufzufassen (Abb. 100). Der Wasserstoff würde somit direkt aus der Endoxydation

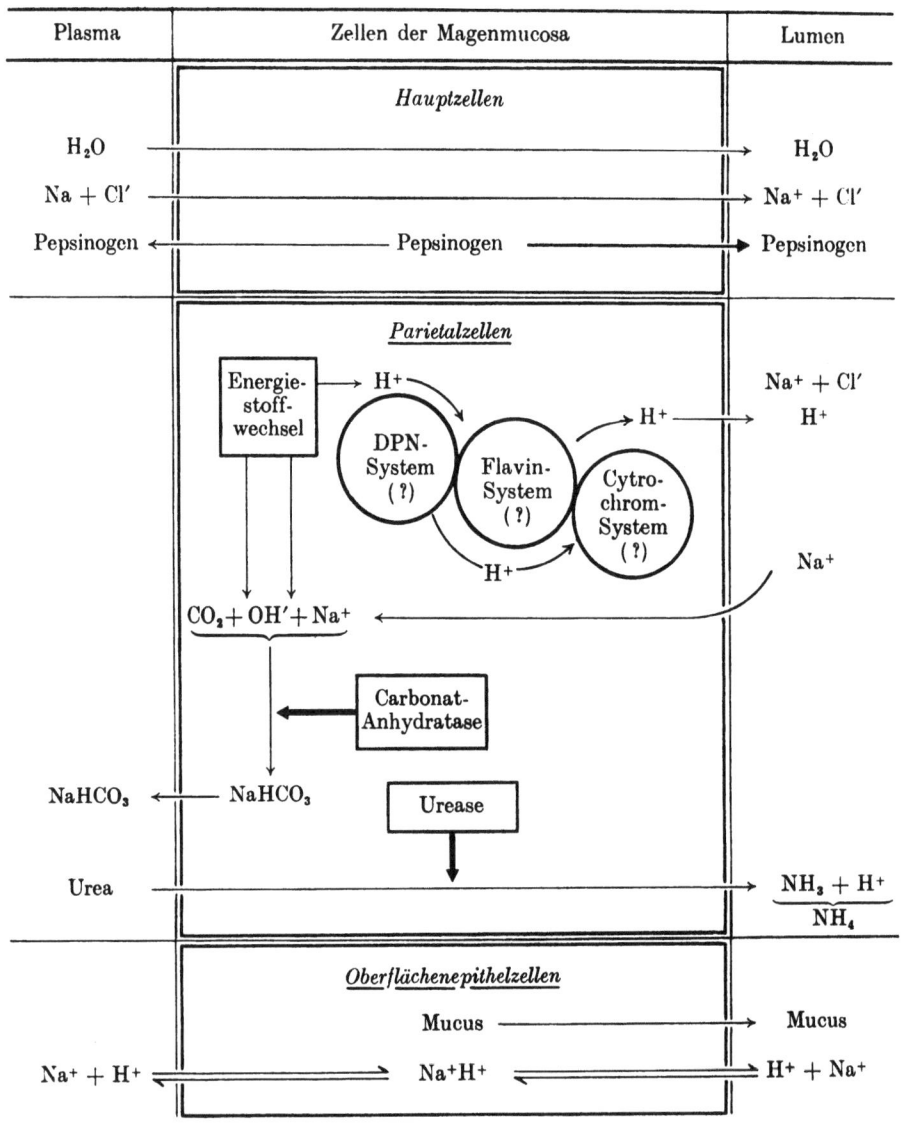

Abb. 100. Biochemie der Magensekretion

in den Magensaft umgeleitet. Da beim Abbau eines einzigen Glucosemoleküles insgesamt 24 Wasserstoffionen frei werden, so stehen im Prinzip bedeutend mehr Ionen zur Verfügung als bei den „organischen Säuren-Hypothesen". Welches Enzym der Endoxydation am Wasserstofftransfer beteiligt ist, steht noch nicht

[1] TELLKÄ, A., u. A. N. KUUSISTO: Ann. Med. exp. Fenn. **44**, 157 (1955).
[2] DAVENPORT, H. W., u. V. J. CHAVRÉ: Amer. J. Physiol. **187**, 227 (1956).
[3] DAVIES, R. E., u. A. G. OGSTON: Biochem. J. **46**, 324 (1950).

fest. CONWAY[1] postulierte in seiner „Redox-Theorie", daß der Wasserstoff von einem Substrat durch eine Transhydrogenase abgespalten, von der Transhydrogenase über die Cozymase und das Flavin-System an einen Metallkatalysator weitergereicht wird, von dem die Wasserstoffionen in den Magensaft übertreten. DAVIES und OGSTON[2] glauben, daß das Cytochrom c als Metallkatalysator in Frage käme, während PATTERSON[3] annimmt, daß die Cozymase direkt als Wasserstoffüberträger funktioniert. Diese neuen Auffassungen haben den Vorteil, daß sie den Wasserstofftransport zu einem Bestandteil der Oxydo-Reduktion machen und damit auch die Abhängigkeit des Transportes von energieliefernden Vorgängen erklären.

ii. Das Problem der intracellulären Neutralisierung

Da es lange unvorstellbar war, daß die Salzsäure direkt sezerniert wird, glaubten verschiedene ältere Autoren, daß diese in einer neutralen Form ausgeschieden wird. BENSLEY[4] beobachtete mit histologischen Methoden in den Canaliculi während der Sekretion eine alkalisch reagierende Substanz und schloß daraus, daß die Wasserstoffionen erst im Drüsenlumen frei werden. Dieser Auffassung mag unterbewußt der richtige Gedanke zugrunde gelegen sein, daß es nicht möglich ist, daß der Magen so große Säuremengen zu produzieren vermag, ohne daß es zu einer Säureverarmung oder Alkalose kommen würde. Dieses Problem muß heute in zwei Teilfragen zerlegt werden: 1. Durch die ununterbrochene Wasserstoffionen-Ausscheidung müssen die Zellen alkalisch werden, falls nicht ein intracellulärer Neutralisationsmechanismus bereitsteht. Sehr wahrscheinlich ist das Carbonat-Anhydratase-System für diese Neutralisation verantwortlich. 2. Selbst dann, wenn die Zellen effektiv neutralisiert werden, so ist eine Abweichung im Säure-Basen-Gleichgewicht des ganzen Organismus zu erwarten, denn schließlich kann der Körper keine Wasserstoffionen aus dem Nichts produzieren.

Eine solche Abweichung im Säure-Basen-Haushalt wird tatsächlich beobachtet. Seit langem ist bekannt, daß es während der Säuresekretion im Magen zu einem Anstieg des Bicarbonates im Plasma, einem Anstieg des p_H im Urin und einem Abfall der titrierbaren Säure kommt[5]. Ja, Berechnungen weisen darauf hin, daß die Alkalinisierung der Körpersäfte dem Wasserstoffionenverlust im Magen äquimolar ist[6]. Das einzig verbleibende Problem ist somit dasjenige der raschen intracellulären Neutralisierung der Parietalzellen. Oder die Frage, wie es die Parietalzellen anstellen, ihr Wasserstoffionendefizit so rasch an das Blut abzuladen.

c) Aufgabe der Magen-Carbonat-Anhydratase[7, 8]

i. Entdeckung des Enzymes

BEREND[9] vermutete als erster, daß die im Magen in ansehnlicher Konzentration vorkommende Carbonat-Anhydratase (Abb. 124a) etwas mit der Säure-

[1] CONWAY, E. J.: The Biochemistry of Gastric Acid Secretion. Springfield, Ill.: Thomas 1952 (M.).

[2] DAVIES, R. E., u. A. G. OGSTON: Biochem. J. 46, 324 (1959).

[3] PATTERSON, W. B., u. S. DE WITT: Science 109, 256 (1949).

[4] HOERR, N. L., u. R. R. BENSLEY: Anat. Rec. 65, 417 (1936).

[5] BULGER, H. A., D. ALLEN u. L. B. HARRISON: J. clin. Invest. 5, 561 (1928).

[6] HANKE, M. E.: Science 85, 54 (1937).

[7] Hb.: ROUGHTON, F. J. W., u. A. M. CLARK: In The Enzymes. Edited by J. B. SUMNER and K. MYRBÄCK. Vol. I/2, p. 1250 1950.

[8] Uer.: DAVENPORT, H. W.: Physiol. Rev. 26, 560 (1946).

[9] BEREND, M.: Mag. orv. Arch. 38, 225 (1937).

sekretion zu tun hat. DAVENPORT[1] versuchte mit der Linderstrøm-Lang-Methode das Enzym in der Magenmucosa etwas näher zu lokalisieren. Er fand eine enge Korrelation zwischen der Enzymaktivität und der Zahl der säureproduzierenden Parietalzellen[2]. Eine Bedeutung des Enzymes bei der Säureproduktion schien daher wahrscheinlich. DAVENPORT[3] nahm zunächst an, daß das Enzym durch Spaltung des aus dem Blut stammenden Bicarbonates direkt an der Bereitstellung der Wasserstoffionen beteiligt ist. Diese Auffassung hatte etwas verblüffend Einfaches an sich, vermochte sie doch sowohl die Wasserstoffionenbereitstellung, wie auch die Änderungen im Säure-Basen-Haushalt des Organismus zu deuten. In der — falschen — Annahme, daß Natriumthiocyanat ein relativ spezifischer Inhibitor für die Carbonat-Anhydratase sei, untersuchte DAVENPORT[4] die Wirkung dieser Substanz auf die Säuresekretion im Magen des Hundes und fand tatsächlich eine starke Herabsetzung. Seine Auffassung wurde in der Folge von GRAY[5], BULL[6] und KURTZ[7] bestätigt und weiter ausgebaut.

ii. „In Memoriam Carbonic Anhydrase Theory of Gastric Secretion"

Die ersten Zweifel an der Richtigkeit der Davenportschen Hypothese traten bereits um 1940 auf, als KEILIN et al.[8] nachwiesen, daß die Sulfonamide, relativ spezifische Carbonat-Anhydratase-Inhibitoren, keine Wirkung auf die Säuresekretion im Magen haben. Gleichzeitig machten die Autoren darauf aufmerksam, daß das Natrium-Thiocyanat weniger die Carbonat-Anhydratase hemmt als die oxydative Phosphorylierung. Diese Beobachtungen wurden bestätigt und im Jahre 1946 zog DAVENPORT[9] unter dem oben angeführten Titel seine Hypothese zurück. Die Auffassung, daß die Carbonat-Anhydratase direkt an der Bereitstellung der Wasserstoffionen beteiligt sei, wurde daher aufgegeben. Da aber kein Zweifel besteht, daß das Enzym in relativ hoher Konzentration in den Parietalzellen vorkommt, so stellt sich von neuem die Frage nach dessen physiologischer Aufgabe. DAVENPORT[9] glaubte, und er wird in seiner Auffassung auch von CONWAY[10] unterstützt, daß dieses Enzym bei der Bereitstellung des intracellulären Bicarbonates eine Rolle spielt (vgl. Abb. 100).

iii. Wirkung neuer Carbonat-Anhydratase-Inhibitoren

Vor wenigen Jahren kam eine neue Gruppe von Carbonat-Anhydratase-Inhibitoren in den Handel, deren Wirkung etwa 300 mal intensiver war als diejenige der Sulfonamide. Unter diesen heterocyclischen Verbindungen ist besonders das Diamox zu erwähnen, das wenig toxisch ist und bereits Eingang in die Klinik gefunden hat. Aus der großen Zahl von Untersuchungen mit diesen neuen Inhibitoren sind die folgenden erwähnenswert:

DAVIES und EDELMAN[11] untersuchten im Jahre 1951 die Wirkung von p-Toluensulfonamid, p-Sulfonamidobenzoat, Thiophen-2-sulfonamid und Prontosilum solubile auf die Säuresekretion des isolierten Froschmagens. Sie beobachteten eine vollständige Hemmung der

---

[1] DAVENPORT, H. W.: Amer. J. Physiol. **128**, 725 (1940).
[2] DAVENPORT, H. W.: Amer. J. Physiol. **133**, 257 (1941).
[3] DAVENPORT, H. W.: J. Physiol. **97**, 32 (1939).
[4] DAVENPORT, H. W.: Amer. J. Physiol. **129**, 505 (1940).
[5] GRAY, J. S.: Gastroenterology **1**, 390 (1943).
[6] BULL, H. B., u. J. S. GRAY: Gastroenterology **4**, 175 (1945).
[7] KURTZ, L. D., u. B. B. CLARK: Gastroenterology **9**, 594 (1947).
[8] FELDBERG, W., D. KEILIN u. T. MANN: Nature (Lond.) **146**, 651 (1940).
[9] DAVENPORT, H. W.: Gastroenterology **7**, 374 (1946).
[10] CONWAY, E. J.: The Biochemistry of Gastric Acid Secretion. Springfield, Ill.: Thomas 1952.
[11] DAVIES, R. E., u. J. EDELMAN: Biochem. J. **50**, 190 (1951).

Säuresekretion und schlossen daraus, daß die im intakten Tier erzielte Sulfonamid-Konzentration offenbar zur Enzymhemmung nicht genügt. Hogben führte ähnliche Untersuchungen mit Diamox durch, fand jedoch nur eine 40%ige Inhibition der Säureausscheidung. Janowitz[1] demonstrierte als erster, daß die Säuresekretion beim Hund auch in vivo durch die Gabe von Diamox gehemmt wird. Die Inhibition betrug etwa 85% der Sekretion. Ähnliche Beobachtungen machte inzwischen auch Rehm[2].

iv. Aufgabe der Carbonat-Anhydratase

Diese Beobachtungen über eine wirksame Hemmung der Säuresekretion durch Carbonat-Anhydratase-Inhibitoren führte zur Entwicklung einer Reihe von Theorien über den möglichen Wirkungsmechanismus dieses Enzymes. Die folgenden Auffassungen sind erwähnenswert:

Die Carbonat-Anhydratase ist an der *Bereitstellung der Wasserstoffionen* beteiligt. Diese alte Auffassung Davenports[3] ist trotz der neueren Inhibitorexperimente aufzugeben, da sie die Teilnahme energieliefernder Vorgänge an der Säuresekretion nicht zu erklären vermag[4]. Die Carbonat-Anhydratase spielt eine Rolle bei der *intracellulären Neutralisation*. Durch den ständigen Säureverlust muß es zu einer intracellulären Alkalose, d. h. Ansammlung von OH′ kommen. Wie aus den oben erwähnten Untersuchungen über die Veränderungen im Säure-Basen-Gleichgewicht während der Sekretion hervorgeht, erfolgt die Korrektur dieser Alkalose entweder durch die Diffusion von Bicarbonat aus der Zelle in das Blut oder durch die Diffusion von Kohlendioxyd aus dem Blut in die Zellen. An beiden Vorgängen könnte die Carbonat-Anhydratase beteiligt sein. Davenport[5] und Conway[6] nehmen an, daß in der Zelle unter dem Einfluß der Carbonat-Anhydratase Bicarbonat gebildet wird, das gegen Blutchlorid ausgetauscht wird. Nach den Untersuchungen von Davies[7,8] am isolierten Froschmagen ist zur intracellulären Neutralisation des anfallenden OH′ Kohlendioxyd notwendig, das offenbar aus dem Blut stammt. Die Carbonat-Anhydratase neutralisiert daher möglicherweise die OH′ durch direkte Reaktion mit CO_2. Schließlich muß aber noch erwähnt werden, daß auch in den *Oberflächenepithelzellen* und den Pyloruszellen Carbonat-Anhydratase vorkommt[5]. Da diese Zellen ein alkalisches Sekret produzieren spielt das Enzym möglicherweise eine ähnliche Rolle, wie bei der Bicarbonatsekretion im Pankreas und in den Samenblasen.

d) Biologie der Urease[9]

i. Biochemie

Wie so viele andere fundamentale Beobachtungen verdanken wir auch den Nachweis der Harnstoffspaltung durch Mikroorganismen dem Altmeister der Mikrobiologie, L. Pasteur[10]. Tieghem[11] zeigte bereits im Jahre 1864, daß die Ammoniakbildung in stehendem Urin auf eine Degradierung des Harnstoffes durch die Tätigkeit von Bakterien zurückzuführen ist. Musculus[12] gelang es durch Filtration, das gelöste Enzym von den Mikroorganismen abzutrennen. Ihm verdanken wir auch die wertvolle und seither leider nicht mehr weiter verfolgte Beobachtung, daß der Urin von Patienten mit Infekten der ableitenden Harnwege eine gelöste Urease enthält[13]. Im Jahre 1926 stellte Sumner[14] eine pflanzliche Urease in

---

[1] Janowitz, H. D., H. Colcher u. F. Hollander: Amer. J. Physiol. 171, 325 (1952).

[2] Rehm, W. S., et al.: Amer. J. Physiol. 171, 759 (1952).

[3] Davenport, H. W.: J. Physiol. 97, 32 (1939).

[4] Davies, R. E.: Biochem. J. 42, 609 (1948).

[5] Davenport, H. W.: Gastroenterology 7, 374 (1946).

[6] Conway, E. J.: The Biochemistry of Gastric Acid Secretion. Springfield, Ill.: Thomas 1952 *(M.)*.

[7] Davies, R. E.: Biol. Rev. 26, 87 (1951) *(Uer.)*.

[8] Davies, R. E., u. J. Edelman: Biochem. J. 50, 190 (1951).

[9] *Hb.:* Sumner, J. B.: In The Enzymes. Volume I/2, S. 873. Edited by J. B. Sumner and K. Myrbäck. New York, N. Y.: Academic Press 1951.

[10] Pasteur, L.: C. R. Acad. Sci. (Paris) 50, 849 (1860).

[11] Tieghem, M. van: C. R. Acad. Sci. (Paris) 58, 210 (1864).

[12] Musculus, M.: C. R. Acad. Sci. (Paris) 78, 132 (1874).

[13] Musculus, M.: C. R. Acad. Sci. (Paris) 82, 133 (1876).

[14] Sumner, J. B.: J. biol. Chem. 69, 435 (1926).

kristalliner Form dar und erbrachte damit zum erstenmal den Nachweis, daß es Enzyme mit reiner Proteinnatur gibt. Eine weitere für die ganze Enzymologie bedeutungsvolle Entdeckung machten SUMNER und POLAND[1], als sie zeigten, daß dieses Enzym zur Aktivität freie SH-Gruppen benötigt.

Die Urease ist ein hochspezifisches Enzym, das ausschließlich Harnstoff unter Wasseraufnahme in Ammoniak und Kohlendioxyd spaltet (Abb. 101). Die synthetisierende Wirkung des Enzymes wurde noch wenig untersucht. Bei pflanzlichen Präparaten hängt die Reaktionsrichtung vor allem vom Redoxpotential ab, indem Oxydationsmittel die Synthese fördern, Reduktionsmittel diese hemmen. Das p_H-Optimum des Enzymes liegt um 7. Unter den Inhibitoren sind besonders Schwermetall-Ionen und Sulfhydryl-Reagentien zu erwähnen. Das kristalline Enzym ist ein reines Eiweiß und hat ein Molekulargewicht von 473000.

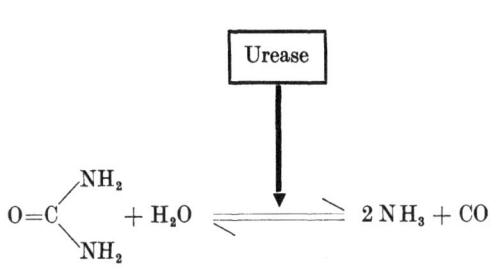

Abb. 101 Wirkungsweise der Urease

ii. Urease und Anti-Urease[2]

Seit Beginn dieses Jahrhunderts ist bekannt, daß Sojabohnenextrakte außerordentlich toxisch sind und daß geringe Mengen genügen, um ein Kaninchen zu töten. Wohl mit Recht wurde die dadurch hervorgerufene Intoxikation als eine Ammoniakvergiftung interpretiert[3]. Mit zunehmender Reinigung der Urease in diesen Extrakten nimmt deren Toxicität zu. Als Todesursache wurde meist ein Lungenödem beobachtet, eine typische Manifestation der akuten Ammoniakvergiftung.

Im Jahre 1931 beobachteten SUMNER und KIRK[4–6], daß es nach wiederholter parenteraler Verabreichung von kristalliner Urease beim Kaninchen zur Bildung eines Antikörpers vom Präcipitintyps kommt. Sowohl durch solche aktive, wie auch passive Immunisierung gelang es ihnen, Tiere vor der Toxicität der Urease zu schützen. Intraperitoneale Verabreichung von 0,02—0,04 mg kristalliner Urease zweimal wöchentlich während 1—2 Monaten schützte die Tiere vor einer Urease-Menge, die etwa 400mal der D.l. 50 unbehandelter Tiere entsprach. Beim Antikörper handelte es sich um ein Globulin mit relativ großem Kohlenhydratanteil. Die Anti-Urease hemmt nicht bloß die Enzymaktivität in vivo, sondern inhibiert die Urease auch in vitro (vgl. S. 88).

iii. Vorkommen der Urease

Seit der Beobachtung der ammoniakalischen Gärung in infiziertem Urin durch PASTEUR[7] ("Micrococcus ureae") wurde gezeigt, daß es eine große Zahl von Bakterien gibt, die Harnstoff in Ammoniak und Kohlendioxyd spalten. Diese Beobachtung macht es schwierig, zuverlässige Ammoniakanalysen des Urines zu erhalten[8]. TAKEUCHI[9] zeigte im Jahre 1909, daß die Sojabohnen besonders reich

[1] SUMNER, J. B., u. L. O. POLAND: Proc. Soc. exp. Biol. (N. Y.) 30, 553 (1953).
[2] Uer.: SUMNER, J. B.: Ergebn. Enzymforsch. 6, 201 (1937).
[3] CARNOT, GÉRARD u. MOISONNIER: Ann. Inst. Pasteur 35, 1 (1921).
[4] SUMNER, J. B., u. J. S. KIRK: Science 102, 88 (1931).
[5] KIRK, J. S., u. J. B. SUMNER: J. biol. Chem. 94, 21 (1931).
[6] KIRK, J. S., u. J. B. SUMNER: J. Immunol. 26, 495 (1934).
[7] PASTEUR, L.: C. R. Acad. Sci. (Paris) 50, 849 (1860).
[8] GOLDSTEIN, L., R. RICHTERICH u. E. H. DEARBORN: J. Lab. clin. Med. 48, 324 (1956).
[9] TAKEUCHI, T.: J. Coll. Agr. Tokyo Imp. Univ. 1, 1 (1909).

an Urease sind. Eine etwa 20 mal höhere Enzymkonzentration findet sich in der Jackbohne (Canavalia ensiformis), und diese wird daher heute auch meist als Ausgangsmaterial für die kommerzielle Urease-Herstellung verwendet. Die außerordentliche Enzymkonzentration in den inneren Samenteilen und Wurzelknöllchen der Schmetterlingsblütler (Papilionaceae) kann noch immer nicht erklärt werden. Möglicherweise besteht eine Beziehung zur Knöllchensymbiose mit Bacillus radicicola.

Das Vorkommen der Urease im Wirbeltierorganismus ist gegenwärtig noch eine umstrittene Frage. Das ubiquitäre Vorkommen von Mikroorganismen und die lange Inkubationsdauer, die von vielen Forschern verwendet wurde, machen es wahrscheinlich, daß die meisten Untersuchungsbefunde als unzuverlässig zu betrachten sind. Nach Untersuchungen neueren Datums[1] sollen geringe Enzymmengen in den Erythrocyten, der Leber, Milz und den Leukocyten vorkommen, während Magenschleimhaut, Pankreas, Gehirn, Niere, Thymus und Muskulatur negative Resultate gaben.

iV. Existenz einer Magen-Urease

Im Jahre 1924 zeigte LUCK[2] daß in Suspensionen von Hundeleber nach dem Zusatz von Magenmucosa die Ammoniakentwicklung stark gefördert wird und der Harnstoff vollständig verschwindet. Auf Grund der stöchiometrischen Beziehung zwischen der Mucosakonzentration und dem freigesetzten Ammoniak schloß LUCK[3] auf die Anwesenheit einer Urease in der Magenschleimhaut. Seither wurde das Vorkommen eines solchen Enzymes in der Magenschleimhaut von zahlreichen Species beobachtet. Besonders reich sei die Magen-Mucosa des Menschen[4-16], des Hundes[2,3,6,17-22], der Katze[6,17,23-30] und der Maus[17,31,32]. Die

[1] WEIL, L.: J. Franklin Inst. **238**, 145 (1944).
[2] LUCK, J. M.: Biochem. J. 18, 814 (1924).
[3] LUCK, J. M.: Biochem. J. 18, 825 (1924).
[4] BEREND, N., u. S. HOLLAN: Ber. ges. Physiol. exp. Pharmak. **126**, 478 (1941).
[5] CARDIN, A.: Arch. Sci. biol. **19**, 76 (1933).
[6] FITZGERALD, O.: Nature (Lond.) **158**, 305 (1946).
[7] FITZGERALD, O., u. P. MURPHY: Lancet **1949**, 1107.
[8] FOSSEL, M.: Z. physiol. Chem. **282**, 164 (1947).
[9] GLICK, D.: J. nat. Cancer Inst. **10**, 321 (1949).
[10] HOLLAN, S.: Brit. J. exp. Path. **28**, 365 (1947).
[11] MANN, F. D., u. F. C. MANN: Amer. J. dig. Dis. 8, 451 (1941).
[12] MARTIN, L.: Trans. Amer. Gastroent. A **35**, 3 (1932).
[13] MARTIN, L.: J. biol. Chem. **102**, 131 (1933).
[14] RIGONI, M.: Boll. Soc. ital. Biol. sper. **4**, 1166 (1929).
[15] RIGONI, M.: Arch. Sci. biol. **15**, 37 (1930).
[16] RIGONI, M.: Atti Soc. Med. chir. Padova 8, 11 (1931).
[17] FITZGERALD, O., u. P. MURPHY: Irish J. med. Sci. **1950**, 97.
[18] GLICK, D., u. E. ZAK: Arch. Biochem. **28**, 305 (1950).
[19] LINDERSTRØM-LANG, K., u. A. S. OHLSEN: Enzymologia 1, 92 (1936).
[20] MARTINSON, E. E.: Biochimia **15**, 121 (1950).
[21] OHLSEN, A. S.: C. R. Trav. Lab. Carlsberg, sér. chim. **23**, 329 (1941).
[22] VLADESCO, R., D. SIMCI u. M. POPESCO: C. R. Acad. Sci. (Paris) **192**, 308 (1931).
[23] DAVIES, R. E., u. H. L. KORNBERG: Biochem. J. **47**, 8 (1950).
[24] KORNBERG, H. L., u. R. E. DAVIES: Abstr. Paris: 2nd. Internat. Biochem. Congr. 1952, p. 144.
[25] KORNBERG, H. L., u. R. E. DAVIES: Biochem. J. **52**, 345 (1952).
[26] KORNBERG, H. L., u. R. E. DAVIES: Abstr. Montreal. 19. Internat. Congr. Physiol. 1953, p. 526.
[27] KORNBERG, H. L., R. E. DAVIES u. D. R. WOOD: Biochem. J. **55**, 2 (1953).
[28] KORNBERG, H. L., R. E. DAVIES u. D. R. WOOD: Biochem. J. **55**, 3 (1953).
[29] KORNBERG, H. L., R. E. DAVIES u. D. R. WOOD: Biochem. J. **56**, 355 (1954).
[30] KORNBERG, H. L., R. E. DAVIES u. D. R. WOOD: Biochem. J. **56**, 363 (1954).
[31] DAVIES, R. E., u. H. L. KORNBERG: Biochem. J. **47**, 2 (1950).
[32] DAVIES, R. E., u. H. L. KORNBERG: Biochem. J. **50**, 119 (1951).

Enzymaktivität der Magenschleimhaut von Pflanzenfressern[1,2] soll im Gegensatz dazu relativ enzymarm sein. Auch bei Fröschen soll eine Urease in der Magenschleimhaut vorkommen[3,4]. Diesen Angaben wurde aber auch widersprochen. Es liegen Berichte vor, wonach es bei Kaninchen, Ratten, Schweinen und Fröschen nicht gelang, in der Magen-Mucosa eine Urease nachzuweisen[5-12].

Wenden wir uns etwas ausführlicher den Untersuchungen am *Menschen* zu. Bereits im Jahre 1852 wiesen BIDDER und SCHMIDT[13] im menschlichen Magensaft Ammoniak nach. Dieser Befund wurde wiederholt bestätigt, und HUBER[14] faßte im Jahre 1917 die ältere Literatur über das Vorkommen und die Funktion des Ammoniakes im Magensaft zusammen. Über das Vorkommen einer gelösten Urease im menschlichen Magensaft liegen hingegen keine einheitlichen Angaben vor. MARTIN[15] gelang es, aus klarem Magensaft einen Eiweißkörper (Gastroglobulin) auszufällen, der sowohl Pepsin- als auch Urease-Aktivität aufwies. Auch MAY[16] und STREHLER[17] fanden im menschlichen Magensaft eine Urease. Im Gegensatz dazu gelang es aber BEREND[18] nicht, in saurem, bakterienarmem Magensaft dieses Enzym zu demonstrieren. Eine sorgfältige Überprüfung dieser Frage durch HOLLAN[19] führte zu ähnlichen Erhebungen. Nur bei Sub- und Anacidität, Zuständen, bei denen mit bakterieller Kontamination zu rechnen ist, fand sich eine gelöste Urease im Magensaft. Die Urease-Konzentration verhielt sich umgekehrt proportional zum Säuregehalt. Aus nicht sehr überzeugenden Gründen kam HOLLAN[19] aber zum Schluß, daß tatsächlich ein gelöstes Enzym im Magensekret vorkomme und daß dieses nicht bakteriellen Ursprunges sei.

V. Lokalisation der Magen-Urease

Zweifellos kommt in der Magenmucosa fast regelmäßig eine Urease vor. Daß das Enzym sich im Gewebe und nicht an der Oberfläche befindet, geht aus den folgenden drei Beobachtungen hervor: Die Magen-Urease wird durch Säure oder Pepsin rasch inaktiviert[18-21], Magenextrakte von säure-sezernierenden Tieren enthalten in vielen Fällen eine aktive Urease[22-26] und die Enzymaktivität der Mucosa

[1] LUCK, J. M.: Biochem. J. **18**, 814, 825 (1924).
[2] MAJOROW: Biochem. Z. **241**, 228 (1931).
[3] FITZGERALD, O., u. P. MURPHY: Irish J. med Sci. **1950**, 97.
[4] KORFF, R. W. VON, u. D. GLICK: Amer. J. Physiol. **165**, 688 (1951).
[5] FITZGERALD, O.: Nature (Lond.) **158**, 305 (1946).
[6] FITZGERALD, O., u. P. MURPHY: Lancet **1949**, 1107.
[7] WEIL, L.: J. Franklin Inst. **238**, 145, (1944).
[8] LINDERSTRØM-LANG, K., u. A. S. OHLSEN: Enzymologia **1**, 92 (1936).
[9] OHLSEN, A. S.: C. R. Trav. Lab. Carlsberg, sér. chim. **23**, 329 (1941).
[10] DAVIES, R. E., u. H. L. KORNBERG: Biochem. J. **50**, 119 (1951).
[11] CHAO, F. C., u. H. TARVERÄ: Proc. Soc. exp. Biol. (N. Y.) **84**, 406 (1953).
[12] WEIL, L.: J. Franklin Inst. **238**, 145 (1946).
[13] BIDDER, F. H., u. C. SCHMIDT: Die Verdauungssäfte und der Stoffwechsel. Mittau und Leipzig: Reyher 1852.
[14] HUBER, J.: Amer. J. Physiol. **42**, 404 (1917).
[15] MARTIN, L.: J. biol. Chem. **102**, 131 (1933).
[16] MAY: Bull. John Hopk. Hosp. **52**, 166 (1933).
[17] STREHLER, E.: Schweiz. med. Wschr. **1943**, 1492.
[18] BEREND, N., u. S. HOLLAN: Ber. ges. Physiol. exp. Pharmak. **126**, 478 (1941).
[19] HOLLAN, S.: Brit. J. exp. Path. **28**, 365 (1947).
[20] MARTIN, L.: Trans. Amer. Gastroent. A **35**, 3 (1932).
[21] MARTIN, L.: J. biol. Chem. **102**, 131 (1931).
[22] DAVENPORT, H. W., u. V. JENSEN: Gastroenterology **12**, 630 (1949).
[23] FITZGERALD, O., u. P. MURPHY: Irish J. Med. Sci. **1950**, 97.
[24] GLICK, D., E. ZAK u. R. W. VON KORFF: Amer. J. Physiol. **163**, 386 (1950).
[25] KORNBERG, H. L., R. E. DAVIES u. D. R. WOOD: Biochem. J. **1954**, 363.
[26] KORFF, R. W. VON, u. D. GLICK: Amer. J. Physiol. **165**, 688 (1951).

ist unabhängig vom p_H des Magensaftes. Große individuelle Variation der Enzymaktivität von Magen zu Magen wurde beobachtet[1]. Die Urease wurde in allen Abschnitten gefunden, doch soll die Aktivität im Korpus höher sein als im Pylorus[2, 3]. Eine histologisch-mikrochemische Analyse der Enzymverteilung in den verschiedenen Magenschichten ergab, daß dieses wahrscheinlich in der Gegend der säure-produzierenden Parietalzellen lokalisiert ist[1-4]. Ob das Enzym tatsächlich intracellulär vorliegt oder aber im Interstitium, kann nicht sicher entschieden werden, da diese Methoden verschiedene technische Mängel aufweisen[5, 6].

Vi. In vivo-Aktivität der Magen-Urease

Die bisherigen Ausführungen zeigten, daß in der Magenwand eine Urease vorkommt, daß aber nicht sicher entschieden werden kann, ob diese intracellulär abgelagert ist oder ob es sich dabei um ein Enzym bakteriellen Ursprunges handelt. Die folgenden Beobachtungen demonstrieren, daß dieses Enzym durchaus funktionstüchtig ist: SOETBEER[7] zeigte bereits im Jahre 1909, daß die Ammoniak-Konzentration im Magen urämischer nephrektomierter Hunde stark ansteigt. Diese Beobachtungen[8, 9] weisen auf eine Harnstoff-Spaltung in der Magenwand hin (vgl. S. 432). VON KORFF[10] et al. verabreichten beim Hund N^{15}-markierten Harnstoff. Sie fanden, daß das Ammoniak im Magensaft aus dem verabreichten Harnstoff stammt und daß die Ammoniak-Konzentration im Magensaft direkt von der Plasma-Harnstoff-Konzentration abhängig war. Diese Beobachtungen erbringen den Beweis, daß in vivo Harnstoff in der Magenwand in Ammoniak und Kohlendioxyd gespalten wird. Sie erwecken aber auch Zweifel an der lange vertretenen Auffassung, daß der Harnstoff im tierischen Organismus ein relativ stabiles Ausscheidungsprodukt sei. Die folgenden Beobachtungen zeigen, daß eine ansehnliche Menge Harnstoff im lebenden Tier abgebaut werden kann: Durch die Verabreichung von N^{15}-markiertem Harnstoff bei der Katze konnte der Nachweis erbracht werden, daß etwa 5% des gesamten im Körper vorliegenden Harnstoffes hydrolytisch gespalten wird[11]. Wird anstelle des Stickstoffes der Kohlenstoff durch C^{13} markiert, so kann der Abbau des Harnstoffes durch den Nachweis des markierten Kohlendioxydes in der Ausatmungsluft verfolgt werden. Solche Experimente ergaben, daß bei der Ratte innerhalb 24 Std. bis zu 40% des gesamten Harnstoffes degradiert wird[12].

In welchen Organen erfolgt diese hydrolytische Spaltung des Harnstoffes? Die oben erwähnten Experimente erbrachten den Nachweis, daß wahrscheinlich der Magen bei der Spaltung des Harnstoffes beteiligt ist. Dies geht auch aus Experimente mit Gastrektomie hervor, nach der die Harnstoff-Spaltung stark reduziert wurde[13, 14]. Eine Hydrolyse des Harnstoffes erfolgt aber bei der Katze auch im Mund- und Nasopharynx[13, 14] und bei der Ratte im Colon[12]. Wahrscheinlich ist die Spaltung an beiden Stellen auf die Tätigkeit von Mikroorganismen zurückzuführen.

[1] LINDERSTRØM-LANG, K., u. A. S. OHLSEN: Enzymologia 1, 92 (1936).
[2] OHLSAN, A. S.: C. R. Trav. Lab. Carlsberg, sér. chim. 23, 329 (1941).
[3] FOSSEL, M.: Z. physiol. Chem. 282, 164 (1947).
[4] GLICK, D.: J. Nat. Cancer Inst. 10, 321 (1949).
[5] DAVIES, R. E., u. H. L. KORNBERG: Biochem. J. 50, 119 (1951).
[6] GLICK, D.: Advanc. Enzymol. 9, 585 (1949).
[7] SOETBEER, F.: Verh. Kongr. inn. Med. 26, 226 (1909).
[8] HESSEL, G., E. PEKELIS u. H. MELTZER: Z. ges. exp. Med. 91, 274 (1933).
[9] LUCK, J. M., u. T. N. SETH: Biochem. J. 18, 1227 (1924).
[10] KORFF, R. W. VON, D. J. FERGUSON u. D. GLICK: Amer. J. Physiol. 165, 695 (1951).
[11] DAVIES, R. E., u. H. L. KORNBERG: Biochem. J. 47, 2 (1950).
[12] CHAO, F. C., u. H. TARVERÄ: Proc. Soc. exp. Biol. (N. Y.) 84, 406 (1953).
[13] KORNBERG, H. L., R. E. DAVIES u. D. R. WOOD: Biochem. J. 56, 355 (1954).
[14] KORNBERG, H. L., R. E. DAVIES u. D. R. WOOD: Biochem. J. 56, 363 (1954).

Vii. Ursprung der Magen-Urease

Ein direkter Beweis, daß die Magen-Urease intracellulär lokalisiert ist, kann nicht erbracht werden. Andererseits gelingt es aber durch Antibiotica-Behandlung eine starke Reduktion der Darmflora hervorzurufen. Sollte die Urease tatsächlich bakteriellen Ursprunges sein, so ist unter diesen Bedingungen eine Abnahme der Enzymaktivität zu erwarten. Nach Vorbehandlung von Mäusen mit Penicillin, Terramycin und Sulfaguanidin fällt nach der Verabreichung von C^{14}-markiertem Harnstoff der in der Ausatmungsluft ausgeschiedene markierte C^{14} in den ersten 6 Std. von etwa 10% auf 0,2% ab[1]. Bei Ratten, die ausschließlich mit Sulfathiazol behandelt wurden, fiel die Ausscheidung des verabreichten Isotopes in den ersten 24 Std. von 40% auf etwa 18%[2]. Nach Behandlung von Katzen mit dem oben erwähnten Antibioticagemisch war es unmöglich, mit Isotopenmethoden noch eine Harnstoff-Spaltung in vivo nachzuweisen[3,4]. Es sei auch erwähnt, daß die Antibiotica in vitro keine Hemmwirkung auf die Urease ausüben. Diese Beobachtungen sprechen überzeugend für die Auffassung, daß die Magen-Urease ein Ablagerungsprodukt von Bakterien ist. Diese Auffassung wird durch die Beobachtung bestärkt, daß es bisher bei jedem untersuchten Tier gelang, in der Magenschleimhaut harnstoff-spaltende Mikroorganismen nachzuweisen[1-4].

Viii. Physiologische Bedeutung der Magen-Urease

Der Nachweis, daß es sich bei der Magen-Urease um die interstitielle Ablagerung eines bakteriellen Enzymes handelt, sowie um die Tätigkeit noch vitaler ins Gewebe eingedrungener Mikroorganismen, macht eine Diskussion der physiologischen Bedeutung überflüssig. Aus historischen Gründen seien aber doch noch die beiden bekanntesten Hypothesen angeführt: Während vielen Jahren wurde geglaubt, daß Ammoniumionen als Wasserstoffionendonatoren für die Säuresekretion dienen[5]. Moderneren Datums ist die besonders von FitzGerald[6] und Conway[7] vertretene Auffassung, wonach die Urease bei der Neutralisation der in den Zellen gebildeten Säure eine Rolle spielen soll. Auch diese Auffassung ist unwahrscheinlich, hat doch die Behandlung von Tieren mit Antibiotica keine schädigende Wirkung auf die Magenzellen, obschon „deren" Urease-Aktivität verlorengeht.

iX. Klinische Bedeutung der Urease

Die in den vorangehenden Abschnitten gemachten Ausführungen haben nicht nur theoretisches Interesse, sondern geben auch wertvolle Hinweise auf gewisse klinische Probleme. An ersten Stelle muß darauf hingewiesen werden, daß der Nachweis einer intravitalen Harnstoff-Spaltung, sei das Enzym nun körpereigenen oder körperfremden Ursprunges, Zweifel auf die Verwendbarkeit der Plasma-Harnstoff-Konzentration und Harnstoff-Ausscheidung im Urin als Maß für die *Stickstoffbilanz* wirft. Man kann sich fragen, wie viele der in der Literatur enthaltenen Bilanzuntersuchungen durch die Tätigkeit der Urease im Verdauungstrakt entstellt wurden. Leider liegen bisher noch keine zuverlässigen und quantitativen Untersuchungen über die in vivo Harnstoff-Spaltung beim Menschen vor.

[1] Dintzis, R. Z., u. A. B. Hastings: Proc. nat. Acad. Sci. **39**, 571 (1953).

[2] Chao, F. C., u. H. Tarverä: Proc. Soc. exp. Biol. (N. Y.) **84**, 406 (1953).

[3] Kornberg, H. L., R. E. Davies u. D. R. Wood: Biochem. J. **56**, 355 (1954).

[4] Kornberg, H. L., R. E. Davies u. D. R. Wood: Biochem. J. **56**, 363 (1954).

[5] Mathews, A. P.: Physiological Chemistry. 3rd. edition. New York: Wood 1920.

[6] FitzGerald, O., u. P. Murphy: Lancet **1949**, 1107. — FitzGerald, O., P. Murphy: Irish J. med. Sci. **1950**, 97.

[7] Conway, E. J.: The Biochemistry of Gastric Acid Secretion. Springfield, Ill.: Thomas 1952 *(M.)*.

Das Vorkommen von Ammoniak im Speichel ist seit langem bekannt, aber bisher noch wenig untersucht. Dies ist um so bedauernswerter, als die Ammoniakproduktion gelegentlich als Schutzmechanismus gegen die durch die Säure geförderte *Zahncaries* aufgefaßt wird.

Unter dem Begriff des *Ammoniak-Syndroms* bei der Urämie faßte STREHLER[1] eine Reihe charakteristischer Urämiesymptome zusammen, die auf die lokale Reizwirkung des Ammoniaks zurückgeführt werden können. Die außerordentlich hohe Harnstoff-Konzentration im Blut führt zu einer Diffusion des leicht diffundierbaren Harnstoffes in alle Organe, Gewebe und Körperhöhlen. An den Oberflächen, besonders im Nasen-Rachenraum, im Magen, Dünn- und Dickdarm, wird der Harnstoff durch bakterielle Ureasen gespalten. In der Mundhöhle kommt es zum charakteristischen Foetor ammoniacalis ex ore (nicht Harnstoffgeruch!), und im Rachen bilden sich die vom Pathologen gelegentlich zur Diagnose herangezogenen phosphorsauren Ammonium-Magnesium-Phosphate[2]. Auch der extrem erhöhe Ammonakgehalt im Magen[3-7] kann vom Pathologen zur Diagnose einer Urämie verwendet werden[8]. Daß das Ammoniak die Magenschleimhaut nicht schädigt, ist leicht verständlich, wird es doch beim p_H des Magensaftes als nicht-permeables Ammoniumion fixiert. Anders im Darmkanal, wo das Ammoniak z. T. in nicht-ionisierter Form gebildet wird und daher die Oberflächenepithelzellen zu schädigen vermag. Es muß also auch die Enterocolitis zum „Ammoniak-Syndrom" gerechnet werden. Man kann die Frage aufwerfen, ob nicht sogar das terminale Lungenödem, ja selbst das Coma, auf eine subakute Ammoniakvergiftung zurückzuführen ist. Ammoniak wird von den Schleimhäuten ausgezeichnet resorbiert, und aus Tierversuchen ist wohl bekannt, daß dieses terminal zu einem Lungenödem einerseits, Tremor, Konvulsionen und zentralem Tod andererseits führt.

e) Pepsin

i. Hypothese der Pro-Enzyme (Zymogene)[9]

Das wichtigste im Magen synthetisierte Enzym ist das von den Hauptzellen sezernierte Pepsinogen. Die Auffassung, daß die proteolytischen Enzyme des Magen-Darm-Traktes als inaktive Pro-Enzyme („Zymogene") sezerniert und erst sekundär aktiviert werden, ist alt und geht auf Beobachtungen von KÜHNE[10], HEIDENHAIN[11] und LANGLEY[12] in der zweiten Hälfte des letzten Jahrhunderts zurück. Die Pro-Enzym-Auffassung wurde zu Beginn der 30er Jahre von WILLSTÄTTER[13], GRASSMANN[14] und HALDANE[15] scharf kritisiert. Die bahnbrechenden Arbeiten von NORTHROP und KUNITZ[9], die in der Kristallisation nicht nur des

---

[1] STREHLER, E.: Helv. med. Acta **22**, 83 (1955) (*Uer.*).

[2] WEGELIN, C.: Schweiz. med. Wschr. **1941**, 1517.

[3] FOSSEL, M.: Z. physiol. Chem. **282**, 164 (1947).

[4] HESSEL, G.: Z. ges. exp. Med. **91**, 267 (1933).

[5] STEINITZ, H.: Klin. Wschr. **1927**, 949.

[6] STEINITZ, H.: Klin. Wschr. **1930**, 1729.

[7] STREHLER, E.: Schweiz. med. Wschr. **1933**, 225.

[8] KONSCHEGG, T.: Frankf. Z. Path. **51**, 504 (1938).

[9] *M.:* NORTHROP, J. H., M. KUNITZ u. R. M. HERRIOTT: Crystalline Enzymes. 2nd edition. New York, N. Y.: Columbia University Press 1948.

[10] KÜHNE, W.: Virchows Arch. path. Anat. **39**, 130 (1867).

[11] HEIDENHAIN, R.: Pflüg. Arch. ges. Physiol. **10**, 557 (1875).

[12] LANGLEY, J. N.: J. Physiol. **3**, 246, 269 (1880).

[13] WILLSTÄTTER, R.: Ber. chem. Ges. **55**, 3601 (1922).

[14] GRASSMANN, W.: Ergebn. Physiol. **27**, 407 (1928).

[15] HALDANE, J. B. S.: Enzymes. London: Longmans and Green 1930.

Pepsins, sondern auch des Pepsinogens (Pro-Pepsins) kulminierten[1], machen die Existenz solcher Pro-Enzyme über jeden Zweifel erhaben.

ii. Biochemie des Pepsins

Die erste Beschreibung des Pepsins geht auf das Jahr 1836 zurück, in dem SCHWANN[2] auf das Vorkommen einer Peptidase im Magen von Säugetieren hinwies. Obschon bereits SPALLANZANI[3] diese eiweißverdauende Wirkung bekannt war und BEAUMONT[4] die digestive Wirkung des Magensaftes in vitro nachwies, so erbrachte doch SCHWANN[2] den Nachweis, daß es sich dabei um ein Ferment handelt. Das Pepsin ist eine typische *Endopeptidase*, d. h., es vermag nur solche Peptidbindungen zu spalten, die im Inneren einer längeren Peptidkette gelegen sind. Mit der Ausnahme von Ovomucoid, Mucin, Spongin, Keratin und Protaminen werden alle bekannten Eiweiße von Pepsin gespalten. Die *Spezifität* des Enzymes wurde in den letzten Jahren besonders an synthetischen Substraten weiter erforscht. Nicht nur werden hochmolekulare Proteine, sondern auch Peptide, und zwar Derivate des L-Tyrosins[5] (Carbobenzoxy-L-Glutamyl-Tyrosin), L-Phenylalanins[12] (Carbobenzoxy-L-Glutamyl-L-Phenylalanin), des Cysteins[6] (Carbobenzoxy-L-Tyrosyl-L-Cystein) und L-Methionins[7], durch das Pepsin gespalten. Wahrscheinlich ist das Vorliegen einer aromatischen Aminosäure an der hydrolysierten Peptidbindung für die Aktivität notwendig. Das p_H-*Optimum* des Pepsins ist weitgehend vom Substrat abhängig. Während Proteine durch Magen-Pepsin bei p_H 1,5—2 optimal gespalten werden, so erfolgt die Hydrolyse der erwähnten synthetischen Substrate am raschesten bei p_H 4,0. Neuere Untersuchungen weisen darauf hin, daß selbst bei Eiweißen, wie etwa Ei-Albumin, das p_H-Optimum vom Zustande des Substrates abhängig ist. Wie aus Abb. 102 hervorgeht, liegt das Optimum für die Digestion von nativem Ei-Albumin durch kristallines Pepsin bei p_H 1,0, für hitzedenaturiertes Ei-Albumin bei p_H 1,5 und für urea-denaturiertes Eiweiß bei p_H 1,75[1].

Während das Pepsin ausschließlich im Magensaft vorkommt, so sind pepsin-ähnliche *Kathepsine* in den meisten Zellen nachweisbar. Diese homospezifischen Fermente werden als Kathepsin A (früher I) bezeichnet und haben ein p_H-Optimum bei etwa 5,6[9].

Im Jahre 1930 gelang es NORTHROP, das Pepsin in *kristalliner Form* darzustellen[10]. Dieses erwies sich als ein Albumin mit einem Molekulargewicht um 34000. Die außerordentliche Aktivität des reinen Enzymes geht daraus hervor, daß 1 g Enzym 50000 g Ei-Albumin in 2 Std. aufzulösen vermag. Einige Jahre später kristallisierte HERRIOTT[11] auch die inaktive Vorstufe, das Pepsinogen, aus den Magenfundusdrüsen. Das Pepsinogen hat ein etwas höheres Molekulargewicht als das Pepsin und geht in saurer Lösung ($p_H < 6$) autokatalytisch in Pepsin über. Während dieser Aktivierung werden — ähnlich wie beim Trypsin — einige Peptidbindungen aufgespalten.

Schließlich gelang es ebenfalls HERRIOTT[11] aus Magenmucosa einen natürlichen *Pepsin-Inhibitor* zu kristallisieren. Dieses niedrigmolekulare Polypeptid vermag durch eine stöchiometrische Komplexbindung das Pepsin zu inaktivieren. *Immunologisch* verhalten sich das Pepsin und Pepsinogen selbst bei derselben Species verschieden. Auch lassen sich die Pepsine bei verschiedenen Species durch serologische Methoden unterscheiden. Durch die wiederholte parenterale Verabreichung von Pepsinogen oder Pepsin können Antikörper erzeugt werden, die mit dem Enzym oder dessen Vorstufe reagieren. Diese Antikörper sind aber vom natürlichen Pepsin-Inhibitor deutlich verschieden.

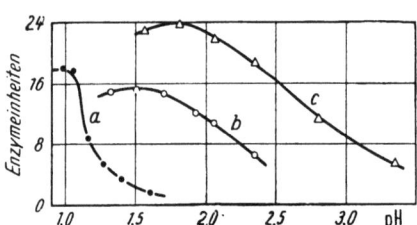

Abb. 102. Abhängigkeit des p_H-Optimums von kristallinem Pepsin von der Natur des Substrates (nach CHRISTENSEN[8]). *a* natives Ei-Albumin, *b* hitzedenaturiertes Ei-Albumin, *c* Harnstoffdenaturiertes Ei-Albumin

[1] HERRIOTT, R. M.: J. gen. Physiol. **21**, 501 (1938); **22**, 65 (1938).

[2] SCHWANN, T.: Arch. Anat. Physiol. wiss. Med. **90** (1836).

[3] SPALLANZANI, L.: Fisica animale e veg . . ., Venezia **1**, 1, 2 (1872).

[4] BEAUMONT, W.: Experiments and Observations on the Gastric Juice and the Physiology of Digestion. Plattsburgh: Allen 1833.

[5] FRUTON, J. S., u. M. BERGMANN: J. biol. Chem. **127**, 627 (1939).

[6] HARINGTON, C. R., u. R. V. PITT-RIVERS: Biochem. J. **38**, 417 (1944).

[7] BAKER, L. E.: J. biol. Chem. **193**, 809 (1951).

[8] CHRISTENSEN, L. K.: Scand. J. clin. Lab. Invest. **7**, 225 (1955).

[9] FRUTON, J. S., u. M. BERGMANN: J. biol. Chem. **130**, 19 (1939).

[10] NORTHROP, J. H.: J. gen. Physiol. **13**, 739, 767 (1930); **14**, 713 (1930).

[11] HERRIOTT, R. M.: J. gen. Physiol. **24**, 325 (1941).

Auf Abb. 103 folgt eine vereinfachte Darstellung der *Biologie des Pepsin-Systems*. Das Pepsinogen wird in den Hauptzellen der Fundusdrüsen des Magens produziert. Nach dem für alle Drüsen geltenden Prinzip der exogen-endogenen Partition gelangt der Großteil des Pro-Enzymes in den Magensaft, während ein kleinerer Teil in den extracellulären und intravasculären Raum übertritt, um schließlich im Urin ausgeschieden zu werden. Ob auch der Pepsin-Inhibitor in das Blut übertritt, ist zur Zeit nicht bekannt.

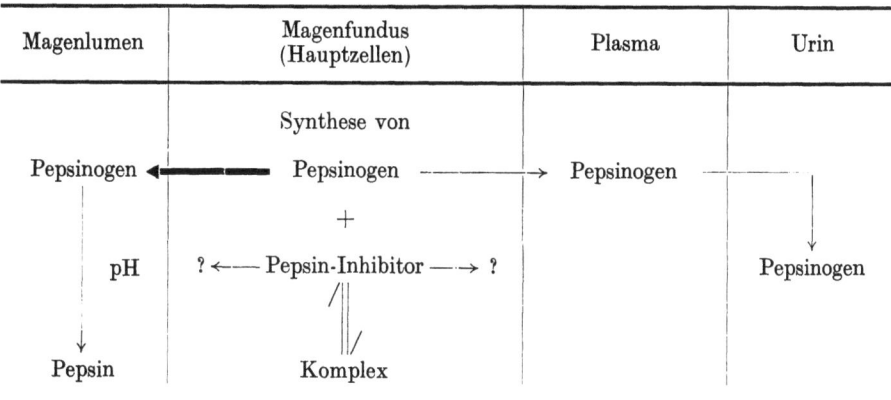

Abb. 103. Pepsin-System

f) Weitere Enzyme im Magensaft

i. Zur Frage einer katheptischen Wirkung des Pepsins

Bereits TAKEMURA[1] und HIRAYAMA[2] beobachteten, daß das „Pepsin" des Magensaftes nicht selten auch eine beachtliche Aktivität in einer schwach-sauren Lösung aufweist und daß diese kaum durch die vom Pepsin verursachte Proteolyse erklärt werden kann. WILLSTÄTTER und BAMANN[3] beobachteten eine zweigipflige p_H-Kurve mit Magenschleimhautextrakten, führten aber das im schwach-neutralen Bereich gelegene Optimum auf die Anwesenheit von Leukocyten-Kathepsinen zurück. Die Frage der Existenz einer katheptischen Aktivität im Magensaft und in der Magenmucosa wurde von BUCHS[4-6] und FREUDENBERG[7] wieder aufgenommen. Für die Existenz eines im schwach-sauren Bereich aktiven Enzymes sprachen ihre folgenden Beobachtungen. Bei der Verwendung verschiedener Extrakte und Pepsin-Präparate beobachteten sie eine zweigipflige p_H-Optimumkurve, mit einem Gipfel bei p_H 2,2 („Pepsin") und einem zweiten bei p_H 3,3 („Kathepsin"). Diese Beobachtung wurde von DEMOLE und MILHAUD[8] und MERTEN und RATZER[9,10] bestätigt. Die Aktivität des „Kathepsins" soll mit zunehmender Temperatur ansteigen, während umgekehrt die peptische Aktivität unterdrückt wird.

BUCHS und FREUDENBERG schlossen aus diesen Beobachtungen, daß das Pepsin nicht bloß eine aktive Gruppe enthält, die für seine „peptische" Wirkung bei p_H 1—2 verantwortlich ist, sondern noch ein zweites aktives Zentrum, das die „katheptische" Wirkung im schwachsauren Bereich bedingt. Sie machen aber ausdrücklich darauf aufmerksam, daß es sich nicht um zwei verschiedene Enzyme handelt; eine Hypothese, die durch die Untersuchungen über das parallele Verhalten der Ausscheidung des „Uropepsins" und „Urokathepsins" bestätigt wird (vgl. S. 455). Die Existenz einer solchen „katheptischen" Aktivität des Pepsinmoleküls wurde in den letzten Jahren von verschiedenen Autoren abgelehnt. Wiederholt gelang es

[1] TAKEMURA, M.: Z. physiol. Chem. **63**, 201 (1909).
[2] HIRAYAMA, K.: Z. physiol. Chem. **65**, 290 (1910).
[3] WILLSTÄTTER, R., u. E. BAMANN: Z. physiol. Chem. **180**, 127 (1929).
[4] BUCHS, S.: Die Biologie des Magenkathepsins. Basel: Karger 1947 *(M.)*.
[5] BUCHS, S.: Enzymologia **13**, 208 (1949).
[6] BUCHS, S.: Enzymologia **16**, 193 (1953).
[7] FREUDENBERG, E.: Enzymologia 8, 385 (1940).
[8] DEMOLE, M., u. G. MILHAUD: Amer. J. dig. Dis. 18, 43 (1951).
[9] MERTEN, R., u. H. RATZER: Klin. Wschr. **1949**, 587.
[10] MERTEN, R.: Die Bedeutung des Magenkathepsins bei Verdauungsstörungen. Basel-New York: Karger 1952 *(M.)*.

nicht, eine zweigipflige Kurve zu beobachten[1-5] und es wurde darauf hingewiesen, daß die zweigipflige Kurve auch durch die Annahme einer p_H-abhängigen Enzymdenaturierung erklärt werden kann[1, 2]. Leider sind die Resultate elektrophoretischer Untersuchungen widersprechend[6, 7]. Sowohl aus den oben erwähnten Untersuchungen über das p_H-Optimum bei synthetischen Substraten (vgl. S. 442) sowie aus den Beobachtungen von FREUDENBERG und BUCHS geht jedoch hervor, daß das p_H-Optimum des Pepsins nicht bei p_H 1—2 fixiert ist, sondern daß dieses Enzym auch im schwach-sauren p_H-Bereich zahlreiche Substrate zu spalten vermag. Ob dies ausschließlich durch die Natur des Substrates bestimmt wird, wie etwa CHRISTENSEN[4] annimmt, oder aber durch die differenzierte Wirkung zweier aktiver Zentren im Pepsin-Molekül (BUCHS, FREUDENBERG), wovon das eine für die „peptische", das andere für die „kathepische" Wirkung verantwortlich ist, kann z. Z. nicht sicher entschieden werden. Aber selbst dann, wenn sich die Hypothese zweier Zentren als falsch erweisen sollte, so waren die Beobachtungen von BUCHS und FREUDENBERG von großer Bedeutung, wiesen sie doch zum ersten Mal darauf hin, daß das Pepsin kein fixiertes p_H-Optimum bei p_H 1—2 besitzt. Da im menschlichen Magensaft das p_H meist nur schwach-sauer ist (p_H 2—4), so mußte bisher angenommen werden, daß das Pepsin unter außerordentlich ungünstigen Bedingungen arbeitet. Die Beobachtungen aber, daß das Pepsin selbst bis zu einem p_H von 3—4 noch stark aktiv ist, machen die gute in vivo Wirksamkeit dieses Enzymes im Magensaft viel besser verständlich.

ii. Magen-Lipase

MARCET[8] beobachtete im Jahre 1858, daß eine Neutralfett-Emulsion im Magen zerstört wird und schloß daraus auf das Vorkommen eines lipolytischen Enzymes im Magensaft. CASH[9] gelang es, in Glycerinextrakten der Magenschleimhaut eine Lipase nachzuweisen, die aber nicht sehr aktiv war. VOLHARD[10] nahm diese Arbeiten bei seiner Suche nach einer neuen Funktionsprüfung für den Magen wieder auf und konnte das Vorkommen einer Lipase in der Magenschleimhaut einwandfrei nachweisen.

WILLSTÄTTER et al.[11,12] verglichen die Aktivität der Magen- mit der Pankreas-Lipase, beobachteten mehr quantitative als qualitative Unterschiede zwischen diesen beiden Enzymen. Nach ihren Untersuchungen ist das Enzym vor allem in der Kardia lokalisiert. GLICK[13] und die Carlsberger Gruppe[14-16] veröffentlichten eine Reihe von Untersuchungen über die Lokalisation einer Methylbutyrat-spaltenden Esterase (Cholinesterase) in den verschiedenen Magenabschnitten. Sie fanden keine selektive Anreicherung des Enzymes in bestimmten Zelltypen, doch ist wahrscheinlich, daß das von ihnen untersuchte Enzym nicht mit der Magen-Lipase identisch war. Unsere histochemischen Untersuchungen[17] lokalisierten Lipase vor allem in den Epithelzellen der Kardia, während die Fundusregion vollständig negativ war. Ähnliche Beobachtungen machte auch MEYERSBACH[18].

Aus der großen Zahl von neueren Arbeiten über die Magen-Lipase sei bloß diejenige von SCHØENHEYDER und VOLQVARTS[19] erwähnt. Aus ihren Untersuchungen geht hervor, daß das p_H-Optimum ähnlich wie bei der Pankreas-Lipase vom Substrat abhängig ist, indem mit zunehmender Länge der Kohlenstoffkette das Optimum von etwa p_H 5,5 (Tributyrin) bis zu p_H 7,9 (Olivenöl) ansteigt. Über die physiologische Aufgabe der im Kardiaanteil gebildeten Magen-Lipase ist wenig bekannt. Bei dem im Magensaft herrschenden p_H dürfte dieses

[1] GEILENKIRCHEN, W. L. M., u. P. F. E. ELBERS: Enzymologia 14, 304 (1950).
[2] CREBOLDER, A. J. M., C. ENGEL u. C. J. OTTEN: Enzymology 15, 103 (1951).
[3] TOLCKMITT, W.: Biochem. Z. 325, 389 (1954).
[4] CHRISTENSEN, L. K.: Scand. J. clin. Lab. Invest. 7, 225 (1955).
[5] MASCH, L. W., u. I. HUCHTING: Z. physiol. Chem. 301, 49 (1955).
[6] MERTEN, R., et al.: Z. physiol. Chem. 289, 173 (1952).
[7] HEINRICH, W. D.: Biochem. Z. 323, 469 (1953).
[8] MARCET: The Med. Times and Gazette, N. S. 17, 210 (1858).
[9] CASH: DuBois Arch. 232 (1880).
[10] VOLHARD, F.: Z. klin. Med. 42, 414 (1901).
[11] WILLSTÄTTER, R., u. F. MEMMEN: Z. physiol. Chem. 133, 247 (1924).
[12] WILLSTÄTTER, R., F. HAUROWITZ u. F. MEMMEN: Z. physiol. Chem. 140, 203 (1924).
[13] GLICK, D.: C. R. Trav. Lab. Carlsberg 20, 57 (1935).
[14] LINDERSTRØM-LANG, K., u. H. HOLTER: C. R. Trav. Lab. Carlsberg 23, 135 (1938).
[15] LINDERSTRØM-LANG, K., H. HOLTER u. A. SØEBORG-OLSON: Z. physiol. Chem. 227, 1 (1934).
[16] LINDERSTRØM-LANG, K., H. HOLTER u. A. SØEBORG-OLSON: C. R. Trav. Lab. Carlsberg 20, 66 (1935).
[17] RICHTERICH, R.: Enzymologia 15, 40 (1951).
[18] MEYERSBACH, H.: Z. Zellforsch. 40, 425 (1954).
[19] SCHØENHEYDER, F., u. K. VOLQVARTZ: Acta physiol. scand. 11, 249 (1946).

Enzym in vivo höchstens kurzkettige Fette angreifen. Bei Kleinkindern soll dieses Enzym fast vollständig fehlen. FREUDENBERG vertrat die Auffassung, daß dieser Enzymdefekt durch die Frauenmilch-Lipase wettgemacht wird. Das Verhalten des Enzymes unter pathologischen Verhältnissen wurde bisher erst von SIURALA[1] mit einer histochemischen Methode analysiert.

iii. Physiologie der Mucus-Sekretion

Seit bald 200 Jahren mühen sich Forscher und Ärzte um die Frage ab, wie es die Zellen der Magenschleimhaut fertigbringen, den proteolytischen Enzymen und der Säure zu widerstehen. Diese Fragestellung ist eigentlich nur ein Teilfall des allgemeineren Problems der Resistenz lebender Zellen gegenüber den Einwirkungen proteolytischer Enzyme, wie dies bereits auf S. 243 dargestellt wurde.

JOHN HUNTER[2] veröffentlichte im Jahre 1772 eine Arbeit über die postmortalen Veränderungen der Magenschleimhaut und kam dabei auch auf die Frage der intravitalen Autodigestion zu sprechen. Im Rahmen der allgemein anerkannten Philosophie des 18. Jahrhunderts sah er den protektiven Mechanismus im *„vitalen Prinzip"* der lebenden Zellen. Er glaubte allerdings, und damit kommt er von der Philosophie etwas näher zur Naturwissenschaft, daß das „vitale Prinzip" an eine intakte Gefäßversorgung und Blutzirkulation der Magenschleimhaut gebunden ist. VIRCHOW[3] kommt das große Verdienst zu, die säureneutralisierende Wirkung der Körpersäfte, das *Puffervermögen* wie dies heute bezeichnet wird, erkannt zu haben. Dieser Mechanismus spielt zweifellos beim Säureschutz eine wichtige Rolle, tritt aber erst nach dem Übertritt von Säuren oder Alkalien in den extracellulären Raum in Erscheinung. HOLLANDER[4] machte auf eine interessante und wenig bekannte Dissertation von GLOVER[5] aufmerksam, die dieser im Jahre 1800 an der Universität von Pennsylvania einreichte. In dieser Arbeit wurde wohl zum erstenmal die Auffassung vertreten, daß der *Mucus-Sekretion* eine protektive Aufgabe zufällt. GLOVER schrieb: "It must likewise defend the internal surface of the stomach and the intestines, from the action of the gastric juice and from the acritude of bile when regurgitated." HARLEY[6] ging später soweit, daß er die Mucus-Sekretion als einzigen wichtigen Schutzmechanismus gegen die Säureeinwirkung betrachtete. In den letzten Jahren wird die Auffassung, daß der Mucus eine sehr wichtige Rolle beim Schutze der Zellen vor der Andauung durch Säure und Enzyme spielt, besonders von HOLLANDER[7,8] vertreten. Außer den Hypothesen des „vitalen Prinzipes", der Schutzwirkung durch die Homeostase, und der Mucus-Barriere ist besonders noch diejenige der *„Anti-Pepsine"* zu erwähnen. Nach dieser, zuerst von DANILEVSKI[9] vertretenen Ansicht, sollen in den Magenschleimhautzellen Pepsin-Inhibitoren, „Anti-Pepsine" vorkommen, die das Pepsin, bevor es in die Zelle eindringen kann, inaktivieren. Diese Auffassungen wurden völlig aufgegeben. Ob mit Recht, können wir nicht entscheiden. In Anbetracht der kristallinen Darstellung eines Pepsin-Inhibitors in der Magenwand scheint uns eine Neubearbeitung der Physiologie dieser „Anti-Pepsine" und des Pepsin-Inhibitors angezeigt.

---

[1] SIURALA, M.: Acta path. microbiol. scand. **39**, 268 (1956).

[2] HUNTER, J.: Philos. Trans. B **62**, 447 (1772).

[3] VIRCHOW, R.: Virchows Arch. path. Anat. **5**, 281 (1853).

[4] HOLLANDER, F.: Arch. intern. Med. **93**, 107 (1954).

[5] GLOVER, J.: An Attempt to Prove that Digestion in Man Depends on the United Causes of Solution and Fermentation. Dissertation, University of Pennsylvania 1800.

[6] HARLEY, G.: Brit. Foreign Med. Chir. Rev. **25**, 206 (1860).

[7] HOLLANDER, F.: Arch. intern Med. **93**, 107 (1954).

[8] HOLLANDER, F.: In Peptic Ulcer. Edited by D. J. SANDWEISS. p. 64. Philadelphia-London: Saunders 1951.

[9] DANILEVSKI, A. J.: Zit. D. DE KLUG, Arch. int. Physiol. **5**, 297 (1907).

B. Funktionsdiagnostik des Magens[1,2]

a) Zur Geschichte der Magenfunktionsanalyse[3]

i. Die Pionierarbeiten von BEAUMONT

Das Studium der Magenfunktion des Menschen begann im Jahre 1825, als WILLIAM BEAUMONT seine "Experiments and Observations on the Gastric Juice and Physiology of Digestion" veröffentlichte. Zu diesem Zeitpunkt trat die Erforschung der Magenphysiologie vom Stadium der fruchtlosen Spekulation und Theorie in dasjenige der exakten Beobachtung und des Experiments über. BEAUMONT analysierte die Magensekretion bei einem Soldaten mit einer Magenfistel unter den verschiedensten experimentellen Bedingungen mit allen damals zur Verfügung stehenden Mitteln. Seine Beobachtungen sind ein Musterbeispiel klinischer Forschung und verdienen auch heute noch ein eingehendes Studium. Die Klarheit und Prägnanz seiner Protokolle geht aus der folgenden Beschreibung des Magensaftes hervor[4]:

"Pure gastric juice, when taken directly out of the stomach of a healthy adult, unmixed with any other fluid, save a portion of the mucus of the stomach with which it is most commonly and perhaps always combined is a clear, transparent fluid; inodorous; a little saltish, and very perceptible acid. In taste, when applied to the tongue, is similar to this mucilaginous water slightly acidulated with muriatic acid. It is readily diffusible in water, wine or spirits; slightly effervesces with alkalies; and it is an effectual solvent of the "materia limentaria". It possesses the property of coagulating albumen, in an eminent degree; is powerfully antiseptic, checking the putrefaction of meat; and effectually restorative of healthy action, when applied to old, feotid sores and foul, ulcerating surfaces."

In diesem Abschnitt zählt BEAUMONT alle heute bekannten Eigenschaften des Magensaftes auf. Er beobachtete auch bereits die günstige Wirkung des Saftes (Pepsin!) auf schlecht heilende Wunden und wird damit zum Begründer des «débridement enzymatique». In mancher Hinsicht antizipierte er das spätere Werk PAVLOVs, indem er die Wirkung von Emotionen auf die Zusammensetzung und Sekretion des Magensaftes beschrieb. Er verglich durch in vivo- und in vitro-Experimente die digestive Wirkung des Magensaftes auf verschiedene Nahrungsmittel, und schließlich studierte er auch bereits die Veränderungen des Schleimhautbildes während verschiedenen Funktionszuständen.

ii. Entwicklung der Magensonde

Die ersten Ansätze zur Entwicklung eines Magenschlauches erfolgten bereits während den letzten vorchristlichen Jahrhunderten. Das Fehlen eines geeigneten Materials verhinderte jedoch die Herstellung einer brauchbaren Sonde. Erst als es durch die Pionierarbeiten von JAMES GOODYEAR möglich wurde, vulkanisierten Gummi zu fabrizieren, konnte eine brauchbare Magensonde entwickelt werden. JOHN HUNTER[5] empfahl die Magensonde zur künstlichen Ernährung, während PHYSICK[6] diese in die Therapie von Vergiftungen und KUSSMAUL[7] zur Behandlung

---

[1] M.: HENNING, N.: Lehrbuch der Verdauungskrankheiten. 2. Auflage. Stuttgart: Thieme 1956.

[2] Uer.: MACHELLA, T. E.: In Peptic Ulcer. Edited by D. J. SANDWEISS. p. 252. Philadelphia-London: Saunders 1951.

[3] Uer.: HOLLANDER, F., u. A. PENNER: Amer. J. dig. Dis. 5, 739, 786 (1938/39); 6, 22 (1939/40).

[4] BEAUMONT, W.: Experiments and Observations on the Gastric Juice and the Physiology of Digestion. Plattsburgh: Allen 1833.

[5] HUNTER, J.: Trans. Soc. Soc. Improvement Med. Chir. Knowledge, London 1, 182 (1793).

[6] PHYSICK, P. S.: Eclect. Repertory and Ana. Rev. Philadelphia 3, 111, 381 (1813).

[7] KUSSMAUL, A.: Dtsch. Arch. klin. Med. 6, 455 (1869).

der hohen intestinalen Obstruktion einführte. Die ersten Funktionsprüfungen wurden im Jahre 1883 von VON LEUBE[1] durchgeführt. In der Hoffnung, Aufschluß über die Entleerungszeit des Magens zu erhalten, wurde einige Stunden nach der Verabreichung einer Probe-Mahlzeit eine einzige Aspiration durchgeführt. VON LEUBE stellte auch als erster Säure- und Pepsin-Analysen an, doch kam diesem Verfahren damals noch keine Bedeutung zu. Die Durchführung einer fraktionierten Sondierung nach der Gabe einer Testmahlzeit wurde im Jahre 1907 von HAYEM[2] für die Diagnostik verwendet. In den folgenden Jahren wurde die Magensonde mehrfach verbessert und die auch heute noch gelegentlich anzutreffende Rehfuss-Sonde[3] entwickelt. Heute sind verschiedene Modifikationen der Magensonde bekannt, die eine kontinuierliche Aspiration des reinen Sekretes, ohne Kontamination mit Speichel oder regurgitiertem Duodenalsaft, erlauben.

iii. Moderne Entwicklungsrichtungen

Die Magenfunktionsdiagnostik wurde in den letzten Jahren durch eine Reihe neuer Verfahren ergänzt. Die Elektrodensonde erlaubt eine kontinuierliche Messung des p_H im Magensaft und ermöglicht so das Studium der Säuresekretion unter relativ physiologischen Verhältnissen[4]. Gewinnung des Magensekretes und Untersuchung des Sedimentes mit besonderen Färbeverfahren führt heute in manchen Fällen zur Frühdiagnose eines Magenkrebses (S. 471). Noch wertvoller sind wahrscheinlich die Verfahren der sog. „schlauchlosen" Magendiagnostik, da sie technisch viel einfacher durchzuführen und auch für Massenuntersuchungen, etwa zur Früherfassung von Magenkrebsen, in Frage kommen. Die wichtigste „schlauchlose" Methode ist die Messung der Pepsinogen-Ausscheidung im Urin, auf die wir ausführlich zurückkommen. Weniger zuverlässig scheint z. Z. die „schlauchlose" Messung der Säuresekretion durch Verabreichung von Kationenaustauschern.

b) Die fraktionierte Magensaftuntersuchung

i. Der Histamin-Test

Im Jahre 1920 berichtete POPIELSKI[5], daß das Histamin die Magensekretion intensiv stimuliert. Die Beobachtung, daß diese Wirkung in der isolierten Magentasche nach Vagusdurchtrennung und nach Verabreichung von Atropin erhalten bleibt, zeigt, daß das Histamin peripher direkt an den Magenzellen angreift. Die folgenden experimentellen Beobachtungen weisen darauf hin, daß die Histaminwirkung vorwiegend auf die *Parietalzellen* beschränkt ist: WEBSTER[6] beobachtete, daß es nach wiederholter Histamingabe zu einer kontinuierlichen Abnahme der Säuresekretion kam. GILMAN und COWGILL[7] fanden bei Hunden mit Pavlov- und Heidenhain-Magentaschen, daß die Verabreichung von Histamin die Volum- und Säuresekretion steigert, während die Pepsin-Sekretion nicht beeinflußt wurde. Bei histo-physiologischen Untersuchungen wurde von BOWIE und VINEBERG[8] nach der Gabe von Histamin keine Ausschüttung von Sekretgranula der Hauptzellen beobachtet. Nach einer kritischen Durchsicht der gesamten Literatur kam

---

[1] LEUBE, W. VON: Dtsch. Arch. klin. Med. **33**, 1 (1883).
[2] HAYEM, G.: Les évolutions pathologiques de la digestion stomachale. Paris 1907.
[3] REHFUSS, M. E.: Diseases of the Stomach. Philadelphia 1927.
[4] HENNING, N., H. KINZELMEIER u. K. H. KIMBEL: Gastroenterologia **81**, 1 (1954).
[5] POPIELSKI, L.: Pflüg. Arch. ges. Physiol. **178**, 214 (1920).
[6] WEBSTER, D. R.: Trans. roy. Soc. Canad. **25**, 213 (1931).
[7] GILMAN, A., u. G. R. COWGILL: Amer. J. Physiol. **97**, 124 (1931).
[8] BOWIE, D. J., u. A. M. VINEBERG: Quart. J. exp. Physiol. **25**, 247 (1938).

BABKIN[1] zum Schluß, daß das Histamin vor allem diejenigen Zellen reizt, die Säure produzieren, während die Mucus- und Pepsin-ausschüttenden Zellen nur wenig stimuliert werden. Dieser Ansicht schließt sich auch IHRE[2] auf Grund von sorgfältig durchgeführten klinischen Analysen an.

Die Überlegenheit der fraktionierten Sondierung nach Histaminverabreichung gegenüber der Probemahlzeit geht deutlich aus den folgenden klinischen Beobachtungen hervor: GROMPERTZ[3] machte bereits im Jahre 1925 darauf aufmerksam, daß etwa 60% der gegen die Ewaldsche Probemahlzeit refraktären Patienten nach der Gabe von Histamin noch Säure sezernieren. Ähnliche Beobachtungen machten auch TESCHENDORF[4], ANDERSON[5] und BLOOMFIELD und KEEFER[6]. Die Magensondierung nach einer Probe-Mahlzeit genügt somit nicht, um eine Diagnose auf "Achylia gastrica" zu stellen[7].

ii. Der Insulin-Test

Die folgenden experimentellen Beobachtungen sprechen dafür, daß die sekretionsstimulierende Wirkung des Insulins über den *Vagus* erfolgt: Die Zusammensetzung des Sekrets entspricht derjenigen, die im Tierversuch nach Vagusreizung beobachtet wird, und der Insulineffekt kann durch vorgängige Verabreichung von Atropin aufgehoben werden. Die vagusreizende Wirkung ist sicher auf die durch das Insulin ausgelöste Hypoglykämie zurückzuführen. Sie kann daher durch die gleichzeitige Gabe von Zucker aufgehoben werden. Den endgültigen Beweis für diese Auffassung erbrachte LA BARRE[8] in Parabiose-Experimenten. Für die gleiche Interpretation spricht auch die Beobachtung, daß die Sekretionssteigerung dann am höchsten ist, wenn die Blutzuckerkonzentration am niedrigsten ist[9, 10].

Die klinische Beobachtung, daß Insulin nicht nur zu einer Zunahme der Säure-, sondern auch Pepsin-Sekretion führt, ließ aber Zweifel an der Hypothese aufkommen, wonach der Vagus ausschließlich die Pepsinogen-sezernierenden Zellen stimuliere[1]. Bei der Insulin-hypoglykämie — wie beim Histamin-Test — werden beide Zelltypen gereizt[2, 11, 12], doch ist die Wirkung auf die Hauptzellen ausgesprochener. Dies geht deutlich aus Tab. 116 hervor, auf der die Magensekretion nach Histamin und Insulin vergleichsweise nebeneinander dargestellt wurde.

Tabelle 116. *Zusammensetzung des Magensaftes nach Histamin- und Insulinreiz bei gesunden Individuen* (nach IHRE[2])

Komponente	Histamin		Insulin	
	Mann	Frau	Mann	Frau
Volumen in ml/Std.	113	69	140	109
Freie Säure in mäq/l	118	98	123	123
Totale Säure in mäq/l	123	104	163	161
Chlorid, mäq/l	160	149	163	161
Pepsin, Einheiten/l	3600	2900	8200	6100

[1] BABKIN, B. P.: Secretory Mechanism of the Digestive Glands. 2nd edition. New York, N. Y.: Hoeber 1950 *(M.)*.

[2] IHRE, B.: Acta med. scand. Suppl. **95**, 1 (1938).

[3] GROMPERTZ, L. M., u. M. G. VORHAUS: J. Lab. clin. Med. **11**, 14 (1925).

[4] TESCHENDORF, H. J.: Dtsch. Arch. klin. Med. **155**, 43 (1927).

[5] ANDERSON, A. F. R.: Ann. clin. Med. **5**, 472 (1926).

[6] BLOOMFIELD, A. L., u. C. S. KEEFER: J. clin. Invest. **5**, 285 (1928).

[7] BOCKUS, H. L., u. J. BANK: Arch. intern. Med. **39**, 508 (1927).

[8] LA BARRE, J., u. C. DE CESPÉDÈS: C. R. Soc. Biol. (Paris) **106**, 484 (1931).

[9] LA BARRE, J., u. C. DE CESPÉDÈS: C. R. Soc. Biol. (Paris) **106**, 480 (1931).

[10] WELIN, G., u. A. R. FRISK: Acta med. scand. **90**, 543 (1936).

[11] MERTEN, R., u. W. FETSCHER: Zs. ges. exp. Med. **127**, 133 (1956).

[12] GLASS, G. B. J., u. L. J. BOYD: Amer. J. dig. Dis. **17**, 355 (1950).

iii. Interpretation der Magensaftanalysen

Die Durchführung fraktionierter Magenanalysen für die Diagnostik von Magenkrankheiten bewährte sich nicht[1]. Einzig für bestimmte umschriebene diagnostische Probleme, wie etwa der Sicherung einer Diagnose auf Achlorhydrie, kommt diesem Verfahren eine Bedeutung zu. Die Gründe, weshalb diese Methode heute allgemein aufgegeben wurde, sind teils praktischer, teils technischer und teils theoretischer Natur. Die Umständlichkeit der Methode, ihr zeitraubender Charakter und die Unannehmlichkeiten für den Patienten machen sie für Reihenuntersuchungen ungeeignet. Um wirklich zuverlässige Resultate zu erhalten, muß das Verfahren technisch außerordentlich sorgfältig durchgeführt werden; eine Kontamination mit Speichel einerseits, Verlust von Magensaft in das Duodenum andererseits können zu groben Entstellungen der Resultate führen. Eine exakte Titration der Säureverhältnisse ist nur elektrometrisch möglich; Verwendung von Indicatoren führt zu Entstellungen der Resultate. Schließlich zeigte die Erfahrung, daß selbst bei sorgfältigster Technik die Methode bei keiner Magenkrankheit eine sichere Diagnose erlaubt, da die normalen und pathologischen Werte sich stark überschneiden.

c) Ausscheidung von Pepsinogen im Urin[2, 3]

i. Entdeckung eines peptischen Enzyms im Urin

Im Jahre 1860 wies BRÜCKE[4] im menschlichen Urin eine Peptidase mit einem optimalen p_H zwischen 1 und 2 nach. Er schloß daraus, daß es sich um ein Pepsin handle, doch dauerte es gegen 100 Jahre, bis seine Deutung endgültig bewiesen wurde. Seine Beobachtungen wurden noch Ende letzten Jahrhunderts von verschiedenen Forschern bestätigt[5-8]. Obschon die damaligen Methoden recht unzuverlässig waren, so wurde ein Pepsin doch bei der Großzahl von Tieren und bei gesunden und kranken Menschen im Urin beobachtet[9-15]. Da die Säureaktivierung des Pepsinogens zu dieser Zeit nicht bekannt war, glaubten die meisten Untersucher, daß es sich bei diesem im Urin ausgeschiedenen Enzym um Pepsin handle. In dieser Zeit wurde daher das Enzym als „peptisches Enzym", Pepsin und Uropepsin[13] bezeichnet. Nachdem vor etwa 10 Jahren der Nachweis erbracht wurde, daß dieses Urin-Enzym mit dem Pepsinogen identisch ist, verwendeten einzelne Autoren die Ausdrücke Uropepsinogen[16] oder Urin-Pepsinogen[17]. Da beim Enzymnachweis gelegentlich auch die „Rennin"-Aktivität des Enzymes bestimmt wird, schlug SYLVEST[18] die Bezeichnung Urin-Renninogen vor. Da das

[1] HEINKEL, K., u. N. HENNING: Dtsch. med. Wschr. 1957, 691.
[2] *Hb.*: OPPENHEIMER: Die Fermente. Suppl. p. 836, den Haag: Junk 1939.
[3] *Uer.*: BALFOUR, D. C.: Advanc. intern. Med. 6, 13 (1954). — BUCHER, G. R.: Gastroenterology 8, 627 (1947). — AMMON, R., u. E. CHYTREK: Erg. Enzymforsch. 8, 125 (1939).
[4] BRÜCKE, E.: S. B. Akad. Wiss., Math. naturwiss. Kl. 43, 601 (1861).
[5] GRÜTZNER, P.: Münch. med. Wschr. 1887, 946.
[6] SAHLI, W.: Pflüg. Arch. ges. Physiol. 36, 209 (1885).
[7] GEHRIG, F.: Pflüg. Arch. ges. Physiol. 38, 33 (1886).
[8] HOFFMANN, H.: Pflüg. Arch. ges. Physiol. 41, 148 (1887).
[9] LEO, H.: Pflüg. Arch. ges. Physiol. 37, 223 (1885).
[10] STADELMANN, E.: Z. Biol. 24, 226 (1888).
[11] FALK, F., u. S. KOLIEB: Z. klin. Med. 67, 157 (1909).
[12] GROBER, J.: Dtsch. Arch. klin. Med. 83, 309 (1905).
[13] BENDERSKY, J.: Virchows Arch. path. Anat. 121, 554 (1890).
[14] PECZENIC, O. Fermentforsch. 9, 166 (1926).
[15] PECZENIC, O., u. M. KAWAHARA: Fermentforsch. 9, 97 (1926).
[16] JANOWITZ, H. D., u. F. HOLLANDER: J. appl. Physiol. 4, 53 (1951).
[17] HIRSCHOWITZ, B. I.: Lancet 1953, 66.
[18] SYLVEST, O.: Acta med. scand. 133, 289 (1949).

im Urin ausgeschiedene Eiweiß sicher mit dem Pepsinogen identisch ist, liegt kein Anlaß für eine neue Namenschöpfung vor. Die Bezeichnung Urin-Pepsinogen ist unmißverständlich und sowohl chemisch als auch biologisch zu rechtfertigen. Zudem kommt im Urin kein einziges proteolytisches Pro-Enzym vor, das auch nur annähernd mit dem Pepsinogen verwechselt werden könnte.

ii. Wird Pepsin oder Pepsinogen ausgeschieden?

FALK und KOLIEB wiesen bereits Ende letzten Jahrhunderts nach, daß auch nach der Verabreichung von Bicarbonat im menschlichen Urin noch Pepsin nachweisbar ist. Da Pepsin aber durch Alkalien inaktiviert wird, muß es sich beim Ausscheidungsprodukt um Pepsinogen gehandelt haben. Das Vorkommen von Schutzstoffen im Urin wird durch die Beobachtung ausgeschlossen, daß kommerzielles Pepsin in hitze-inaktiviertem Urin inkubiert, seine Aktivität verliert[1]. Aus diesen Beobachtungen folgerte GOTTLIEB[2], daß sicher Pepsinogen ausgeschieden wird und daß dieses erst bei der Inkubation bei p_H 2 in Pepsin übergeht. Das Urin-Enzym ist unter der Voraussetzung, daß das p_H konstant bleibt und keine bakterielle Kontamination erfolgt, recht stabil, und die Aktivität bleibt mindestens 4 Tage erhalten[3].

iii. Korrelation zwischen Sekretion von Magen-Pepsinogen und Urin-Pepsinogen

Während der Sekretion von Pepsinogen kommt es zu einem Übertritt des Enzymes in den Blutstrom. Eine solche innere Sekretion der Parietalzellen vermutete zuerst GEHRIG[4] im Jahre 1886. Der direkte Beweis gelang aber erst HIRSCHOWITZ[5], der zeigte, daß die Pepsinogen-Konzentration im Magen-Venen-Blut deutlich höher ist als im peripheren Blut und nach einer Gastrektomie auf Null absinkt. SAHLI[6] vertrat seinerzeit die Ansicht, daß alles Pepsinogen in den Magensaft sezerniert wird, daß das Pepsin aber später im Dünndarm rückresorbiert werde. Außer den oben erwähnten Beobachtungen sprechen aber die Befunde von PECHSTEIN[7], wonach es nach oraler Verabreichung von Pepsin nicht zu einer Zunahme der Pepsinogen-Ausscheidung im Urin kommt, gegen die Rückresorptions-Hypothese. Noch überzeugender war das Experiment von FROUIN[8,9], der beim gastrektomierten Hund nach vollständigem Unterbruch der Pepsinogen-Ausscheidung im Urin durch die orale Gabe von Pepsin keine Pepsinogen-Exkretion erzeugen konnte. Den sichersten Beweis dafür, daß das Urin-Pepsinogen aus den Parietalzellen stammt, sehen wir darin, daß die Sekretion nach totaler Gastrektomie völlig aufhört[8-11]. Den Nachweis einer Korrelation zwischen der Ruhesekretion des Magens und der Pepsinogen-Ausscheidung im Urin gelang zuerst JANOWITZ und HOLLANDER[12]. Nach ihren Angaben soll etwa 1% des in den Parietalzellen produzierten Pepsinogens in den Blutstrom und

[1] HOFFMANN, H.: Pflüg. Arch. ges. Physiol. 41, 148 (1887).
[2] GOTTLIEB, E.: Skand. Arch. Physiol. 46, 1 (1925).
[3] BUCHER, G. R.: Gastroenterology 8, 627 (1947).
[4] GEHRIG, F.: Pflüg. Arch. ges. Physiol. 38, 35 (1886).
[5] HIRSCHOWITZ, B. I.: J. Lab. clin. Med. 46, 568 (1955).
[6] SAHLI, W.: Pflüg. Arch. ges. Physiol. 36, 209 (1885).
[7] PECHSTEIN, H.: Z. Kinderheilk. 1, 356 (1911).
[8] FROUIN, A.: C. R. Soc. Biol. (Paris) 56, 204 (1904).
[9] CALCAR, R. P. VAN: Pflüg. Arch. ges. Physiol. 148, 257 (1912).
[10] SPIRO, H. M., R. W. REIFENSTEIN u. S. J. GRAY: J. Lab. clin. Med. 35, 899 (1950).
[11] MERTEN, R., u. H. WOYTA: Z. ges. exp. Med. 123, 315 (1954).
[12] JANOWITZ, H. D., u. F. HOLLANDER: J. appl. Physiol. 4, 53 (1951).

etwa 99% in den Magensaft übertreten. Eine ähnliche positive Korrelation beobachteten auch AITKEN et al.[1], GRAY et al.[2], HIRSCHOWITZ et al.[3] und STREHLER[4]. Nach den Angaben von MERTEN et al.[5] soll beim Menschen bloß etwa 0,02—0,6% des sezernierten Pepsinogens in den Blutstrom übertreten. Wie aus dem folgenden Abschnitt hervorgeht, ist eine Korrelation zwischen der Funktionstüchtigkeit des Magens und der Pepsinogen-Ausscheidung nur dann zu erwarten, wenn der Urin über 24 Std. gesammelt wird. Kürzere Sammelperioden geben, da die Ausscheidung des Enzymes in der Niere nicht quantitativ erfolgt, keine zuverlässigen Angaben über die Pepsinogen-Sekretion. Das Fehlen einer Korrelation bei den folgenden klinischen Untersuchungen ist daher keinesfalls überraschend.

MERTEN et al.[5] fanden keine Beziehung zwischen Pepsin-Sekretion im Magen und Pepsinogen-Ausscheidung, wenn der Urin während kurzen Zeitperioden, d. h. von $1/2$—4 Std. gesammelt wurde. Weder nach der Verabreichung von Histamin, Insulin, noch Hyoscin-n-butylbromid ließ sich eine Korrelation nachweisen. BUCHER und ANDERSON[6] beobachteten keine Veränderungen der Pepsinogen-Ausscheidung nach Coffein, während STREHLER[4] wohl als Folge der Diurese, eine Zunahme feststellten. MERTEN et al.[5] und BUCHER und ANDERSON[6] sahen keine Veränderungen nach Histamin, während THOMANN und TILLING[7] und KOWALESKI[8] eine Zunahme beobachteten. Schließlich nahm die Pepsinogen-Ausscheidung nach Insulin bald zu[7], bald blieb sie gleich[8].

Wir glauben, daß dieses Fehlen einer Korrelation zwischen Pepsinogen-Ausscheidung und Pepsinogen-Sekretion in den Magen in allen jenen Fällen, bei denen der Urin während weniger als (12) 24 Std. gesammelt wurde, auf renale Faktoren zurückzuführen ist. Es sei aber betont, daß sich die Pepsinogen-Bestimmung während eines genügend langen Zeitintervalles durchaus zur Beurteilung der sekretionshemmenden Wirkung von Pharmaka eignet[9].

iV. Einfluß renaler Faktoren auf die Pepsinogen-Ausscheidung

Das Molekulargewicht des Pepsinogens liegt um 42000. Es ist anzunehmen, daß Moleküle bis zu einem Gewicht von etwa 64000 (Hämoglobin) den intakten Glomerulumfilter passieren. Wie aber aus experimentellen Untersuchungen bekannt ist, werden hochmolekulare Substanzen keinesfalls quantitativ sezerniert (vgl. S. 589). Dies ist darauf zurückzuführen, daß weder das Molekulargewicht von Eiweißen noch die Porengröße der Glomerula starre und fixierte Größen sind, sondern daß beide einer großen Streuung unterworfen sind. So dürfte z. B. das Molekulargewicht des Pepsinogens zwischen etwa 35000 und 50000 liegen. Dies hat zur Folge, daß zwischen dem vollständig filtrierten Inulin (Molekulargewicht 11000) und dem überhaupt nicht filtrierten Hämoglobin (Molekulargewicht 64000) fließende Übergänge liegen. Die Situation wird weiterhin dadurch kompliziert, daß Eiweiße wahrscheinlich in den proximalen Tubuli rückresorbiert werden. Daß renale Faktoren die Pepsinogen-Ausscheidung modifizieren, geht aus den folgenden Beobachtungen hervor: 1. Die widersprechenden Angaben über die Wirkung von Medikamenten mit kurzer Wirkungsdauer. 2. Die Beobachtung,

[1] AITKEN, M. A., G. H. GRAY u. G. WALTERS: Clin. Sci. **13**, 119 (1954).
[2] GRAY, S. J., et al.: Gastroenterology **25**, 156 (1953).
[3] HIRSCHOWITZ, B. I., et al.: J. Amer. med. Ass. **158**, 27 (1955).
[4] STREHLER, F.: Schweiz. med. Wschr. **1954**, 99.
[5] MERTEN, R., W. FETSCHER u. W. SPIEGELHOFF: Z. klin. Med. **154**, 33 (1956).
[6] BUCHER, G. R., u. A. ANDERSON: Amer. J. Physiol. **153**, 144 (1948).
[7] THOMANN, H., u. W. TILLING: Z. inn. Med. 8, 847 (1953).
[8] KOWALEWSKI, K.: Canad. J. Biochem. Physiol. **32**, 553 (1954).
[9] SILVER, H. M., H. PUCCI u. T. P. ALMY: New Engl. J. Med. **252**, 520 (1955).

daß bei gesteigerter Diurese, wie etwa beim Volhardschen Wasserversuch[1,2] oder überhaupt nach gesteigerter Flüssigkeitsaufnahme[2,3], die Pepsinogen-Ausscheidung zunimmt. 3. Die Hinweise auf einen angeblichen „Tagesrhythmus" der Pepsinogen-Ausscheidung. Das Tagesprofil des Urin-Pepsinogens[3,4] entspricht den täglichen Schwankungen des Urinvolumens. 4. Über das Verhalten des Blut-Pepsinogens bei Nierenschädigungen liegen noch wenige Beobachtungen vor. Wie zu erwarten, waren die Blutwerte bei urämischen Patienten abnorm hoch[5]. Ob diese Abhängigkeit der Pepsinogen-Ausscheidung vom Urinvolumen auf Filtrationsfaktoren oder aber eine auf reduzierte Rückresorption zurückzuführen ist, kann beim Fehlen von Clearance-Untersuchungen nicht entschieden werden. Es muß aber aus diesen Ausführungen entnommen werden, daß z. Z. nur die Pepsinogen-Ausscheidung während 24 Std. beim Nierengesunden Aufschlüsse über die Magensekretion gibt. Ein Zeitraum von 24 Std. muß als genügend angesehen werden, verschwindet doch das Enzym innerhalb dieser Zeitperiode nach Gastrektomie aus dem Blut[6]. Auch beobachtete Mirsky[7], daß intravenös verabreichtes Pepsinogen innerhalb dieser Zeitperiode ausgeschieden wird.

V. Pepsinogen-Ausscheidung beim Gesunden

Wie groß die *Streuung* der Pepsinogen-Ausscheidung im Urin ist, hängt weitgehend von der Zuverlässigkeit der Urinsammlung und der analytischen Methoden ab. So fand z. B. Gray et al.[8] bei seinen sorgfältigen Erhebungen eine nur geringe Streuung der Werte bei Gesunden und eine ziemlich scharfe Grenze gegenüber Patienten mit Ulcus duodeni, während andere über weit divergierende Werte berichteten. Die Angaben über *Geschlechtsunterschiede* sind z. Z. noch widersprechend. Sircus[9], Gray et al.[8] und Hirschowitz[5] beobachteten keine signifikante Differenzen, während Eastcott et al.[10] und Westphal et al.[11] bei Männern etwas höhere Werte fanden. Necheles et al.[12] kamen auf Grund einer sorgfältigen und statistisch einwandfreien Studie zum Schluß, daß die Pepsinogen-Ausscheidung bei Frauen deutlich niedriger ist als bei Männern. Diese Feststellung steht in guter Übereinstimmung mit älteren magenanalytischen Untersuchungen, in denen ebenfalls bei der Frau eine verminderte Pepsin-Sekretion beobachtet wurde[13]. Die *Altersunterschiede* sind ebenfalls nicht sehr auffallend[5,8,9,10,14]. Die Pepsinogen-Ausscheidung nimmt im allgemeinen bis zum 30. Lebensjahr leicht zu, bleibt dann konstant oder nimmt leicht ab[12], um bei Patienten über 60[12,15] und 70[7,8] deutlich abzufallen.

Cyclische Schwankungen der Ausscheidung bei der Frau sind nicht bekannt. Elsner[16] berichtete über einen vorübergehenden Anstieg der Pepsinogen-Ausscheidung im 4. und 9. Schwangerschaftsmonat. Über das Verhalten des Enzymes

[1] Keller, N., u. H. Pfister: Z. ges. inn. Med. **10**, 735 (1955).
[2] Merten, R., W. Fetscher u. W. Spiegelhoff: Z. klin. Med. **154**, 33 (1956).
[3] Strehler, F.: Schweiz. med. Wschr. **1954**, 99.
[4] Merten, R.: Acta med. scand. Suppl. **307**, 192 (1955).
[5] Hirschowitz, B. I.: Lancet **1953**, 66.
[6] Balfour, D. C., F. W. Preston u. J. L. Bollman: Gastroenterology **10**, 880 (1948).
[7] Mirsky, I. A., P. Futterman u. S. Kaplan: Lab. Clin. Med. **40**, 188 (1952).
[8] Gray, S. J., C. G. Ramsey u. R. W. Reifenstein: New Engl. J. Med. **251**, 835 (1954).
[9] Sircus, W.: Quart. J. Med. **23**, 291 (1954).
[10] Eastcott, H. H. G., J. K. Fawcett u. C. G. Rob: Lancet **1953**, 1068.
[11] Westphal, O., O. Lüderitz u. W. Keiderling: Z. Naturforsch. **6b**, 309 (1951).
[12] Bridgewater, A. B., H. Sorter u. H. Necheles: Amer. J. Gastroent. **25**, 346 (1956).
[13] Osterberg, A. E., et al.: Amer. J. dig. Dis. **3**, 35 (1936).
[14] Farnsworth, E. B., E. Speer u. H. L. Alt: J. Lab. clin. Med. **31**, 1025 (1946).
[15] Balfour, D. C.: Advanc. intern. Med. **6**, 13 (1954).
[16] Elsner, P., u. F. Feiks: Arch. Gynäk. **185**, 335 (1954).

bei Kindern liegen noch keine Unterlagen vor. Auf angebliche tagesrhythmische Schwankungen wiesen wir oben hin. GOTTLIEB[1] beobachtete bereits eine reduzierte Nachtsekretion, und ähnliche Befunde erhoben seither auch GOODMAN et al.[2]. GEYER[3] zeigte, daß die Pepsinogen-Ausscheidung der Nebennieren-aktivität (Eosinophilenzählung) im Laufe des Tages parallel ging, doch ist es nahe-liegender diese Schwankungen auf den Diurese-Rhythmus zurückzuführen.

Vi. Endokrine Einflüsse

Die Magensekretion, und damit auch die Pepsinogen-Ausscheidung im Urin, steht unter der regulierenden Wirkung des *Hypophysenvorderlappens* und der *Nebenniere*. Stress, Nebennierenüberfunktion und Verabreichung von Corticoiden führen zu einer Steigerung der Pepsinogen-Ausscheidung im Urin, während diese bei Nebennierenunterfunktion unterdrückt ist. Diese Zusammenhänge werden im Abschnitt über das peptische Ulcus ausführlicher dargestellt.

Ob außer der Hypophysen-Nebennieren-Achse noch weitere endokrine Drüsen die Pepsinogen-Ausscheidung beeinflussen, kann z. Z. nicht entschieden werden. Von GRAY[4] liegen einige Angaben vor, wonach bei *Hypothyreoidismus* die Sekretion reduziert ist. VARTIO[5] fand bei 20 Patienten mit Thyreotoxicose keine abnorme Pepsinogen-Ausscheidung im Urin. Interessant ist die Beobachtung von BAL-FOUR[6], daß unter *Testosteron-Verabreichung* die Pepsinogen-Exkretion signifikant zunimmt. Es ist jedoch nicht klar, ob es sich dabei einfach um ein Symptom der eiweiß-anabolischen Wirkung der Androgene oder um eine spezifische Wirkung handelt.

Vii. Pepsinogen-Ausscheidung bei Magen-Krankheiten[7, 8]

An dieser Stelle soll kurz eine Übersicht über die diagnostische und dif-ferential-diagnostische Brauchbarkeit der Bestimmung der Pepsinogen-Ausschei-dung im Urin gegeben werden (Abb. 104). An erster Stelle ist zunächst das Verschwinden des Enzyms bei einer *totalen Gastrektomie* zu erwähnen. Diese zuerst von FROUIN[9] gemachte Beobachtung wurde seither von mehreren Forscher-gruppen bestätigt[10-16]. Nach der Durchführung einer *subtotalen Resektion* kommt es regelmäßig zu einem Abfall der Pepsinogen-Ausscheidung im Urin[11, 12, 16] und der Pepsinogen-Konzentration im Blut[11, 17]. Einige repräsentative Beispiele wurden auf Tab. 117 zusammengestellt. Nach Durchführung eines Billroth I wurde aller-dings beobachtet, daß die Plasma-Pepsinogen-Konzentration sich relativ wenig verändert und gelegentlich sogar ansteigen kann[17]. Noch wenige Untersuchungen liegen über die Wirkung einer *Vagotomie* auf die Pepsinogen-Ausscheidung vor

[1] GOTTLIEB, E.: Skand. Arch. Physiol. **46**, 1 (1925).
[2] GOODMAN, R. D., E. SANDOVAL u. J. A. HALSTED: J. Lab. clin. Med. **40**, 872 (1952).
[3] GEYER, G., u. E. KEIBL: Wien. med. Wschr. **1953**, 748.
[4] GRAY, S. J., C. G. RAMSEY u. R. W. REIFENSTEIN: New Engl. J. Med. **251**, 835 (1954).
[5] VARTIO, T.: Ann. Med. exp. Fenn. **34**, 254 (1956).
[6] BALFOUR, D. C.: Amer. J. Gastroent. **25**, 341 (1956).
[7] GREEN, P. A., M. H. POWER: Proc. Staff. Meet. Mayo Clin. **31**, 6 (1956).
[8] PEAK, W. P., et al.: J. Amer. med. Ass. **162**, 1441 (1956).
[9] FROUIN, A.: C. R. Soc. Biol. (Paris) **56**, 204 (1904).
[10] CALCAR, R. P. VAN: Pflüg. Arch. ges. Physiol. **148**, 257 (1912).
[11] SPIRO, H. M., R. W. REIFENSTEIN u. S. J. GRAY: J. Lab. clin. Med. **35**, 899 (1950).
[12] BUCHER, G. R.: Gastroenterology 8, 627 (1947).
[13] BUCHER, G. R., u. A. C. IVY: Amer. J. Physiol. **150**, 415 (1947).
[14] BALFOUR, D. C., F. W. PRESTON u. J. L. BOLLMAN: Gastroenterology 10, 880 (1948).
[15] MERTEN, R., u. H. WOYTA: Z. ges. exp. Med. **123**, 315 (1954).
[16] PFISTERER, H. G.: Langenbecks Arch. Dtsch. Z. Chir. **280**, 124 (1955).
[17] HIRSCHOWITZ, B. I.: Lancet **1953**, 66.

(Tab. 117). GRAY et al.[1] fanden, daß die Enzym-Ausscheidung in den meisten Fällen nach der Operation anstieg, was darauf hinweist, daß dieser Eingriff die Sekretion wahrscheinlich nicht hemmt.

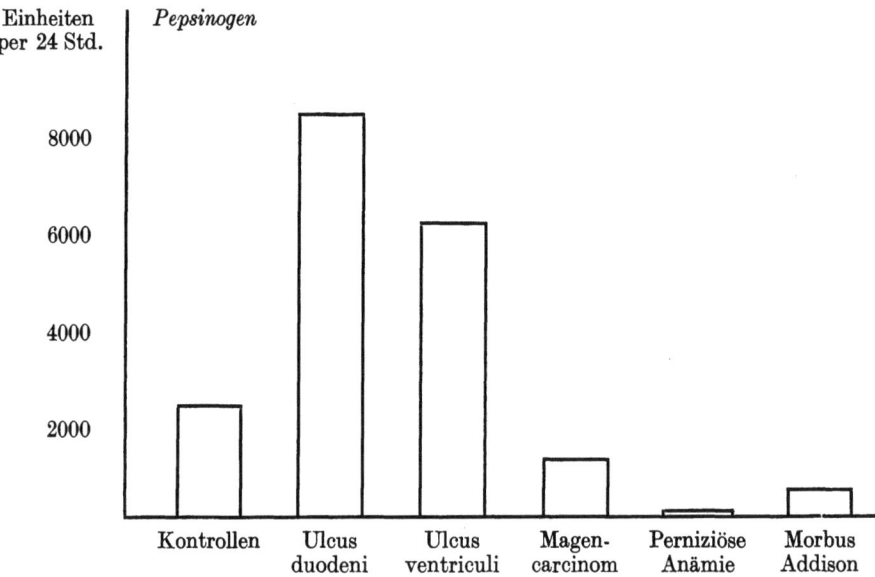

Abb. 104. Pepsinogen-Ausscheidung (24 Std.) im Urin bei verschiedenen Krankheitszuständen (nach GRAY et al.[1])

Die schweren atrophischen Veränderungen bei der *perniziösen Anämie* lassen eine stark erniedrigte oder fehlende Pepsinogen-Ausscheidung erwarten. Tatsächlich beobachteten bereits ältere Autoren eine deutliche Abnahme der Enzym-Konzentration im Morgenurin[2-4]. FARNSWORTH[5] und andere[6-11] bestätigten diese Untersuchungen und schlugen vor, diese Methode routinemäßig zur Magenfunktionsprüfung heranzuziehen. GRAY[1] analysierte die Pepsinogen-Ausscheidung bei insgesamt 70 Patienten und

Tabelle 117. *Pepsinogen-Ausscheidung im Urin (Durchschnittswerte) vor und nach Magenoperationen* (nach GRAY et al[1].)

Eingriff (Zahl der Patienten)	Pepsinogen-Ausscheidung in 24 Std.	
	präoperativ	postoperativ
Subtotale Resektion (10)	7010	2790
Vagotomie (4)	4920	4200
(Normalwerte	2400	2400)

fand, wie dies aus Abb. 104 deutlich hervorgeht, extrem niedrige Durchschnittswerte. Im Gegensatz zur Perniciosa ist die Pepsinogen-Ausscheidung bei der

[1] GRAY, S. J., C. G. RAMSEY u. R. W. REIFENSTEIN: New Engl. J. Med. **251**, 835 (1954).
[2] FULD, E., u. K. HIRAYAMA: Z. exp. Path. Ther. **10**, 248 (1912).
[3] TESCHENDORF, H. J.: Dtsch. Arch. klin. Med. **155**, 43 (1927).
[4] ROTHSCHILD, J. A.: Arch. Verdau.-Kr. **47**, 232 (1939).
[5] FARNSWORTH, E. B., E. SPEER u. H. L. ALT: J. Lab. clin. Med. **31**, 1025 (1946).
[6] PODORE, C. J., R. H. BROH-KAHN u. I. A. MIRSKY: J. clin. Invest. **27**, 818 (1948).
[7] JANOWITZ, H. D., M. H. LEVY u. F. HOLLANDER: Amer. J. med. Sci. **220**, 679 (1950).
[8] GOODMAN, R. D., E. SANDOVAL u. J. A. HALSTED: J. Lab. clin. Med. **40**, 872 (1952).
[9] AITKEN, M. A., G. H. GRAY u. G. WALTERS: Clin. Sci. **13**, 119 (1954).
[10] SIRCUS, W.: Quart. J. Med. **23**, 291 (1954).
[11] MACKENZIE, D. H.: Brit. J. exp. Path. **34**, 596 (1953).

makrocytären Botriocephalus-Anämie in über der Hälfte der Fälle normal[1]. Bei den übrigen Anämien ist die Pepsinogen-Ausscheidung meist normal[2,3], doch kommt es bei Eisenmangelanämie mit Achlorhydrie nicht selten zu Werten, die ebenso niedrig sein können wie bei der Perniciosa[2,3].

Viii. „Uro-Kathepsin"

BUCHS und FREUDENBERG (vgl. S. 443) postulierten, daß das Pepsin zwei aktive Zentren besitzt, wovon das eine für das „peptische Wirkungsoptimum" bei p_H 1,5—2 verantwortlich ist, das andere für die „katheptische Aktivität" in schwach saurem Bereich. Die meisten Unterlagen weisen darauf hin, daß es sich nicht um zwei individuelle Enzyme handelt, sondern um zwei verschiedene Untersuchungsmethoden zum Nachweis desselben Enzymmoleküles, des Pepsins. Diese Hypothese wird durch die Beobachtung unterstützt, daß im Urin außer der „peptischen Aktivität" auch eine „katheptische" nachweisbar ist, und daß diese beiden sich auch unter abnormen Verhältnissen weitgehend parallel verhalten[4-7]. Für diagnostische Aufgaben ist es daher überflüssig, beide Enzymaktivitäten zu bestimmen.

d) Verhalten des Plasma-Pepsinogens

i. Vorkommen von Pepsinogen im Plasma

Als erster machte VAN CALCAR[8] auf das Vorkommen eines proteolytischen Enzyms mit Optimum in stark saurem Bezirk im Blut aufmerksam. Eine solche Peptidase wurde wiederholt beobachtet[9-11], doch erfolgte ihre eingehende Analyse erst im Jahre 1924 durch GOTTLIEB[12,13]. Dieser erbrachte nicht nur den Nachweis, daß dieses Plasma-Eiweiß wahrscheinlich mit dem Pepsinogen identisch ist, sondern zeigte auch, daß seine Konzentration im Blut bei der Perniciosa stark erniedrigt und beim Ulcus duodeni abnorm hoch ist. Das Plasma-Pepsinogen geriet aber wieder in Vergessenheit, bis MIRSKY et al.[14,15] eine intensivere Bearbeitung der Biologie und Pathologie begannen. Sie zeigten, daß im Blut zweifellos Pepsinogen vorkommt und wiesen auch darauf hin, daß dem Enzym-Nachweis bei verschiedenen Krankheiten eine diagnostische Bedeutung zufällt. Ihre Beobachtungen wurden seither von mehreren Autoren bestätigt[16-19].

Die Annahme, daß diese Plasma-Peptidase mit stark saurem p_H-Optimum aus der Magenschleimhaut stammt, kann heute kaum mehr bezweifelt werden.

[1] LUMME, R., et al.: Acta med. scand. **150**, 321 (1954).
[2] AITKEN, M. A., G. H. GRAY u. G. WALTERS: Clin. Sci. **13**, 119 (1954).
[3] SIRCUS, W.: Quart. J. Med. **23**, 291 (1954).
[4] MERTEN, R.: Z. ges. exp. Med. **123**, 332 (1954).
[5] MERTEN, R., W. FETSCHER u. W. SPIEGELHOFF: Z. klin. Med. **154**, 33 (1956).
[6] BAUR, H.: Helv. med. Acta **22**, 414 (1955).
[7] BAUR, H.: Gastroenterologia **84**, 283 (1955).
[8] CALCAR, R. P. VAN: Arch. ges. Physiol. **148**, 257 (1912).
[9] LOEPER, M., u. M. DEBRAY: C. R. Soc. Biol. (Paris) **90**, 1175 (1924).
[10] SAXL, P.: Wien. med. Wschr. **1916**, 458.
[11] VOIGT, K.: Biochem. Z. **142**, 101 (1923).
[12] GOTTLIEB, E.: Skand. Arch. Physiol. **46**, 1 (1924).
[13] GOTTLIEB, E.: C. R. Soc. Biol. (Paris) **90**, 1175 (1924).
[14] MIRSKY, I. A., et al.: J. Lab. clin. Med. **40**, 17 (1952).
[15] MIRSKY, I. A., P. FUTTERMAN u. S. KAPLAN: J, Lab. clin. Med. **40**, 188 (1952).
[16] HIRSCHOWITZ, B. I.: J. Lab. clin. Med. **46**, 568 (1955).
[17] SPIRO, H. M., A. E. RYAN u. C. M. JONES: New Engl. J. Med. **253**, 261 (1955).
[18] VARRO, V., I. FAREDIN u. F. NOVASZEL: Acta med. scand. **153**, 211 (1956).
[19] HOAR, C. S., u. J. R. BROWNING: New Engl. J. Med. **255**, 153 (1956).

Als Beweismaterial sind besonders die folgenden Beobachtungen anzuführen: Bereits VAN CALCAR[1] beobachtete, daß das Pepsinogen nach Gastrektomie fast vollständig aus dem Blut verschwindet[2-5]. Die Pepsinogen-Konzentration im Magen-Venenblut ist höher als in der Magen-Arterie und den peripheren Venen[2, 3, 6]. Verschiedene Autoren beobachteten eine zwar lockere, aber doch positive Korrelation zwischen der Pepsin-Sekretion im Magen und der Pepsinogen-Konzentration im Blut[2, 6-8]. ACTH führt nicht nur zu einer vermehrten Pepsinogen-Sekretion in den Magen und zu einer erhöhten Pepsinogen-Ausscheidung im Urin, sondern auch zu einer gesteigerten Pepsinogen-Konzentration im Plasma[9]. Ein analoges Verhalten wird auch nach der Verabreichung von Histamin beobachtet[6, 7, 8].

Aus diesen experimentellen und klinischen Beobachtungen geht hervor, daß das Pepsinogen dem an anderer Stelle ausführlicher besprochenen und allgemein für alle Verdauungs-Drüsen geltenden Prinzip der exogen-endogenen Partition folgt und aus den Hauptzellen gleichzeitig in das Magen-Lumen und in den Blutstrom übertritt. Eine solche Auffassung einer endogenen Pepsinogen-Sekretion wurde zuerst von GEHRIG[10] vertreten. Quantitative Angaben über die Divergenz der Drüsensekrete können z. Z. noch nicht gemacht werden. Die erwähnten Argumente für die Auffassung, daß die im stark sauren p_H-Bereich optimale Plasma-Peptidase mit dem Pepsinogen der Magenschleimhaut identisch ist, lassen einige ältere Hypothesen über die Transportform des im Urin ausgeschiedenen Pepsinogens obsolet erscheinen. So glaubte VAN CALCAR[1], daß die Leukocyten am Transport beteiligt seien, während ELLINGER[11], PECZENIC[12] und FULD[13] annahmen, daß das Enzym in aktiver Form als Pepsin transportiert, aber durch „Anti-Pepsine" im Blutstrom neutralisiert werde.

ii. Biologie des Pepsinogens

Auf Grund der heutigen Forschung ist anzunehmen, daß das in den Hauptzellen der Magenschleimhaut synthetisierte Pepsinogen vor allem in das Magenlumen übertritt. Ein kleiner Teil davon, etwa 1% des gesamten produzierten Pepsinogens, entweicht gleichzeitig aus den Hauptzellen in den Blutstrom. Diese exogene-endogene Partition oder Divergenz ist ein bei allen exokrinen Drüsen beobachtetes Phänomen. Ob es sich beim Übertritt der Enzyme in den Blutstrom um eine Sekretion oder um ein Entweichen („Entgleisen") handelt, kann z. Z. nicht entschieden werden. Auch ist nicht bekannt, ob stets eine konstante Enzymmenge in den extracellulären Raum übertritt, ob ein bestimmter Prozentsatz des total synthetisierten Enzymes entweicht oder ob gewisse, vielleicht endokrine Regulationsmechanismen eine Rolle spielen. Aus der Magenvene gelangt das Pepsinogen unverändert durch die Leber[6] in den kleinen und den großen Kreislauf und wird anschließend durch die Nieren als Urin-Pepsinogen

[1] CALCAR, R. P. VAN: Pflüg. Arch. ges. Physiol. **148**, 257 (1912).
[2] HIRSCHOWITZ, B. I.: J. Lab. clin. Med. **46**, 568 (1955).
[3] VARRO, V., I. FAREDIN u. F. NOVASZEL: Acta med. scand. **153**, 211 (1956).
[4] HOAR, C. S., u. J. R. BROWNING: New Engl. J. Med. **255**, 153 (1956).
[5] MIRSKY, I. A., et al.: J. Lab. Clin. Med. **40**, 17 (1952).
[6] MIRSKY, I. A., P. FUTTERMANN u. S. KAPLAN: J. Lab. clin. Med. **40**, 188 (1952).
[7] SPIRO, H. M., A. E. RYAN u. C. M. JONES: New Engl. J. Med. **253**, 261 (1955).
[8] KOWALEWSKI, K., S. T. NORVELL u. W. C. MACKENZIE: Canad. J. Biochem. Physiol. **34**, 244 (1956).
[9] SPIRO, H. M., A. E. RYAN u. C. M. JONES: Gastroenterology **30**, 563 (1956).
[10] GEHRIG, F.: Pflüg. Arch. ges. Physiol. **38**, 35 (1886).
[11] ELLINGER, A., u. H. SCHOLZ: Dtsch. Arch. klin. Med. **99**, 221 (1910).
[12] PECZENIC, O.: Fermentforsch. **9**, 166 (1926).
[13] FULD, E., u. K. HIRAYAMA: Z. exp. Path. Ther. **10**, 248 (1912).

ausgeschieden. Es ist z. Z. nicht bekannt, ob auch andere biologische Inaktivierungs-Mechanismen eine Rolle spielen. Eine positive quantitative Korrelation ist vor allem zwischen der Magen-Pepsin-Sekretion und der Ausscheidung im Urin zu erwarten, wobei allerdings renale Faktoren eine leichte Verfälschung der Werte bedingen dürften. Weniger signifikant dürfte die Korrelation zwischen Pepsinogen-Konzentration im Plasma einerseits, Ausscheidung in Urin oder Magensaft andererseits ausfallen, da im einen Fall eine von zahlreichen Faktoren (z. B. Größe des extracellulären Raumes) abhängige Konzentration, im anderen eine sekretorische Leistung pro Zeiteinheit gemessen wird.

iii. Plasma-Pepsinogen beim Gesunden

Über das Verhalten der Pepsinogen-Konzentration beim Gesunden liegen bisher erst wenige Angaben vor. Es ist wahrscheinlich, daß sowohl tageszeitliche wie auch Tag-zu-Tag-Schwankungen bei Magengesunden ein ansehnliches Maß ausmachen[1]. Wichtiger sind die unterschiedlichen Verhältnisse bei den verschiedenen Altersklassen[2]. Sowohl beim Magengesunden, wie auch beim Ulcus-Träger wird mit zunehmendem Alter eine Abnahme der Pepsinogen-Konzentration im Plasma beobachtet[3]. Geschlechtsunterschiede wurden bisher noch nie beobachtet[1,2]. Hingegen soll es im letzten Trimester der Schwangerschaft zu einem Anstieg der Enzymkonzentration im Plasma kommen[3].

iV. Verhalten des Plasma-Pepsinogens beim Magenkranken

Von besonderem Interesse ist das Verhalten des Plasma-Pepsinogens bei Patienten mit Erkrankungen des Magen-Darm-Traktes. Im großen ganzen verhält sich das Enzym im Plasma ähnlich wie im Urin. Dies geht deutlich aus der einer Arbeit von HOAR und BROWNING[1] entnommenen Darstellung (Tab. 118) hervor. Besonders hohe Werte werden beim Duodenalgeschwür und beim Ulcus ventriculi beobachtet. Eine Verminderung der Plasma-Pepsinogen-Konzentration tritt beim Magen-Carcinom, der subtotalen Gastrektomie und besonders bei der Perni-

Tabelle 118. *Plasma-Pepsinogen-Konzentration bei verschiedenen Krankheiten* (aus HOAR und BROWNING[1])

Krankheit (Zahl der Patienten)	Pepsinogen-Konzentration	
	Mittel	Standard-Abweichung
Ulcus ventriculi (15)	705	±293
Ulcus duodeni (74)	689	±193
Gesunde Kontrollen (89) . . .	486	±163
Magen-Carcinom (5)	388	± 36
Subtotale Gastrektomie (47). .	314	± 93
Totale Gastrektomie (5) . . .	147	± 77
Perniciosa (33)	132	± 49

ciosa auf. Auf die differentialdiagnostische Bedeutung der Plasma-Pepsinogen-Konzentration kommen wir auf S. 467 zurück.

V. Verhalten des Plasma-Pepsinogens bei Endokrinopathien

Trotz großem praktischem Interesse liegen bisher noch keine Unterlagen über das Verhalten des Plasma-Pepsinogens bei Funktionsstörungen der Nebennierenrinde vor. Es ist jedoch wahrscheinlich, daß es bei einer gesteigerten Funktion der Hypophysen-Nebennierenrinden-Achse zu einer Zunahme der Plasma-Pepsinogen-Konzentration kommt. Einige wenige Beobachtungen über den Anstieg der Enzymkonzentration bei gesunden Individuen im Anschluß an die

---

[1] HOAR, C. S., u. J. R. BROWNING: New Engl. J. Med. **255**, 153 (1956).
[2] SPIRO, H. M., A. E. RYAN u. C. M. JONES: New Engl. J. Med. **253**, 261 (1955).
[3] GRYBOSKI, W. A., u. H. M. SPIRO: New. Engl. J. Med. **255**, 1131 (1956).

Verabreichung von ACTH scheinen dies zu bestätigen. VARRO et al.[1] verabreichten Gesunden 50 E ACTH und verfolgten die Plasmakonzentration des Pepsinogens während 6 Std. Bei funktionstüchtigen Nebennieren kam es zu einem Anstieg der Pepsinogen-Konzentration um 15 bis 25 %. Bei sieben Patienten mit chronischer Nebennieren-Insuffizienz fehlte dieser Anstieg.

Die Zusammenhänge zwischen Nebennierenfunktion und Pepsinogen-Konzentration sind auch deshalb besonders interessant, weil sie vielleicht Aufschluß über gewisse pathogenetische Faktoren beim Ulcus geben können (vgl. S. 462). In dieser Beziehung müssen einige tierexperimentelle Beobachtungen erwähnt werden. HOAR und BROWNING[2] erzeugten beim Hund Ulcera durch Histamin-Verabreichung, Ivy-Taschen mit antralen Transplantaten und einfachen Antrum-Transplantaten. In keinem Fall kam es zu einem Anstieg der Plasma-Pepsinogen-Konzentration; ein Hinweis auf die andersartige Pathogenese der tierexperimentellen Ulcera. Im Gegensatz dazu beobachteten VARRO et al.[1] bei der Erzeugung von Cinchophen-Ulcera beim Hund einen deutlichen Anstieg der Pepsinogen-Konzentration. Es ist interessant, daß das Cinchophen-Geschwür auch in anderer Hinsicht dem Ulcus des Menschen nahe kommt.

C. Enzymo-Pathologie der Magenkrankheiten

a) Das peptische Geschwür

i. Ulcus pepticum als Adapatationskrankheit[3]

Im Jahre 1950 berichteten GRAY et al.[4], daß es nach der Verabreichung von ACTH bei gesunden Personen zu einem starken Anstieg der Pepsinogen-Ausscheidung im Urin kommt. Wenig später fanden sie[5, 6], daß Cortison, Compound F und B dieselbe Wirkung haben und postulierten, daß die Magensekretion in erster Linie unter der Regulation der Hypophysen-Nebennierenachse steht. Wie aus Tab. 119 hervorgeht, ist die Pepsinogen-Ausscheidung nach ACTH oder Cortison bedeutend höher als sie selbst bei Patienten mit duodenalem Ulcus beobachtet wird. Diese inzwischen auch von anderer Seite bestätigten Beobachtungen[7-15] veranlaßten die Harvard-Gruppe[15-17] eine neue Hypothese der Ulcusätiologie zu postulieren. Nach ihrer Auffassung wird das Sekretionsgeschehen im Magen nicht allein durch neurale (Vagus) und die bekannten endokrinen Einflüsse (Gastrin) reguliert, sondern untersteht in erster Linie direkt der Nebennierenrinde

[1] VARRO, V., I. FAREDIN u. F. NOVASZEL: Acta med. scand. **153**, 211 (1956).

[2] HOAR, C. S., u. J. R. BROWNING: New Engl. J. Med. **255**, 153 (1956).

[3] *Uer.:* GRAY, S. J., et al.: In Fifth Annual Report on Stress. Edited by H. SELYE and G. HEUSER, p. 138. New York, N. Y.: M. D. Publications 1956.

[4] SPIRO, H. M., R. W. REIFENSTEIN u. S. J. GRAY: J. Lab. clin. Med. **35**, 899 (1950).

[5] GRAY, S. J., J. A. BENSON u. R. W. REIFENSTEIN: Gastroenterology **19**, 658 (1951).

[6] GRAY, S. J., et al.: Amer. J. Gastroent. **25**, 532 (1956).

[7] GOODMAN, R. D., E. SANDOVAL u. J. A. HALSTED: J. Lab. clin. Med. **40**, 872 (1952).

[8] EASTCOTT, H. H. G., J. K. FAWCETT u. C. G. ROB: Lancet **1951**, 541.

[9] KIRSNER, J. B., u. W. L. PALMER: J. Amer. med. Ass. **147**, 541 (1951).

[10] WEST, P. M., F. W. ELLIS u. B. L. SCOTT: J. Lab. clin. Med. **39**, 159 (1952).

[11] WESTPHAL, O., O. LUDERITZ u. W. KEIDERLING: Z. Naturforsch. **6**, 309 (1951).

[12] GEYER, G., u. E. KEIBL: Wien. med. Wschr. **103**, 748 (1953).

[13] CUBBERLEY, D. A., et al.: Gastroenterology **28**, 80 (1955).

[14] HIRSCHOWITZ, B. G., et al.: J. Amer. med. Ass. **158**, 27 (1955).

[15] GRAY, S. J., C. G. RAMSEY u. R. W. REIFENSTEIN: New Engl. J. Med. **251**, 835 (1954).

[16] GRAY, S. J., J. A. BENSON u. R. W. REIFENSTEIN: J. Amer. med. Ass. **147**, 1529 (1951).

[17] GRAY, S. J., et al.: Gastroenterology **25**, 156 (1953).

und indirekt dem Hypophysenvorderlappen. Dieser wiederum ist zentralnervösen Zentren unterstellt. Nach dieser Hypothese führen emotionelle Instabilität, schwere psychische Traumen usw. zu wiederholten akuten Reizungen der Magensekretion, die ihrerseits zur Entstehung eines Ulcus Anlaß geben.

ii. Abhängigkeit der Magensekretion von der Nebennierenrindenfunktion

Da die Pepsinogen-Exkretion im Urin als zuverlässiges Maß für die Magensekretion gelten kann, so ergibt sich bereits aus den

Tabelle 119. *Pepsinogen-Ausscheidung im Urin nach der Verabreichung von ACTH oder Cortison und bei Stress-Situationen* (nach GRAY et al.[1])

Experiment (Zahl der Patienten)	Pepsinogen-Ausscheidung (Mittelwerte)
Gesunde Individuen (100) . . .	2350
+ ACTH oder Cortison (80) . .	12536
+ Akuter Stress (25)	22000
+ Chronischer Stress (40) . . .	10000
Ulcus duodeni	8500

oben angeführten Beobachtungen, daß die Pepsin-Sekretion durch ACTH oder Cortisongabe gesteigert wird. Diese Stimulation erfolgt auch bei Patienten, bei denen eine Vagotomie vorgenommen wurde[2]. In den letzten Jahren wurden diese Zusammenhänge auch im Tierexperiment analysiert: Verabreichung von ACTH bei Hunden und Affen führt zu einem akuten Anstieg der Säuresekretion und Pepsin-Ausschüttung, die etwa 3—4 Std. nach der Administration abzusinken beginnt[3, 4]. Diese Sekretionssteigerung erfolgt unabhängig davon, ob der Vagus intakt oder durchtrennt ist.

Weitere indirekte Hinweise auf die Steuerung der Magensekretion durch die Nebennierenrinde geben die folgenden Beobachtungen: Nach bilateraler Adrenalektomie kommt es bei Ratten zu einer starken Abnahme der Säuresekretion[5], die durch die Verabreichung von Cortison normalisiert wird[6]. Regressive Veränderungen der Parietal- und Hauptzellen, zusammen mit einer Abnahme der Pepsin-Sekretion, werden bei adrenalektomierten oder hypophysektomierten Tieren beobachtet[7-8]. Adrenalektomie führt bei der Ratte auch direkt zu einer Abnahme der Pepsinogen-Konzentration in der Magenschleimhaut[9].

Pepsinogen-Ausscheidung und Nebennierenfunktion

Bei gesunden Personen besteht eine statistisch signifikante Korrelation zwischen der Pepsinogen-Ausscheidung im Urin und der Ausscheidung von *17-Ketosteroiden*[10]. Nach der Verabreichung von ACTH kommt es zu einer parallelen Zunahme der 17-Ketosteroide und des Pepsinogens im Urin. Es wurde daher vorgeschlagen, anstelle der kompliziert nachzuweisenden 17-Ketosteroide die Pepsinogen-Ausscheidung als Funktionsprüfung für die Nebenniere zu verwenden[11]. Bei Patienten mit *Nebennereninsuffizienz* ist die Sekretion der Säure und des Pepsins im Magen stark reduziert. Bei Patienten mit Morbus Addison

[1] GRAY, S. J., C. G. RAMSEY u. R. W. REIFENSTEIN: New Engl. J. Med. **251**, 835 (1954)
[2] GRAY, S. J., et al. (1953): s. S. 458[3].
[3] GRAY, S. J. et al.: Gastroenterolosy **25**, 155 (1953).
[4] ZUBIRAN, J. M., A. E. KARK u. L. R. DRAGSTEDT: Gastroenterology **21**, 276 (1952).
[5] FRENCH, J. D., R. W. PORTER et al.: Surgery **33**, 875 (1953); **34**, 621 (1953).
[6] TUERKISCHER, E., u. E. WERTHEIMER: J. Endocr. **4**, 143 (1945).
[7] WELBOURN, R. B., u. C. F. CODE: Gastroenterology **25**, 156 (1953).
[8] BAKER, B. L., u. G. D. ABRAMS: Amer. J. Physiol. **177**, 409 (1954).
[9] BAKER, B. L.: Ann. N. Y. Acad. Sci. **61**, 324 (1955).
[10] HIRSCHOWITZ, B. I., D. H. P. STREETEN u. H. M. POLLARD: Endocrinology **59**, 419 (1956).
[11] GRAY, S. J., et al.: In Fifth Annual Report on Stress. Edited by H. SELYE und G. HEUSER. p. 138. New York, N. Y.: M. D. Publications 1956.

ergaben Untersuchungen mit der Magensonde eine verminderte Säuresekretion[1-4], eine Beobachtung, auf die GRAWITZ[5] bereits im Jahre 1904 aufmerksam machte. GRAY et al.[6] beobachteten bei Patienten mit Morbus Addison eine auffällige, geradezu diagnostische Abnahme der Pepsinogen-Ausscheidung im Urin (Tab. 120). Aus zahlreichen klinischen Beobachtungen geht hervor, daß beim Addisonismus peptische Ulcera praktisch nie gefunden werden[7, 8, 9].

Tabelle 120. *Pepsinogen-Ausscheidung im Urin bei verschiedenen Endokrinopathien* (nach GRAY et al.[6, 7])

Diagnose (Zahl der Patienten)	Urin-Ausscheidung (E, bzw. mg/24 Std.)		
	Pepsinogen	17-Ketosteroide	17-Oxycorticoide
Gesunde Individuen (120)	2300	10—15	5—6
Addisonsche Krankheit, unbehandelt (12) . . .	530	3	1
+ Glucocorticoide (11)	3410		5
Hypophysäre Insuffizienz (5)	510	4	2
+ ACTH (5)	3700		
Cushingsche Krankheit (11)	7020	16	24
Adreno-genitales Syndrom (5)	2510	21	5
Myxödem, unbehandelt (6)	370		
+ ACTH (3)	3680		
Hyperthyreose (9)	4420		

Die Beobachtungen, wonach beim *Hypopituitarismus* und beim *Myxödem* die Pepsinogen-Ausscheidung im Urin ebenfalls stark reduziert ist (Tab. 120)[6,7], sind vermutlich durch die gleichzeitig vorliegende Nebennierenrindeninsuffizienz zu deuten. Umgekehrt führt eine gesteigerte Hypophysenvorderlappen- oder Nebennierenrindenfunktion, wie aus den folgenden Befunden zu entnehmen ist, zu einer vermehrten Säure- und Pepsinsekretion im Magen: Beim Cushing-Syndrom und der Cushingschen Krankheit ist die Pepsinogen-Ausscheidung im Urin abnorm hoch. Die Behandlung von Patienten mit ACTH oder Nebennierenhormonen führt in 5—20% der Fälle zur Bildung eines peptischen Ulcus. Die dabei stark gesteigerte Pepsinogen-Ausscheidung wurde bereits oben erwähnt.

Diese Untersuchungen stützen die Auffassung, daß die Hypophysenvorderlappen-Nebennierenrinden-Achse als Mittler für die Regulation der Magensekretion eine zentrale Stellung einnimmt. Sie weisen weiterhin darauf hin, daß die häufige Koinzidenz zwischen endokrin verursachter Hypersekretion und der Entstehung eines peptischen Ulcus kaum zufällig sein kann. Schließlich zeigen sie, daß in der Bestimmung der Pepsinogen-Ausscheidung im Urin eine einfache Methode zur Bewertung der Nebennierenfunktion vorliegt.

iii. Magensekretion und Stress

Physischer Stress wie Hitze, Trauma, Überanstrengung und Verabreichung von Pyrogenen führen zu einer gesteigerten Ausscheidung von Pepsinogen im

[1] MARANON, G., P. SALA u. G. ARGUELLES: Endocrinology 18, 497 (1934).
[2] SORKIN, S. Z.: Medicine 28, 371 (1949).
[3] FEYRTER, F., u. R. KLIMA: Dtsch. med. Wschr. 1952, 1173.
[4] STEMPIEN, S. J., u. A. DAGRADI: Gastroenterology 27, 358 (1954).
[5] GRAWITZ, E.: Dtsch. med. Wschr. 1907, 1084.
[6] GRAY, S. J., C. G. RAMSEY u. R. W. REIFENSTEIN: New Engl. J. Med. 251, 835 (1954).
[7] GRAY, S. J., et al.: In Fifth Annual Report on Stress. Edited by H. SELYE und G. HEUSER. p. 138. New York, N. Y.: M. D. Publications 1956.
[8] SCHMIDT, R.: Klin. Wschr. 1932, 464.
[9] BASTENIE, P. A.: Acta gastro-ent. belg. Suppl. 57, 94 (1949).

Urin[1]. Auch Elektro- und Insulinschock steigern die Nebennierenaktivität und die Pepsinogen-Ausscheidung im Urin[2]. Chirurgische Eingriffe führen akut zu einer Zunahme der Sekretion von Pepsin und Säure im Magen und Pepsinogen im Urin[3-6], unabhängig davon, ob eine Vagotomie oder Resektion des Antrums vorliegt. Die gesteigerte Nebennierentätigkeit bei Verbrennungen geht aus dem parallelen Anstieg der 17-Ketosteroide und Pepsinogen-Ausscheidung im Urin hervor[7].

Viel wichtiger sind aber noch die Beobachtungen, die darauf hinweisen, daß es auch bei *psychischem Stress* zu einer gesteigerten Nebennierenrindenaktivität kommt. Bei Patienten mit manisch-depressivem Irresein kommt es während der manischen Perioden zu einer starken Steigerung der Pepsinogen-Ausscheidung, während diese im depressiven Stadium reduziert ist[8]. Bei Sportsleuten nimmt während der Vorbereitung für größere Wettkämpfe die Pepsinogen-Ausscheidung zu, und zwar weniger als Folge der körperlichen Anstrengung als vielmehr der psychischen Spannung und Aufregung[9]. Während der Durchführung einer Psychoanalyse kommt es oft zu einer Zunahme der Säuresekretion im Magen[10] und der Pepsinogen-Ausscheidung im Urin[6]. Analoge Veränderungen treten auch während Interviews auf, wenn Ärger, Schuldgefühle, Verzweiflung und andere emotionelle Reaktionen provoziert werden[9]. Ein besonders eindrückliches Beispiel für diese Abhängigkeit der Magensekretion vom psychischen Stress beobachteten GRAY et al.[9] Während einem Doktorexamen kam es zu epigastrischen Schmerzen und gleichzeitig zu einem starken Anstieg der Pepsinogen-Ausscheidung im Urin (Abb. 105), die beide prompt nach dem Examen verschwanden.

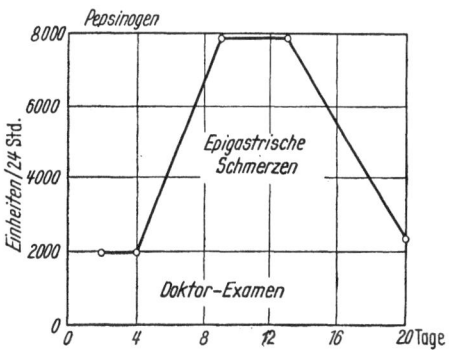

Abb. 105. Pepsinogen-Ausscheidung im Urin bei akutem Stress (nach GRAY et al.[9])

iV. Stress und Ulcus pepticum

Es verbleibt uns an dieser Stelle zusammenfassend den Beweis dafür zu erbringen, daß dem Nebennierensystem als Mittlerorgan zwischen der Psyche und dem Endorgan, der Magendrüse, eine wichtige Rolle in der Pathogenese des Ulcus pepticum zukommt (Abb. 106). Diese synthetische Auffassung sieht in der Ulcuskrankheit die Manifestation einer Regulationsstörung, bei der allerdings die lokalen Faktoren ebenfalls eine nicht zu vernachlässigende Rolle spielen, indem sie unmittelbar an der Auslösung des Ulcus beteiligt sind. Die folgenden fünf Beobachtungen sind als Argumente für diese Hypothese anzuführen:

1. Zahlreiche ätiologisch verschiedenartige Krankheiten führen zu einer *akuten Erschöpfung* der Nebenniere ("adrenal exhaustion"), wobei anzunehmen ist, daß es zu einer

[1] WESTPHAL, O., O. LÜDERITZ u. W. KEIDERLING: Z. Naturforsch. **6**, 309 (1951).
[2] JACOBS, A. L., C. E. TEMPEREAU u. P. M. WEST: Science **116**, 86 (1952).
[3] GRAY, S. J., et al.: Gastroenterology **25**, 156 (1953).
[4] EASTCOTT, H. H. G., J. K. FAWCETT u. C. G. ROB: Lancet **1951**, 541.
[5] DRYE, J. C., A. M. SCHOEN u. G. SCHUSTER: Arch. Surg. **67**, 469 (1953).
[6] TOBLER, H.: Gynaecologia **139**, 103 (1955).
[7] NECHELES, H., E. PRESCOTT u. W. H. OLSON: Surgery **20**, 382 (1946).
[8] RIZZO, N. D., H. M. Fox et al.: Ann. intern. Med. **41**, 798 (1954).
[9] Zit. S. J. GRAY et al.: In Fifth Annual Report on Stress. Edited by H. SELYE und G. HEUSER. p. 138. New York, N. Y.: M. D. Publications 1956.
[10] MAHL, G. F., u. R. KARPE: Psychosom. Med. **15**, 312 (1953).

Ausschüttung aller zur Verfügung stehender Nebennierenrindenhormone kommt. Die typische Veränderung bei diesen Krankheitsbildern ist die akute, oberflächliche Erosion. Sie wird im Tierversuch nach Verbrennungen, Traumen, Anoxie, Schock usw. beobachtet. Solche multiple Erosionen sind vielleicht als das erste Stadium des menschlichen peptischen Ulcus anzusehen. Beim Menschen sind Ulcera nach schwersten physischen Traumen häufig. WOLDMAN[1] fand autoptisch unter 943 Patienten, die kurz nach einem akuten Trauma starben, in 136 Fällen akute Ulcera und bei 108 Patienten fokale gastro-intestinale Blutungen. Eine enge Korrelation zwischen Nebennierenschädigung und Blutungen war nachweisbar.

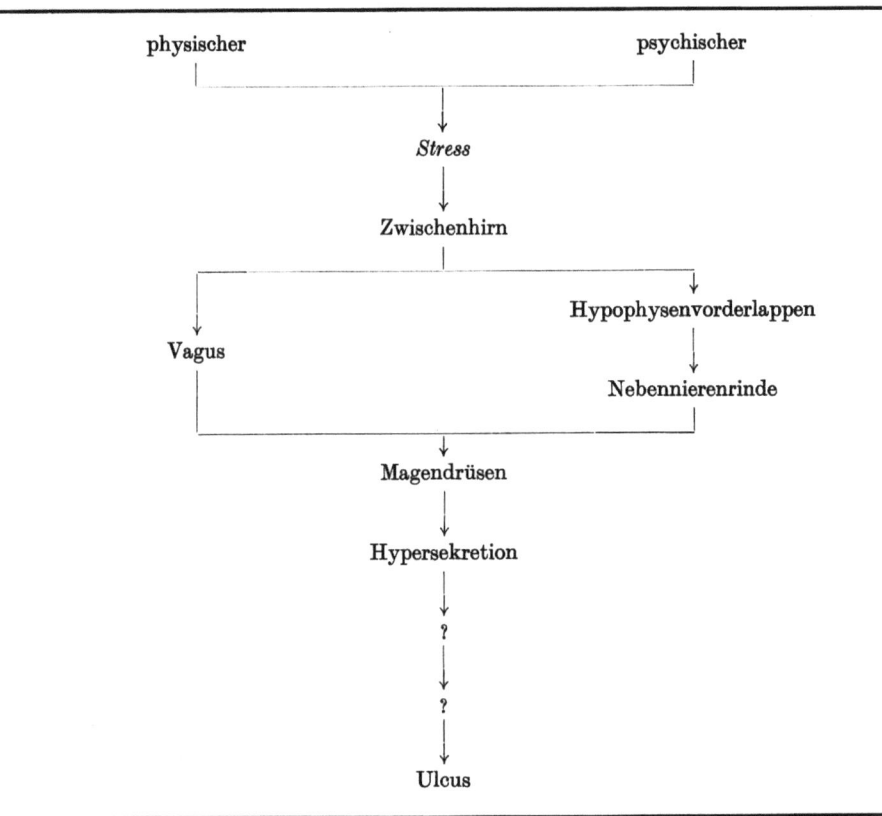

Abb. 106. Pathogenese der Hypersekretion bei Ulcus-Patienten

2. Bei der künstlichen Erzeugung eines *Hyperadrenalismus* durch Behandlung mit ACTH oder Nebennierenrindenhormonen sind duodenale Ulcera häufig. Bei der Cortisonverabreichung werden sie in etwa 8% aller Patienten, bei Prednisolon- und Prednisongabe in etwa 16% der Fälle beobachtet[2].

3. Beim *chronischen Addisonismus* wurden Ulcera nur äußerst selten gefunden[3-6]. Nur in jenen Fällen, bei denen die Patienten mit Cortison behandelt werden, ist eine Ulcuskrankheit zu befürchten und verschiedentlich beobachtet worden[7].

[1] WOLDMAN, E. E.: J. Amer. med. Ass. **149**, 984 (1952).
[2] BOLLETT, A. J., R. BLACK u. J. J. BUNIM: J. Amer. med. Ass. **158**, 459 (1955).
[3] MARANON, G., P. SALA u. G. ARGUELLES: Endocrinology **18**, 497 (1934).
[4] SCHMIDT, R.: Klin. Wschr. **1932**, 464.
[5] BASTENIE, P. A.: Acta gastro-ent. belg. Suppl. **57**, 94 (1949).
[6] JARVIS, J. L., et al.: Radiology **62**, 16 (1954).
[7] GRIEP, A. H., u. R. R. BUCKHOLZ: Amer. J. Surg. **85**, 703 (1953).

4. Schließlich sind an dieser Stelle alle jene Ulcusformen zu erwähnen, die im Anschluß an *akute physische Traumen*, wie etwa nach Ermüdung, Schock, Operationen, Verbrennungen und nach psychischen Traumen, wie etwa das "air raid ulcer", auftreten.

5. Die bisher erwähnten Typen des Ulcus sind kaum dem *menschlichen chronischen Ulcus* gleichzustellen, dürften vielmehr dem Frühstadium entsprechen. Beim üblichen Ulcus wird die Pathogenese so gedacht, daß wiederholte geringe Traumen, seien sie physisch oder psychisch, über die Nebennierenrinde die Magensekretion stimulieren. Der additive Effekt dieser wenig auffälligen Traumen führt schließlich zu dem, was wir als das Ulcus pepticum bezeichnen.

Während die Stress-Hypothese die verschiedenen auslösenden Faktoren zusammenfaßt und in eine logische Beziehung setzt, so ist das Primärereignis, der auslösende Faktor, noch immer nicht bekannt. Das letzte, sicher erfaßbare Ereignis ist die Hypersekretion. Wie diese aber zur Bildung eines Ulcus führt, entzieht sich gegenwärtig einer Deutung.

V. Lysozym und Ulcus pepticum[1]

Bereits 1930 wurde beobachtet, daß die Magenschleimhaut eine geringe Lysozym-Konzentration enthält[2]. Auch im Magenschleim kommt dieses Enzym bei allen bisher untersuchten Tieren vor[3], und zwar nimmt die Enzymkonzentration im allgemeinen ab, je tiefer der Schleim aus dem Magen-Darm-Kanal stammt[4]. Einzig bei der Ratte soll die Aktivität im Darm höher als im Magen sein[5]. Der Ursprung dieses im Magensaft vorkommenden Enzymes ist bisher noch nicht sicher abgeklärt. Die drei folgenden Hypothesen wurden vorgebracht: Das Lysozym stammt aus den enzymreichen desintegrierenden Leukocyten, die sich bekanntlich in großer Zahl im Magensaft finden. Das Lysozym wird von den Magenzellen sezerniert[6], und das Lysozym stammt aus dem Blut, aus dem es durch Diffusion in den Magensaft übertritt[7,8].

Im Jahre 1948 veröffentlichten MEYER et al.[6] eine Reihe von Beobachtungen über das Verhalten des Lysozyms beim peptischen Geschwür und glaubten, daß dieses Enzym eine pathogenetische oder auslösende Rolle spiele. Ihre Hypothese basierte im Prinzip auf den folgenden drei Beobachtungen: Erstens ist der Lysozym-Titer des Magensaftes bei Patienten mit Ulcus pepticum abnorm hoch, zweitens entspricht die Ulcuslokalisation im Magen denjenigen topographischen Abschnitten, die eine hohe Lysozym-Konzentration aufweisen und drittens soll die lokale Applikation von Lysozym auf die Magenschleimhaut zur Bildung von Ulcera Anlaß geben. Diese Hypothese wurde aber seither stark bezweifelt. Zunächst gelang es nicht, die Beobachtungen von MEYER et al.[6] über die Lokalwirkungen des Lysozyms zu bestätigen. Weiterhin erschien es sehr fraglich, ob das Enzym im Magensaft nicht einfach sekundär auf die beim Ulcus in großer Zahl zerfallenden Leukocyten zurückzuführen ist. Jedenfalls ist es in den letzten Jahren um diese Hypothese still geworden und es ist wahrscheinlich, daß keine Beziehung zwischen dem Lysozym und dem peptischen Ulcus besteht. Die Beobachtungen von BURGHARTZ[7,8], wonach Patienten mit Ulcus pepticum einen etwa doppelt so hohen Lysozym-Titer im Blutserum aufweisen, sind schwierig zu interpretieren, solange nicht mehr Beobachtungen über die Biologie dieses merkwürdigen Enzymes (vgl. S. 304). vorliegen.

[1] *Uer.*: SCHUMACHER, H.: Ärztl. Forsch. **9**, 534 (1955).
[2] GOLDSWORTHY, N. E., u. H. FLOREY: Brit. J. exp. Path. **11**, 192 (1930).
[3] FLOREY, H. W.: Brit. J. exp. Path. **11**, 251 (1930).
[4] KIMURA, S. H.: Arch. Hyg. (Berl.) **96**, 272 (1925).
[5] CARDINALI, G.: Boll. Soc. ital. Sperim. **27**, 839 (1951).
[6] MEYER, K., et al.: Amer. J. Med. **5**, 482 (1948).
[7] BURGHARTZ, N.: Verh. dtsch. Ges. inn. Med. **57**, 278 (1952).
[8] BURGHARTZ, N.: Klin. Wschr. **1952**, 284; **1954**, 977.

Vi. Bemerkungen zur Laboratoriumsdiagnostik

Fraktionierte Magensaft-Analyse

In der Großzahl der Fälle wird die Diagnose eines Ulcus pepticum aus der *klinischen* und der *röntgenologischen Untersuchung* gestellt. Die Zuverlässigkeit dieser beiden Verfahren übertrifft diejenige der *fraktionierten Magensaft-Untersuchung* so sehr, daß man den Platz der letzteren in der diagnostischen Abklärung eines peptischen Ulcus mit Recht bezweifeln kann. Die Beschränktheit aller magenanalytischen Methoden geht deutlich daraus hervor, daß es die Entwicklung der Pepsinogen-Bestimmung im Urin brauchte, bis die im vorangehenden Abschnitt entwickelten Zusammenhänge zwischen Stress, Nebennierenrinden-hormonen und der Magensekretion erkannt wurden. Einen der Hauptgründe für die Unzuverlässigkeit der Magensaft-Analysen sehen wir darin, daß meist das Hauptgewicht auf die Konzentration der Säure und des Pepsins gelegt wird, statt auf die Produktion per Zeiteinheit. Bei jeder Messung der sekretorischen Leistung ist es notwendig, die Drüsenarbeit per Zeiteinheit zu messen und nicht die Konzentration der sezernierten Substanz, da die letztere vor allem ein Maß für die Wassersekretion oder Verdünnung ist. Die folgenden diagnostischen Methoden verdienen wenigstens aus historischen Gründen einer kurzen Erwähnung:

Fraktionierte Magensaft-Analyse nach Testmahlzeit. Die zuverlässigsten Angaben über die mit dieser Methode erhaltenen Resultate liegen in den Untersuchungen am großen Krankengut der Mayo-Klinik vor. VANZANT et al.[1] verdanken wir eine grundlegende Studie der normalen Magensekretion nach der Verabreichung einer Test-Mahlzeit bei 3764 gesunden Personen. Die wichtigsten Beobachtungen waren: die große Streuung der Normalwerte bei allen Altersklassen, die Abhängigkeit der Normalwerte vom Alter und Geschlecht und schließlich die zunehmende Häufigkeit einer Achlorhydrie bei gesunden Personen mit fortschreitendem Alter. Dieselben Autoren[1] veröffentlichten auch eine ausführliche Analyse des Verhaltens der Magensäure und des Pepsins bei Ulcuspatienten. Sowohl die Säure- wie auch die Pepsinsekretion war bei Patienten mit Duodenalulcus stark gesteigert, doch überschnitten sich die Werte bei Ulcuspatienten und gesunden Individuen außerordentlich häufig.
Fraktionierte Magensaftanalyse nach Histamin. Bei der Durchführung des Histamin-Testes wird im allgemeinen eine etwas geringere Streuung der Werte beobachtet. Die meisten Autoren fanden beim Ulcus duodeni eine Hypersekretion und eine Hyperacidität, während den Veränderungen beim Ulcus ventriculi keine diagnostische Bedeutung zukam. In einer sorgfältigen Analyse beobachtete jedoch IHRE[2], daß die maximale Säurekonzentration bei Patienten mit Ulcus duodeni nie diejenige gesunder Patienten übertrifft.
Fraktionierte Magensaft-Analyse nach Insulin. Auch diese, z. Z. zuverlässigste Methode zur Erfassung einer Achlorhydrie, findet nur beschränkte Anwendung in der Ulcusdiagnose. Ausführliche Angaben finden sich in der Monographie von IHRE[2].
Untersuchung der Nachtsekretion. Nach den Beobachtungen von HENNING[3,4] u. a. muß angenommen werden, daß beim Menschen eine kontinuierliche Sekretion auch während der Nacht stattfindet. Patienten mit peptischen Ulcera haben eine deutlich gesteigerte Säure- und Volumsekretion[5], doch kommt auch diesem Verfahren kaum eine diagnostische Bedeutung zu.

Wenn man die Literatur über die Magensaftveränderungen beim Ulcus duodeni durchgeht, so stößt man auf außerordentlich widersprechende Angaben. So wurde z. B. seit über 50 Jahren immer wieder berichtet, daß bei Ulcus-Patienten eine *Hyperacidität* vorliegt, d. h. die Wasserstoffionenkonzentration soll bei Ulcus duodeni-Patienten höher liegen als beim gesunden Menschen. Bei der Verwendung sorgfältigster Analysenmethoden fand IHRE[2], daß dies nicht der

[1] VANZANT, F. R., et al.: Arch. intern. Med. **52**, 616 (1933).
[2] IHRE, B.: Acta med. scand. Suppl. **95**, 1 (1938).
[3] HENNING, N., u. L. NORPOTH: Arch. Verdau.-Kr. **53**, 64 (1933).
[4] HENNING, N., u. L. NORPOTH: Lehrbuch der Verdauungskrankheiten. Stuttgart: Thieme 1949.
[5] PERRY, J. F., et al.: Proc. Soc. exp. Biol. (N. Y.) **92**, 237 (1956).

Fall ist. Wahrscheinlich als Folge einer gesteigerten Volumsekretion und einer erhöhten Rückdiffusion der sezernierten Wasserstoffionen durch die entzündete Schleimhaut ist die Wasserstoffionenkonzentration bei Patienten mit Ulcus duodeni regelmäßig niedriger als bei Menschen ohne Magenkrankheiten (Tab. 121). Der Begriff der Hyperacidität entbehrt nach diesen Analysen einer Grundlage. Im Gegensatz zu diesen geringen Veränderungen in der maximalen Wasserstoffionenkonzentration sind bei Patienten mit Ulcus duodeni die folgenden sekretorischen Leistungen abnorm: 1. Liegt eine Hypersekretion (ml pro Stunde) vor, 2. ist die Sekretion von Wasserstoffionen (Äquivalente pro Stunde) abnorm hoch und 3. ist die Pepsinsekretion (Einheiten pro Stunde) stark gesteigert.

Tabelle 121. *Sekretionsverhältnisse bei gesunden und magenkranken Individuen, gemessen auf Grund der 8 stündigen Nachtsekretion* (nach PERRY et al.[1])

Krankheit (Zahl der Patienten)	Sekretion pro Stunde (arithmetisches Mittel)			p_H (Mittel)
	Volumen (ml)	H^+-Ionen (mÄq.)	Pepsin (E)	
Gesunde Kontrollen (53)	33	0,36	0,096	3,9
Ulcus duodeni (18)	58	2,61	0,111	2,3
Ulcus ventriculi (9)	48	2,86	0,094	2,7
Carcinoma ventriculi (16) . . .	28	0,11	0,040	5,4

Diese *Hypersekretion* von Flüssigkeit und Wasserstoffionen hat zur Folge, daß die maximale Wasserstoffionen-Sekretion zwar nur wenig von der Norm abweicht, daß aber wahrscheinlich das p_H des Magensaftes bei solchen Patienten im Laufe des Tages niedrigere Durchschnittswerte erreicht als bei Gesunden. Als Illustration für die drei wesentlichen Veränderungen beim Ulcus wurden auf Tabelle 121 einige Beobachtungen über die Verhältnisse bei der 8 stündigen Nachtsekretion zusammengestellt. Prinzipiell dieselben Abweichungen werden beim Histamin- und Insulin-Test beobachtet.

Vii. Pepsinogen-Ausscheidung beim Ulcus duodeni

Die Pepsinogen-Exkretion beim Ulcus duodeni wurde von einer großen Zahl von Forschern untersucht. Wir legen unseren Ausführungen die Angaben von GRAY et al.[2] zugrunde, da diese ein sehr großes Patientengut umfassen. Von 139 Patienten mit Ulcus duodeni war die Pepsinogen-Ausscheidung in 95% der Fälle bei einer einmaligen Untersuchung deutlich oberhalb der Norm, eine Zuverlässigkeit, wie sie mit keiner der Modifikationen der fraktionierten Magensaft-Untersuchung erreicht wird (Abb. 107). Bei einer

Tabelle 122. *Pepsinogen-Ausscheidung im Urin bei verschiedenen Ulcusformen* (nach GRAY et al.[2])

Typ (Zahl der Patienten)	Mittelwert (E/24 Std.)
Gesunde Individuen (120)	2300
Aktives Ulcus + Krater (84)	8760
Deformierter Bulbus + Symptome (42) .	7600
Deformierter Bulbus — Symptome (19) .	6680
Hämorrhagie (57)	8800
Obstruktion (17)	8670
Perforation (7)	8830
Anastomosen-Ulcus (7)	10120
Ulcus duodeni, alle (193)	8490
Ulcus ventriculi (68)	6000

---

[1] PERRY, J. F., et al.: Proc. Soc. exp. Biol. (N. Y.) **92**, 237 (1956).
[2] GRAY, S. J., C. G. RAMSEY u. R. W. REIFENSTEIN: New Engl. J. Med. **251**, 835 (1954).

klinischen Remission mit Heilung des Ulcus-Kraters ging die Enzymausscheidung in der Regel nicht zur Norm zurück, ein Zeichen dafür, daß zwar eine erfolgreiche

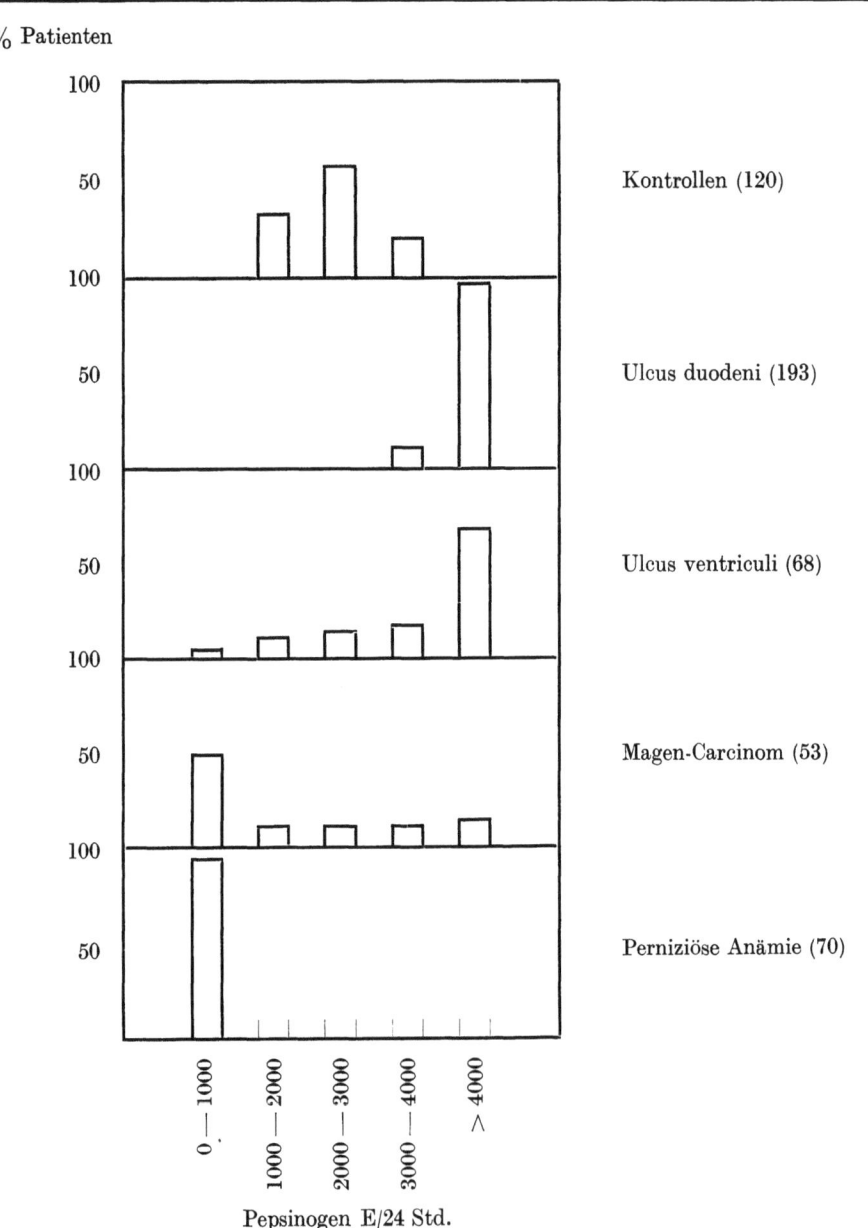

Abb. 107. Pepsinogen-Ausscheidung im Urin bei verschiedenen Magenkrankheiten (nach GRAY et al.[1])

symptomatische Therapie durchgeführt wurde, das Ulcus-Leiden aber nach wie vor da war. Erhöhte Pepsinogenwerte wiesen auch alle jene Patienten auf, bei denen klinische Symptome fehlten, die aber röntgenologische Zeichen eines

---

[1] GRAY, S. J., C. G. RAMSEY u. R. W. REIFENSTEIN: New Engl. J. Med. **251**, 835 (1954).

geheilten Ulcus aufwiesen. Die Pepsinogen-Ausscheidung gibt somit Aufschluß über die „*Ulcus-Diathese*", nicht aber über den aktuellen Zustand des Ulcusgeschehens, eine Beobachtung, die bei der Interpretation von Laboratoriumsdaten nicht außer acht gelassen werden darf (Tab. 122).

Besondere Bedeutung kommt dem Pepsinogen-Nachweis bei der *Differentialdiagnose akuter Oberbaucherkrankungen* zu. Sowohl beim blutenden, wie beim perforierten Ulcus ist die Pepsinogen-Ausscheidung mit großer Regelmäßigkeit abnorm hoch und erlaubt, wie aus Tab. 123 hervorgeht, eine Differentialdiagnose gegenüber blutenden Oesophagusvaricen. Bei allen akuten Oberbauchkrankheiten muß heute nicht nur die Durchführung einer Amylase-, sondern auch diejenige einer Pepsinogen-Bestimmung gefordert werden.

Tabelle 123. *Pepsinogen-Ausscheidung im Urin bei der Differentialdiagnose zwischen blutendem peptischem Geschwür und Oesophagusvaricen* (nach GRAY et al.[1])

Diagnose (Zahl der Patienten)	Pepsinogen-Ausscheidung pro 24 Std.	
	Mittelwert	Streuung
Gesunde Individuen (120) . .	2300	1000— 4000
Blutendes Ulcus duodeni (57) .	8810	3540—19000
Blutende Oesophagusvaricen (5)	1010	70— 2130
Portale Cirrhose ohne Varicen (8)	890	0— 1670

Pepsinogen-Konzentration im Blut

Urinuntersuchungen zur Diagnose der extrarenalen Krankheiten geben im allgemeinen unzuverlässige Resultate, da renale Faktoren bei der Ausscheidung eine große Rolle spielen. Dies gilt auch für die Bestimmung des Pepsinogens im Urin. Leider sind aber die bisherigen Methoden zum Pepsinogen-Nachweis im Blut zwar versprechend, aber doch nicht befriedigend. Angaben über das Verhalten dieses Blut-Enzymes machten bisher MIRSKY[2], CHINN[3], HIRSCHOWITZ[4] und SPIRO[5]. Aus diesen Untersuchungen geht hervor, daß die Blut-Pepsinogen-Konzentration beim Ulcus duodeni stark erhöht ist und daß die Werte im allgemeinen deutlich von der Norm abweichen (Tab. 124). Auch für die Differentialdiagnose

Tabelle 124. *Verhalten der Plasma-Pepsinogen-Konzentration bei Magenkrankheiten* (nach HIRSCHOWITZ[4])

Diagnose (Zahl der Patienten)	Pepsinogenkonzentration (E./ml)	
	Mittel	Quadratische Streuung
Gesunde Individuen (45) .	17,2	$\pm$ 9,1
Ulcus duodeni (37)	60,4	$\pm$39,5
Ulcus ventriculi (12) . . .	25,4	$\pm$17,4

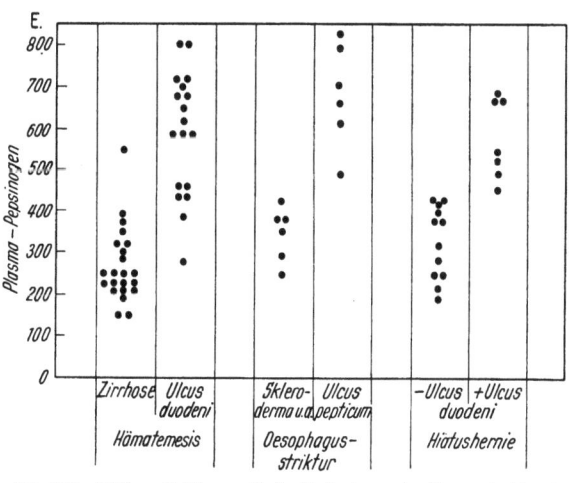

Abb. 108. Differentialdiagnostische Bedeutung der Konzentration des Plasma-Pepsinogens (nach SPIRO et al.[5])

---

[1] GRAY, S. J., C. G. RAMSEY u. R. W. REIFENSTEIN: New Engl. J. Med. **251**, 835 (1954).
[2] MIRSKY, I. A., P. FUTTERMAN u. S. KAPLAN: J. Lab. clin. Med. **40**, 188 (1952).
[3] CHINN, A. B.: Gastroenterology **25**, 14 (1953).
[4] HIRSCHOWITZ, B. I.: J. Lab. Clin. Med. **46**, 568 (1955).
[5] SPIRO, H. M., A. E. RYAN u. C. M. JONES: Engl. J. Med. **253**, 261 (1955).

zwischen blutenden Oesophagusvaricen gegenüber einem blutenden Ulcus ist die Methode zweifellos wertvoll. Wie aus Abb. 107 hervorgeht, überschneiden sich die Werte bei dieser Krankheit nur selten. Dies gilt auch, wie ebenfalls aus Abb. 108 ersichtlich ist, für die Differentialdiagnose zwischen Hiatushernie und Duodenalulcus und peptischen und anderen Strikturen des Oesophagus.

viii. Enzymologische Aspekte der Ulcus-Behandlung

Allgemeines

Die Beurteilung einer Behandlungsweise für das Ulcus pepticum ist außerordentlich schwierig. Einen der Hauptgründe dafür sehen wir darin, daß eine Unterscheidung zwischen einer symptomatischen Heilung eines Geschwüres und einer Heilung der Ulcus-Krankheit gegenwärtig nicht möglich ist. Ob eine der neueren diagnostischen Methoden, etwa die Pepsinogen-Ausscheidung, darüber Aufschluß zu geben vermag, kann z. Z. nicht entschieden werden. Im Rahmen dieser Abhandlung können wir nur auf jene internistischen Behandlungsmethoden eingehen, bei denen die Enzyme entweder direkt zur Behandlung herangezogen wurden oder in der theoretischen Untermauerung des Verfahrens eine Rolle spielen.

Behandlung mit Diamin→O_2-Transhydrogenase (Histaminase)

Da das Histamin zu einer Stimulation der säureproduzierenden Zellen führt und möglicherweise auch als physiologische Mittlersubstanz aufzufassen ist, so hat man sich die Frage gestellt, ob es nicht durch die Verabreichung von Histaminase gelingt, den Reizweg zu unterbrechen. Es sei daran erinnert, daß ähnliche Versuche auch zur Behandlung des Asthmas (vgl. S. 250) unternommen wurden. Alle bisherigen Versuche, Ulcera mit Histaminase-Präparaten zu behandeln, sind aber gescheitert. Zunächst sind die kommerziellen Präparate grobe und unreine Organextrakte, in denen sich neben der Histaminase noch pyrogene Substanzen finden. Diese führen aber bei parenteraler Verabreichung — und dies wäre ja der einzig sinnvolle Weg — häufig zu schweren Lokal- und Allgemeinerscheinungen. In Tierexperimenten hatten intravenös, subcutan, intramuskulär oder oral verabreichte ,,Histaminase-Präparate'' keine hemmende Wirkung auf die histaminstimulierte Säuresekretion im Magen[1,2]. Auch beim Menschen ist weder nach Histamin-Reiz[3,4] noch nach der Gabe einer Testmahlzeit[3] eine Verminderung der Säuresekretion nach vorgehender Histaminase-Verabreichung zu beobachten[5,6]. An eine erneute Überprüfung dieser Methode kann erst dann gedacht werden, wenn es gelingt, die Diamin → O_2-Transhydrogenase (Histaminase) zu kristallisieren.

Therapie mit Pepsin-Inhibitoren

Obschon die Bedeutung des Pepsins für die Pathogenese des Duodenalulcus ungewiß ist, so geht doch aus neueren Untersuchungen überzeugend hervor, daß die Pepsin-Ausscheidung abnorm gesteigert ist. In der Hoffnung, das Pepsin in vivo zu inaktivieren, wurden verschiedene Substanzen mit Inhibitorwirkung zur Behandlung des Ulcus versucht. Im weitesten Sinne des Wortes könnte man auch die Behandlung mit *Antacida* als eine pepsin-hemmende Therapie bezeichnen, da diese das p_H des Magensaftes noch weiter vom Optimum des Pepsins wegzuschieben versuchen. Dadurch wird gleichzeitig auch die Umwandlung des

[1] ATKINSON, A. J., u. A. C. IVY: Amer. J. Physiol. 107, 168 (1934).
[2] NECHELES, H., u. W. H. OHLSON: Amer. J. dig. Dis. 8, 217 (1941).
[3] CODE, C. F.: Pharmacol. Rev. 3, 59 (1951).
[4] NECHELES, H., u. W. H. OHLSON: Amer. J. dig. Dis. 8, 217 (1941).
[5] BIGURIA, F., u. A. CANZANELLI: Amer. J. Physiol. 110, 243 (1934).
[6] ATKINSON, A. J., A. C. IVY u. V. BASS: Amer. J. Physiol. 132, 51 (1941).

Pepsinogens zum Pepsin gehemmt. Auch bei der Behandlung mit *aktivierten Phosphaten* kann z. Z. noch nicht entschieden werden, ob deren Wirkung auf einer Pepsin-Hemmung beruht. Diese Komplexverbindungen aus Kieselsäure und Calcium- oder Magnesiumphosphat inaktivieren das Pepsin durch Adsorption und Komplexbindung. Unseres Wissens liegt bisher erst eine einzige klinische Untersuchung darüber vor[1]. Über die Anwendung von *Detergentien*, meist Alkylsulfaten, in der Ulcusbehandlung wurden bereits mehrere Untersuchungen veröffentlicht. Diese oberflächenaktiven Substanzen führen zu einer Denaturierung der Eiweiße und damit auch des Pepsins. Bei in vitro-Inkubation von Magensaft mit Detergentien wird das Pepsin vollständig inaktiviert[2]. Gleichzeitig wird auch die Lysozym-Aktivität des Magensaftes aufgehoben[3, 4]. Im Tierversuch besitzen einzelne der Detergentien, besonders das Natrium-Alkyl-Sulfat, eine protektive Wirkung gegen die Ulcusentstehung[5]. In der Klinik bewährten sich die Detergentien nicht, und eine therapeutische Wirkung konnte bei der Ulcusbehandlung nicht nachgewiesen werden[6-8]. Möglicherweise steht dies in Zusammenhang mit der Beobachtung, daß Detergentien in vivo das Pepsin nicht zu inaktivieren vermögen. Die Ursache für dieses Verhalten ist nicht bekannt.

Behandlung mit Harnstoff

Während einigen Jahren wurde der Magen-Urease eine wichtige Rolle in der Neutralisation des Magensaftes und dem Schutz der Epithelzellen zugeschrieben. Man nahm an, daß dieses Enzym aus dem Blute stammenden Harnstoff in situ spalte und dadurch Ammoniak zur Neutralisierung der Säure bereitstelle. Da es aber als erwiesen gilt, daß die umstrittene „Magen-Urease" das Produkt von Bakterien ist (vgl. S. 440), so kann heute an eine solche teleologische Interpretation nicht mehr gedacht werden, obschon natürlich das Ammoniak eine neutralisierende Wirkung hat, stamme es nun aus Körperzellen oder aus Bakterien. Nach den Untersuchungen von FITZGERALD[9, 10] und CONWAY[11] ist die Urease-Konzentration im und um Ulcusgewebe abnorm hoch. Dies ist verständlich, finden sich doch an jenen Stellen immer zahlreiche Mikroorganismen. FITZGERALD[9, 10] zog aus den erwähnten Untersuchungen die folgenden Schlüsse: Da offenbar genügend Urease im Magenulcus vorkommt, so sollte es möglich sein, durch eine vermehrte Zufuhr von Harnstoff eine gesteigerte Ammoniak-Produktion im Magen und damit eine Säureneutralisierung hervorzurufen. Sie beobachteten im Histamin-Doppeltest tatsächlich eine deutliche Abnahme der Acidität des Magensaftes. Nach ihren Untersuchungen soll die orale Verabreichung von 70—120 g Harnstoff sich bei der Behandlung des Ulcus duodeni bewährt haben. Bestätigende Untersuchungen von anderer Seite stehen aber noch aus.

Behandlung mit Carbonat-Anhydratase-Inhibitoren

Die kontinuierliche Sekretion von Wasserstoffionen ist an eine ununterbrochene intracelluläre Neutralisation der dabei entstehenden intracellulären

[1] MUTCH, M.: Lancet **1949**, 859.

[2] KIRSNER, J. B., u. E. H. SPITZER: Gastroenterology **2**, 348 (1944).

[3] MOSS, J. N., u. C. J. MARTIN: Amer. J. dig. Dis. **15**, 412 (1948).

[4] PRUDDEN, J. F.: Gastroenterology **15**, 426 (1950).

[5] FOGELSON, S. J., u. O. E. LOBSTEIN: Proc. Soc. exp. Med. (N. Y.) **75**, 334 (1950). — FOGELSON, S. J., u. S. E. SHOCH: Arch. intern. Med. **73**, 212 (1944).

[6] BREITWIESER, E. R.: Gastroenterology **9**, 81 (1947).

[7] KIRSNER, J. B., u. R. A. WOLFF: Gastroenterology **2**, 93 (1944).

[8] STEIGMANN, F., u. A. R. MARKS: Amer. J. dig. Dis. **11**, 173 (1944).

[9] FITZGERALD, O.: Gastroenterologia **76**, 86 (1951).

[10] FITZGERALD, O., u. P. MURPHY: Irish J. med. Sci. **1950**, 97.

[11] CONWAY, E. J.: The Biochemistry of Gastric Acid Secretion. Springfield, Ill.: Thomas 1952 *(M.)*.

Alkalose gebunden. Wahrscheinlich ist die Carbonat-Anhydratase entscheidend bei diesem Vorgange beteiligt (vgl. S. 433). Man kann sich daher die Frage stellen, ob es durch Unterbrechung dieser Neutralisationsvorgänge nicht gelingt, auch die Säureproduktion zu unterbrechen.

Es sei allerdings bemerkt, daß dies aus theoretischen Erwägungen unwahrscheinlich ist. Eine 100%ige Hemmung der Carbonat-Anhydratase ist nicht mit dem Leben vereinbar, da der Kohlendioxydtransport der Erythrocyten blockiert wird. Da die Enzymkonzentration in den säureproduzierenden Zellen etwa 5mal so hoch ist, wie in den Erythrocyten, so ist zu erwarten, daß selbst bei vollständiger Hemmung des Erythrocytenenzymes noch immer genug Carbonat-Anhydratase in den Magenzellen vorliegt, um die intracelluläre Neutralisation aufrechtzuerhalten[1]. Erst das Experiment wird allerdings solche Überlegungen bestätigen oder widerlegen.

Bisher liegen erst zwei Arbeiten über die Wirkung des neuen Carbonat-Anhydratase-Inhibitors, Diamox, vor: NADELL[2] verabreichte Diamox bei vier gesunden Patienten, fand aber keine Beeinflussung der Säuresekretion vor oder nach der Gabe von Histamin. TEXTER und BARBOKA[3] verglichen die Säuresekretion nach Diamox und anderen potentiell sekretionshemmenden Pharmaka. Wie aus Tab. 125 hervorgeht, liegt die Herabsetzung der Säuresekretion nach Diamox etwa in derselben Größenordnung wie nach der Gabe eines der neueren Anticholinergica. Aus diesen Beobachtungen geht noch nicht einwandfrei hervor, ob es durch die Gabe von Carbonat-Anhydratase-Inhibitoren gelingt, die Säuresekretion zu hemmen.

Tabelle 125. *Wirkung von Acetazoleamid („Diamox")* und verschiedenen *Anticholinergica auf die Säureproduktion im Magen* (nach TEXTER und BARBOKA[3])

Experiment (Zahl der Patienten)	Säuresekretion in mg/Std.		p <	Hemmung der Sekretion %
	Kontrollperiode	Experiment		
Pro-Banthin, 15 mg (19)	70	24	0,02	66
Pathilon, 25 mg (21)	94	62	0,05	34
Pathilon, 50 mg (8)	50	20	0,05	59
Diamox, 250 mg (18)	81	37	0,01	54
Diamox, 250 mg + Pathilon, 25 mg (17)	114	90	0,5	22
Diamox, 250 mg + Pro-Banthin, 15 mg (8)	65	17	0,2	74

b) Ulcus ventriculi

i. Zur Ätiologie

Die Frage, ob das Ulcus ventriculi zum selben Formenkreis gehört wie das Ulcus duodeni, ist ein altes, aber noch immer aktuelles Problem. Vom klinischen Standpunkt aus ist es sicher wertvoll, die beiden Krankheiten als getrennte Einheiten anzusehen, ist doch ihre Diagnose, Prognose, Behandlung und Symptomatologie verschieden. Dazu kommt, daß das Ulcus ventriculi eine prämaligne Veränderung ist, während dem Duodenalulcus dieser Charakter abgeht. Früher wurde auch großes Gewicht auf die angebliche Hyposekretion beim gastrischen Ulcus im Gegensatz zur Hypersekretion beim Duodenalgeschwür gelegt, doch machen die neueren Beobachtungen über die Pepsinogen-Ausscheidungen im Urin diesen Unterschied fragwürdig.

ii. Fraktionierte Magensaft-Untersuchungen

Wie aus Tab. 121 hervorgeht, ist das Sekretionsvolumen nach der Gabe von Insulin in der Mehrzahl der Fälle von Ulcus ventriculi normal. In bezug auf die

---

[1] ROUGHTON, F. J. W.: Harvey Lect. **39**, 96 (1943).
[2] NADELL, J.: J. clin. Invest. **32**, 622 (1953).
[3] TEXTER, E. C., u. C. J. BARBOKA: Gastroenterology **28**, 519 (1955).

Acidität verhält sich das Magenulcus wie das Duodenalulcus, d. h. die Wasserstoff-
ionen-Konzentration ist vermindert. Die Pepsinsekretion ist, wie ebenfalls aus
Tab. 465 hervorgeht, im Vergleich zum Duodenalulcus deutlich vermindert und
ähnlich wie im gesunden Magen. Diese auch von IHRE[1] erhobenen Befunde
weisen darauf hin, daß der Analyse des Magensaftes für die Diagnose des
Magenulcus eine nur sehr beschränkte Bedeutung zukommt. Da die Volumsekretion beim Magenulcus normal und die maximale Wasserstoffionen-Kon-
zentration vermindert ist, so ergibt sich daraus, daß die Sekretionsleistung der
Parietalzellen im Vergleich zum gesunden Magen und Ulcus duodeni deutlich
reduziert ist. Da andererseits aber die Pepsinogen-Sekretion normal oder gesteigert
ist, so muß daraus geschlossen werden, daß beim Ulcus ventriculi häufig eine
selektive Schädigung der Parietalzellen vorliegt. Auf diese Dissoziation wurde
unseres Wissens bisher noch nie aufmerksam gemacht. Möglicherweise ist das
häufige gleichzeitige Vorliegen einer Begleitgastritis mit Schädigung der Halszellen
ohne Beeinträchtigung des Drüsengrundes dafür verantwortlich.

iii. Pepsinogen-Ausscheidung

Die zuverlässigsten Angaben über die Pepsinogen-Ausscheidung von Patienten
mit Ulcus ventriculi liegen von GRAY et al.[2] vor. Diese Autoren hatten Gelegenheit,
das Verhalten des Enzymes bei insgesamt 68 Patienten mit Magengeschwür zu
verfolgen. Während die Säure-Sekretion nach älteren Angaben normal oder etwas
vermindert ist, so ist die Pepsinogen-Ausscheidung normal oder erhöht, außerordentlich selten aber erniedrigt. Ähnlich wie bei den Trägern von Duodenalulcera weist diese Beobachtung auf eine Hypersekretion der pepsinogen-sezernierenden Zellen hin. In der Mehrzahl der Fälle erlaubt die Pepsinogen-Ausscheidung
im Urin eine Differenzierung zwischen einem Ulcus ventriculi und einem Magen-
carcinom. Typische Ausfälle dürfen aber nicht als beweisend betrachtet werden,
da bei beiden Krankheiten eine große Streuung der individuellen Werte beobachtet wird. Die Pepsinogen-Konzentration im Blut von Patienten mit Magen-
Ulcera wurde bisher erst vereinzelt untersucht. Wie aus Tab. 118 hervorgeht,
sind die Veränderungen so, wie nach den Untersuchungen über die Pepsinogen-
Ausscheidung im Urin zu erwarten ist.

c) Magen-Carcinom
i. Probleme der Frühdiagnose

In der Schweiz sind auf Grund der internationalen Statistik von 1949 etwa
30% aller Krebstodesfälle beim Manne und bei der Frau auf Magen-Carcinome
zurückzuführen. Bei der Frau übertrifft die Mortalität am Magen-Carcinom
diejenige an Brust- und Uteruskrebs. Eine weitere Zunahme des Magen-Carcinomes ist mit der progressiven Überalterung der Bevölkerung zu erwarten.
Aus diesen Zahlen geht deutlich hervor, daß es immer mehr zur Aufgabe des
Arztes wird, nach den statistisch häufigen Krankheiten zu suchen und nicht
darauf zu warten. So langweilig und zeitraubend auch Massenuntersuchungen
scheinen, so liegt doch das Leben zahlreicher potentieller Krebskranker in den
Händen des Arztes. Die Früherfassung des Magenkrebses ist ein besonders
schwieriges Problem, da sowohl endoskopische Untersuchungen als auch wiederholte Röntgenanalysen bei einer großen Patientenzahl in der Praxis undurchführ-
bar und gefährlich sind. Die einzige Hoffnung, symptomenfreie Magenkrebse in
den gefährdeten Altersgruppen zu erfassen, liegt daher in der Durchführung von

---

[1] IHRE, B.: Acta med. scand. Suppl. **95**, 1 (1938).
[2] GRAY, S. J., .C G. RAMSEY u. R. W. REIFENSTEIN: New Engl. J. Med. **251**, 835 (1954).

Laboratoriumsuntersuchungen. Zur Zeit ist dazu die schlauchlose p_H-Bestimmung des Magensaftes und die Messung der Pepsinogen-Ausscheidung im Urin zu empfehlen.

ii. Fraktionierte Magensaft-Analyse

Das Sekretionsvolumen, die Säure- und Pepsin-Sekretion ist bei Patienten mit Magen-Carcinomen meist vermindert. Die außerordentlich große Streuung der individuellen Werte macht aber eine sichere Differenzierung vom Magengeschwür unmöglich. Achlorhydrie weist häufig auf das Vorliegen eines Magen-Carcinomes hin, doch sei daran erinnert, daß eine solche bei älteren Patienten auch bei gesundem Magen keinesfalls selten beobachtet wird.

An dieser Stelle soll auch ein Wort über die in Lehrbüchern noch immer mitgeschleppte, angeblich diagnostische Bedeutung abnormer Milchsäure-Mengen im Magen von Carcinom-Trägern gesagt werden. Die Beobachtung, daß gelegentlich die Milchsäure-Konzentration erhöht ist, ist theoretisch interessant und dürfte auf die gesteigerte Glykolyse in Tumorgeweben zurückzuführen sein (vgl. S. 227). Es liegen aber keine Unterlagen dafür vor, daß dem Milchsäurenachweis eine diagnostische Bedeutung für die Carcinom-Diagnose zukommt. Dies geht deutlich aus den beiden folgenden Arbeiten hervor: NORPOTH und KADEN[1] zeigten bereits 1933, daß das meist verwendete Uffelmann-Reagenz wenig empfindlich ist und häufig selbst dann negative Resultate gibt, wenn die Milchsäure-Konzentration abnorm hoch ist. ROBERTSON[2] unterwarf die Auffassung, daß Milchsäure im Magensaft für Carcinom diagnostisch sei, einer sorgfältigen Analyse und kam zu einer vollständigen Ablehnung dieser These.

iii. Pepsinogen-Ausscheidung

Bereits BIELING[3], TAKEDA[4] und ROTHSCHILD[5] beobachteten, daß bei Patienten mit Magen-Carcinomen die Pepsinogen-Ausscheidung im Urin oft abnorm niedrig ist oder sogar ganz fehlen kann[3]. Aus den bereits mehrfach erwähnten methodischen Gründen kam diesen Berichten aber kaum eine diagnostische Bedeutung zu. In den letzten Jahren wurde die Pepsinogen-Ausscheidung bei Patienten mit Magen-Carcinomen wiederholt analysiert[6-10]. Die ausführlichsten Angaben über das Verhalten dieses Enzymes liegen von GRAY et al.[6] vor. Wie aus der ihrer Arbeit entnommenen Abb. 107 hervorgeht, ist die Pepsinogen-Ausscheidung bei der Mehrzahl der Patienten mit Magen-Carcinom stark vermindert. Bei über 60% der Kranken lag die Reduktion der Werte deutlich unterhalb der Streuung der Normalwerte. Besonders wichtig war die Feststellung, daß nur etwa 5% der Patienten mit Ulcus ventriculi eine Abnahme der Pepsinogen-Ausscheidung aufwies, die in den Bereich der Carcinom-Träger fiel. Es gelingt daher mit Hilfe der Analyse der Pepsinogen-Ausscheidung, die Differentialdiagnose zwischen Magen-Carcinom und Ulcus ventriculi abzuklären. Von den 53 von GRAY et al.[6] untersuchten Patienten mit Magen-Carcinomen hatten etwa 70% eine histamin-refraktäre Achlorhydrie.

---

[1] NORPOTH, L., u. E. KADEN: Naunym-Schmiedebergs Arch. exp. Path. Pharmak. **169**, 414 (1933).

[2] ROBERTSON, J. D.: Gastric Acidity: An Historical and Experimental Study. London: Murray 1931.

[3] BIELING, R.: Dtsch. Arch. klin. Med. **102**, 507 (1911).

[4] TAKEDA, K.: Dtsch. med. Wschr. **1910**, 1807.

[5] ROTHSCHILD, J. A.: Arch. Verdau.-Kr. **47**, 232 (1930).

[6] GRAY, S. J., C. G. RAMSEY u. R. W. REIFENSTEIN: New Engl. J. Med. **251**, 835 (1954).

[7] GRAY, S. J., et al.: Gastroenterology **29**, 641 (1955).

[8] JANOWITZ, H. D., M. H. LEVY u. F. HOLLANDER: Amer. J. med. Sci. **220**, 679 (1950).

[9] BOLT, R. J., H. M. POLLARD u. A. CARBALLO: J. Lab. clin. Med. **43**, 335 (1954).

[10] SIRCUS, W.: Quart. J. Med. **23**, 291 (1954).

iV. Exfoliative Cytologie

Der erste Versuch einer cytologischen Diagnose durch Untersuchung des Magensaftes geht auf ROSENBACH[1] zurück, der im Jahre 1882 eine Arbeit mit dem Titel: ,,Über die Anwesenheit von Geschwulst-Partikeln in dem durch die Magenpumpe entleerten Mageninhalte bei Carcinoma ventriculi" veröffentlichte und bereits versuchte, durch Sedimentuntersuchung des Magensaftes eine Diagnose auf Magenkrebs zu stellen. In den folgenden Jahren wurden solche Versuche immer wieder unternommen, scheiterten aber daran, daß es mit den damals bekannten technischen Verfahren nicht gelang, ungeschädigte Zellen zu erhalten und weiterhin, daß eine cytologische Krebsdiagnose beim Fehlen geeigneter Färbemethoden nur in Ausnahmefällen möglich war. Die Entwicklung einer zuverlässigen cytologischen Technik zur Früherfassung von Cervix-Carcinomen durch PAPANICOLAOU[2] ließ von neuem den Gedanken aufkommen, ähnliche Methoden zur Krebsdiagnose bei anderen Organen zu entwickeln. Insbesondere beim Magen, wo es relativ leicht gelingt, durch Aspiration celluläres Material zu erhalten, wäre ein solches Verfahren a priori recht versprechend. Die ersten Untersuchungen mit dieser Methode, d. i. der direkten Untersuchung von Magensaft-Sediment gaben aber enttäuschende Resultate. Es gelang damit kaum in der Hälfte der Patienten mit sicherem Magencarcinom die Diagnose cytologisch zu verifizieren[3]. Es wurde daraus geschlossen, daß offenbar nur bei wenigen Magen-Carcinomen die Zellen ,,exfoliieren" und damit im Magensaft nachweisbar werden. Zwei Möglichkeiten standen offen, durch Provokation die Zahl der Zellen im Magensaft zu steigern: die mechanische Abreibung von Zellen des Carcinomes und die chemische Lyse oberflächlicher Krebszellen. Beide Verfahren erhöhten die Zuverlässigkeit der Methode beträchtlich.

PAPANICOLAOU et al.[4] verwendeten einen im Magen aufblasbaren Ballon, dessen Oberfläche rauh war und versuchten *mechanisch* durch Reibung der Magenwand eine vermehrte Abschilferung von Zellen zu provozieren. Mit diesem Verfahren gelang es ihnen 24 von 32 Magen-Carcinomen zu diagnostizieren. Noch neueren Datums ist die Einführung einer Magenbürste wie sie — nebenbei bemerkt — bereits im Jahre 1659 von RUMSAEUS in England eingeführt wurde und später auf dem Kontinent zur großen Mode wurde. Mit dieser Methode soll eine positive Diagnose in etwa 70—80% der Fälle möglich sein. Noch zuverlässiger als die mechanische Abrasion scheinen diejenigen Methoden, bei denen *proteolytische Enzyme* in den Magen instilliert werden und der Magensaft nach einer ,,Inkubationsdauer" von etwa 10 min aspiriert wird. Zu diesem Zweck wurde zunächst *Papain* verwendet[5, 6], doch waren die Resultate damit nicht sehr versprechend. Ausgezeichnete Resultate wurden jedoch in den letzten Jahren durch die Verwendung von *Chymotrypsin* zur Lavage erzielt. Wie aus Tab. 126 hervorgeht, übertraf dieses Verfahren an Zuverlässigkeit sowohl die röntgenologische als auch die endoskopische Diagnose. In 80% der Fälle konnte eine positive richtige Diagnose gestellt werden, während falsche positive Resultate äußerst selten waren[7, 8]. Es ist möglich, daß eine weitere Entwicklung dieses Verfahrens

[1] ROSENBACH, O.: Dtsch. med. Wschr. 8, 452 (1882).
[2] PAPANICOLAOU, G. N., u. H. F. TRAUT: Diagnosis of Uterine Cancer by the Vaginal Smear. New York, N. Y.: Commonwealth 1943.
[3] LEMON, H. M.: Ann. intern. Med. 37, 525 (1952).
[4] PAPANICOLAOU, G. N., J. SEYBOLT u. W. A. COOPER: Proc. Symposium on Exfoliative Cytology. p. 95. New York, N. Y.: American Cancer Soc. 1951.
[5] TRAUT, H. F., et al.: Surg. Gynec. Obstet. 95, 709 (1952).
[6] RUBIN, C. E., et al.: Gastroenterology 25, 119 (1953).
[7] KLAYMAN, M. I., et al.: Gastroenterology 29, 849 (1955).
[8] KLAYMAN, M. I., et al.: Gastroenterology 29, 854 (1955).

die Zuverlässigkeit der Methode noch zu steigern vermag und damit dem Internisten ein weiteres wertvolles Verfahren zur Magenkrebsdiagnose in die Hand gibt.

Tabelle 126. *Zuverlässigkeit verschiedener diagnostischer Verfahren zur Erfassung des Magen-Carcinomes* (nach KLAYMAN et al.[1]). Cytologie nach Chymotrypsin-Lavage

Diagnostische Methode	Diagnose			
	Malignität	Fraglich	Benign	Unvollständig
I. 75 Patienten mit sicherem Magen-Carcinom				
Röntgenuntersuchung (75) .	44 (59%)	9	22	
Gastroskopie (43)	24 (56%)	5	7	7
Oesophagoskopie (7)	5 (71%)	1	1	
Cytologie (75)	60 (80%)		15	
II. 78 Patienten bei denen sicher kein Magen-Carcinom vorliegt				
Röntgenuntersuchung (78) .	6	25	47 (60%)	
Gastroskopie (43)	2	5	30 (70%)	6
Cytologie (78)	1	1	76 (97%)	

d) Gastritis

Der Formenkreis der Gastritiden, ihre Ätiologie, Pathogenese und Diagnostik, wurde bisher vernachlässigt. Einen schönen Ansatz zu einer Neubearbeitung dieses Gebietes unternahm PALMER[2], der eine hervorragende pathologisch-anatomische Studie dieser Krankheiten veröffentlichte. Eine funktionelle Klassifikation der verschiedenen Gastritistypen wurde aber seit der Einführung der neueren diagnostischen Methoden nicht mehr unternommen. Aus den Untersuchungen von LAMBLING et al.[3] und IHRE[4] geht hervor, daß die Volum-, Säure- und Pepsinsekretion bei Gastritiden meist stark vermindert ist. Bei der weiten Streuung der individuellen Werte kommt der fraktionierten Magensaftuntersuchung aber kaum eine diagnostische Bedeutung zu. Bisher liegt erst eine Studie über die Pepsinogen-Ausscheidung bei Patienten mit Gastritis vor. CUBBERLEY et al.[5] fanden bei 81 Patienten mit atrophischer Gastritis eine abnorm niedrige Pepsinogen-Ausscheidung im Urin, während diese bei der hypertrophischen Gastritis gegenüber der Norm gesteigert war.

e) Ulcerative Colitis und Lysozym

i. Lysozym-Konzentration im Stuhl

Im Jahre 1948 berichteten MEYER et al.[6], daß im Stuhl von Patienten mit regionaler Enteritis und ulcerativer Colitis eine stark erhöhte Lysozym-Konzentration nachweisbar ist. Tägliche Analysen zeigten, daß eine enge Korrelation zwischen der Höhe der Lysozym-Konzentration und der Schwere des klinischen Bildes vorlag. Die Autoren postulierten auf Grund dieser Befunde die Hypothese, daß bei Patienten mit ulcerativer Colitis abnorme Lysozym-Mengen produziert werden und daß dieses Enzym die protektive Mucusschicht des Colons auflöst. Dadurch sollen die Darmepithelzellen dem Angriff proteolytischer Enzyme ausgesetzt werden. Ja, es wurde sogar postuliert, daß das Lysozym selbst für die

---

[1] KLAYMAN, M. I., et al.: Gastroenterology **29**, 849 (1955).
[2] PALMER, E. D.: Medicine **33**, 200 (1954).
[3] LAMBLING, G., J. R. GOSSET u. J. M. BESNIER: Arch. Mal. Appar. dig. **42**, 57 (1953).
[4] IHRE, B.: Acta med. scand. Suppl. **95** (1938).
[5] CUBBERLEY, D. A., et al.: Gastroenterology **28**, 80 (1955).
[6] MEYER, K., et al.: Amer. J. Med. **8**, 496 (1948).

Ulceration verantwortlich sei. In der Hoffnung, den nervösen Mechanismus aufzudecken, der die Lysozym-Sekretion stimuliert, analysierten PRUDDEN und LANE[1,2] die Zusammenhänge zwischen dem autonomen Nervensystem und der Enzymsekretion. Es gelang ihnen aber nicht, irgendwelche spezifischen Korrelationen nachzuweisen. Auch die Beziehungen zwischen dem Endokrinium und der Enzymsynthese müssen komplex sein, da dieselben Autoren auch keinen Zusammenhang zwischen ACTH oder Cortison und der Lysozym-Produktion aufdecken konnten.

Tabelle 127. *Lysozym-Konzentration im Stuhl bei verschiedenen Krankheiten* (nach GRACE et al.[3])

Diagnose	Enzym-konzentration
Gesunde Individuen . . .	0,3—1,7
Chron. Herzinsuffizienz . .	1,2
Colon-Carcinom	3,2
Colitis mucosa	
Konstipation	0,6
Diarrhoe	0,4—1,5
Ulcerative Colitis	
Remission	0,7—1,6
Schub, mild	13—25
Schub, schwer	40—100

ii. Wirkung von Lysozym auf das Colon

Über die Wirkungen dieses bereits auf S. 304 ausführlich besprochenen Enzymes auf die Colonschleimhaut liegen eine Reihe von widersprechenden Beobachtungen vor. Bei der topischen Applikation von gereinigtem Lysozym auf die Colonschleimhaut gelang es einzelnen Autoren, ulcerative Läsionen zu erzeugen, während die Versuche anderer erfolglos blieben. MEYER et al.[4] beobachteten beim Hund nach lokaler Lysozym-Applikation Schleimhautveränderungen, die sie als Frühmanifestationen ulcerativer Läsionen deuteten. WANG[5] fand nach topischer Applikation des Enzymes kleinste capillare Blutungen in die Basalmembran und glaubte, daß ähnliche Veränderungen bei der ulcerativen Colitis eine Rolle spielen. Nach MOELLER et al.[6] kommt es jedoch beim Hund selbst bei langdauernder lokaler Applikation von Lysozym nie zu irgendwelchen pathologischen Veränderungen. GLASS[7] untersuchte die Wirkung des Lysozyms auf den Colonmucus und fand keine Abnahme der Viscosität. Er schließt daraus, daß dieses Ferment die protektive Mucusschicht nicht anzudauen vermag. NICKEL et al.[8] tropften Lysozym und Ileostomie-Sekret von Patienten mit ulcerativer Colitis auf eine gesunde Colonmucosa und konnten keinerlei pathologische Veränderungen nachweisen. Zu ähnlichen negativen Resultaten kam kürzlich auch MEADOWS und LEVINSON[9]. Es muß aus diesen experimentellen Beobachtungen geschlossen werden, daß es mindestens unwahrscheinlich ist, daß das Lysozym pathologische Veränderungen einer intakten Schleimhaut zu produzieren vermag. Als Ausweg wurde daher postuliert, daß dieses Enzym die Colonschleimhaut nicht lokal, sondern von seiten der Blutzirkulation aus angreife. PRUDDEN und MEADOWS[10] und WANG et al.[11] beobachteten angeblich nach intra-arterieller Lysozym-Injektion das Auftreten kleiner Blutungen in der Gegend der Basalmembran. Diese Beobachtungen wurden aber weder bestätigt noch widerlegt und zu weitgehende Schlüsse dürfen aus diesen Einzelbeobachtungen nicht gezogen werden. Dies gilt auch in bezug auf die letzte Hypothese von PRUDDEN und LANE[1], wonach das Enzym nicht an der Schleimhautoberfläche, sondern intracellulär die Colonzellen schädige.

iii. Kritik der Hypothese

Die Hypothese eines Kausalzusammenhanges zwischen der zweifellos stattfindenden Zunahme der Lysozym-Konzentration im Colon von Patienten mit ulcerativer Colitis und den bei dieser Krankheit auftretenden Schleimhautläsionen

[1] PRUDDEN, J. F., u. N. LANE: Gastroenterology **15**, 104 (1950).
[2] PRUDDEN, J. F.: Gastroenterology **26**, 113 (1954).
[3] GRACE, W. J., et al.: Amer. J. med. Sci. **217**, 241 (1949).
[4] MEYER, K., et al.: Amer. J. Med. **8**, 496 (1948).
[5] WANG, K. J., et al.: Arch. Path. (Chicago) **49**, 298 (1950).
[6] MOELLER, H. C., A. P. KLOTZ u. J. P. KIRSNER: Gastroenterology **20**, 604 (1952).
[7] GLASS, G. B., et al.: J. clin. Invest. **29**, 12 (1950).
[8] NICKEL, W. F., G. M. GORDON u. W. D. ANDRUS: Gastroenterology **17**, 406 (1951).
[9] MEADOWS, E. C., u. J. LEVINSON: Gastroenterology **21**, 569 (1952).
[10] PRUDDEN, J. F., u. E. C. MEADOWS: Gastroenterology **23**, 403 (1953).
[11] WANG, K. J., et al.: Arch. Path. (Chicago) **49**, 298 (1950).

muß heute abgelehnt werden. Zunächst liegen keine zuverlässigen Beobachtungen vor, wonach das Lysozym die normale Mucusschicht des Colon oder die Epithelzellen direkt zu schädigen vermag. Weiterhin ist noch immer nicht sicher erwiesen, ob es sich beim Lysozym um ein echtes Sekretionsprodukt handelt oder ob dieses aus den zerfallenden Leukocyten stammt, wie dies etwa von Hiatt et al.[1] angenommen wird. Gegen einen leukocytären Ursprung des Lysozymes sprechen allerdings die Beobachtungen, wonach die Lysozym-Konzentration parallel dem emotionellen Zustand des Patienten schwankt[2] und ihr Anstieg bei einem akuten Schub gelegentlich schon vor dem Auftreten entzündlicher Veränderungen nachweisbar ist[3]. Ebenfalls gegen eine kausale Rolle des Lysozyms spricht die Beobachtung von Gray et al.[4], wonach Detergentien, die in vitro das Lysozym stark hemmen, therapeutisch keine Wirkung haben. Da wir einen kausalen Zusammenhang ablehnen, so stellt sich die Frage, weshalb es denn bei der ulcerativen Colitis zu einer solchen extremen Zunahme der Enzymkonzentration kommt. Wir glauben, daß es sich dabei um eine organspezifische Manifestation einer unspezifischen Reizung handelt und möchten die folgenden Beobachtungen als Argumente für eine solche Auffassung anführen:

Behandlung der Colonschleimhaut beim anaesthesierten Hund mit dem Elektrokauter führt zu einem starken Anstieg der Lysozym-Konzentration im Colonsekret[5]. Wie bei der Besprechung der Ulcuskrankheit erwähnt wurde, kommt es auch bei jener Affektion zu einer wahrscheinlich unspezifischen Zunahme der Lysozym-Konzentration. Obschon physiologischerweise kein Zusammenhang zwischen Hormonen und der Lysozym-Sekretion nachgewiesen werden konnte, so geht ein Ansprechen der Colitis ulcerosa auf ACTH mit einem Abfall der Lysozym-Konzentration im Stuhl einher[6]. Es scheint uns daher wahrscheinlich, daß die Lysozym-Konzentration bei der ulcerativen Colitis eine rein symptomatische Manifestation dieses Krankheitsbildes ist.

Sechstes Kapitel

Pankreas

"In pathological investigations thus carried out the functional diseases of organs could be studied in a precise and detailed manner; that is to say the alterations of secretory activity, the properties of the fluids and the conditions under which they appear, could be examined."

Pavlov, 1897

A. Zur Biologie und Biochemie

a) Proteolytische Enzyme[7]

i. Historisches

Die ersten Hinweise auf die eiweißverdauende Wirkung des Pankreassaftes fanden wir bei Claude Bernard[8], doch glaubte dieser, daß auch die Galle maß-

[1] Hiatt, R. B., et al.: J. clin. Invest. 31, 721 (1952).
[2] Grace, W. J., et al.: Amer. J. med. Sci. 217, 241 (1949).
[3] Prudden, J. F., u. E. C. Meadows: Gastroenterology 23, 403 (1953).
[4] Gray, S. J., et al.: Gastroenterology 16, 687 (1950).
[5] Moeller, H. C., H. C. Marshall u. J. B. Kirsner: Proc. Soc. exp. Biol. (N. Y.) 76, 159 (1951).
[6] Reifenstein, R. W., u. S. J. Gray: Gastroenterology 19, 547 (1950).
[7] M.: Northrop, J. H., M. Kunitz u. R. M. Herriott: Crystalline Enzymes. New York, N. Y.: Columbia University Press 1948.
[8] Bernard, C.: Mémoires sur le pancréas. Paris: Baillère 1856.

geblich bei diesem Vorgange beteiligt sei. Erst CORVISART[1] erbrachte den Nachweis, daß auch reiner Pankreassaft, ohne Beimischung von Galle, eine starke proteolytische Wirkung aufweist. KÜHNE[2] erkannte die enzymatische Natur dieses Vorganges und bezeichnete das aktive Prinzip als Trypsin. Er beobachtete, daß frisches Pankreasgewebe keine proteolytische Wirkung besitzt. Diese damals reichlich spekulativ erscheinende Auffassung der Inaktivität der Enzyme im Pankreasgewebe und frischen Sekret vertrat auch HEIDENHAIN[3]. Die für diese Zeitepoche typische Verknüpfung zwischen anatomischer und physiologischer Forschung ließ HEIDENHAIN[3] bald an einen Zusammenhang zwischen der Sekretgranula, den Zymogenkörnern, und dem inaktiven Enzym, dem Zymogen, denken. Den Schlußstein zu dieser Entwicklung setzte SCHEPOVALNIKOV[4] mit dem Nachweis der Enterokinase, einem Enzym, das die Umwandlung des Zymogens zum aktiven Trypsin vollzieht. Durch die Entwicklung der modernen Methoden der Eiweißforschung wurden neue Wege eröffnet und es waren besonders NORTHROP, KUNITZ und HERRIOTT[5], die durch die kristalline Darstellung der einzelnen Komponenten der pankreatischen Enzym-Systeme eine große Zahl von bisher mysteriösen Beobachtungen abzuklären vermochten.

ii. Trypsin und Trypsinogen

Der Begriff des Trypsins umfaßt im heutigen Sprachgebrauch nicht mehr das ganze ,,eiweißverdauende Prinzip" des Pankreassaftes, sondern nur ein einziges, wohl charakterisiertes Enzym in seiner aktiven Form. Eine lange Kontroverse kam zum Abschluß, als KUNITZ und NORTHROP[6] im Jahre 1936 über die kristalline Darstellung des Trypsinogens oder Pro-Trypsins berichteten. Der aus frischem Pankreas-Gewebe oder -Saft gewonnene Eiweißkörper besitzt keine proteolytischen Eigenschaften. Das Trypsinogen kann mit analytisch-chemischen Methoden nicht vom Trypsin unterschieden werden, besitzt jedoch andere Lösungsverhältnisse und kristallisiert in einer anderen Form. Die Aktivierung des Trypsinogens zum Trypsin kann durch vier verschiedene Mechanismen erfolgen: 1. chemisch durch Säuren, 2. autokatalytisch oder spontan, und enzymatisch durch 3. die Enterokinase oder 4. das Trypsin.

HEIDENHAIN[3] beobachtete bereits im Jahre 1875, daß die Konversion von Trypsinogen zu Trypsin durch ein saures Milieu gefördert wird. Es ist jedoch unwahrscheinlich, daß es sich bei der *Säure-Aktivierung* um einen spezifischen Effekt handelt. Vielmehr wird im sauren p_H-Bereich die Aktivität der Enterokinase gesteigert und die Autokatalyse sowie die Aktivierung durch Trypsin gefördert.

Der Nachweis einer spezifischen Kinase, der *Enterokinase*, gab Anlaß zu zahlreichen Kontroversen über die Natur und den Wirkungsmechanismus dieser Substanz. WALDSCHMIDT-LEITZ und WALDSCHMIDT-GRASER[7] lehnten ihre enzymatische Natur vollständig ab, doch bestätigten spätere Untersuchungen von NORTHOP et al.[5] die Richtigkeit der Auffassungen von SCHEPOVALNIKOV. Die Enterokinase kann besonders leicht aus Dünndarmschleimhaut isoliert werden und führt sowohl in vitro, als auch in vivo zu einer Umwandlung des Trypsinogens in Trypsin. Es handelt sich bei diesem Enzym sicher um eine Peptidase, doch liegen noch wenig Untersuchungen über ihre Eigenschaften vor.

[1] CORVISART, L. R. F. E.: Collection de mémoires sur une fonction peu connue du pancréas, la digestion des aliments azotés. Paris: Masson 1857—1863.

[2] KÜHNE, W.: Virchows Arch. path. Anat. **39**, 130 (1867).

[3] HEIDENHAIN, R.: Arch. ges. Physiol. **10**, 557 (1875).

[4] SCHEPOVALNIKOV, N. P.: The Physiology of Intestinal Juice. Dissertation (russisch). St. Petersburg 1899; zit. B. P. BABKIN (1950): s. S. 483.

[5] NORTHROP, J. H., M. KUNITZ u. R. M. HERRIOTT: Crystalline Enzymes. New York, N. Y.: Columbia University Press 1948 *(M.)*.

[6] KUNITZ, M., u. J. H. NORTHROP: J. gen. Physiol. **19**, 991 (1936).

[7] WALDSCHMIDT-LEITZ, E., u. J. WALDSCHMIDT-GRASER: Z. physiol. Chem. **166**, 247 (1927).

Die *autokatalytische Umwandlung* des Trypsinogens zu Trypsin wurde bereits von HEI-DENHAIN[1] erkannt, doch machte das Fehlen gereinigter Enzympräparate eine Bearbeitung dieses Problemes unmöglich. Mit Hilfe kristalliner Trypsinogen-Präparate gelang es NORTHROP et al.[2], die autokatalytische Umwandlung einwandfrei nachzuweisen und auch ihre Kinetik zu analysieren. Die Existenz einer Auto-Katalyse ist nicht überraschend, muß doch eine geringfügige spontane Umwandlung als Voraussetzung für die Wirksamkeit der Enterokinase angenommen werden. Damit kommen wir zum letzten Aktivierungstyp, demjenigen durch Trypsin. Ob es sich dabei wiederum um einen enzymatischen Prozeß oder um eine physikalisch-chemische Wirkung handelt, ist z. Z. noch nicht abgeklärt.

Es stellt sich schließlich die Frage nach der Natur des Vorganges der Aktivierung von Trypsinogen zu Trypsin. Zusammen mit dem Trypsinogen gelang es NORTHROP und KUNITZ[2], auch das Trypsin kristallin darzustellen. Das aktive Enzym unterscheidet sich von der Vorstufe durch ein etwas niedrigeres Molekulargewicht (40 000) und durch ein etwas andersartiges physikalisches Verhalten. Die große Ähnlichkeit der beiden Substanzen geht aber daraus hervor, daß mit analytischen Methoden eine Unterscheidung nicht möglich ist. NORTHROP et al.[2] nahmen daher auf Grund von überzeugenden experimentellen Beobachtungen an, daß es bei der Aktivierung des Trypsinogens zur Aufspaltung einiger Peptid-Brücken kommt, möglicherweise mit gleichzeitiger Abspaltung einiger Aminosäuren oder Peptide. Durch diesen Vorgang wird das aktive Zentrum des Trypsins demaskiert und das Enzym aktiviert. Diejenigen proteolytischen Enzyme, die Peptidasen aktivieren, werden am besten unter dem Sammelbegriff der Kinasen zusammengefaßt.

iii. Das „Trypsin-System"

Das im Pankreas vorkommende Enzym-System wird durch die Existenz des sog. *natürlichen Trypsin-Inhibitors* weiter kompliziert. Es handelt sich dabei

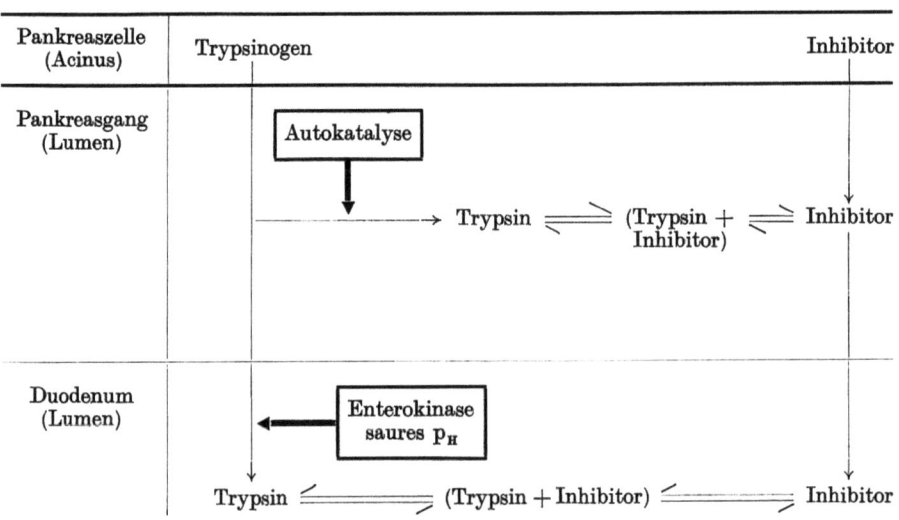

Abb. 109. Aktivierung des Trypsinogens

um ein Polypeptid, das mit dem aktiven Trypsin in eine Komplexbildung einzugehen vermag und auf diese Weise das Enzym inaktiviert. Solche natürliche Peptidase-Inhibitoren wurden bisher für verschiedene im Körper vorkommende

---

[1] HEIDENHAIN, R.: Arch. ges. Physiol. **10**, 557 (1875).
[2] NORTHROP, J. H., M. KUNITZ u. R. M. HERRIOTT: Crystalline Enzymes. New York N. Y.: Columbia University Press 1948.

proteolytische Enzyme identifiziert; es sei an den Plasmin-Inhibitor und den Pepsin-Inhibitor erinnert (vgl. S. 255). Dem Trypsin-Inhibitor kommt zweifellos in der Physiologie und besonders auch in der Pathologie des Pankreas eine bedeutungsvolle Rolle zu, doch liegen noch keine Untersuchungen über die in vivo-Gleichgewichtsverhältnisse zwischen den einzelnen Faktoren vor. Der Nachweis des Inhibitors macht eine einseitige Betrachtung der Pankreaspathologie vom Gesichtspunkte des Trypsins aus, wie dies in der Vergangenheit häufig geschah, unphysiologisch. Vielmehr muß bei solchen Erwägungen stets das ganze Trypsin-System (Abb. 109) in Betracht gezogen werden. Da es sich dabei um komplexe dynamische Gleichgewichtszustände handelt, ist eine quantitative Erfassung der Aktivität des Systems in einem bestimmten Zeitpunkt heute noch nicht möglich.

iv. Natürliche Trypsin-Inhibitoren[1]

Das menschliche Trypsinsystem besteht, wie die meisten anderen „großen extracellulären proteolytischen Systeme" aus einem Proenzym, dem Enzym, einer Kinase und einem Inhibitor. In Anbetracht der bedeutungsvollen Rolle, die dem Trypsin in den letzten Jahren bei verschiedenen biologischen Vorgängen, nicht zuletzt auch bei der Blutgerinnung, zugeschrieben wird, mag es vorteilhaft sein, zusammenfassend auf die natürlichen Trypsin-Inhibitoren einzugehen (Tab. 128). Bereits wurde wiederholt darauf aufmerksam gemacht, daß es sich dabei nicht um Antikörper handelt, daß also der Ausdruck Anti-Trypsin für solche Substanzen falsch und irreführend ist. Irreführend daher, weil gegen verschiedene proteolytische Enzyme, darunter auch das Trypsin, echte Antikörper gebildet werden, die sinngemäß als Anti-Trypsine zu bezeichnen sind, aber mit den Trypsin-Inhibitoren nichts zu tun haben.

Tabelle 128. *Eigenschaften einiger natürlicher Trypsin-Inhibitoren*
(vgl. LASKOWSKI und LASKOWSKI[1])

Ursprung	Präparat	Mole-kular-gewicht	Inhibitor für			
			Trypsin	Chymo-trypsin	Plasmin	Blut-gerinnung
Pankreas (KUNITZ u. NORTHROP)	kristallin	8000	+	+	+	+
Pankreas (KAZAL et al.)	kristallin	9000	+	—	+	|
Sojabohnen	kristallin	40000	+	+	+	+
Colostrum	kristallin	11000	+	+	?	?
Limabohnen	kristallin	10000	+	?	+	+
Ovomucoid	amorph	30000	+	—	?	?
Plasma (Trypsin-Inhibitor) . . .	amorph	?	+	+	?	?
Plasma (Plasmin-Inhibitor) . . .	amorph	?	+	—	+	?
Urin	amorph	?	+	?	?	?
Ascaris	amorph	?	+	?	?	?

WILLSTÄTTER und RHODEWALD[2] beobachteten als erste im *Pankreas* eine Substanz, die die Aktivität des Trypsins hemmt. Nach langjährigem Streit um die Existenz dieses Inhibitors gelang es KUNITZ und NORTHROP[3] im Jahre 1936, nicht allein den Inhibitor, sondern auch den Inhibitor-Trypsin-Komplex kristallin aus Pankreasgewebe zu isolieren. Es handelt sich dabei um ein Polypeptid mit einem Molekulargewicht um 6000, das mit dem Trypsin in eine stöchiometrische

---

[1] *Uer.:* LASKOWSKI, M., u. M. LASKOWSKI: Advanc. Protein Chem. **9**, 203 (1954).
[2] WILLSTÄTTER, R., u. M. RHODEWALD: Z. physiol. Chem. **218**, 77 (1933).
[3] KUNITZ, M., u. J. H. NORTHROP: J. gen. Physiol. **19**, 991 (1936).

Reaktion eingeht. Durch diese Komplexbildung wird die Enzymaktivität vollständig unterbrochen. Da der Inhibitor mit dem freien Trypsin in einem Gleichgewichtszustand steht und die Komplexbildung reversibel ist, so ist klar, daß die Enzymaktivität nicht allein vom Trypsin, sondern auch von der Inhibitorkonzentration und gewissen Milieubedingungen abhängig ist. Es ist wahrscheinlich, daß der Trypsin-Inhibitor das Trypsin in den Pankreaszellen und im extracellulären Raum in inaktiver Form hält. Bei der Pankreasnekrose mag es zu einer Aktivierung durch Ausfall der Inhibitor-Synthese kommen. Wahrscheinlich derselbe natürliche Trypsininhibitor wurde von KALSER und GROSSMAN[1] kürzlich auch im Pankreassaft nachgewiesen. Die Sekretion des Inhibitors erfolgte parallel mit der Trypsinsekretion und garantierte dadurch selbst in den Pankreasgängen eine Hemmung der Peptidase-Aktivität. Kam das Trypsin-Inhibitor-Gemisch jedoch mit Enterokinase in Kontakt, so erfolgte trotz Anwesenheit des Inhibitors eine Enzymaktivierung. Eine Störung im Gleichgewicht zwischen Trypsin und Inhibitor spielt möglicherweise bei der Pathogenese der Pankreaserkrankungen eine wichtige Rolle. Vor einigen Jahren wurde von KAZAL et al.[2] ebenfalls aus dem Pankreas ein weiterer natürlicher Inhibitor isoliert, der im Gegensatz zu den meisten übrigen Inhibitoren nicht resistent gegen Trypsin ist. Die biologische Bedeutung dieser Substanz ist nicht bekannt.

Eine Zufallsbeobachtung führte zur Entdeckung eines natürlichen Inhibitors im *menschlichen Colostrum*[3]. Die physiologische Bedeutung dieses natürlichen Hemmkörpers liegt möglicherweise im Schutz der durch die Muttermilch vermittelten Antikörper gegen die verdauende Wirkung der in der Milch vorliegenden Proteasen.

LANDSTEINER[4] machte bereits um die Jahrhundertwende darauf aufmerksam, daß auch im *menschlichen Plasma* eine Substanz vorkommt, die Trypsin hemmt. HEDIN[5] verglich die Wirkung dieses Inhibitors mit einem Antikörper, ein Irrtum, der bis in die neueste Zeit übernommen wurde. SCHMITZ[6, 7], der eine Reihe von Arbeiten über die trypsinhemmende Wirkung des Plasmas veröffentlichte, glaubte, daß es sich um eine relativ niedrigmolekulare Substanz handle. Nach neueren Auffassungen[8] ist dies aber nicht der Fall. Eine kristalline Darstellung dieses Inhibitors gelang bis heute nicht und auch seine Bildungsstätte ist nicht bekannt. Möglicherweise ist der Trypsin-Inhibitor des Plasmas mit dem ,,natürlichen Pankreas-Inhibitor'' identisch. Ebenfalls nicht abgeklärt ist gegenwärtig die Frage, ob der Plasma-Trypsin-Inhibitor mit dem Plasmin- oder einem Thrombin-Inhibitor (,,Anti-Thrombin'') identisch ist. JENSEN et al.[9] glauben, daß es sich bei diesen beiden (oder drei?) Inhibitoren um dieselbe Substanz handelt. Andererseits berichten WEHR und NIEWIAROWSKI[10], daß während der Blutgerinnung der Plasmin-Inhibitor im Blut abnimmt, während die Konzentration des Trypsin-Inhibitors unverändert bleibt. SCHULMAN[11] gelang es, die beiden Inhibitoren durch Ammoniumsulfatfraktionierung zu trennen und ASTRUP und STERNDORFF[12] berichteten, daß der Fibrolysin-Inhibitor nicht in den Urin übertritt, während

[1] KALSER, M. H., u. M. I. GROSSMAN: Gastroenterology **29**, 35 (1955).
[2] KAZAL, L. A., D. S. SPICER u. R. A. BRAHINSLY: J. Amer. chem. Soc. **70**, 3034 (1948).
[3] LASKOWSKI, M., P. H. MARS u. M. LASKOWSKI: J. biol. Chem. **198**, 745 (1952).
[4] LANDSTEINER, K.: Zbl. Bakt. I. Abt. Orig. **27**, 357 (1900).
[5] HEDIN, S. G.: Z. physiol. Chem. **52**, 412 (1907).
[6] SCHMITZ, A.: Z. physiol. Chem. **250**, 37 (1937).
[7] SCHMITZ, A.: Z. physiol. Chem. **255**, 234 (1938).
[8] PEANASKY, R. J., u. M. LASKOWSKI: J. biol. Chem. **204**, 153 (1953).
[9] JENSEN, H., et al.: Blood 8, 324 (1953).
[10] WEHR, H., u. S. NIEWIAROWSKI: Acta physiol pol. **1953**, 141.
[11] SCHULMAN, N. R.: J. exp. Med. **95**, 561, 593, 605 (1952).
[12] ASTRUP, T., u. I. STERNDORFF: Scand. J. clin. Lab. Invest. 7, 239 (1955).

ein Trypsin-Inhibitor im Urin nachgewiesen werden kann. Diese Untersuchungen machen es wahrscheinlich, daß der Trypsin- und Plasmin-Inhibitor nicht identisch sind. Über das Vorkommen eines Trypsin-Inhibitors im *menschlichen Urin* liegt eine große Zahl von älteren und heute schwer interpretierbaren Beobachtungen vor[1]. Diese Untersuchungen wurden kürzlich von ASTRUP[2] wieder aufgenommen.

Weitere natürliche Trypsin-Inhibitoren wurden in Ovomucoid und in Ascariden beobachtet. DELEZENNE[3] machte im Jahre 1903 auf den anti-tryptischen Effekt des *frischen Eiweißes* aufmerksam. Trotz wiederholten Versuchen gelang es bis heute nicht, diesen oder diese — möglicherweise handelt es sich um mehrere — Trypsin-Inhibitoren kristallin darzustellen. Die Lebensfähigkeit parasitischer Würmer in enzymreichem Darmsaft erregte seit jeher Erstaunen und gab zu mannigfachen Hypothesen Anlaß. WEINLAND[4] fand im Jahre 1903 ein proteolytisches „Anti-Enzym" in *Ascariden*. Diese Beobachtung wurde wiederholt bestätigt und es ist bekannt, daß Ascariden-Extrakte sowohl Pepsin wie Trypsin hemmen, nicht aber das pflanzliche Papain[5,6]. In den letzten Jahren kamen allerdings Zweifel auf, ob dieser Inhibitor wirklich in die hier besprochene Gruppe gehört.

Natürliche Trypsin-Inhibitoren kommen auch in Pflanzen, besonders in *Leguminosen*, vor. Im Laufe von Ernährungsversuchen wurde beobachtet, daß Sojabohnen einen wachstumshemmenden Einfluß haben. Gleichzeitig fanden HAM[7] und BOWMAN[8], daß dies möglicherweise auf die Anwesenheit eines hochaktiven Trypsin-Inhibitors zurückzuführen ist. Einige Jahre später gelang KUNITZ[9] die kristalline Darstellung dieses Inhibitors. In den letzten Jahren wurden, allerdings ohne Erfolg, Versuche unternommen, den kristallinen Sojabohnen-Inhibitor zur Behandlung der akuten Pankreasnekrose heranzuziehen.

v. Chymotrypsinogen und Chymotrypsin

Auch das zweite proteolytische Enzymsystem im Pankreas, das Chymotrypsin, liegt intracellulär in einer inaktiven Vorstufe, dem Chymotrypsinogen, vor. Das aktivierte Enzym unterscheidet sich vom Trypsin durch seine Fähigkeit, Casein zu spalten und Milch zu coagulieren, hat jedoch keine Wirkung auf die Blutgerinnung. NORTHROP und KUNITZ[10] gelang es, sowohl das Chymotrypsinogen,

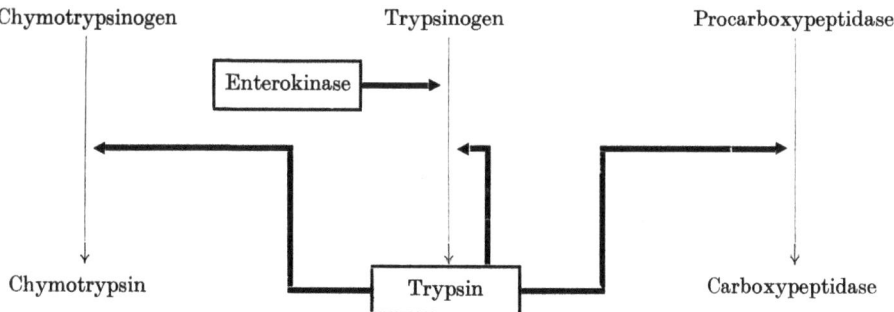

Abb. 110. Enzymatische Aktivierung der proteolytischen Pankreasenzyme

als auch das Chymotrypsin in kristalliner Form herzustellen und zu zeigen, daß es sich dabei um Eiweißkörper mit einem Molekulargewicht um 40000 handelt. Die Aktivierung des Chymotrypsinogens erfolgt direkt durch Trypsin oder

---

[1] FUJIMOTO, B.: J. Immunol. **3**, 51 (1918).
[2] ASTRUP, T., u. I. STERNDORFF: Scand. J. clin. Lab. Invest. **7**, 239 (1955).
[3] DELEZENNE, C., u. E. PZERSKI: C. R. Soc. Biol. (Paris) **55**, 935 (1903).
[4] WEINLAND, E.: Z. Biol. **44**, 1 (1903).
[5] MENDEL, L. B., u. A. F. BLOOD: J. biol. Chem. **8**, 177 (1910).
[6] COLLIER, H. B.: Canad. J. Res. **19** B, 91 (1941).
[7] HAM, W. E., u. R. M. SANDSTEDT: J. biol. Chem. **154**, 505 (1944).
[8] BOWMAN, D. E.: Proc. Soc. exp. Biol. (N. Y.) **57**, 139 (1944).
[9] KUNITZ, M.: J. gen. Physiol. **30**, 291 (1947).
[10] KUNITZ, M., u. J. H. NORTHROP: J. gen. Physiol. **18**, 433 (1935).

indirekt durch Trypsinogen + Enterokinase (Abb. 119). Eine spontane Umwandlung und eine spezifische Kinase wurden für dieses Enzym nicht beobachtet. Auch beim Chymotrypsinogen wird die Aktivierung am besten durch die Annahme einer Aufspaltung einzelner Peptidketten erklärt.

Vi. Carboxypeptidase

Die Exopeptidasen des Pankreassaftes wurden in der älteren Literatur oft zusammenfassend als Erepsin bezeichnet. WALDSCHMIDT-LEITZ et al.[1] glaubten, im Pankreas fünf verschiedene Peptidasen unterscheiden zu können: eine Proteinase (identisch mit Chymotrypsin), eine Aminopeptidase, eine Dipeptidase, eine Prokinase und die Carboxypeptidase. Die Untersuchungen von LEBRETON[2] zeigten jedoch, daß Amino- und Dipeptidasen nicht im Pankreassaft vorkommen, sondern daß es sich dabei um intracelluläre Enzyme handelte. Das einzige Enzym dieser Gruppe, das sicher im Pankreassaft ausgeschieden wird, ist die Carboxypeptidase. ANSON[3] gelang die Kristallisierung dieser Peptidase. Auch dieses Enzym kommt im Pankreas in einer inaktiven Vorstufe, als Pro-Carboxypeptidase vor und wird ausschließlich durch Trypsin aktiviert (Abb. 110). Vor kurzem wurde noch eine weitere Peptidase, eine Kollagenase, im Pankreassaft nachgewiesen[4].

b) Kohlenhydrat- und fettspaltende Enzyme

i. α-Amylase

LEUCHS demonstrierte bereits im Jahre 1831 das Vorkommen einer stärkespaltenden Substanz im menschlichen Speichel, und wenige Jahre später wies BOUCHARDAT[5] ein analoges Prinzip im menschlichen Pankreassaft nach. Anno 1862 gelang es DANILEWSKI durch Adsorption die Pankreas-Amylase vom Trypsin zu trennen. Eine weitere Erforschung der Biochemie dieser Enzyme wurde durch das Fehlen exakter Vorstellungen über die Struktur ihrer Substrate, der Polysaccharide, verunmöglicht. Die Forschung wandte sich von den tierischen Polysaccharasen ab und konzentrierte sich auf das Studium ähnlicher Enzyme in Pflanzen und Mikroorganismen. Erst nach eingehender Strukturanalyse der einzelnen in der Natur vorkommenden Polysaccharide durch MEYER und seine Mitarbeiter[6] wurde es möglich, das Studium der tierischen Amylasen wieder aufzunehmen. Von den beiden Amylase-Typen, die auf Grund ihrer Substrat- und Wirkungsspezifität unterschieden werden können, ist es nur die α-Amylase, die uns hier interessiert, denn die β-Amylase wurde bis jetzt noch nie in tierischem Gewebe nachgewiesen. Die tierischen oder α-Amylasen werden auch als Endoamylasen bezeichnet und spalten ausschließlich die β-glykosidischen 1,4-Bindungen (Abb. 39) der Stärke und des Glykogens. Vor einigen Jahren gelang es MEYER et al., die α-Amylase des Schweinepankreas[7], des menschlichen Pankreas[8] und des menschlichen Speichels[9] in kristalliner Form darzustellen. Es zeigte sich, daß die beiden menschlichen Enzyme identisch sind, daß sich aber das Schweineenzym in mancher Hinsicht von ihnen differenzieren läßt. Im Gegen-

[1] WALDSCHMIDT-LEITZ, E., u. J. WALDSCHMIDT-GRASER: Z. physiol. Chem. 166, 247 (1927).

[2] LEBRETON, E., u. F. MOCOROA: C. R. Acad. Sci. (Paris) 192, 1492 (1931).

[3] ANSON, M. L.: J. gen. Physiol. 20, 663 (1937).

[4] ZIFFREN, S. E., u. R. T. HOSIE: Proc. Soc. exp. Biol. (N. Y.) 90, 650 (1955).

[5] BOUCHARDAT, G., u. SANDRAS: C. R. Soc. Biol. (Paris) 20, 143, 1085 (1845).

[6] MEYER, K. H.: Angew. Chem. 63, 153 (1951); Experientia (Basel) 8, 405 (1952).

[7] MEYER, K. H., E. H. FISCHER u. P. BERNFELD: Experientia (Basel) 2, 362 (1946).

[8] MEYER, K. H., et al.: Helv. chim. Acta 31, 2158 (1948).

[9] MEYER, K. H., et al.: Arch. Biochem. 18, 203 (1948).

satz zu den proteolytischen Enzymen kommt die β-Amylase bereits intracellulär in aktiver Form vor. Ihre Wirksamkeit ist ganz außerordentlich, vermag das Enzym doch innerhalb 30 min 200000mal sein eigenes Gewicht an Substrat abzubauen.

ii. Lipase

Bereits im Jahre 1856 demonstrierte CLAUDE BERNARD[1] die Fähigkeit des Pankreassaftes, Fette zu spalten. Der Ausdruck Lipase wurde zuerst von HANRIOT[2] für ein im Blutserum vorkommendes tributyrinspaltendes Enzym verwendet. Dem allgemeinen Gebrauch folgend verwenden wir den Begriff Lipase ausschließlich für jene Enzyme, die vorwiegend langkettige Fettsäure-Ester spalten. Auf die Abgrenzung dieser Enzyme von den übrigen Esterasen kommen wir auf S. 502 zurück. Lipasen können mit chemischen oder histochemischen Methoden[3] in den meisten Organen und Geweben nachgewiesen werden. Das Pankreas ist aber das weitaus enzymreichste Organ. Ältere Autoren vertraten gelegentlich die Ansicht, daß auch dieses Enzym intracellulär als eine inaktive Prolipase abgelagert ist. Für eine solche Auffassung liegen aber keine Unterlagen vor und mit histochemischen Methoden läßt sich deutlich zeigen, daß das Enzym bereits in der Zelle aktiv vorliegt. Nur etwa 1% der Pankreaslipase ist in leicht löslicher Form vorhanden (als Lysoenzym), der Rest ist an Zellstrukturen gebunden (Desmoenzym)[4]. Nach histochemischen Untersuchungen ist das Enzym in den Sekretkörnern oder Zymogengranula lokalisiert[5].

c) Parallelsekretion und adaptive Enzymsynthese

Die Enzymadaptation oder Induktion spielt in der modernen biologischen Enzymologie eine bedeutungsvolle Rolle, liegt doch hier einer jener Mechanismen vor, die dem Organismus das Gepräge des Lebenden und Anpassungsfähigen geben. Leider wird der Begriff der Enzymadaptation beim Pankreas für zwei grundsätzlich verschiedene Vorgänge gebraucht, von denen aber nur der eine einer echten Enzymadaptation entspricht. WALTHER[6] im Laboratorium von PAVLOV berichtete seinerzeit, daß nach Einbringen eines bestimmten Enzymsubstrates, etwa Glykogen, in das Duodenum eines Hundes das entsprechende Enzym, hier die α-Amylase, in vermehrtem Maße sezerniert wird. Diese Beobachtung wurde aber bald von PAVLOVs Gruppe selbst zurückgezogen, und in zahlreichen Experimenten wurde seither immer wieder gezeigt, daß jeder Stimulus, der überhaupt zu einer Sekretsteigerung Anlaß gibt, zu einer parallelen Sekretionszunahme aller Enzyme führt[7]. Dieser Vorgang wird im allgemeinen als die ,,*Regel von der Parallelsekretion der Pankreasenzyme*`` bezeichnet. Physiologisch besagt die Regel einfach, daß die Zelle auf jeden beliebigen Sekretionsreiz alle gespeicherten Enzyme ausschüttet. Abbildung 111 illustriert dieses Verhalten nach Sekretinreizung beim Menschen. Die Regel von der Parallelsekretion wird heute meist widerspruchslos angenommen, doch werden gelegentlich klinische Beobachtungen gemacht, die gegen ihre Gültigkeit unter pathologischen Verhältnissen sprechen[8,9].

---

[1] BERNARD, C.: Mémoires sur le pancréas. Paris Baillère 1856.
[2] HANRIOT, M.: C. R. Soc. Biol. (Paris) **48**, 925 (1896).
[3] RICHTERICH, R.: Acta anat. (Basel) **14**, 263 (1952) *(Uer.)*.
[4] BAMANN, E., u. P. LAEVERENZ: Z. physiol. Chem. **223**, 1 (1934).
[5] RICHTERICH, R.: Acta anat. (Basel) **14**, 342 (1952).
[6] WALTHER, A. A.: Zit. BABKIN[7].
[7] BABKIN, B. P.: Secretory Mechanism of the Digestive Glands. 2. Aufl. New York, N. Y.: Hoeber-Harper 1950 *(M.)*.
[8] LAGERLÖF, H. O.: Acta med. scand., Suppl. **128** (1942).
[9] CHRISTIANSEN, T.: Kliniske Studier over den Digestive Duodenalsaftsekretionen. Copenhagen: Levin & Munksgaard 1933.

In der Pankreasdiagnostik bürgerte sich auf dieser Basis die Regel ein, nur ein Enzym zu analysieren; es sei aber betont, daß eine selektive Schädigung der Synthese eines einzigen Enzymes bei gewissen Pankreaskrankheiten durchaus möglich ist.

Neben diesen Beobachtungen über die Parallelsekretion der Pankreasenzyme müssen wir einige Untersuchungen erwähnen, die dafür sprechen, daß sich die pankreatischen Enzyme auch *adaptieren* können. Die älteste Beobachtung dieser

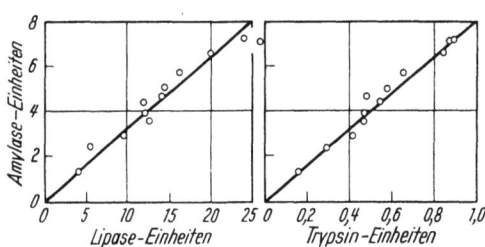

Abb. 111. Korrelation zwischen der Sekretion von α-Amylase und Lipase, und α-Amylase und Trypsin beim Menschen (nach LAGERLÖF[3])

Art machten BACH und LOVAS[1], die im Pankreas von gemästeten Schweinen eine deutlich höhere Lipase-Konzentration nachwiesen, als in der Bauchspeicheldrüse von nicht-gemästeten Tieren. GROSSMANN et al.[2] fanden bei Ratten eine Zunahme der Konzentration der Pankreas-Amylase und einen Abfall der Trypsin-Konzentration nach wochenlanger Fütterung einer kohlenhydratreichen Diät. Nach eiweißreicher Ernährung stieg die Trypsin- und Lipase-Konzentration an, während die Amylase-Menge abfiel. Nach Fettverfütterung mit einem Zusatz von nur 10% Eiweiß atrophierte das Pankreas und die Aktivität aller Enzyme nahm ab. Neueren Datums sind die Untersuchungen einer kanadischen Forschergruppe[4, 5]. Diese fanden bei kohlenhydratreicher Ernährung von Ratten einen signifikanten Anstieg der Konzentration der Pankreas- und Darm-Amylase (Tab. 129). Eiweißreiche Ernährung führte zu einem Absinken der Plasma- und Depotfett-Amylase. Diese letzte Beobachtung ließ die Vermutung aufkommen, daß hier möglicherweise eine der Quellen der Plasma-Amylase vorliegt.

Tabelle 129. *Einfluß verschiedener Diäten auf die α-Amylase-Konzentration verschiedener Organe und Gewebe* (nach WIBERG und TUBA[5]).
Signifikante Veränderungen (p < 0,01) wurden eingerahmt

Diät	Enzymkonzentration				
	Plasma	Parotis	Pankreas	Darmmucosa	Depotfett
Normal	60	124000	51300	437	26
Sucrosereich . . .	60	118000	**77600**	**653**	20
Stärkereich . . .	63	118000	**90000**	**824**	22
Proteinreich . . .	52	103000	52300	324	9
Fettreich	**67**	**107000**	57000	**848**	**76**

d) Sekretorische Aufgabe des Gangsystems

Während heute mit Sicherheit feststeht, daß den Ausführgängen der Speicheldrüsen eine spezifische sekretorische Funktion zukommt und wir kürzlich den

[1] BACH, E., u. L. LOVAS: Biochem. Z. **245**, 345 (1932).
[2] GROSSMANN, M. I., H. GREENGARD u. A. C. IVY: Amer. J. Physiol. **138**, 676 (1942/43).
[3] LAGERLÖF, H. O.: Acta med. scand. Suppl. **128** (1943).
[4] WIBERG, G. S., u. J. TUBA: Canad. J. Biochem. Physiol. **33**, 46 (1955).
[5] WIBERG, G. S., u. J. TUBA: Canad. J. Biochem. Physiol. **33**, 817 (1955).

Nachweis erbrachten[1], daß auch die Sammelrohre in der Niere funktionell differenziert sind, so liegen bei den Ausführgängen des Pankreas noch nicht genügend Unterlagen vor, um auch ihnen mit Sicherheit eine sekretorische Aufgabe zuzuschreiben. Dennoch ist die Frage, ob auch im Pankreas den Gangzellen spezifische Aufgaben zuzuordnen sind, von Wichtigkeit. Möglicherweise ließe sich auf solchen Beobachtungen ein Funktionstest entwickeln, der eine getrennte Erfassung von primären Störungen der Acinus- oder Gangzellen erlaubt. Die folgenden Einzelbeobachtungen sprechen dafür, daß diese beiden morphologischen Strukturen funktionell differenziert sind:

BABKIN[2] wies schon im Jahre 1904 nach, daß die Gangzellen Mucin sezernieren. Derselbe Autor beschrieb auch feine Sekretgranula in den Gangzellen des Hundes und HORNING[3] später in denjenigen des Meerschweinchens. Bereits an anderer Stelle wurde angeführt, daß die Synthese und Sekretion der alkalischen Phosphatase wahrscheinlich in den Gang- und nicht in den Drüsenzellen erfolgt. Bei alloxandiabetischen Hunden kommt es zu einer Vacuolenbildung in den Gangzellen[4]. GROSSMANN und IVY[5] beobachteten beim Studium der Sekretionsvorgänge in solchen Hunden, daß die ekbolische Sekretion nach Pankreozym nicht gehemmt, der Secretineffekt jedoch stark abgeschwächt ist. Schließlich kommt es bei der chronischen Pankreatitis beim Menschen nicht selten zu einer Dissoziation der Pankreasfunktion[6, 7], indem entweder vorwiegend die Enzymausscheidung oder aber die Volum- und Bicarbonatexkretion eingeschränkt ist.

Es ist daher unwahrscheinlich, daß es sich bei den Sammelrohren um einfache Kanäle handelt, die das Pankreassekret in das Duodenum leiten. Wir glauben, daß es eine eigentliche „Dissoziation der Pankreassekretion" gibt und daß einerseits die Enzyme in den Acinuszellen, das Wasser, der Mucus, die alkalische Phosphatase und das Bicarbonat andererseits in den Gangzellen sezerniert werden (Tab. 130, Abb. 112).

Tabelle 130. *Dissoziation der Pankreasfunktionen*

| Struktur | Histochemische Beobachtungen | | | Stimulus | | Sekret |
	Ribonucleinsäuren	Lipase	Alkalische Phosphatase	hormonal	neural	
Acinuszellen	$+++$	$+++$	$+$	Pankreozym	Vagus	Amylase, Lipase, Trypsinogen, Chymotrypsinogen, Procarboxypeptidase, Wasser
Gangzellen	$+$	$+$	$+++$	Secretin	?	Mucoproteine, alkalische Phosphatase, Bicarbonat, Wasser

e) Bicarbonatsekretion und Carbonat-Anhydratase

i. Ältere Beobachtungen über die Bicarbonatsekretion

Der Mechanismus der Bicarbonatbildung und Sekretion in den Pankreaszellen wurde in den letzten Jahren eingehend analysiert. A priori könnte das sezernierte Bicarbonat durch einen der folgenden drei Mechanismen bereitgestellt werden: durch die intracelluläre Produktion von CO_2, durch direkte Ausscheidung von

[1] RICHTERICH, R., L. GOLDSTEIN u. EARL H. DEARBORN: Nature (Lond.) **178**, 698 (1956).
[2] BABKIN, B. P.: Secretory Mechanism of the Digestive glands. 2nd edition. New York N. Y.: Hoeber-Harper 1950 *(M.)*.
[3] HORNING, E. S.: Austral. J. exp. Biol. med. Sci. **2**, 135 (1925).
[4] GOLDNER, M. G., u. G. GOMORI: Endocrinology **33**, 297 (1943).
[5] GROSSMANN, M. I., u. A. C. IVY: Proc. Soc. exp. Biol. (N. Y.) **63**, 62 (1946).
[6] DREILING, D. A., u. F. HOLLANDER: Gastroenterology **15**, 620 (1950).
[7] FRIEDMAN, M. H. F., u. W. J. SNAPE: Gastroenterology **15**, 296 (1950).

Plasma-Bicarbonat und durch die intracelluläre Umwandlung von Plasma-Kohlendioxyd in Bicarbonat und anschließender Exkretion.

Es ist seit einiger Zeit bekannt, daß wäßrige Pankreasextrakte besonders im Ruhezustand eine saure Reaktion (p_H 6,4) aufweisen. Aus dieser Beobachtung schlossen HAMMARSTEN und JORPES[1], daß das Bicarbonat durch intracelluläre Oxydationsvorgänge gebildet wird. Andererseits fand aber STILL[2], durch Analyse

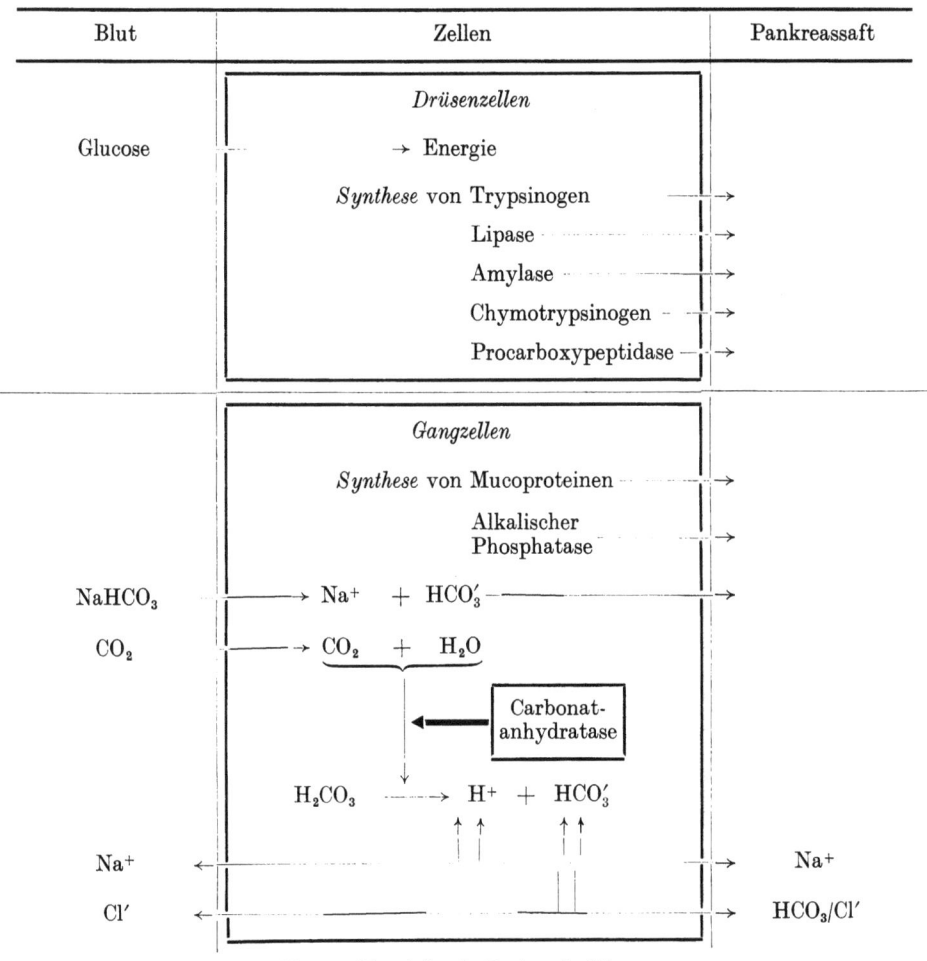

Abb. 112. Dissoziation der Pankreasfunktionen

der arterio-venösen Differenz des Pankreasblutes während der Sekretion, daß eine ansehnliche Menge des Plasma-Kohlendioxydes verschwindet. Eine weitgehende Abklärung dieses Problemes gelang durch Untersuchungen mit radioaktiv markiertem Bicarbonat. BALL et al.[3] fanden beim Hund, daß nach der intravenösen Verabreichung von markiertem Bicarbonat in kurzer Zeit im Pankreas eine Konzentration auf das 4—5fache erfolgte und das Bicarbonat im Pankreassaft ausgeschieden wurde. Nach ihren Bestimmungen stammen etwa 80% des sezernierten Bicarbonates aus dem Blut und nur etwa 20% werden in den Pankreaszellen metabolisch produziert.

[1] HAMMARSTEN, E., u. E. JORPES: Acta med. scand. 68, 205 (1928).
[2] STILL, E. U., A. L. BENNETT u. V. B. SCOTT: Amer. J. Physiol. 106, 509 (1933).
[3] BALL, E. G., et al.: J. biol. Chem. 140, 119 (1941).

ii. Bedeutung der Carbonat-Anhydratase im Pankreas[1]

Das Enzym Carbonat-Anhydratase katalysiert den ersten Schritt der auf Abb. 112a dargestellten Reaktion; der zweite erfolgt spontan. VAN GOOR[2] wies bereits im Jahre 1937 nach, daß das Pankreas besonders reich an diesem Enzym ist und postulierte, daß dieses bei der Bicarbonatsekretion eine Rolle spiele. Ein direkter Beweis für diese Hypothese war jedoch damals nicht möglich. Beim Aufkommen der Sulfonamide, bekanntlich Inhibitoren der Carbonat-Anhydratase, versuchten TUCKER und BALL[3] durch die Gabe dieses Hemmstoffes die Bicarbonat-sekretion zu unterbrechen. Dieser Versuch mißlang jedoch, und eine Beteiligung der Carbonat-Anhydratase an der Konzentrierung des Bicarbonates wurde in der Folge abgelehnt.

Die Situation änderte sich, als ein neuer Inhibitor der Carbonat-Anhydratase, das 2-Acetylamino-1,3,4-thiadiazol-5-sulfonamid (Diamox) entwickelt wurde[4]. Dieser Hemmkörper ist 400mal aktiver als die Sulfonamide. Bisher wurden aber erst vereinzelte Untersuchungen über die Wirkung dieses Enzyminhibitors auf die Bicarbonatsekretion des Pankreas durchgeführt. JANOWITZ[5] wies als erster beim Hund nach, daß die Sekretion nach Histaminreiz durch Diamox beinahe vollständig aufgehoben wird. Nach BIRNBAUM und HOLLANDER[6] hemmt dieser Inhibitor beim Hund die Volumsekretion um etwa 95% und die Bicarbonatsekretion um 97%. Vor kurzem veröffentlichten DREILING et al.[7, 8] die Resultate ihrer Untersuchungen über die Wirkung des Diamox auf die Pankreassekretion beim Menschen. Auf Abb. 113 wurde die durchschnittliche Elektrolytkonzentration des Pankreassaftes bei 18 Individuen nach der Verabreichung von Sekretin und Diamox dargestellt.

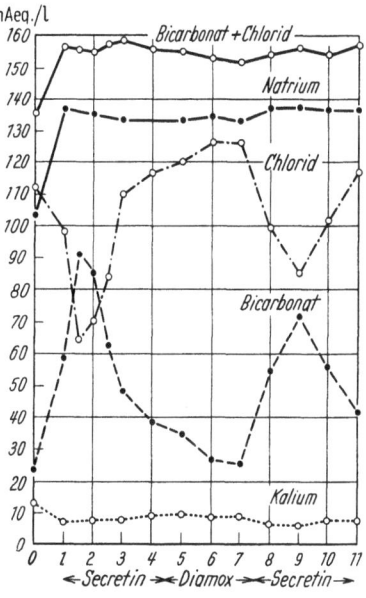

Abb. 113. Wirkung von Secretin und Diamox auf die Chlorid- und Bicarbonationen-Sekretion im menschlichen Pankreas. Durchschnittswerte von 18 Individuen (nach DREILING und JANOWITZ[8])

Aus diesen wichtigen Beobachtungen geht hervor, daß die Bicarbonatsekretion durch Diamox stark gehemmt wird. Nach diesen neueren Untersuchungen besteht wenig Zweifel, daß die Carbonat-Anhydratase an der Konzentrierung des Bicarbonates und dessen Transport durch die Zelle beteiligt ist. Der genaue Angriffspunkt des Enzymes ist aber noch nicht abgeklärt.

B. Funktionelle Pankreas-Diagnostik[9]

a) Einleitung

Die physiologische Bedeutung des Pankreas liegt in der Produktion und Sekretion von Verdauungsenzymen spezifischen Charakters und damit im Abbau

[1] GOOR, H. VAN: Enzymologia **13**, 73 (1948/49) *(Uer.)*.
[2] GOOR, H. VAN: Arch. int. Physiol. **45**, 491 (1937).
[3] TUCKER, H. F., u. E. G. BALL: J. biol. Chem. **139**, 71 (1941).
[4] ROBLIN, R. O.: J. Amer. chem. Soc. **72**, 4890 (1950).
[5] JANOWITZ, H. D., H. COLCHER u. F. HOLLANDER: Amer. J. Physiol. **171**, 325 (1952).
[6] BIRNBAUM, D., u. F. HOLLANDER: Amer. J. Physiol. **174**, 191 (1953).
[7] DREILING, D. A., H. D. JANOWITZ u. M. HALPERN: Gastroenterology **29**, 262 (1955).
[8] DREILING, D. A., u. H. D. JANOWITZ: Gastroenterology **30**, 382 (1956).
[9] Siehe Fußnote 1 u. 2 auf S. 488.

der Nahrungsmittel zu einer resorptionsfähigen Stufe. Eine funktionelle Diagnostik dieses Organes wird sich daher in erster Linie auf einen direkten Nachweis der Enzyme konzentrieren. Da nach dem Prinzip der *exogen-endogenen Partition* oder Divergenz die Pankreasfermente auch in den extracellulären Raum übertreten, so können diese im Plasma, Urin, Transsudaten, Pankreassaft oder Stuhl nachgewiesen werden. Die Auswahl des günstigsten Untersuchungsmateriales richtet sich nach individuellen Umständen. Alle diese Verfahren fassen wir unter dem Begriff der „Direkten Enzymnachweise" zusammen. Neben diesen direkten Verfahren werden in den letzten Jahren mit zunehmender Häufigkeit auch indirekte Methoden herangezogen. Durch Belastung mit Kohlenhydraten, Eiweißen oder Fetten und anschließendem Nachweis der Resorptionsprodukte im Blut kann die Enzymaktivität in vivo gemessen und indirekt Aufschluß über die synthetische und sekretorische Leistung des Pankreas erhalten werden. Eine zusammenfassende Einteilung der heute gebräuchlichen Methoden der Pankreasdiagnostik folgt auf Tab. 131.

Tabelle 131. *Methoden der funktionellen Pankreasdiagnostik* [1,2]

I. In vitro-Bestimmung der Enzym-Konzentration
  a) Plasma
     1. Direkt: Amylase, Lipase, Anti-Thrombin
     2. Nach Provokation: Amylase, Lipase, Anti-Thrombin
  b) Urin
     Direkt: Amylase, Lipase
  c) Duodenalsaft
     1. Nüchternsekret: Wasser, Bicarbonat, Amylase, Lipase, Trypsin
     2. Nach Reiz (Äther, Secretin, Mecholyl): Wasser, Bicarbonat, Amylase, Lipase, Trypsin
  d) Stuhl
     Direkt: Trypsin, Amylase, Lipase
  e) Exsudate (Pleura, Peritoneum)
     Direkt: Amylase, Lipase

II. In vivo-Bestimmung der Enzym-Aktivität
  a) Stuhl
     1. Direkt: Makroskopische und mikroskopische Untersuchung, Fett- und Stickstoffanalysen
     2. Indirekt: nach Belastung mit Fett: Fett- und Stickstoffanalysen
  b) Plasma
     1. Orale Kohlenhydratbelastung
     2. Orale Fettbelastung
     3. Orale Eiweißbelastung

b) Biologie und Pathologie der α-Amylase

i. α-Amylasen und glykogenolytische Enzyme

Der Abbau von Glykogen zu Glucose kann im tierischen Organismus auf zwei völlig verschiedenen Wegen erfolgen: direkt durch die hydrolytische Wirkung der α-Amylasen und indirekt über die einzelnen Zwischenstufen der Glykogenolyse (vgl. S. 145). Durch einfache Inkubation von Organhomogenaten mit Glykogen und Nachweis der dabei auftretenden Zucker kann nicht entschieden werden, welcher dieser

---

[1] *M.:* LAGERLÖF, H.: Pancreatic Function and Pancreatic Disease. New York, N. Y.: McMillan 1942. — BAUMAN, L.: The Diagnosis of Pancreatic Disease. Philadelphia, Pa.: Lippincott 1949.
[2] *Uer.:* MACHELLA, T. E.: J. Amer. Geriat. Soc. 1, 311 (1953). — DREILING, D. A., u. H. D. JANOWITZ: Advanc. intern. Med. 7, 65 (1955). — DREILING, D. A., u. H. D. JANOWITZ: Amer. J. Med. 21, 98 (1956).

beiden Wege beschritten wird. Es darf daher auf Grund solcher einfacher Versuche nicht auf die Existenz von α-Amylasen in Organen oder Geweben geschlossen werden, da dieselbe Reaktion auch durch die ubiquitär vorkommenden glykogenolytischen Enzyme vorgetäuscht werden kann[1]. Die beiden einzigen tierischen Organe, in denen zweifellos α-Amylasen vorkommen, sind die Speicheldrüsen und das Pankreas. SOMOGYI[2] erbrachte den Nachweis der Existenz der α-Amylasen in diesen beiden Organen durch sorgfältige enzymologische Analysen. Beweisend waren jedoch erst die Arbeiten von MEYER[3-5], der das Enzym aus Speicheldrüsen und Pankreas in kristalliner Form darstellen konnte. Diese Untersuchungen zeigten auch, daß die beiden Enzyme in biochemischer Hinsicht identisch sind.

Außer im Pankreas und den Speicheldrüsen kommen α-Amylasen in allen extracellulären Flüssigkeiten vor (S. 117). An jener Stelle machten wir das relativ niedrige Molekulargewicht der α-Amylasen für ihre Penetration in den gesamten extracellulären Raum verantwortlich. Auf Grund von Untersuchungen über die Aktivierungsenergie des Enzymes in Urin, Duodenalsaft, Speichel und Plasma ist wahrscheinlich, daß alle diese α-Amylasen beim Menschen identisch sind[6].

Die Literatur über das Vorkommen von α-Amylasen in anderen Organen und Geweben ist groß[7-9], aber widersprechend. WIBERG und TUBA[10] gaben kürzlich

Tabelle 132. *Gebräuchliche Methoden des α-Amylase-Nachweises im Plasma* (nach GOMORI[11])

Autor, Jahr	Plasma ml	Inkubationsdauer	Definition der Einheit	Normalwerte
I. Jodstärke-Methoden				
SOMOGYI, 1938[12], ...	1	5 min +		5—10 min
HUGGINS and RUSSELL, 1948[13] .	1	1 Std.	1 mg/ml	9—35
ZINKER und REITHEL, 1949[14] . .	0,5	5 min	0,01 mg/min/ml	27
SMITH und ROE, 1949[15]	1	30 min	10 mg/100 ml	25—136
VAN LOON et al., 1952[16]	0,1	15 min	5 mg/100 ml	60—100
II. Nachweis des Zuckers				
SOMOGYI, 1934/35[17]	1	30 min	1 mg/100 ml	80—180
KIBRICK et al., 1951[18]	0,5	30 min	3 mg/100 ml	34—100
SOBEL und MYERS, 1953[19] . . .	0,2	15 min	1,5 mg/100 ml	30—240

eine Zusammenfassung der älteren Untersuchungen und veröffentlichten auch eine Reihe von Analysen von Rattenorganen (Tab. 129) Weitaus am aktivsten

[1] COLOWICK, S. P., G. T. CORI u. M. W. SLEIN: J. biol. Chem. **168**, 583 (1947).

[2] SOMOGYI, M.: J. biol. Chem. **134**, 301 (1940).

[3] MEYER, K. H., E. H. FISCHER u. P. BERNFELD: Experientia (Basel) **2**, 362 (1946).

[4] MEYER, K. H., et al.: Helv. chim. Acta **31**, 2158 (1948).

[5] MEYER, K. H., et al.: Arch. biochem. **18**, 203 (1948).

[6] KOVACS, L., u. J. TUBA: Canad. J. Biochem. Physiol. **34**, 6 (1956).

[7] COHEN, S. J.: Amer. J. Physiol. **69**, 125 (1924).

[8] ROE, J. H., B. W. SMITH u. C. R. TREADWELL: Proc. Soc. exp. Biol. (N. Y.) **87**, 79 (1954).

[9] SCHARLES, F. H., P. D. ROBB u. W. T. SALTER: Amer. J. Physiol. **111**, 130 (1935).

[10] WIBERG, G. S., u. J. TUBA: Canad. J. Biochem. Physiol. **33**, 817 (1955).

[11] GOMORI, G.: Amer. J. clin. Path. **24**, 99 (1954).

[12] SOMOGYI, M.: J. biol. Chem. **125**, 399 (1938).

[13] HUGGINS, C., u. P. S. RUSSELL: Ann. Surg. **128**, 668 (1948).

[14] ZINKER, E. P., u. F. J. REITHEL: J. Lab. clin. Med. **34**, 1312 (1949).

[15] SMITH, B. W., u. J. H. ROE: J. biol. Chem. **179**, 53 (1949).

[16] LOON, E. J. VAN, M. R. LIKINS u. A. J. SEGER: Amer. J. clin. Path. **22**, 1134 (1952).

[17] SOMOGYI, M.: Proc. Soc. exp. Biol. (N. Y.) **32**, 538 (1934/35).

[18] KIBRICK, A. C., H. E. ROGERS u. S. SKUPP: J. biol. Chem. **190**, 107 (1951).

[19] SOBEL, H., u. S. M. MYERS: J. Lab. clin. Med. **41**, 655 (1953).

waren die Parotis und das Pankreas. An dritter Stelle folgte die Darmmucosa, doch beruhte der Glykogenabbau in diesem Organ möglicherweise auf dem Vorliegen glykogenolytischer Enzyme. Dasselbe gilt auch für das Enzym des perirenalen Fettgewebes. Auffallend gering war die Enzymkonzentration in Leber und Muskulatur.

ii. Ursprung der Plasma-Amylase im Pankreas

Beeindruckt vom außerordentlichen Amylasegehalt des Pankreas nahmen zahlreiche Forscher a priori an, daß diese Drüse die Bildungsstätte des Plasmaenzymes sein müsse[1]. Als Beweismaterial für diese Auffassung können die folgenden Beobachtungen gelten:

1. WOHLGEMUTH und NOGUCHI[2] und nach ihnen eine Reihe anderer Forscher[3-5] zeigten auf überzeugende Weise, daß Pankreas-Trauma sowohl im Tierversuch als auch beim Menschen zu einer Pankreatitis führt. Diese traumatische Pankreatitis ist regelmäßig von einem parallel zur Ausdehnung verlaufenden Anstieg der Amylase-Konzentration im Plasma gefolgt.

2. In unzähligen Experimenten und auf etwa 20 verschiedene Arten wurden im Tierversuch Pankreatitiden erzeugt. Dabei kam es mit großer Regelmäßigkeit zu einem Anstieg der Konzentration des Plasma-Enzymes. Im allgemeinen steigt die Plasma-Konzentration während etwa 3 Tagen kontinuierlich an, um anschließend wieder zur Norm abzusinken[6-13].

3. Nach Ligatur des Pankreasganges, selbst bei Vermeidung eines Pankreastraumas, steigt die Amylase-Konzentration im Plasma zunächst an[1], um während der folgenden Atrophie der Drüse wieder zur Norm abzufallen[6-10, 14].

4. Die Verabreichung von Actyl-β-methylcholin genügt, um beim Hund einen vorübergehenden Anstieg der Plasma-Amylase-Konzentration zu provozieren[10]. Als Mechanismus dieser Enzymentweichung wird ein Spasmus der Gangmuskulatur angenommen, der zu einer Rückstauung und Enzymauspressung führt. Ähnliche Befunde wurden bei Cholangiographien beim Menschen erhoben.

Aus diesen Beobachtungen geht eindeutig hervor, daß die Pankreas-Amylase bei den verschiedensten Pankreasschädigungen ins Blut übertritt. Dies überrascht nicht, handelt es sich doch um ein relativ niedrigmolekulares Enzym vom Albumintyp, das leicht den Weg aus dem intracellulären in den extracellulären Raum und schließlich in den Blutstrom findet. Es stellt sich nun aber die Frage, ob das Pankreasenzym auch unter physiologischen Verhältnissen ins Blut übertritt. Dies ist außerordentlich wahrscheinlich, treten doch alle exogen sezernierten Enzyme im Magen und in der Prostata nach dem Prinzip der „exogen-endogenen Partition" auch in den extracellulären Raum über.

Daß das Pankreas aber nicht der einzige Ursprungsort der Serum-Amylase sein kann, geht aus den folgenden Beobachtungen hervor:

[1] SCHLESINGER, W.: Dtsch. med. Wschr. **1908**, 593.

[2] WOHLGEMUTH, J., u. Y. NOGUCHI: Berl. klin. Wschr. **1912**, 1069.

[3] McCLURE, C. W., u. J. H. PRATT: Arch. intern. Med. **19**, 568 (1917).

[4] ZUCKER, T. F., P. G. NEWBURGER u. B. N. BERG: Amer. J. Physiol. **102**, 209 (1932).

[5] McCAUGHAN, J. M.: Surg. Gynec. Obstet. **59**, 598 (1934).

[6] CLERC, A., u. M. LOEPER: C. R. Soc. Biol. (Paris) **66**, 871 (1909).

[7] GOULD, L. K., u. A. J. CARLSON: Amer. J. Physiol. **29**, 165 (1911).

[8] CLERC, A., u. M. LOEPER: C. R. Soc. Biol. (Paris) **66**, 871 (1909).

[9] GRAY, S. H., u. M. SOMOGYI: Proc. Soc. exp. Biol. (N. Y.) **36**, 253 (1937).

[10] FRIEDMAN, I., u. W. R. THOMPSON: Ann. Surg. **104**, 388 (1936).

[11] ELMAN, R.: Ann. Surg. **105**, 379 (1937).

[12] ZUCKER, T. F., P. G. NEWBURGER u. B. N. BERG: Amer. J. Physiol. **102**, 209 (1932).

[13] KING, C. E.: Amer. J. Physiol. **35**, 301 (1914).

[14] BRANCH, C. D., u. R. ZOLLINGER: Amer. J. Surg. **104**, 388 (1936).

Beim Hund kommt es nach Pankreatektomie regelmäßig zu einem Absinken der Konzentration der Plasma-Amylase[1-10]. Diese Beobachtung könnte im Sinne einer alleinigen Amylase-Produktion im Pankreas interpretiert werden. Wird die Plasma-Amylase-Konzentration jedoch über einen längeren Zeitraum verfolgt, so kehrt diese nach einigen Tagen annähernd[1-3] oder ganz zur Norm zurück[4-9]. Da eine Regeneration des Pankreas und aberrierendes Pankreasgewebe auszuschließen ist, so kann das Pankreas nicht die alleinige Quelle des Plasma-Enzymes sein.

Wir müssen daraus schließen, daß ein Teil der Plasma-Amylase zwar aus dem Pankreas stammt, daß dieses Organ aber nicht die einzige Enzymquelle ist.

iii. Ursprung der Plasma-Amylase in den Speicheldrüsen

Die Speicheldrüsen weisen nächst dem Pankreas die höchste Amylase-Konzentration auf. Es stellt sich daher die Frage, ob auch aus diesem Organ Amylasen in den Blutstrom gelangen. Diese Frage wird durch die folgenden Experimente im positiven Sinne beantwortet:

Bei akuten Entzündungen der Speicheldrüsen kommt es regelmäßig zu einem Anstieg der Enzymkonzentration im Plasma. Unterbindung des Parotisganges führt zu einem temporären Anstieg der Enzymaktivität im Plasma[11]. Der Beitrag der Parotis zur Plasma-Amylase-Konzentration ist aber sicher geringer als derjenige des Pankreas, denn erstens gibt es zahlreiche Species, darunter auch der Hund, die in den Speicheldrüsen keine Amylase zu bilden vermögen und dennoch eine ansehnliche Enzymkonzentration im Plasma aufweisen[12], und zweitens führt eine Exstirpation der Speicheldrüsen zu keiner Abnahme der Enzymaktivität des Plasmas[12]. Ein Teil der Plasma-Amylase stammt daher wahrscheinlich aus den Speicheldrüsen, doch dürfte deren Beitrag bedeutend geringer sein als derjenige des Pankreas.

iV. Andere Quellen der Plasma-Amylase

LEWIS und MASON[13], ZUCKER et al.[14] und SCHLESINGER[15] postulierten, daß die Amylase zwar ausschließlich im Pankreas und in den Speicheldrüsen gebildet wird, daß das Enzym jedoch in anderen Organen gespeichert werde und nach Drüsenexstirpation in den Blutstrom übertrete. Eine solche Deutung ist in Anbetracht der Raschheit der Enzymsynthese und renalen Elimination so unphysiologisch, daß sie kaum ernsthaft in Erwägung gezogen werden kann. Dasselbe gilt auch für die Annahme von COHEN[16], daß die Amylasen aus den Speicheldrüsen und dem Pankreas aus dem Darm rückresorbiert werden. ZUCKER et al.[14] zeigten im Tierversuch und HENNING[17] am Menschen, daß es bei Fistelträgern zu keinem Abfall des Plasma-Enzymes und nach Verfüttern von Amylase zu keinem Anstieg der Plasma-Konzentration kommt.

Das einzige Organ außer der Parotis und dem Pankreas, in dem wahrscheinlich noch α-Amylasen vorkommen, ist die *Skeletmuskulatur*. SOMOGYI[18], einer der besten Kenner des Amylase-Problemes glaubt daher, daß die Skeletmuskulatur noch am ehesten als dritte Enzymquelle in Frage kommen könnte.

[1] OTTEN, H., u. T. C. GALLOWAY: Amer. J. Physiol. **26**, 347 (1910).
[2] GOULD, L. K., u. A. J. CARLSON: Amer. J. Physiol. **29**, 165 (1911).
[3] ERVE, J. VAN DER: Amer. J. Physiol. **29**, 182, 466 (1911).
[4] SCHLESINGER, W.: Dtsch. med. Wschr. **1908**, 593.
[5] BRILL, I. C.: Arch. intern. Med. **34**, 542 (1924).
[6] REID, E., J. P. QUIGLEY u. V. C. MYERS: J. biol. Chem. **99**, 615 (1933).
[7] McCAUGHAN, J. M.: Surg. Gynec. Obstet. **59**, 598 (1934).
[8] BRANCH, C. D., u. R. ZOLLINGER: Amer. J. Surg. **104**, 388 (1936).
[9] BAINBRIDGE, F. A., u. A. P. BEDDARD: Biochem. J. **2**, 89 (1907).
[10] OTTEN, H., u. T. C. GALLOWAY: Amer. J. Physiol. **26**, 347 (1910).
[11] POLACCO, E., u. A. MIDANA: Arch. Soc. ital. Chir. **35**, 654 (1929).
[12] KING, C. E.: Amer. J. Physiol. **35**, 301 (1914).
[13] LEWIS, D. S., u. F. H. MASON: J. biol. Chem. **44**, 455 (1920).
[14] ZUCKER, T. F., P. G. NEWBURGER u. B. N. BERG: Amer. J. Physiol. **102**, 209 (1932).
[15] SCHLESINGER, W.: Dtsch. med. Wschr. **34**, 593 (1908).
[16] COHEN, I.: Brit. J. exp. Path. **6**, 173 (1925).
[17] HENNING, N., u. E. BACH: Dtsch. Arch. klin. Med. **168**, 374 (1930).
[18] SOMOGYI, M.: Arch. intern. Med. **67**, 665 (1941).

Wir hielten bisher bewußt die *Leber* aus der Diskussion fern, da dieses Organ ja immer als ultimum refugiens für rätselhafte Stoffwechselvorgänge zur Verfügung steht. Tatsächlich zogen eine Reihe von Forschern, darunter KING[1], RACHMILEWITZ[2], CAJORI[3] und GOULD[4] dieses Organ als physiologische Bildungsstätte der Plasma-Amylase in Betracht. Im Gegensatz zu den älteren Untersuchungen von CAJORI[3] gelang es SOMOGYI[5] in einer sorgfältigen Nachprüfung aber weder α-Amylasen, noch Spaltprodukte des hydrolytischen Glykogenabbaues in der Leber nachzuweisen. Die Leber kommt daher als Quelle für die Plasma-Amylase sicher nicht in Frage. Die Beobachtungen, daß es nach Chloroformvergiftung bei Tieren[3,6,7], bei klinischen Schädigungen der Leberfunktion und nach Hepatektomie zu einer Abnahme der Konzentration der Plasma-Amylase kommt, muß daher eine andere Ursache haben. Am wahrscheinlichsten scheint uns, daß es bei praktisch allen Agentien, die zu einer Lebererkrankung führen, gleichzeitig zu einer Pankreasschädigung mit verminderter Enzym-Synthese kommt.

Schließlich müssen hier auch noch die Untersuchungen von WIBERG und TUBA[8] Erwähnung finden. Diese Autoren fanden bei kohlenhydratreicher Ernährung eine Zunahme der Enzym-Konzentration in der *Darmschleimhaut* und im *Depotfett* und äußern die Hypothese, daß diese beiden Organe möglicherweise als Quelle des Plasmaenzymes in Frage kommen. Solange aber nicht abgeklärt ist, ob es sich dabei tatsächlich um α-Amylasen und nicht um glykogenolytische Enzyme handelt, kann diese Hypothese nicht übernommen werden.

V. Ausscheidung der Plasma-Amylase

Die aktuelle Konzentration der Amylase im Plasma ist nicht allein abhängig von der Enzym-Produktion in Pankreas und Speicheldrüsen, wie meist angenommen wird, sondern entspricht der Differenz zwischen dem produzierten und dem eliminierten Enzym. Die Eliminierung der Amylase erfolgt, wie bei dem relativ niedrigen Molekulargewicht zu erwarten ist, durch die Nieren in den Urin. Um die Veränderungen der Plasma-Konzentration richtig interpretieren zu können, wäre es daher notwendig, eingehende Untersuchungen über die renale Exkretion dieses Enzymes durchzuführen. Leider liegen aber bisher noch keine Clearance-Untersuchungen über die Ausscheidung der Amylase vor, so daß sich unsere Angaben auf rein theoretische Erwägungen beschränken müssen. Das Enzym wird, wie andere Eiweißkörper von hohem Molekulargewicht, durch glomeruläre Filtration eliminiert, doch dürfte diese nicht quantitativ erfolgen, wie etwa die Ausscheidung des Inulins (vgl. S. 589). Wahrscheinlich werden die Enzyme z. T. auch rückresorbiert. Die Blut-Konzentration der Amylase ist daher nicht nur von der Produktion, sondern auch vom renalen Plasmafluß, von der glomerulären Filtrationsrate, der Rückresorption und möglicherweise der Sekretion des Enzymes abhängig. Dies wurde bei allen früheren Interpretationen von experimentellen Untersuchungen über das Plasmaenzym vernachlässigt und dürfte die Ursache mancher widersprechender Angaben sein.

Falls diese Ausführungen richtig sind, so ist bei Nierenkrankheiten eine Beeinträchtigung der Amylase-Ausscheidung zu erwarten. Tatsächlich machte WOHLGEMUTH[9] bereits im Jahre 1908 darauf aufmerksam, daß bei Nephritiden die Konzentration der Amylase im Plasma häufig zunimmt. Diese Retention des Plasmaenzymes wurde seither immer wieder beobachtet[10-12]. Gleichzeitig mit

[1] KING, C. E.: Amer. J. Physiol. **35**, 301 (1914).
[2] RACHMILEWITZ, M.: Amer. J. dig. Dis. **5**, 184 (1938).
[3] CAJORI, F. A., u. H. M. VARS: Amer. J. Physiol. **124**, 149 (1938).
[4] GOULD, L. K., u. A. J. CARLSON: Amer. J. Physiol. **29**, 165 (1911).
[5] SOMOGYI, M.: Arch. intern. Med. **67**, 665 (1941).
[6] CARLSON, A. J., u. A. B. LUCKHARDT: Amer. J. Physiol. **23**, 148 (1908).
[7] ZUCKER, T. F., P. G. NEWBURGER u. B. N. BERG: Amer. J. Physiol. **102**, 209 (1932).
[8] WIBERG, G. S., u. J. TUBA: Canad. J. Biochem. Physiol. **33**, 817 (1955).
[9] WOHLGEMUTH, J.: Biochem. Z. **9**, 1 (1908).
[10] STOCKS, P.: Quart. J. Med. **9**, 216 (1916).
[11] HARRISON, G. A., u. R. D. LAWRENCE: Lancet **1923**, 169.
[12] STAFFORD, D. D., u. T. ADDIS: J. Med. **17**, 151 (1924).

dem Anstieg des Plasmaenzymes nimmt die Konzentration der Amylase im Urin ab[1-5]. Der Anstieg der Plasma-Amylase erfolgt bei Nierenschädigungen so regelmäßig, daß WOHLGEMUTH[6] vorschlug, die Enzymveränderungen als Nierenfunktionsprüfung zu verwenden. Im allgemeinen geht der Anstieg der Retention des Rest-Stickstoffs parallel und nach FITZ[7] und GEYELIN[8] soll auch eine Beziehung zwischen Amylase-Retention und der Ausscheidung von Phenolrot bestehen. Einzelne Autoren empfehlen das Verhältnis der Urin- zur Plasma-Konzentration als Index für die Nierenschädigung zu verwenden[3,9]. Alle diese Untersuchungen weisen darauf hin, daß die Ausscheidung in der geschädigten Niere durch die verminderte renale Plasmadurchströmung limitiert wird. Der Anstieg der Enzym-Konzentration im Plasma kann sehr hohe Werte erreichen, Werte wie sie selbst bei einer akuten Pankreatitis beobachtet werden[10]. Leider liegen noch keine Untersuchungen über das Verhalten des Enzymes bei nephrotischen Erkrankungen vor. Zusammenfassend versuchten wir auf Abb. 114 den Amylase-Kreislauf im Organismus darzustellen. Diese Auffassung erlaubt alle heute vorliegenden experimentellen und klinischen Beobachtungen auf einer einheitlichen Basis zu deuten.

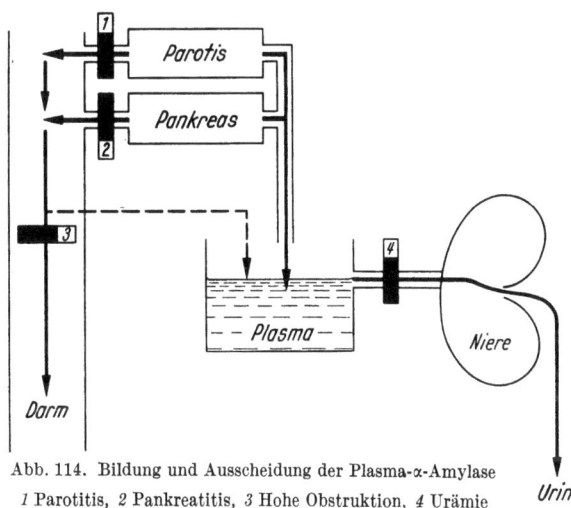

Abb. 114. Bildung und Ausscheidung der Plasma-α-Amylase
1 Parotitis, *2* Pankreatitis, *3* Hohe Obstruktion, *4* Urämie

VI. Physiologische Variabilität der Plasma-Amylase-Konzentration

Versucht man sich aus der älteren Literatur ein Bild über die Plasma-Amylase-Konzentration verschiedener Individuen zu machen oder etwa die Normalwerte für eine bestimmte Methode zu finden, so stößt man meist auf Angaben, die eine weite Streuung vortäuschen. Daß diese Differenzen zum größten Teil durch technische Mängel verursacht sind, geht aus der Arbeit von SOMOGYI[11] hervor, der mit seiner gut standardisierten Methode eine sehr enge Streuung der Normalwerte beobachtete. Bei einem gegebenen Individuum sind die Werte meist auffallend konstant[12-14]. Nach SOMOGYI[11] tritt die Enzym-Aktivität im Plasma erst im zweiten Lebensmonat auf und erreicht die Erwachsenen-Konzentration bereits nach einem Jahr. Von da an sollen weder Alter noch Geschlecht einen Einfluß

[1] HIRATA, G.: Biochem. Z. **28**, 23 (1910).
[2] ROSENTHAL, A.: Dtsch. med. Wschr. **1911**, 923.
[3] MARINO, E.: Dtsch. Arch. klin. Med. **103**, 325 (1911).
[4] CORBETT, D.: Quart. J. exp. Med. **6**, 351 (1913).
[5] SCHMEREL, F.: Biochem. Z. **208**, 415 (1929).
[6] WOHLGEMUTH, J.: Z. Urol. **5**, 801 (1911).
[7] FITZ, R.: Arch. intern. Med. **15**, 524 (1915).
[8] GEYELIN, H. R.: Arch. intern. Med. **13**, 96 (1914).
[9] LAVAGLIO, R.: Policlinico **35**, 221 (1928).
[10] HEIFETZ, L. J., J. G. PROBSTEIN u. S. H. GRAY: Arch. intern. Med. **67**, 819 (1941).
[11] SOMOGYI, M.: Arch. intern. Med. **67**, 665 (1941).
[12] McCAUGHAN, J. M.: Surg. Gynec. Obst. **59**, 598 (1934).
[13] COHEN, I.: Brit. J. exp. Path. **6**, 173 (1925).
[14] GRAY, S. H., u. M. SOMOGYI: Proc. Soc. exp. Biol. (N. Y.) **36**, 253 (1937).

auf die Enzymaktivität haben[1]. Im Gegensatz zu tierexperimentellen Beobachtungen soll beim Menschen die Enzymkonzentration im Plasma vollständig unabhängig von der Diät sein[2-8]. Auch führt weder Dehydratation[9], noch exzessive Diurese als Folge intensiver Hydrierung[9] oder Sektion der Nierennerven[10] zu Änderungen der Plasma-Konzentration. Der Einfluß endokriner Faktoren auf die Enzymkonzentration im Plasma wurde noch wenig untersucht. Nach Cope et al.[8] soll die Amylase-Aktivität des Plasmas nach Hypophysektomie und Adrenalektomie ansteigen, nach Pankreatektomie und Insulinverabreichung abfallen.

VII. Beurteilung abnorm hoher Werte

Pankreaskrankheiten

Abnorm hohe Werte der Plasma-Amylase-Konzentration werden zunächst bei der Großzahl von akuten und chronischen Pankreaskrankheiten beobachtet. Dieser Anstieg ist im Prinzip unspezifischer Art, indem er einzig auf eine Erkrankung des Pankreas hinweist, aber keinerlei Aufschlüsse über die Ätiologie oder Pathogenese gibt. Vom klinischen Gesichtspunkt ist eine Einteilung der Pankreaserkrankungen in akute und chronische zu rechtfertigen. Bei den akuten Erkrankungen ist der Anstieg der Amylasekonzentration im Plasma und Urin meist extrem hoch; bei den chronischen Erkrankungen ist die Hyperenzämie gering und oft nur wenig über die Norm erhöht.

Eine akute und besonders auffällige Zunahme der Amylase-Konzentration wird beim *akuten Pankreasödem* beobachtet[2,11-13]. Bei diesem Krankheitsbild ist die extreme Zunahme der Enzymkonzentration pathognomonisch. Aber auch bei anderen akuten Pankreatitiden, seien sie traumatischer, bakterieller oder toxischer Art, ist ein ähnlicher Anstieg nachweisbar. Bei allen diesen Krankheiten ist die Enzymzunahme rasch und vorübergehend. In seltenen Fällen dauert der Anstieg nur einige Stunden, im allgemeinen 1—2 Tage. Aus diesem Grunde ist es notwendig, bei Verdacht auf eine Pankreatitis die Analyse alle 12 Std. zu wiederholen. In solchen Fällen mag auch der Urinuntersuchung eine Bedeutung zukommen, da der Anstieg der Urinkonzentration im allgemeinen etwa 12 Std. hinter der Zunahme der Plasmakonzentration nachhinkt. Es sei bereits hier betont, daß die Zunahme der Amylase-Konzentration keine Schlüsse auf die Schwere des Krankheitsbildes zuläßt; ja, rasch vorübergehende Ödeme können zu extremen Erhöhungen führen, während schwerste Nekrosen nur einen geringfügigen Anstieg verursachen können.

Bei *chronischen Pankreaserkrankungen* ist die Plasma-Amylase-Konzentration etwa in der Hälfte der Fälle abnorm hoch. Diese Erhöhungen sind aber meist nur gering und fallen häufig in den Grenzbereich zwischen normal und pathologisch. Gerade aus diesem Grunde ist es wichtig, genau definierte Normalwerte und eine exakte und zuverlässige Laboratoriumsmethode zu besitzen. Bei

---

[1] Somogyi, M.: Arch. intern. Med. **67**, 665 (1941).
[2] Zoepffel, H.: Dtsch. Z. Chir. **175**, 301 (1922).
[3] Harrison, G. A., u. R. D. Lawrence: Lancet **1923**, 169.
[4] Carlson, A. J., u. A. B. Luckhardt: Amer. J. Physiol. **23**, 148 (1908).
[5] Elman, R.: Ann. Surg. **105**, 379 (1937).
[6] Lewis, D. S., u. F. H. Mason: J. biol. Chem. **44**, 455 (1920).
[7] Cope, O., A. Hagströmer u. H. Blatt: Amer. J. Physiol. **122**, 428 (1938).
[8] Cope, O., et al.: Endocrinology **25**, 236 (1939).
[9] King, C. E.: Amer. J. Physiol. **35**, 301 (1914).
[10] Erve, J. van der: Amer. J. Physiol. **29**, 182 (1911).
[11] Archibald, E.: Ann. Surg. **90**, 803 (1929).
[12] Leveuf, J.: Rev. crit. path. et thér. **2**, 373 (1931).
[13] Elman, R.: Ann. Surg. **105**, 379 (1937).

Verdacht auf eine chronische Pankreaserkrankung ist es auch angezeigt, die Bestimmung wöchentlich über einen längeren Zeitraum durchzuführen. Dieses Prinzip erlaubte nicht selten bei einer chronischen, unklaren Oberbaucherkrankung ein noch symptomarmes Pankreascarcinom zu diagnostizieren. Weshalb es nur in gewissen Fällen zu einer abnormen Zunahme der Enzymkonzentration kommt, ist noch unklar. Ein vorübergehendes Ödem, eine akute lokal aufflammende Entzündung, eine plötzliche Kompression eines Ganges mag zu einem temporären Übertritt der Enzyme Anlaß geben.

Erkrankungen der Speicheldrüsen

Jede Erkrankung der Speicheldrüsen kann beim Menschen zu einem abnormen Übertritt der Amylase in den extracellulären Raum und damit zu einer Erhöhung der Plasma-Amylase-Konzentration führen. Dabei kann es sich um ein Trauma, eine Infektion, ein Neoplasma oder eine Obstruktion handeln. Am eingehendsten wurde das Verhalten des Enzymes bei der Parotitis epidemica analysiert. Bei 244 Patienten mit dieser Viruskrankheit war die Enzymkonzentration nach CANDELL und WHEELOCK[1] im Plasma während der ersten Krankheitswoche in 84% abnorm hoch und in der zweiten Woche sogar in 96%. Über ähnliche Beobachtungen berichteten auch APPELBAUM[2], ZELMAN[3] und WARREN[4]. Das Parotitisvirus führt in zahlreichen Fällen auch zu einer Pankreatitis. Das häufige Auftreten von Nausea und Bauchschmerzen bei der epidemischen Parotitis ist viel wahrscheinlicher auf eine Virus-Pankreatitis zurückzuführen, als auf eine Mumps-Gastroenteritis, wie dies gelegentlich geschieht[4]. In diesen Fällen erlaubt die Bestimmung der Plasma-Lipase eine Erfassung der Pankreatitis, da dieses Enzym nicht in den Speicheldrüsen vorkommt. Abnorme Zunahmen der Lipase-Konzentration im Plasma wurden von CANDELL und WHEELOCK[1] in 11%, von WARREN[4] in 73% der Fälle beobachtet. Diese Zahlen stehen in krassem Gegensatz zur seltenen Diagnose der Virus-Pankreatitis, die durch die klinische Benignität der Erkrankung meist übersehen wird.

Niereninsuffizienz

Bei jeder Form der Niereninsuffizienz, die mit einer Erhöhung des Rest-Stickstoffes einhergeht, kann es als Folge der verminderten Plasmadurchströmung in der Niere zu einem Anstieg der Plasma-Amylase-Konzentration kommen. Die Hyperenzämie kann bei einer Urämie ähnliche Werte wie bei einer akuten Pankreasnekrose erreichen.

Perforiertes peptisches Ulcus

Es wird zweifellos in der kontinentalen Literatur nicht genügend darauf aufmerksam gemacht, daß perforierende Ulcera in einer ansehnlichen Zahl der Fälle mit einer starken Erhöhung der Plasma-Amylase-Konzentration einhergehen. Dies geht z. B. aus der einer Arbeit von BURNETT und NESS[5] entnommenen Tab. 133 hervor. Eine korrekte Diagnose auf Pankreatitis wurde von diesen Autoren nur in 14 von 24 Fällen gestellt, während umgekehrt 6 perforierende Ulcera auf Grund abnorm hoher Amylasewerte irrtümlicherweise als Pankreatitiden aufgefaßt wurden. An erster Stelle ist die Zunahme der Enzymkonzentration bei Ulcera, die in die Bauchspeicheldrüse perforieren, zu erwähnen. Es ist bekannt, daß bei etwa 25% aller Duodenalgeschwüre das Pankreas den

[1] CANDELL, S., u. M. C. WHEELOCK: Ann. intern. Med. **25**, 88 (1946).
[2] APPELBAUM, I. L.: Ann. intern. Med. **21**, 35 (1944).
[3] ZELMAN, S.: Amer. J. med. Sci. **207**, 461 (1944).
[4] WARREN, W. R.: Amer. J. med. Sci. **230**, 161 (1955).
[5] BURNETT, W., u. T. D. NESS: Brit. med. J. **1955**, 770.

Geschwürboden bildet. Eine Erhöhung der Plasma-Amylase ist in diesen Fällen oft diagnostisch, da eine Penetration röntgenologisch häufig nicht darstellbar ist. Die Häufigkeit einer Erhöhung der Amylasewerte bei solchen penetrierenden Ulcera wurde noch kaum untersucht. GOYENA und CIPOLLA[1] beobachteten bei vier von sechs Magenulcera einen Anstieg des Plasmaenzymes. In jedem dieser Fälle handelte es sich um ein Geschwür an der Hinterwand. Von 21 Duodenalulcera war die Enzymkonzentration im Plasma in 10 Fällen erhöht. BAUMAN[2] berichtete über eine Zunahme der Plasmaenzym-Konzentration bei 23 von 50 Patienten mit Duodenalgeschwüren. In drei dieser 23 Fälle lag das Ulcus dem Pankreas an, in drei Fällen penetrierte es in das Pankreas und bei vier Patienten lag eine Perforation vor. Es ist nicht klar, weshalb es bei Patienten

Tabelle 133. *Das Verhalten der Plasma-Amylase-Konzentration bei 350 Patienten mit akuten abdominalen Erkrankungen* (nach BURNETT und NESS[3])

Diagnose	Zahl der Patienten	Plasma-Amylase-Konzentration, Einheiten			
		normal	pathologisch		
		—200	200—400	400—1000	> 1000
Akute Pankreatitis	14			1	13
Perforiertes Ulcus	31	17	6	6	2
Obstruktion	35	16	16	1	2
Akute Cholecystitis	23	11	10	2	
Akute Appendicitis	149	92	55	3	
Verschiedene Krankheiten . . .	98	60	35	3	

mit offenbar nicht-penetrierendem Ulcus zu einer Aktivitätssteigerung des Enzymes im Plasma kommen kann, doch muß daran gedacht werden, daß die entzündliche Reaktion in der Darmwand nicht selten auch auf das benachbarte Pankreasgewebe übergreift.

Von größerer praktischer Bedeutung ist die Erhöhung der Plasma-Amylase-Konzentration beim akuten Abdomen nach Perforation eines Ulcus. In der Mehrzahl der Fälle ist der Anstieg nur gering, so daß eine differentialdiagnostische Abgrenzung gegenüber einer Pankreatitis nur in seltenen Fällen Schwierigkeiten bereiten dürfte. Wie häufig ein solcher Anstieg beobachtet wird, geht aus den folgenden amerikanischen Beobachtungen hervor.

RAFFENSPERGER[4] berichtete über vier Fälle von akut und einen Fall von subakut perforierendem Ulcus, bei denen eine abnorm hohe Plasma-Amylase-Konzentration beobachtet wurde. In zwei dieser Fälle wurde bei der Autopsie ein normales Pankreas gefunden. PROBSTEIN[5] et al. beobachteten, daß vier von 17 perforierenden Ulcera Anlaß zu einem Enzymübertritt in den Blutstrom gaben. In jedem Fall handelte es sich um eine Hinterwandperforation. Schließlich berichtete MUSGROVE[6] von der Mayo-Klinik über eine Zunahme der Enzymaktivität bei drei Patienten mit perforierendem Ulcus. In jedem Falle war das Pankreas anatomisch normal. Weiterhin veröffentlichen kürzlich MAHAFFEY et al.[7] ihre Erfahrungen über das Verhalten der Plasma-Amylase-Konzentration bei 51 Patienten mit perforierendem Ulcus. Einen abnormen Anstieg beobachteten sie am häufigsten unter den drei folgenden Bedingungen: 1. wenn das Zeitintervall zwischen Perforation und Enzym-Analyse über 12 Std. betrug, 2. wenn weniger als 3 Std. zwischen der letzten Mahlzeit und der Perforation lagen und 3. wenn es sich um eine abnorm große Perforation handelte.

[1] GOYENA, J. R., u. E. CIPOLLA: Rev. argent. norteam. cien. med. 1, 521 (1943).
[2] BAUMAN, L.: The Diagnosis of Pancreatic Disease. Philadelphia, Pa.: Lippincott 1949.
[3] BURNETT, W., u. T. D. NESS: Brit. med. J. **1955**, 770.
[4] RAFFENSPERGER, E. C.: Ann. intern. Med. **35**, 342 (1951).
[5] PROBSTEIN, J. G., P. A. WHEELER u. S. H. GRAY: J. Lab. clin. Med. **24**, 449 (1939).
[6] MUSGROVE, J. E.: Proc. Staff. Meet. Mayo Clin. **25**, 8 (1950).
[7] MAHAFFEY, J. H., et al.: Surg. Gynec. Obstet. **101**, 129 (1955).

Aus diesen klinischen Beobachtungen geht hervor, daß eine abnorme Zunahme der Amylase-Konzentration im Plasma besonders dann zu erwarten ist, wenn erstens eine Hinterwandperforation vorliegt, zweitens das Zeitintervall zwischen der letzten Mahlzeit und der Perforation kurz ist und drittens die Perforation sehr groß oder von längerem Bestehen ist.

Bei Hinterwandperforationen, großen und bereits längere Zeit vorliegenden Perforationen ist anzunehmen, daß die Amylase aus dem Pankreas direkt in den Blutstrom gelangt. Die Beziehung zwischen der letzten Mahlzeit und der Zunahme der Plasmaenzymkonzentration weist darauf hin, daß in diesem Falle wahrscheinlich das Enzym aus dem Duodenum in die Bauchhöhle und in den Blutstrom gelangt. Dies wurde durch Tierexperiment von PEMBERTON et al.[1] bestätigt; bei vier von 14 Hunden kam es nach Perforation zu einer Erhöhung der Enzymkonzentration im Plasma. Der in den Peritonealraum entwichene Duodenalsaft wies eine hohe Amylase-Konzentration auf. Eine Analyse des Protokolles zeigte, daß der Enzymanstieg nur bei jenen Hunden erfolgte, bei denen die Perforation innerhalb einer Stunde nach der letzten Mahlzeit stattfand.

Hohe intestinale Obstruktion

Abgesehen von vereinzelten älteren Beobachtungen[2], machte POLOWE[3] zuerst darauf aufmerksam, daß die Konzentration der Plasma-Amylase bei hoher intestinaler Obstruktion nicht selten erhöht ist. Dieser Anstieg ist selten so intensiv wie bei einer akuten Pankreatitis, muß aber doch differentialdiagnostisch in Betracht gezogen werden. RAFFENSPERGER[4] beobachtete bei vier Patienten mit Obstruktion eine solche Erhöhung. POPPER[2], angeregt durch ältere Beobachtungen in der Literatur, versuchte im Tierversuch die Pathogenese dieses Enzymübertrittes abzuklären. Er fand beim Hund, daß es nach einer Obstruktion unterhalb der Mündung des Pankreasganges zu einem Übertritt von Enzymen aus dem Duodenalinhalt in den Peritonealraum kam. Die beim Darmverschluß auftretende Permeabilitätsstörung der Darmwand ist also offenbar für die Hyperenzämie verantwortlich. In diesem Zusammenhang sei auch erwähnt, daß RAFFENSPERGER[4] auch bei acht Fällen von Peritonitis eine abnorm hohe Konzentration der Plasma-Amylase beobachtete. Dieser Anstieg ist möglicherweise ebenfalls auf eine Permeabilitätsstörung der Darmwand zurückzuführen. Andererseits sei aber nicht vergessen, daß bei einer bakteriellen Peritonitis möglicherweise die Mikroorganismen Ursprung des Plasma-Enzymes sind[5].

Plasma-Amylase-Konzentration nach Morphinverabreichung

Trotz der Kontraindikation, bei einem akuten Abdomen Morphin zu verabreichen, werden nicht selten Patienten gesehen, die Morphin erhielten, und bei denen eine akute Pankreatitis differentialdiagnostisch in Erwägung gezogen werden muß. Es ist daher wichtig zu wissen, daß die Verabreichung von suchtformenden Analgetica, besonders von Morphin, nicht selten zu einem Anstieg der Konzentration der Plasma-Amylase führt. BURKE et al.[6] erwähnen in ihrer Arbeit über die Enzymprovozierung durch Morphin, Demerol und Secretin drei gesunde Individuen, bei denen die Verabreichung von Morphin zu einem geringen Anstieg

[1] PEMBERTON, A. H., J. H. GRINDLAY u. J. L. BOLLMAN: Proc. Staff Meet. Mayo Clin. **25**, 5 (1950).
[2] POPPER, H. L.: Surgery **7**, 571 (1940).
[3] POLOWE, D.: Surg. Gynec. Obstet. **82**, 494 (1946).
[4] RAFFENSPERGER, E. C.: Ann. intern. Med. **35**, 342 (1951).
[5] BAKER, F., et al.: J. Path. Bact. **62**, 617 (1950).
[6] BURKE, J. O., K. PLUMMER u. S. BRADFORD: Gastroenterology **15**, 699 (1950).

der Plasma-Amylase führte. GROSS et al.[1] beobachteten bei sechs von 27 Patienten nach subcutaner Verabreichung von 120 mg Codein erhöhte Plasma-Amylase- und -Lipase-Konzentrationen. BENNETT[2] berichtete über einen Fall von akuter Morphinvergiftung, bei dem das akute Abdomen im Vordergrund der Symptomatik stand und der eine stark erhöhte Plasma-Amylase-Konzentration aufwies. Schließlich fand NOSSEL[3] bei zwei von 43 gesunden Individuen nach der Gabe von Morphin einen Anstieg der Enzym-Konzentration im Plasma. Neben diesen mehr zufälligen Beobachtungen liegen auch eine Reihe systematischer Studien über diese Zusammenhänge vor:

WARSHAW[4] teilte sein Untersuchungsgut in drei Gruppen ein: (A) 28 gesunde nüchterne Individuen, denen 15 mg Morphin subcutan verabreicht wurde, (B) 28 gesunde Individuen, denen dieselbe Morphinmenge 1 Std. nach der Nahrungsaufnahme verabreicht wurde und (C) 28 gesunde Freiwillige, die zunächst eine Mahlzeit, dann 45 min später 0,5 mg Carbinoylcholinchlorid und nach weiteren 15 min 15 mg Morphin erhielten. 18% der ersten Gruppe, 28% der zweiten Gruppe und nicht weniger als 68% der dritten Gruppe wiesen im Plasma eine abnorm hohe Amylase-Konzentration auf. Der Gipfelpunkt wurde meist 2—4 Std. nach der Morphinverabreichung beobachtet. Weniger überzeugend ist die Studie von PFEFFER et al.[5] die 12 nüchternen Patienten 15 mg Morphin verabreichten, aber in keinem Fall eine Hyperenzämie beobachteten. Schließlich beobachteten BOGOCH et al.[6] bei drei von 41 Patienten nach 15 mg Morphin einen starken Anstieg der Enzym-Konzentration im Plasma und bei weiteren 8 Patienten einen mäßigen Anstieg. Die abnormen Plasmawerte hielten z. T. über 24 Std. an.

Die Ursache dieses abnormen Übertrittes von Enzymen aus dem Pankreas in den Blutstrom nach der Verabreichung von Morphin ist z. Z. noch unklar. Die Beobachtung, daß nur eine bestimmte Gruppe von Menschen dieses Verhalten aufweisen, läßt vermuten, daß die stark variablen Gangverhältnisse damit in Beziehung stehen könnten. In diesem Zusammenhang verdient eine tierexperimentelle Untersuchung von WIBERG und TUBA[7] Erwähnung. Diese beobachteten einen Anstieg der Plasma-Amylase-Konzentration nach Codeingabe bei Ratten, nicht aber Mäusen. Sie glauben, daß das Vorliegen einer Gallenblase bei Mäusen, das Fehlen dieses Organes bei der Ratte mit diesem speciesspezifischen Verhalten in Beziehung stehen könnte.

Plasma-Amylase-Konzentration und Alkoholismus

Die Beziehungen des Alkoholismus in seiner akuten und chronischen Form zur akuten und chronischen Pankreatitis sind außerordentlich komplex und noch ungenügend erforscht. Im wesentlichen liegen vier verschiedene Probleme vor, die auseinandergehalten werden müssen.

1. Vermag akuter Alkoholabusus bei einem gesunden Individuum eine akute Pankreatitis auszulösen? Die einzige uns bekannte Analyse dieser Frage stammt von MYHRE und NESBITT[8]. Diese Autoren untersuchten die Amylase-Konzentration im Plasma nach einer mäßigen Alkoholgabe bei gesunden Individuen und fanden in keinem Fall abnorme Resultate. Im Gegensatz dazu stehen eine große Zahl von klinischen Beobachtungen, wonach akuter Alkoholmißbrauch der einzig sicher erwiesene Faktor für die Auslösung einer akuten Pankreatitis ist[9—11].

---

[1] GROSS, J. B., M. W. COMFORT u. D. R. MATHIESON: Proc. Staff Meet. Mayo Clin. **26**, 81 (1951).

[2] BENNETT, I. L., u. R. O. BURGESS: J. Amer. med. Ass. **148**, 938 (1952).

[3] NOSSEL, H. L.: Gastroenterology **29**, 409 (1955).

[4] WARSHAW, A.: Brit. med. J. **1953**, 373.

[5] PFEFFER, R. B., H. E. STEPHENSON u. J. W. HINTON: Gastroenterology **23**, 482 (1953).

[6] BOGOCH, A., J. A. ROTH u. H. L. BOCKUS: Gastroenterology **26**, 697 (1954).

[7] WIBERG, G. S., u. J. TUBA: Canad. J. Biochem. Physiol. **32**, 625 (1954).

[8] MYHRE, J., u. S. NESBITT: J. Lab. clin. Med. **34**, 844 (1949).

[9] CLARK, E.: Amer. J. dig. Dis. **9**, 428 (1942).

[10] EGDAHL, A.: Bull. John Hopk. Hosp. **18**, 130 (1907).

[11] MYERS, W. K., u. C. S. KEEFER: New Engl. J. Med. **210**, 1376 (1934).

2. Sind chronische Pankreatitiden bei chronischen Alkoholikern häufiger als bei gesunden Individuen? Diese Frage ist offenbar in positivem Sinne zu beantworten. DOMALSKI und WEDGE[1] beobachteten bei 12 von 50 Alkoholikern eine abnorm hohe Plasma-Amylase-Konzentration, die als Zeichen einer milden Pankreatitis interpretiert wurde. Auch von pathologisch-anatomischer Seite wird über ein gehäuftes Vorkommen chronisch-entzündlicher Veränderungen bei Alkoholikern berichtet.

3. Prädisponiert chronischer Alkoholismus zu akuten Pankreatitiden? Diese Frage ist sicher in positivem Sinne zu beantworten. Akute Pankreatitiden sind bei Alkoholikern sehr häufig, auch wenn sie oft nicht erkannt werden[2,3]. SIEGEL und KRAUTMAN[4] fanden zwar bei 36 chronischen Alkoholikern in einem akuten Rausch keine abnorm hohen Plasma-Amylase-Konzentrationen, doch berichteten DOMALSKI und WEDGE[5] über 12 abnorme Erhöhungen unter 51 Patienten. Eine Nachprüfung dieser Frage an einem größeren Patientengut scheint angezeigt.

4. Sind die häufigen abdominellen Beschwerden beim akuten Alkoholismus auf eine leichte Pankreatitis zurückzuführen? Diese Frage kann noch nicht beantwortet werden. In Anbetracht der engen Zusammenhänge zwischen Alkoholismus und Pankreaserkrankungen scheint es aber angezeigt, den Blick etwas mehr auf das Pankreas zu werfen und nicht jegliche unklaren Oberbauchschmerzen durch eine alkoholische Gastritis erklären zu wollen.

In diesem Abschnitt analysierten wir ausschließlich Untersuchungen, bei denen das Verhalten der Plasma-Amylase-Konzentration als Kriterium für Pankreaserkrankungen verwendet wurde. Es sei aber daran erinnert, daß es sich dabei um eine nicht sehr empfindliche Methode handelt, und daß besonders bei der chronischen Pankreatitis in höchstens der Hälfte von Erkrankungen diagnostische Ausfälle beobachtet werden. Die Einführung empfindlicherer diagnostischer Methoden wird die Bedeutung des Alkoholismus für die Pathogenese und Ätiologie der Pankreaskrankheiten wahrscheinlich noch mehr in den Vordergrund heben.

Viii. Beurteilung abnorm niedriger Werte

Eine der vollständigsten und zuverlässigsten Arbeiten über das Verhalten der Plasma-Amylase bei einem größeren Krankengut veröffentlichten HEIFETZ, PROBSTEIN und GRAY[6]. Wie aus ihren auf Tab. 134 zusammengefaßten Angaben hervorgeht, sind erniedrigte Amylase-Konzentrationen im Plasma häufiger als abnorm hohe und es stellt sich die Frage nach der Bedeutung dieses Verhaltens. Es sei aber vorausgeschickt, daß erniedrigte Amylase-Werte nur mit den neueren Methoden des Enzymnachweises erfaßbar sind und daß die veralteten Verfahren unzuverlässige Resultate geben. Dies ist der Hauptgrund dafür, daß die Bedeutung der Erniedrigung der Amylase-Konzentration im Plasma in der Literatur meist verschwiegen wird. Wie aus Tab. 134 hervorgeht, sind Erniedrigungen der Enzymaktivität besonders häufig bei Leberkrankheiten zu beobachten; darauf machten früher schon GRAY und SOMOGYI[7], RACHMILEWITZ[8] und GRAY et al.[9] aufmerksam. Es handelt sich dabei sicher nicht um einen Artefakt, denn das Vorliegen eines Ikterus hat keinen Einfluß auf die Bestimmung der Plasma-Amylase[10] und auch das Albumin-Globulin-Verhältnis des Blutes steht in keiner Beziehung zur Enzymkonzentration[11]. Besprechen wir kurz die auf Tab. 134 zusammengefaßten Befunde:

[1] DOMALSKI, C. A., u. B. M. WEDGE: Amer. J. clin. Path. 18, 43 (1948).
[2] CARTER, S.: Ann. Surg. 122, 117 (1945).
[3] COMFORT, M. W., E. E. GAMBILL u. A. H. BAGGENSTOSS: Gastroenterology 6, 239, 376 (1946).
[4] SIEGEL, J., u. B. KRAUTMAN: Amer. J. clin. Path. 13, 302 (1943).
[5] DOMALSKI, C. A., u. B. M. WEDGE: Amer. J. Clin. Path. 18, 43 (1948).
[6] HEIFETZ, L. J., J. G. PROBSTEIN u. S. H. GRAY: Arch. intern. Med. 67, 819 (1941).
[7] GRAY, S. H., u. M. SOMOGYI: Proc. Soc. exp. Biol. (N. Y.) 36, 253 (1937).
[8] RACHMILEWITZ, M.: Amer. J. dig. Dis. 5, 184 (1938).
[9] GRAY, S. H., J. G. PROBSTEIN u. L. J. HEIFETZ: Arch. intern. Med. 67, 805 (1941).
[10] FRICKER, E.: Schweiz. med. Wschr. 1936, 129.
[11] DOZZI, D. L.: Arch. intern. Med. 68, 232 (1941).

Daß Erkrankungen des Gallengangsystemes — trotz normalen Leberfunktionsprüfungen— recht häufig zu pathologischen Veränderungen der Leber Anlaß geben, ist wohl bekannt und spricht für die Empfindlichkeit dieser Methode. Die häufig abnormen Resultate bei verschiedenen Infektionskrankheiten, besonders Pneumonien, stehen in guter Übereinstimmung mit der dem Pathologen schon lange bekannten Tatsache, daß Leberbeteiligung selbst bei den „gewöhnlichen" Infektionskrankheiten häufig ist und ein wichtiger Faktor in bezug auf die Rekonvaleszenz darstellt. Die eklamptische Lebernekrose bedarf kaum einer näheren Besprechung. Die Arbeiten RÖSSLES über die „seröse Hepatitis" bei der Thyreotoxikose machten den Kliniker mit dem vorher kaum beachteten Krankheitsbild besser vertraut. Herzinsuffizienz führt trotz negativem Ausfall der üblichen Leberfunktionsprüfungen regelmäßig zu einer Leberschädigung.

Besonders interessant scheinen uns jedoch die Angaben über den Diabetes. Abnorm niedrige Werte der Plasma-Amylase-Konzentration waren schon früher von KAUFMAN[1], ROSENTHAL[2], MARINO[3], CORBETT[4], SCHMEREL[5], OTTENSTEIN[6] u. a. beobachtet worden. Nach den Angaben auf Tab. 134 besteht eine enge Beziehung zwischen der Schwere der Erkrankung und der Erniedrigung der Plasma-Amylase-Konzentration. Es ist uns kein Leberfunktionstest bekannt, mit dem ein solcher Zusammenhang bisher nachgewiesen werden konnte. Diese Beobachtungen sind aber auch in anderer Hinsicht bedeutungsvoll. Die Pathologie des Diabetes ist bekanntlich besonders durch ihr Fehlen ausgezeichnet und die nur mühsam gefundenen Veränderungen stehen oft in krassem Gegensatz zur Schwere des klinischen Krankheitsbildes. Die Enzymuntersuchungen weisen darauf hin, daß es sich dabei vor allem um biochemische Läsionen handelt, die dem Auge des Pathologen leicht entgehen.

Tabelle 134. *Das Verhalten der Plasma-Amylase-Konzentration bei verschiedenen Krankheiten* (nach HEIFETZ et al.[7])

Diagnose	Zahl der Patienten	Konzentration der Plasma-Amylase	
		Abnorm hoch %	Abnorm niedrig %
Gesunde Kontrollpatienten	170	0	4,1
Akute Pankreatitis	36	92	8
Niereninsuffizienz	111	83	7
Leber- und Gallgangsaffektionen . .	235	0	50
Gallenblasenerkrankungen. . . .	175	1	26
Akute Cholecystitis.	32	0	50
Chronische Cholecystitis	136	1	21
Infektionskrankheiten	587	2	37
Pneumonien	141	1	53
Eklampsie.	24	0	21
Thyreotoxikose	78	1	35
Herzinsuffizienz, dekompensiert . .	130	1	54
Herzinsuffizienz, kompensiert . . .	57	0	7
Diabetes	736	1	36
mild	335	2	17
mäßig	296	0	43
schwer	89	0	74
Koma	16	0	100

Weshalb kommt es bei Leberschädigungen zu einer verminderten Amylase-Konzentration im Blut? Diese Frage kann heute noch nicht mit Sicherheit entschieden werden. Da die Leber nicht an der Synthese der Plasma-Amylase beteiligt ist und abnorme Nierenverhältnisse im Sinne einer vermehrten Ausscheidung kaum denkbar sind, so muß angenommen werden, daß es sich um einen Einfluß der Leber auf das Pankreas handelt. Es ist wohl denkbar, daß ein komplexer Vorgang wie die Enzym-Synthese direkt oder indirekt durch die Leberfunktion beeinflußt wird. Es ist zu hoffen, daß diese interessanten Zusammenhänge in der Zukunft etwas eingehender analysiert werden.

[1] KAUFMAN, M.: C. R. Soc. Biol. (Paris) **44**, 130 (1894).

[2] ROSENTHAL, A.: Dtsch. med. Wschr. **1911**, 923.

[3] MARINO, E.: Dtsch. Arch. klin. Med. **103**, 325 (1911).

[4] CORBETT, D.: Quart. J. Med. **6**, 351 (1912).

[5] SCHMEREL, F.: Biochem. Z. **208**, 415 (1929).

[6] OTTENSTEIN, B.: Biochem. Z. **240**, 328 (1931).

[7] HEIFETZ, L. J., J. G. PROBSTEIN u. S. H. GRAY: Arch. intern. Med. **67**, 819 (1941).

c) Biologie und Pathologie der Lipase

i. Zur Klassifikation der Esterasen I

Die Einteilung der esterspaltenden Enzyme ist eines der verwirrendsten Gebiete der Enzymologie. Die Konfusion begann bereits im Jahre 1896, als HANRIOT[1] ein im Blute vorkommendes Monobutyrin-spaltendes Enzym als „Lipase" bezeichnete. ARTHUS[2] und MOREL[3] beanstandeten diese Bezeichnung schon wenige Jahre später und zeigten, daß normales menschliches Blutplasma echte Fette nicht spaltet. Auch aus neueren Untersuchungen geht hervor, daß im menschlichen Plasma nur Spuren[4,5] oder überhaupt kein[6-11] langkettiges Fettsäureester-spaltendes Enzym vorkommt. In den älteren Handbüchern der Enzymologie werden die esterspaltenden Enzyme, die *Esterasen i.w. S.*, meist in zwei große Hauptgruppen eingeteilt: die Lipasen und die Esterasen i. e. S. Die Hauptunterscheidungsmerkmale zwischen diesen beiden Enzymen können wie folgt zusammengefaßt werden: die Lipase findet sich vorwiegend im Pankreas, die Esterase i. e. S. in der Leber; die Lipase spaltet vor allem langkettige Fettsäureester, die Esterase i. e. S. kurzkettige Ester; als typisches Lipasen-Substrat kann Olivenöl gelten, als typisches Esterasen-Substrat Äthylbutyrat; Taurocholat aktiviert die Lipase, hat aber keinen Effekt auf die Esterase i. e. S.; Chinin hemmt die Pankreas-Lipase, nicht aber die Leber-Esterase, während Atoxyl die umgekehrte Wirkung aufweist. Es ist aber hervorzuheben, daß alle diese Unterschiede rein quantitativer und nicht qualitativer Art sind.

Von ganz anderen Gesichtspunkten aus wurden während der letzten 15 Jahre die sog. *Cholinesterasen* einer eingehenden biochemischen und biologischen Analyse unterworfen. Es handelt sich dabei um eine Gruppe von Enzymen, die vor allem Cholinester spalten und die durch die sog. Cholinesterase-Hemmer wie Physostigmin, Eserin usw. selektiv gehemmt werden. Auf Grund neuerer Untersuchungen sind zwei Enzyme deutlich auseinanderzuhalten: die Acetylcholinesterase und die Cholinesterase. Auch diese beiden Enzyme gehören in die Gruppe der Esterasen i. w. S.

Somit lagen mindestens vier grundsätzlich verschiedene Enzyme vor, nämlich die Lipase, Esterase i. e. S., Cholinesterase und Acetylcholinesterase. In den meisten neueren Übersichtsarbeiten wird diese Einteilung der systematischen Besprechung der Enzyme zugrunde gelegt. Daneben gibt es aber auch Autoren, die eine große Zahl von Einzelenzymen unterscheiden und jegliche Systematik als künstlich ablehnen. Es scheint uns vorteilhaft, in Anbetracht dieser widersprechender Angaben, den Versuch zu unternehmen, grundsätzlich so wenig Enzyme wie möglich zu unterscheiden und die Klassifikation mehr nach biologischen als nach biochemischen Gesichtspunkten vorzunehmen. Wenn das letzte Wort auch erst mit der kristallinen Darstellung aller Enzyme gesprochen sein wird, so scheint es uns doch vorteilhafter, die Situation so einfach wie möglich darzustellen, als diese Ausführungen auf eine ungeordnete Aufzählung von zahlreichen Einzelbeobachtungen zu beschränken.

[1] HANRIOT, M.: C. R. Soc. Biol. (Paris) **48**, 925 (1896).
[2] ARTHUS, M.: J. physiol. Path. gén. **4**, 56, 455 (1902).
[3] DOYON, M., u. A. MOREL: C. R. Soc. Biol. (Paris) **55**, 682 (1903).
[4] COMFORT, M. W., u. A. E. OSTERBERG: Med. Clin. N. Amer. **24**, 1137 (1940).
[5] ADAMS, D. H.: Biochem. J. **44**, 62 (1949).
[6] CHERRY, I. S., u. L. A. CRANDALL: Amer. J. Physiol. **100**, 266 (1932).
[7] GOLDSTEIN, N. P., u. J. H. ROE: J. Lab. clin. Med. **28**, 1368 (1943).
[8] GOMORI, G.: J. Lab. clin. Med. **42**, 445 (1953).
[9] SELIGMAN, A. M., u. M. M. NACHLAS: J. clin. Invest. **29**, 31 (1950).
[10] GLOTZER, P., u. A. M. SELIGMAN: Amer. J. Physiol. **164**, 486 (1951).
[11] GOMORI, G.: Amer. J. clin. Path. **24**, 99 (1954).

ii. Zur Klassifikation der Esterasen II

Wir teilen die Esterasen i. w. S. auf Grund von biochemischen und physiologischen Beobachtungen in drei Enzymgruppen ein. Eine Untereinteilung dieser Gruppen ist z. Z. nicht möglich. Die differenzierenden Merkmale dieser Enzyme wurden auf Tab. 135 vergleichsweise nebeneinandergestellt. Die einzelnen Enzyme seien wie folgt charakterisiert.

Tabelle 135. *Klassifikation der Esterasen*

Eigenschaften	Lipase	Cholinesterase	Acetylcholinesterase
Synonyma	Pankreas-Lipase	Pseudo-Cholin-Esterase *s*-Typ unspezifische Esterase unspezifische Cholinesterase Aliesterase	echte Cholinesterase *e*-Typ Cholinesterase spezifische Cholinesterase
Vorkommen	Pankreas Plasma (?)	Leber Plasma	Gehirn Erythrocyten
Substratspezifität Physiologisches Substrat	Fette	?	Acetylcholin
Acetylcholin	kaum gespalten	geringe Affinität	hohe Affinität
Acetyl-β-methyl-cholin	kaum gespalten	geringe Affinität	hohe Affinität
Benzoylcholin	kaum gespalten	hohe Affinität	geringe Affinität
Tributyrin	hohe Affinität	hohe Affinität	nicht gespalten
Aktivatoren Taurocholat	Aktivierung	keine Wirkung	keine Wirkung
Inhibitoren Di-Isopropyl-fluorophosphat	keine Hemmung	Hemmung bereits bei niedriger Konz.	Hemmung nur bei hoher Konzentration
Chinin	starke Hemmung	geringe Hemmung	geringe Hemmung
Atoxyl	geringe Hemmung	starke Hemmung	geringe Hemmung
Biologie Plasma	sehr geringe Konzentration	hohe Konzentration	fehlt
Urin	sehr geringe Konzentration	fehlt	fehlt
Pathologie Pankreaskrankheiten	Zunahme im Plasma und Urin	keine Veränderungen im Plasma und Urin	keine Veränderungen im Plasma und Urin
Leberkrankheiten	keine Veränderungen im Plasma und Urin	Abnahme im Plasma	keine Veränderungen im Plasma
Hämolytische Anämien	keine Veränderungen im Plasma und Urin	keine Veränderungen im Plasma und Urin	Zunahme im Plasma und Urin

1. Lipasen. Es besteht kein Zweifel, daß die Lipase ein Enzym sui generis ist. Ihre fast ausschließliche Lokalisation im Pankreas, ihr geringes Vorkommen oder Fehlen im Plasma, ihre relative Bevorzugung langkettiger und unverzweigter Substrate, ihre langsame Spaltung von Procain-estern, ihre Aktivierung durch Taurocholat sind alles charakteristische Merkmale. Biologisch bedeutungsvoller ist die Beobachtung, daß die Konzentration dieses Enzymes im Plasma bei akuten Pankreaserkrankungen stark ansteigt und das Enzym in diesem Falle auch in den Urin übertritt. Im Gegensatz dazu kommt es bei Leberkrankheiten zu keinen Veränderungen der Enzym-Aktivität des Plasmas. Es ist zu fordern, daß zum Nachweis der

Serum-Lipase typische Substrate verwendet werden, wie etwa langkettige Naphthol-Fett-säure-Ester[1-4] und daß Taurocholat als Aktivator dem Inkubationsgemisch zugesetzt wird. Tributyrin ist kein geeignetes Substrat für den Lipase-Nachweis, da dieses auch durch die Cholinesterase vorzüglich gespalten wird.

2. *Acetylcholinesterase*. Andererseits bestehen auch keine Zweifel, daß die Acetylcholin-esterase oder spezifische Cholinesterase ein außerordentlich charakteristisches Enzym ist, das biochemisch und biologisch ein autochthones Verhalten aufweist. Die biochemischen Eigenheiten wurden auf Tab. 135 dargestellt und bedürfen keines weiteren Kommentares. Biologisch besteht die Aufgabe des Enzymes in der Spaltung des Acetylcholins an den neuralen Synapsen.

Tabelle 136. *Gebräuchliche Methoden zum Nachweis der Plasma-Lipase* (nach GOMORI[2])

Autor, Jahr	Substrat	Inkubat.-Dauer	Normalwerte
I. Titrimetrische Verfahren			
CHERRY und CRANDALL, 1932[5] . . .	Olivenöl	24 Std.	0
GOLDSTEIN und ROE, 1942[6]	Olivenöl	24 Std.	180 μM/ml
COMFORT und OSTERBERG, 1940[7] . .	Olivenöl	24 Std.	75 μM/ml
II. Manometrische Methoden			
ADAMS und WHITTAKER, 1949[8] . .	Olivenöl	20 min	1,5—2,5 μM/ml
III. Nephelometrischer Nachweis			
GOMORI, 1949[9]	Tween	1 Std.	8 μM/Std.
IV. Colorimetrische Methoden			
SELIGMAN und NACHLAS, 1950[4] . .	β-Naphthyl-Laurat	5 Std.	0

3. *Cholinesterase*. Trennen wir die erwähnten beiden Enzyme vom Sammeltopf der Esterasen i. w. S., so verbleibt eine Gruppe von Fermenten, die mit den verschiedensten Namen und Übernamen bezeichnet wurden. Aus historischen Gründen wurde der Versuch, diese Enzyme als eine einheitliche Gruppe aufzufassen, bisher noch nicht unternommen. In der älteren Literatur drehte sich die Auseinandersetzung über die Einteilung der Esterasen i. w. S. um die Frage, diese Enzyme von den Lipasen abzutrennen. Daher die Bezeichnung Esterasen i. e. S. oder unspezifische Esterasen. Während der letzten 15 Jahre ging es darum die hier besprochenen Fermente von der Acetylcholinesterase abzutrennen. Eine große Zahl von Bezeichnungen wurden vorgeschlagen, wie ,,Cholinesterase''[10,11], ,,Pseudo-Cholinesterase''[12], ,,s-Typ-Cholinesterase''[13], ,,unspezifische Esterase''[14], "serum enzyme of the human blood''[15]. Die Eigenschaften dieser Enzyme sind weitgehend mit denjenigen der früher als Esterasen i. e. S. oder unspezifischen Esterasen identisch. Diese Verwandtschaft geht so weit, daß

[1] GOMORI, G.: J. Lab. clin. Med. **42**, 445 (1953).
[2] GOMORI, G.: Amer. J. clin. Path. **24**, 99 (1954).
[3] NACHLAS, M. M., u. A. M. SELIGMAN: J. biol. Chem. **181**, 343 (1949).
[4] SELIGMAN, A. M., u. M. M. NACHLAS: J. clin. Invest. **29**, 31 (1950).
[5] CHERRY, I. S., u. L. A. CRANDALL: Amer. J. Physiol. **100**, 266 (1932).
[6] GOLDSTEIN, N. P., u. J. H. ROE: J. Lab. clin. Med. **28**, 1368 (1943).
[7] COMFORT, M. W., u. A. E. OSTERBERG: Med. Clin. N. Amer. **24**, 1137 (1940).
[8] ADAMS, D. H., u. V. P. WHITTAKER: Biochem. J. **44**, 62 (1949).
[9] GOMORI, G.: J. Lab. clin. Med. **27**, 955 (1942).
[10] STEDMAN, E., E. STEDMAN u. L. H. EASSON: Biochem. J. **26**, 2056 (1932).
[11] AUGUSTINSSON, K. B., u. D. NACHMANSOHN: Science **110**, 98 (1949).
[12] MENDEL, B., u. H. RUDNEY: Biochem. J. **37**, 59 (1943).
[13] ZELLER, E. A.: Helv. physiol. Acta **2**, C 23 (1944).
[14] NACHMANSOHN, D., u. M. A. ROTHENBERG: J. biol. Chem. **158**, 653 (1945).
[15] ALLES, G. A., u. R. C. HAWES: J. biol. Chem. **133**, 375 (1940). — J. Lab. clin. Med. **26**, 845 (1941).

z. B. RIDER[1] vorschlug, zur Bestimmung der Cholinesterasen nicht Cholin-, sondern kurz-kettige Fettsäureester zu verwenden. Aus Untersuchungen der letzten Jahre geht auch hervor, daß selbst die sog. Procain-Esterasen mit diesen Cholinesterasen identisch sind[2, 3]. Aus Prioritätsgründen müßte diese Gruppe von Enzymen eigentlich als Esterasen oder unspezifische Esterasen bezeichnet werden[3-5]. Aus zwei Gründen glauben wir aber, daß die Bezeichnung Cholinesterase besser ist: 1. wird dadurch eine Verwechslung mit dem Sammelnamen aller dieser Enzyme, d. h. mit den Esterasen i. w. S. vermieden und 2. hat sich die Bezeichnung Cholinesterase für das Plasmaenzym in der medizinischen Literatur so eingebürgert, daß ein anderer Name dafür kaum allgemein Eingang finden dürfte.

iii. Synthese und Eliminierung der Plasma-Lipase

Wie aus Tab. 137 hervorgeht, ist die Lipase fast ausschließlich im Pankreas lokalisiert und nur geringe Mengen des Enzymes kommen in anderen Organen vor. Dies steht in guter Übereinstimmung mit histochemischen Beobachtungen[6, 7]. Dem Pankreas folgt an Enzymkonzentration die Darmmucosa; auch über die Lokalisation des Enzymes in diesem Organ veröffentlichten wir eine ausführliche Studie[8]. In der Leber kommen nur sehr kleine Mengen an Lipase vor, während im Gegensatz dazu die Cholinesterase-Konzentration außerordentlich hoch ist. Bereits mehrfach wiesen wir darauf hin, daß normalerweise im Blutplasma nur geringe Mengen von Lipase vorkommen. Im Gegensatz dazu kommt es bei

Tabelle 137. *Lipase und Cholinesterase-Konzentration einiger Organe und Körperflüssigkeiten beim Hund* (nach CHERRY und CRANDALL[9])

Organ, Körperflüssigkeit	Lipase (Substrat: Olivenöl)	Cholinesterase (Substrat: Äthylbutyrat)
Pankreas	10	1
Pankreassaft . .	11	3
Leber	2	15
Plasma	0	2
Niere	0	6
Milz	2	2
Lunge	0	4
Darmschleimhaut .	6	4
Gehirn	0	0
Skeletmuskulatur .	0	1

Pankreaserkrankungen zu einer starken Zunahme der Enzym-Konzentration. Der Ursprung dieser Plasma-Lipase ist sicher im Pankreas zu suchen. Am aufschlußreichsten waren in dieser Beziehungen die Experimente von CHERRY und CRANDALL[9].

Die Klarheit der Experimente dieser Forscher ist in erster Linie darauf zurückzuführen, daß sie gleichzeitig die Lipase-Konzentration im Plasma durch Olivenölspaltung und die Cholinesterase-Konzentration (Esterase) im Plasma durch Hydrolyse von Äthylbutyrat maßen. Normalerweise fehlte die Lipase im Hundeplasma, während die Cholinesterase in ansehnlicher Konzentration vorlag. Nach Pankreas-Trauma kam es zu einer Konzentrationszunahme der Lipase im Plasma, während weder in der Konzentration des äthylbutyrat- noch Tributyrinspaltenden Enzymes des Plasmas Veränderungen nachweisbar waren. Die Cholinesterase des Plasmas verhielt sich also völlig verschieden von der Lipase. Diese sorgfältigen

[1] RIDER, J. A., H. C. MOELLER u. K. P. DUBOIS: Proc. Soc. exp. Biol. (N. Y.) **76**, 427 (1951).

[2] KALOW, W.: J. Pharmacol. exp. Ther. **104**, 122 (1952).

[3] KASTLE, J. H., u. A. S. LOEVENHART: Amer. Chem. J. **24**, 491 (1900).

[4] DAKIN, H. D.: J. Physiol. **30**, 253 (1904).

[5] RONA, P., u. M. MICHAELIS: Biochem. Z. **31**, 345 (1911).

[6] RICHTERICH, R.: Acta anat. (Basel) **14**, 263 (1952).

[7] RICHTERICH, R.: Acta anat. (Basel) **14**, 342 (1952).

[8] RICHTERICH, R.: Enzymologia **15**, 40 (1951).

[9] CHERRY, I. S., u. L. A. CRANDALL: Amer. J. Physiol. **100**, 266 (1932).

Experimente erklären die Widersprüche in den älteren, weniger kritisch vorgenommenen Untersuchungen[1-8].

In engem Zusammenhang mit der Frage, ob im Blutplasma eine Lipase nachweisbar ist, steht das Problem des Vorkommens eines solchen Enzymes im *Urin*. Zweifellos sind die Lipase-Mengen in beiden extracellulären Flüssigkeiten so gering, daß sie nur mit sehr empfindlichen Methoden erfaßt werden können. Die Frage, ob das Enzym vollständig fehlt oder in geringen Konzentrationen vorliegt, mag daher weitgehend von der Empfindlichkeit der Bestimmungsmethode abhängig sein. ZORN[9] kam auf Grund einer sorgfältigen Erwägung der älteren Literatur zum Schluß, daß im Urin keine Lipase vorkommt. Im Gegensatz dazu stehen die neueren Arbeiten von NOTHMAN et al.[10], die beim Hund einwandfrei eine Urin-Lipase nachweisen konnten und auch deren Abhängigkeit von der Pankreasfunktion demonstrierten. Vier experimentelle Beobachtungen sichern den Ursprung des Enzymes im Pankreas: 1. die Verabreichung von Methylcholin und Secretin führt zu einer Zunahme der Ausscheidung der Urin-Lipase, 2. nach Ligatur der Pankreasgänge nimmt die Ausscheidung zunächst zu und anschließend ab, 3. nach Pankreatektomie verschwindet die Urin-Lipase vollständig und 4. auch bei der erhöhten Ausscheidung nach Ligatur des Pankreasganges führt eine Pankreatektomie zum Verschwinden des Enzymes aus dem Urin. In einer späteren Arbeit zeigten NOTHMAN et al.[11], daß auch beim Menschen im Urin Lipase ausgeschieden wird. Weder Diät noch Schwangerschaft hatte einen Einfluß auf die Enzym-Elimination.

Zusammenfassend kann der Lipase-Kreislauf wie folgt dargestellt werden: die Synthese des Enzymes erfolgt vor allem im Pankreas. Nach dem Prinzip der exogen-endogenen Divergenz wird der Großteil des Enzymes in den Darm ausgeschieden und nur ein geringer Prozentsatz gelangt in den extracellulären Raum und das Blut. Aus dem Blut wird das Enzym vor allem in den Urin ausgeschieden. Im Vergleich zur Amylase könnte der geringere Übertritt in das Blut und den Urin mit dem wahrscheinlich größeren Molekulargewicht der Lipase in Zusammenhang stehen.

iV. Plasma-Lipase-Konzentration bei der Tuberkulose

Der Vollständigkeit halber müssen wir kurz auf die noch immer umstrittenen Zusammenhänge zwischen der Plasma-Lipase und der Tuberkulose eingehen. Immer wieder erscheinen in der Literatur Beobachtungen, die auf eine verminderte Aktivität der Plasma-Lipase-Konzentration bei der Tuberkulose[12-14] und Lepra[15] hinzuweisen scheinen. Die letzte Untersuchung über einen solchen Zusammenhang wurde von SEABRA[16] veröffentlicht. Im Zusammenhang mit diesen Beobachtungen wird meist erwähnt, daß Tuberkelfettextrakte von menschlichem Blutplasma gespalten werden[17] und daß virulente, säurefeste Stäbchen eine lipase-

[1] HESS, C. L.: J. biol. Chem. **10**, 381 (1912).
[2] HIRUMA, K. B.: Biochem. Z. **139**, 336 (1923).
[3] DIENA, G.: Z. Biochem. **20**, 292 (1919).
[4] SEGENSCHMID, D.: Med. Klin. **1927**, 400.
[5] LÖWENBERG, W., u. D. KWILECKI: Med. Klin. **1926**, 279.
[6] KWILECKI, D.: Arch. Verdau.-Kr. **37**, 337 (1926).
[7] KOBRYNER, A.: Dtsch. Arch. klin. Med. **155**, 353 (1927).
[8] GRASSBERGER, A.: Mitt. Grenzgeb. Chir. Med. **41**, 1 (1928).
[9] ZORN, B.: Fermentforsch. **15**, 397 (1938).
[10] NOTHMAN, M. M., J. H. PRATT u. A. D. CALLOW: Arch. intern. Med. **95**, 224 (1955).
[11] NOTHMAN, M. M., J. H. PRATT u. A. D. CALLOW: Arch. intern. Med. **96**, 188 (1955).
[12] PORTER, A. E.: Biochem. J. **10**, 523 (1916).
[13] WOLF, J. E.: J. Amer. med. Ass. **112**, 677 (1939).
[14] CONSTANTINI, G., u. G. TOSI: J. Amer. med. Ass. **110**, 1796 (1939).
[15] ROGERS, L.: Brit. med. J. **1923**, 1253.
[16] SEABRA, P.: Ann. N. Y. Acad. Sci. **59**, 1022 (1955).
[17] SEABRA, P.: Z. Hyg. **139**, 121 (1954).

inaktivierende Substanz, Calmettes Anti-Lecithinase oder Middlebrooks factor P produzieren[1, 2]. Eine objektive Beurteilung dieser sicher wichtigen Fragen ist z. Z. nicht möglich. Zunächst wurde in keinem einzigen Fall eine für Lipasen spezifische Methode zum Nachweis des Plasma-Enzymes verwendet. Weiterhin scheint die Möglichkeit des Erfassens einer verminderten Plasma-Lipase-Konzentration in Anbetracht der physiologischerweise sehr geringen Konzentration kaum möglich. Welches Enzym wurde denn bei diesen Untersuchungen gemessen? Wir glauben, daß es sich dabei um den Nachweis der Plasma-Cholinesterase handelte, deren Konzentration ein sehr empfindlicher Maßstab für die Stickstoffbilanz und Leberfunktion des Organismus darstellt.

V. Interpretation abnorm hoher Plasma-Lipase-Konzentrationen

Obschon in der Literatur bedeutend weniger Angaben über das Verhalten der Plasma-Lipase bei Pankreaskrankheiten vorliegen, so besteht doch kein Zweifel, daß dieses zweite Enzym für die diagnostische Erfassung von Pankreaskrankheiten mindestens ebenso zuverlässige, wenn nicht sogar bessere Resultate als der Nachweis der Amylase gibt. Zu diesem Zweck ist es allerdings notwendig, eine der neueren Methoden zur selektiven Erfassung der Lipase zu verwenden. COMFORT und OSTERBERG[3] analysierten die Plasma-Lipase-Konzentration bei einem größeren Krankengut. Wie aus Tab. 138 hervorgeht, wurde bei akuten Pankreatitiden seltener abnorme Werte beobachtet als bei der Bestimmung der Amylase. Dieser Nachteil wurde aber durch die viel größere Empfindlichkeit bei der Erfassung chronischer Pankreatitiden und des Pankreas-Carcinomes mehr als wettgemacht. JOHNSON und BOCKUS[4] beobachteten eine erhöhte Plasma-Lipase-Konzentration bei 9 von 11 Patienten mit akuter Pankreatitis und bei 5 von 8 Patienten mit einem Pankreas-Carcinom. COMFORT[5] faßte im Jahre 1940 ihre Erfahrungen mit der Bestimmung der Plasma-Amylase und Lipase-Konzentration bei Pankreaserkrankungen an der Mayo-Klinik zusammen. Sie kamen zum Schluß, daß die Bestimmung der Lipase zuverlässigere Resultate gibt. Von 33 Patienten mit akuter Pankreatitis war die Lipase-Konzentration in 97% der Fälle erhöht; die Amylase-Konzentration war nur bei 7 von 10 Patienten abnorm hoch. Bei Pankreas-Carcinomen war die Lipase-Konzentration in 40% der Fälle abnorm hoch, die Amylase-Konzentration nur in 8%. Es muß allerdings erwähnt werden, daß die von ihnen zum Nachweis der Amylase verwendete Methode nicht sehr zuverlässige Resultate gibt.

Ähnlich wie bei der Bestimmung der Plasma-Amylase-Konzentration werden auch bei anderen akuten Baucherkrankungen gelegentlich abnorm hohe Resultate beobachtet. JERGESEN und SIMONDS[6] berichteten, daß bei einem Viertel von 25 Patienten mit Ulcus pepticum die Plasma-Lipase-Konzentration abnorm hoch war; allerdings konnten diese Beobachtungen von HINTON[7] nicht bestätigt

Tabelle 138. *Verhalten der Plasma-Lipase-Konzentration bei verschiedenen Krankheiten* (nach COMFORT et al.[3])

Diagnose	Zahl der Patienten	Abnorm hohe Werte in Prozent
Gesunde Individuen. . . .	57	5
Pankreaskrankheiten . . .	32	41
Pankreatitis	20	45
Pankreas-Carcinom . . .	12	33
Leberkrankheiten	19	5
Gallenblasenkrankheiten. .	7	0
Gallengangaffektionen. . .	26	19

[1] KRAUT, H., u. H. BURGER: Z. physiol. Chem. **253**, 105 (1938).
[2] MIDDLEBROOK, K.: Ann. Rev. Tuberc. **51**, 260 (1945).
[3] COMFORT, M. W., u. A. E. OSTERBERG: J. Lab. clin. Med. **20**, 271 (1934/35).
[4] JOHNSON, T. A., u. H. L. BOCKUS: Arch. intern. Med. **66**, 62 (1940).
[5] COMFORT, M. W., u. A. E. OSTERBERG: Proc. Staff Meet. Mayo Clin. **15**, 427 (1940).
[6] JERGESEN, F. H., u. J. P. SIMONDS: J. Lab. clin. Med. **19**, 1054 (1934).
[7] HINTON, J. W.: Arch. Surg. **28**, 580 (1934).

werden. COMFORT[1] fand bei fünf von sieben Patienten mit perforiertem Ulcus erhöhte Werte. Von diesen fünf Patienten waren drei Perforationen subakut, davon zwei in das Pankreas und eine in die Gallenblase. JOHNSON und BOCKUS[2] berichteten über erhöhte Plasma-Lipase-Konzentrationen bei hoher intestinaler Obstruktion und RAFFENSPERGER[3] erwähnt dieselbe Veränderung bei Patienten mit Peritonitis, perforierendem Ulcus und hoher Obstruktion.

Typischerweise ist die Plasma-Lipase-Konzentration bei Leberkrankheiten normal. COMFORT[1] fand nur in etwa 14% eine mäßige Zunahme, während aus anderen Arbeiten bekannt ist, daß die Cholinesterase-Konzentration in fast allen Fällen abnorm niedrig ist. JOHNSON und BOCKUS[2] fanden bei 15 Patienten mit „katarrhalischem Ikterus" und bei 15 Patienten mit Hyperthyreose ausschließlich normale Plasmawerte. Von 31 Patienten mit Cholecystitis war die Enzym-Konzentration nur in einem Fall leicht erhöht und bei 24 Patienten mit Lebercirrhose in sieben Patienten. Während einiger Zeit machte die Beobachtung von CRANDALL und CHERRY[4], wonach 78% der Patienten mit multipler Sklerose eine erhöhte Plasma-Lipase-Konzentration aufweisen, viel von sich reden; diese Beobachtungen konnten aber von MYERS und SWAN[5] nicht bestätigt werden.

Tabelle 139. *Differentialdiagnostische Bedeutung der Plasma-Amylase- und Lipase-Konzentration*

	Amylase-Konzentration	Lipase-Konzentration
1. Abnorm hohe Werte		
a) Pankreaserkrankungen		
1. Akute Pankreatitis	↗—↗	↗—↗
2. Chronische Pankreatitis	n—↗	n—↗
3. Pankreas-Carcinom	n—↗	n—↗
b) Speicheldrüsenerkrankungen		
1. Parotitis	↗—↗	n
2. Obstruktion	↗—↗	n
c) Störungen der Dünndarmpermeabilität		
1. Ulcus duodeni et ventriculi		
a) Penetrierend, ins Pankreas	n—↗	n—↗
b) Perforierend	n—↗	n—↗
2. Hoher Darmverschluß	n—↗	n—↗
3. Peritonitis	n—↗	n—↗
4. Mesenterialvenenthrombose	n—↗	n—↗
d) Nierenkrankheiten	n—↗	?
2. Abnorm niedrige Werte		
a) Pankreaskrankheiten		
1. Resektion (akutes Stadium)	↙—↙	↙—↙
2. Atrophie	n—↙	n—↙
b) Leberschädigungen	n—↙	n

d) Alkalische Phosphatase

Die Gangzellen und centroacinären Zellen des Pankreas enthalten bei den meisten Species alkalische Phosphatase[6]. Da dieses Enzym auch im Pankreassaft beim Kaninchen[6], Hund[6-9] und Menschen[6] vorkommt, so wird es wahrscheinlich von diesen Zellen sezerniert. Da die Großzahl der in den Drüsen des Magen-Darm-Kanales gebildeten Enzyme nicht allein

[1] COMFORT, M. W.: Amer. J. dig. Dis. **3**, 817 (1936/37).
[2] JOHNSON, T. A., u. H. L. BOCKUS: Arch. intern. Med. **66**, 62 (1940).
[3] RAFFENSPERGER, E. C.: Ann. intern. Med. **35**, 342 (1951).
[4] CRANDALL, L. A., u. I. S. CHERRY: Arch. Neurol. Psychiat. (Chicago) **27**, 367 (1932).
[5] SWAN, K. C., u. H. B. MYERS: Arch. Neurol. Psychiat. (Chicago) **38**, 288 (1937).
[6] GROSSMAN, M. I., C. C. WANG u. K. J. WANG: Proc. Soc. exp. Biol. (N. Y.) **78**, 310 (1951).
[7] FREEMAN, S., u. A. C. IVY: Amer. J. Physiol. **118**, 541 (1937).
[8] WANG, C. C., M. I. GROSSMAN u. A. C. IVY: Amer. J. Physiol. **154**, 358 (1948).
[9] SHAY, H., et al.: Gastroenterology **23**, 460 (1953).

in das Sekret, sondern in einem geringeren Maße auch in das Blut übertreten, so stellt sich die Frage, ob Pankreaserkrankungen evtl. zu einem Anstieg der alkalischen Plasma-Phosphatase führen. Im Tierexperiment wurde ein Anstieg der Blutaktivität sowohl nach Ligatur des Gallenganges[1-4], als auch bei einer durch Ligatur und Galleninjektion erzeugten Pankreatitis beobachtet[2]. Leider liegen über diese Frage beim Menschen noch sehr wenige Untersuchungen vor, so daß die Frage, ob Pankreaserkrankungen zu einem Anstieg der alkalischen Plasma-Phosphatase führen, noch nicht beantwortet werden kann. LEUBNER und SHWACHMAN[5] analysierten den Gehalt des Duodenalsaftes von Kindern auf die Aktivität der alkalischen Phosphatase. Da dieses Enzym in sehr hohen Konzentrationen auch in der Galle und den Oberflächenepithelzellen der Darmmucosa vorkommt, so vermochten sie nicht zu entscheiden, ob die Enzymsekretion bei Pankreaserkrankungen gestört ist.

e) Provokation der Plasmaenzyme[6]

In etwa 95% aller akuten Pankreatitiden kann durch eine Bestimmung der Plasma-Amylase und Lipase eine sichere Diagnose gestellt werden. Im Gegensatz dazu ist die Bestimmung dieser Plasma-Enzyme bei chronischen Pankreas-affektionen recht unzuverlässig und nur in etwa 30—50% der Fälle positiv. Bei der Verwendung von exakten Methoden zur Enzymanalyse und wiederholter Bestimmung läßt sich eine geringe Besserung der Resultate erzielen, doch ist die Methode alles andere als befriedigend. Die Erforschung der Pankreasfunktions-prüfungen beschränkte sich daher während der letzten Jahre auch vorwiegend auf die Suche nach neuen Methoden, die auch eine Erfassung der chronischen Er-krankungen, besonders des Carcinomes ermöglichen sollen. Als zuverlässigste Metho-de stellte sich die Duodenalsondierung mit anschließendem Studium der Enzym- und Bicarbonatsekretion heraus. Leider ist diese Methode ein zeitraubender und für den Patienten nicht gerade angenehmer Test. Aus diesem Grunde wird noch immer nach Methoden gesucht, die, wenn möglich, eine Diagnose durch Blut-untersuchung ermöglichen sollen. Unter diesen Versuchen sind besonders die Verfahren der Provokation der Plasmaenzyme zu erwähnen, die zunächst recht versprechende Resultate gaben, aber heute von den meisten Autoren abgelehnt werden. Grundsätzlich sind *zwei Methoden* zu erwähnen:

1. Durch die Verabreichung eines sekretionsfördernden Pharmakons wie Parasympathico-mimetica (Mecholyl, Prostigmin, Physostigmin) oder Secretin wird die Pankreassekretion stimuliert. Bei gesunden Personen fließen die Pankreasenzyme ab, bei Pankreaserkrankungen jedoch führen lokale Blockierungen im Gangsystem zu einem Übertritt in das Plasma und damit zu einem Anstieg der Amylase-Konzentration.

2. Nach vorgängiger Stimulation der Sekretion durch eines der eben erwähnten Pharmaka wird Morphin verabreicht. Ein angeblich erfolgender physiologischer Gang-verschluß führt wiederum zu einem Übertritt der Enzyme in das Blut. Bei gesunden Personen kommt es zu einem deutlichen Anstieg, während bei Pankreasaffektionen infolge der vermin-derten Enzymproduktion ein solcher ausbleiben soll.

Die folgenden *tierexperimentellen Beobachtungen* waren Ausgangspunkt zur Erforschung dieser Provokationsteste: Beim Hund gelingt es durch die Ver-abreichung von Parasympathicomimetica fast regelmäßig einen Anstieg der Plasma-Amylase zu erzwingen[7,8,9]. Dieser Anstieg blieb aus, wenn das Tier ent-weder pankreatektomiert oder eine Ligatur der Pankreasgänge angelegt wurde[10].

[1] FREEMAN, S., u. A. C. IVY: Amer. J. Physiol. **118**, 541 (1937).
[2] SHAY, H., et al.: Gastroenterology **23**, 460 (1953).
[3] NOTHMAN, M. M.: Proc. Soc. exp. Biol. (N. Y.) **57**, 15 (1944).
[4] CANEPA, J. F., C. A. TANTURI u. R. F. BANFI: Surg. Gynec. Obstet. **86**, 341 (1948).
[5] LEUBNER, H., u. H. SHWACHMAN: Amer. J. Dis. Child. **89**, 341 (1955).
[6] *Uer.*: DREILING, D. A., u. A. RICHMAN: Arch. intern. Med. **94**, 197 (1954). — SACHER, L. A., J. G. PROBSTEIN u. J. M. WHITTICO: Gastroenterology 18, 104 (1951).
[7] LOEPER, M., u. J. FICAI: Arch. Méd. exp. **19**, 722 (1907).
[8] KUMAI, T., u. S. OSATO: Tôhoku J. exp. Med. 1, 153 (1920).
[9] ANTOPOL, W., A. SHIFRIN u. L. TUCHMAN: Proc. exp. Biol. (N. Y.) **32**, 383 (1934).
[10] FRIEDMAN, I., u. W. R. THOMPSON: Ann. Surg. **104**, 388 (1936).

Dieselbe Veränderung läßt sich auch nach Verabreichung von Secretin beobachten[1, 2, 3]. Im Gegensatz dazu führt die Verabreichung von Morphinderivaten keinesfalls regelmäßig zu einem Anstieg des Plasmaenzymes. Offenbar liegen hier Speciesunterschiede vor. So soll es nach Codein bei der Maus zu einem Anstieg der Plasma-Amylase kommen, nicht aber bei der Ratte[4]. Diese Beobachtung wurde damit in Zusammenhang gebracht, daß Ratten keine Gallenblase besitzen, während dieses Organ bei Mäusen vorhanden ist. Bereits an anderer Stelle machten wir darauf aufmerksam, daß auch beim Menschen die Verhältnisse sehr variabel sind und wahrscheinlich weitgehend durch die Anatomie der Pankreasgänge bestimmt werden.

Bereits an anderer Stelle erwähnten wir, daß die alleinige Verabreichung von *Morphin* beim Menschen zu so unregelmäßigen und z. Z. unerklärbaren Veränderungen der pankreatischen Plasmaenzyme führt, daß diese Methode sicher nicht in Frage kommt.

Über das Verhalten der Enzyme nach Verabreichung eines *Secretagogums + Morphin* bei gesunden und pankreaskranken Patienten liegt eine größere Zahl von Untersuchungen vor:

LAGERLÖF[1] verabreichte 11 Patienten 10 mg Morphin subcutan und 80 Einheiten Secretin intravenös. Bei einigen der pankreaskranken Patienten kam es zu einem Anstieg der Plasmaenzyme und auch zum Auftreten typischer abdomineller Schmerzen. Die Resultate waren jedoch sehr inkonstant. MYHRE[5] fand nach der Gabe von Morphin und Secretin einen Anstieg der Plasma-Amylase bei etwa zwei Dritteln aller gesunden Individuen. Bei 9 Patienten mit chronischer Pankreatitis blieb ein Anstieg aus. SNAPE[6] bestätigte den Anstieg in gesunden Personen, beobachtete jedoch nur in 3 von 6 Patienten mit einem Pankreas-Carcinom ein Ausbleiben des Anstieges. Von den 6 kranken Patienten bekamen 3 einen typischen pankreatischen Schmerzanfall. BURKE[7] kombinierte Mecholyl oder Secretin mit Morphin, fand jedoch kein differenziertes Verhalten bei 73 gesunden Individuen und 8 Patienten mit Pankreaserkrankungen. Ebenfalls unbefriedigend war die Methode in den Händen von SACHAR[8] und HEFFERSON und GUNTER[9]. Die ausführlichste Studie wurde von DREILING[9—11] durchgeführt, der bei 192 Patienten mit und ohne Pankreaskrankheiten Secretin, Mecholyl oder Urocholin mit Morphin verabreichte und zum Schluß kam, daß die Methode völlig unzuverlässig ist.

Es kann somit kein Zweifel bestehen, daß die Verabreichung eines Secretagogums mit Morphin sich nicht zur Prüfung der Pankreasfunktion eignet. Sowohl falsche positive wie auch falsche negative Resultate sind so häufig, daß die Methode wahrscheinlich noch weniger zuverlässig ist als die einfache direkte Bestimmung der Plasmaenzyme.

Etwas weniger klar ist gegenwärtig die Situation in bezug auf die klinische Zuverlässigkeit der Tests bei denen einzig ein *Secretagogum*, entweder Secretin oder Prostigmin verabreicht wird und anschließend während Zeitintervallen die Amylase-Konzentration im Plasma verfolgt wird.

Das Verhalten des Plasmaenzymes nach der alleinigen Verabreichung von *Secretin* wurde von LOPUSNIAK und BOCKUS[12] in einer gut kontrollierten Studie untersucht. Bei der Großzahl der Patienten mit Pankreaserkrankungen kam es nicht zu einem Anstieg der Enzymaktivität. Dieser Auffassung schließen sich auch SACHAR[8] und LAGERLÖF[1] an, die ebenfalls unregelmäßige

---

[1] LAGERLÖF, H.: Acta med. scand. **120**, 407 (1945).

[2] POPPER, H., u. F. PLOTKE: Surgery **9**, 706 (1941).

[3] POPPER, H., u. H. NECHELES: Gastroenterology **1**, 490 (1943).

[4] WIBERG, G. S., u. J. TUBA: Canad. J. Biochem. Physiol. **32**, 625 (1954).

[5] MYHRE, J. S., S. NESBITT u. J. T. HURLEY: Gastroenterology **13**, 127 (1949).

[6] SNAPE, W., C. WIRTS u. M. H. F. FRIEDMAN: Amer. J. Med. **7**, 417 (1949).

[7] BURKE, J. O., K. PLUMMER u. S. BRADFORD: Gastroenterology **15**, 699 (1950).

[8] SACHAR, L. A., J. G. PROBSTEIN u. J. M. WHITTICO: Gastroenterology **18**, 104 (1951).

[9] HEFFERSON, E. W., u. A. R. GUNTER: Gastroenterology **19**, 526 (1951).

[10] DREILING, D. A., u. A. RICHMAN: Arch. intern. Med. **94**, 197 (1954).

[11] DREILING, D. A.: N. Y. State J. Med. **53**, 671 (1953).

[12] LOPUSNIAK, W. A., u. H. L. BOCKUS: Gastroenterology **16**, 294 (1950).

Resultate bei Gesunden und Pankreaskranken beobachteten. KNIGHT et al.[1] verabreichten bei einer großen Zahl von Patienten Prostigmin intramuskulär und verfolgten das Verhalten der Plasma-Amylase in halbstündigen Intervallen. Bei gesunden Patienten kam es nur zu sehr geringen Variationen. Von 7 Patienten mit Pankreascarcinom kam es bei 5 zu einem abnormen Anstieg, während die Resultate bei 42 Patienten mit chronischer Pankreatitis sehr inkonstant und schwierig zu interpretieren waren. Ebenfalls zu einer Ablehnung der Methode auf Grund von klinischer Prüfung kamen DREILING[2, 3], HOWAT[4] und HEINSEN[5]. Im Gegensatz dazu berichten kontinentale Autoren über zuverlässige Resultate mittels des Prostigmintestes. LUTZ[6] und LEIPERT[7] glauben, daß diese Methode recht gut zur Erfassung chronischer Pankreasaffektionen geeignet sei. STEINMANN und WIDMER[8] untersuchten das Verhalten der Plasma-Amylase nach der Verabreichung von Prostigmin bei einem größeren Krankengut und kamen zum Schluß, daß die Methode als einfacher und relativ zuverlässiger Test gebraucht werden kann. Eine Durchsicht ihrer Resultate zeigt jedoch, daß falsche positive und negative Resultate häufig sind und eine sichere Interpretation schwierig machen.

Da die besten Kenner der Provokationsmethoden wie SACHAR et al.[9], DREILING[1, 2], HESS[10] und HOWAT[4] — um nur einige zu nennen — auch den Prostigmintest als unzuverlässig ansehen, so ist es unwahrscheinlich, daß dieser Methode ein Platz in der Diagnostik chronischer Pankreasaffektionen zukommt. Wenn wir uns fragen, weshalb diese Methoden im Tierversuch so konstante Resultate geben, nicht aber beim Menschen, so müssen wohl auch hier die andersartigen anatomischen Verhältnisse in Betracht gezogen werden. Dazu kommt, daß beim Menschen die Gangverhältnisse so variabel sind, daß die Hoffnung, eine konstante Reaktion nach der Verabreichung von Pharmaka zu erhalten, sich kaum bestätigen dürfte.

f) Bestimmung des Plasma-Antithrombin-Titers und der Paritol C-Test

Seit langem wurde von Klinikern die Vermutung geäußert, daß das Pankreas in irgendeiner Weise in die Blutgerinnung einzugreifen vermag. Diese Annahme stützte sich sowohl auf tierexperimentelle wie auf klinische Beobachtungen.

BOLDYREFF[11] zeigte bereits vor über 25 Jahren, daß die Gerinnungszeit bei Hunden während der pankreatischen Hypersekretion abnorm gesteigert ist, während sie bei Hyposekretion abnimmt. Auch nach Pankreatektomie soll es zu einer Verkürzung der Gerinnungszeit kommen. Andererseits beobachteten FERRARI und CORTESE[12] beim Kaninchen eine Zunahme der Gerinnungszeit nach Pankreasresektion und eine Abnahme im Thrombingehalt, während HIRUMA[13] über eine Zunahme des Fibrinogens berichtet. Eine Interpretation dieser widersprechenden Angaben ist schwierig. LASHER und McCABE[14] fanden bei einer experimentellen Pankreatitis eine Verlängerung der Prothrombinzeit wie auch der Gerinnungszeit. Pankreatitis im Tierversuch führte auch zu einer Zunahme im Blut-Fibrinogengehalt und der Konzentration des Plasma-Thromboplastinkomponenten.

Aus der großen Zahl der klinischen Einzelbeobachtungen über Zusammenhänge zwischen Pankreasfunktion und Blutgerinnung seien erwähnt:

[1] KNIGHT, W. A., R. O. MUETHER u. S. J. SOMMER: Gastroenterology 12, 34 (1949).

[2] DREILING, D. A., u. A. RICHMAN: Arch. intern. Med. 94, 197 (1954).

[3] DREILING, D. A.: N. Y. State J. Med. 53, 671 (1953).

[4] HOWAT, H. T.: In Modern Trends in Gastroenterology. Edited by Avery Jones, p. 766. London: Butterworth 1952.

[5] HEINSEN, H. A.: Dtsch. med. Wschr. 1952, 65.

[6] LUTZ, W.: Münch. med. Wschr. 1953, 576.

[7] LEIPERT, T.: Wien. med. Wschr. 1953, 217.

[8] STEINMANN, B., u. J. WIDMER: Schweiz. med. Wschr. 1955, 411.

[9] SACHAR, L. A., J. G. PROBSTEIN u. J. M. WHITTICO: Gastneuterology.

[10] HESS, W.: Die chirurgische Behandlung der Pankreaserkrankungen. Stuttgart: Enke 1954.

[11] BOLDYREFF, W. N., u. A. W. BOLDYREFF: C. R. Soc. Biol. (Paris) 95, 477 (1926).

[12] FERRARI, R., u. F. CORTESE: Arch. fisiol. 31, 274 (1932).

[13] HIRUMA, K. B.: Biochem. Z. 139, 152 (1923).

[14] LASHER, E. P., u. M. M. McCABE: Arch. Surg. 60, 164 (1950).

Die häufige Assoziation zwischen Thrombophlebitiden und Pankreaserkrankungen; hochgradige Gerinnungsstörungen beim Prostata-Carcinom[1,2], eine Abnahme der Gerinnungszeit des Blutes bei Patienten mit Pankreas-Carcinomen[3-6]; und umgekehrt eine Verlängerung der Gerinnungszeit[7-10] bei akuten und chronisch entzündlichen Pankreaskrankheiten.

Die Ursache dieser Anomalien der Blutgerinnung bei Erkrankungen des Pankreas ist unklar. Am häufigsten wird als Erklärung angeführt, daß die Veränderungen durch eine *Hyper-*, respektive *Hypotrypsinämie* verursacht werden. Sicher steht fest, daß es bei Pankreasaffektionen zu einer Störung der proteolytischen Enzymsysteme des menschlichen Plasmas kommt. So fanden RUSH und CLIFTON[11] eine direkte Zunahme der Peptidaseaktivität des menschlichen Plasmas bei Pankreaskrankheiten. Während einer akuten Pankreatitis, im Tierexperiment wie auch beim Menschen, soll der antiproteolytische Titer — wahrscheinlich identisch mit einem der natürlichen Peptidase-Inhibitoren — abfallen, um anschließend wieder zur Norm anzusteigen[12]. Dieses Absinken des ,,antiproteolytischen Titers" des Plasmas wurde auch nach der intravenösen Injektion von Trypsin im Tierexperiment beobachtet[13,14]. Daraus wurde der naheliegende Schluß gezogen, daß ein abnormer Übertritt von Trypsin für die Gerinnungsstörungen verantwortlich sei.

Wie dem auch sei, so wurde doch in den letzten paar Jahren von verschiedener Seite versucht, die Störung im Gleichgewicht zwischen proteolytischen und proteolyse-hemmenden Substanzen zu einer diagnostischen Methode für Pankreaserkrankungen auszubauen. Zwei Versuche dieser Art sind besonders erwähnenswert. INNERFIELD[15-20] verwendete zur Bestimmung der Gleichgewichtsstörung die *Messung des Anti-Thrombin-Titers* im Blutplasma. Im Prinzip besteht diese Messung in einer Bestimmung der Gerinnungszeit von defibriniertem Blut, dem standardisierte Mengen von Thrombin und Fibrinogen zugefügt werden. Die Bestimmung dieses Inhibitors gibt indirekt Aufschluß über die Menge von aus dem Pankreas in das Blut übergetretenen proteolytischen Enzyme. Zwei Reaktionstypen wurden beobachtet:

1. Eine *Zunahme* des Anti-Thrombin-Titers erfolgt bei all jenen Krankheiten, bei denen angeblich abnorme Enzymmengen in das Blut übertreten, also der akuten Pankreatitis[17], akuten Schüben der chronischen Pankreatitis, Pankreaskrebsen im Frühstadium[20], Pankreascysten[18] und der Mucoviscioidose[16].

2. Eine *Abnahme* des Antithrombin-Titers erfolgt bei Pankreaskrebsen mit Ikterus und Dauer von über 4 Monaten, Pankreas-Carcinomen mit Lebermetastasen[20], und Mucoviscioidosis mit Gangobstruktion und Atrophie der Drüse[16].

[1] RATNOFF, O. D.: J. clin. Invest. **31**, 521 (1952).

[2] McKAY, D. G., H. MANSELL u. A. T. HERTIG: Cancer **6**, 862 (1953).

[3] FIGURELLI, G.: Morgagni **73**, 2429 (1931).

[4] BOCK, H., u. C. RAUSCHE: Zbl. Chir. **53**, 1140 (1926).

[5] ABRAMSON, B. P.: Vestnik khir. **17**, 39 (1929).

[6] MEDELÉEFF, P.: C. R. Soc. Biol. (Paris) **119**, 1190 (1935).

[7] STORER, J., u. P. KAZDAN: Surgery **33**, 683 (1953).

[8] HECHT, E.: Acta med. scand. **129**, 311 (1947).

[9] BECHGAARD, P.: Ugeskr. Laeg. **103**, 1523 (1941).

[10] BORGSTROM, S.: Acta chir. scand. **90**, 419 (1944).

[11] RUSH, B., u. E. E. CLIFTON: Surgery **31**, 1 (1952).

[12] COFFEY, R. J., F. J. BRINIG u. J. GILLESPIE: Surg. Forum. p. 166, 1951.

[13] EAGLE, H., u. T. HARRIS: J. gen. Physiol. **20**, 543 (1937).

[14] TAGNON, H. J.: J. clin. Invest. **24**, 1 (1945).

[15] INNERFIELD, I., A. ANGRIST u. J. W. BENJAMIN: Gastroenterology **19**, 843 (1951).

[16] INNERFIELD, I., A. ANGRIST u. J. W. BENJAMIN: J. Pediat. **39**, 287 (1951).

[17] INNERFIELD, I., A. ANGRIST u. J. W. BENJAMIN: Amer. J. Med. **12**, 24 (1952).

[18] INNERFIELD, I., A. ANGRIST u. J. W. BENJAMIN: Amer. J. Surg. **83**, 538 (1952).

[19] INNERFIELD, I.: N. Y. State J. Med. **52**, 2239 (1952).

[20] INNERFIELD, I., u. A. ANGRIST: Amer. J. med. Sci. **223**, 422 (1952).

Der Typus der zu erwartenden Reaktion läßt sich am deutlichsten am Verhalten von Patienten mit *Pankreas-Carcinomen* verfolgen. Wie aus Tab. 140 hervorgeht, kommt es im Frühstadium, d. h. bei einem Ikterus von weniger als 1 Monat Dauer zu einer Zunahme des Anti-Thrombin-Titers. Dies kann als Ausdruck der lokalen Reizung und Entzündung aufgefaßt werden. Bei einer Dauer des Ikterus von 2—4 Monaten sinkt der Titer zur Norm ab um später als Zeichen der progressiven Fibrose und Atrophie auf abnorm niedrige Werte abzusinken. INNERFIELD[1] glaubt, daß der Bestimmung des Antithrombins bei der akuten Pankreatitis besondere Bedeutung zukommt, da die abnorme Erhöhung im Plasma länger als diejenige der Amylase und Lipase anhält. Eine Provokation proteolytischer Enzyme durch die Verabreichung von Prostigmin soll bei Patienten mit chronischer Pankreatitis zu einer Zunahme des Antithrombin-Titers führen[2]. Diese Beobachtung wurde allerdings noch nicht von anderer Seite bestätigt. Wieweit die Bestimmung des Antithrombin-Titers die konventionellen Methoden der Enzymdiagnose im Blut und Pankreassaft zu verdrängen vermag, kann z. Z. nicht entschieden werden. Außer günstigen Resultaten[3, 4, 5] waren offenbar verschiedene Untersucher nicht fähig, die Methode zu reproduzieren und ebenso gute Resultate zu erhalten wie INNERFIELD und seine Mitarbeiter[6].

Tabelle 140. *Verhalten des Anti-Thrombin-Titers bei Patienten mit Pankreas-Carcinomen* (nach INNERFIELD und ANGRIST[7])

Sta-dium	Zahl der Patienten	Dauer des Ikterus	Venen-thrombosen in Prozent	Anti-Thrombin-Titer		
				erhöht	normal	erniedrigt
I	11	bis 1 Monat	0	11	0	0
II	6	2—4 Monate	20	0	6	0
III	6	4 Monate	50	0	0	6

Der *Paritol-C-Test* von SHINGLETON, ANLYAN und HART[8] beruht auf einem ähnlichen Prinzip. Durch Stimulation der Sekretion in einem erkrankten Pankreas kommt es zum Übertritt proteolytischer Enzyme in das Blut. Geringe Zunahmen des Trypsins oder der Peptidase steigern die Coagulation. Die coagulierende Wirkung von Peptidasen wie Trypsin wird durch Natrium-Polyanhydromannuronsäure (Paritol-C) und andere heparinähnliche Substanzen gehemmt. Zur Messung werden zwei Verdünnungsreihen von Paritol C angesetzt. Blut vor und nach einer Stimulation der pankreatischen Sekretion wird den Teströhrchen zugesetzt. Ein positives Resultat liegt dann vor, wenn zur Gerinnungsverhinderung nach der Provokation größere Paritol C-Mengen benötigt werden als vorher. Mit diesem Verfahren beobachteten SHINGLETON et al.[8] bei 6 von 11 Patienten mit Pankreas-Carcinomen und bei sechs von acht Patienten mit chronischer Pankreatitis einen positiven Ausfall.

g) Funktionsprüfung durch Duodenalsondierung
i. Physiologische Betrachtungen

Durch die operative Anlegung von Fisteln kann im Tierversuch ohne große Schwierigkeiten die Pankreassekretion in allen ihren Einzelheiten verfolgt werden.

[1] INNERFIELD, I., A. ANGRIST u. J. W. BENJAMIN: Amer. J. Med. **12**, 24 (1952).
[2] INNERFIELD, I.: N. Y. State J. Med. **52**, 2239 (1952).
[3] MOSELEY, V., u. A. PAPPAS: J. S. C. med. Ass. **48**, 255 (1952).
[4] MOSELEY, V., W. SEYMOUR u. A. PAPPAS: Sth. med. J. **47**, 476 (1954).
[5] MACFARLANE, J. C. W.: Lancet **1952**, 311.
[6] Zit. J. E. BERK: J. Amer. med. Ass. **159**, 1079 (1955).
[7] INNERFIELD, I., u. A. ANGRIST: Amer. J. med. Sci. **223**, 422 (1952).
[8] SHINGLETON, W. W., W. G. ANLYAN u. D. HART: Ann. Surg. **136**, 578 (1952).

Auch beim Menschen kommt es bei seltenen Gelegenheiten traumatischer oder operativer Art zur Bildung einer *Pankreasfistel* und dieses „Naturexperiment" gab dem Kliniker ein Objekt in die Hand, physiologische Untersuchungen am Krankenbett durchführen zu können. Bedeutend schwieriger und umständlicher ist es beim Fehlen einer Fistel Pankreassaft zur Untersuchung zu bekommen. Eine direkte Einführung einer Kanüle in den Pankreasgang ist unmöglich und so bleibt nur die *Duodenalsondierung* zur Sammlung des Sekretes. Diese zuerst von EINHORN[1] praktizierte Methode hat aber den Nachteil, daß das damit gewonnene Untersuchungsmaterial ein Gemisch von Sekreten der Speichel-, Magen-, Pankreas- und Duodenaldrüsen und von Galle darstellt. Es war daher als Fortschritt aufzufassen, als LIM et al.[2] ein neuartiges Prinzip zur Gewinnung reinen Pankreassekretes einführten. Durch die Einlegung einer Rehfuß-Sonde in den Magen und einer zweiten Sonde in das Duodenum gelang es ihm, den Magensaft vom Duodenalinhalt getrennt zu aspirieren und dabei vor allem den eiweißcoagulierenden Effekt des Magensaftes zu vermeiden. Diese Methodik wurde weiter durch die Konstruktion einer Doppelsonde vereinfacht, wie sie zuerst von BARSONI und EGAN[3] empfohlen und später vor allem von AGREN und LAGERLÖF[4] verwendet wurde. In den letzten Jahren entwickelte BARTELHEIMER[5] eine weiter verbesserte Sonde. Es handelt sich dabei um eine dreiläufige Sonde mit zwei Ballonen, die einen hermetischen Verschluß des Duodenums nach der Magen- und Dünndarmseite hin erlaubt. Damit wurde es möglich, das Pankreassekret in mehr oder weniger reiner Form zu sammeln und mit analytischen Methoden zu untersuchen. Schon früh wurde versucht, mit dieser Methode auch Aufschlüsse über die Sekretionsprodukte des *gereizten Pankreas* zu erhalten. DELOCH[6] brachte zu diesem Zweck Salzsäure in das Duodenum ein, während KAATSCH[7] als Reizmittel Äther verwendete. CHIRAY[8] verabreichte als erster zur Sekretionsanregung Secretin intravenös, ein Prinzip, das er später auch ausgiebig zur Funktionsprüfung des Pankreas verwendete[9, 10]. Aber erst mit der Reindarstellung des Secretins durch die schwedische Forschergruppe konnte diesem Verfahren eine praktische Bedeutung zukommen, da bei ungereinigten Präparaten schwerste Nebenerscheinungen häufig waren und die biologische Wirksamkeit der einzelnen Produkte großen individuellen Schwankungen unterworfen war. Während sich die älteren Forscher mit einer qualitativen Untersuchung des Pankreassekretes zufrieden gaben, so begann CHRISTIANSEN[11] in Dänemark bereits früh mit sorgfältigen Untersuchungen über die quantitative Zusammensetzung des Sekretes. Die sorgfältigsten Analysen verdanken wir jedoch der Arbeitsgruppe von LAGERLÖF[12], die mit der Methode der Duodenalsondierung die Physiologie, Pharmakologie und Pathologie der menschlichen Pankreasfunktion einem eingehenden Studium unterwarfen.

---

[1] EINHORN, M.: Med. Rec. **77**, 98 (1910).

[2] LIM, R. K., A. R. MATHESON u. W. SCHLAPP: Quart. J. exp. Physiol. **13**, 333 (1923).

[3] BARSONI, T., u. E. EGAN: Münch. med. Wschr. **1922**, 863.

[4] AGREN, G., u. H. LAGERLÖF: Acta med. scand. **90**, 1 (1936).

[5] BARTELHEIMER, H.: Dtsch. med. Wschr. **1953**, 993.

[6] DELOCH, E.: Arch. Verdau.-Kr. **30**, 27 (1922).

[7] KAATSCH, G., u. L. FRIEDRICH: Klin. Wschr. **1922**, 115.

[8] CHIRAY, H., J. MERCIER u. A. R. SALMON: Bull. Soc. méd. Hôp. Paris **50**, 1417 (1926).

[9] CHIRAY, M., u. M. BOLGERT: Arch. Mal. Appar. dig. **29**, 5 (1939).

[10] BOLGERT, M.: Lésion du pancréas et troubles fonctionelles pancréatiques. Paris: Masson 1935.

[11] CHRISTIANSEN, T.: Kliniske Studier over den Digestive Duodenalsekretionen. Copenhagen: Levin and Munksgaard 1933.

[12] LAGERLÖF, H.: Quart. J. Med. **8**, 115 (1939).

ii. Secretintest nach LAGERLÖF und AGREN

Eine sorgfältige Ermittlung der Normalwerte ist die Grundlage jeder klinisch brauchbaren Laboratoriumsmethode. Die Untersuchungen über die Pankreassekretion durch AGREN und LAGERLÖF waren in dieser Hinsicht mustergültig. Die Sekretion der einzelnen Komponenten nach Secretinreizung war nur geringen individuellen Schwankungen unterworfen[1]. Die Reizwirkung des Secretins bezog sich ausschließlich auf die Ausscheidung von Wasser und Bicarbonat, während die Enzymsekretion nicht beeinflußt wurde[2]. Die schwedischen Forscher beobachteten bei Pankreaserkrankungen zwei prinzipiell verschiedene Sekretionsausfälle, die meist getrennt, gelegentlich aber auch in kombinierter Form angetroffen wurden. *Funktionsstörung Typ A* wurde bei der akuten Pankreatitis und subakuten Entzündungen beobachtet, aber nur dann, wenn die Untersuchung innerhalb 2 Wochen nach dem akuten Ereignis stattfand. Es handelte sich dabei um eine isolierte Abnahme der Enzymsekretion ohne Beeinträchtigung der Flüssigkeits- und Bicarbonatsekretion. *Funktionsstörung Typ B* war charakteristisch für alle chronischen Pankreasaffektionen, seien es Entzündung, Fibrose oder maligne Entartung. Meist war die Enzymsekretion normal, hingegen die Flüssigkeits- und Bicarbonatausscheidung abnorm niedrig. Die Pathogenese dieser beiden charakteristischen Ausfälle ist noch nicht abgeklärt. Typ A ist wahrscheinlich auf eine direkte Störung der Enzymsekretion und Produktion in den Drüsenzellen zurückzuführen. Beim Typ B ist die Funktion der Drüsenzellen offenbar intakt. Auf Grund des Prinzipes der Dissoziation der Pankreasfunktionen möchten wir daher annehmen, daß die verminderte Flüssigkeits- und Bicarbonatsekretion beim Typ B Folge einer Beeinträchtigung der Funktion der Drüsengangzellen ist.

Der Secretin-Test nach AGREN und LAGERLÖF wurde seither von einer großen Zahl vorwiegend amerikanischer Autoren[3-13] zur klinischen Pankreasdiagnostik verwendet und entsprach durchaus den erwarteten Anforderungen. DREILING[9-13] am Mount Sinai Hospital in New York verfügt bereits über 120 Patienten mit Pankreasaffektionen und etwa 180 gesunde Kontrollpersonen, bei denen die Pankreasfunktion analysiert wurde. Eine Reihe seiner Resultate wurde auf Tab. 141 zusammengestellt, und es geht daraus deutlich hervor, daß auch er eine funktionelle Dissoziation beobachtete, indem entweder die Enzym- oder die Flüssigkeits- und Bicarbonatsekretion beeinträchtigt war. Bei der chronischen Pankreatitis stand auch bei seinen Untersuchungen die Abnahme der Bicarbonatsekretion (Typ B) im Vordergrund, während bei der akuten Pankreatitis und beim Carcinom häufig die Sekretion aller drei Komponenten vermindert war. Die Analyse des Pankreassekretes nach Secretingabe muß z. Z. zweifellos als die zuverlässigste Methode der Pankreas-Funktionsdiagnostik betrachtet werden.

[1] AGREN, G., u. H. LAGERLÖF: Acta med. scand. **90**, 1 (1936).
[2] HAMMARSTEN, E., G. AGREN u. H. LAGERLÖF: Acta med. scand. **92**, 256 (1937).
[3] DIAMOND, J. S., S. A. SIEGAL et al.: Amer. J. dig. Dis. **6**, 366 (1939).
[4] VOEGTLIN, W. L., H. GREENGARD u. A. C. IVY: Amer. J. Physiol. **110**, 198 (1934).
[5] DIAMOND, J. S., S. A. SIEGAL u. S. MYERSON: Rev. Gastroent. **7**, 429 (1940).
[6] POLLARD, H. M., L. MILLER u. W. A. BREWER: Amer. J. dig. Dis. **9**, 68 (1942).
[7] SJOBERG, S. G.: Gastroenterologia (Basel) **68**, 233 (1943).
[8] LAKE, M.: Amer. J. Med. **3**, 18 (1947).
[9] DREILING, D. A., u. F. HOLLANDER: Gastroenterology **11**, 714 (1948).
[10] DREILING, D. A., u. F. HOLLANDER: Gastroenterology **16**, 162 (1950).
[11] DREILING, D. A.: Gastroenterology **16**, 162 (1950).
[12] DREILING, D. A.: Gastroenterology **18**, 184 (1951).
[13] DREILING, D. A.: N. Y. State J. Med. **53**, 671 (1953).

Tabelle 141. *Resultate von Duodenal-Sondierungen bei Pankreaserkrankungen*

Diagnose	Zahl der Patienten	Abnorm niedrige Resultate			
		Total	Volumen	Bicarbonat	Amylase
a) Nach LAGERLÖF[1]					
Akute Pankreatitis	13	11		2	10
Chronische Pankreatitis . .	19	17		15	2
Pankreas-Carcinom	10	7		7	7
b) Nach DREILING[2]					
Akute Pankreatitis	42		21	31	26
Chronische Pankreatitis . .	53		41	51	32
Pankreas-Carcinom	61		52	34	36

iii. Verwendung anderer Reizstoffe

Die Verwendung von Secretin als Sekretionsreiz hat mehrere Nachteile. Zunächst ist diese Substanz schwierig zu standardisieren und die verschiedenen kommerziellen Präparate besitzen eine recht schwankende Wirksamkeit. Auch ist offenbar die Reinheit der Präparate nicht einheitlich, da von gewissen Autoren nie Nebenerscheinungen beobachtet wurden, während andere schwerste anaphylaktoide Reaktionen beobachteten[3]. Aus diesen Gründen ziehen verschiedene Autoren[5, 6], darunter auch HESS[4] und BAUMAN[7], die beide über ein ansehnliches Untersuchungsgut verfügen, vor, anstelle des Secretins Mecholyl zu verwenden. Die damit erhaltenen Resultate sind offenbar ebenso zuverlässig, wie diejenigen mit dem Secretintest, und Nebenerscheinungen sind bedeutend seltener. Andere Autoren verwenden Äther[8, 14], Insulin[9], Urecholin[10,11], Vogan[12], Histamin oder Gastramin[13], doch liegen keine Vorteile in der Verwendung dieser Substanzen. Es ist klar, daß allen bisher verwendeten Secretagoga der Nachteil anhaftet, daß sie ausschließlich die Flüssigkeits- und Bicarbonatsekretion stimulieren. Das enzymreizende Pankreozym wäre in dieser Hinsicht vorteilhafter, doch liegt dieses Hormon noch immer nicht in klinisch verwendbarer Form vor.

h) Stuhluntersuchungen

i. Makroskopische Untersuchung

Die makroskopische, mikroskopische und chemische Beschaffenheit des Stuhles wird durch eine Reihe von Faktoren beeinflußt. An erster Stelle muß die *Nahrung* erwähnt werden, So kann selbst beim gesunden Individuum durch die Einnahme großer Fettmengen ein „Fettstuhl" erzeugt werden, der aber selten das voluminöse, blasse und stinkende Aussehen eines

---

[1] LAGERLÖF, H.: Pancreatic Function and Pancreatic Disease. New York, N. Y.: McMillan 1942.

[2] DREILING, D. A.: N. Y. State J. Med. **53**, 671 (1953).

[3] FAHRLÄNDER, H.: Gastroenterologia (Basel) **78**, 205 (1952).

[4] HESS, W.: Die chirurgische Behandlung der Pankreaserkrankungen. Stuttgart: Enke 1954.

[5] COMFORT, M. W.: J. Amer. med. Ass. **115**, 2044 (1944).

[6] COMFORT, M. W., u. A. E. OSTERBERG: Arch. intern. Med. **66**, 688 (1940).

[7] BAUMAN, L.: The Diagnosis of Pancreatic Disease. Philadelphia, Pa.: Lippincott 1949.

[8] FRIEDMAN, M. H. F., u. W. J. SNAPE: Gastroenterology **15**, 296 (1950).

[9] FRIEDMAN, M. H. F., u. W. J. SNAPE: Proc. Soc. exp. Biol. (N. Y.) **70**, 280 (1949).

[10] KYLE, C. G., et al.: Gastroenterology **16**, 285 (1950).

[11] BARTELHEIMER, H., H. MARING u. H. J. STIMMING: Klin. Wschr. **1955**, 160.

[12] HERFORT, K.: Acta med. scand. **98**, 239 (1939).

[13] DREILING, D. A., u. J. M. HOWARD: Arch. Surg. **69**, 681 (1954).

[14] CREUTZFELDT, W., u. R. WIDMANN: Klin. Wschr. **1956**, 968.

Pankreasstuhles aufweist. An zweiter Stelle sind *enzymatische Faktoren* anzuführen. Die Lipase, im Magen, Pankreas und Dünndarm gebildet, spielt, wie auch die Galle, bei der Fett-verdauung und Resorption eine essentielle Rolle. Als dritter Faktor möchten wir die *Stuhl-flora* erwähnen. Besonders beim Kohlenhydratabbau scheinen Bakterien zu einem ansehn-lichen Teil beteiligt zu sein, möglicherweise einer der Gründe dafür, daß beim Amylase-Ausfall die Störungen der Kohlenhydrat-Resorption oft nur wenig auffallen. Als vierter Faktor müssen *physikalisch-chemische Eigenheiten* angeführt werden, wie p_H und Elektrolytgehalt der Verdauungssäfte, die in enger Wechselbeziehung zu den enzymatischen stehen. Schließlich muß fünftens die *Transit-Dauer* des Stuhles erwähnt werden, die von maßgeblicher Bedeutung ist, indem sie die Zeit bestimmt, während der die Nahrung der abbauenden Tätigkeit der Enzyme ausgesetzt ist. Die Transit-Dauer ist bei Pankreaserkrankungen oft stark verkürzt. Überblicken wir alle diese Faktoren, so erstaunt es nicht, daß der Stuhl bei Pankreaserkran-kungen normal sein kann, und anderseits bei zahlreichen anderen Läsionen des Verdauungs-traktes abnorme Verhältnisse beobachtet werden.

ii. Mikroskopische Untersuchung

Die mikroskopische Stuhluntersuchung zur Diagnose von Pankreaserkrankungen bürgerte sich zwar weit ein, ist aber praktisch wertlos. Fette werden auch bei der Sprue, der Pellagra, der Whippleschen Krankheit, Hyperthyreosen, Ileitis, der Colitis ulcerosa und bei der ein-fachen Diarrhoe beobachtet. Eine Kreatorrhoe ist vor allem Ausdruck einer verkürzten Transit-Dauer, da bei Pankreaskrankheiten Eiweiße — offenbar durch bakterielle Tätigkeit[1] — meist vollständig verdaut werden. Die Interpretation der im Mikroskop beobachteten Ausfallerscheinungen ist daher zu komplex, als daß diesen eine praktische Bedeutung zu-kommen würde.

iii. Chemische Stuhlanalyse

Der typische Pankreasstuhl ist voluminös, glänzig, blaß, stinkt nach ranzigem Fett und hat die Konsistenz von Butter. Alle diese Erscheinungen sind durch den hohen Fettgehalt bedingt. Typische Fettstühle werden spontan selten beobachtet, können aber gelegentlich durch Ernährung mit fettreicher Diät während etwa 3 Tagen provoziert werden[2]. Im typischen Falle kommt es beim Ausfall der Pankreas-Lipase zu einer Zunahme des Gesamt-Fettes und des Neutralfettes und zu einer Abnahme der Fettsäuren. Umgekehrt wird bei einer Resorptions-störung eine Zunahme der Fettsäuren bei Abnahme der Neutralfette beobachtet[2]. Es ist praktisch unmöglich, quantitative Angaben über den abnormen Fettgehalt von Stühlen zu geben. Dies geht deutlich aus den Angaben von BAUMAN[3] hervor. Bei Patienten mit totaler Pankreatektomie schwankte der Fettgehalt zwischen 48 und 81%, während die Variation bei partieller Pankreatektomie zwischen 25 und 96% lag. Bei gesunden Personen wird nur selten ein Fettgehalt des Stuhles von über 10% beobachtet.

iV. Enzymanalyse

In der Pädiatrie gibt eine Untersuchung des Stuhles auf die einzelnen Pankreas-Enzyme recht zuverlässige Hinweise auf die Pankreasfunktion. Im Zusammenhang mit der eingehen-den Erforschung der Ausfallerscheinungen bei der Mucoviscioidose wurden in den letzten Jahren zahlreiche Arbeiten über die Methoden und die Empfindlichkeit dieser Enzymnach-weise veröffentlicht[4]. Im Gegensatz zum Kleinkind ist die Enzymanalyse des Stuhles beim Erwachsenen wertlos. In den meisten Fällen werden die Pankreasenzyme durch die proteo-lytische Tätigkeit der Bakterien vollständig abgebaut. Dies geht daraus hervor, daß bei Erwachsenen das Trypsin im Stuhl vollständig fehlt und einzig beim Vorliegen von Diarrhoe nachweisbar wird[4].

i) Belastungsprüfungen

i. Prinzip

Die in den vorangehenden Abschnitten besprochenen Methoden der Funktions-diagnostik besitzen ausnahmslos Nachteile, die ihre praktische Durchführbarkeit oder Zuverlässigkeit beträchtlich einschränken. Insbesondere die Erfassung der chronischen Insuffizienz bei der chronischen Pankreatitis und beim Pankreas-Carcinom gelingt damit höchstens in der Hälfte der Fälle. Dazu kommt, daß die

---

[1] NOTHMAN, M. N.: Ann. intern. Med. **34**, 1358 (1951).
[2] DORNBERGER, G. L., et al.: Gastroenterology **11**, 691 (1948).
[3] BAUMAN, L.: The Diagnosis of Pancreatic Disease. Philadelphia, Pa.: Lippincott 1949.
[4] SAMMONS, H. G., C. A. C. ROSS u. W. A. WOOD: Clin. Sci. **14**, 157 (1955).

einzig zuverlässige Methode, die Duodenalsondierung, aus praktischen Gründen weder beim Arzt noch beim Patienten besonders beliebt ist. Die nicht selten normalen Resultate bei den besprochenen Funktionsprüfungen sind wohl Folge der ansehnlichen *Reservekapazität* des Organes. Selbst bei einer Entfernung von $^9/_{10}$ der Drüsenmasse, wie dies etwa bei einer ausgiebigen Resektion der Fall ist, vermag der verbleibende exokrine Anteil, sei es durch kompensatorische Hypertrophie und Hyperplasie oder durch adaptive Enzymsynthese, noch ansehnliche Enzymmengen zu produzieren. Aus diesen Gründen ist es keinesfalls zwecklos, nach neuen Methoden zu suchen, die eine quantitative Erfassung geringer Funktionsstörungen erlauben. Ein solcher Versuch besteht in der Durchführung von Belastungsproben, die die funktionelle Kapazität des Pankreas in vivo abtasten. So wie es gelingt, einen Patienten mit latentem Diabetes durch eine Glucose-Belastung diagnostisch zu erfassen, so hofft man durch eine Belastung der Pankreasfunktion Aufschluß über dessen Funktionstüchtigkeit zu erhalten.

In der Praxis geht man dabei so vor, daß ein Stoff, zu dessen Resorptionsvorbereitung die Tätigkeit pankreatischer Enzyme notwendig ist, oral verabreicht wird. In geeigneten Zeitabschnitten werden die Resorptionsprodukte im Blute bestimmt und die dabei gefundene Resorptionsdauer mit der Norm verglichen. Zwei Voraussetzungen müssen allerdings erfüllt sein, um mit diesen Methoden zuverlässige Resultate zu erhalten: 1. die Resorptionsfähigkeit des Darmes muß normal sein und 2. eine genügende Verweildauer der Ingesta muß gewährleistet sein. Diese Voraussetzungen lassen sich in Kontrollversuchen nachprüfen. Der einfachste besteht in der Verabreichung von Pankreas-Enzymen. Sind beide erwähnten Voraussetzungen erfüllt, so muß die Resorptionskurve in diesem Falle normal verlaufen. Ein weiterer Kontrollversuch besteht darin, bereits abgebaute Nahrungsmittel wie Glucose oder Aminosäuren zu verabreichen. Bei ungestörter Resorption und genügender Verweildauer sollten diese Tests normal ausfallen.

ii. Eiweiß-Belastung

Die Versuche, eine Pankreasinsuffizienz durch die Belastung mit Proteinen zu erfassen, basieren auf zwei Voraussetzungen: erstens wird angenommen, daß das Trypsin zur Eiweißverdauung essentiell ist, eine Annahme, die noch des Beweises mangelt, und zweitens wird vorausgesetzt, daß es im Anschluß an die Resorption von Eiweißen zu einer Zunahme der freien Aminosäuren im Blut kommt. Diese zweite Prämisse ist besser belegt. WEST et al.[1] verabreichten Kindern Casein oder Gelatine und analysierten den Aminosäuren-Stickstoff im peripheren Blut. Bei Kindern mit Mucoviscidose beobachteten sie regelmäßig eine abnorm flache Resorptionskurve. ANFANGER[2] bestätigte diese Beobachtungen. Als Kontrolle führte er bei allen Kindern, um abnorme Resorptionsverhältnisse erfassen zu können, eine Glycinbelastung durch. WOISKI[3] beobachtete deutliche Unterschiede im Verhalten von Kindern mit Pankreaskrankheiten oder Resorptionsstörungen wie Cöliakie. Nach den weniger bisher vorliegenden Untersuchungen muß angenommen werden, daß die Eiweißbelastung bei Kindern recht zuverlässige Hinweise auf die Pankreasfunktion gibt[4]. Nach den Angaben von ALTHAUSEN[5] ist bei Erwachsenen die Belastung mit Eiweißen viel weniger zuverlässig als die Belastung mit Kohlenhydraten (s. unten). Zwei Ursachen

[1] WEST, C. D., J. L. WILSON u. R. EYLES: Amer. J. Dis. Child. **72**, 251 (1946).
[2] ANFANGER, H., u. R. M. HEAVENRICH: Amer. J. Dis. Child. **77**, 425 (1949).
[3] WOISKI, J. R.: Glasgow med. J. **33**, 356 (1952).
[4] BATE, J. G., u. U. JAMES: Arch. Dis. Childh. **31**, 506 (1956).
[5] ALTHAUSEN, T. L., u. K. UYEYAMA: Ann. intern. Med. **41**, 563 (1954).

scheinen dafür verantwortlich zu sein: zunächst liegt bei der cystischen Pankreasfibrose der Kinder häufig ein vollständiger Enzymausfall vor und weiterhin
dürfte die proteolytische Reservekapazität des erwachsenen Verdauungstraktes,
einschließlich der Tätigkeit der Mikroorganismen, viel größer sein als beim
Kleinkind.

iii. Kohlenhydrat-Belastung

Die Verdauung der Kohlenhydrate erfolgt durch die Enzyme der Speicheldrüsen und des Pankreas, während Magen und Darm keine amylotischen Enzyme
produzieren. Da die Speicheldrüsen-Amylase wenig aktiv und im leeren Magen
von kurzer Wirkungsdauer ist, so scheint eine Funktionsprüfung dieser Pankreasfunktion a priori erfolgversprechender als eine Eiweißbelastung. Die einzige uns
bekannte Untersuchung dieser Art stammt von ALTHAUSEN und UYEYAMA[1].
Eine Schwierigkeit, der diese Autoren bei der Entwicklung ihres Verfahrens
begegneten, bestand darin, die von ihnen als Testsubstanz verwendete Stärke in
eine genießbare Verabreichungsform zu bringen, ohne gleichzeitig die Stärke zu
depolymerisieren. Es ist daher wichtig, daß bei der Durchführung dieses Testes
die Angaben der Autoren genau befolgt werden. Seit langem ist bekannt, daß
viele Patienten mit chronischer Pankreasinsuffizienz eine abnorme Glucose-
toleranz aufweisen. Es muß daher in jedem Fall bei Verdacht auf eine Pankreasschädigung eine Glucosebelastung durchgeführt werden, die nicht nur einen
latenten Diabetes zu erfassen hilft, sondern gleichzeitig eine Basiskurve für die

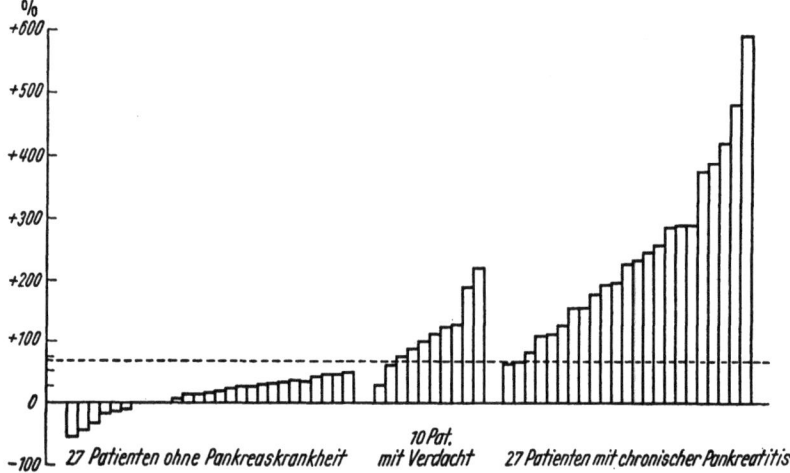

Abb. 115. Resultate einer oralen Stärkebelastung bei 27 gesunden Individuen, 10 Patienten mit Verdacht auf Pankreaserkrankung und 27 Patienten mit nachgewiesener chronischer Pankreatitis (nach ALTHAUSEN und UYEYAMA[1])

Stärkebelastung gibt. Nach der Verabreichung von 100 g Stärke wird die Blutzucker-Konzentration nach 30 min, 1, 2 und 3 Std. bestimmt und die erhaltene
Kurve wird von derjenigen der Glucosebelastung abgezogen. Je größer die
Differenz zwischen den beiden Kurven ist, desto wahrscheinlicher ist das Vorliegen
einer Pankreasinsuffizienz. Abb. 115 gibt eine Zusammenfassung der Resultate
von ALTHAUSEN und UYEYAMA. Alle Kontrollen, darunter Patienten mit Diabetes
mellitus, Cholecystitis, Cholangitis, Cholelithiasis, Diarrhoe und Ulcus duodeni
gaben normale Resultate. Von 23 Patienten mit chronischer Pankreatitis
(Diabetes mellitus in 9, Calcinose in 7, Steatorrhoe in 4 Patienten) wiesen 86%

---

[1] ALTHAUSEN, T. L., u. K. UYEYAMA: Ann. intern. Med. **41**, 563 (1954).

eine abnorme Belastungskurve auf. Fünf Patienten mit Carcinom des Pankreas hatten alle eine abnorme Belastungskurve, wie auch vier weitere Patienten mit penetrierendem Ulcus und chronischer Pankreatitis. Die Zuverlässigkeit dieser Methode wird neuerdings von KLAUS und SENNEWALD[1] angezweifelt.

iV. Fett-Belastung

Bisher liegen noch keine Versuche vor, eine Fettbelastung zur Prüfung der Pankreasfunktion zu verwenden. Es ist aber unwahrscheinlich, daß ein solches Vorgehen sich in der Praxis bewähren wird, da die Fettverdauung und Resorption außer von der Pankreas-Lipase auch noch von zahlreichen anderen Faktoren (nach FRAZER ist keine vollständige Hydrolyse zur Resorption nötig; p_H; Gallegehalt und Calciumkonzentration spielen eine wichtige Rolle; im Colon werden Fette sezerniert) abhängig ist.

C. Zur Klinik und Enzymologie der Pankreaserkrankungen[2, 3]

a) Akut hämorrhagische Pankreasnekrose[4, 5]

i. Einführung

Das Krankheitsbild der akuten Pankreatitis wurde klinisch zuerst von SCHMACKPFEFFER[6] und CLAESSON[7] beschrieben; ihre Darstellung wurde aber in der Folge wenig beachtet. FRIEDRICH gab eine ausgezeichnete pathologisch-anatomische Beschreibung der hämorrhagischen und nekrotischen Komponente dieser Krankheit, während BALSER[8] auf die so überaus charakteristischen Fettnekrosen aufmerksam machte. Diese erste Epoche der Erforschung der akuten Pankreatitis fand ihren Abschluß in der meisterhaften Arbeit von FITZ[9]: "A Consideration of Pancreatic Hemorrhage, Hemorrhagic, Suppurative and Gangrenous Pancreatitis and Disseminated Fat Necrosis." Die Diagnose einer akuten Pankreasaffektion war um die Jahrhundertwende ein dubioses und spekulatives Unternehmen. Nach den Angaben von BROCQ[10] wurde um diese Zeit von 468 Fällen nur bei 39 Patienten die richtige Diagnose gestellt. Anderseits waren von 192 Diagnosen auf akute Pankreatitis nur 39 richtig. Es war daher als großer Fortschritt anzusehen, als WOHLGEMUTH[11] die Bestimmung zunächst der Urin- und dann der Plasma-Amylase in die klinische Diagnostik einführte. Seither wurde immer wieder gezeigt, daß die Häufigkeit, mit der die Diagnose einer akuten Pankreatitis gestellt wird, direkt von der Zahl der durchgeführten Blut- oder Urinuntersuchungen abhängig ist. Vom pathologisch-anatomischen, aber auch klinischen Standpunkt aus war die Beschreibung des Pankreasödems durch ZOEPFFEL[12] von großer Bedeutung. Dieses Ödem, vielleicht sollte man besser

---

[1] KLAUS, D., u. I. SENNEWALD: Z. ges. inn. Med. 11, 1142 (1956).

[2] M.: CATTELL, R. B., u. K. W. WARREN: Surgery of the Pancreas. Philadelphia and London: Saunders 1953. — HESS, W.: Die chirurgische Behandlung der Pankreaserkrankungen. Stuttgart: Enke 1954. — BAUMAN, L.: The Diagnosis of Pancreatic Disease. Philadelphia: Lippincott 1949. — TWISS, J. R., u. E. OPPENHEIM: Disorders of the Liver, Pancreas and Biliary Tract. Philadelphia: Lea and Febiger 1955. — HEINSEN, H. A.: Die Pankreopathien. Stuttgart: Enke 1953.

[3] Uer.: DREILING, D. A., u. H. D. JANOWITZ: Advanc. intern. Med. 7, 65 (1955). — IVY, A. C., u. G. E. GIBBS: Surgery 31, 614 (1952).

[4] EDLUND, Y.: Acta chir. scand. 99, 497 (1949/50).

[5] O'BRIEN, J. J., u. T. R. THAYER: New Engl. J. Med. 253, 355 (1955).

[6] SCHMACKPFEFFER, K. (1817): Zit. F. BERNHARD, Die Chirurgie, Bd. 7, S. 297, 1942.

[7] CLAESSON, H.: Die Krankheiten der Bauchspeicheldrüse. Köln 1842 (M.).

[8] BALSER, W.: Arch. path. Anat. 90, 520 (1882).

[9] FITZ, R.: Med. Rec. 35, 225 (1889).

[10] BROCQ, B., u. G. MIGINIAC: Chirurgie du pancréeas. Paris: Masson 1934.

[11] WOHLGEMUTH, J.: Biochem. Z. 9, 1 (1908).

[12] ZOEPFFEL, H.: Dtsch. Z. Chir. 175, 301 (1922).

von einer serösen Pankreatitis sprechen, ist Ausdruck einer lokalen Permeabilitätsstörung, die einerseits leicht reversibel ist, anderseits aber progressiv zur Bildung von Hämorrhagien und Nekrosen führen kann. Das Pankreasödem enthält daher den Schlüssel zur Deutung mancher komplizierterer Erscheinung in der Pathologie der Bauchspeicheldrüse. Um so überraschender ist es, daß diese lokale Permeabilitätsstörung mit modernen Forschungsmethoden noch sehr wenig untersucht wurde.

Das Pankreas ist in mancher Hinsicht ein eigenartiges Organ und besitzt, ähnlich wie die Nebennieren, pathologisch-anatomisch eine sehr beschränkte Reaktionsweise. Es gibt kaum ein zweites Organ, das ohne vorgängige entzündliche Reaktion geschädigtes Gewebe so rasch autolytisch zu beseitigen vermag. Diese beschränkte Reaktionsweise hat zur Folge, daß eine große Zahl verschiedener Agentien zur Auslösung eines stereotypen Pathomechanismus führt, in dem die seröse Pankreatitis eine zentrale Stellung einnimmt. Dies mag auch der Grund dafür sein, daß tierexperimentelle Untersuchungen die Frage der Ursache der menschlichen akuten Pankreatitis nie beantworten werden.

Die Bedeutung des *Tierexperimentes* zur Deutung des Krankheitsgeschehens bei der akuten Pankreatitis wurde maßlos überschätzt. Seit etwa 50 Jahren werden stereotyp immer wieder dieselben Hundeexperimente vorgenommen. Von diesen, technisch und physiologisch meist sehr unbefriedigten Versuchsanordnungen ausgehend, wird dann versucht, bald intuitiv, bald spekulativ der Ursache der akuten Pankreatitis beim Menschen auf die Spur zu kommen. Daß diese Interpretationen häufig in krassem Gegensatz zur Grundlagenforschung stehen, sei nur angedeutet. So werden die Druckverhältnisse in den Gallen- und Pankreasgängen selten berücksichtigt. Der Galle wird oft ein — nicht-existenter — cytotoxischer Effekt zugeschrieben. Das Trypsin soll durch Galle aktiviert werden usw. Im Gegensatz zu diesen Spekulationen steht das Fehlen zuverlässiger rein deskriptiver Daten über das Verhalten des Pankreas bei der serösen Pankreatitis. Die Permeabilitätsstörung wurde noch nie analysiert. Über die Veränderungen des bei diesem Krankheitsbild sicher wichtigen Trypsin-Inhibitors liegen überhaupt keine Untersuchungen vor. Die Äquilibrium-Verhältnisse des tryptischen Systemes wurden noch nie verfolgt.

ii. Pathogenese

Permeabilitätsstörung

Eine Permeabilitätsstörung beim Pankreas kann im Prinzip auf zwei verschiedene Weisen ausgelöst werden. Bei der *endogen* verursachten abnormen Permeabilität kommt es zuerst aus irgendeinem Grunde zu einer Störung der Capillarpermeabilität. Dies führt zu einem abnormen Austritt von Elektrolyten und Wasser, später auch Eiweißen und schließlich Leukocyten und Erythrocyten. Durch die Albuminurie ins Gewebe kommt es zu einer Beeinträchtigung des Stoff- und Sauerstoffaustausches zwischen Capillaren und Zellen, zu einer relativen Anoxie. Das Ödem führt aber auch zu einer Kompression des zunächst intakten Gangsystems. Diese Gangkompression, besonders dann, wenn die Drüse sich im Sekretionsstadium befindet, führt zu multiplen Rupturen im Gangsystem. Das stark alkalische Pankreassekret tritt dabei in das Interstitium über. Bei der *exogen* verursachten Permeabilitätsstörung erfolgt primär die Ruptur des Pankreasganges mit Übertritt von Saft ins Gewebe. Das Blutgefäß-Bindegewebssystem reagiert auf diesen exogenen Reiz mit einer Albuminurie ins Gewebe, mit einem Ödem. Dieser zweite Pathomechanismus wurde in unzähligen Tierversuchen analysiert und es geht daraus klar hervor, daß die Gangruptur, als Folge eines abnormen Druckes, das Primärereignis ist. Ob das Pankreasödem exogen oder endogen (Abb. 116) verursacht ist, kann rückblickend nicht entschieden werden, da beide Primärereignisse zu demselben pathologisch-anatomischen Bild führen. LONGO et al.[1] gelang es, mit histochemischen Methoden die

---

[1] LONGO, O. F., S. A. SOSA-GALLARDO u. O. N. PESSAT: Amer. J. dig. Dis. **21**, 100 (1954).

primäre Läsion im vasculären Interstitium nachzuweisen. Die enge Wechselbeziehung zwischen den beiden typischen Ereignissen, der Gangruptur und dem
Ödem, wurde besonders von POPPER et al.[1] hervorgehoben.

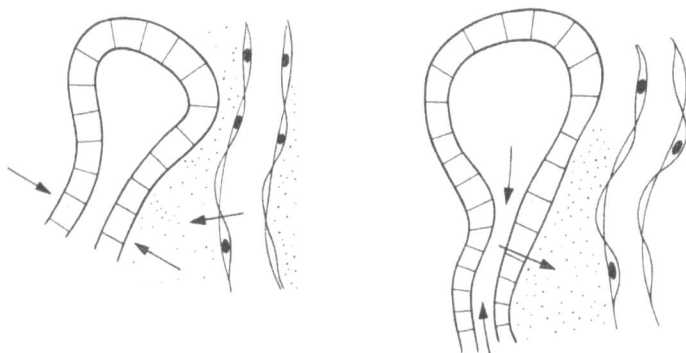

Abb. 116. Endogene (vasculäre) und exogene (ductogene) Entstehung des Pankreasödems

Enzymentweichung

Das zweite Stadium der idiopathischen Pankreatitis ist durch die Enzymentweichung charakterisiert. Schon physiologischerweise kommt es nach dem
Prinzip der exogen-endogenen Partition oder Divergenz der sezernierten Enzyme
zu einem Übertritt geringer Enzymmengen aus den Zellen in den extracellulären
Raum und anschließend in die Blutbahn. Das Ödem führt zu einer relativen Anoxie
der Zellen, die ihrerseits zu einer abnormen Permeabilität Anlaß gibt und den
endogenen Enzymübertritt erleichtert. Dazu kommen die Enzyme, die mit dem
Pankreassaft durch die Gangrupturen in das Interstitium gelangen. Schließlich
werden auch noch Enzyme bei der Nekrobiose von Zellen freigesetzt. Es kommt
dadurch zu einer stark erhöhten Enzymkonzentration im extracellulären Raum,
später auch im Peritonealexsudat, Pleuraexsudat, Blut und Urin. Diese Enzymentweichung ist zwar für dieses Stadium außerordentlich typisch, aber entgegen
der Lehrbuchmeinung wahrscheinlich von nebensächlicher Bedeutung für den
Ablauf des Krankheitsgeschehens.

Die *Amylase* wird auf Grund des relativ niedrigen Molekulargewichtes rasch
durch den extracellularen Raum diffundieren. Im Gegensatz zur Lipase wird die
Penetration dieses Enzymes auch nicht durch Enzymsubtrate behindert. Der
Nachweis dieses Enzymes im Peritonealexsudat ist daher diagnostisch besonders
wertvoll. Von dort wird die Amylase über die Lymphbahnen in den linken
Pleuraraum gelangen und schließlich in den Kreislauf übertreten. Die Erhöhung
der Enzymkonzentration im Plasma — trotz Ausscheidung durch die Nieren —
kann nur durch eine ständige Nachproduktion in noch intakten Zellen erklärt
werden. Bei schweren Verlaufsformen der Pankreasnekrose überrascht es daher
nicht, daß die Amylase-Konzentration im Blut nicht selten wieder zur Norm absinkt. Die Amylase, ein nicht-toxisches Produkt der Pankreaszellen ist daher von
großer diagnostischer, nicht aber von pathogenetischer Bedeutung.

Völlig anders verhält sich die *Pankreas-Lipase*. Bereits im Jahre 1882 beobachtete BALSER[2] das Auftreten eigenartiger kalkhaltiger weißer Flecken im Peritonealraum. LANGERHANS[3] konnte durch die Injektion von Pankreassaft in den Peritonealraum solche Läsionen experimentell erzeugen. Er wies bereits darauf hin,

[1] POPPER, H., L. H. NECHELES u. K. RUSSEL: Surg. Gynec. Obstet. 87, 79 (1948).
[2] BALSER, W.: Arch. path. Anat. 90, 520 (1882).
[3] LANGERHANS, R.: Arch. path. Anat. 122, 252 (1890).

daß lipolytische Enzyme und nicht Bakterien für die Entstehung dieser Seifen-anhäufungen verantwortlich sind. FLEXNER gelang es, in diesen Läsionen Lipasen nachzuweisen und damit die Frage endgültig abzuklären. Nach diesen Unter-suchungen führt die freigesetzte Lipase zu einem Abbau von Fetten. Das frei-werdende Glycerin wird resorbiert, während die Fettsäuren mit den ubiquitär vorhandenen Calciumionen in eine Seifenbindung übergehen. Der hohe Calcium-gehalt der nekrotischen Stellen wurde mehrfach hervorgehoben. Die Entstehung von *Fettnekrosen* ist ein interessantes medizinisches Problem. Am besten unter-sucht sind diese Veränderungen nach der Insulinverabreichung. Seltener werden ähnliche Alterationen nach Traumen, besonders der Mamma, sowie bei Kindern beobachtet. Die Ursache und der Pathomechanismus dieses aseptischen Gewebs-zusammenbruches ist noch weitgehend unklar. Die folgenden Verallgemeinerungen scheinen aber aus den vorliegenden Beobachtungen hervorzugehen: 1. ist ein Trauma notwendig, bevor es zu einer Fettgewebsnekrose kommen kann. Da alles Fett intracellulär gespeichert ist, scheint dies anzudeuten, daß das Fett zunächst in den extracellulären Raum gelangen muß, bevor es abgebaut werden kann; 2. scheint das Vorliegen einer Lipase am Orte der Freisetzung des intracellulär abgelagerten Fettes notwendig. Eine ausführliche Studie der Fettgewebs-Lipase und der Bedeutung dieses Enzymes bei der Entstehung von Nekrosen nach Insulinverabreichung veröffentlichten RENOLD et al.[1] Die aus den Pankreaszellen und dem Pankreassaft in das Gewebe übertretende Lipase befindet sich bereits in aktiver Form. An allen jenen Stellen, wo dieses Enzym mit extracellulärem Fett in Kontakt tritt, wird das Fett in Fettsäuren und Glycerin gespalten. Auf welche Weise die Fettzellen zerstört werden, kann z. Z. nur vermutet werden. Möglicher-weise handelt es sich auch dabei um das Resultat des Ödemes und der Perme-abilitätsstörung, die sich in relativ kurzer Zeit über den ganzen Peritonealraum ausbreitet. Es muß aber als sicher angesehen werden, daß das in intakten Fett-zellen abgelagerte Fett nicht hydrolysiert wird. Die Penetration der Lipase erfolgt bedeutend langsamer als diejenige der Amylase. Zunächst ist das Moleku-largewicht dieses Enzymes größer und zweitens wird das Enzym durch sein Substrat, das Fett, in situ gebunden. Dennoch wird mit einiger Verzögerung auch dieses Ferment in den Pleuraraum, den Blutstrom und schließlich den Urin gelangen. Die abnorme Entweichung der Lipase hat pathogenetisch drei Folgen: 1. mag das Enzym durch die Bildung von Fettgewebsnekrosen im Peritonaeum und Pleuraraum für die Auslösung der sterilen, chemischen Peritonitis, bzw. Pleuritis verantwortlich sein; 2. ist die lokale Bindung von Calcium durch die freigesetzten Fettsäuren für die klinisch häufig beobachtete Hypocalcämie mit ihren Folgeerscheinungen verantwortlich und 3. mag die Hyperlipasämie in seltenen Fällen zur Entstehung peripherer Fettgewebsnekrosen Anlaß geben. Für das lokale Krankheitsgeschehen und die Pathogenese der Pankreatitis selbst ist der Übertritt von Lipase von nebensächlicher Bedeutung. Es sei nur noch erwähnt, daß die Aktivierung der Lipase durch Galle, wie sie besonders von Anhängern der "common channel"-Hypothese postuliert wird, überflüssig ist, da das Enzym bereits in aktiver Form vorliegt und die Substrat-Konzentration wahrscheinlich die in vivo Aktivität limitiert.

Damit kommen wir zur Bedeutung des dritten und am meisten umstrittenen Enzymes, des *Trypsins*, im lokalen Krankheitsgeschehen. Dieses Enzym wird immer wieder aus unverständlichen Gründen für die Entstehung der lokalen Nekrosen und Hämorrhagien verantwortlich gemacht. Die folgenden Argumente sprechen grundsätzlich gegen eine solche Wirkung des Trypsins:

---

[1] RENOLD, A. E., u. A. MARBLE: J. biol. Chem. **185**, 367 (1950).

1. Es gelang bisher noch nie zu zeigen, daß tierische proteolytische Enzyme vitale, lebende Zellen angreifen. Das Trypsin vermag daher nicht, intakte Drüsen-, Gang- und Gefäßzellen zu zerstören, sondern beschleunigt höchstens die Abräumung bereits nekrotischer Gewebsmassen.

2. Einzig das im Pankreassaft vorhandene Trypsin befindet sich in einer aktiven Form. Die Aktivität dieses Enzymes wird aber durch den gleichzeitig sezernierten Trypsin-Inhibitor weitgehend annulliert. Leider liegen nur sehr spärliche Untersuchungen über diese Gleichgewichtsverhältnisse im kranken Pankreas vor. Nach Kalser und Grossman[1] soll es bei der L-Äthionin-Pankreatitis zu einer Zunahme des freien Trypsins in den Drüsengängen und Zellen mit gleichzeitiger Abnahme der Inhibitor-Konzentration kommen. Diese Beobachtungen bedürfen aber noch einer Bestätigung.

3. Schließlich ist es bis heute noch nie gelungen, freies, aktives Trypsin im Pankreasödem, Peritonealexsudat oder Blut nachzuweisen[2]. Diese Beobachtung kann nur dahin interpretiert werden, daß im extracellulären Raum außerordentlich aktive Trypsin-Inhibitoren vorkommen, die eine eventuelle Aktivierung des Trypsinogens neutralisieren.

4. Schließlich wurde bei Patienten mehrfach kristallines Trypsin in ansehnlichen Dosen verabreicht, ohne daß es zu Nekrosen und Hämorrhagien gekommen wäre. Umgekehrt werden die nach der intravenösen Trypsingabe regelmäßig beobachteten Gerinnungsstörungen nur selten bei der akuten Pankreatitis beobachtet.

Es will uns daher scheinen, daß auch dem Trypsin im lokalen Krankheitsgeschehen eine nebensächliche Rolle zufällt und daß der alte Lehrbuchsatz: „Die Galle aktiviert das freigewordene Trypsin und dieses verursacht eine vasculäre Nekrose" mindestens drei falsche Aussagen enthält.

Nekrose und Hämorrhagien

Bereits im ersten Abschnitt über das Pankreasödem wiesen wir darauf hin, daß es als Folge der Permeabilitätsstörung der Gefäße und Zellen zu einer lokalen Anoxie und Nekrobiose kommt. Abgestorbene Zellen werden im Pankreas infolge der großen Konzentration proteolytischer Enzyme rasch verflüssigt, so daß es in kurzer Zeit zu auffälligen fleckförmigen Veränderungen kommt. Diese Nekrobiose und Nekrose ihrerseits gibt Anlaß zu Gefäßwandschädigungen, denn wie wohl bekannt ist, werden die äußeren zwei Drittel der Gefäßwand im allgemeinen von der Adventitia aus versorgt. Diese Wandschädigung kann schließlich so extrem werden, daß es zu lokalen Blutungen kommt. Die Veränderungen ließen sich vielleicht noch am besten mit der Blutung aus in tuberkulösen Kavernen liegenden Gefäßen vergleichen, bei denen ebenfalls die Wandschädigung von der äußeren Seite her erfolgt. Die Nekrosen und Hämorrhagien können also ohne Zuhilfenahme der Enzyme erklärt werden. Es scheint uns auch besonders wichtig hervorzuheben, daß, während sich alle diese pathologischen Veränderungen an einzelnen Stellen abspielen, noch immer intakte Organteile vorliegen, die Sekret produzieren und damit den Prozeß aufrechtzuerhalten helfen. An dieser Stelle liegt wohl einer der wichtigsten Angriffspunkte der konservativen Therapie.

Schock

Schon ältere Kliniker wiesen immer wieder auf die auffallende Häufigkeit eines vasculären Kollapses und Schockzustandes bei schweren Formen der akuten Pankreatitis hin. Über die Ursache dieses Schocks wurde viel spekuliert und eine Reihe von möglichen Mechanismen in Betracht gezogen. Die folgenden Hypothesen verdienen eine Erwähnung:

1. Der Schockzustand ist eine Folge des *Flüssigkeitsverlustes* in den extracellulären Raum. Sorgfältige Untersuchungen über die Flüssigkeitsverteilung bei Patienten mit Pankreasnekrosen stehen noch aus, so daß es schwierig ist, die Bedeutung dieser homeostatischen Faktoren für die Schockgenese zu beurteilen. Im Vergleich zu anderen Krankheiten scheint diese Deutung aber doch unbefriedigend.

[1] Kalser, M. H., u. M. I. Grossman: Gastroenterology 26, 189 (1954).
[2] Kalser, M. H., J. L. A. Roth u. H. L. Bockus: Gastroenterology 28, 842 (1955).

2. Der Schockzustand ist Folge einer *Clostridien-Infektion*. Es ist wohl bekannt, daß aus Clostridien Toxine isoliert werden können, mittels denen im Tierversuch ein Schockzustand hervorgerufen werden kann. Bei der experimentellen Pankreatitis beim Hund spielen solche Clostridien-Toxine möglicherweise eine Rolle[1,2]. Beim Menschen gelang es aber trotz zahlreicher Versuche nie einwandfrei Clostridien im erkrankten Pankreas nachzuweisen, und es wird daher allgemein angenommen, daß der Schockzustand beim Menschen nicht durch Bakterientoxine bedingt ist.

3. Der Schockzustand bei der Pankreatitis ist identisch mit dem *Trypsinschock*. Bereits oben wiesen wir darauf hin, daß keine Anhaltspunkte für einen Übertritt von aktivem Trypsin aus dem Gewebe in den Blutstrom vorliegen. Dazu kommt, daß der im Tierversuch eingehend analysierte Trypsinschock sich in mancher Hinsicht vom Kollaps bei der Pankreatitis unterscheidet. Ganz besonders möchten wir auf das Fehlen der charakteristischen Gerinnungsstörungen bei der Pankreatitis hinweisen.

Wir glauben, daß der Schockzustand bei der Pankreatitis auf den Übertritt von *Nucleotiden* aus dem nekrotischen Gewebe in die Blutbahn zurückzuführen ist. Diese Auffassung basiert auf den schönen Untersuchungen über die Bedeutung der Nucleotide bei der Entstehung des Schockes von GREEN und STONER[3]. GREEN und STONER[3] nahmen zu Beginn des zweiten Weltkrieges die älteren Beobachtungen über die Toxicität von Muskelextrakten nach parenteraler Verabreichung wieder auf. Bereits DYCKERHOFF[4, 5] hatte nachgewiesen, daß zwei

Tabelle 142. *Vergleich zwischen den Schockmanifestationen nach Adenosintriphosphatverabreichung* (nach GREEN und STONER[3]) *und bei der akuten Pankreatitis*

Manifestation	Nach Adenosintriphosphat	Akute Pankreatitis
Lokal		
Ödem	vorhanden	vorhanden
Schmerz	vorhanden	vorhanden
Gefäße	dilatiert	dilatiert
Allgemein		
Prognose	proportional der Dosis	proportional zur Nekrose
Blutdruck	progressiver Abfall	progressiver Abfall
Puls	Bradykardie	zunächst Tachykardie, dann Bradykardie
Hämokonzentration	ausgeprägt	ausgeprägt
Leukocytose	gering	gering
Respiration	vermindert	?
Körpertemperatur	erniedrigt	normal oder erniedrigt
Glucose	Hyperglykämie	Hyperglykämie
Nierenfunktion	Antidiurese	Antidiurese
Infekt-Resistenz	vermindert	vermindert
Hautgefäße	dilatiert	dilatiert
Darm	dilatiert	dilatiert (Ileus)

Faktoren für die Toxicität verantwortlich sind, nämlich das Thromboplastin der Muskulatur und eine noch ungeklärte Substanz, das Myotoxin. GREEN und STONER[3] zeigten zunächst indirekt, später direkt, daß die aktive Komponente des Myotoxins Adenosintriphosphat war. Durch die Injektion von Adenosintriphosphat vermochten sie den Schockzustand, wie er etwa bei Ischämie der hinteren Extremitäten beobachtet wird, genau zu imitieren. Auf Grund eingehender Untersuchungen physiologischer, pharmakologischer, biochemischer

[1] SCHWEINBURG, F., et al.: Surgery **33**, 367 (1953).
[2] FINE, J.: New Engl. J. Med. **250**, 889 (1954).
[3] GREEN, H. N., u. H. B. STONER: Biological Actions of Adenine Nucleotides. London: Lewis 1950.
[4] DYCKERHOFF, H., u. F. SCHÖRCHER: Biochem. Z. **300**, 183 (1939).
[5] DYCKERHOFF, H., u. J. TORRES: Biochem. J. **300**, 193, 198 (1939).

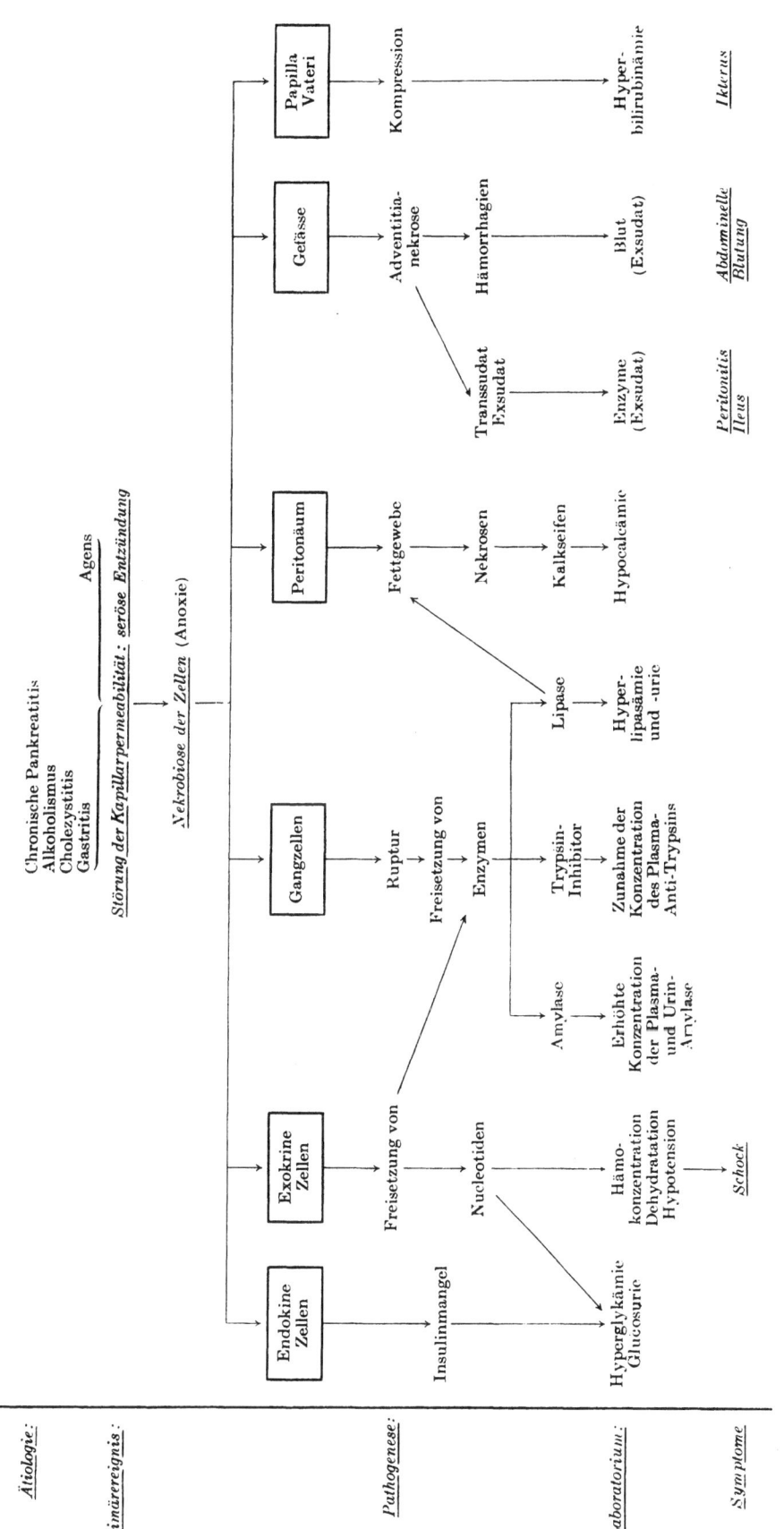

Abb. 117. Pathogenese der akuten Pankreatitis

und pathologischer Art, kamen sie zum Schluß, daß das nach Muskelzertrümmerung oder durch Gewebsextrakte verursachte Schockbild auf die toxische Wirkung von Thromboplastin einerseits, Nucleotiden und besonders Adenosintriphosphat anderseits zurückzuführen ist.

Das Pankreas hat von allen Organen den höchsten Gehalt an Ribonucleinsäuren und Desoxyribonucleinsäuren, sowie Ribonucleasen und Desoxyribonucleasen. KOWLESSAR und McEVOY[1] zeigten kürzlich, daß es bei akuten Pankreaserkrankungen regelmäßig auch zu einem Übertritt von Desoxyribonucleasen in den Blutstrom kommt. Es muß daher bei der Nekrobiose zur Freisetzung großer Mengen von Enzymen und Substraten kommen. Beim Abbau der Nucleinsäuren entstehen toxische Nucleotide, die leicht in den Blutstrom gelangen und zu den charakteristischen Schocksymptomen Anlaß geben (Tab. 142). Ein Beweis für diese Hypothese (Zunahme der Blut-Nucleotid-Konzentration) steht aber noch aus.

iii. Laboratoriumsbefunde

Hypocalcämie. Die Ablagerung von Calciumseifen in den Fettnekrosen führt zu einem Verlust an ionisierten Calcium-Ionen im extracellulären Raum. Eine Hypocalcämie wird daher besonders zwischen dem 3. und 14. Tag beobachtet[2-8]. Die Abnahme der Calcium-Plasma-Konzentration ist im allgemeinen nicht sehr auffallend, doch wird in der Literatur über eine ganze Reihe von Patienten berichtet, bei denen es zu einer manifesten Tetanie kam[9-11].

Hyperglykämie und Glucosurie. HARLEY[12] beobachtete im Jahre 1862 zum erstenmal das Vorkommen einer Glykosurie bei akuter Pankreatitis. Nach den Angaben von BROCQ und VARANGOT[13] und SHUMAKER[14] wird in etwa 5—25% der Fälle eine Glucosurie beobachtet. Die Häufigkeit einer Hyperglykämie wird mit etwa 60% angegeben[13]. Noch häufiger sind abnorme Glucose-Belastungskurven, die nicht selten über längere Zeit persistieren[15,16]. Bei schweren Fällen bleibt gelegentlich ein Diabetes mellitus zurück[17].

Plasma-Amylase-Konzentration. Die Bestimmung der Plasma-Amylase-Konzentration ist die zuverlässigste Methode zur Diagnose der akuten Pankreatitis. Vor der Einführung dieser Bestimmungsmethode durch WOHLGEMUTH[18] war die diagnostische Erfassung dieser Krankheit ohne Laparoskopie praktisch unmöglich. Die Amylase ist das am raschesten diffundierende Enzym des Pankreas und es überrascht nicht, daß die Zunahme seiner Konzentration im Plasma auffallend früh erfolgt. Aus Tierexperimenten und klinischen Beobachtungen ist bekannt, daß die Enzymkonzentration im Plasma bereits wenige Stunden nach Beginn des Pankreasödems auf abnorme Werte ansteigt. Bei früher und wiederholter Bestimmung der Plasma-Amylase-Konzentration fällt dieser Test in

[1] KOWLESSAR, O. D., u. R. K. McEVOY: J. clin. Invest. **35**, 1325 (1956).
[2] BOCKUS, H. L., u. E. C. RAFFENSBERGER: N. Y. State J. Med. **48**, 2252 (1948).
[3] EDMONDSON, H. A., u. I. A. FIELDS: Proc. Soc. exp. Biol. (N. Y.) **45**, 803 (1940).
[4] EDMONDSON, H. A., u. I. A. FIELDS: Arch. intern. Med. **69**, 177 (1942).
[5] EDMONDSON, H. A., u. C. J. BERNE: Surg. Gynec. Obstet. **79**, 240 (1944).
[6] LIPP, W. F.: Gastroenterology **7**, 569 (1946).
[7] LIPP, W. F., u. R. S. HUBBARD: Gastroenterology **16**, 726 (1950).
[8] TREVOR, W., u. L. BROWN: J. Amer. med. Ass. **125**, 27 (1944).
[9] BERTELSMAN, R.: Zbl. Chir. **54**, 324 (1927).
[10] CIBERT, J., u. M. PLAUCHU: Lyon méd. **152**, 587 (1933).
[11] AMANO, M., u. M. MURATA: Zbl. Chir. **63**, 694 (1936).
[12] HARLEY, G.: Trans. Path. Soc. London **13**, 118 (1862).
[13] BROCQ, P., u. J. VARANGOT: J. Chir. **49**, 177 (1937).
[14] SHUMAKER, H. B.: Ann. Surg. **112**, 177 (1940).
[15] MIKKELSON, O.: Acta chir. scand. **75**, 373 (1934).
[16] WILDEGANS, H.: Chirurg **8**, 597 (1936).
[17] WARREN, K. W., L. S. FALLIS u. J. BARRON: Ann. Surg. **132**, 1103 (1950).
[18] WOHLGEMUTH, J.: Biochem. Z. **9**, 10 (1908).

100% der Fälle von akuter Pankreatitis positiv aus. LAGERLÖF[1] beobachtete einen Anstieg der Plasma-Enzym-Konzentration in allen seinen 21 Fällen. BAUMAN[2] verfügte über 47 Patienten, bei denen die Diagnose einer akuten Pankreatitis operativ verifiziert war. In jedem Fall war eine abnorm hohe Serum-Amylase-Konzentration nachweisbar. Der Anstieg der Serum-Amylase-Konzentration beginnt innerhalb Stunden nach dem Einsetzen der abdominellen Beschwerden und hält im allgemeinen 2—4 Tage an. Persistieren des Anstieges über längere Zeit wird als Ausbreitung des Prozesses interpretiert[3]. Zwischen der Höhe des Anstieges und der Schwere der Krankheit besteht im allgemeinen keine Korrelation und es sind schwerste fulminante Fälle bekannt, bei denen ein Enzym-Anstieg im Plasma überhaupt ausblieb.

Urin-Amylase-Konzentration. Seit den Pionierarbeiten von WOHLGEMUTH[4] wird von einzelnen Autoren anstelle einer Bestimmung der Amylase-Konzentration im Blut der Nachweis dieses Enzymes im Urin vorgezogen. Bei positivem Ausfall ist die Bestimmung der Enzymkonzentration im Urin zuverlässig, bei einem negativen Ausfall schließt sie jedoch eine Pankreatitis nicht aus. Der Enzymnachweis im Urin ist demjenigen im Plasma unterlegen.

Plasma- und Urin-Lipase-Konzentration. Die pankreatische Lipase diffundiert etwas langsamer als die Amylase. Dies hat zur Folge, daß der Anstieg der Plasma-Konzentration etwas dem Anstieg der Amylase nachhinkt. Anderseits ist aber die Plasma-Lipase-Konzentration nicht selten zu einem Zeitpunkt abnorm hoch, wenn die Amylase-Konzentration bereits wieder zur Norm zurückgekehrt ist[5]. Über das Verhalten der Urin-Lipase bei der akuten Pankreatitis liegen noch immer keine zuverlässigen Unterlagen vor.

Enzym-Nachweis im Peritoneal- und Pleura-Exsudat

Der Enzymnachweis in Pleura- und Peritonealergüssen ist eine sehr wertvolle diagnostische Hilfe bei unklaren abdominellen Erkrankungen. In der Großzahl der akuten Pankreatitiden kommt es in wenigen Stunden zu einem kleinen Peritonealerguß und in über der Hälfte der Fälle auch zu einem linksseitigen Pleuraerguß. Eine Analyse der Transsudate auf ihren Gehalt an Amylase und Lipase, zusätzlich zum Nachweis von Salzsäure und Galle, erlaubt nicht selten die Diagnose einer sonst unauffälligen Pankreatitis[6]. Einige typische Resultate solcher Bestimmungen wurden auf Tab. 143 nach den Angaben von MYERS[7] zusammengestellt. Zunächst ist, wie dies Tab. 143 illustriert, die Enzym-Konzentration im Erguß höher als im Blutplasma. Dazu kommt, wie KEITH et al.[8] hervorhoben, daß der Anstieg der Enzym-Konzentration in den Ergußflüssigkeiten 2—4 Tage länger anhält als im Blut. Es ist daher zu fordern,

Tabelle 143. *Verhalten der Amylase bei der akuten Pankreatitis* (nach MYERS et al.[7])

Patient	Enzymkonzentration in Einheiten per ml	
	Peritoneal-Exsudat	Plasma
1.	381	44
2.	460	160
3.	864	792
4.	1100	844
5.	1144	448
6.	1260	1040
(Normal	0	—300)

[1] LAGERLÖF, O. H.: Pancreatic Function and Pancreatic Disease. New York, N. Y.: Mc. Millan 1942 (*M*).

[2] BAUMAN, L.: The Diagnosis of Pancreatic Disease. Philadelphia Pa.: Lippincott 1949 (*M*.)

[3] McCORKLE, H., u. L. GOLDMAN: Surg. Gynec. Obstet. **74**, 439 (1942).

[4] WOHLGEMUTH, J.: Biochem. Z. **9**, 10 (1908).

[5] COMFORT, M. W., u. A. E. OSTERBERG: Proc. Staff Meet. Mayo Clin. **15**, 427 (1940).

[6] ZOLLINGER, R. M., L. M. KEITH u. E. H. ELLISON: New Engl. J. Med. **251**, 498 (1954).

[7] MYERS, S. G., et al.: Gastroenterology **28**, 803 (1955).

[8] KEITH, L. M., R. M. ZOLLINGER u. R. J. McCLEERY: Arch. Surg. **61**, 930 (1950).

daß bei unklaren Peritoneal- und Pleuraergüssen, selbst dann, wenn die Plasma-Enzyme normal sind, eine Enzymuntersuchung der Transsudate und Exsudate durchgeführt wird.

Duodenaldrainage

Der Durchführung einer Duodenaldrainage kommt für die Diagnose der akuten Pankreatitis keine praktische Bedeutung zu. LAGERLÖF[1] beobachtete, daß bei dieser Krankheit regelmäßig die Sekretion der Enzyme, gelegentlich zusätzlich die Flüssigkeit und Bicarbonatsekretion vermindert ist. DREILING[2] erhob ähnliche Befunde und betonte auch, daß die im akuten Stadium nachweisbaren Ausfälle sich meist sehr rasch wieder normalisieren.

iV. Zur Therapie[3]
Konservative Therapie

Durch den Übergang von der chirurgischen zur konservativ-expektativen Behandlung der akuten Pankreatitis wurde die Mortalität von etwa 50% auf 5—30% reduziert. Über die noch immer geltenden Indikationen zum chirurgischen Eingreifen orientiert die Monographie von HESS[4]. Im übrigen kann die konservative Behandlung nach den folgenden sechs Gesichtspunkten gegliedert werden:

1. Schmerzbekämpfung durch Opiate, Splanchnicusblock, Paravertebralblock, Epiduralblock oder intravenöse Verabreichung von Procain.

2. Erhaltung des Elektrolyt-Gleichgewichtes unter besonderer Berücksichtigung der Neigung zur Hypocalcämie und Hypokaliämie (Folge der Drainage).

3. Schockbekämpfung. Besonders empfohlen wird die Verabreichung von Serum-Albumin-Lösungen, da diese eine anti-tryptische Wirkung[5] aufweisen sollen und zu einer raschen Expansion des reduzierten zirkulierenden Blutvolumens führen[6].

4. Sekretionshemmung durch Fasten, naso-gastrische Absaugung und Einlegen einer Dünndarmsonde. Eventuell Verabreichung von anti-cholinergischen Pharmaka.

5. Infektionsprophylaxe durch Breitspektrum-Antibiotica.

Behandlung mit Trypsin-Inhibitoren

Auf Grund der — wahrscheinlich falschen — Annahme, daß die lokalen und Allgemeinerscheinungen, besonders der Schock bei der akuten Pankreatitis auf einer „Trypsin-Vergiftung" beruhe, unternahmen eine Reihe von Autoren den Versuch, Trypsin-Inhibitoren zur Behandlung heranzuziehen. RUSH und CLIFTON[7] verabreichten 3 Hunden nach der Erzeugung einer akuten Pankreatitis einen teilweise gereinigten Sojabohnen-Trypsin-Inhibitor. Alle 3 Hunde starben jedoch im erwarteten Zeitintervall. HOFFMAN et al.[8] analysierten die Wirkung des kristallinen Sojabohnen-Inhibitors bei nicht weniger als 58 Hunden, bei denen eine akute Pankreatitis erzeugt worden war. Die Mortalität wurde durch diesen sehr aktiven Trypsin-Inhibitor nicht herabgesetzt. Diese tierexperimentellen Beobachtungen machen einen therapeutischen Effekt der sog. natürlichen Trypsin-Inhibitoren sehr unwahrscheinlich[9]. HILDEBRANDT[10] wies bereits im Jahre 1893 nach, daß das Blut-Plasma eine anti-tryptische Wirkung besitzt und LANDSTEINER[11] lokalisierte diesen Inhibitor in der Albuminfraktion. KENWELL und WELS[5] verabreichten auf Grund dieser Eigenschaften konzentrierte Albuminlösungen bei 11 Patienten mit akuter Pankreatitis. Es ist aber wahrscheinlicher,

[1] LAGERLÖF, D. H.: Pancreatic Function and Pancreatic Disease. New York, N. Y.: McMillan 1942 (M.).

[2] DREILING, D. A.: Gastroenterology 26, 541 (1953).

[3] JONES, C. A.: Arch. intern. Med. 96, 332 (1955).

[4] HESS, W.: Die chirurgische Behandlung der Pankreaserkrankungen. Stuttgart: Enke 1954 (M.).

[5] KENWELL, H. N., u. R. B. WELS: Surg. Gynec. Obstet. 96, 169 (1953).

[6] ELLIOT, D. W., R. M. ZOLLINGER et al.: Gastroenterology 28, 363 (1955).

[7] RUSH, B., u. E. E. CLIFTON: Surgery 31, 349 (1952).

[8] HOFFMAN, H. L., J. JACOBS u. S. FREEDLANDER: Arch. Surg. 66, 617 (1953).

[9] NOSKIN, E. A., H. L. POPPER u. H. NECHELES: Rev. Gastroent. 19, 731 (1952).

[10] HILDEBRANDT, H.: Virchows Arch. path. Anat. 131, 5 (1893).

[11] LANDSTEINER, K.: Zbl. Bakt. I. Abt. Orig. 27, 357 (1900).

daß die Wirkung des Albumins homeostatischer Natur war[1]. Tierexperimentelle Untersuchungen ergaben, daß Albuminlösungen die Mortalität von experimentell verursachten Pankreatitiden nicht beeinflussen[2, 3]. Während so alle Versuche einer anti-tryptischen Behandlung bisher negative Resultate gaben, gelang es POPPER und NECHELES[4-6] eine Reihe von lipase-hemmenden Substanzen zu finden, die die Ausbildung von Fettgewebsnekrosen verhindern. Ob diesen Beobachtungen eine praktische Bedeutung zukommt, ist allerdings fraglich.

b) Chronisch interstitielle Pankreatitis

i. Zur Klinik

Um die bessere Definierung der chronisch rezidivierenden interstitiellen Pankreatitis machten sich besonders COMFORT et al.[7] verdient. Nach ihren Auffassungen dürften etwa die Hälfte aller akuten Pankreatitiden als Einzelepisoden im chronischen Verlauf der interstitiellen Pankreatitis aufzufassen sein. Die Ätiologie der Krankheit ist unklar, doch sind mehrere dispositionelle Momente erkannt. So besteht eine Beziehung zum chronischen Alkoholmißbrauch[8]. An zweiter Stelle wurde die Gallenblase als Quelle der chronischen Pankreatitis in Betracht gezogen, doch ist die Beziehung viel lockerer Natur als etwa zwischen der Cholecystitis und der akuten Pankreatitis. Beim Menschen führen eine größere Zahl von Magen-Darm-Krankheiten nicht selten zu einer chronischen Pankreatitis; wir erwähnen die ulcerative Colitis, Sprue, Kwashiorkor, Sepsis und Tuberkulose. Pathologisch-anatomisch handelt es sich bei der chronischen Pankreatitis um eine interstitielle Fibrose (Pankreascirrhose), um lymphocytäre Infiltrationen, Atrophie des Drüsenanteiles und Verkalkungen. Die Pankreolithiasis ist eine der typischen Manifestationen der chronischen Pankreatitis und soll nach BAUMAN bei etwa 50% der Patienten nachweisbar sein. Pankreassteine wurden zuerst von DE GRAAF[9] beschrieben. Ihre Bildung wurde bisher noch wenig untersucht. Nach EDMONDSON et al.[10] soll die Ionen-Konzentration von Calciumcarbonat im Pankreassaft höher als das Löslichkeitsprodukt sein. Offenbar liegt hier, ähnlich wie beim Urin, eine übersättigte Lösung vor, die z. T. durch die in den Gangzellen produzierten Mucine in Lösung gehalten wird.

ii. Zur Diagnose

Plasma- und Urin-Enzyme

Der Nachweis der Amylase- und Lipase-Konzentration im Plasma und Urin gibt bei der chronischen Pankreatitis viel weniger zuverlässige Resultate als bei der akuten Form. Dennoch sei daran erinnert, daß bei der Verwendung zuverlässiger Laboratoriumsmethoden die Amylase-Konzentration in etwa 50%, die Lipase-Konzentration in etwa 75% abnorm hoch ist. Die Bestimmung der Urin-Amylase oder Lipase ist ohne irgendwelche diagnostische Bedeutung. Dasselbe gilt auch für die verschiedenen, an anderer Stelle besprochenen Provokations-Tests. Recht häufig wird bei der chronischen Pankreatitis auch eine Zunahme der

[1] ELLIOTT, D. W., et al.: Gastroenterology **28**, 363 (1955).
[2] WHIPPLE, G. H., u. E. W. GOODPASTURE: Surg. Gynec. Obstet. **17**, 541 (1913).
[3] POLLOCK, A. V.: Surg. Gynec. Obstet. **102**, 483 (1956).
[4] POPPER, H. L., u. H. NECHELES: Surg. Gynec. Obstet. **96**, 299 (1953).
[5] NOSKIN, E. A., H. L. POPPER u. H. NECHELES: Rev. Gastroent. **19**, 731 (1952).
[6] POPPER, H. L., J. SPORN u. H. NECHELES: Amer. J. Gastroent. **26**, 555 (1956).
[7] COMFORT, M. W., E. E. GAMBILL u. A. H. BAGGENSTOSS: Gastroenterology **6**, 239 (1946).
[8] WEINER, H. A., u. R. TENNANT: Amer. J. med. Sci. **196**, 167 (1938).
[9] GRAAF, R. DE: Disputatio medica de natura et usu succi pancreatici. Leyden: Hackiana 1664.
[10] EDMONDSON, H. A., W. K. BULLOCK u. J. W. MEHL: Amer. J. Path. **26**, 37 (1950).

alkalischen Phosphatase-Konzentration im Blut beobachtet[1]. Diese Enzymentweichung ist kaum auf das im Pankreas produzierte Enzym zurückzuführen, vielmehr Ausdruck einer Schädigung der Gallenwege.

Duodenalsondierung

Die z. Z. einzig zuverlässige diagnostische Methode zur Erfassung der chronischen Pankreatitis ist die fraktionierte Untersuchung des Duodenalsaftes nach der Verabreichung von Secretin oder Mecholyl. Dies geht deutlich aus den schönen Studien von LAGERLÖF[2], BAUMAN[3], DREILING[4] und HESS[5] hervor. Die Verläßlichkeit der Methode ist so groß, daß DREILING[4], der über das größte Patientengut verfügte, zum Schluß kam, daß die Diagnose mit dieser Methode in jedem Falle gestellt werden kann. Während die älteren Autoren, besonders LAGERLÖF[2] und BAUMAN[3], besonders die verminderte Enzymsekretion bei der chronischen Pankreatitis hervorhoben, so wies DREILING[4] an einem sehr großen Krankengut nach, daß die Erniedrigung der Bicarbonatsekretion ein noch konstanteres Merkmal ist. Die Enzyme werden häufig, aber nicht immer vermindert sezerniert. Die reduzierte Flüssigkeit- und Bicarbonatsekretion bei der chronischen Pankreatitis steht in guter Übereinstimmung mit der auf S. 484 vorgebrachten Hypothese, wonach diese beiden Stoffe vor allem in den Gangzellen produziert werden, führt die chronische Pankreatitis doch vor allem zu einer Schädigung des Gefäß-Bindegewebsapparates und des ganghaltigen Interstitiums.

c) Pankreas-Carcinom

i. Zur Klinik

Eine erfolgreiche Behandlung des Pankreas-Carcinomes wird erst dann möglich sein, wenn es gelingt, eine frühzeitige Diagnose zu stellen; erinnern wir nur daran, daß die durchschnittliche Lebensdauer nach dem ersten Auftreten von Symptomen nur 7—8 Monate beträgt[6]. In den letzten 20 Jahren wurden eine große Zahl von Arbeiten über die Symptomatik, oder besser Symptomenarmut, des Pankreas-Carcinomes veröffentlicht, in der Hoffnung, ein typisches Krankheitsbild daraus abzuleiten. Diese klinisch-statistischen Systeme versagten bei der Erfassung des Pankreas-Carcinomes. Es ist die einstimmige Auffassung aller Kenner dieses Gebietes, daß eine frühere Diagnosestellung und damit auch eine bessere Prognose nur durch die Einführung und Verbesserung der Laboratoriumsmethoden möglich sein wird. Leider ist dieses Ziel bis heute noch lange nicht erreicht, doch sei vorausgeschickt, daß es — entgegen der allgemeinen Meinung — bei der Verwendung aller vorliegenden Methoden gelingt, mindestens etwa 60% aller Früh-Carcinome zu erfassen.

Pankreaserkrankungen und Thrombophlebitis

Die Koinzidenz rekurrierender Thrombophlebitiden mit Pankreaserkrankungen wurde zuerst von TROUSSEAU[7] beobachtet. TROUSSEAU fand diese Assoziation

---

[1] NOTHMAN, M. H.: Proc. Soc. exp. Biol. (N. Y.) **57**, 15 (1944).

[2] LAGERLÖF, O. H.: Pancreatic Function and Pancreatic Disease. New York, N. Y.: McMillan 1942 *(M.)*.

[3] BAUMAN, L.: The Diagnosis of Pancreatic Disease. Philadelphia, Pa.: Lippincott 1949 *(M.)*.

[4] DREILING, D. A.: Gastroenterology **26**, 541 (1953).

[5] HESS, W.: Die chirurgische Behandlung der Pankreaserkrankungen. Stuttgart: Enke 1953 *(M.)*.

[6] BERK, J. E.: Arch. intern. Med. **68**, 525 (1941).

[7] TROUSSEAU, A.: Clinique médicale de l'Hôtel Dieu de Paris. p. 80 et 739, 3ème éd. Paris: Barrière 1877.

ausschließlich bei Pankreas-Carcinomen, und dies wurde auch von anderen Autoren bestätigt[1-5]. THOMPSON und RODGERS[5] berichteten über die Autopsiebefunde bei 157 Patienten, die an einem Pankreas-Carcinom verstorben waren. Interessanterweise beobachteten sie mehr arterielle Thrombosen (Aorta, Pulmonalarterien, Gehirngefäße) als Phlebothrombosen (Portalvene, Milzvene, Pankreasvenen). Nicht weniger als 31% aller Patienten litten an Thromboembolien, wovon etwa die Hälfte an einzelnen, die Hälfte an multiplen. Eine vor kurzem veröffentlichte sorgfältige Analyse der Pankreasfunktion mittels Plasma-Amylase, Secretin-test bei Duodenaldrainage und Bestimmung des Anti-Thrombin-Titers durch DREILING et al.[6] weist jedoch darauf hin, daß Thrombophlebitiden bei allen Pankreaserkrankungen in erhöhter Zahl auftreten und nicht ausschließlich beim Pankreas-Carcinom wie bisher angenommen wurde (Tab. 144). Neun von 33 Patienten mit peripheren Thrombophlebitiden hatten Zeichen einer funktionellen

Tabelle 144. *Resultate von Pankreas-Funktionsprüfungen bei 39 Patienten mit Thrombophlebitis* (nach DREILING et al.[6])

Diagnose (Zahl der Patienten)	Abnorme Resultate					
	Total	Secretin-Test			Plasma-Analysen	
		Volumen	Bi-carbonat	Amylase	Amylase	Anti-Thrombin
Einfache Thrombophlebitis (6) . . .	3		2	1	1	1
Rezidivierende Thrombophlebitis (15)	4	2	4	3		1
Thrombophlebitis migrans (8) . . .	2	1	1		1	1
Total (39)	9					

Pankreasinsuffizienz, sicher eine abnorm hohe und kaum erwartete Zahl. Nur zwei dieser 9 Patienten litten an einem Pankreascarcinom, während 7 eine chronisch entzündliche Affektion hatten. Eine große Zahl von Hypothesen wurde vorgebracht, um die gehäufte Assoziation von Thrombophlebitiden und Pankreas-Carcinom zu erklären:

1. Eine Störung der Blutcoagulation[1, 7] als Folge einer a) gestörten Leberfunktion, b) gestörten Eiweißresorption im Darmkanal und c) gesteigerten Sekretion von proteolytischen Enzymen in das Blut[8-11].

2. Eine Sekretion abnormer Stoffe des Tumors in das Blut[12, 13]; a) Mucin[2, 7, 12], b) Thrombocytose[5, 14].

3. Eine abnorme Erhöhung des Venendruckes als Folge[7, 8], a) der Kachexie und Dehydratation oder b) eines mechanischen Druckes des Tumors auf die Venen.

Während eine Störung der Blutgerinnung als Folge eines Übertrittes proteolytischer Enzyme bisher als am wahrscheinlichsten angesehen wurde, so muß

[1] SPROUL, E. E.: Amer. J. Cancer **34**, 566 (1938).
[2] KENNEY, W. E.: Surgery **14**, 600 (1943).
[3] COOPER, T., u. N. W. BARKER: Minnesota Med. **27**, 31 (1944).
[4] EDWARDS, E. A.: New Engl. J. Med. **240**, 1031 (1949).
[5] THOMPSON, C. M., u. L. R. RODGERS: Amer. J. med. Sci. **223**, 469 (1952).
[6] DREILING, D. A., L. BLUM u. M. SANDERS: Arch. intern. Med. **96**, 490 (1955).
[7] JENNINGS, W. K., u. W. O. RUSSEL: Arch. Surg. **56**, 186 (1948).
[8] OSBORNE, R.: Arch. intern. Med. **85**, 933 (1950).
[9] PERRY, T. T.: Arch. Path. (Chicago) **43**, 456 (1947).
[10] KONEMATSU, S., G. T. PACK u. F. W. STEWART: Amer. J. Cancer **26**, 351 (1936).
[11] BELSKY, H., u. N. W. CORNELL: Ann. Surg. **141**, 556 (1955).
[12] LAWRENCE, E. A., et al.: Surgical Forum 1952, p. 694.
[13] HUBAY, C. A., u. W. D. HOLDEN: Surg. Gynec. Obstet. **98**, 309 (1954).
[14] MOULTON, S. E., et al.: Arch. intern. Med. **84**, 667 (1949).

diese Hypothese als zweifelhaft erscheinen, seitdem DREILING et al. nachwiesen, daß bei allen Pankreaserkrankungen Thrombophlebitiden abnorm häufig vorkommen. Es kann z. Z. somit nicht entschieden werden, welches der Pathomechanismus dieser meist rekurrierenden oder migrierenden Thrombophlebitiden ist.

Plasma-Enzym-Analysen

Die Untersuchung der Plasma-Amylase-Konzentration lenkt in etwa der Hälfte der Fälle von Pankreas-Carcinom den Blick auf diese Diagnose. Es darf allerdings nicht vergessen werden, daß ein positiver Ausfall nur dann beobachtet wird, wenn eine zuverlässige, quantitative Methode zum Enzymnachweis herangezogen wird. Weiterhin muß erwähnt werden, daß die Konzentrationszunahme sehr gering ist und meist nur wenig oberhalb der Normalwerte liegt[1]. Als Beispiel für die Empfindlichkeit der Methode sei erwähnt, daß BAUMAN[2] in 10 von 22 Patienten mit Pankreas-Carcinom eine leichte Erhöhung der Plasma-Amylase-Konzentration beobachtete. Viel zuverlässigere Resultate gibt die leider nur selten durchgeführte Bestimmung der Plasma-Lipase. Nach übereinstimmenden Angaben von JOHNSON und BOCKUS[3,4], COMFORT und OSTERBERG[5] und McCALL[6] ist die Konzentration dieses Enzymes im Plasma bei etwa 70% aller Patienten mit Pankreas-Carcinom abnorm hoch. Bei wiederholter Durchführung von Enzym-Analysen ist die Empfindlichkeit dieser Methode möglicherweise noch größer. Der Vollständigkeit halber sei erwähnt, daß etwa bei der Hälfte der Patienten mit einem Pankreas-Carcinom schon früh eine abnorme Glucose-Toleranz nachweisbar ist und daß es auch nicht zu selten zur Ausbildung eines milden Diabetes kommt[7].

Duodenal-Sondierung

Die ausführlichsten Untersuchungen über die Bedeutung der Duodenalsondierung nach Secretin veröffentlichte DREILING[8]. Wie aus Tab. 141 und 145 hervorgeht, kommt es besonders zu einer Verminderung der Volumsekretion. An zweiter Stelle ist die Ausscheidung von Bicarbonat und schließlich nicht selten auch diejenige der Enzyme vermindert. Die Duodenalsondierung ist z. Z. sicher die zuverlässigste diagnostische Methode. Diesem Verfahren kommt auch für die Differentialdiagnose zwischen Carcinomen des Pankreaskopfes und der Gallenwege eine Bedeutung zu. So beobachtete BAUMAN[2], ein abnormes Pankreassekret bei 20 von 22 Patienten mit Pankreas-Carcinom, während 15 von 18 Patienten mit Carcinom der Gallenwege normale Sekretionsverhältnisse aufwiesen.

Tabelle 145. *Ergebnisse des Secretin-Testes bei 61 Patienten mit Pankreas-Carcinom* (nach DREILING[8])

Lokalisation des Krebses	Zahl der Patienten	Abnorme Ausfälle beim Sekretin-Test in Prozent		
		Volumen	Bicarbonat	Amylase
Diffus . . .	12	**100**	**92**	75
Kopf . . .	30	**94**	**53**	63
Körper . .	14	**86**	**50**	57
Schwanz .	5	**0**	**0**	0
Total . . .	61	85	56	59

[1] ROSS, C. A. C., u. F. W. KLING: Gastroenterology **12**, 204 (1949).
[2] BAUMAN, L.: The Diagnosis of Pancreatic Disease. Philadelphia, Pa.: Lippincott 1949 *(M.)*.
[3] JOHNSON, T. A., u. H. L. BOCKUS: Arch. intern. Med. **66**, 62 (1940).
[4] JOHNSON, T. A., u. H. L. BOCKUS: Amer. J. dig. Dis. **10**, 1 (1943).
[5] COMFORT, M. W., u. A. E. OSTERBERG: Med. Clin. N. Amer. **24**, 1137 (1940).
[6] McCALL, M. L., u. J. G. EINHOLD: Surg. Gynec. Obstet. **80**, 435 (1945).
[7] BERK, J. E.: Arch. intern. Med. **68**, 525 (1941).
[8] DREILING, D. A.: N. Y. State J. Med. **53**, 671 (1953).

Die Verläßlichkeit der Methoden wird in den letzten Jahren durch zusätzliche cytologische Untersuchung des Sekretes noch verbessert. LYON[1] veröffentlichte schon vor über 20 Jahren grundlegende Studien über das Sediment bei der Duodenaldrainage. Dieses Verfahren geriet aber wieder in Vergessenheit. Erst in den letzten Jahren gelang es, durch verbesserte Sammeltechnik und Färbemethoden eine ansehnliche Zahl von Pankreas-Carcinomen auf Grund von Sediment-Untersuchungen zu diagnostizieren[2-4].

d) Pankreasfunktion nach chirurgischen Eingriffen
i. Totale Pankreatektomie

Seit dem Gelingen der ersten totalen Pankreatektomie im Jahre 1944 durch PRIESTLEY et al.[5] wurden über 40 solche Operationen durchgeführt, mit einer Gesamtmortalität von etwa 40%. Eine ausführliche Darstellung dieser Eingriffe wurde kürzlich von CATTELL[6] gegeben. Im Anschluß an eine totale Pankreatektomie kam es regelmäßig zu Ausfallerscheinungen der exokrinen Funktion. Im Vordergrund standen meist Diarrhoe, seltener Steatorrhoe. PRIESTLEY et al.[7] beobachteten bei erfolgreich pankreatektomierten Patienten, daß der Fettgehalt des Stuhles etwa 5mal, der Stickstoffgehalt etwa doppelt so hoch war wie bei gesunden Personen. Interessanterweise wurden ansehnliche Fettsäuremengen ausgeschieden, doch mag dies auf die Tätigkeit von Bakterien zurückzuführen sein. Bei der Verabreichung von Pankreas-Extrakten wurden die Stühle fester und weniger voluminös. Ein Patient von FALLIS[8] schied einen Stuhl aus, der über 40% Fett enthielt. Auch in diesem Fall führte die Verabreichung von Pankreasextrakten zu einer Besserung der Verdauungsverhältnisse. Die große Variabilität der Verhältnisse geht aber daraus hervor, daß ein Patient von NARDI[9] ohne Pankreasextrakte mehr Calorien resorbierte als mit solchen Enzympräparaten. Anderseits beobachteten WHITFIELD und GOUREVITCH[10], daß bei einem Patienten nach totaler Pankreatektomie bei einer Substitutionstherapie von 1,5 mg Extrakt per die nur 38% des Nahrungsfettes resorbiert wurden, während die Verabreichung von 7,5 mg täglich die Resorption auf 83% verbesserte. Die Substitution der endokrinen Sekretion war ein viel geringeres Problem als antizipiert wurde. Die meisten Patienten bedurften bloß 30—40 E Insulin. Außerordentlich interessant war die Beobachtung, daß Diabetiker meist nach der Operation weniger Insulin benötigten als präoperativ. Diese Beobachtung steht in guter Übereinstimmung mit den neueren Untersuchungen über die Funktion der α-Zellen und des hyperglykämischen Faktors. Ob es auch beim Menschen nach einer Pankreatektomie zu einer Leberschädigung kommt, kann z. Z. noch nicht entschieden werden.

ii. Subtotale Gastrektomie

Aus zwei Gründen wurde das Verhalten der Pankreassekretion nach Magenresektionen mehrfach analysiert. Zunächst ist bei Ausfall der Säureproduktion

[1] LYON, B. B. V.: Non-surgical Drainage of the Gall Tract. Philadelphia, Pa.: Lea and Febiger 1923.

[2] LEMON, H. M.: N. Y. State J. Med. **51**, 2155 (1951).

[3] LEMON, H. M.: Ann. intern. Med. **37**, 525 (1952).

[4] LEMON, H. M., u. W. W. BYRNES: J. Amer. med. Ass. **141**, 254 (1949).

[5] PRIESTLEY, J. T., M. W. COMFORT u. J. RATCLIFFE: Ann. Surg. **119**, 211 (1944).

[6] CATTELL, R. B., u. K. W. WARREN: Surgery of the Pancreas. Philadelphia, Pa. and London: Saunders 1953 *(M.)*.

[7] PRIESTLEY, J. T., M. G. GOLDNER u. D. E. CLARK: J. clin. Endocrin. **4**, 194 (1944).

[8] FALLIS, L. S., u. D. E. SZILAGYI: Ann. Surg. **128**, 639 (1948).

[9] NARDI, G. L.: New Engl. J. Med. **247**, 548 (1952).

[10] WHITFIELD, A. G. W., u. A. GOUREVITCH: Lancet **1952**, 180.

im Magen eine Regulationsstörung der Pankreassekretion zu erwarten. Zweitens ist die Erforschung der Bedeutung des Ausfalles der Magensekretion auf die Pankreasfunktion wichtig, weil Gastrektomie mehrfach zur Behandlung der chronisch interstitiellen Pankreatitis empfohlen wurde. Das Untersuchungsmaterial gliedert sich in tierexperimentelle und klinische Beobachtungen. RICHMAN et al.[1] fanden bei Hunden, daß die Sekretion nach einem Fleisch- oder Histaminreiz nach Gastrektomie deutlich vermindert ist, anderseits aber nach Secretin-Stimulierung sogar eine Zunahme des Volumens und der Amylase zu beobachten ist. Ähnlich widersprechende und schwierig zu deutende Befunde erhoben auch THISTLETHWAITE[2] und ANNIS und HALLENBECK[3]. EVERSON[4] konnte jedoch demonstrieren, daß die nach Gastrektomie deutlich verminderte Fettresorption im Darm durch die Gabe von Pankreasenzymen verbessert wird. Unter den klinischen Untersuchungen sei bloß diejenige von REKERS et al.[5] erwähnt, die auch beim Menschen eine gute therapeutische Wirkung von Pankreaspräparaten auf die nach Gastrektomie deutlich verminderte Fettresorption nachwiesen. Diesen Untersuchungen ist zu entnehmen, daß die Wechselbeziehungen zwischen Pankreas- und Magenfunktion sehr komplex und schwierig zu analysieren sind. Ob Gastrektomie tatsächlich zu einer verminderten Sekretion im Pankreas führt, scheint mindestens zweifelhaft. Anderseits besteht wenig Zweifel, daß die Verabreichung von Pankreaspräparaten einen günstigen Einfluß auf die gestörte Nahrungsresorption nach Gastrektomie auszuüben vermag.

iii. Vagotomie

Der Einfluß einer Vagotomie auf die Pankreassekretion ist z. Z. noch nicht abgeklärt. Die Verhältnisse liegen hier wohl ähnlich wie bei der Magensekretion, bei der über den Einfluß der Vagotomie ebenfalls sehr widersprechende Angaben vorliegen. SHINGLETON et al.[6] beobachteten bei 9 Patienten nach transthorakaler Vagektomie eine starke Abnahme der Enzymsekretion des Pankreas. DREILING et al.[7] analysierte die durch Hypoglykämie ausgelöste Pankreassekretion bei Patienten mit Oesophagogastrektomie und fand eine starke Abnahme der Enzym- und Volumsekretion. PFEFFER et al.[8] berichteten über eine starke Abnahme der Enzymsekretion beim Secretin- und Insulintest bei 10 Patienten mit transthorakaler Vagektomie. Im Gegensatz dazu konnten ROUTLEY et al.[9] keinerlei Unterschiede zwischen der Pankreassekretion von intakten und vagektomierten Hunden nachweisen.

iV. Reservekapazität des Pankreas

Über die Reservekapazität des Pankreas liegen bisher noch keine systematischen Untersuchungen vor. Immerhin lassen einzelne experimentelle Beobachtungen Schlüsse auf die funktionelle Reserve dieser Drüse ziehen. ANDERSON[10] war der Meinung, daß bei der cystischen Pankreasfibrose erst dann klinische Ausfallserscheinungen beobachtet werden, wenn über 90 % der Funktion ausfällt.

---

[1] RICHMAN, A., et al.: Gastroenterology **26**, 210 (1954).
[2] THISTLETHWAITE, J. R.: Surg. Gynec. Obstet. **93**, 616 (1951).
[3] ANNIS, D., u. G. A. HALLENBECK: Surgery **31**, 517 (1952).
[4] EVERSON, T. C.: Ann. Surg. **135**, 406 (1952).
[5] REKERS, P. E., G. T. PACK u. C. P. RHOADS: Surgery **14**, 197 (1943).
[6] SHINGLETON, W. W., et al.: Ann. Surg. **136**, 578 (1952).
[7] DREILING, D. A., L. J. DRUCKERMAN u. F. HOLLANDER: Gastroenterology **20**, 578 (1952).
[8] PFEFFER, R. B., et al.: Ann. Surg. **136**, 585 (1952).
[9] ROUTLEY, E. F., et al.: Proc. Staff. Meet. Mayo Clin. **25**, 218 (1950).
[10] ANDERSON, D. H.: Amer. J. Dis. Child. **56**, 344 (1938).

DRAGSTEDT[1] beobachtete bei Hundeexperimenten, daß etwa 10—20% der Drüsenmasse genügen, um Ausfallserscheinungen im Kohlenhydratstoffwechsel und in der Nahrungsmittelresorption zu verhüten. Schließlich berichtete BAUMAN[2], daß bei Patienten mit partieller Pankreatektomie häufig nur sehr geringe Störungen der Pankreasfunktion nachweisbar sind. Diese Beobachtungen weisen darauf hin, daß die Reservekapazität des Pankreas so groß ist, daß $1/10$—$1/5$ der Drüsenmasse zur Aufrechterhaltung der wichtigsten Funktionen genügen.

e) Substitutionstherapie mit Pankreasenzymen

i. Prinzipielles

Magen, Gallenblase und Pankreas bilden eine funktionelle Einheit, die die gesonderte Betrachtung von Ausfallserscheinungen in nur einem dieser Organe schwierig gestaltet. Vielmehr ist es notwendig, bei therapeutischen Eingriffen die Funktionsausfälle so zu korrigieren, daß die Gesamtleistung verbessert wird. Als Hauptfunktion der Magen- und Pankreasdrüsen und der Gallesekretion betrachten wir die Vorbereitung der Nahrung zur Resorption. Der Magen hat mannigfache Einflüsse auf die Pankreassekretion. Am bekanntesten und wichtigsten ist wahrscheinlich die Reizung der Secretinbildung durch Säure. Die Einflüsse des Pankreas auf den Magen sind noch weniger gut erforscht. Ausfall der Bicarbonatsekretion hat zur Folge, daß der Magensaft beim Übertritt in den Darm um eine p_H-Einheit saurer bleibt[3]. Nach Pankreasausfall kommt es allgemein zu einer Hypermotilität[4] des Magens, die z. B. eine beschleunigte Fettentleerung zur Folge hat. Die Zusammenhänge zwischen Gallenblase und Pankreasfunktion wurden noch wenig objektiv analysiert. Es sei aber daran erinnert, daß Leberschädigungen bei chronischen Pankreatitiden häufig sind und umgekehrt Leberschädigungen auch Anlaß zu Pankreatitiden geben.

ii. Substitution mit Peptidasen

Bei Ausfall der Pankreasfunktion bestehen keinerlei Schwierigkeiten in der Verabreichung von kohlenhydrat- und fettspaltenden Enzymen. Beide Funktionen können durch die Gabe entsprechender Präparate leicht korrigiert werden. Die Verdauung der Eiweiße ist eine viel kompliziertere Angelegenheit und erfordert das Zusammenwirken von Enzymen des Magens, Pankreas und Dünndarmes. Die Erforschung der Physiologie der Magenenzyme führte während der letzten Jahre zu den beiden folgenden wichtigen Beobachtungen: Nach den Untersuchungen von BUCHS und FREUDENBERG[5-8] ist die katheptische Aktivität des Pepsins für die Eiweißverdauung von mindestens so großer Bedeutung wie die peptische Aktivität. Die Untersuchungen von HENNING[9] und SCHMIDT-KESSEN[10] über die aktuellen p_H-Verhältnisse im menschlichen Magen mittels der Elektrodensonde ergaben, daß bei dem physiologischerweise vorkommenden p_H das Pepsin nur eine schwach proteolytische Aktivität besitzt. Diese beiden

[1] DRAGSTEDT, L. R.: Ann. Surg. **118**, 576 (1943).
[2] BAUMAN, L.: The Diagnosis of Pancreatic Disease. Philadelphia, Pa.: Lippincott 1949 (*M.*).
[3] YESKO, S. A.: Amer. J. Physiol. **86**, 483 (1928).
[4] NOTHMAN, H., u. W. WENDT: Naunyn-Schmiedebergs Arch. exp. Path. Pharmak. **168**, 49 (1932).
[5] FREUDENBERG, E.: Enzymologia **8**, 385 (1940).
[6] BUCHS, S.: Die Biologie des Magenkathepsins. Basel: Karger 1947 (*M.*).
[7] BUCHS, S.: Biochem. Z. **320**, 247 (1950).
[8] BUCHS, S., u. E. FREUDENBERG: Ergebn. inn. Med. Kinderheilk. **2**, 544 (1951) (*Uer.*).
[9] HENNING, N., H. KINZELMEIER u. K. H. KIMBEL: Gastroenterologia **81**, 284 (1954).
[10] SCHMIDT-KESSEN, W.: Z. klin. Med. **152**, 469 (1955).

Beobachtungen zeigen, daß eine Substitution bei Ausfall der peptischen Magenfunktion durch die Verabreichung von Pepsin unbefriedigend ist. Zur Zeit wird
Wert darauf gelegt, Substitutionspräparate herzustellen, die außer dem nur in
stark saurem p_H aktiven Pepsin noch Peptidasen enthalten, die in schwach
saurem p_H-Bereich noch aktiv sind (Abb. 118). Zwei Enzyme pflanzlichen
Ursprungs wurden besonders dazu herangezogen: Zunächst die im p_H-Bereich
von 4—8 aktiven Peptidasen aus Carica papaya, einschließlich des Papains.
Diese Enzyme sind im Magen zwar nicht sehr aktiv, da sie z. T. durch die Säure
zerstört werden. Durch Hinzufügen geeigneter Stabilisatoren kann aber eine
ansehnliche in vivo-Aktivität erzielt werden. Zweitens werden trypsinähnliche
Enzyme aus Schimmelpilzen, Peptidasen mit optimalem p_H zwischen 4 und 6
verwendet. Da in diesen Pflanzen auch Exopeptidasen vorliegen, so kommt es

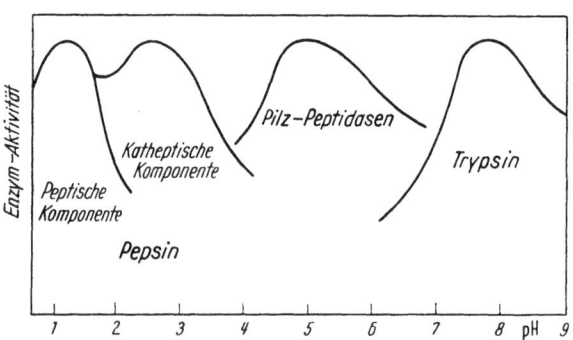

mindestens in vitro zu einer
vollständigen Aufspaltung der
Eiweiße in Aminosäuren. Als
weiterer Vorteil dieser neueren
Präparate muß angeführt werden, daß sie viel konzentrierter
sind als die üblichen Pepsine
und daher einer echten Substitution viel näher kommen[1,2].
Es muß hier allerdings betont
werden, daß die von einigen

Abb. 118. p_H-Optimum des Pepsins (peptische und katheptische
Komponente), Trypsins und einer Pilz-Peptidas (schematisch)

Forschern enthusiastisch
empfohlene Substitution mit
pflanzlichen Enzymen keinesfalls widerspruchslos angenom-

men wurde. So zeigten z. B. HARTMANN und KELLERHOFF[3], daß die Wirksamkeit
der pflanzlichen Peptidasen in vivo derjenigen der tierischen Enzyme deutlich
unterlegen ist. Es werden daher noch zahlreiche sorgfältige klinische Studien
notwendig sein, bevor ein endgültiges Urteil abgegeben werden kann.

iii. Therapeutische Resultate

Leider liegen nur sehr wenige zuverlässige Angaben über die therapeutische
Wirkung von Substitutionspräparaten bei Magen- und Pankreaskrankheiten vor.
Es genügt nicht, den Wert der Präparate nach subjektiven oder symptomatischen
Veränderungen zu beurteilen. Dazu sind wenigstens einfache Bilanzunter-
suchungen notwendig, die eine quantitative Erfassung der Verbesserung der
Verdauungsfunktionen ermöglichen.

Über die Wirkung von Pankreas-Extrakten bei der operativen Pankreatektomie berichteten wir bereits auf S. 533. Eine vorzügliche Studie über die
Wirksamkeit verschiedener Enzympräparate bei einer chronischen Pankreasinsuffizienz veröffentlichten HARTMANN und KELLERHOFF[3]. Aus ihren Ausführungen
geht die Minderwertigkeit der pflanzlichen im Vergleich zu den tierischen Enzympräparaten deutlich hervor. Die Autoren verwendeten die Stickstoff-Ausscheidung
im Stuhl und Urin als Maß für die Wirkung der Substitution. Etwas anders
liegen die Verhältnisse bei Magenkrankheiten. Hier konnte FAHRLÄNDER[4] zeigen,
daß akute, subakute und chronische Gastritiden vorzüglich auf die neueren

[1] MASCH, L. W., u. I. HUCHTING: Z. physiol. Chem. **301**, 49 (1955).
[2] GRASSMANN, W., K. MAYER u. E. WALDSCHMIDT-LEITZ: Ärztl. Forsch. **4**, 17 (1950).
[3] HARTMANN, F., u. K. KELLERHOFF: Klin. Wschr. **1955**, 896.
[4] FAHRLÄNDER, H.: Schweiz. med. Wschr. **1955**, 1006.

Mischpräparate, die im schwach-sauren p_H-Bereich aktive Peptidasen pflanzlichen Usprunges enthielten, ansprechen.

Im Gegensatz zu diesen klaren und verständlichen Indikationen zur Substitutionstherapie mit Enzympräparaten existieren in der Literatur eine große Zahl von Arbeiten, die solche Enzyme auch bei zahlreichen unspezifischen Verdauungsstörungen empfehlen. MÖBIUS[1] berichtete über gute Resultate bei chronischer Pankreatitis, Cholecystitis und Gastritis. Der Meteorismus und andere Symptome sollen unter der Behandlung verschwinden. KUSCHE[2] behandelte über 100 poliklinische Patienten wegen Appetitlosigkeit, Erbrechen, Meteorismus und Magendrücken mit guten Resultaten mit Enzympräparaten. EINSTMANN[3] empfahl die Enzympräparate zur Behandlung von ,,Verdauungsschwächen''. Zur Behandlung des umstrittenen Krankheitsbildes der ,,Dysbakterie'' zog KUHLMANN[4] auch Enzympräparate heran. IMHOF und HENZI[5] behandelten eine große Zahl von Patienten mit verschiedensten Krankheiten des Magen-Darm-Traktes mit Enzympräparaten und beobachteten subjektive und objektive Zeichen einer Besserung. Schließlich wurden Enzympräparate auch zur Behandlung von unklaren Störungen der Leberfunktion und Schäden der Gallenwege herangezogen[6, 7]. Eine Beurteilung der Wirksamkeit von Enzympräparaten bei diesen Krankheiten ist infolge Fehlens von zuverlässigen Bilanzuntersuchungen z. Z. nicht möglich.

Siebentes Kapitel

Leber

A. Zur Biologie und Pathologie

a) Biochemische Modellstudien

i. Studien mit Hepato-Toxinen[8]

Bereits vor der Einführung des Chloroforms als Narkoticum erschienen die ersten Mitteilungen über die hepato-toxische Wirkung dieser Substanz[9]. Wenige Jahre später wurde die leberschädigende Wirkung des Arsens und Phosphors erkannt[10], und seither wurden unzählige Arbeiten über die Wirkung von Toxinen auf die Leber veröffentlicht. Einzelne davon haben klinische Bedeutung, wie etwa die Hepatosen nach Bismuth, Methyltestosteron und Largactil. Andere, z. B. Phosphor- und Arsenvergiftungen sind von vorwiegend forensischem Interesse. Auch im Zusammenhang mit gewerbemedizinischen Fragen wurden gewisse dieser Toxine eingehend untersucht. Das pathologisch-anatomische Bild und die biochemischen Alterationen sind vom Agens abhängig, und Verallgemeinerungen lassen sich nicht machen. So führen etwa Schwermetalle zu einer Blockierung wichtiger Enzymgruppen, während Chloroform eine tiefgreifende Wirkung auf den Fettstoffwechsel ausübt. Pathologisch-anatomisch wird meist

[1] MÖBIUS, W.: Pro Medico **21**, 7 (1952).
[2] KUSCHE, E.: Med. Mschr. **6**, 3 (1952).
[3] EINSTMANN, E.: Ärztl. Prax. **2**, 26 (1950).
[4] KUHLMANN, F.: Med. Klin. **49**, 1450 (1954).
[5] IMHOF, P., u. H. HENZI: Therapeut. Umschau **13**, 81 (1956).
[6] HAFERKAMP, H.: Med. Klin. **1952**, 589.
[7] NITSCHKOFF, S.: Ärztl. Prax. **3**, 2 (1951).
[8] *Uer.*: DRILL, V. A.: Pharmacol. Rev. **4**, 1 (1952).
[9] CASPER, J. L.: Wschr. ges. Heilk. **16**, 273 (1850).
[10] ROSENBAUM, F.: Naunyn-Schmiedebergs Arch. exp. Path. Pharmak. **15**, 450 (1882).

zunächst eine Verfettung beobachtet, die oft von einer Nekrose oder Cirrhose gefolgt ist. Diese Cirrhosen gehen bei längerem Bestehen nicht selten in Hepatome über. Es ist nicht genügend bekannt, daß nicht nur Azofarbstoffe, sondern auch viele andere Verbindungen, darunter z. B. Benzidin, zur Bildung von Hepatomen führen[1, 2].

Im Gegensatz zur großen Zahl pathologisch-anatomischer Untersuchungen liegen noch sehr wenige *biochemische Studien* über die Wirkung von Hepatotoxinen auf den Leberstoffwechsel vor. In Anbetracht der Erfahrungsregel, daß biochemische Alterationen stets den morphologischen vorangehen, muß aber angenommen werden, daß es zu tiefgreifenden Störungen im Stoffwechsel der vergifteten Zellen kommt. So wird etwa nach Chloroform-Vergiftung eine starke Abnahme der Xanthin $\to$ O_2-Transhydrogenase in der Rattenleber beobachtet[3]. Besondere Erwähnung muß in diesem Zusammenhang die seröse Hepatitis nach Allylformiat-Vergiftung finden. EPPINGER[4] führte diesen Modellversuch zum Studium der wenig zugänglichen serösen Parenchymentzündung ein, des ersten Stadiums der Mehrzahl von Leberkrankheiten. In den letzten Jahren wurden auch einige biochemische Arbeiten über dieses Objekt veröffentlicht. BENDA et al.[5] fanden, daß die Atmung und Glykolyse in der geschädigten Leber zunächst etwas ansteigt und anschließend auf subnormale Werte abfällt. KRÜSKEMPER und HARTMANN[6] beobachteten im Stadium der serösen Hepatitis eine Zunahme

Tabelle 146. *Versuche einer tierexperimentellen Reproduktion menschlicher Leberkrankheiten durch Mangelernährung*

Tier	Krankheit	Mensch
Calorische Unterernährung	Braune Atrophie	Atrophie bei Senilität, Kachexie, Debilität
Eiweißmangel + Mangel an ?	Fettleber $\downarrow$ Cirrhose $\downarrow$ Leber-Carcinom	Tropische nutritive Hepatosen
Eiweißmangel + Fehlen lipotroper Faktoren + konditionierende Faktoren	Fettleber $\downarrow$ Cirrhose	Alkoholische Leber, Leber bei chronischer Pankreatitis, Sprue und ulcerativer Colitis
Cystin, Vitamin E + Faktor III-Mangel	Akute Nekrose $\downarrow$ Postnekrotische Cirrhose	Akute gelbe Leberatrophie

des Sauerstoffverbrauches, der Triacetinspaltung und der alkalischen Phosphatase, während die Konzentration der Cholinoxydase gleichzeitig abnahm. Im Stadium der Verfettung und Cirrhose kam es zu einer einheitlichen Abnahme aller dieser Komponenten.

[1] SPITZ, S., W. G. MAGUIGAN u. K. DOBRINER: Cancer **3**, 789 (1950).
[2] PLETSCHER, A., H. THÖLEN u. R. RICHTERICH: Helv. physiol. Acta **11**, 171 (1953).
[3] VILLELA, G. G., u. E. MITIDIERI: Nature (Lond.) **175**, 208 (1955).
[4] EPPINGER, H.: Permeabilitätspathologie. Wien: Springer.
[5] BENDA, L., A. LOCKER u. E. RISSEL: Z. exp. Med. **117**, 519 (1951).
[6] KRÜSKEMPER, H. L., u. F. HARTMANN: Naunym-Schmiedebergs Arch. exp. Path. Pharmak. **224**, 275 (1955).

ii. Nutritive Hepatosen[1-6]

Starvation

Beim Menschen wird eine chronisch-quantitativ ungenügende Ernährung besonders bei Debilität, Senilität und Carcinomen des oberen Verdauungstraktes beobachtet. Interessanterweise ist der Gewichtsverlust der Leber größer als derjenige der übrigen Organe[7, 8]. Die typische pathologisch-anatomische Veränderung ist die braune Atrophie; die Leberzellen sind klein, die Kupfer-Zellen deutlich vermehrt und in beiden sind Eisen- und Abnützungspigmente abgelagert[8, 9]. Untersuchungen über die Funktion der Leber bei der einfachen Starvation stehen noch aus. Die Funktionsausfälle sind sicher gering[10-12], doch wurde noch nie eine größere Gruppe von Patienten mit neuen empfindlichen Leberfunktionsprüfungen untersucht. Es ist wahrscheinlich, daß die Plasma-Cholinesterase-Konzentration als Manifestation der reduzierten Proteinsynthese vermindert ist.

Protein- und Aminosäuremangel

Ausschließlicher Eiweißmangel bei genügender Kohlenhydrat- und Fetternährung führt zu ähnlichen Veränderungen wie bei der Starvation. Die intracelluläre Basophilie, Ausdruck der Eiweißsynthese, verschwindet und gleichzeitig nehmen die färbbaren intracellulären Eiweiße ab[13, 14]. Auf die Abnahme von Enzymen[15, 16] beim Protein-Mangel machten wir bereits an anderer Stelle (S. 174) aufmerksam. Das Fehlen spezifischer Aminosäuren führt bei Tieren zu zwei verschiedenartigen Krankheitsbildern. Weglassen von Threonin[17], Lysin, Tryptophan[18] und Leucin[19] führt zum Bild der Fettleber, während das Fehlen von Methionin[20] und Cystin zu nekrotischen Veränderungen Anlaß gibt[21, 22].

Spezifische menschliche Krankheitsbilder als Folge des ausschließlichen Fehlens von Eiweiß oder Aminosäuren sind nicht bekannt. Diese Komponenten der Ernährung sind allerdings insofern bedeutungsvoll, als sie bei der einseitigen Ernährung, der Malnutrition, eine wichtige Rolle spielen.

Lipotrope Faktoren

MERING und MINKOWSKI[23] beobachteten bereits im Jahre 1889 bei ihren epochemachenden Entdeckungen über die Entstehung eines Diabetes nach *Pankreatektomie beim Hunde*, daß

[1] GILLMAN, J., u. C. GILBERT: Ann. N. Y. Acad. Sci. **57**, 737 (1954).
[2] DAVIDSON, C. S., u. G. J. GABUZDA: New Engl. J. Med. **243**, 779 (1950).
[3] POPPER, H., u. F. SCHAFFNER: Arch. intern. Med. **94**, 785 (1954).
[4] Nutritional Factors in Liver Disease. Edited by R. W. MINER. Ann. N. Y. Acad. Sci. **57**, art. 6 (1954).
[5] HARTROFT, W. S.: In Diseases of the Liver. Edited by L. SCHIFF. Philadelphia, Pa.: Lippincott 1950.
[6] MÜLLER, W. A.: Dtsch. med. Wschr. **1956**, 127.
[7] UEHLINGER, E.: Helv. med. Acta **14**, 584 (1947).
[8] KEYS, A., et al.: The Biology of Human Starvation. Vol. 1, p. 191. Minneapolis: University of Minnesota Press 1952.
[9] PIRANI, C. L., R. C. STEPTO u. E. B. WERT: Amer. J. Path. **29**, 578 (1953).
[10] MEIENBERG, L. J., u. A. M. SNELL: Gastroenterology **7**, 430 (1946).
[11] SHERLOCK, S., u. V. WALSHE: Nature (Lond.) **161**, 604 (1948).
[12] KLATSKIN, G., W. T. SALTER u. F. D. HUMM: Amer. J. med. Sci. **213**, 19 (1947).
[13] KOSTERLITZ, H. W.: J. Physiol. **106**, 194 (1947).
[14] LAGERSTEDT, S.: Acta anat., Suppl. 9, 116 (1949).
[15] MUNTWYLER, E., S. SEIFTER u. D. M. HARKNESS: J. biol. Chem. **184**, 181 (1950).
[16] MILLER, L. L.: J. biol. Chem. **186**, 253 (1950).
[17] DICK, F., et al.: Arch. Path. (Chicago) **53**, 154 (1952).
[18] ADAMSTONE, F. B., u. H. SPECTOT: Arch. Path. (Chicago) **49**, 173 (1950).
[19] MAUN, M. E., W. M. CAHILL u. R. M. DAVIS: Arch. Path. (Chicago) **40**, 173 (1945).
[20] TUCKER, H. F., u. H. C. ECKSTEIN: J. biol. Chem. **121**, 479 (1937).
[21] WEICHSELBAUM, T. E.: J. exp. Physiol. **25**, 363 (1935).
[22] GYÖRGY, P., u. H. GOLDBLATT: J. exp. Med. **70**, 185 (1939).
[23] MERING, J. VON, u. M. MINKOWSKI: Naunyn-Schmiedebergs Arch. exp. Path. Pharmak. **26**, 371 (1889).

es bei diesen Tieren zur Ausbildung großer Fettlebern kam. Diese Veränderung wurde zunächst dem Diabetes zugeschrieben, doch zeigten BANTING et al.[1], daß sie auch dann auftraten, wenn die Tiere mit Insulin in kompensiertem Zustand gehalten wurden. Durch die Verabreichung von Pankreasextrakten oder Proteinhydrolysaten gelang es, diese Leberveränderungen zu verhüten. BEST et al.[2] waren der Auffassung, daß die Leberverfettung eine Folge des Ausfalles der exokrinen Pankreassekretion sei. Bei der Suche nach der ungenügend resorbierten Substanz stießen sie[2] zunächst auf Lecithin und später gelang es ihnen[3] den aktiven, die Fettleber verhindernden Faktor, als das *Cholin* zu identifizieren. Aus der großen Zahl der untersuchten Aminosäuren vermochte einzig das Methionin das Cholin zu ersetzen[4]. Alle jene Faktoren, die eine Ansammlung von Fett in der Leber[5], Niere[6], und in Herz- und Blutgefäßen[7] verhindern, werden heute als *lipotrope Faktoren* bezeichnet. Außer den bereits erwähnten beiden Komponenten, dem Cholin und Methionin, gehören auch Vitamine, Lecithin, Eiweiße u. a. Substanzen in diese Gruppe.

Der *Wirkungsmechanismus* der lipotropen Faktoren ist komplex und in manchen Einzelheiten noch nicht abgeklärt. Die Bedeutung des Methionins liegt darin, Methylgruppen für die Cholinsynthese bereitzustellen[8]. Falls nicht genügend Methyl-Donatoren zur Verfügung stehen, so wird dadurch die Biosynthese des Cholins eingeschränkt. Die eigentliche Aufgabe des Cholins ist noch nicht endgültig abgeklärt. Cholin ist ein Bestandteil der wichtigen Phospholipide und spielt daher möglicherweise beim Fetttransport[9] und bei der Fettsäuren-Oxydation[10] eine Rolle. Der Abbau des Cholins erfolgt wahrscheinlich durch Darmbakterien zu Trimethylamin[11-13]. Diese Degradation kann durch die Verabreichung von Antibiotica[14] weitgehend verhindert werden. Außer dem Methionin und Cholin sind unter den lipotropen Faktoren noch Vitamin B_{12}, Folsäure und der Citrovorum-Faktor zu erwähnen. Diese Substanzen spielen bei der Biosynthese von labilen Methylgruppen aus Formiat[15], Methanol[16] und Aceton[17] eine Rolle. Die Vitamine sind sicher für die *Transmethylierungsvorgänge* wichtig, doch ist ihre Bedeutung im einzelnen noch wenig abgeklärt. Im Tierversuch führt eine an lipotropen Faktoren arme Ernährung zu einer Leberverfettung[18,19], die in den centrolobulären Zonen beginnt und schließlich zur Ausbildung großer Fettcysten führt[20,21]. Zu diesem Zeitpunkt ist eine geringe Hyperbilirubinämie und eine Bromsulfonphthalein-Retention nachweisbar[22]. Später setzt eine intensive Bindegewebsproliferation ein, die zur Bildung einer typischen Cirrhose führt[20] und später in zahlreichen Fällen in ein Leber-Carcinom übergeht[23,24].

Die *nutrive Cirrhose* der Leber, wie sie vor allem bei gewissen Naturvölkern beobachtet wird, und die *alkoholische Cirrhose* weisen eine gewisse pathologisch-anatomische Ähnlichkeit mit der tierexperimentellen Cirrhose beim Mangel an lipotropen Faktoren auf. Es wurde daher während einigen Jahren angenommen, daß das Fehlen von lipotropen Faktoren für die Ausbildung dieses Krankheitsbild verantwortlich sei. In dieser extremen Formulierung kann diese Auffassung

[1] BANTING, F. G., et al.: Trans. roy. Soc. Canada (Section V) **16**, 39 (1922).
[2] BEST, C. H., J. M. HERSHEY u. M. E. HUNTSMAN: J. Physiol. **75**, 56 (1932).
[3] BEST, C. H., u. M. E. HUNTSMAN: J. Physiol. **75**, 405 (1932).
[4] TUCKER, H. F., u. H. C. ECKSTEIN: J. biol. Chem. **121**, 479 (1937).
[5] BEST, C. H., M. E. HUNTSMAN u. J. H. RIDOUT: Nature (Lond.) **135**, 821 (1935).
[6] SELLERS, E. A., C. C. LUCAS u. C. H. BEST: Brit. med. J. **1**, 1061 (1948).
[7] WILGRAM, G. F., W. S. HARTROFT u. C. H. BEST: Science **119**, 842 (1954).
[8] VIGNEAU, V. DU: Harvey Lect. **1942/43,**.
[9] CHAIKOFF, I. L.: Physiol. Rev. **22**, 291 (1942).
[10] ARTOM, C.: Nutrit. Rev. **12**, 88 (1954).
[11] JOHNSON, B. C., T. S. HAMILTON u. H. H. MITCHELL: J. biol. Chem. **159**, 5 (1945).
[12] LUECKE, R. W., u. P. B. PEARSON: J. biol. Chem. **153**, 259 (1944).
[13] HUERGA, J. DE LA, u. H. POPPER: J. clin. Invest. **30**, 463 (1951).
[14] HUERGA, J. DE LA, H. POPPER u. F. STEINMANN: J. Lab. clin. Med. **38**, 904 (1951).
[15] SAKAMI, W., u. A. D. WELCH: J. biol. Chem. **187**, 279 (1950).
[16] VIGNEAU, V. DU, et al.: J. Amer. chem. Soc. **73**, 2782 (1951).
[17] SAKAMI, W.: J. biol. Chem. **187**, 369 (1950).
[18] BEST, C. H., C. C. LUCAS u. J. H. RIDOUT: Ann. N. Y. Acad. Sci. **57**, 646 (1954).
[19] CHAIKOFF, I. L., u. C. L. CONNOR: Proc. Soc. exp. Biol. (N. Y.) **43**, 638 (1940).
[20] HARTROFT, W. S.: Anat. Rec. **106**, 61 (1950).
[21] HARTROFT, W. S.: Ann. N. Y. Acad. Sci. **57**, 633 (1954).
[22] KOCH-WESER, D., J. DE LA HUERGA u. H. POPPER: J. Nutrit. **49**, 443 (1953).
[23] SALMON, W. D., u. D. H. COPELAND: Ann. N. Y. Acad. Sci. **57**, 664 (1954).
[24] ENGEL, R. W., D. H. COPELAND u. W. D. SALMON: Ann. N. Y. Acad. Sci. **49**, 49 (1947).

heute nicht mehr aufrecht erhalten werden. Diese Komponenten spielen zwar eine wichtige Rolle in der Genese der nutritiven Cirrhose und des Carcinomes, doch ist nicht direkt ihr Mangel für diese Veränderungen verantwortlich, sondern das Verhältnis der einzelnen Faktoren unter sich, die Unausgeglichenheit der Diät.

Akute Lebernekrose und postnekrotische Cirrhose

WEICHSELBAUM[1] beobachtete bereits im Jahre 1935, daß es bei proteinarmer Ernährung von Ratten zu Hämorrhagien in der Leber kommen kann, die durch die Verabreichung von Cystin oder Methionin verhindert werden. Einige Jahre später beschrieben GYÖRGY und GOLDBLATT[2] ähnliche Veränderungen, d. h. Hämorrhagien und Nekrosen, in Vitamin B-mangelernährten Tieren. Eine sorgfältige Analyse dieser Verhältnisse während der letzten Jahre führte zur Erkenntnis, daß es beim Fehlen von Cystin, Vitamin E und eines noch nicht identifizierten „dritten Faktors" bei Ratten nach einigen Wochen plötzlich zur Ausbildung akuter Nekrosen kommt[3-6]. Überleben die Tiere diese akute Leberinsuffizienz, so entsteht eine sog. post-nekrotische Cirrhose[6, 7], die sich in mancher Hinsicht von der nutritiven Cirrhose beim Mangel an lipotropen Faktoren unterscheidet. Eine interessante Wechselbeziehung zwischen diesen beiden experimentellen Leberschädigungen besteht insofern, als alle jene Substanzen, die die Leber vor der Ausbildung einer Nekrose schützen, die Bildung der nutritiven Fettleber fördern und umgekehrt[7]. OLSON und DINNING[7] veröffentlichten einige Angaben über das Verhalten von Enzymen bei der nutritiven Nekrose (Tab. 147). Der Sauerstoffverbrauch und die Pyruvat-Oxydation mit oder ohne Adenosintriphosphat waren stark reduziert, während die Konzentration des Succinat-Oxydase-Systems und der Transaminasen kaum verändert war. Die beobachtete starke Abnahme des Coenzym A dürfte eine wichtige Rolle in der Pathogenese dieser Läsionen spielen. Typischerweise kommt es bei der akuten Nekrose zu einem Übertritt von FDP-Triosephosphat-Lyase (Aldolase) aus den nekrobiotischen Leberzellen in das Plasma[8].

Tabelle 147. *Änderungen im Enzymprofil der Leber bei der diät-induzierten Lebernekrose der Ratte* (nach OLSEN und DINNING[7])

Enzym	Enzymkonzentration	
	normale Leber	Nekrose
QO_2, ohne Substrat	2,2	1,0
QO_2, Pyruvat	2,8	1,5
QO_2, Pyruvat $+$ ATP . . .	7,2	3,1
Succinat-Oxydase-System .	38	31
Transaminase	55	64
Xanthin $\rightarrow$ O_2-Transhydrogenase (-Oxydase) . . .	13	39
Coenzym A	68	37

Die zahlreichen Untersuchungen der letzten Jahre über die Pathogenese der nutritiven Nekrose wurden in der Hoffnung unternommen, hier einen Schlüssel zur rätselhaften akuten gelben Atrophie des Menschen zu finden. Gewisse Ähnlichkeiten zwischen den beiden Krankheitsbildern können nicht abgestritten werden, doch sind die meisten Forscher in ihren Vergleichen sehr vorsichtig, und eine Identität der beiden Krankheitsformen kann auf Grund bisheriger Beobachtungen nicht angenommen werden. Wichtiger scheint die Erkenntnis, daß diese nekrotischen Substanzen sich antagonistisch zu den lipotropen Faktoren verhalten, und daß das Verhältnis der beiden unter sich eine maßgebliche Wirkung auf die Ausbildung von Leberkrankheiten ausübt.

[1] WEICHSELBAUM, T. E.: Quart. J. exp. Physiol. **25**, 363 (1935).

[2] GYÖRGY, P., u. H. GOLDBLATT: J. exp. Med. **70**, 185 (1939).

[3] DAFT, F. S., W. H. SEBRELL u. R. D. LILLIE: Proc. Soc. exp. Biol. (N. Y.) **50**, 1 (1942).

[4] SCHWARZ, K.: Ann. N. Y. Acad. Sci. **57**, 878 (1954).

[5] ABEL, M. R., J. M. R. BEVERIDGE u. J. H. FISHER: Arch. Path. (Chicago) **50**, 1(1950).

[6] HOFFBAUER, F. W., u. B. WITTENBERG: Ann. N. Y. Acad. Sci. **57**, 843 (1954).

[7] OLSEN, R. E., u. J. S. DINNING: Ann. N. Y. Acad. Sci. **57**, 889 (1954).

[8] SIBLEY, J. A., G. M. HIGGINS u. G. A. FLEISHER: Arch. Path. (Chicago) **59**, 712 (1955).

Nutritive Hepatose als Ausdruck einer unbalancierten Diät

Tierexperimentelle Beobachtungen

Der im Tierexperiment beobachtete Formenkreis der Fettleber-Cirrhose-Hepatoms wird heute meist als Ausdruck einer unbalancierten Diät interpretiert (Abb. 119). Von einem didaktischen Gesichtspunkt aus können die einzelnen Nahrungsfaktoren in *lipotrope* und *lipogene* eingeteilt werden, doch spielen auch noch andere, nicht nutritive Komponenten eine Rolle, die sog. *konditionierende Faktoren* nach POPPER und SCHAFFNER[1]. Unter den lipotropen Faktoren spielen vor allem das Cholin, Methionin, Vitamin B_{12}, die Folsäure und der Citrovorum-Faktor eine Rolle. Sicher ist auch das quantitative und qualitative Eiweißangebot wichtig. Unter den lipogenen Faktoren muß der Fettgehalt der Nahrung, das Cystin und gewisse B-Vitamine erwähnt werden.

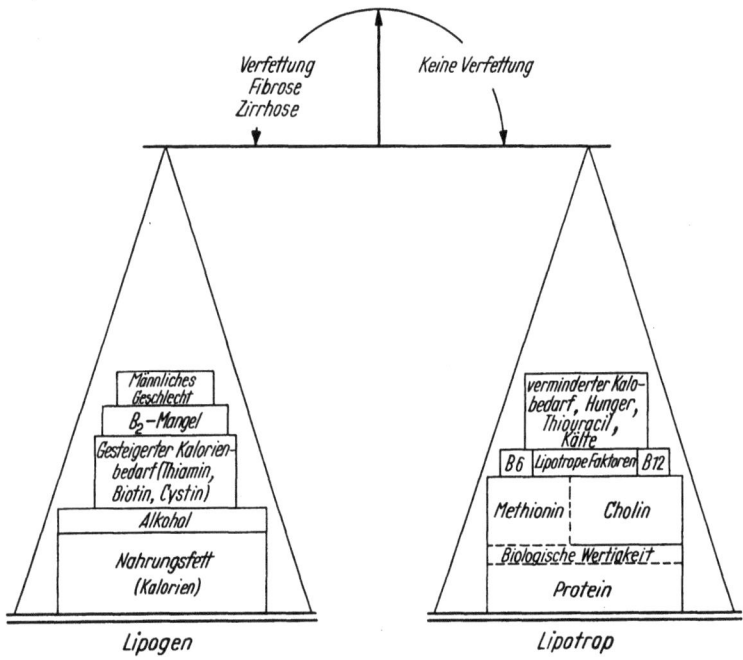

Abb. 119. Bedeutung lipogener und lipotroper Faktoren in der Ätiologie des Fettleber-Cirrhose-Hepatom-Syndromes beim Tier (nach POPPER und SCHAFFNER[1])

Bei einer ausbalancierten Ernährung stehen diese Faktoren in einem Gleichgewichtsverhältnis, das eine optimale Leberfunktion gewährleistet. Zahlreiche Veränderungen führen zu einer Störung dieses Gleichgewichtes. An erster Stelle ist ein Mangel an lipogenen oder ein Überschuß an lipotropen Faktoren zu erwähnen. Das optimale Verhältnis dieser Faktoren wird aber auch indirekt durch das totale calorische Angebot[2], durch die spezifischen Stoffwechselbedürfnisse[3] und den hormonalen Status[4] bestimmt. So wurde z. B. vermutet, daß es beim Alkoholismus zu einer erhöhten Calorienaufnahme ohne gleichzeitige Zunahme der lipotropen Faktoren kommt, und daß diese Gleichgewichtsstörung für die Ausbildung der alkoholischen Cirrhose verantwortlich sei[5,6]. Unter den konditionierenden Faktoren seien die Resorptionsverhältnisse[5], das Geschlecht der Tiere[6] und die allgemeine Stoffwechsellage[7] erwähnt.

[1] POPPER, H., u. F. SCHAFFNER: Arch. intern. Med. **94**, 785 (1954).

[2] HANDLER, P.: J. biol. Chem. **149**, 291 (1943).

[3] DRILL, V. A.: Pharmacol. Rev. **4**, 1 (1952).

[4] EMERSON, W. J., P. C. ZAMECNIK u. I. T. NATHANSON: Endocrinology **48**, 548 (1951).

[5] ERSHOFF, B. H.: Physiol. Rev. **28**, 107 (1948).

[6] FARBER, E., D. KOCH-WESER u. H. POPPER: Endocrinology **48**, 205 (1951).

[7] KOCH-WESER, D., J. DE LA HUERGA u. H. POPPER: J. Nutrit. **49**, 443 (1953).

Nutritive Hepatose als Ausdruck einer unausgeglichenen Diät beim
Menschen

Zwei Krankheitsbilder des Menschen sind wahrscheinlich auf eine unaus-
geglichene Diät (Abb. 119) zurückzuführen: die Hepatose des Alkoholikers in den
gemäßigten Zonen und die nutritive Cirrhose bei Naturvölkern. Die Häufigkeit
von Cirrhosen und primären Carcinomen der Leber bei gewissen afrikanischen
Stämmen ist seit langem bekannt. Die epidemiologische Erforschung des nutritiven Status dieser Vöker zeigte, daß die Leberveränderungen des Erwachsenen
besonders in jenen Gegenden anzutreffen sind, in denen das kindliche Krankheitsbild des Kwashiorkor häufig ist. Es liegen gute Gründe für die Annahme vor,
daß der Kwashiorkor das Resultat einer chronischen Malnutrition ist. Die
eigentliche Ursache des Leidens ist unbekannt und es gelang bisher nicht, einen
einzelnen auslösenden nutritiven Faktor zu isolieren. Die Krankheit spricht
jedoch ausgezeichnet auf die Gabe einer gewöhnlichen, eiweißreichen und ausbalancierten Diät an. Zusatz von lipotropen Faktoren oder Vitaminen hatte
keine Wirkungen. Die Situation beim chronischen Alkoholismus ist weniger klar.
Zweifellos ist die Diät der meisten Alkoholiker suboptimal und der Calorien-
gewinn durch den Alkohol führt zu einer vermindernten calorischen Ernährung
aus Nahrungsmitteln. Leider liegen aber bis heute noch keine zuverlässigen
Untersuchungen über den Diätstatus des chronischen Alkoholikers vor. Auch
tierexperimentelle Untersuchungen vermochten bisher nicht zu entscheiden,
ob der Alkohol eine direkte hepatotoxische Wirkung besitzt oder ob es sich um
einen Effekt der unausgeglichenen Ernährung handelt. Wie aus diesen Ausführungen hervorgeht, ist es keinesfalls erwiesen, daß die lipotropen Faktoren
beim chronischen Alkoholismus und bei der Entstehung der nutritiven Cirrhose eine
Rolle spielen.

b) Bioptische Untersuchungen über das Enzymprofil bei Leberkrankheiten

i. Zur Methode

Die Nadelbiopsie der Leber wurde zuerst von VERNOIS im Jahre 1844 zur
Untersuchung pathologisch-anatomischer Veränderungen empfohlen. Über-
raschenderweise verwendete er eine ähnliche feine Nadel wie sie in den heutigen
Instrumenten verwirklicht ist. EHRLICH und v. FRERICHS bedienten sich dieses
Verfahrens bei ihren Studien über den Glykogengehalt der diabetischen Leber.
Diese alten Untersuchungen werden aus uns unbekannten Gründen nie erwähnt
und LUCATELLO wird meist als der Erfinder der Nadelbiopsie angeführt. Die
Methode der intravitalen Biopsie wurde im Jahre 1939 gleichzeitig und unabhängig von IVERSEN und ROHOLM[1] und BARON[2] in die klinische Praxis eingeführt.
Die Methode bürgerte sich seither allgemein ein. Vergleichende Untersuchungen
zeigten, daß Leberfunktionsprüfungen und Leberbiopsie meist identische Resultate geben, wenn auch gelegentlich positive Biopsieresultate bei negativen Leberfunktionsprüfungen und umgekehrt negative Biopsien bei positivem Testausfall
beobachtet werden. Die Methode der Leberbiopsie wurde bisher in etwa
20 000 Fällen verwendet und nur vereinzelte Zwischenfälle beobachtet. Um so
mehr überrascht es, daß bisher erst sehr wenige histochemische und biochemische
Untersuchungen über Biopsiematerial beim Menschen vorliegen. Dies ist um so
bedauernswerter, als der Stoffwechsel der menschlichen Leber in mancher Hinsicht von demjenigen des tierischen Organes abweicht und für enzymologische

---

[1] IVERSEN, P., u. K. ROHOLM: Acta med. scand. **102**, 1 (1939).
[2] BARON, E.: Arch. intern. Med. **63**, 276 (1939).

Untersuchungen die Verwendung von Autopsiematerial bekanntlich nicht sehr zuverlässig ist. Obschon bei der Biopsie relativ wenig Material erhalten wird, so genügen die Leberpartikel, da auch sehr empfindliche Mikromethoden zum Nachweis der meisten Enzyme zur Verfügung stehen, sowohl zu histochemischen als auch zu enzymologischen Analysen.

ii. Enzymologische Studien an Biopsiematerial

DALE[1] untersuchte das Verhalten der Katalase und Cholinesterase bei der akuten epidemischen Hepatitis und der alkoholischen Cirrhose. Wie aus Tab. 148 hervorgeht, fanden sie bei beiden Krankheiten eine Abnahme der Enzymkonzentration, die im allgemeinen der Schwere der Krankheit parallel ging und bei Besserung wieder zur Norm zurückkehrte. Die gleichen Beobachtungen machten FUKUI et al.[2], die zusätzlich eine sehr frühe Abnahme der Katalase-Konzentration bei Leber-Carcinomen beobachteten. WATERLOW und PATRICK[3] veröffentlichten kürzlich ihre ersten Untersuchungen über das Verhalten von Leberenzymen beim Kwashiorkor. Sie bedienten sich der sehr empfindlichen, von LINDERSTRØM-LANG und HOLTER entwickelten Mikromethoden. Ihre Beobachtungen zeigten zunächst, daß außerordentliche Speciesdifferenzen im Enzymprofil der Leber vorliegen. Diese Angaben sind eine schöne Illustration zur oben gemachten Feststellung, daß tierexperimentelle Beobachtungen nur bedingt auf den Menschen übertragen werden dürfen. Für Einzelheiten über diese noch im Vorbereitungsstadium befindlichen Arbeiten verweisen wir auf den Originalartikel.

Tabelle 148. *Konzentration der Katalase und Cholinesterase in der menschlichen Leber (Biopsie-Material) (nach DALE[1])*

Diagnose (Zahl der Patienten)	Enzym-Konzentration					
	Cholinesterase			Katalase		
	> 199	99—199	< 99	> 480	280—480	< 280
Gesunde Individuen (4)	4			4		
Epidemische Hepatitis						
akut, milde Form (4)		4		2	2	
mittelschwere Form (5)		4	1	2	2	1
schwere Form (1)			1			1
Alkohol-Hepatose						
milde Form (7)	6	1		6	1	
mittelschwere Form (9)	7	2		5	4	
schwere Form (2)		2		1	1	

B. Zur Diagnose[4, 5]

a) Einteilung der enzymatischen Funktionsprüfungen

i. Einleitung

Die *physikalische Untersuchung* von leberkranken Patienten bietet oft außergewöhnlich wenige Anhaltspunkte. Die Inspektion vermag vielleicht einen Ikterus, einen Naevus angiomatosus, Veränderungen der Palma manus, der Fingernägel oder der Zunge, eine abnorme Haarverteilung oder Gynäkomastie

[1] DALE, B. G.: Amer. J. med. Sci. **226**, 42 (1953).
[2] FUKUI, O., et al.: Med. J. Osaka Univ. **5**, 397 (1954).
[3] WATERLOW, J. C., u. S. J. PATRICK: Ann. N. Y. Acad. Sci. **57**, 750 (1954).
[4] *Uer.:* POPPER, H., u. F. SCHAFFNER: Advanc. intern. Med. **4**, 357 (1950). — HANGER, H.: Amer. J. Med. **16**, 565 (1954). — REINHOLD, J. G.: Clin. Chem. **1**, 351 (1955).
[5] *M.:* SHERLOCK, S.: Diseases of the Liver and the Biliary System. Oxford: Blackwell 1955.

aufzudecken. Auch die Perkussion und Palpation gibt nur bei stark abnormen Veränderungen einen positiven Ausfall. Der Foetor hepaticus, gelegentlich auch bei geringgradigen Leberschädigungen nachweisbar, mag schließlich noch als Rarität unter den mit den fünf Sinnen erfaßbaren Symptomen nachweisbar sein. Diese Armut an diagnostischen Zeichen ist um so bedauernswerter, als Leberkrankheiten außerordentlich häufig sind. Die genaue klinische Beobachtung, zusammen mit ausgewählten Laboratoriumsmethoden zeigt immer mehr, daß es praktisch keine Erkrankung eines inneren Organes gibt, bei dem die Leber nicht in Mitleidenschaft gezogen wird. Ein paar Beispiele mögen dies belegen: die infektiöse und toxische Hepatitis bei zahlreichen bakteriellen (Pneumonie, Tuberkulose) und Virus-Infektionen (Mononucleose, Gelbfieber), die toxischen Hepatosen im Anschluß an die Verabreichung von Methyltestosteron, Largactil, Cinchophen, Arsen und Chloroform. Die noch wenig erforschten Leberschädigungen bei chronischen Affektionen des Magen-Darm-Traktes wie chronische Pankreatitis, ulcerative Colitis, Sprue, Gallenweg- und Gallenblasenerkrankungen, schließlich die Leberschädigungen bei Nierenkrankheiten und der akuten und chronischen Herzinsuffizienz.

Bei diesen Erkrankungen stellen sich die Fragen: liegt eine Leberschädigung vor? Bedarf diese einer Behandlung? Inwiefern ist sie an primären Leiden beteiligt? In den meisten Fällen können diese Fragen noch kaum beantwortet werden, obschon es z. B. von Wichtigkeit wäre zu wissen, ob die bei Herzkrankheiten so häufigen Leberschädigungen behandlungsbedürftig sind und ob eine solche Therapie eine günstige Wirkung auf das primäre Leiden auszuüben vermag. Das Versagen der klinischen Untersuchung bei diesen häufigen Krankheiten fordert die Entwicklung empfindlicher und zuverlässiger *Laboratoriumsmethoden*. Dieses Bestreben geht daraus deutlich hervor, daß während der letzten 50 Jahre über 100 verschiedene Funktionsprüfungen und Modifikationen vorgeschlagen wurden. Es ist klar, daß diese Zahl in Anbetracht der zahlreichen physiologischen Aufgaben der Leber noch weiter vermehrt werden könnte, ohne daß damit allerdings für die Medizin viel gewonnen wäre. In Anbetracht der großen Zahl von Einzelaufgaben der Leber ist es ungenügend, nur einen einzigen Test durchzuführen, da häufig eine Dissoziation der Funktionsausfälle beobachtet wird. Bei jeder Leberkrankheit werden bestimmte Prozesse, besonders intensiv geschädigt und führen daher zu einem relativ umschriebenen Funktionsausfall. Solche *Dissoziationen* sind bei der Leber die Regel und bilden die Grundlage für die Anwendung der sog. Test-Batterien. Die Dissoziation betrifft aber nie alle Leberfunktionen, sondern immer nur eine beschränkte Anzahl. Dies ist darauf zurückzuführen, daß die meisten Leberfunktionen miteinander gekoppelt sind.

Es stellt sich daher die Frage, wie viele Tests durchgeführt werden sollen, um einerseits die wichtigsten Dissoziationen zu erfassen und anderseits überflüssige Arbeit zu vermeiden. Diese Frage kann noch nicht beantwortet werden, und die Auswahl der einzelnen Verfahren muß sich nach der Erfahrung des Arztes und nach seinem Laboratorium richten. Das Problem, wie viele Tests sinnvoll kombiniert werden müssen, um zuverlässige Resultate zu erhalten und überflüssige Arbeit zu vermeiden ist, wurde kürzlich von ZIEVE et al.[1–3] mit Hilfe von statistischen Methoden angegangen. Bei einer großen Zahl von gesunden Individuen, Patienten mit Hepatitis epidemica und Lebercirrhose wurden 11 verschiedene Funktionsprüfungen durchgeführt (Serum-Bilirubin, Thymol-Turbidität, Zinksulfat-Turbidität, Cholesterin-Ester, Bromsulfophthalein-Exkretion, Hippursäure-

---

[1] ZIEVE, L., u. E. HILL: Gastroenterology **28**, 759 (1954).

[2] ZIEVE, L.: Gastroenterology **28**, 766, 785, 914, 943 (1954).

[3] ZIEVE, L., u. M. HANSEN: Gastroenterology **28**, 927 (1954).

Ausscheidung, Galaktose-Belastung, Urin-Urobilinogen und Koproporphyrin). Eine statistische Analyse ergab, daß 4 voneinander unabhängige Faktoren den Ausfall aller dieser 11 Tests bestimmten und daß diese am deutlichsten in der Bromsulfophthalein-Exkretion, dem Urin-Koproporphyrin, der Zink-Turbidität und der Hippursäure-Ausscheidung zum Ausdruck kommen. Solche Analysen sind z. Z. der einzig zuverlässige Weg, um den Wert und besonders auch die Überflüssigkeit bestimmter Methoden festzustellen.

ii. Formale Einteilung der Funktionsprüfungen

Bis vor etwa 20 Jahren wurden die Leberfunktionstests auf Grund ihrer *Empfindlichkeit* eingeteilt. Die Großzahl der damals zur Verfügung stehenden Methoden waren nicht sehr sensitiv und auch nur wenig spezifisch. Wenn eine Einteilung der Funktionsprüfungen nach der Empfindlichkeit heute nicht mehr sehr wertvoll erscheint, so ist doch diese eines der wichtigsten Merkmale der verschiedenen Tests. Wenn immer zur Erfassung einer spezifischen Funktion, z. B. der Proteinsynthese, oder einer spezifischen morphologischen Alteration, etwa einer Parenchymerkrankung, mehrere Methoden zur Erfassung zur Verfügung stehen, so soll der empfindlicheren der Vorzug gegeben werden. Eine ideale Einteilungsform aller Funktionsprüfungen wäre eine *ätiologische*. Leider ist es aber gerade bei der Leberdiagnostik nur bei einigen wenigen Krankheiten möglich, eine ätiologische Diagnose zu stellen. Damit kommen wir schließlich zu der Klassifikation, der auch wir folgen, nämlich derjenigen nach spezifischen qualitativen *biochemischen Ausfallserscheinungen*. Die meisten dieser Tests sind relativ spezifisch, und infolge der häufigen Dissoziation der Ausfälle ist es notwendig, mehrere Prüfungen durchzuführen. Es sei hier daran erinnert, daß es heute noch keine quantitativen biochemischen Tests gibt, aus denen direkt Schlüsse auf die Ausdehnung des Krankheitsgeschehens gezogen werden können. Im allgemeinen ist es nicht erlaubt, aus der Größe eines abnormen Ausfalles direkt auf die Ausdehnung eines pathologischen Prozesses zu schließen.

Tabelle 149. *Morphologische Interpretation der Leber-Funktionsprüfungen*

Test	Störung				
	Kreislauf	Sternzellen	Parenchym-zellen	Stroma	Gallenwege
Hippursäure-Synthese	+		+++		
Plasma-Cholinesterase	+		+++		
Plasma-Albumin	+		+++		
Prothrombin-Synthese	+		+++		
Galaktose-Belastung	+		+++		
Plasma-Transaminase	+		+++		
FDP-Triosephosphat-Lyase	+		+++		
Alkalische Plasma-Phosphatase ..			+	+	+++
Plasma-Cholesterin			++	+	++
γ-Globulin	+	++		++	
Flocculations-Tests	+	++	++	++	
Bilirubin		+	++	++	++
Bromsulfophthalein	++	+	+++	+	++

Schließlich müssen wir auf das sog. *Korrelationsproblem* hinweisen, auf die Frage einer morphologischen Einteilung der Leberfunktionsprüfungen. Zweifellos gibt es für keine einzige spezifische morphologische Alteration einen selektiven Funktionstest; anderseits aber können die verschiedenen Prüfungen zusammen doch recht ansehnliche Aufschlüsse über die pathologisch-anatomischen Veränderungen zu geben. Auf Tab. 149 unternahmen wir den Versuch einer solchen

Korrelation. Wir unterschieden dabei zwischen Ausfällen der Parenchymzellen, der Gallenwegsfunktionen, abnormen Stroma- und Kupferzell-Proliferationen und schließlich Störungen der hepatischen Zirkulation. Aus dieser Darstellung geht deutlich hervor, daß kein einziger Test ausschließlich Veränderungen eines einzigen morphologischen Elementes wiedergibt, daß es vielmehr in jedem Fall zu Überschneidungen kommt.

iii. Enzyme in der Funktionsdiagnostik

Bei jder Funktionsprüfung der Leber spielen Enzyme eine Rolle. Aus diesem Grunde müßten wir im Prinzip auf alle Verfahren eingehen und die einzelnen bestimmenden Faktoren besprechen. Ein solches Vorgehen ist aber z. Z. noch nicht möglich, da der Mechanismus der wenigsten Funktionsprüfungen in seinen Einzelheiten abgeklärt ist. Eine Ausnahme dazu bilden im allgemeinen diejenigen Tests, bei denen direkt oder indirekt ein Enzym nachgewiesen wird. In diesen Fällen können wir uns ein recht gutes Bild des Mechanismus der Funktionsprüfungen machen, und in der Folge werden wir uns auch fast ausschließlich auf die Besprechung solche Methoden beschränken.

Die folgenden Kategorien von Ausfallserscheinungen sind durch den Nachweis von Enzymen erfaßbar:

1. *Störungen der Eiweißsynthese in den Parenchymzellen.* Bei zahlreichen Parenchymerkrankungen kommt es wahrscheinlich als Folge des defekten Energiestoffwechsels zu Ausfällen der Eiweißsynthese. Diese Synthese-Störungen sind direkt für die Abnahme der an dieser Stelle gebildeten Plasma-Cholinesterase und des Plasma-Albumins und indirekt auch für die Ausfälle der Flocculations- und Turbiditätsreaktionen verantwortlich.

2. *Störungen der Permeabilität der Parenchymzellen.* Bei der serösen Hepatitis entsteht zunächst eine Störung der Zellpermeabilität, die mit den konventionellen Funktionsprüfungen nur schwierig erfaßbar ist. Bei diesem Defekt treten hochmolekulare, im Zellsaft gelöste Enzyme in den Blutstrom über. Die zukünftige Forschung mag vielleicht sogar auf Grund des Molekulargewichtes der diffundierenden Enzyme eine quantitative Erfassung dieser Permeabilitätsstörungen erlauben.

3. *Störungen der Exkretionsfunktion der Leber.* Die Ausscheidung der alkalischen Phosphatase in die Galle ist eine Leberfunktion mit sehr geringer Reservekapazität. Bereits kleine lokale Blockierungen der Gallenwege geben zu einem abnormen Anstieg des Enzymes im Blute Anlaß; oft lange bevor eine Retention der Gallenfarbstoffe eintritt.

4. *Störungen in biokatalytischen Systemen der Parenchymzellen.* Zahlreiche biochemische Funktionsprüfungen basieren auf dem Nachweis des Ausfalles eines komplexen biokatalytischen Systems. Ein mono-enzymatisches System dieser Art ist z. B. die Cholesterin-Veresterung. Zwei Enzyme spielen eine Rolle bei der Synthese der Para-Amino Hippursäure. Multikatalytische Systeme sind z. B. für den abnormen Ausfall einer Galaktose-Belastung verantwortlich. HANGER[1] spricht von diesen Enzymen, wenn er sagt: "Each hepatic function test represents the over-all summation of integrated enzyme systems which are not as yet subject to quantitative study, and which are known to be modified not only by the vigor and mass of hepatic parenchyme, but also by (1) the availability of specific metabolites, (2) the supply of oxygen to the cells, (3) the presence or absence of factors that enhance or depress specific enzymes in the system and (4) the activity of other organs within the body."

Alle diese Funktionsprüfungen sind im allgemeinen um so empfindlicher und spezifischer, je weniger Enzyme u. a. kritische Faktoren an der Ausübung der normalen Funktion beteiligt sind.

iV. Zur Kritik der Leberfunktionsprüfungen

Zwei Argumente werden von den Gegnern einer differenzierenden Funktionsdiagnostik immer wieder gegen die heutigen diagnostischen Verfahren vorgebracht. Zunächst wird auf stereotype Weise auf die *angeblich große Reservekapazität* der Leber hingewiesen, die eine Erfassung geringgradiger, subklinischer Hepatosen

---

[1] HANGER, H.: Amer. J. Med. 16, 565 (1954).

verunmöglichen soll. Es sei jedoch betont, daß die Funktion der menschlichen Leber in mancher Hinsicht eine sehr beschränkte Reservekapazität aufweist. Anderseits ist es natürlich notwendig, zur Erfassung dieser feinen Defekte empfindliche Methoden zu verwenden, wie etwa den Nachweis der Cholinesterase, der p-Amino-Hippursäure-Synthese und der alkalischen Phosphatase. Zweitens wird darauf hingewiesen, daß alle diese Tests weder eine pathologisch-anatomische, noch eine ätiologische Diagnose erlauben. Das Anstreben einer pathologischen Diagnose ist zwar wünschenswert, ist aber gerade bei der Leber mit ihrer außerordentlichen biochemischen Kapazität von sekundärer Bedeutung. Was schließlich die ätiologische Diagnose anbelangt, so gelingt diese in der Großzahl von Leberkrankheiten bei Einbeziehung der Anamnese, physikalischen Untersuchung und der Anwendung einiger weniger gezielter Tests ohne große Schwierigkeiten.

b) Abweichungen im Kohlenhydrat-Stoffwechsel

i. Einleitung

Seit den klassischen Untersuchungen von CLAUDE BERNARD über den Kohlenhydratstoffwechsel der Leber ist dieses Organ das Lieblingsobjekt der Physiologen und Biochemiker zur Analyse des Intermediärstoffwechsels der Zucker. Die Aufgabe der Leber im Glucose-Stoffwechsel ist eine doppelte. Zunächst steht diese im Zentrum des Zuckerumsatzes und zweitens ist sie dominierend an der Blutzuckerregulation beteiligt. Diese Beobachtungen erklären, weshalb bei der Hepatektomie im Tierexperiment die Hypoglykämie die „natürliche" Todesursache ist[1], während alle übrigen Ausfallserscheinungen erst später ihre deletären Wirkungen ausüben. Es erstaunt daher nicht, daß die Zahl der Leberfunktionsprüfungen, die auf dem Nachweis eines Defektes im Kohlenhydratstoffwechsel beruhen, Legion ist. Es sei aber bereits darauf aufmerksam gemacht, daß alle diese Tests, infolge der großen Zahl von Faktoren, die den Zuckerstoffwechsel limitieren, relativ unspezifisch und oft auch wenig empfindlich sind.

ii. Belastungsproben

Die gestörte Regulation der Blutzucker-Konzentration geht bereits daraus hervor, daß bei Leberkrankheiten häufig eine *Nüchternhyperglykämie* gefunden wird. Diese wird mit der Beobachtung in Zusammenhang gebracht, daß bei geschädigter Leberfunktion die Glykogenablagerung erst bei einer höheren Blutzucker-Konzentration erfolgt. Bei schweren Störungen, besonders beim inzipienten Coma hepaticum kommt es nicht selten zu leichten *Hypoglykämien*[2]. Nach der Verabreichung von *Epinephrin* steigt beim Leberkranken die Blutzuckerkonzentration nur wenig an[3], wohl weil nicht genügend Glykogen zur Mobilisation bereitsteht und möglicherweise auch Defekte in den glykogenolytischen Enzymen vorliegen. Eine geringgradige *Insulinresistenz* ist häufig und führt zu einem verzögerten Abfall des Blutzuckers mit Insulingabe[4, 5].

In der Hoffnung, diese Veränderungen deutlicher erfassen zu können, führte BOUDOUIN[6] die *Glucosebelastung* in die Leberdiagnostik ein. Die Blutzuckerkonzentration wird aber durch so viele extrahepatische Faktoren wie Resorption, Permeabilität, Hormone und Stoffwechsellage bestimmt, daß es nicht erstaunt, daß die Resultate mit dieser Methode inkonstant und schwer zu interpretieren sind.

Da beim Fructosestoffwechsel hormonale Faktoren eine untergeordnete Rolle spielen und der Fructose-Abbau über weniger Zwischenstufen erfolgt als der Glucose-Abbau, wurde der Versuch unternommen, die Ausfälle im Kohlenhydratstoffwechsel mittels einer *Fructose-Belastung* zu erfassen. Die klinische Brauchbarkeit dieser Methode wurde aber durch zwei

[1] MANN, F. C.: Medicine 6, 419 (1927).
[2] MELLINKOFF, S. M., u. P. A. TUMULTY: New Engl. J. Med. 247, 745 (1953).
[3] GEILL, T.: Nord. Med. 19, 1599 (1943).
[4] WAIFE, S. O., L. O. BRENNER u. C. M. THOMPSON: Gastroenterology 17, 236 (1951).
[5] SOSKIN, S., u. R. LEVINE: Carbohydrate Metabolism. Chicago: University Press 1946.
[6] BOUDOUIN, A.: Etude sur quelques glycémies; La glycémie expérimentale. Paris 1909.

Nachteile eingeschränkt. Zunächst mußten sehr hohe Fructosemengen verabreicht werden, um eine genügende Blutkonzentration zu erreichen und weiterhin ist seit den Arbeiten von MANN[1] bekannt, daß der Abbau von Fructose auch extrahepatisch erfolgt.

Die *Galaktose-Belastung* wurde von BAUER[2] im Jahre 1906 in die klinische Diagnostik eingeführt und bewährte sich seither als einfacher und zuverlässiger Test. Hormonale Faktoren spielen beim Galaktosestoffwechsel eine zu vernachlässigende Rolle. Leider ist z. Z. noch immer nicht bekannt, welcher Reaktionsschritt den Galaktose-Abbau limitiert, und damit den abnormen Ausfall der Belastungsprobe bedingt. Merkwürdigerweise ist dieser Test bei der Thyreotoxicose immer stark abnorm. Einzelne Autoren glauben, daß dies auf die bei dieser Krankheit stets vorliegende Hepatose zurückzuführen sei. Andere erklären den abnormen Verlauf durch die raschere Resorption der Galaktose im Darmkanal.

iii. Nachweis glykolytischer Endprodukte im Plasma

Die Belastungsproben geben groben Aufschluß darüber, ob der Abbau eines bestimmten Kohlenhydrates quantitativ gestört ist. Der *Nachweis von Intermediärprodukten* des Kohlenhydratabbaues in der Leber würde eine Lokalisation eventueller Defekte im Enzymprofil ermöglichen. Dies ist direkt nicht möglich, doch können gewisse Schlüsse auf Störungen im Abbau aus der abnormen Blut-Konzentration von Intermediärprodukten gezogen werden. Die Blut-Konzentration an *Milchsäure* ist bei Leberkrankheiten oft abnorm hoch[3]. Dieses Endprodukt der anaeroben Glykolyse wird in der gesunden Leber vollständig abgebaut. Seine abnorme Konzentration im Blut läßt darauf schließen, daß der aerobe Abbau des Zuckers gestört ist und durch die viel unökonomischere, aber einfachere, phylogenetisch ältere und im Zellsaft lokalisierte Glykolyse ersetzt wird. Auch die *Brenztraubensäure-Konzentration* im Blut ist bei Patienten mit Leberschaden leicht erhöht und kann im Leberkoma auf sehr hohe Werte ansteigen[4]. Im allgemeinen wird ein paralleles Verhalten zwischen der Pyruvat-Konzentration und der Schwere der neurologischen Ausfälle beobachtet[5, 6]. Dasselbe wird nach der intravenösen Verabreichung von Glucose gefunden[7]. Pyruvat wird normalerweise in den Krebscyclus übergeführt und oxydativ abgebaut. Seine Entweichung in den Blutstrom kann verschiedene Ursachen haben: 1. Die Synthese der Cocarboxylase aus Thiamin mag bei Leberschädigungen gestört sein[8]; 2. abnorme Permeabilitätsverhältnisse könnten vorliegen und 3. Störungen im Krebs-Cyclus mögen die Pyruvat-Oxydation verhindern.

iV. Übertritt glykolytischer Enzyme in das Plasma

Die Zunahme in der Plasma-Konzentration gewisser glykolytischer Enzyme, nämlich der FDP-Triosephosphat-Lyase (Aldolase) und der Glucose-6-phosphat-Isomerase (Phosphohexoseisomerase) bei Leberschädigungen spricht für einen Übertritt dieser Fermente aus den Leberzellen in den extracellulären Raum. Pathogenetisch ist dieser Enzymübertritt als eine Permeabilitätsstörung der Zellen zu beurteilen, sozusagen das biochemische Korrelat zur „serösen Hepatitis" von EPPINGER. Wir besprechen diese Veränderungen daher an jener Stelle (S. 551).

c) Störungen im Energiestoffwechsel
i. Störungen im Krebs-Cyclus

Die Enzyme des Tricarbonsäure-Cyclus sind in den Mitochondrien lokalisiert und treten nicht in den Blutstrom über. Es ist daher unwahrscheinlich, daß es je

---

[1] MANN, F. C.: Ann. intern. Med. 8, 432 (1934/35).
[2] BAUER, R.: Wien. med. Wschr. 56, 25 (1906).
[3] SNELL, A. M., u. G. M. ROTH: J. clin. Invest. 11, 957 (1932).
[4] SNELL, A. M., u. H. R. BUTT: Trans. Ass. Amer. Phys. 56, 321 (1941).
[5] DAWSON, A. M.: Lancet 1957, 392.
[6] STROHMEYER, G., G. A. MARTINI u. V. KLINGMÜLLER: Klin. Wschr. 1957, 385.
[7] AMATUZIO, D. S., et al.: J. clin. Invest. 31, 751 (1952).
[8] WILLIAMS, R. H., u. G. W. BISSELL: Arch. intern. Med. 73, 203 (1944).

gelingen wird, diese Enzyme direkt zur Diagnostik von Leberkrankheiten zu verwenden. Anderseits mag es aber bei Ausfällen im Krebscyclus nach der Art eines Stoffwechselblockes zum *Übertritt von Intermediärprodukten* in das Plasma kommen. Bisher wurden drei Zwischenprodukte des Krebs-Cyclus bei Leberkrankheiten in abnormen Mengen im Plasma nachgewiesen. SJÖSTRÖM[1] machte bereits vor einigen Jahren darauf aufmerksam, daß es bei Leberschäden fast immer zu einer Zunahme der *Citrat-Konzentration* im Plasma kommt. Eine abnorm hohe Konzentration von *Bernsteinsäure* wurde von EMMRICH[2] zuerst bei Leberkrankheiten beobachtet. Schließlich machten SELIGSON et al.[3] kürzlich darauf aufmerksam, daß bei Patienten im Coma hepaticum die Konzentration organischer Säuren, besonders der *α-Ketoglutarsäure*, im Plasma abnorm hoch ist. Wie bei der Brenztraubensäure und dem Ammoniak wird auch hier eine Parallelität der Plasma-Konzentration und der Schwere der neurologischen Erscheinungen beobachtet[4, 5]. Diese Untersuchungen machen es wahrscheinlich, daß bei Leberkrankheiten der Krebs-Cyclus gestört ist. Eine direkte Bestätigung dieser Vermutung, etwa durch die Untersuchung des Enzymprofiles von Biopsiematerial, steht noch aus.

ii. Folgen der Ausfälle im Energiestoffwechsel

Der direkte Nachweis von Störungen in der Endoxydation gelang bisher nicht, doch ist es wahrscheinlich, daß auch in dieser Phase des Energiestoffwechsels Ausfälle in Erscheinung treten. Da zahlreiche celluläre Leistungen von der Bereitstellung genügender Energiemengen abhängig sind, so gelingt es durch die Demonstration von Störungen in energieverbrauchenden (endergonen) Prozessen indirekt die Ausfälle im Energiestoffwechsel nachzuweisen. Es darf nicht vergessen werden, daß geringe Ausfälle in der Energieproduktion die für die Zellvitalität notwendigen Prozesse nicht zu beeinträchtigen brauchen, obschon es andererseits bereits zu ansehnlichen und meßbaren Ausfällen spezifischer Funktionen kommen kann. Bei drei in der Klinik häufig gebrauchten Typen von Funktionsprüfungen scheint eine solche geringe Einschränkung der Energiebereitstellung für die pathologischen Ausfälle verantwortlich zu sein:

1. *Permeabilitätsstörungen.* Wie an anderer Stelle erwähnt, ist die Aufrechterhaltung der gerichteten Permeabilität vom Energiestoffwechsel abhängig. Die Integrität der Zellmembran wird schon bei sehr geringen Störungen des Zellstoffwechsels verletzt und Permeabilitätsstörungen müssen allgemein als die am frühesten erfaßbaren Ausfallserscheinungen betrachtet werden.

2. *Entgiftungsfunktion.* Die Leber besitzt die einzigartige Fähigkeit, durch entsprechende chemische Reaktionen eine große Zahl von toxischen Substanzen zu entgiften. Bei einer Reihe dieser Entgiftungsreaktionen handelt es sich um energieverbrauchende endergone Reaktionen, die beim Ausfall energieliefernder Prozesse nicht mehr bewältigt werden können.

3. *Eiweißsynthese.* Schließlich ist auch die Proteinsynthese in den Leberzellen eine Reaktion, die nur bei genügendem Energieangebot ablaufen kann. Gerade an diesem Beispiel läßt sich zeigen, daß nach der „Prioritätsregel" gewisse Luxusfunktionen, wie die Synthese der Cholinesterase, zu einem Zeitpunkt bereits verschwinden, wo die Vitalität der Zellen noch wenig beeinträchtigt ist.

[1] SJÖSTRÖM, P. M.: Acta chir. scand. Suppl. **49** (1937).
[2] EMMRICH, R.: Klin. Wschr. **1948**, 659.
[3] SELIGSON, D. L., G. J. McCORMICK u. V. SBOROV: J. clin. Invest. **31**, 661 (1952).
[4] DAWSON, A. M., et al.: Lancet **1957**, 392.
[5] STROHMEYER, G., G. A. MARTINI u. V. KLINGMÜLLER: Klin. Wschr. **1957**, 385.

d) Plasma-FDP-Triosephosphat-Lyase (Aldolase) und Glucose-6-phosphat-Isomerase (Phosphohexoseisomerase)

i. Übertritt glykolytischer Enzyme in das Blut

Wie bereits auf S. 239 erwähnt, treten unter physiologischen und pathologischen Verhältnissen drei glykolytische Enzyme in den extracellulären Raum und in den Blutstrom über: die FDP-Triosephosphat-Lyase (Aldolase), die $DPN \cdot H_2 \rightarrow$ Pyruvat-Transhydrogenase und die Glucose-6-phosphat-Isomerase (Phosphohexoseisomerase). Zwei Faktoren sind wahrscheinlich für die Enzymentweichung verantwortlich: einerseits die Lokalisation der Fermente im Zellsaft und andererseits das relativ niedrige Molekulargewicht der drei Substanzen. Eine abnorme Zunahme der Plasma-Konzentration dieser drei Enzyme wurde bisher in drei Situationen beobachtet: bei Krebsen, (vgl. S. 239), bei der muskulären Dystrophie (vgl. S. 403) und bei gewissen Leberkrankheiten. Beim Carcinom kann die Zunahme der Plasmaenzym-Konzentration als Ausdruck der abnormen aeroben Glykolyse der Krebszellen einerseits, der gestörten Permeabilität der Carcinomzellen anderseits gelten. Bei Leberkrankheiten ist der Anstieg der Enzymkonzentration besonders in den Frühstadien der Hepatitis epidemica auffällig. Da zu diesem Zeitpunkt die seröse Hepatitis im Vordergrund steht, fassen wir diese Enzymentweichung bei Leberkrankheiten als Ausdruck einer Permeabilitätsstörung der Parenchymzellen auf.

ii. Verhalten bei der Hepatitis epidemica

BRUNS und JAKOB[1, 2] machten im Jahre 1954 darauf aufmerksam, daß die Plasma-Konzentration der FDP-Triosephosphat-Lyase und der Glucose-6-phosphat-Isomerase bei gewissen Leberkrankheiten abnorm hoch ist. Dieser Anstieg war in den Frühstadien der epidemischen Hepatitis besonders auffällig und konstant (Tab. 150), während die Werte beim Obstruktionsikterus und bei der Lebercirrhose meist normal waren. SIBLEY[3] bestätigte diese Beobachtungen

Tabelle 150. *Verhalten der Plasma-FDP-Triosephosphat-Lyase (Aldolase) und der Plasma-Glucose-6-phosphat-Isomerase (Phosphohexoseisomerase)-Konzentration bei der epidemischen Hepatitis* (nach BRUNS und NEUHAUS[4])

Diagnose	FDP-Triosephosphat-Lyase			Glucose-6-phosphat-Isomerase		
	Zahl der Patienten	Mittelwert	Streuung	Zahl der Patienten	Mittelwert	Streuung
Gesunde Individuen . . .	21	5,4	3,0—8,0	17	100	74—121
Akute Virus-Hepatitis . .	56	36,0	25—108	21	1720	624—4660

anhand eines großen Patientengutes. Neuerdings wies auch EISMANN[5] auf die charakteristische Zunahme der Plasma-FDP-Triosephosphat-Lyase bei der epidemischen Hepatitis hin. Wie aus der der Arbeit von EISMANN[5] entnommenen Tab. 151 hervorgeht, war der Ausfall der Plasma-FDP-Triosephosphat-Lyase bei Patienten mit Hepatitis epidemica von allen verwendeten Funktionsprüfungen

[1] BRUNS, F.: Klin. Wschr. **1954**, 656.
[2] BRUNS, F., u. W. JAKOB: Klin. Wschr. **1954**, 1041.
[3] SIBLEY, J. A.: Proc. Staff. Meet. Mayo Clin. **29**, 591 (1954).
[4] BRUNS, F., u. J. NEUHAUS: Arch. Biochem. **55**, 588 (1955).
[5] EISMANN, J.: Dtsch. med. Wschr. **1956**, 204.

am häufigsten abnorm. Es scheint daher, daß im Nachweis dieses Plasma-enzymes endlich ein relativ spezifischer Test zur Erfassung der geringen Funktionsausfälle im Frühstadium der Hepatitis epidemica vorliegt. Es sei jedoch betont, daß der Nachweis dieser Enzyme keine ätiologische Diagnose erlaubt. Vielmehr möchten wir die abnormen Ausfälle als Zeichen einer Permeabilitäts-störung bei der serösen Hepatitis interpretieren. Damit steht auch die Beobachtung, daß ein ähnlicher Enzymanstieg bei der Chloroformvergiftung von Mäusen beobachtet wird, in Übereinstimmung[1].

Tabelle 151. *Ausfall einiger Leberfunktionsprüfungen bei 27 Patienten mit akuter Virus-Hepatitis bei der Spitalaufnahme* (nach EISMANN[2])

Funktionsprüfung	Ausfall	
	normal	abnorm
Takata	9	18
Formolgel	14	13
Plasmaeisen	7	20
Thymol	6	21
FDP-Triosephosphat-Lyase . .	3	24

iii. Differentialdiagnostische Bedeutung

Bereits BRUNS[3] machte darauf aufmerksam, daß die Bestimmung der glykolytischen Plasmaenzyme wertvolle Hinweise bei der differential-diagnostischen Abklärung zwischen einem Parenchym- und einem Obstruktions-ikterus gibt. Diese Frage wurde von EISMANN[2] näher untersucht. Er fand bei 88% aller epidemischen Hepatitiden, als typisches Beispiel einer Parenchymerkrankung, eine abnorm hohe Konzentration der Plasma-FDP-Triosephosphat-Lyase. Im Gegensatz dazu war bei 16 Patienten mit Obstruktionsikterus die Konzentration dieses Enzymes im Plasma in keinem einzigen Falle abnorm (Tab. 152). An dieser Stelle muß allerdings erwähnt werden, daß die En-

Tabelle 152. *Ausfall einiger Funktionsprüfungen bei 16 Patienten mit Obstruktionsikterus bei der Spital-aufnahme* (nach EISMANN[2])

Funktionsprüfung	Ausfall	
	normal	abnorm
Takata	11	5
Thymol	13	3
Formolgel	11	5
Plasmaeisen	16	0
FDP-Triosephosphat-Lyase . .	16	0

zymentweichung bei Carcinomträgern gelegentlich zu Schwierigkeiten Anlaß geben mag. SIBLEY und LEHNINGER[4] beobachteten in etwa 20% solcher Patienten abnorm hohe Werte, während EISMANN[5] bei nicht weniger als 16 von 20 Patienten mit Krebs abnorm hohe Resultate fand. Die Unterschiede zwischen diesen beiden Zahlen sind durch die Auswahl des Patientengutes zu erklären. Diese vorläufigen Beobachtungen weisen darauf hin, daß die Bestimmung der Plasma-FDP-Triosephosphat-Lyase ein wertvoller Funktionstest zur Erfassung geringgradiger Permeabilitätsstörungen der Parenchymzellen darstellt. Ein endgültiges Urteil wird aber erst nach weiteren Studien mit dieser Methode möglich sein.

e) Plasma-L-Glutaminat → Oxalacetat-Transaminase

i. Übertritt in den Blutstrom

Die Bestimmung der Konzentration der L-Glutaminat → Oxalacetat-Transaminase im Blutplasma gilt heute als die zuverlässigste Methode zur Diagnose

---

[1] BRUNS, F., u. J. NEUHAUS: Arch. Biochem. **55**, 588 (1955).
[2] EISMANN, J.: Dtsch. med. J. **1956**, 204.
[3] BRUNS, F. H.: Klin. Wschr. **1954**, 656.
[4] SIBLEY, J. A., u. A. L. LEHNINGER: J. nat. Cancer Inst. **9**, 303 (1949).
[5] EISMANN, J.: Dtsch. med. J. **7**, 204 (1956).

von Herzinfarkten. Auf S. 411 gingen wir ausführlich auf die Biologie dieses Enzymes ein, so daß sich hier eine Besprechung erübrigt. Im Jahre 1955 berichteten gleichzeitig eine italienische[1, 2] und amerikanische Forschergruppe[3, 4] über eine Zunahme der Konzentration dieses Enzymes im Plasma bei hepatocellulären Erkrankungen. Obschon die neue Funktionsprüfung noch in Entwicklung und eine endgültige Beurteilung kaum möglich ist, so besteht doch kein Zweifel, daß dieses neue Verfahren eine wertvolle Ergänzung der konventionellen Methoden darstellt. Dies geht besonders daraus hervor, daß die Resultate mit dieser Methode mit keinem der üblichen Tests korreliert werden können. Der Ursache der abnormen Enzymentweichung bei Leberkrankheiten wurde bisher nur wenig Beachtung geschenkt. Wir möchten postulieren, daß es sich dabei um die Folge einer Permeabilitätsstörung handelt, und daß die Resultate dieses Testes denjenigen der oben besprochenen Enzymentweichungen parallel gehen. Eine solche Korrelation wurde aber noch nicht versucht.

ii. Hepatitis epidemica

An erster Stelle muß auf das Verhalten des Enzymes bei der Hepatitis epidemica eingegangen werden. Übereinstimmend berichteten DE RITIS et al.[1, 2] und WRÓBLEWSKI und LaDUE[3, 4], daß besonders im Frühstadium der Erkrankung ein starker Anstieg der Enzymaktivität des Plasmas beobachtet wird. Bei allen bisher untersuchten Patienten war die Enzym-Konzentration bei der Hospitalisierung bereits sehr hoch, so daß noch nicht entschieden werden kann, in welchem klinischen Stadium die Enzymentweichung einsetzt. Es sei aber daran erinnert, daß gerade zu diesem Zeitpunkt die „seröse Hepatitis" und die Permeabilitätsstörung ihren Höhepunkt erreichen. Sicher steht fest, daß der Gipfelpunkt der Plasma-Enzym-Konzentration vor demjenigen der Bilirubinwerte erreicht wird. Diese Beobachtung macht es wahrscheinlich, daß die Enzymentweichung bereits im prä-ikterischen Stadium einsetzt. Die ausführlichste Studie über die Enzymentweichung bei toxischen und infektiösen Hepatitiden veröffentlichten WRÓBLEWSKI et al.[3]. Sie zeigten, daß der Nachweis der Transaminase in bezug auf diagnostische, prognostische und epidemiologische Abklärung allen übrigen Funktionsprüfungen überlegen ist. Auch bei der Maus kommt es bei einer Virushepatitis zu einem Anstieg der L-Glutaminat → Oxalacetat-Transaminase im Plasma[5]. Bereits 72 Std. nach der Infektion ist eine Zunahme der Enzymaktivität nachweisbar. Der Gipfelpunkt wird am 4. Tag erreicht und anschließend sinkt die Enzymaktivität zur Norm ab. Der Anstieg der Enzymkonzentration hängt von der Größe des Virus-Inoculums und der Ausdehnung der Lebernekrosen ab. Diese Untersuchungen wurden inzwischen auch von der italienischen Forschergruppe bestätigt[6].

iii. Übrige Leberkrankheiten[7]

Der Anstieg der Konzentration der L-Glutaminat → Oxalacetat-Transaminase im Plasma ist nicht pathognomonisch für Viruserkrankungen, sondern wird auch bei Permeabilitätsstörungen und Nekrosen des Leberparenchyms anderer Ätiologie beobachtet. So berichteten WRÓBLEWSKI und LA DUE[3] über 2 Patienten mit *Tetrachlorkohlenstoff-Vergiftung*, bei denen sich bei nur geringer

[1] RITIS, F. DE, M. COLTORTI u. G. GIUSTI: Boll. Soc. ital. Biol. sper. **31**, 1 (1955).
[2] RITIS, F. DE, M. COLTORTI u. G. GIUSTI: Minerva med. (Torino) **46**, 1207 (1955).
[3] WRÓBLEWSKI, F., u. J. S. LaDUE: Ann. intern. Med. **43**, 345 (1955).
[4] WRÓBLEWSKI, F., u. J. S. LaDUE: Cancer **8**, 1155 (1955).
[5] FRIEND, C., F. WRÓBLEWSKI u. J. S. LaDUE: J. exp. Med. **102**, 699 (1955).
[6] RITIS, F. DE, M. COLTORTI u. G. GIUSTI: Science **124**, 32 (1956).
[7] HORN, H. D., u. D. AMELUNG: Dtsch. med. Wschr. **1957**, 619.

Erhöhung des Bilirubins eine extrem hohe Transaminase-Konzentration im Plasma fand. Sie zeigten, daß auch im Tierexperiment Tetrachlorkohlenstoff-Vergiftungen zu einer Enzymentweichung Anlaß geben. Es sei hier erinnert, daß ähnliche Beobachtungen auch beim Studium des Verhaltens der Plasma-FDP-Triosephosphat-Lyase gemacht wurden. Tab. 153 wurde der Arbeit von DE RITIS et al.[1] entnommen und zeigt die Veränderungen der Transaminase bei anderen Leberkrankheiten. Wie daraus hervorgeht, kommt es gelegentlich auch bei Cirrhosen, seltener beim Obstruktionsikterus zu einer abnormen Enzymentweichung. Bei den meisten Patienten erlaubte dieser Test aber, besonders wenn gleichzeitig die alkalische Phosphatase bestimmt wird, einen hepatocellulären von einem Obstruktionsikterus zu unterscheiden.

Tabelle 153. *Konzentration von zwei Plasma-Transaminasen bei verschiedenen Leberkrankheiten* (nach DE RITIS et al.[1])

Diagnose (Zahl der Patienten)	Enzym-Konzentration	
	L-Glutaminat → Oxalacetat-Transaminase	L-Glutaminat → Pyruvat-Transaminase
Gesunde Individuen (17)	$0,29 \pm 0,09$	$0,23 \pm 0,06$
Akute Virushepatitis (18)	$\mathbf{5,10 \pm 2,45}$	$\mathbf{7,98 \pm 4,98}$
Idem, Remission (11)	$1,56 \pm 0,62$	$2,43 \pm 0,69$
Cholangitis (5)	$1,68 \pm 0,69$	$1,51 \pm 0,50$
Obstruktion (4)	$0,98 \pm 0,50$	$0,94 \pm 0,44$
Cirrhose (6)	$0,74 \pm 0,33$	$0,66 \pm 0,31$
Chronische Herzinsuffizienz (4)	$0,55 \pm 0,41$	$0,46 \pm 0,35$
Dysproteinämie (3)	$0,25 \pm 0,08$	$0,23 \pm 0,05$

Die folgenden Einzelheiten über das Verhalten des Enzymes bei verschiedenen Leberkrankheiten entnahmen wir den Angaben von WRÓBLEWSKI und LA DUE[2, 3]. Bei *Lebercirrhosen* wird nicht selten ein geringer Anstieg der Plasma-Transaminase beobachtet. Bisher lassen sich nur zwei Gesetzmäßigkeiten aus der geringen Zahl von Unterlagen ablesen. Zunächst kam es bei 2 Patienten mit zunächst normalen Enzymwerten plötzlich zu sehr hohen Anstiegen. In beiden Fällen handelte es sich um eine akute Exazerbation, möglicherweise eine superponierte Hepatitis, mit letalem Ausgang. Weiterhin scheint eine abnorm hohe Enzym-Konzentration besonders bei der *biliären Cirrhose* nachweisbar zu sein. Beim *Obstruktionsikterus* war die Enzym-Konzentration im Plasma im allgemeinen nicht stark erhöht und erlaubte eine differentialdiagnostische Abgrenzung von einem hepato-cellulären Ikterus. Erhöhungen waren für interkurrente akute Episoden charakteristisch. Schließlich erwies sich der Nachweis der Plasma-Transaminase als besonders empfindlich für die Erfassung von Lebermetastasen.

Schließlich erschien kürzlich eine Studie von CHINSKY et al.[4] über das Verhalten der Plasma-Transaminase bei verschiedenen Krankheiten. Ihre Angaben bestätigen im wesentlichen die Ausführungen der italienischen und amerikanischen Forschergruppe. Besonders erwähnenswert ist, daß CHINSKY et al.[4] bei 16 Patienten mit *akuter Pankreatitis* (alle mit erhöhten Plasma-Amylase-Werten) in 11 Fällen eine sichere und in 3 weiteren Fällen eine fragliche Erhöhung der Konzentration der Plasma-Transaminase beobachteten. Eine Beziehung zum Bilirubin war nicht nachweisbar.

[1] RITIS, F. DE, M. COLTORTI u. G. GIUSTI: Boll. Soc. ital. Biol. sper. **31**, 1 (1955).
[2] WRÓBLEWSKI, F., u. J. S. LADUE: Ann. intern. Med. **43**, 345 (1955).
[3] WRÓBLEWSKI, F., u. J. S. LADUE: Cancer 8, 1155 (1955).
[4] CHINSKY, M., G. L. SHMAGRANOFF u. S. SHERRY: J. Lab. clin. Med. **47**, 108 (1956).

iV. Verhalten der L-Glutaminat → Pyruvat-Transaminase

DE RITIS et al.[1,2] wiesen als erste darauf hin, daß nicht nur die L-Glutaminat → Oxalacetat-Transaminase-Konzentration im Plasma, sondern auch diejenige der L-Glutaminat → Pyruvat-Transaminase bei Leberkrankheiten abnorm hoch sein kann (Tab. 153). WRÓBLEWSKI und LA DUE[3] nahmen diese Beobachtungen kürzlich wieder auf, in der Hoffnung, daß der Nachweis dieses Enzymes eine noch schärfere Erfassung der Parenchymschäden der Leber erlaubt. Sie beobachteten nämlich (Tab. 111), daß die Konzentration der L-Glutaminat → Pyruvat-Transaminase in der Leber höher ist als im Herzen. Es ist wahrscheinlich, daß die Konzentration dieses Enzymes bei Herzinfarkten im Plasma nur wenig erhöht ist, während umgekehrt die Konzentration der L-Glutaminat → Oxalacetat-Transaminase im Plasma bei Leberkrankheiten weniger pathognomonisch ist. Außer den erwähnten Mitteilungen und einer experimentellen Studie über die Zunahme der Plasma-L-Glutaminat → Pyruvat-Transaminase bei der experimentellen Virushepatitis[4], liegen aber noch keine größeren Untersuchungen über die Bedeutung dieses Enzymes für die Diagnose und Differentialdiagnose von Leberkrankheiten vor.

f) Verhalten einiger anderer Plasma-Enzyme

In den letzten Jahren mehren sich die Beobachtungen, aus denen hervorgeht, daß noch einigen weiteren Plasmaenzymen in der Diagnose und Differentialdiagnose der Leberkrankheiten ein Platz zukommt. An erster Stelle erwähnen wir das Verhalten eines weiteren glykolytischen Enzymes, der $DPN \cdot H_2$ → *Pyruvat-Transhydrogenase* (Milchsäure-Dehydrase). Die Entweichung dieses Fermentes aus der Zelle in die Blutbahn ist im allgemeinen Zeichen einer Gewebsnekrose. Eine Hyperenzämie wird daher bei ausgedehnten Carcinomen, beim Herzinfarkt und bei der muskulären Dystrophie beobachtet. Die Biologie des Enzymes wurde bereits an anderer Stelle besprochen. Bei Leberkrankheiten, besonders bei der epidemischen Hepatitis wird regelmäßig eine Zunahme der Plasma-Konzentration der $DPN \cdot H_2$ → Pyruvat-Transhydrogenase beobachtet[5-8]. Das Enzym verhält sich jedoch im Vergleich zu den Transaminasen insofern anders, als es bei einer Obstruktion zu einer progressiven Hyperenzämie kommt[7].

Da in der Regel bei Gewebsschädigungen drei glykolytische Enzyme aus dem Zellsaft in den extracellulären Raum übertreten, nämlich die $DPN \cdot H_2$ → Pyruvat-Transhydrogenase, die FDP-Triosephosphat-Lyase und die Phosphohexose-Isomerase, so ist zu erwarten, daß bei Leberschäden auch die Plasma-Konzentration des dritten Enzymes zunimmt. Untersuchungen darüber stehen aber noch aus. Ein weiteres Enzym, das bei der Hepatitis epidemica aus den Zellen in das Plasma übertritt ist die Glucose (1 → 6) phosphomutase (Phosphoglucomutase)[9]. Eingehendere Untersuchungen darüber wurden noch nicht durchgeführt.

---

[1] RITIS, F. DE, M. COLTORTI u. G. GIUSTI: Boll. Soc. ital. Biol. sper. **31**, 1 (1955).

[2] RITIS, F. DE, M. COLTORTI u. G. GIUSTI: Minerva med. (Torino) **46**, 1207 (1955).

[3] WRÓBLEWSKI, F., u. J. S. LADUE: Proc. Soc. exp. Biol. (N. Y.) **91**, 569 (1956).

[4] RITIS, F. DE, M. COLTORTI u. G. GIUSTI: Science **124**, 32 (1956).

[5] WRÓBLEWSKI, F., J. S. LADUE: Proc. Soc. exp. Biol. (N. Y.) **90**, 210 (1955).

[6] HSIEH, K. M., u. H. T. BLUMENTHAL: Proc. Soc. exp. Biol. (N. Y.) **91**, 626 (1956).

[7] HORN, H. D., u. D. AMELUNG: Dtsch. med. Wschr. **82**, 619 (1957).

[8] GAVOSTO, F., et al.: Minerva med. (Torino) **47**, No. 82 (1956).

[9] RITIS, F. DE, et al.: Experientia (Basel) **13**, 81 (1957).

g) Störungen der Entgiftungsfunktion

i. Prinzip

Die Leber vermag zahlreiche physiologische und unphysiologische toxische Substanzen zu entgiften. Im einfachsten Falle handelt es sich dabei um eine enzymatische Degradation. Zu diesen katabolischen Funktionen ist im allgemeinen keine Energie notwendig und die Reaktionen fallen daher bei Leberschädigungen auch erst relativ spät aus. Im Gegensatz dazu werden eine Reihe von anderen toxischen Verbindungen durch synthetische, endergone Reaktionen entgiftet. Diese Prozesse benötigen Energie und bei Ausfällen in der Energiebereitstellung kann es daher bereits zu einem Zeitpunkt zu einer Störung der Entgiftung kommen, bei dem die vitalen Funktionen der Zelle noch wenig beeinträchtigt sind. Aus der großen Zahl von Leberfunktionsprüfungen auf diesem Prinzip seien die folgenden repräsentativen Beispiele erwähnt:

1. Die *Entgiftung der Benzoesäure* durch Konjugation mit Glykokoll zu Hippursäure[1]. Da die einzelnen Reaktionsschritte dieses Vorganges ziemlich gut abgeklärt sind, kommen wir unten darauf zurück.

2. Die *Bildung von Glucuronsäure-Estern*: Alle Phenolkörper können durch Glucuronidbildung entgiftet und auf diese Weise im Urin ausgeschieden werden. So kommt es bei leberkranken Patienten, die die Hippursäuresynthese aus Glykokoll und Benzoesäure nicht mehr zu vollziehen vermögen, noch immer zu einer Ausscheidung von Benzoyl-Glucuronid im Urin[2]. Diese Beobachtung spricht dafür, daß die Glucuronidsynthese ein weniger empfindlicher Vorgang ist als die Konjugation der Hippursäure aus Benzoesäure und Glykokoll.

3. Entgiftung durch *Bildung von Sulfatestern*: Zahlreiche Substanzen, etwa Guajacol, werden durch die Bildung von Sulfatestern entgiftet. Diese Eigenschaft der Leber wurde kürzlich von HARTMANN[3] zur Entwicklung einer neuen Funktionsprüfung verwendet. Die enzymatischen Mechanismen der Sulfatveresterung sind aber noch nicht abgeklärt.

4. *Entgiftung durch Oxydation*: Einzelne Substanzen werden in der Leber durch einfache Oxydation entgiftet. So wird etwa die Cinnamonsäure in ihrer oxydierten Forum als Hippursäure im Urin ausgeschieden und auch diese Eigentümlichkeit geht bei Leberschädigungen häufig verloren[4].

Die Mechanismen der Mehrzahl dieser Belastungsprüfungen sind noch nicht abgeklärt und ihre Entdeckung erfolgte rein empirisch. Es ist daher auch schwierig anzugeben, welche biochemischen Defekte für den abnormen Verlauf bei Leberkrankheiten verantwortlich sind.

ii. p-Aminohippursäure-Synthese

Auf Grund von Untersuchungen der letzten Jahre muß angenommen werden, daß die klinisch häufig als Leberfunktionsprüfung verwendete Messung der Synthese von Hippursäure aus Benzoesäure und Glykokoll von der oxydativen Phosphorylierung abhängig ist und somit indirekt als Maß für den Ausfall dieses Systemes gelten kann. Diese zuerst von QUICK[1] eingeführte Methode wird heute aus praktischen Gründen meist in einer Modifikation verwendet, indem anstelle von Benzoesäure p-Aminobenzoesäure verabreicht und als Reaktionsprodukt anstelle der Hippursäure die p-Aminohippursäure nachgewiesen wird[5]. Die folgenden Untersuchungen ermöglichen eine Interpretation der an der Hippursäuresynthese beteiligten biochemischen Prozesse: Leberschnitte vermögen entweder unter aeroben Bedingungen oder in der Anwesenheit von ATP aus Benzoesäure und Glykokoll/Hippursäure, und aus p-Aminobenzoesäure und

[1] QUICK, A. J.: Amer. J. clin. Path. 10, 222 (1940).
[2] SNAPPER, I., u. A. SALTZMAN: Amer. J. Med. 2, 327 (1947).
[3] HARTMANN, F.: Z. klin. Med. 147, 551 (1951).
[4] SALTZMAN, A., u. W. T. CARAWAY: J. clin. Invest. 32, 711 (1953).
[5] DEISS, W. P., u. P. P. COHEN: J. clin. Invest. 29, 1014 (1950).

Glykokoll p-Aminobenzoesäure zu synthetisieren[1, 2]. Nach CHANTRENNE[3] wird zu dieser Synthese Coenzym A benötigt. Er postulierte auf Grund dieser Beobachtung, daß es intermediär zur Bildung von Benzoyl-Coenzym A kommt, das dann als Benzoyl-Donator fungiert. Tatsächlich gelang es inzwischen SCHACHTER und TAGGART[4] zu zeigen, daß Schweinenierenhomogenate aus Glykokoll und synthetischem Benzoyl-Coenzym A Hippursäure synthetisieren. KUNZ und LEUTHARDT[5] erbrachten den Nachweis, daß die entsprechenden Enzyme in der Mitochondrienfraktion lokalisiert sind. Das biokatalytische System der Hippursäure-Synthese setzt sich nach diesen biochemischen Untersuchungen wahrscheinlich aus den auf Abb. 120 dargestellten Teilreaktionen zusammen. Die einzelnen, an diesen Vorgängen beteiligten Enzyme wurden noch nicht identifiziert.

I. $C_6H_5COOH + HS—CoA \longrightarrow C_6H_5CO—S—CoA + H_2O$

   Benzoesäure Coenzym A   Benzoyl-Coenzym A

$$\boxed{\text{Benzoyl-CoA} \rightarrow \text{Glykokoll-Transbenzoylasen}}$$

II. $C_6H_5CO—S—CoA + H_2NCH_2COOH \longrightarrow C_6H_5COHNCH_2COOH + CoA—SH$

   Benzoyl-Coenzym A Glykokoll   Hippursäure

Abb. 120. Biosynthese der Hippursäure aus Benzoesäure und Glykokoll

Leider wird die klinische Bedeutung der Messung der Hippursäuresynthese durch eine Reihe von Nachteilen eingeschränkt:

Außer der Leber wird dieselbe synthetische Aufgabe mindestens auch von der Niere[6], möglicherweise auch von anderen Organen vollzogen. Hippursäurederivate werden in der Niere durch Filtration und tubuläre Sekretion eliminiert. Um modifizierende renale Faktoren auszuschalten ist es notwendig, eine relativ hohe Urinausscheidung zu erzwingen[7] und weiterhin Geschlechts- und Altersunterschiede[8] in Berücksichtigung zu ziehen. Bei Nierenschädigungen, wie sie bei Leberkrankheiten nicht selten vorliegen, ist der Test wertlos.

Aus diesen Gründen wurden in den letzten Jahren verschiedene Modifikationen vorgeschlagen. Wir erwähnen hier nur die Methode von DEISS und COHEN[9], bei der die Blutkonzentration und nicht die Ausscheidung des Reaktionsproduktes im Urin gemessen wird. Ob sich diese Methoden durchsetzen werden, ist z. Z. noch fraglich.

h) Synthese der Plasma-Cholinesterase[10—13]

i. Entdeckung des Enzymes

Es überrascht heute, daß DALE[14] bereits im Jahre 1914 im Blut ein acetylcholin-spaltendes Enzym vermutete. Der Nachweis eines solchen Fermentes

[1] BORSOOK, H., u. J. W. DUBNOFF: J. biol. Chem. 168, 397 (1947).

[2] COHEN, P. P., u. R. W. McGILVERY: J. biol. Chem. 166, 261 (1946); 169, 119 (1947); 171, 121 (1947); 183, 179 (1950).

[3] CHANTRENNE, H.: J. biol. Chem. 189, 227 (1951).

[4] SCHACHTER, D., u. J. V. TAGGART: J. biol. Chem. 203, 925 (1953).

[5] KUNZ, H. A., u. F. LEUTHARDT: Helv. physiol. Acta 13, 60 (1950).

[6] BUNGE, G., u. O. SCHMIEDENBERG: Naunyn-Schmiedebergs Arch. Path. exp. Pharmak. 6, 233 (1876/77).

[7] MACHELLA, T. E., J. D. HELM u. F. W. CHORNOCK: J. clin. Invest. 21, 763 (1942). — RIEDER, H. P.: Helv. med. Acta 22, 210 (1955).

[8] HEPLER, O., u. H. GURLEY: J. Lab. clin. Med. 27, 1593 (1942).

[9] DEISS, W. P., u. P. P. COHEN: J. clin. Invest. 29, 1014 (1950).

[10] OKINAKA, S., u. M. YOSCHIKAWA: Münch. med. Wschr. 1955, 1072 (Uer.).

[11] SCHILF, E.: Medizinische 1955, 113 (Uer.).

[12] MANN, J. D., et al.: J. Lab. clin. Med. 39, 543 (1952).

[13] VOLWILER, W., u. A. WOOD: J. Lab. clin. Med. 40, 692 (1952).

[14] DALE, H. H.: J. Pharmacol. exp. Ther. 6, 147 (1914).

gelang aber erst viel später, zu einem Zeitpunkt als bereits eine Reihe von Untersuchungen über das Vorkommen einer Acetylcholinesterase im Gehirn und in den Erythrocyten vorlagen. ALLES und HAWES[1, 2] machten als erste darauf aufmerksam, daß die acetylcholin-spaltenden Enzyme in zwei biochemisch und biologisch differenzierte Gruppen einzuteilen sind. Diese ausschließlich im Tierreich vorkommenden Enzyme unterscheiden sich in bezug auf ihre Substratspezifität, Kinetik, Inhibitoren, Aktivatoren und ihre physiologische Bedeutung. Da wir auf S. 251 bereits zusammenfassend auf die Unterschiede zwischen den verschiedenen Esterasen eingingen, so können wir an dieser Stelle darauf verzichten. Es sei nur daran erinnert, daß wir im wesentlichen zwischen drei Enzymen unterscheiden, nämlich den Lipasen, den Cholinesterasen und der Acetylcholinesterase und daß wir in unserer Nomenklatur in bezug auf die letzten zwei Enzyme dem Vorschlage von AUGUSTINSSON und NACHMANSOHN folgen. Eine solche Klassifikation ist für praktische Zwecke z. Z. genügend. Die wichtigsten Unterscheidungsmerkmale dieser drei Enzyme wurden auf Tab. 135 zusammengestellt.

ii. Biochemie der Cholinesterase[3, 4]

STEDMAN et al.[5] wiesen im Jahre 1932 im Plasma ein Enzym nach, das zwar Acetylcholin spaltet, aber Butyrylcholin noch rascher hydrolisiert. Wenig später beobachtete VAHLQUIST[6], daß die menschliche Plasma-Cholinesterase zwar Cholinester rascher spaltet als andere Ester, daß das Enzym aber doch eine Reihe von wichtigen Unterschieden im Vergleich zu den eigentlichen Acetylcholinesterasen aufweist. ALLES und HAWES[1, 2] machten die grundlegend wichtige Feststellung, daß die Plasma-Cholinesterase im Gegensatz zur Erythrocyten-Acetylcholinesterase Acetyl-β-methylcholin nicht spaltet. Diese relative Substratspezifität ermöglichte eine bessere Erfassung der einzelnen Esterasen. ZELLER und BISSEGGER[7] und später auch andere Forscher[8-10] konnten nun demonstrieren, daß das Erythrocytenenzym mit der Gehirn-Acetylcholinesterase identisch ist und daß die Plasma-Cholinesterase ein grundsätzlich anderes Enzym darstellt. Eine Durchsicht der Literatur der Esterasen macht es wahrscheinlich, daß die im Plasma vorkommende Cholinesterase mit dem zuerst von HANRIOT[11] nachgewiesenen Tributyrinase identisch ist. Die außerordentlich geringen Unterschiede zwischen der Esterase i. e. S. und der Cholinesterase veranlaßten uns, diese Enzyme in der vorliegenden Monographie als identisch zu betrachten. Bei der derzeitigen Unklarheit über die Identität der einzelnen Esterasen sei jedoch betont, daß dieses Vorgehen vor allem aus didaktischen Gründen gewählt wurde. Ob diese Klassifikation auch biochemisch und biologisch zu rechtfertigen ist, wird erst die zukünftige Forschung zeigen.

Die Acetylcholinesterase und die Cholinesterase können auf Grund ihres Verhaltens bei verschiedenen *Substratkonzentrationen* leicht unterschieden werden. Die Cholinesterase nimmt in ihrer Aktivität mit zunehmender Substratkonzentration zu, folgt also der Regel von MICHAELIS-MENTEN. Im Gegensatz wird die Acetylcholinesterase durch Substratüberschuß gehemmt. Dieser wichtige Unterschied zwischen den beiden Enzymen wurde zuerst von ALLES und HAWES[1, 2] beobachtet.

Über das Verhalten von *Inhibitoren*[12] der Cholinesterase wurde so viel geschrieben, daß eine ausführlichere Darstellung unmöglich ist. Es sei hier aber festgehalten, daß Cholinesterase-Hemmer, wie Eserin, Prostigmin, Physostigmin, Di-Isopropyl-Fluorophosphat usw.,

[1] ALLES, G. A., u. R. C. HAWES: J. biol. Chem. **133**, 1375 (1940).
[2] ALLES, G. A., u. R. C. HAWES: J. Lab. clin. Med. **26**, 845 (1941).
[3] *Hb.*: KRAUT, H., u. Ä. WEISCHER: In Physiologische Chemie. Herausgegeben von B. FLASCHENTRÄGER und E. LEHNARTZ. 1, S. 1081. Berlin-Göttingen-Heidelberg: Springer, 1951. — AUGUSTINSSON, K. B.: In The Enzymes. Edited by J. B. SUMNER u. K. MYRBÄCK. I/1, p. 443. New York, N. Y.: Academic Press 1950.
[4] *Uer.*: NACHMANSOHN, D., u. I. B. WILSON: Advanc. Enzymol. **12**, 259 (1951). — GAJDOS, A.: Expos. ann. Biochim. méd. **11**, 203 (1950).
[5] STEDMAN, E., E. STEDMAN u. L. H. EASSON: Biochem. J. **26**, 2056 (1932).
[6] VAHLQUIST, B.: Skand. Arch. Physiol. **72**, 133 (1935).
[7] ZELLER, E. A., u. A. BISSEGGER: Helv. chim. Acta **26**, 1619 (1943).
[8] NACHMANSOHN, D., u. M. A. ROTHENBERG: J. biol. Chem. **158**, 653 (1945).
[9] MENDEL, B., D. B. MUNDELL u. H. RUDNEY: Biochem. J. **37**, 473 (1943).
[10] MENDEL, B., u. H. RUDNEY: Biochem. J. **37**, 59 (1943).
[11] HANRIOT, M.: C. R. Soc. Biol. (Paris) **48**, 925 (1896).
[12] HEYMANS, C.: Expos. ann. Biochim. méd. **12**, 21 (1951) *(Uer.)*.

Tabelle 154. *Methoden zum Nachweis der Plasma-Cholinesterase* (nach GOMORI[1])

Substrat	Inku-bations-dauer	Normalwerte	Autor und Jahr
		1. Manometrische Methoden	
Acetylcholin	10 min	130 μl CO_2/0,2 ml	GROB et al.[2]
Tributyrin	1 Std.	60—150 μM/ml	RICHTER und CROFT 1942[3]
Acetylcholin	1 Std.	90—240 μM/ml	RICHTER und CROFT 1942[3]
		2. Elektrometrische Methoden	
Acetylcholin	1 Std.	0,703 $\triangle$ p_H/0,02 ml	MICHEL 1949[4]
		3. Titrimetrische Methoden	
Äthyl-Acetat	30 min	20 μM/ml	DOYON und MOREL 1903[5]
Äthyl-Caproat	30 min	54 μM/ml	DOYON und MOREL 1903[5]
Äthylbutyrat	24 Std.	65—125 μM/ml	CHERRY und CRANDALL 1932[6]
Tributyrin	10 min	10—12 μM/ml	VAHLQUIST 1935[7]
Acetylcholin	10 min	30—40 μM/ml	VAHLQUIST 1935[7]
Tributyrin	1 Std.	83 μM/ml	GOLDSTEIN und ROE 1943[8]
Tributyrin	1 Std.	100—200 μM/ml	GOLDSTEIN et al. 1948[9]
Tributyrin	1 Std.	75 μM/ml	VILLELA und MELLO 1949[10]
Acetylcholin	10 min	40—80 μM/ml	HALL und LUCAS 1937[11]
		4. Colorimetrische Methoden	
Nitrophenyl-Propionat . .	1 Std.	1,5—4 μM/ml	VILLELA und MELLO 1949[10]
Acetylsalicylsäure	1 Std.	21 μM/ml	HOFSTEE 1951[12]
Procain	30 min	100 μM/ml	HAZARD 1948[13]
Nitrophenyl-Propionat . .	20 min	1,5—10,5 μM/ml	HUGGINS und LAPIDES 1947[14]
Phenyl-Benzoat	1 Std.	14—41 μM/ml	GOMORI 1949[15]
Phenyl-Benzoat	1 Std.	1,6—3 mg/ml	RIDER et al.[16]
β-Naphthyl-Laurat . . .	5 Std.	0,03—0,08 mg/0,2 ml	SELIGMAN und NACHLAS 1950[17]
β-Naphthyl-Acetat . . .	1 Std.	3,5—6,5 mg/ml	RAVIN et al. 1951[18]
Carbo-Naphthoxy-Cholin .	1 Std.	1,8—4,6 mg/ml	RAVIN et al. 1951[18]
α-Naphthyl-Butyrat . .	1 Std.	90—250 μM/ml	GOMORI 1953[19]
Acetylcholin	1 Std.	140—280 μM/ml	DE LA HUERGA et al. 1952[20]

[1] GOMORI, G.: Amer. J. clin. Path. **24**, 99 (1954) *(Uer.)*.
[2] GROB, D., et al.: Bull. John Hopk. Hosp. **81**, 217 (1947).
[3] RICHTER, D., u. P. G. CROFT: Biochem. J. **36**, 746 (1942).
[4] MICHEL, H. O.: J. Lab. clin. Med. **34**, 1564 (1949).
[5] DOYON, M., u. A. MOREL: C. R. Soc. Biol. (Paris) **55**, 682 (1903).
[6] CHERRY, I. S., u. L. A. CRANDALL: Amer. J. Physiol. **100**, 266 (1932).
[7] VAHLQUIST, B.: Skand. Arch. Physiol. **72**, 133 (1935).
[8] GOLDSTEIN, N. P., u. J. H. ROE: J. Lab. clin. Med. **28**, 1368 (1943).
[9] GOLDSTEIN, N. P., J. H. EPSTEIN u. J. H. ROE: J. Lab. clin. Med. **33**, 1047 (1948).
[10] VILLELA, G. G., u. M. I. MELLO: O Hospital **36**, 177 (1949).
[11] HALL, G. E., u. C. C. LUCAS: J. Pharmacol. exp. Ther. **59**, 34 (1937).
[12] HOFSTEE, B. H. J.: Science **114**, 128 (1951).
[13] HAZARD, R.: Presse méd. **1948**, 529.
[14] HUGGINS, C., u. J. LAPIDES: J. biol. Chem. **170**, 467 (1947).
[15] GOMORI, G.: J. Lab. clin. Med. **34**, 275 (1949).
[16] RIDER, J. A., H. C. MOELLER u. K. P. DUBOIS: Proc. Soc. exp. Biol. (N. Y.) **76**, 427 (1951).
[17] SELIGMAN, A. M., u. M. M. NACHLAS: J. clin. Invest. **29**, 31 (1950).
[18] RAVIN, H. A., K. C. TSOU u. A. M. SELIGMAN: J. biol. Chem. **191**, 843 (1951).
[19] GOMORI, G.: zit.[1]
[20] HUERGA, J. DE LA, C. YESINICK u. H. POPPER: Amer. J. clin. Path. **22**, 1126 (1952).

sowohl die Acetylcholinesterase wie auch die Cholinesterase hemmen und daß das zweite Enzym im allgemeinen bereits bei geringeren Inhibitorkonzentrationen inaktiviert wird. Der Wirkungsmechanismus dieser Inhibitoren ist im einzelnen noch wenig verstanden. Die interessantesten Hemmkörper, wie etwa Di-Isopropyl-Fluorophosphat, führen, wie unten gezeigt wird, zu einer irreversiblen Zerstörung der Cholinesterase.

Zum *Nachweis* der Cholinesterase im Plasma wurden eine große Zahl verschiedener Methoden angegeben. Anstelle einer Aufzählung der einzelnen Verfahren geben wir auf Tab. 154, die einer Arbeit von GOMORI[1] entnommen wurde, eine zusammenfassende Darstellung der gebräuchlichen Methoden. Aus naheliegenden Gründen werden heute im klinischen Laboratorium fast ausschließlich colorimetrische Verfahren verwendet.

Im Jahre 1949 veröffentlichte KOELLE[2] eine Methode zum *histochemischen Nachweis* der Acetylcholinesterase und der Cholinesterase. Die Methode fand rasch Eingang in die histochemische Untersuchungstechnik, doch wird sie selbst heute noch von einzelnen Forschern abgelehnt, da die Reaktionsbedingungen zu komplex und unübersichtlich seien. Aus der großen Zahl von Arbeiten über die Verteilung dieser Enzyme in Organen und Geweben erwähnen wir die Übersichtsreferate von KOELLE[3], GOMORI[4], CHESSICK[5, 6], sowie die schönen Untersuchungen von COUTEAUX und TAXI[7] über die Lokalisation der Acetylcholinesterasen in den myoneuralen Synapsen.

iii. Biologie der Cholinesterase

Die Acetylcholinesterase ist fast ausschließlich im Reizleitungssystem (Gehirn, periphere Nerven) und in den Erythrocyten lokalisiert. Die in anderen Organen nachweisbare Acetylcholinesterase ist auf eine „Verunreinigung" mit Erythrocyten und Nervengewebe zurückzuführen. Im Gegensatz dazu ist die Cholinesterase vor allem im Plasma und in der Leber nachweisbar. Aber auch in anderen Organen finden sich ansehnliche Mengen dieses unspezifischen Enzymes.

Bildungsstätte der Plasma-Cholinesterase

Im menschlichen Blutplasma kommt eine überraschend hohe Cholinesterase-Konzentration vor. Die chemische Natur des Enzymes ist aber noch wenig erforscht. Nach BADER et al.[8] soll im menschlichen Plasma ein Mucopolysaccharid nachweisbar sein, das sehr hohe Cholinesterase-Aktivität aufweist. Das Enzym dürfte ein Molekulargewicht von etwa 165 000 haben und ist in der Cohnschen Fraktion iv—6, die zu etwa 95 % aus α_2-Globulin und 5 % aus Albumin besteht, lokalisiert[9]. Auf Grund der folgenden indirekten Hinweise besteht wenig Zweifel, daß die Plasma-Cholinesterase in der Leber, und zwar in den Parenchymzellen, synthetisiert wird:

1. Die Leber weist eine höhere Enzymkonzentration auf als das Plasma. Die beiden Enzyme können mit biochemischen Methoden nicht unterschieden werden.

2. Sowohl bei tierexperimentellen[10, 11] wie bei menschlichen Leberschädigungen kommt es zu einer parallelen Abnahme der Cholinesterase-Konzentration in der Leber und im Plasma.

3. Nach einer Zerstörung der Plasma-Cholinesterase durch Verabreichung von Di-Isopropyl-Fluorophosphat dauert die Regeneration des Plasma-Enzymes beim Vorliegen von Leberkrankheiten bedeutend länger als bei lebergesunden Individuen.

4. Unter zahlreichen experimentellen und klinischen Bedingungen verhält sich die Plasma-Cholinesterase parallel zur Plasma-Albumin-Konzentration, ein Eiweiß, das sicher in den Parenchymzellen synthetisiert wird.

[1] GOMORI, G.: Amer. J. clin. Path. **24**, 99 (1954) *(Uer.)*.

[2] KOELLE, E. G., u. J. S. FRIEDENWALD: Proc. Soc. exp. Biol. (N. Y.) **70**, 617 (1949).

[3] KOELLE, E. G.: J. Pharmacol. exp. Ther. **100**, 158 (1950).

[4] GOMORI, G.: Internat. Rev. Cytology **1**, 323 (1952).

[5] CHESSICK, R. D.: J. Histochem. Cytochem. **2**, 258 (1954).

[6] CHESSICK, R. D.: J. Histochem. Cytochem. **1**, 471 (1953).

[7] COUTEAUX, R., u. J. TAXI: Arch. Anat. micr. Morph. exp. **41**, 352 (1952).

[8] BADER, R., F. SCHUTZ u. M. STACEY: Nature (Lond.) **154**, 183 (1944).

[9] COHN, E. J., et al.: J. Amer. chem. Soc. **68**, 459 (1946).

[10] BRAUER, R. W., u. M. A. ROOT: Amer. J. Physiol. **149**, 611 (1947).

[11] BRAUER, R. W., u. M. A. ROOT: J. Pharmacol. exp. Ther. **88**, 109 (1946).

Regeneration der Plasma-Cholinesterase nach Di-Isopropylfluorophosphat-Inaktivierung

Die während des Krieges als Kampfstoffe entwickelten Alkylfluorophosphate wirken als äußerst aktive Inhibitoren der Acetylcholinesterase und der Cholinesterase. Sowohl in vitro als auch in vivo führen alle diese Hemmkörper zu einer irreversiblen Inaktivierung der beiden Enzyme. Die Wirkung von Di-Isopropyl-Fluorophosphat, der bekanntesten Verbindung dieser Gruppe, auf die Plasma-Cholinesterase des Menschen ist auffallend. Innerhalb Stunden kommt es zu einer Inaktivierung des Enzymes, so daß ein Tag nach der Verabreichung einer einzigen Dosis nur noch etwa 5% der ursprünglichen Enzymmenge nachgewiesen werden kann[1-5]. Anschließend

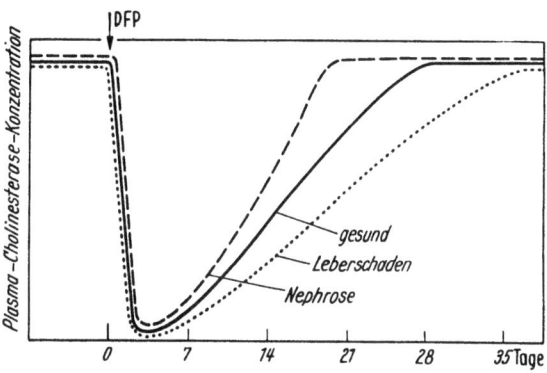

Abb. 121. Regeneration der Plasma-Cholinesterase-Konzentration nach der Verabreichung von Diisopropylfluorophosphat bei gesunden Individuen (—), Leberkranken (·····) und Nephrotikern (-·-·-) (nach VORHAUS und KARK[4])

setzt eine allmähliche Regeneration der Konzentration der Plasma-Cholinesterase ein, so daß nach etwa 4 Wochen die Ausgangslage wieder erreicht ist (Abb. 121). Bei Patienten mit Leberkrankheiten dauert die Restaurierung des Enzymes bedeutend länger, während umgekehrt bei Patienten mit Nephrosen eine beschleunigte Cholinesterase-Synthese beobachtet wurde (Abb. 121).

Plasma-Albumin und Plasma-Cholinesterase

Drei Gruppen von Beobachtungen sprechen dafür, daß das Albumin und die Cholinesterase durch die Parenchymzellen der Leber gebildet werden und daß die Synthese dieser beiden Eiweiße einer ähnlichen Regulation untersteht:

Wird bei Patienten mit verschiedenartigen Leberkrankheiten die Plasma-Albumin- und -Cholinesterase-Konzentration bestimmt und die

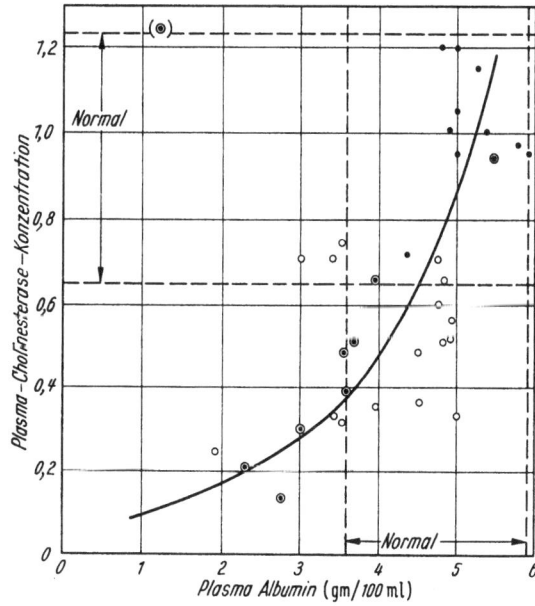

Abb. 122. Korrelation zwischen der Konzentration des Plasma-Albumins und der Plasma-Cholinesterase bei Gesunden (●), Patienten mit Blutkrankheiten (○) und Patienten mit Lebercirrhose (◉) (nach SCUDAMORE et al.[6])

[1] GROB, O., J. L. LILIENTHAL et al.: Bull. Johns Hopk. Hosp. 81, 217 (1947).
[2] KUNKEL, H. B., u. S. M. WARD: J. exp. Med. 86, 325 (1947).
[3] WESCOE, W. C., C. C. HUNT u. I. C. LIH: Amer. J. Physiol. 149, 549 (1947).
[4] VORHAUS, K., u. R. M. KARK: Amer. J. Med. 14, 707 (1953).
[5] BRAUER, R. W., u. M. A. ROOT: Amer. J. Physiol. 149, 611 (1947).
[6] SCUDAMORE, H. H., L. J. VORHAUS u. R. M. KARK: Blood 6, 1260 (1951).

Veränderungen in diesen beiden Größen miteinander verglichen, so zeigt sich, daß sich diese Eiweiße immer gleichsinnig verhalten[1-4] (Abb. 122). Bei Patienten mit Nephrosen ist nicht nur die Plasma-Konzentration der Cholinesterase abnorm hoch und die Cholinesterase-Synthese nach Di-Isopropyl-Fluorophosphat abnorm schnell, sondern es zeigt sich bei dieser Krankheit bekanntlich auch eine abnorm gesteigerte Albumin-Synthese. VORHAUS et al.[5] beobachteten, daß es nach einer täglichen Verabreichung von Albumin an Patienten zu einer kontinuierlichen Abnahme der Plasma-Cholinesterase-Konzentration kam. Wurde diese Albumin-gabe abgesetzt, so regenerierte die Plasma-Cholinesterase ähnlich wie nach Di-Isopropyl-Fluorophosphat-Inaktivierung. Es ist daraus zu schließen, daß die Gabe von Albumin nicht nur die endogene Albumin-Synthese, sondern auch die Produktion von Cholinesterase unterdrückt.

Biologie der Plasma-Cholinesterase

Die Cholinesterase wird in den Parenchymzellen der Leber synthetisiert. Die engen Beziehungen zur Albuminsynthese weisen darauf hin, daß entweder beide Eiweißsynthesen einer gemeinsamen Regulation unterstehen oder sogar einen wenigstens teilweise gemeinsamen biochemischen Mechanismus besitzen. Sowohl das Plasma-Albumin wie auch die Cholinesterase treten leicht in den extracellulären Raum über. Nach bisherigen Angaben ist das Molekulargewicht der beiden Eiweiße ähnlich. Die Regenerationsdauer der Plasma-Cholinesterase nach Di-Isopropylfluorophosphat-Inaktivierung beträgt etwa 28 Tage. Es ist auffallend, daß nach Untersuchungen mit markiertem Albumin[6-8] eine ähnliche Regenerationsdauer für das Albumin angenommen werden muß. Über die Elimination der Plasma-Cholinesterase ist noch nichts bekannt. Auf Grund des relativ hohen Molekulargewichtes ist eine Ausscheidung in den Urin unwahr-scheinlich. Über eine evtl. Eliminierung des Enzymes durch die Galle liegen noch keine Untersuchungen vor. Es ist aber auch möglich, daß dieses relativ labile Enzym durch biochemische Degradation oder thermale Inaktivierung im Kreislauf oder in bestimmten Zellen zerstört wird.

Aufgabe der Plasma-Cholinesterase

Es ist unwahrscheinlich, daß die Cholinesterase im menschlichen Plasma eine bestimmte physiologische Aufgabe besitzt. Dafür spricht, daß es nach einer Inaktivierung des Enzymes mit Di-Isopropyl-Fluorophosphat zu praktisch keinen Ausfallserscheinungen kommt. Andererseits ist es aber wahrscheinlich, daß das Enzym in der Leber eine bestimmte Funktion ausübt. Solange es aber nicht gelingt, das physiologische Substrat der Cholinesterase zu identifizieren, wird es auch nicht möglich sein, deren Stellung im Stoffwechsel besser zu umschreiben. Am wahrscheinlichsten dürfte seine Aufgabe im Intermediärstoffwechsel der Lipide liegen.

iV. Physiologische Variabilität der Plasma-Cholinesterase

Es gibt kaum einen Leberfunktionstest, über dessen praktische Bedeutung die Meinungen so weit auseinandergehen, wie beim Nachweis der Plasma-Cholin-

[1] FARBER, M.: Acta med. scand. 114, 72 (1943).
[2] KUNKEL, H. B., u. S. M. WARD: J. exp. Med. 86, 325 (1947).
[3] KUNKEL, H. B., et al.: J. clin. Invest. 27, 305 (1948).
[4] SCUDAMORE, H. H., L. J. VORHAUS u. R. M. KARK: Blood 6, 1260 (1951).
[5] VORHAUS, L. J., H. H. SCUDAMORE u. R. M. KARK: Gastroenterology 15, 304 (1950).
[6] PETERS, T., u. C. B. ANFINSON: J. biol. Chem. 186, 804 (1950).
[7] MILLER, L. L., et al.: J. exp. Med. 90, 297 (1949).
[8] SCHOENHEIMER, R., S. RATNER et al.: J. biol. Chem. 144, 541 (1952).

esterase. Dafür möchten wir vor allem drei Beobachtungen verantwortlich machen:

Zunächst ist die Bestimmung der Plasma-Cholinesterase unter allen im klinischen Laboratorium durchgeführten Testmethoden für Enzyme die technisch schwierigste.

Weiterhin machen die meisten Autoren auf eine außerordentliche Streuung der Normalwerte aufmerksam, die eine Abgrenzung der abnormen Resultate erschwert.

Schließlich sind die Veränderungen der Konzentration der Plasma-Cholinesterase ein außerordentlich empfindlicher Index für eine Störung der Eiweißsynthese in der Leber. Da eine solche aber bereits bei minimalen Leberschäden auftreten kann, andererseits die weniger empfindlichen Tests zu diesem Zeitpunkt noch normale Resultate geben, so glauben zahlreiche Ärzte nicht, daß es sich dabei um echte positive Resultate handle.

Bevor wir auf eine Darstellung der Pathologie der Plasma-Cholinesterase eingehen, mag es angebracht sein, kurz einige Bemerkungen über die *physiologische Variabilität* dieser Plasmakomponente anzuführen. Eine Definition der Normalwerte ist, wie die sorgfältigen Arbeiten von MCARDLE[1] und VORHAUS[2] zeigen, recht gut möglich. Bei der Verwendung einer sorgfältigen Technik sind die individuellen Schwankungen gering. Die meisten Autoren heben hervor, daß trotz der individuellen Variabilität die Werte bei einer gegebenen Person bei wiederholter Analyse auffallend konstant sind; oder anders ausgedrückt, daß jede Person seine privaten Normalwerte besitzt. Eine pathologische Abnahme oder Zunahme der Enzymkonzentration ist aber deutlich von diesen individuellen Schwankungen abtrennbar. Das Geschlecht hat einen nur geringen Einfluß auf die Konzentration der Plasma-Cholinesterase[3]. Nach den wenigen bisher vorliegenden Untersuchungen soll bei Kindern die Plasma-Konzentration etwas höher sein als bei Erwachsenen[4]. Während der Schwangerschaft kommt es im 2. und 3. Trimester zu einer anhaltenden Depression der Cholinesterase-Konzentration im Plasma die erst etwa 6 Wochen post partum wieder zur Norm zurückkehrt[5]. Die bei der Geburt sehr niedrige Konzentration der Plasma-Cholinesterase dürfte ein Ausdruck der physiologischen Leberinsuffizienz sein[6]. LEHMANN et al.[7] berichteten kürzlich über ein familiäres Vorkommen einer Hypenzämie. Ob es sich dabei um eine hereditäre Hypenzymie handelt, kann z. Z. noch nicht entschieden werden.

V. Diagnose akuter und chronischer Vergiftungen mit Cholinesterase-Inhibitoren

Die während des zweiten Weltkrieges entwickelten Alkylflurophosphate erwiesen sich als äußerst aktive Inhibitoren der Cholinesterase[8]. Diese Substanzen fanden daher bald Eingang in die Therapie der Myasthenia gravis. Praktisch bedeutungsvoller ist ihr zunehmender Gebrauch als Insecticide. Im Zusammenhang mit diesen Fragen ist es notwendig kurz auf die Plasma-Cholinesterase einzugehen. Erstens stellt sich die Frage, ob dem Nachweis der Erniedrigung der Plasma-Cholinesterase-Konzentration bei der *akuten Intoxikation* eine Bedeutung zukommt. Die Häufigkeit solcher Vergiftungen mit Insecticiden geht am deutlichsten aus einigen Angaben von OKINAKA und YOSCHIKAWA[9] hervor, nach denen es zwischen Januar und Oktober 1954 in Japan zu nicht weniger als 1777 Vergiftungsfällen, davon 306 mit tödlichem Ausgange kam. Für die Diagnosestellung

[1] MCARDLE, B.: Quart. J. Med. **33**, 107 (1940).
[2] VORHAUS, K., u. R. M. KARK: Amer. J. Med. **14**, 707 (1953).
[3] BURGER, H.: Arch. Gynäk. **185**, 347 (1954).
[4] MCARDLE, B.: Quart. J. Med. **33**, 107 (1940).
[5] PRITCHARD, J. A.: Amer. J. Gynec. Obstet. **70**, 1083 (1955).
[6] LEHMANN, H., J. COOK u. E. RYAN: Proc. roy. Soc. Med. **50**, 147 (1957).
[7] LEHMANN, H., u. E. RYAN: Lancet **1956**, 124.
[8] MAZUR, A., u. O. BODANSKY: J. biol. Chem. **163**, 261 (1946).
[9] OKINAKA, S., u. M. YOSCHIKAWA: Münch. med. Wschr. **1955**, 1072.

bei diesen akuten Vergiftungen kommt dem Nachweis der Plasma-Cholinesterase keine Bedeutung zu. Da die Mortalität in direkter Beziehung zum Zeitintervall zwischen der Vergiftung und der Atropinverabreichung steht[1], so muß die Diagnose aus anamnestischen Angaben und der physikalischen Untersuchung so rasch wie möglich gestellt werden.

Zweitens muß die Frage aufgeworfen werden, ob dieser Methode bei der Früherfassung *chronischer Vergiftungen* eine Bedeutung zukommt. Bei der Produktion der Insecticide ist ein Kontakt kaum vollständig vermeidbar, obschon von gewerbemedizinischer Seite eine strikte Überwachung angestrebt wird. Es ist nun wohl bekannt, daß es schon nach der Verabreichung geringer Mengen von Cholinesterase-Inhibitoren zu einem signifikanten Abfall der Plasma-Cholinesterase-Konzentration kommt, lange noch bevor irgendwelche klinische Symptome in Erscheinung treten. Die periodische, meist wöchentlich durchgeführte Bestimmung der Plasma-Cholinesterase-Konzentration von Arbeitern, die mit solchen Substanzen in Kontakt kommen, ermöglicht daher eine frühzeitige Erfassung und entsprechende Therapie und Prophylaxe solcher Vergiftungen. Ob solche Untersuchungen auch bei Verbrauchern wie Landwirten periodisch durchgeführt werden sollten, kann z. Z. noch nicht entschieden werden. Obschon die Methode routinemäßig in allen Betrieben, in denen Cholinesterase-Hemmer produziert werden, durchgeführt wird, so liegen doch sehr wenig spezifische Angaben darüber vor. Die einzige uns bekannte Arbeit über die Früherfassung von Vergiftungen dieser Art veröffentlichte GAGE[2].

Schließlich muß der Vollständigkeit halber noch die *forensische Bedeutung* des Nachweises der Cholinesterase erwähnt werden. Der Nachweis des Enzymes kann im Plasma oder im Gewebe erfolgen. Ein starker Abfall der Enzym-Konzentration muß als Hinweis auf eine Vergiftung interpretiert werden. Dem von BERGNER und DURLACHER[3] empfohlenen histochemischen Nachweis des Enzymes an den motorischen Endplatten dürfte kaum eine Bedeutung zukommen, da die Resultate mit dieser Methode inkonstant und nicht quantitativ sind.

Vi. Abnahme der Plasma-Cholinesterase-Konzentration beim Vorliegen einer negativen Stickstoffbilanz

Pathomechanismus. Bei jeder Krankheit, die mit einer negativen Stickstoffbilanz einhergeht, kommt es zu einer Unterdrückung der Eiweißsynthese in allen Organen. Da die Synthese der Cholinesterase in der Leber eine relativ wenig vitale „Luxusfunktion" ist, so ist zu erwarten, daß dieser Mechanismus rasch abgestoppt wird, um die lebenswichtigeren synthetischen Leistungen aufrecht zu erhalten. Die Abnahme der Plasmaenzym-Konzentration bei den verschiedenartigsten Krankheiten, bei denen der Eiweiß-Katabolismus den Anabolismus überwiegt, kann daher einfach als Ausdruck der negativen Stickstoffbilanz interpretiert werden. Andererseits aber dürfte es bei solchen Stoffwechselveränderungen sehr rasch zu subklinischen Leberschädigungen kommen, die mit den üblichen Funktionsprüfungen nicht erfaßbar sind. Ob eine Unterbrechung der Cholinesterase-Synthese in diesen Fällen einfach als Ausdruck einer negativen Stickstoffbilanz oder aber als Zeichen einer geringen Leberschädigung zu interpretieren ist, muß daher noch dahingestellt bleiben.

---

[1] GORDON, A. S., u. C. W. FRYE: J. Amer. med. Ass. **159**, 1181 (1955).
[2] GAGE, J. C.: Brit. med. J. **1955**, 1370.
[3] BERGNER, A. D., u. S. H. DURLACHER: Amer. J. Path. **27**, 1011 (1951).

Unterernährung und Kachexie. Bei jeder über längere Zeit mit einer negativen Stickstoffbilanz einhergehenden Erkrankung, sei es eine qualitativ oder quantitativ ungenügende Diät, eine nicht ausbalancierte Ernährung (Malnutrition), einem Carcinom des oberen Verdauungstraktes oder beim terminalen Stadium einer generalisierten Carcinomatose, oder sei es bei einer Kachexie als Folge einer debilitierenden Geisteskrankheit, kommt es zu einem Absinken der Plasma-Cholinesterase-Konzentration, die allerdings nur in Ausnahmefällen so extrem wird wie bei Leberkrankheiten[1-8]. TOD und JONES[8] berichteten im Jahre 1937, daß Katatone oft eine erniedrigte Plasma-Cholinesterase-Konzentration aufweisen. Diese Beobachtung wurde zunächst als eine spezifische Veränderung interpretiert[6-8]. Heute kann kein Zweifel mehr bestehen, daß es sich dabei einzig um eine Folge der bei debilitierenden Krankheiten häufigen Unterernährung handelte. Dies geht deutlich daraus hervor, daß es nach adäquater Ernährung rasch zu einer Normalisierung der Werte kommt[9]. Auch bei allgemeiner Unterernährung, wie sie etwa in Deutschland nach dem zweiten Weltkrieg auftrat, wurde eine Abnahme der Plasma-Cholinesterase-Konzentration beobachtet[10].

Im Gegensatz zur Hypenzämie bei Unterernährung wurde wiederholt bei Überernährung und Fettsucht eine abnorm hohe Konzentration der Plasma-Cholinesterase gefunden[10, 11].

Infektionskrankheiten. VAHLQUIST[3] beobachtete bereits im Jahre 1935, daß bei fortgeschrittener Tuberkulose die Konzentration der Plasma-Cholinesterase deutlich erniedrigt ist. Diese von anderer Seite[6,12] bestätigte Beobachtung kann als Zeichen der negativen Stickstoffbilanz als Folge einer Malnutrition oder aber als Hinweis auf die bei der Tuberkulose häufig toxisch-infektiös geschädigte Leber gedeutet werden. Seither wurde eine Abnahme dieses Plasmaenzymes auch bei anderen Infektionskrankheiten, wie Pneumonien, Pyelonephritis, Sepsis usw. beobachtet[13-15]. Da es sich bei diesen Krankheiten um akute Ereignisse handelt, so ist es wahrscheinlicher, daß die reduzierte Enzymsynthese Folge einer Leberschädigung ist.

Anämien. Bei Patienten mit Anämien verschiedenster Ätiologie wie Perniciosa, Sprue-Anämie, akut hämolytischer Anämie, akuter Blutungsanämie und aplastischer Anämie, kommt es fast immer zu einer Abnahme der Konzentration der Plasma-Cholinesterase[16-19]. Die Ursache dieser Verminderung der Enzymaktivität war lange unklar. Der einzige, allen diesen Formen der Anämie gemein-

[1] FARBER, M.: Acta med. scand. **114**, 459 (1943).
[2] GROB, O., et al.: Bull. Johns Hopk. Hosp. **81**, 217 (1947).
[3] VAHLQUIST, B.: Scand. Arch. Physiol. **72**, 133 (1935).
[4] MCCANCE, R. A., E. M. WIDDOWSON u. A. O. HUTCHINSON: Nature (Lond.) **161**, 56 (1948).
[5] ALCALDE, J., u. M. ORELLANA: J. Lab. clin. Med. **36**, 391 (1950).
[6] JONES, M. S., u. W. C. STADIE: Quart. J. exp. Physiol. **29**, 63 (1939).
[7] MILHORAT, A. T.: J. clin. Invest. **17**, 649 (1938).
[8] TOD, H., u. M. S. JONES: Quart. J. Med. **6**, 1 (1937).
[9] KARK, M. R., G. R. MOREY u. C. R. PAYNTER: Amer. J. med. Sci. **222**, 154 (1951).
[10] BERRY, W. T. C., P. J. COWIN u. D. R. DAVIES: Brit. J. Nutrit. **8**, 79 (1954).
[11] THOMPSON, R. H. S., u. J. R. TROUNCE: Lancet **1956**, 656.
[12] VIDAL, I., et al.: Sem. Hôp. **24**, 12 (1948).
[13] ANTOPOL, W., A. SCHIFRIN u. L. TUCHMAN: Proc. Soc. exp. Biol. (N. Y.) **36**, 46 (1937); **38**, 363 (1938).
[14] DIKSHIT, B. B., u. H. S. MAHAL: Quart. J. exp. Physiol. **27**, 41 (1937).
[15] ANTOPOL, W., A. SCHIFRIN u. L. TUCHMAN: Proc. Soc. exp. Biol. (N. Y.) **38**, 363 (1938).
[16] SABINE, J. C.: J. clin. Invest. **19**, 833 (1940).
[17] SAWITZKY, A., M. ROWEN u. L. M. MEYER: J. Lab. clin. Med. **34**, 178 (1949).
[18] SAWITZKY, A., H. M. FITCH u. L. M. MEYER: J. Lab. clin. Med. **33**, 203 (1948).
[19] SCUDAMORE, H. H., L. J. VORHAUS u. R. M. KARK: Blood **6**, 1260 (1951).

same Faktor war, daß es beim Ansprechen auf eine spezifische Therapie, zusammen mit der Besserung des Allgemeinstatus der Patienten zu einer Rückkehr der Plasma-Cholinesterase zur Norm kam[1]. Es kann daher wenig Zweifel bestehen, daß es sich auch bei diesen Veränderungen um eine Folge der negativen Stickstoffbilanz, vielleicht auch einer geringen Leberschädigung, handelte. Es ist bezeichnend, daß bei Patienten mit Sichelzellenanämie, die ja im allgemeinen in guter Gesundheit sind, nie eine Abnahme der Enzymkonzentration beobachtet wurde[1].

Vii. Leberkrankheiten[2-10]

Allgemeines. Die Bestimmung der Plasma-Cholinesterase-Konzentration wurde von ANTOPOL et al.[3, 11] in die Leberfunktionsdiagnostik eingeführt und bürgerte sich trotz dem relativ schwierigen Nachweis des Enzymes gut ein. Der Abfall der Enzymkonzentration im Plasma muß pathogenetisch als eine Störung der Eiweißsynthese bei Schädigungen der Parenchymzellen interpretiert werden (Tab. 155). Von manchen Autoren wird dieser Test als der empfindlichste aller Funktionsprüfungen betrachtet[8-10] und daher auch als der einzige Test, der gelegentlich eine prognostische Interpretation erlaubt. Die Resultate des Prüfungsausfalles gehen nur selten mit denjenigen anderer Funktionsprüfungen parallel; einzig zur Albumin-Konzentration ergibt sich eine enge Beziehung. Es steht aber fest, daß die Cholinesterasebestimmung zuverlässigere Resultate gibt als der Nachweis des Plasma-Albumins.

Tabelle 155. *Verhalten der Konzentration der Plasma-Cholinesterase bei verschiedenen Krankheiten* (nach MCARDLE[4])

Diagnose (Zahl der Patienten)	Enzym-Konzentration		Abnorme Resultate in Prozent (unter 50 Einheiten)
	Mittel	Streuung	
Gesunde Erwachsene (40)	78	51—121	0
Gesunde Kinder (20)	105	71—166	0
Leberkrankheiten (71)	36	10—70	79
Hepatitis (21)	35	10—70	86
Cirrhose (23)	34	10—69	74
Metastasen-Leber (22)	41	23—61	73
Hepatocellulärer Ikterus (38)	33	10—69	87
Obstruktions-Ikterus (24)	64	34—95	12
Chronische Herzinsuffizienz (24)	43	15—98	81
Urämie (14)	36	11—70	81

Differentialdiagnostische Bedeutung. Bei Frühstadien von akuten Leberkrankheiten, etwa der epidemischen Hepatitis, ist die Konzentration der Plasma-Cholinesterase meist nur wenig herabgesetzt. Mit zunehmender Dauer der Parenchymschädigung erfolgt eine progressive Depression der Werte[4, 10]. Bei den akuten epidemischen Hepatitiden ist eine deutliche Abnahme der Enzymkonzen-

[1] SAWITZKI, A., H. M. FITCH u. L. M. MEYER: J. Lab. clin. Med. **33**, 203 (1948).
[2] GROB, O., et al.: Bull. Johns Hopk. Hosp. **81**, 217 (1947).
[3] ANTOPOL, W., A. SCHIFRIN u. L. TUCHMAN: Proc. Soc. exp. Biol. (N. Y,) **38**, 362 (1938).
[4] MCARDLE, B.: Quart. J. exp. Med. **33**, 107 (1940).
[5] BUTT, H. R., et al.: J. Lab. clin. Med. **27**, 649 (1942).
[6] KUNKEL, H. B., u. S. M. WARD: J. exp. Med. **86**, 325 (1947).
[7] KUNKEL, H. B., et al.: J. clin. Invest. **27**, 305 (1948).
[8] VORHAUS, L. J., H. H. SCUDAMORE u. R. M. KARK: Gastroenterology **15**, 304 (1950).
[9] VORHAUS, L. J., H. H. SCUDAMORE u. R. M. KARK: Amer. J. med. Sci. **221**, 140 (1951).
[10] VORHAUS, K., u. R. M. KARK: Amer. J. Med. **14**, 707 (1953).
[11] ANTOPOL, W., A. SCHIFRIN u. L. TUCHMAN: Proc. Soc. exp. Biol. (N. Y.) **36**, 46 (1937); **38**, 363 (1938).

tration in der ersten Woche nachweisbar, die aber rasch durch eine Rückkehr zur Norm abgelöst wird[1, 2]. Dies gilt auch für alle übrigen Formen des hepatocellulären Ikterus. Im Gegensatz dazu sind beim Obstruktionsikterus die Werte solange normal, als keine Parenchymschädigung vorliegt. Die Bestimmung der Plasma-Cholinesterase hat daher bei der Differentialdiagnose zwischen einem hepatocellulären und einem Obstruktionsikterus eine besondere Bedeutung[1, 3-9]. Bei der chronischen Hepatitis, einer Erkrankung, die vor allem das Interstitium betrifft, sind die Werte meist normal[1]. Auch bei der Fettleber sind keine abnormen Ausfälle nachweisbar. Bei der Cirrhose werden häufig subnormale Werte beobachtet[1] und zwar kann die Enzymkonzentration bei dieser Krankheit als Maß für die Parenchymschädigung gelten[9].

Prognostische Bedeutung. Die Veränderungen der Plasma-Cholinesterase-Konzentration spiegeln häufig die Tendenz einer Leberstörung zu einem Zeitpunkt wieder, in dem die anderen Leberfunktionsprüfungen noch keine Hinweise geben. Dies sei am Beispiel der akuten Hepatitis und der Lebercirrhose etwas näher beleuchtet. Auf die prognostische Bedeutung des Nachweises der Plasma-Cholinesterase bei der akuten epidemischen Hepatitis machten besonders VORHAUS et al.[3, 4] aufmerksam. Als typisches Beispiel gelte die folgende Beobachtung: Bei einem Patienten mit akuter epidemischer Hepatitis kam es nach zunächst benignem Verlauf am 17. Tag zu einem plötzlichen Abfall der Plasma-Cholinesterase-Konzentration, die als Zeichen eines biochemischen Rückfalles interpretiert wurde. Erst am 24. Tag, also eine volle Woche später, kam es auch zu einem Anstieg der Thymol-Turbidität und der Bromsulfophthalein-Retention. Ein solcher plötzlicher Abfall des Plasma-Enzymes wird häufig als erstes Zeichen eines Rückfalles und nicht selten auch als Vorläufer eines Überganges in einen Leberkollaps beobachtet. Bei der Laennecschen Cirrhose sind die Verhältnisse weniger klar. Dennoch glauben MANN et al.[1], daß dem Test für die prognostische Beurteilung eine besondere Bedeutung zukommt, indem ein starker Abfall für eine ausgedehnte Parenchymschädigung mit all ihren Folgen spricht. KARK et al.[10] gelang es in einzelnen Fällen, durch eine proteinreiche Ernährung eine klinische Besserung und parallel dazu eine Restitution der Plasma-Cholinesterase zu erzeugen. Typischerweise (Stickstoffbilanz!) war dieser Anstieg nicht selten dem Gewichtsgewinn parallel.

Viii. Krankheiten mit normaler Plasma-Cholinesterase-Konzentration

Myasthenia gravis. Bei dieser Krankheit wird an den motorischen Endplatten wahrscheinlich zu viel Cholinesterase oder nicht genügend Acetylcholin gebildet. Auf Grund der sicher falschen Vorstellung, daß die Cholinesterase etwas mit der Nervenfunktion zu tun habe, untersuchten zahlreiche Forscher das Verhalten der Plasma-Cholinesterase bei dieser Krankheit. Außer vereinzelten Autoren, die über stark erniedrigte[11] oder stark erhöhte Werte[12, 13]

[1] MANN, J. D., et al.: J. Lab. clin. Med. **39**, 543 (1952).
[2] MAIER, E. H.: Dtsch. med. Wschr. **1956**, 1675.
[3] VORHAUS, L. J., H. H. SCUDAMORE u. R. M. KARK: Gastroenterology **15**, 304 (1950).
[4] VORHAUS, L. J., H. H. SCUDAMORE u. R. M. KARK: Amer. J. med. Sci. **221**, 140 (1951).
[5] VORHAUS, K., u. R. M. KARK: Amer. J. Med. **14**, 707 (1953).
[6] PICCOLI, R., u. G. LONGO: Arch. Obstet. Ginec. **52**, 158 (1947).
[7] WISSMER, B.: Gastroenterologia **79**, 111 (1953).
[8] ALCALDE, I. M. O.: J. Lab. clin. Med. **36**, 391 (1950).
[9] KOMMERELL, B., u. F. W. FRANKEN: Dtsch. med. Wschr. **1956**, 1959.
[10] KARK, M. R., G. R. MOREY u. C. R. PAYNTER: Amer. J. med. Sci. **222**, 154 (1951).
[11] PICHLER, E.: Arch. Psychiat. **107**, 669 (1938).
[12] HICKS, C. S., u. M. E. MACKAY: Austral. J. exp. Biol. (N. Y.) **14**, 275 (1936).
[13] HICKS, C. S., u. M. E. MCAKAY: Austral. J. exp. Biol. (N. Y.) **16**, 41 (1938).

berichteten, fanden die meisten Untersucher eine normale Enzymkonzentration[1-6]. Auch bei der Myotonia congenita berichteten einzelne über abnorm niedrige Werte[7], doch konnte auch diese Beobachtung von anderen nicht bestätigt werden[8]. Die Bestimmung der Plasma-Cholinesterase bei diesen Krankheiten ist daher bedeutungslos.

Asthma bronchiale. Seit den Pionierarbeiten von EPPINGER[9] über die Bedeutung des vegetativen Nervensystemes für die Pathogenese des Asthma bronchiale wird immer wieder die Frage aufgeworfen, ob für diese Krankheit eine allgemeine oder lokale Störung des Acetylcholinstoffwechsels verantwortlich sei. Es sei in diesem Zusammenhang erwähnt, daß im Gegensatz zu älteren Untersuchungen MICHELSON[10] in einer schönen Arbeit kein freies Acetylcholin im Blute nachweisen konnte. Wie zu erwarten, fanden die Großzahl der Autoren, sowohl im Intervall wie auch im akuten Stadium des Asthma bronchiale, normale Werte der Plasma-Cholinesterase-Konzentration[3, 5, 8, 11-13].

Epilepsie. SCHÜTZ[14] berichtete über einen starken Abfall der Plasma-Cholinesterase-Konzentration im Status epilepticus und spekulierte über die Bedeutung dieses Enzymes im epileptischen Anfallsgeschehen. Da aber keinerlei Anhaltspunkte dafür vorliegen, daß dieses Enzym etwas mit der Nervenfunktion zu tun hat, so überrascht es nicht, daß andere Autoren diese Beobachtungen nicht bestätigen konnten[5, 15, 16]. Anti-Epileptica beeinflussen die Cholinesterase weder in vitro noch in vivo. Einzig Barbiturate können bei chronischer Verabreichung eine geringe Depression verursachen[17].

Hyperthyreoidismus. In Anbetracht der häufigen Leberschädigungen im Sinne einer serösen Hepatitis bei der Hyperthyreose wäre eine Abnahme der Konzentration der Plasma-Cholinesterase zu erwarten, besonders auch, da sich diese Patienten — wie aus dem Gewichtsverlust hervorgeht — häufig in einer negativen Stickstoffbilanz befinden. Im Gegensatz zu diesen Erwartungen wurde die Konzentration dieses Enzymes im Plasma entweder als normal[5, 8, 15] oder sogar erhöht[3, 11, 18-21] gefunden. Dieses merkwürdige Verhalten kann z. Z. nicht erklärt werden.

Hypertension. Einzelne Autoren berichteten über eine Erhöhung der Plasma-Cholinesterase-Konzentration bei der Hypertension[8, 18, 19, 22] und vermuteten, daß eine Beziehung zwischen diesem Plasmaenzym und dem Blutdruck vorliegt[22, 23]. Eine Nachprüfung ergab jedoch, daß beim Hochdruck keine abnormen Plasma-Cholinesterase-Konzentrationen beobachtet werden[3, 5, 16, 24-26].

[1] GROB, O., et al.: Bull. John Hopk. Hosp. 81, 217 (1947).
[2] LUCAS, C. C., G. E. HALL u. G. H. EFFINGER: J. Pharmacol. exp. Ther. 54, 151 (1935).
[3] McGEORGE, M.: Lancet 1937, 69.
[4] PONCHER, H. G., u. H. W. WADE: Arch. Neurol. Psychiat. (Chicago) 41, 1127 (1939).
[5] MILHORAT, A. T.: J. clin. Invest. 17, 649 (1938).
[6] STEDMAN, E.: J. Physiol. 84, 56 P (1935).
[7] HICKS, C. S., u. M. E. MACKAY: Austral. J. Biol. (N, Y.) 16, 41 (1938).
[8] FARBER, M.: Acta med. scand. 114, 459 (1943).
[9] EPPINGER, H., u. L. HESS: Z. klin. Med. 67, 345 (1909).
[10] MICHELSON, A. I., u. F. C. LOWELL: J. Lab. clin. Med. 47, 119 (1956).
[11] VAHLQUIST, B.: Skand. Arch. Physiol. 72, 133 (1935).
[12] HAWES, R. C., u. G. A. ALLES: J. Allergy 12, 1 (1940).
[13] SCUDAMORE, H. H., L. J. VORHAUS u. R. M. KARK: J. Lab. clin. Med. 37, 860 (1951).
[14] SCHÜTZ, F.: Quart. J. exp. Physiol. 33, 35 (1944).
[15] VORHAUS, K., u. R. M. KARK: Amer. J. Med. 14, 707 (1953).
[16] BUTT, H. R., et al.: J. Lab. clin. Med. 27, 649 (1942).
[17] RADOUCO-THOMAS, C., E. FROMMEL u. S. RADOUCO-THOMAS: Helv. physiol. pharmacol. Acta 13, 1 (1955).
[18] ANTOPOL, W., A. SCHIFRIN u. L. TUCHMAN: Proc. Soc. exp. Biol. (N. Y.) 36, 46 (1937).
[19] ANTOPOL, W., A. SCHIFRIN u. L. TUCHMAN: Proc. Soc. exp. Biol. (N. Y.) 38, 363 (1938).
[20] GITMAN, L., I. J. GREENBLATT u. N. MITCHELL: Proc. Soc. exp. Biol. (N. Y.) 71, 179 (1949).
[21] JONES, M. S., u. H. TOD: J. ment. Sci. 83, 202 (1937).
[22] MORELLI, A.: Progr. med. Napoli 3, 628 (1947).
[23] MORELLI, A., u. P. SALVI: Progr. med. Napoli 3, 611 (1947).
[24] HALL, G. E., u. C. C. LUCAS: J. Pharmacol. exp. Ther. 59, 34 (1937).
[25] VORHAUS, L. J.: Circulation 5, 279 (1952).
[26] REICHERT, W., u. W. FRISCH: Naunyn-Schmiedebergs Arch. exp. Path. Pharmak. 200, 235 (1943).

Diabetes mellitus. Im Gegensatz zu vereinzelten älteren Beobachtungen[1-5] ist die Konzentration der Plasma-Cholinesterase beim Diabetes regelmäßig innerhalb der Grenzen der Norm[6-8]. Die bei dieser Krankheit durch die Bestimmung der Plasma-Amylase nachweisbare Leberfunktionsstörungen führt offenbar nicht zu einem Ausfall der Cholinesterase-Synthese. Nach neueren Untersuchungen werden beim Diabetes nur dann erhöhte Werte beobachtet, wenn gleichzeitig eine Fettsucht vorliegt[9].

Chronische Nephritis. Schließlich liegen vereinzelte Angaben über eine Abnahme der Cholinesterase-Konzentration bei chronischen Nephritiden vor[1,10], doch konnte auch dieser Befund in neueren Untersuchungen nicht bestätigt werden[11,12].

iX. Erhöhte Plasma-Cholinesterase-Konzentration bei Nephrosen

Von großem Interesse ist die abnorm gesteigerte Cholinesterase-Synthese bei nephrotischen Erkrankungen von Kindern und Erwachsenen[1,6,10,12]. In den meisten Fällen ist die Konzentration des Plasmaenzymes etwa doppelt so hoch wie bei gesunden Personen. Unter der Behandlung mit ACTH kommt es zu einer Normalisierung der Werte. Vorhaus und Kark[6] geben die folgende, einleuchtende Erklärung für dieses merkwürdiges Verhalten. Durch die abnorme glomeruläre Filtration kommt es zu einem konstanten Albuminverlust in den Urin. Die erniedrigte Plasma-Albumin-Konzentration stimuliert die Albumin-Synthese in der Leber. Dabei kommt es, obschon dieses Enzym nicht in verminderter Konzentration vorliegt, gleichzeitig zu einer Stimulierung der Synthese der Cholinesterase. Da aber die Cholinesterase im Gegensatz zum Albumin nicht in den Urin ausgeschieden wird, so steigt die Plasma-Konzentration an.

i) Eiweißstoffwechsel

i. Störungen im Intermediärstoffwechsel

Die ältesten Beobachtungen über eine Störung im Stoffwechsel der Aminosäuren bei Leberkrankheiten gehen auf Frerichs[13] zurück. In seiner Arbeit „Über das Vorkommen von Leucin und Tyrosin im lebenden Organismus" machte dieser bereits im Jahre 1855 auf das Auftreten großer Mengen dieser beiden Aminosäuren im Urin von Patienten im Coma hepaticum aufmerksam. Diese Untersuchungen über das abnorme Verhalten von Aminosäuren wurden erst in den letzten Jahren nach Entwicklung der einfachen chromatographischen Methoden wieder aufgenommen[14-18]. Im allgemeinen kommt es bei Leberschädigungen zu einer Zunahme einzelner Aminosäuren im Plasma und als Folge davon zu einer vermehrten Ausscheidung dieser Aminosäuren im Urin. Es handelt sich also bei Leberkrankheiten um Aminoacidurien vom Typus der „Überfluß-Aminoacidurie" (vgl. S. 138). An dieser Stelle ist wohl auch die Beobachtung von Mitchell et al.[17] zu erwähnen, wonach es bei Leberkrankheiten

[1] Farber, M.: Acta med. scand. 114, 459 (1943).
[2] Antopol, W., A. Schifrin u. L. Tuchman: Proc. Soc. exp. Biol. (N. Y.) 36, 46 (1937).
[3] Antopol, W., A. Schifrin u. L. Tuchman: Proc. Soc. exp. Biol. (N. Y.) 38, 336 (1938).
[4] Vahlquist, B.: Skand. Arch. Physiol. 72, 133 (1935).
[5] Cristol, P., et al.: Presse méd. 1946, 557.
[6] Vorhaus, K., u. R. M. Kark: Amer. J. Med. 14, 707 (1953).
[7] Butt, H. R., et al.: J. Lab. clin. Med. 27, 649 (1942).
[8] Milhorat, A. T.: J. clin. Invest. 17, 649 (1938).
[9] Thompson, R. H. S., u. J. R. Trounce: Lancet 1956 656.
[10] Grob, O., et al.: Bull. John Hopk. Hosp. 81, 217 (1947).
[11] McGeorge, M.: Lancet 1937, 69.
[12] Comroe, J. H., J. Todd u. G. B. Koelle: J. Pharmacol. exp. Ther. 87, 281 (1946).
[13] Frerichs, F. T. von: Dtsch. Klin. 7, 341 (1855).
[14] Walshe, J. M.: Quart. J. Med. 22, 483 (1953).
[15] Dent, C. E., u. J. M. Walshe in "Liver Disease". Ciba Foundation Symp. London, p. 22, 1951.
[16] Hsia, Y. D., u. S. G. Gellis: J. clin. Invest. 33, 1603 (1954).
[17] Mitchell, R. G., H. R. Butt u. C. F. Code: J. clin. Invest. 33, 1199 (1954).
[18] Müting, D., u. V. Wortmann: Dtsch. med. Wschr. 1956, 1853.

häufig zu einer Zunahme des Blut-Histamines kommt. Der Anstieg der Histamin-Konzentration im Plasma soll in Beziehung zu dem bei Leberkrankheiten häufig beobachteten Pruritus stehen.

ii. Methionin und Cholin

Die große Bedeutung der lipotropen Faktoren bei den experimentellen nutritiven Cirrhosen ließ die Frage aufkommen, ob etwa auch bei den nutritiven Krankheiten des Menschen eine qualitative oder quantitative Störung des Cholin- und Methioninstoffwechsels vorliege. Etwa $^2/_3$ des oral verabreichten Cholins werden als Trimethylamin im Urin ausgeschieden[1-4]. Die Degradation erfolgt offenbar durch Darmbakterien, denn bei intravenöser Verabreichung fehlt die Ausscheidung von Trimethylamin im Urin[4] und durch die Verabreichung von Antibiotica kann sie verhindert werden[5]. Dieser cholin-sparende Effekt der Antibiotica bildet eine der Grundlagen für deren Verwendung beim Coma hepaticum. Nach den Untersuchungen von DE LA HUERGA et al.[3-7] soll bei Patienten mit Leberkrankheiten die Ausscheidung von Trimethylamin im Urin nach oraler Cholinverabreichung verzögert und vermindert sein. Diese Autoren schlossen daraus auf eine gestörte Cholinresorption bei diesen Patienten und damit indirekt auf einen Cholinmangel bei Leberkrankheiten. Es ist aber klar, daß diese Beobachtungen auch anders interpretiert werden können, etwa als Hinweise auf Unterschiede in der Darmflora, verschiedene Abbauwege beim Lebergesunden und Leberkranken usw. Der Beweis, daß bei der nutritiven Cirrhose des Menschen ein Cholinmangel vorliegt, wurde bisher noch nicht erbracht. Die Situation in bezug auf den Methioninstoffwechsel ist ähnlich. Die Plasma-Konzentration dieser Aminosäure ist bei Leberkranken normal oder leicht erhöht[8, 9]. Auch soll die Ausscheidung des Methionins im Urin nach der Art der „Überfluß-Aminoacidurien" bei Leberpatienten erhöht sein[10-12]. Bei Besserung des klinischen Status kann es zu einer Normalisierung der Methionin-Ausscheidung im Urin kommen[8,11,12]. Die Aufnahme des Methionins in die Gewebe nach intravenöser Verabreichung soll bei Patienten mit Cirrhose gelegentlich verzögert sein[8]. Wenn diese Beobachtungen auch auf eine quantitative Störung im Methioninstoffwechsel hinweisen, so ist es doch schwierig, sie als Zeichen eines Methioninmangels zu interpretieren.

iii. Störungen der Eiweißsynthese

Die Störungen in der Proteinsynthese bei Leberkrankheiten dürften weniger Ausdruck eines abnormen Aminosäurestoffwechsels, als ein Hinweis auf einen Mangel an Energie sein. Die folgenden Veränderungen werden gelegentlich zur Leberfunktionsprüfung herangezogen:

1. Als Musterbeispiel für eine Synthesestörung muß an erster Stelle die *Abnahme der Cholinesterase-Konzentration* im Blute angeführt werden.

2. Bei akuten Hepatitiden und Lebercirrhosen kommt es nicht selten zu einer *Hypalbuminämie*. Dieser Defekt darf allerdings nicht allein auf eine Störung der Eiweißsynthese zurück-

[1] JOHNSON, B. C., T. S. HAMILTON u. H. H. MITCHELL: J. biol. Chem. **159**, 5 (1945).
[2] LUECKE, R. W., u. P. B. PEARSON: J. biol. Chem. **153**, 259 (1944).
[3] HUERGA, J. DE LA, u. H. POPPER: J. clin. Invest. **30**, 463 (1951).
[4] HUERGA, J. DE LA, H. POPPER u. F. STEIGMANN: J. Lab. clin. Med. **38**, 904 (1951).
[5] HUERGA, J. DE LA, et al.: J. clin. Invest. **32**, 1117 (1953).
[6] HUERGA, J. DE LA, u. H. POPPER: J. clin. Invest. **31**, 598 (1952).
[7] POPPER, H., J. DE LA HUERGA u. D. KOCH-WESER: J. Lab. clin. Med. **39**, 725 (1952).
[8] KINSELL, L. W., et al.: J. clin. Invest. **27**, 677 (1948).
[9] KIRSNER, J., et al.: J. Lab. clin. Med. **36**, 735 (1950).
[10] ECKHARDT, R. D., et al.: Trans. N. Y. Acad. Sci. **10**, 284 (1948).
[11] DUNN, M. S., et al.: J. clin. Invest. **29**, 302 (1950).
[12] GABUZDA, G. J., R. D. ECKHARDT u. C. S. DAVIDSON: J. clin. Invest. **31**, 1015 (1952).

geführt werden, sondern dürfte die Resultante verschiedener Faktoren, wie verminderte diätetische Proteinzufuhr, Synthesestörung, Verlust des Albumins in den extravasculären Raum (Ascites) und Zunahme des zirkulierenden Plasmavolumens sein.

3. Auch die *Fibrinogenkonzentration* nimmt im Blutplasma häufig ab. Wiederum dürfte in erster Linie ein Defekt der Eiweißsynthese dafür verantwotlich sein. Daneben kommt es bei Leberkrankheiten auch gelegentlich zu einer akuten oder subakuten Fibrinolyse, die einen Synthesedefekt vorzutäuschen vermag.

4. Ein weiterer charakteristischer Defekt der Eiweißsynthese bei Leberschäden ist die *Abnahme der Prothrombinsynthese*, entweder als Folge eines ungenügenden intracellulären Angebotes an Vitamin K oder aber direkt als Manifestation einer Störung der Eiweißsynthese. Das gute Ansprechen dieser Ausfallserscheinung auf Vitamin K macht den zweiten Mechanismus unwahrscheinlich.

Außer diesen relativ spezifischen Indicatoren für eine Störung der Eiweißsynthese in der geschädigten Leber müssen an dieser Stelle auch alle Koagulations-, Flocculations- und Präzipitationsmethoden erwähnt werden. Diese empirischen Reaktionen fallen dann abnorm aus, wenn das natürliche Gleichgewicht zwischen den verschiedenen Komponenten der Plasmaproteine und Lipoproteine gestört ist·

Bei der Durchführung mehrerer dieser Reaktionen wird häufig eine *Dissoziation der Ausfallserscheinungen* beobachtet. Bei den Plasma-Eiweißen ist dies darauf zurückzuführen, daß, wie Doyon[1] bereits im Jahre 1905 zeigte, die Synthese des Albumins, Fibrinogens und Globulins unabhängig voneinander erfolgt. In diesem Beispiel dürfte die Dissoziation auf morphologische Verhältnisse zurückzuführen sein, da die Synthese bestimmter Globuline im Reticuloendothel, diejenige des Fibrinogens in den Kupfferschen Sternzellen und diejenige des Albumins in den Parenchymzellen erfolgt. Bei anderen synthetischen Produkten der Leber fehlt eine solche Dissoziation, und ähnlich wie bei der Regel von der Parallelsekretion im Pankreas, verhalten sich diese Komponenten unter pathologischen Verhältnissen gleichsinnig. Als typisches Beispiel dafür kann die „Parallelsynthese" der Cholinesterase und des Plasma-Albumins gelten.

k) Ammoniakvergiftung[8]

i. „Fleischvergiftung" beim Hund

Im Jahre 1893 berichteten Pavlov und seine Mitarbeiter[2], daß es bei Hunden mit einer Eckschen Fistel, denen Fleisch verabreicht wurde, häufig zu neurologischen Symptomen, wie Ataxie, Blindheit, Konvulsionen und Koma kam. Wenig später zeigte Nencki[3], daß die Anlage einer Eckschen Fistel zu einer Zunahme der Ammoniak-Konzentration im peripheren Blut führt, eine Beobachtung, die von Matthews[4] und Monguio und Krause[5] bestätigt wurde. Die Fleischvergiftung wurde seither als eine Ammoniakvergiftung aufgefaßt. Es sei hier daran erinnert, daß die an anderer Stelle besprochene Toxizität der Urease bei intravenöser Verabreichung zu einem identischen Krankheitsbild führt. Diese alten Beobachtungen wurden kürzlich von Riddell et al.[6] wiederholt und bestätigt. Auch in diesem Fall ist die Ammoniakvergiftung für die Ausfallserscheinungen verantwortlich. Schließlich kommt es auch nach Hepatektomie zu einem Anstieg des Ammoniakes im Blut[7]. Die trotz kontinuierlicher Glucoseinfusionen auftretenden neurologischen Symptome (Lethargie, Erbrechen, Konvulsionen) lassen vermuten, daß es sich auch in diesem Falle um eine Ammoniakvergiftung handeln könnte.

ii. Blut-Ammoniak-Konzentration bei Leberkrankheiten

Seit den dreißiger Jahren ist bekannt, daß es bei Leberkrankheiten nicht selten zu einer abnormen Zunahme der Ammoniak-Konzentration im peripheren

[1] Doyon, M.: C. R. Soc. Biol. (Paris) **58**, 30 (1905).
[2] Hahn, M., et al.: Naunyn-Schmiedebergs Arch. exp. Path. Pharmak. **32**, 161 (1893).
[3] Nencki, M., J. P. Pavlov u. J. Zaleski: Naunyn-Schmiedebergs Arch. exp. Path. Pharmak. **37**, 26 (1895).
[4] Matthews, S. A.: Amer. J. Physiol. **59**, 459 (1922).
[5] Monguio, A. G., u. E. Krause: Klin. Wschr. **1934**, 1142.
[6] Riddell, A. G., P. N. Kopple u. W. C. McDermott: Surgery **36**, 675 (1954).
[7] Bollman, J. L., F. C. Mann u. T. B. Magath: Amer. J. Physiol. **69**, 371 (1924).
[8] *Uer.:* Bessman, S. P.: Ann. intern. Med. **44**, 1037 (1956).

Blut kommt[1-6]. Bereits damals wurde ein Zusammenhang zwischen den neurologischen Symptomen und der Ammoniak-Konzentration angenommen. Bei einer Gruppe von Leberpatienten kommt es zu einer deutlichen Zunahme der Ammoniak-Konzentration im Blut[7-13]. Besonders häufig wird eine Ammoniämie bei Patienten mit Lebercirrhose, porto-cavalem Shunt und Leberkoma beobachtet. Zwischen der Norm und den abnormen Erhöhungen liegen zahlreiche Fälle mit Übergangswerten. Eine scharfe Abgrenzung zwischen Patienten mit normaler und erhöhter Blut-Ammoniak-Konzentration ist nicht möglich. Statistisch wird eine Erhöhung vor allem bei Patienten mit neurologischen Erscheinungen beobachtet. Bei Patienten mit Leberkrankheiten, besonders bei solchen mit neurologischen Symptomen, ist die Ammoniaktoleranz deutlich herabgesetzt[14]. Dies wurde mit einem Versagen der Entgiftungsmechanismen in Beziehung gebracht. Schließlich geht aus neueren Untersuchungen hervor, daß die Ammoniakwerte im arteriellen Blut viel konstanter sind als im venösen und daß es bei solchen Analysen gelingt, bei allen Patienten mit Leberkrankheiten eine Zunahme der Ammoniak-Konzentration über 1 μg/ml nachzuweisen[15, 16].

iii. Blut-Ammoniak-Konzentration und neurologische Störungen

PAVLOVs Gruppe beschrieben als erste eine Reihe von neurologischen Erscheinungen bei Hunden mit Eckscher Fistel nach der Verabreichung von Fleisch und interpretierten diese Ausfallserscheinungen auch richtig als Zeichen einer Ammoniakvergiftung. Ähnliche Beobachtungen beim Menschen wurden zuerst von CAULAERT et al.[2] gemacht. Diese Autoren fanden, daß es bei Patienten mit Lebercirrhose zu neurologischen Ausfällen kam und setzten diese mit der gleichzeitig beobachteten Zunahme der Ammoniak-Konzentration im Blut in Beziehung. Sie glaubten, daß infolge des porto-cavalen Shuntes abnorme Ammoniakmengen in den großen Kreislauf gelangen und auf diese Weise die neurologischen Symptome auslösen. KIRK[3] bestätigte diese Beobachtungen und fand, daß es nach der Verabreichung von Ammoniumchlorid u. a. stickstoffreichen Substanzen bei Patienten mit abnormen Kreislaufverhältnissen in der Leber zum Auftreten vorübergehender neurologischer Symptome kam. Zur gleichen Zeit fand er auch eine abnorm hohe Ammoniak-Konzentration im peripheren Blut. In den letzten 3 Jahren wurden diese Beobachtungen an einem viel größeren Krankengut bestätigt. PHILIPPS et al.[11] beobachteten bei 5 von 9 Cirrhotikern nach der Verabreichung von Ammoniaksalzen oder eiweißreicher Diät das Auftreten komatöser Zustände. GABUZDA et al.[17] erhob ähnliche Befunde bei Cirrhotikern,

[1] BURCHI, R.: Kongreßzbl. inn. Med. 47, 80 (1927).

[2] CAULAERT, C. VAN, C. DEVILLER u. M. HALFF: C. R. Acad. Sci. (Paris) 111, 735, 739 (1932).

[3] KIRK, E.: Acta med. scan ., suppl. 77, 1 (1936).

[4] FULD, H.: Klin. Wschr. 1933, 1364.

[5] STOKES, J. F., J. R. OWEN u. E. G. HOLMES: Brit. med. J. 1945, 642.

[6] GAUSTAD, V.: Acta med. scand. 135, 354 (1949).

[7] SUMMERSKILL, W. H. J.: Proc. roy. Soc. Med. 48, 482 (1955).

[8] SHERLOCK, S., et al.: Lancet 1954, 453.

[9] SEEGMILLER, J. E., R. SCHWARTZ u. C. S. DAVIDSON: J. clin. Invest. 33, 984 (1954).

[10] PHEAR, E. A., S. SHERLOCK u. W. H. J. SUMMERSKILL: Lancet 1955, 836.

[11] PHILIPPS, G. B., et al.: New Engl. J. Med. 247, 239 (1952).

[12] TRAEGER, H. S., et al.: Metabolism 3, 99 (1954).

[13] RIDDELL, A. G., u. W. V. McDERMOTT: Lancet 1954, 1263.

[14] WHITE, L. P., et al.: J. clin. Invest. 34, 158 (1955).

[15] BESSMAN, S. P., u. A. N. BESSMAN: J. clin. Invest. 34, 622 (1955).

[16] SUMMERSKILL, W. H. J., S. J. WOLFE u. C. S. DAVIDSON: J. clin. Invest. 36, 361 (1957).

[17] GABUZDA, G. J., G. B. PHILLIPS u. C. S. DAVIDSON: New Engl. J. Med. 246, 124 (1952).

die mit ammoniakhaltigen Kationen-Austauschern behandelt wurden. Bei Patienten mit porto-cavalem Shunt kommt es gelegentlich zum Auftreten temporärer neurologischer Erscheinungen, ein Syndrom, das als „episodischer Stupor" bezeichnet wurde[1-5]. Auch bei diesem, auch „portal-systemic encephalopathy" genannten Krankheitsbild[6-8] kann fast immer eine abnorm hohe Ammoniak-Konzentration im peripheren Blut nachgewiesen werden.

iV. Pathogenese der neurologischen Erscheinungen

Aus klinischen und tierexperimentellen Beobachtungen geht hervor, daß es bei einer bestimmten Gruppe von Leberkrankheiten häufig zum Auftreten neurologischer Ausfallserscheinungen kommt. Unter den *tierexperimentellen Untersuchungen* sind zu erwähnen:

1. die neurologischen Symptome nach Hepatektomie,
2. die „Fleischvergiftung" bei Hunden mit Eckscher Fistel und
3. die Ammoniakvergiftung nach intravenöser Verabreichung von Urease.

Analog dazu die entsprechenden *klinischen Krankheitsbilder*:

1. der periodische Stupor bei Patienten mit porto-cavaler Anastomose,
2. die neurologischen Symptome bei Cirrhotikern nach der Verabreichung einer eiweiß- oder ammoniakreichen Ernährung,
3. das neurologische Syndrom beim hepatischen Koma und die zentralnervösen Erscheinungen bei der chronischen Herzinsuffizienz[9].

Allen diesen Krankheiten sind abnorme Kreislaufverhältnisse und Parenchym-schädigungen der Leber gemeinsam. Drei Faktoren dürften wesentlich an der Auslösung der Ammoniakvergiftung beteiligt sein: Die Produktion des Ammoniakes im portalen Einzugsgebiet, das Versagen der Ammoniakentgiftung in der Leber, und das Übertreten von Ammoniak durch porto-cavale Shunts in den großen Kreislauf. Diese Beobachtungen werfen vielleicht etwas Licht auf die Ursache des oft aus heiterem Himmel in Erscheinung tretenden Leberkomas. Es ist bekannt, daß unter den präzipitierenden Faktoren besonders gastrointestinale Blutungen zu erwähnen sind. Möglicherweise kommt es dabei zu einem plötzlichen überstürzenden Angebot von Ammoniak an die bereits insuffiziente Leber.

l) Alkalische Plasma-Phosphatase[10]

i. Biologie der Enzyme: Problematik

Der Nachweis der alkalischen Plasma-Phosphatase-Konzentration ist eine der wichtigsten Laboratoriumsmethoden für die Diagnose und Differential-diagnose von Leber- und Knochenkrankheiten. Bereits bei der Besprechung der Bedeutung dieses Enzymes für die Osteogenese und die Diagnose von Skelet-erkrankungen gingen wir ausführlich auf die Biochemie dieses Fermentes ein. Hingegen vernachlässigten wir an jener Stelle eine Erörterung der Biologie, d. h.

[1] PHILLIPS, G. B., et al.: New. Engl. J. Med. **247**, 239 (1952).
[2] GABUZDA, G. J., G. B. PHILLIPS u. C. S. DAVIDSON: Nem Engl. J. Med. **246**, (1952).
[3] McDERMOTT, W. V., u. R. D. ADAMS: J. clin. Invest. **33**, 1 (1954).
[4] RIDDELL, A. G., u. W. V. McDERMOTT: Lancet **1954**, 1263.
[5] RIDDELL, A. G.: Proc. roy. Soc. Med. **48**, 481 (1955).
[6] SHERLOCK, S., et al.: Lancet **1954**, 453.
[7] WHITE, L. P., et al.: J. clin. Invest. **34**, 158 (1955).
[8] SHERLOCK, S.: Proc. roy. Soc. Med. **48**, 479 (1955).
[9] BESSMAN, S. P.: Ann. int. Med. **44**, 1037 (1956).
[10] *Uer.:* KAY, H. D.: Physiol. Rev. **12**, 384 (1932). — KING, E. J., u. G. E. DELORY: Postgrad. Med. J. June **1948**, 1. — POPPER, H., u. F. SCHAFFNER: Advanc. intern. Med. **4**, 357 (1950). — RUPPEL, W., u. H. PANTLEN: Dtsch. med. J. **1954**, 672. — LÜHRS, W., H. GUMMEL u. I. KINDERMANN: Z. ges. inn. Med. **10**, 713 (1955).

der Synthese, Verteilung, Aufgabe und Ausscheidung des Fermentes, da bei Knochenkrankheiten Anomalien der Plasma-Phosphatase ausschließlich auf eine Steigerung oder Verminderung der Enzymsynthese durch die Osteoblasten zurückzuführen sind. Für die Beurteilung abnormer Veränderungen bei Leberkrankheiten ist es aber wichtig zu realisieren, daß die Plasma-Konzentration jedes Enzymes der Differenz zwischen der Enzymsynthese und der Enzyminaktivierung entspricht. Die Biologie der alkalischen Plasma-Phosphatase ist trotz einer großen Zahl von experimentellen und klinischen Untersuchungen noch keinesfalls abgeklärt. Insbesondere verbleibt für die zukünftige Forschung die entgültige Deutung der folgenden Probleme:

1. Das Problem der *Homogenität* der alkalischen Plasma-Phosphatase. Während früher meist angenommen wurde, daß die alkalische Plasma-Phosphatase ein einheitliches Enzym darstellt, mehren sich die biochemischen und biologischen Hinweise darauf, daß dies nicht der Fall ist. Rein biochemisch verhält sich das Enzym ähnlicher wie die Darm- und Leber-Phosphatase als wie die Knochen-Phosphatase, während biologische Beobachtungen eher für einen Ursprung im Skeletsystem sprechen. Es ist daher wahrscheinlich — und wir schließen uns ebenfalls dieser Auffassung an — daß die alkalische Plasma-Phosphatase ein Gemisch von verschiedenen Organphosphatasen darstellt. Eine endgültige Abklärung dieser Frage wird aber erst dann gelingen, wenn ein kristallin vorliegendes Plasma-Enzympräparat mit entsprechend reinen Organenzymen verglichen werden kann.

2. Das Problem der *Speciesunterschiede* in der Biologie der alkalischen Phosphatase. Beim Studium dieses Enzymes ist es nicht erlaubt, an einer Species gewonnene Resultate auf eine andere zu übertragen. Die Unterschiede im Verhalten verschiedener Tiere können außerordentlich groß sein. So wird die alkalische Phosphatase beim Menschen und Hund in der Galle ausgeschieden, bei der Katze jedoch im Urin. Dies spricht dafür, daß die Enzyme dieser beiden Tiere sich in bezug auf ihr Molekulargewicht stark unterscheiden. Beim Kaninchen kommt es nach Ligatur der Gallengänge zu einer Retention der alkalischen Phosphatase, während beim Meerschweinchen die Plasma-Konzentration unverändert bleibt. Schließlich will es scheinen, daß auch der Ursprung des Enzymes bei den verschiedenen Tieren mindestens in quantitativer Hinsicht variiert.

3. Das Problem des *Ursprunges* der alkalischen Phosphatase. Dieser Fragenkomplex ist eng mit den beiden vorangehenden verknüpft. Mißachtung des zweiten Problemkomplexes hat zweifellos zur gegenwärtig herrschenden Konfusion über den Organursprung dieses Enzymes beigetragen. Anderseits ermöglicht die Annahme einer Heterogenität des Plasma-enzymes heute eine viel bessere Deutung der großen Zahl von tierexperimentellen Beobachtungen. Es sei hervorgehoben, daß tierexperimentelle Beobachtungen nur dann zur Abklärung der Biologie des Enzymes beim Menschen herangezogen werden dürfen, wenn sie mit Beobachtungen am Menschen übereinstimmen. Diese Regel wurde in der Vergangenheit oft mißachtet.

4. Das Problem der *Pathogenese der Erhöhung* der alkalischen Plasma-Phosphatase-Konzentration bei Obstruktion der Gallengänge. Auch dieses letzte und wichtigste Problem kann nur im Zusammenhang mit den drei anderen grundlegenden Fragen abgehandelt werden Auf Grund einer Neuinterpretation der tierexperimentellen und klinischen Beobachtungen werden wir am Schlusse dieses Abschnittes versuchen, synthetisch diese Frage zu beantworten.

ii. Ursprung der alkalischen Plasma-Phosphatase

Auf S. 363 gingen wir ausführlich auf die Synthese der alkalischen Phosphatase im *Knochen* ein und zeigten dort auch, daß eine Steigerung der Osteoblastenaktivität zu einer Zunahme der alkalischen Plasma-Phosphatase-Konzentration führt. Es besteht wenig Zweifel, daß normalerweise etwa 60% des Plasmaenzymes aus dem Knochen stammt. Die Hyperenzämie bei Knochenkrankheiten lehrt uns aber noch eine zweite, wenig beachtete Regel, die für die Interpretation der Ausscheidung des Enzymes von großer Wichtigkeit ist. Falls die Exkretion der alkalischen Phosphatase durch die Leber eine Reservekapazität besitzen würde, so wäre ein Anstieg der Plasmaenzym-Konzentration bei Überproduktion der alkalischen Phosphatase nicht zu erwarten. Vielmehr sollte das in Exzeß synthetisierte Enzym ausgeschieden werden. Es ist daher wahrscheinlich, daß die Ausscheidung der alkalischen Phosphatase bereits unter physiolo-

gischen Verhältnissen ihre volle Kapazität erreicht und daß bereits geringe
Zunahmen der Enzym-Konzentration im Plasma von der Leber nicht mehr
bewältigt werden.

Wir machten bereits darauf aufmerksam, daß die Zellen der *Darmmucosa*
zu den phosphatasereichsten Elementen des tierischen Organismus gehören.
Das Enzym tritt z. T. in das Darmlumen, z. T. nach dem Prinzip der exogen-
endogenen Divergenz, ähnlich wie die Magen-, Pankreas- und Prostataenzyme,
in den extracellulären Raum über. Dies erklärt die Beobachtung von FLOCK
und BOLLMAN[1], wonach es bei der Ratte besonders im Anschluß an eine Mahlzeit
zu einer stark erhöhten Konzentration der alkalischen Phosphatase in der Darm-
lymphe kommt. Mindestens bei der Ratte muß daher angenommen werden, daß
auch die Darmepithelzellen einen Beitrag an die alkalische Plasma-Phosphatase
liefern. Diese Hypothese wird durch die Inhibitorstudien von MADSEN und
TUBA[2] unterstützt, die zeigten, daß die alkalische Plasma-Phosphatase der Ratte
dem Darmenzym ähnlicher ist als den alkalischen Phosphatasen der Leber, Niere
und des Knochens. Beim Hund spielt das Darmepithel als Quelle der Plasma-
Phosphatase wahrscheinlich eine geringere Rolle, da DALGAARD[3] nach Entfernung
der Därme und Ligatur der Gallengänge noch immer einen Anstieg der Enzym-
Konzentration im Plasma beobachtete. Für den Menschen liegen bis jetzt noch
keine Unterlagen über eine evtl. Bedeutung der Darmepithelzellen für die Zusammensetzung der alkalischen Plasmaphosphatase vor. Es wäre verdienstvoll,
anläßlich chirurgischer Eingriffe oder beim Vorliegen einer Lymphfistel oder
eines Chylothorax entsprechende Untersuchungen vorzunehmen.

Über den Ursprung der alkalischen Plasma-Phosphatase in der *Leber* wurde
außerordentlich viel spekuliert. Die Leber ist, wie aus vergleichenden Untersuchungen hervorgeht, das enzymärmste Organ des tierischen Organismus. Nur
gewisse pathologische Bedingungen, die mit einer gesteigerten Eiweißsynthese
einhergehen, wie Hepatoma-Bildung, Krebs, Narbenbildung, führen zu einer
geringen Zunahme der Enzym-Konzentration. Zu dieser Enzymarmut des
Organes kommt, daß, wie aus histochemischen Untersuchungen hervorgeht[4],
der weitaus größte Teil des Enzymes in den Kupfferschen Sternzellen und den
Gallencapillaren liegt, während die Parenchymzellen eine äußerst geringe Enzymmenge enthalten. Solche Beobachtungen machen einen Ursprung der alkalischen
Plasma-Phosphatase in der Leber unwahrscheinlich. Nach chirurgischer, funktioneller oder chemischer Hepatektomie kommt es regelmäßig zu einem Anstieg
der Enzymaktivität im Plasma, einer weiteren Beobachtung, die gegen den Ursprung des Enzymes in der Leber spricht. Wir glauben daher kaum, daß die
Leber normalerweise eine Quelle der alkalischen Plasma-Phosphatase darstellt.

iii. Verteilung der alkalischen Phosphatase

Über die Verteilung der alkalischen Phosphatase in den verschiedenen Körperflüssigkeiten liegen noch wenig Unterlagen vor. So fehlen noch immer Untersuchungen über das Vorkommen im Liquor cerebro-spinalis, in der Lymphe und
der extracellulären Flüssigkeit gesunder Personen. In pathologischen Exsudaten
(Ascites, Pleura-Exsudat) kann das Enzym in ansehnlichen Konzentrationen
nachgewiesen werden. DALGAARD[3] verfolgte das Verhalten der Enzymkonzentration im Plasma von Hunden nach der Transfusion von phosphatase-reichem

[1] FLOCK, E. V., u. J. L. BOLLMAN: J. biol. Chem. **175**, 439 (1948).
[2] MADSEN, N. B., u. J. TUBA: J. biol. Chem. **195**, 741 (1952).
[3] DALGAARD, J. B.: Acta physiol. scand. **16**, 308 (1949).
[4] RICHTERICH, R., u. A. WOLF: Acta anat. (Basel) **18**, 20 (1953).

Blut. Auf Grund der Volumverteilung kam er zum Schluß, daß sich das Enzym nur im Blutstrom verteilt und nicht in den extracellulären Raum übertritt.

iV. Ausscheidung der alkalischen Phosphatase

Beim Menschen, Hund und Kaninchen werden große Mengen von alkalischer Phosphatase in der *Galle* ausgeschieden. Auf Grund der unten noch näher zu besprechenden Beobachtungen über den Anstieg der Plasma-Phosphatase und der Zunahme des Enzymes in den Gallecapillaren nach Ligatur des Ductus choledochus beim Menschen, Hund und Kaninchen kann kaum ein Zweifel bestehen, daß die alkalische Plasma-Phosphatase bei diesen Species durch die Galle ausgeschieden wird. Diese Auffassung wird von CANTAROW und MILLER[1] und WANG und GROSSMAN[2] bestritten. Diese Autoren glauben, daß die in der Galle ausgeschiedene alkalische Phosphatase ausschließlich aus der Leber stammt. Sie fanden nämlich, daß es nach einer Transfusion von phosphatasereichem Blut in gesunde Hunde zu keinem Anstieg der Phosphatase-Ausscheidung in der Galle kam. Dies ist aber auch kaum zu erwarten, da der Ausscheidungsmechanismus für die alkalische Phosphatase wahrscheinlich bereits unter physiologischen Verhältnissen in seiner vollen Kapazität beansprucht wird. Ob die Leber die Plasma-Phosphatase unverändert in die Galle ausscheidet, oder ob es zu einer Veränderung des Enzymmoleküls — wie etwa bei der Leberpassage des Bilirubins — kommt, kann z. Z. noch nicht entschieden werden.

Es liegen einzelne Beobachtungen in der Literatur vor, aus denen hervorzugehen scheint, daß ein kleiner Teil der alkalischen Phosphatase im *Urin* ausgeschieden wird. Dies ist sehr unwahrscheinlich, da die Molekülgröße der alkalischen Phosphatase etwa in der Größenordnung der Globuline liegt[3]. Die im Urin nachweisbare Aktivität ist auf die Desquamation von Epithelzellen der proximalen Tubuli, die bekanntlich außerordentlich enzymreich sind, zurückzuführen. Anders liegen die Verhältnisse bei der Katze. Bei diesem Tier kommt es nach Ligatur der Gallengänge zu keinem Anstieg des Plasma-Enzymes. Eine genauere Analyse dieses merkwürdigen Verhalten ergab, daß die Katze die alkalische Phosphatase nicht durch die Galle, sondern im Urin ausscheidet. Es ist wahrscheinlich, daß auch das Meerschweinchen das Plasmaenzym durch renale Exkretion eliminiert.

Bereits an anderer Stelle erwähnten wir, daß in den Gangzellen des Pankreas eine alkalische Phosphatase produziert wird und daß dieses Enzym im *Pankreassaft* ausgeschieden wird. Es ist aber sehr unwahrscheinlich, daß es sich dabei um das Plasmaenzym handelt, sondern um eine synthetische Leistung der Gangzellen. Dasselbe gilt auch für die in den Darmepithelzellen produzierte und im Stuhl ausgeschiedene alkalische Phosphatase. Die Gesamtmenge des fekalen Enzymes dürfte sich aus sezerniertem Enzym (Galle), aus alkalischer Phosphatase, die durch die Desquamation von Oberflächenepithelzellen frei wird, und um Produkte von Mikroorganismen handeln.

V. Tierexperimentelle Beobachtungen

Totale Hepatektomie. Nach einer totalen chirurgischen Hepatektomie beim Hund wird meist ein progressiver Anstieg der Konzentration der alkalischen Phosphatase im Plasma

[1] CANTAROW, A., u. L. L. MILLER: Amer. J. Physiol. **153**, 444 (1948).
[2] WANG, C. C., u. M. I. GROSSMAN: Amer. J. Physiol. **156**, 256 (1949).
[3] PERLMANN, G. E., u. R. M. FERRY: J. biol. Chem. **142**, 513 (1942).

beobachtet[1-3]. Diese Zunahme ist gelegentlich nicht sehr ausgeprägt[4, 5], erfolgt aber doch in der Großzahl der Experimente und hält bis zum Unterbruch des Experimentes an. Es darf nicht vergessen werden, daß die Schwere des Eingriffes eine depressive Wirkung auf alle synthetischen Vorgänge im Organismus ausübt. Diese Beobachtungen sprechen erstens gegen einen Ursprung des Plasmaenzymes in der Leber und zweitens stützen sie indirekt die Hypothese, daß das Enzym durch die Galle ausgeschieden wird.

Funktionelle Hepatektomie. Die Ausschaltung der Leber aus dem Portalkreislauf durch die Anlage einer Eckschen Fistel führt beim Hund nach den Angaben von DAALGARD[3], ebenfalls zu einer progressiven Zunahme der alkalischen Plasma-Phosphatase.

Ligatur des Ductus choledochus. Das Verhalten der alkalischen Phosphatase nach einer Ligatur des gemeinsamen Ganges ist ausgeprägten Speciesdifferenzen unterworfen. Beim Hund kommt es nach Ligatur des Ductus choledochus zu einer progressiven Zunahme der Konzentration der alkalischen Phosphatase im Plasma[6-10]. Nach histochemischen Beobachtungen geben die Gallecapillaren des Hundes bereits physiologischerweise eine sehr intensive Reaktion auf alkalische Phosphatase[11,12]. Die Intensität des Niederschlages, der sich ausgezeichnet zur Darstellung der Gallecapillaren bei dieser Species eignet, nimmt nach Gangligatur beträchtlich zu. Analoge Veränderungen werden auch beim Kaninchen beobachtet, das ebenfalls die alkalische Plasma-Phosphatase durch die Galle ausscheidet[12]. Nach Gangligatur steigt die Konzentration des Plasmaenzymes beträchtlich an[12, 13] und auch histochemisch ist eine Intensivierung der Reaktion der Gallecapillaren nachweisbar[10-14]. Bei der Katze kommt es nach einer Ligatur des Ductus choledochus nicht zu einer Zunahme der Enzymaktivität des Plasmas[15-17]. Diese Beobachtung wird dadurch erklärt, daß dieses Tier die alkalische Phosphatase im Urin ausscheidet. Histochemisch ist die Enzymkonzentration in den Gallecapillaren sehr gering[16], während andererseits die Nierenglomeruli eine sehr intensive Reaktion geben[17]. Nach histochemischen Beobachtungen[18-20] ist der Gehalt der Gallecapillaren an alkalischer Phosphatase bei der Ratte gering. Nach Ligatur des Ductus choledochus wurde nur dann eine Zunahme der Enzymkonzentration im Plasma beobachtet, wenn die Tiere zwei Tage vor dem Eingriff gefastet wurden. Ein wiederum anderes Verhalten zeigt das Meerschweinchen, bei dem sich normalerweise histochemisch überhaupt keine alkalische Phosphatase in den Gallecapillaren nachweisen läßt[18]. Die Beobachtung, daß auch die Galle kein solches Enzym enthält, schließt eine Exkretion des Plasmaenzymes auf diesem Wege aus. Damit stehen die neuen Untersuchungen von JACOBY und MARTIN[19], wonach es nach Gallengangligatur weder zu einem Anstieg des Plasmaenzymes, noch zu einem Auftreten einer positiven Reaktion in den Gallecapillaren kommt, in guter Übereinstimmung. Ob die alkalische Plasma-Phosphatase beim Meerschweinchen im Urin ausgeschieden wird, ist nicht bekannt.

Ligatur von Lebergängen. Die Experimente über die Wirkung einer Ligatur des Ductus choledochus auf das Verhalten der alkalischen Plasma-Phosphatase sind in zweifacher Hinsicht aufschlußreich. Sie illustrieren zunächst die außerordentlichen Speciesunterschiede in bezug auf die Biologie dieses Enzymes. Weiterhin sind die Experimente am Hund und Kaninchen wichtige Argumente für die Auffassung, daß die alkalische Phosphatase bei diesen Species durch die Galle ausgeschieden wird und daß eine Unterbrechung dieses Exkretionsweges zu einer Enzymretention führt. Wird beim Hund nicht der Ductus choledochus, sondern nur

[1] ARMSTRONG, A. R., u. F. G. BANTING: Canad. med. Ass. J. **33**, 243 (1935).
[2] MADDOCK, S. H., et al.: Amer. J. Path. **17**, 456 (1941).
[3] DAALGARD, J. B.: Acta physiol. scand. **16**, 308 (1949).
[4] FREEMAN, S.: Amer. J. Physiol. **164**, 792 (1951).
[5] FLOCK, E. V., et al.: Amer. J. Physiol. **170**, 467 (1952).
[6] BODANSKY, A., u. H. L. JAFFÈ: Proc. Soc. exp. Biol. (N. Y.) **31**, 1179 (1934).
[7] ARMSTRONG, A. R., u. E. J. KING: Canad. med. Ass. J. **31**, 14 (1934).
[8] FREEMAN, S., Y. P. CHEN u. A. C. IVY: J. biol. Chem. **124**, 79 (1938).
[9] KRITZLER, R. A., u. J. BEAUBIEN: Amer. J. Path. **25**, 1079 (1949).
[10] WACHSTEIN, M., u. F. G. ZAK: Amer. J. clin. Path. **20**, 99 (1950).
[11] WACHSTEIN, M., u. F. G. ZAK: Proc. Soc. exp. Biol. (N. Y.) **62**, 73 (1946).
[12] JACOBY, F., u. B. F. MARTIN: J. Anat. **85**, 391 (1951).
[13] HARD, W. L., u. R. K. HAWKINS: Anat. Rec. **106**, 395 (1950).
[14] JALLING, O., T. LAURSEN u. K. VOLQVARTZ: Acta physiol. scand. **10**, 70 (1945).
[15] CANTAROW, A., H. L. STEWART u. S. G. McCOOL: Proc. Soc. exp. Biol. (N. Y.) **35**, 87 (1936).
[16] FLOOD, C. A., E. B. GUTMAN u. A. B. GUTMAN: Amer. J. Physiol. **120**, 696 (1937).
[17] DALGAARD, J. B.: Acta physiol. scand. **15**, 290 (1948).
[18] JACOBY, F., u. B. F. MARTIN: J. Anat. **89**, 440 (1955).
[19] JACOBY, F.: J. Physiol. **106**, 33 P (1947).
[20] RICHTERICH, R., u. A. WOLF: Acta anat. (Basel) **18**, 20 (1953).

einer der beiden Lebergänge unterbunden, so kommt es ebenfalls innerhalb einiger Tage zu einem starken Anstieg der Enzymkonzentration im Plasma, und es dauert Monate bis die Enzymkonzentration wieder zur Norm absinkt[1, 2]. Diese Beobachtung weist darauf hin, daß beim Hund über 50% der Lebermasse erhalten sein muß, um die normalerweise gebildete Plasma-Phosphatase durch die Galle auszuscheiden. Der Exkretionsmechanismus besitzt also eine sehr geringe Reservekapazität.

Transfusionsexperimente. Wird Blut von einem Hund mit erhöhter Konzentration an alkalischer Plasma-Phosphatase (nach Ligatur des Ductus choledochus) einem gesunden Hund transfundiert, so steigt die Enzymkonzentration beim gesunden Tier deutlich an und wiederum dauert es Wochen, bis diese wieder zur Norm zurückkehrt[3-5]. Auch diese Beobachtung wird am einfachsten als Ausdruck einer geringen Reservekapazität der Exkretionsfunktion interpretiert.

Partielle Hepatektomie. OPPENHEIMER und FLOCK[6] beobachteten beim Hund nach einer 70%igen Hepatektomie einen langsamen Anstieg der Konzentration der alkalischen Phosphatase in der Leber. Wird nur etwa die Hälfte der Leber reseziert, so kann ein solcher Anstieg vollständig ausbleiben[1]. Auch bei der Ratte kommt es im Anschluß an eine partielle Hepatektomie sowohl in der Leber als auch im Plasma zu einem temporären Anstieg der Enzymkonzentration[7, 8]. Die partielle Hepatektomie ist eine vorzügliche Versuchsanordnung zum Studium der Regenerationsvorgänge in der Leber. Es handelt sich somit um einen Eingriff, der nicht ohne weiteres einer Ligatur eines Ductus hepaticus gleichgesetzt werden darf. So beobachteten SULKIN und GARDNER[8] mit histochemischen Methoden, daß es während diesen Regenerationsvorgängen zu einer lokalen Anhäufung von alkalischer Phosphatase kam, die etwa der Zunahme des intracellulär färbbaren Eiweißes und der Ribonucleinsäuren parallel ging.

Anlegung einer Gallefistel. Beim Vorliegen einer Gallefistel beim Hund[3, 9, 10], Kaninchen[11] und Menschen[12] kommt es nicht selten zu einem geringen Anstieg der Konzentration der alkalischen Plasma-Phosphatase. Diese Beobachtung wird als wichtiges Argument gegen die Hypothese einer Retention des Plasmaenzymes nach Ligatur des Ductus choledochus interpretiert. Es muß aber darauf hingewiesen werden, daß es nach der Anlage einer Gallefistel im Tierversuch regelmäßig zu einer ascendierenden Cholangiolitis und Cholangitis kommt. Wir glauben daher, daß die Zunahme der Plasma-Enzym-Konzentration auf die dabei auftretende Leberschädigung zurückzuführen ist.

Hepatektomie versus Gangligatur. Zwei Beobachtungen werden immer wieder als Argumente gegen die Hypothese einer Ausscheidung der Plasma-Phosphatase durch die Galle und für die Auffassung, daß die Galle-Phosphatase in der Leber gebildet wird und bei Retention in den Blutstrom übertritt, angeführt[13]. Zunächst wird betont, daß die Zunahme der Enzymkonzentration im Plasma nach Hepatektomie viel geringer ist als nach Ligatur des Ductus choledochus[14] und zweitens wird darauf hingewiesen, daß die Resektion eines Leberabschnittes, der dem Einzugsgebiet eines Ductus hepaticus entspricht, nicht zu einem Anstieg der Enzymkonzentration im Plasma führt[1], während dies nach Ligatur eines Ductus hepaticus der Fall ist[2, 15]. Diese Experimente können aber auch anders interpretiert werden. Zunächst ist eine Gangligatur und eine Hepatektomie ein grundsätzlich verschiedener Eingriff. Eine Ligatur ist ein kleiner operativer Eingriff, der von allen Tieren leicht überstanden wird. Nur geringe Stoffwechselausfälle werden beobachtet, und da der Eiweißumsatz in der anabolischen Phase bleibt, ist keine Einschränkung der Synthese der alkalischen Phosphatase zu erwarten. Im Gegensatz dazu ist die Hepatektomie ein schwerster operativer Eingriff, den die Tiere kaum überleben und der regelmäßig von einer negativen Stickstoffbilanz gefolgt ist. Es ist daher leicht möglich, daß unter so unphysiologischen Verhältnissen, nicht nur die Ausscheidung, sondern auch die Synthese der alkalischen Phosphatase unterdrückt wird. Diese Überlegungen schränken die Überzeugungskraft des zuerst erwähnten Argumentes stark ein. Aber auch

[1] FREEMAN, S., Y. P. CHEN u. A. C. IVY: J. biol. Chem. **124**, 79 (1938).
[2] GUTMAN, A. B., B. M. HOGG u. K. B. OLSON: Proc. Soc. exp. Biol. (N. Y.) **44**, 613(1940).
[3] DALGAARD, J. B.: Acta physiol. scand. **22**, 193 (1951).
[4] FREEMAN, S., u. Y. P. CHEN: J. biol. Chem. **123**, 239 (1938).
[5] CANTAROW, A., u. L. L. MILLER: Amer. J. Physiol. **153**, 444 (1948).
[6] OPPENHEIMER, M. J., u. E. V. FLOCK: Amer. J. Physiol. **149**, 418 (1949).
[7] NORBERG, B.: Acta physiol. scand. **19**, 246 (1949).
[8] SULKIN, N. M., u. J. H. GARDNER: Anat. Rec. **100**, 143 (1948).
[9] ARMSTRONG, A. M., E. J. KING u. R. I. HARRIS: Canad. med. Ass. J. **31**, 14 (1934).
[10] FREEMAN, S., u. A. C. IVY: Amer. J. Physiol. **118**, 541 (1937).
[11] JALLING, O., T. LAURSEN u. K. VOLQVARTZ: Acta physiol. scand. **10**, 70 (1945).
[12] GUTMAN, A. B., et al.: J. clin. Invest. **19**, 129 (1940).
[13] JACOBY, F., u. B. F. MARTIN: J. Anat. **89**, 440 (1955).
[14] FREEMAN, S.: Amer. J. Physiol. **164**, 792 (1951).
[15] DRILL, V. A., u. A. C. IVY: J. clin. Invest. **23**, 209 (1944).

zwischen der Ligatur eines Ductus hepaticus und einer partiellen Resektion besteht ein großer Unterschied. Ganz abgesehen davon, daß wiederum die Schwere des Eingriffes verschieden ist, kommt es nach der partiellen Hepatektomie zu einer intensiven Regeneration der Lebermasse, während nach Ligatur des Ductus hepaticus solche Veränderungen gering sind. Das Ausbleiben eines Anstieges nach partieller Hepatektomie im Vergleich zum Anstieg nach einer Ligatur des Ductus hepaticus führen wir auf die folgenden Veränderungen zurück: 1. eine geringe Unterdrückung der Synthese der alkalischen Phosphatase nach dem schwerwiegenderen Eingriff, 2. möglicherweise auf einen intrahepatischen Abbau der alkalischen Phosphatase und 3. auf eine Ablagerung des Enzymes in den regenerierenden Leberabschnitten.

Toxische Leberschädigungen. Durch die Verabreichung von Toxinen gelingt es im Tierexperiment leicht, eine Schädigung der Parenchymzellen der Leber hervorzurufen. In bezug auf das Verhalten der alkalischen Phosphatase sind diese Experimente allerdings wenig aufschlußreich, da es bei diesen groben Schädigungen regelmäßig zu einer Alteration aller morphologischer Elemente der Leber kommt. So führt die Verabreichung von Tetrachlorkohlenstoff[1], Toluylen-Diamin[2], Neoarsphenamin[3] und Phosphor[3] zu einer schwersten Leberschädigung und zu einem Anstieg der alkalischen Phosphatase im Plasma. Nach chemischen Untersuchungen kommt es dabei, sowie auch nach der Verabreichung von Allylformiat[4] zu einer Zunahme der Enzymkonzentration in der Leber. Hier ist wohl auch der Anstieg der Enzymkonzentration nach intensiver Röntgenbestrahlung zu erwähnen[5]. Histochemische Beobachtungen weisen darauf hin, daß die alkalische Phosphatase nach Tetrachlorkohlenstoff-Vergiftung vor allem in den zentralen nekrobiotischen Zellen zunimmt[6]. Ein ganz anderes Verhalten beobachteten wir nach der akuten und subakuten Bleivergiftung[7, 8]. Bei der akuten Intoxikation war histochemisch die Abnahme des Enzymes in der Leber auffallend. Nach subakuten Vergiftungen fiel anderseits die intensive Zunahme der sehr enzymreichen Kupfferschen Sternzellen auf. Auch bei toxischen Leberschädigungen wird bei regenerativen Veränderungen häufig eine lokale Zunahme der alkalischen Phosphatase in den Fibroblasten, in Bindegewebs-, Gallengangs- und Parenchymzellwucherungen beobachtet. Wir fanden eine solche Alteration des Enzymprofiles besonders deutlich bei den inzipienten cirrhotischen Veränderungen der Rattenleber nach chronischer Verabreichung von Benzidin[9].

VI. Klinische Bedeutung der alkalischen Plasma-Phosphatase

Differentialdiagnose zwischen obstruktivem und hepatocellulärem Ikterus

ROBERTS[10] berichtete im Jahre 1930, daß die Konzentration der alkalischen Plasma-Phosphatase beim Obstruktions-Ikterus erhöht ist und in den meisten Fällen eine Unterscheidung zwischen einem hepatocellulären und obstruktiven Ikterus erlaubt. Diese Beobachtung wurde mit Enthusiasmus aufgenommen, schien sie doch eine deutliche Differenzierung dieser beiden klinisch oft schwer unterscheidbaren Krankheitsbilder zu erlauben. Die Ergebnisse von ROBERTS[10] wurde bald von GREENE et al.[11] bestätigt, der ebenfalls meist nur eine minimale Erhöhung der Konzentration der alkalischen Plasma-Phosphatase bei hepatocellulären Leberschaden und eine sehr starke Zunahme beim extrahepatischen, obstruktiven Ikterus fand. Bereits etwas vorsichtiger drückte sich HERBERT[12] aus, der eine nicht unbeachtliche Überschneidung der Werte beim Obstruktions- und hepatocellulären Ikterus beobachtete. Aus seinen Untersuchungen ging hervor, daß beim hämolytischen Ikterus die Plasma-Konzentration

[1] DRILL, V. A., u. A. C. IVY: J. clin. Invest. **23**, 209 (1949).
[2] BODANSKY, A.: Enzymologia **3**, 258 (1944).
[3] BODANSKY, A.: J. biol. Chem. **123**, 14 (1937).
[4] KRÜSKEMPER, H. L., u. F. HARTMANN: Naunyn-Schmiedebergs Arch. exp. Path. Pharmak. **224**, 275 (1955).
[5] HARTMANN, F. W., u. V. SCHELLING: Arch. Path. (Chicago) **18**, 594 (1934).
[6] WILLIAMS, W. L.: Anat. Rec. **111**, 629 (1951).
[7] THÖLEN, H., R. RICHTERICH et al.: Naunyn-Schmiedebergs Arch. exp. Path. Pharmak. **215**, 401 (1952).
[8] PLETSCHER, A., R. RICHTERICH u. H. THÖLEN: Helv. physiol. Acta **10**, 328 (1952).
[9] PLETSCHER, A., H. THÖLEN u. R. RICHTERICH: Helv. physiol. Acta **11**, 171 (1953).
[10] ROBERTS, W. M.: Brit. J. exp. Path. **11**, 90 (1930).
[11] GREENE, C. H., H. F. SHATTUCK u. L. KAPLOWITZ: J. clin. Invest. **13**, 1079 (1934).
[12] HERBERT, F. K.: Brit. J. exp. Path. **16**, 365 (1935).

der alkalischen Phosphatase stets normal ist, ein wichtiger Befund, der aber auch durch andere Laboratoriumsmethoden erhoben werden kann. Sehr ähnliche Erfahrungen mit dieser Methode machten auch CANTAROW und NELSON[1], deren Resultate auf Tab. 156 zusammengefaßt wurden. Die größte Zusammenstellung über die differential-diagnostische Bedeutung der alkalischen Plasma-Phosphatase gaben GUTMAN et al.[2]. Aus ihren sorgfältigen Untersuchungen geht hervor, daß

Tabelle 156. *Verhalten der Konzentration der alkalischen Plasma-Phosphatase bei Patienten mit Leberkrankheiten* (nach GREENE et al.[8] und CANTAROW et al.[1])

Diagnose (Zahl der Patienten)	Enzymkonzentration Einheiten		
	0—10	10—20	über 20
Obstruktion, benign (25)	5	10	10
Obstruktion, malign (25).	7	5	13
Obstruktion, total (50)	12	15	23
Hepatocellulärer Ikterus (41) . . .	15	16	10

in etwa 90% aller Patienten mit Obstruktion eine abnorme Erhöhung der Enzym-Konzentration im Plasma beobachtet wird, während diese bei etwa 75% der Patienten mit akuter Hepatitis normal war. Zu ähnlichen Resultaten kamen auch KOLLER et al.[3], KRIBERGER und MARTINI[4], SHAY und FIEMAN[5] und MERANZE et al.[6]. Zum Abschluß dieser klinisch-statistischen Ausführungen geben wir eine Sammelstatistik einer größeren Zahl von Einzelarbeiten wieder (Tab. 157) die dem Übersichtsreferat von POPPER und SCHAFFNER[7] entnommen wurde. Es sei allerdings betont, daß der Wert einer solchen Tabulation fraglich

Tabelle 157. *Verhalten der alkalischen Plasma-Phosphatase-Konzentration bei Leberkrankheiten* (nach POPPER und SCHAFFNER[7]). Sammelstatistik nach den Angaben von HERBERT[9], ROTHMAN et al.[10], GIORDANO et al.[11], HANGER[12], GUTMAN et al.[13], KLOTZ[14], MACLAGAN[15], SCHWIMMER et al.[16], VAN DER MEER[17] und SHERLOCK[18]

Diagnose (Zahl der Patienten)	Testausfall der Patienten in Prozent		
	normal	leicht erhöht	stark erhöht
Akute Virus-Hepatitis (467) . . .	34	56	10
Toxische Hepatitis (111).	28	51	21
Cirrhose (290)	51	37	12
Metastasen-Leber (65)	14	49	37
Extrahepatische Obstruktion (434)	7	28	65
Cholecystitis (38)	58	37	5
Chronische Herzinsuffizienz (72) .	61	36	3

ist, da die einzelnen Autoren verschiedene Nachweismethoden verwendeten, ihre Resultate individuell interpretierten und schließlich auch verschiedene Kriterien für die Diagnose der einzelnen Krankheiten heranzogen.

[1] CANTAROW, A., u. J. NELSON: Arch. intern. Med. **59**, 1045 (1937).
[2] GUTMAN, A. B., et al.: J. clin. Invest. **24**, 97 (1945).
[3] KOLLER, F., H. ROSENMUND u. A. ZUPPINGER: Helv. med. Acta **15**, 356 (1948).
[4] KIRBERGER, E., u. G. A. MARTINI: Dtsch. Arch. klin. Med., **1950**, 197.
[5] SHAY, H., u. P. FIEMAN: Amer. J. dig. Dis. **5**, 598 (1938).
[6] MERANZE, T., D. R. MERANZE u. M. M. ROTHMAN: Rev. Gastroent. **6**, 254 (1939).
[7] POPPER, H., u. F. SCHAFFNER: Advanc. intern. Med. **4**, 357 (1950).
[8] GREENE, C. H., H. F. SHATTUCK u. L. KAPLOWITZ: J. clin. Invest. **13**, 1079 (1934).
[9] HERBERT, F. K.: Brit. J. exp. Path. **16**, 365 (1935).
[10] ROTHMAN, M. M., D. R. MERANZE u. T. MERANZE: Amer. J. med. Sci. **192**, 526 (1936).
[11] GIORDANO, A. S., A. WILHELM u. M. C. PRESTRUD: Amer. J. clin. Path. **9**, 226 (1939).
[12] HANGER, F. M.: J. clin. Invest. **18**, 261 (1939).
[13] GUTMAN, A. B., et al.: J. clin. Invest. **19**, 129 (1940).
[14] KLOTZ, S. D.: Bull. N. Y. Med. Coll. **6**, 1 (1943).
[15] MACLAGAN, N. F.: Brit. med. J. **1944**, 363.
[16] SCHWIMMER, D., et al.: Amer. J. dig. Dis. **12**, 1 (1945).
[17] MEER, P. VAN DER: Acta med. scand. **126**, 265 (1946).
[18] SHERLOCK, S. P. V.: J. Path. Bact. **58**, 523 (1946).

Obstruktionsikterus. Alle diese Untersuchungen über das Verhalten der alkalischen Plasma-Phosphatase beim hepatocellulären und Obstruktionsikterus können als Ausdruck einer Störung der Exkretion dieses Plasmaenzymes interpretiert werden. Normalerweise gelangt das Ferment aus den Sinusoiden durch die Parenchymzellen in die Gallecapillaren und von dort durch die Galle in den Darmkanal. Am einfachsten ist die Situation bei einer extrahepatischen Obstruktion der Gallenwege. In diesem Falle kommt es einfach zu einer Rückstauung des Enzymes durch die Leber und zu einer Konzentrationszunahme im Blut.

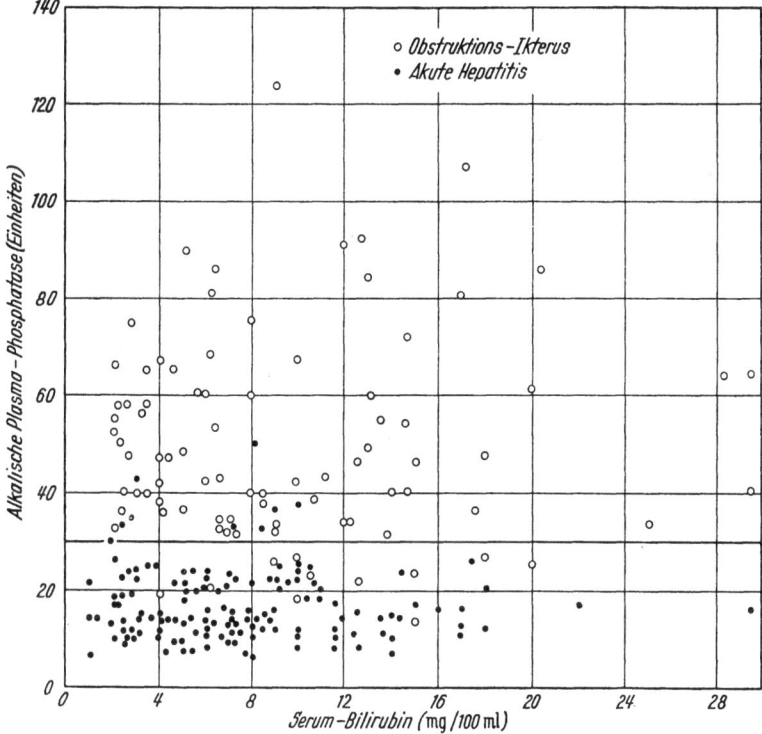

Abb. 123. Verhalten der Konzentration der alkalischen Plasma-Phosphatase und des Plasma-Bilirubins bei der akuten Virus-Hepatitis und beim Obstruktionsikterus (nach SHERLOCK[1])

Diese Rückstauung in der Leber kann durch die histochemische Reaktion auf alkalische Phosphatasen direkt sichtbar gemacht werden. So beobachteten SHERLOCK und WALSHE[2] an Autopsiematerial von Patienten, die an einer biliären Obstruktion starben, eine Anhäufung von alkalischer Phosphatase in den Gallengängen, Gallecapillaren, Leberzellen und Sinusoiden. Bereits etwas weniger klar sind die Veränderungen bei einer unvollständigen intrahepatischen Obstruktion. Aber auch bei solchen Erkrankungen, wie sie am deutlichsten bei der Cholangitis, Cholangiolitis und biliären Cirrhose vorliegen, kommt es als Folge der mindestens quantitativen Ausscheidungsstörungen zu einem Anstieg des Plasmaenzymes, das allerdings nie die Werte wie bei einer vollständigen Obstruktion erreicht. GUTMAN et al.[3] und GREENE[4] machten besonders auf die hohen Werte bei der biliären Cirrhose aufmerksam. EDLUND[5] analysierte mit histochemischen Methoden

[1] SHERLOCK, S.: Diseases of the Liver and the Biliary System. Oxford: Blackwell 1955.
[2] SHERLOCK, S., u. V. WALSHE: J. Path. Bact. **59**, 615 (1947).
[3] GUTMAN, A. B., et al.: J. clin. Invest. **24**, 97 (1945).
[4] GREENE, C. H., H. F. SHATTUCK u. L. KAPLOWITZ: J. clin. Invest. **13**, 2079 (1934).
[5] EDLUND, Y.: Acta chir. scand. **103**, 337 (1952).

das Verhalten des Enzyms bei der biliären Stase und fand eine intensive Zunahme der Reaktion in den Gallenwegen, Gallecapillaren und Sinusoiden. Am deutlichsten wird die Erhöhung der Enzymkonzentration bei Stase in den kleinen Gallenwegen bei der *Largactil-Hepatose* demonstriert, bei der es regelmäßig zu einer Zunahme der alkalischen Plasma-Phosphatase kommt[1, 2]. Schließlich muß erwähnt werden, daß die alkalische Plasma-Phosphatase auch bei einem partiellen Ausfall der Lebermasse retiniert wird. Tierexperimentelle Beobachtungen und das Verhalten des Enzymes bei Tumormetastasen sprechen dafür, daß bereits ein Ausfall von etwa 20—40% der Lebermasse zu einem abnormen Anstieg des Plasmaenzymes führen. Dies kann nur dadurch interpretiert werden, daß die Reservekapazität dieser Leberfunktion sehr gering ist und daß bereits lokale Blockierungen der Gallenwege zu einer Retention des Enzymes führen.

Parenchymikterus. Bei ausgedehnten Parenchymschädigungen wird nicht selten eine geringe Zunahme der Enzym-Konzentration im Plasma beobachtet. Auch für diese Beobachtungen machen wir eine partielle Obstruktion der Gallenwege verantwortlich. Es ist bekannt, daß es bei allen hepatocellulären Erkrankungen, einschließlich der akut infektiösen Hepatitis, zu einer Stase in den kleinen Gallenwegen kommen kann. Da aber diese Veränderungen erstens nie die ganze Leber umfassen und zweitens nie vollständig sind, so ist im Vergleich zur vollständigen Obstruktion ein relativ geringer Anstieg der Enzym-Konzentration zu erwarten. Die histochemischen Beobachtungen von WALSHE und SHERLOCK[3] bestätigen diese Annahme und zeigen, daß die Exkretionsstörung des Enzymes in den Leberzellen selbst liegen kann. Sie beobachteten nämlich, daß es bei einem Parenchymikterus zu einer Anhäufung von Enzym in den Sinusoiden und Leberzellen kommt, daß dieses jedoch in den Gallecapillaren vollständig fehlt.

Übrige Leberkrankheiten. Am häufigsten wird eine Retention der alkalischen Phosphatase bei extrahepatischen Obstruktionen beobachtet. An zweiter Stelle muß ein abnormes Verhalten des Enzymes bei Lebermetastasen erwähnt werden. Da wir unten ausführlicher darauf zu sprechen kommen, so sei hier nur erwähnt, daß auch diese Veränderung als ein Zeichen einer lokalen partiellen Obstruktion gedeutet werden kann. Bei der Lebercirrhose wird nicht selten eine leichte Zunahme der Konzentration der alkalischen Plasma-Phosphatase beobachtet. Charakteristischerweise fluktuiert die Enzym-Konzentration bei dieser Krankheit und auch diese Veränderung dürfte auf temporäre Obstruktionen der Gallenwege zurückzuführen sein. Bei der Cholecystitis kommt es bei einer ansehnlichen Zahl von Patienten zu einer geringgradigen Erhöhung, wohl wiederum Ausdruck lokaler geringer Obstruktionen im Gefolge einer Cholangitis. Bei Herzkrankheiten kann eine Störung der Leberfunktion bei über 80% der Patienten nachgewiesen werden. Es ist bezeichnend, daß diese durch Anoxie verursachte Schädigung der Parenchymzellen nur äußerst selten zu einer abnormen Retention der alkalischen Phosphatase Anlaß gibt.

Dissoziation zwischen Bilirubin- und alkalischer Phosphatase-Retention. Sowohl das Bilirubin wie auch die alkalische Phosphatase werden durch die Galle ausgeschieden. Der Exkretionsmechanismus ist bei beiden Substanzen noch kaum abgeklärt. Es besteht aber wenig Zweifel, daß sich diese beiden Komponenten unter pathologischen Bedingungen häufig recht verschieden verhalten. Man könnte geradezu zwischen Leberkrankheiten mit und ohne Dissoziation der

---

[1] ZATUCHNI, J., u. G. MILLER: New Engl. J. Med. **251**, 1003 (1954).
[2] LOFTUS, L. R., et al.: J. Amer. med. Ass. **157**, 1286 (1955).
[3] SHERLOCK, S., u. V. WALSHE: J. Path. Bact. **59**, 615 (1947).

Bilirubin- und alkalischen Phosphatase-Ausscheidung differenzieren. Ein gleichgerichtetes Verhalten wird beim Obstruktionsikterus beobachtet. Bei hepatocellulären Erkrankungen liegt meist eine Dissoziation vor, indem das Bilirubin im Vergleich zur alkalischen Phosphatase viel stärker retiniert wird. Aber auch eine umgekehrte Dissoziation, eine Retention der alkalischen Phosphatase bei normalen Bilirubinwerten, wird nicht selten beobachtet. Für drei Krankheiten ist diese Dissoziation pathognomonisch: erstens für die biliäre Cirrhose[1, 2], zweitens für die Largactil-Hepatose[3, 4] und drittens für die Metastasenleber. Pathologisch-anatomisch liegt bei jeder dieser Störungen ein Mißverhältnis zwischen der Schädigung der Parenchymzellen und der Gallenwege vor.

Alkalische Plasma-Phosphatase und Plasma-Transaminase bei der Diagnose von Lebermetastasen

Etwa 30% aller Krebse und etwa 50% aller Malignome des portalen Einzugsgebietes führen zu einer Metastasierung in die Leber. Es ist daher wichtig, zuverlässige Laboratoriumsmethoden zu besitzen, die eine frühzeitige Erfassung der Ausbreitung der Krebse erlauben; hängt doch in manchen Fällen die Therapie und Prognose eines Patienten weitgehend davon ab, ob eine Leberbeteiligung vorliegt oder nicht. FLOOD et al.[5] beobachteten bereits im Jahre 1937, daß 17 von 20 Patienten mit erwiesenen Lebermetastasen eine erhöhte Konzentration an alkalischer Phosphatase im Plasma aufwiesen. Auch MERANZE et al.[6] betonten die Häufigkeit abnormer Resultate bei Lebermetastasen. In den letzten Jahren wurde eine größere Zahl von Arbeiten veröffentlicht, in denen einstimmig auf die

Tabelle 158. *Ausfall einiger Leberfunktionsprüfungen bei 73 Patienten mit autoptisch verifizierter Metastasenleber* (nach SIMONS[7])

Klinisches Bild (Zahl der Patienten)	Abnorme Resultate in Prozent			
	Cephalin-Flocc.	Thymol-Turb.	Alkalische Phosphatase	γ-Globulin
Ikterus, keine Obstruktion (17) .	14	30	**100**	57
Ikterus und Obstruktion (11) . .	78	70	**100**	75
Obstruktion, Ikterus und Infektion (5)	100	100	**100**	
Kein Ikterus, keine Obstruktion (40)	17	36	**69**	64
Total (73)	34	51	**83**	65

große Bedeutung der alkalischen Plasma-Phosphatase für die frühzeitige Erfassung der Metastasenleber hingewiesen wird.[7-13] Diese Überlegenheit des Nachweises der alkalischen Phosphatase geht aus Tab. 158 hervor, die einer Arbeit von SIMONS[7]

[1] GUTMAN, A. B., et al.: J. clin. Invest. **24**, 97 (1945).
[2] GREENE, C. H., H. F. SHATTUCK u. L. KAPLOWITZ: J. clin. Invest. **13**, 2079 (1934).
[3] ZATUCHNI, J., u. G. MILLER: New Engl. J. Med. **251**, 1003 (1954).
[4] LOFTUS, L. R., et al.: J. Amer. med. Ass. **157**, 1286 (1955).
[5] FLOOD, C. A., E. B. GUTMAN u. A. B. GUTMAN: Arch. intern. Med. **59**, 981 (1937).
[6] MERANZE, D. R., T. MERANZE u. M. M. ROTHMAN: Amer. J. med. Sci. **192**, 526 (1936).
[7] SIMONS, R. L.: Amer. J. med. Sci. **228**, 312 (1954).
[8] BULLARD, R. W.: Surgery **19**, 379 (1946).
[9] CABELLO, J., S. SILVA u. I. ICEKSON: Med. de Chile **79**, 157 (1951).
[10] MENDELSOHN, M. L., u. O. BODANSKY: Cancer **5**, 1 (1952).
[11] SHAY, H., u. H. SIPLET: J. Lab. clin. Med. **43**, 741 (1954).
[12] THOMAS, L. J., u. H. J. ZIMMERMANN: J. Lab. clin. Med. **39**, 882 (1952).
[13] LÜHRS, W., H. GUMMEL u. I. INDERMANN: Z. ges. inn. Med. **10**, 713 (1955).

entnommen wurde. Von allen verwendeten Funktionsprüfungen war der Ausfall der alkalischen Plasma-Phosphatase bei Lebermetastasen am häufigsten abnorm. An zweiter Stelle bewährte sich die Durchführung des Bromsulfonphthaleintestes. Besonders erwähnt werden muß, daß die Bilirubin-Konzentration im Blut bei Patienten mit Lebermetastasen zu einem Zeitpunkt, wo die alkalische Plasma-Phosphatase bereits erhöht ist, häufig noch normal ist (Tab. 158 und 159). Diese Dissoziation des Bilirubins und der alkalischen Phosphatase ist ja charakteristisch für umschriebene Läsionen in der Leber, handle es sich nun dabei um Metastasen-knoten, Infiltrate von myeloischen und lymphatischen Leukämien[1] oder Sarkoid[2].

Tabelle 159. *Ausfall einiger Funktionsprüfungen bei Patienten mit Metastasenleber* (nach WRÓBLEWSKI und LADUE[4])

Funktionsprüfung	Abnormer Ausfall Diagnose:	
	histologisch	klinisch
Zahl der Patienten	14	11
Plasma-1-Glutaminat → Oxal-acetat-Transaminase	13	10
Alkalische Plasma-Phosphatase . .	11	9
Bromsulfonphthalein-Ausscheidung	8	5
Bilirubin	9	8
Cephalin-Flocculation	4	4
Thymol-Turbidität	2	1
Plasma-Cholesterin	4	5
Prothrombinzeit	1	3
Albumin/Globulin.	1	0

Die Einführung der Bestimmung der L-Glutaminat → Oxalacetat-Transaminase im Plasma ermöglicht nach den bisher einzigen Beobachtungen von WRÓBLEWSKI und LADUE[3,4] eine noch sicherere Erfassung einer Metastasierung in die Leber. Wie aus Tab. 159 hervorgeht, war die Konzentration der L-Glutaminat → Oxalacetat-Transaminase bei 23 von 25 Patienten mit Lebermetastasen abnorm hoch, die Konzentration der alkalischen Plasma-Phosphatase bei 20 von 25 Patienten. Für den abnormen Übertritt des Enzymes sind wahrscheinlich die durch Metastasen verursachten lokalen entzündlichen und nekrotischen Veränderungen in der Leber verantwortlich zu machen.

Differentialdiagnose des Ascites

Bisher liegt noch immer keine einfache und zuverlässige Laboratoriumsmethode vor, um einen Ascites kardialen oder hepatischen Ursprunges von einem solchen als Folge einer Peritoneal-Carcinose zu unterscheiden. Wenn es auch mit Hilfe von cytologischen Methoden in einzelnen Fällen gelingt, Aufschluß über die Ätiologie des Ascites zu erhalten, so verbleiben doch zahlreiche Fälle, in denen eine solche Entscheidung nicht getroffen werden kann. LEVI[5] berichtete bereits im Jahre 1935 über das Verhalten der alkalischen Phosphatase in der Ascitesflüssigkeit. Im allgemeinen sollen Transsudate geringere Konzentrationen dieses Enzymes enthalten als Exsudate, doch konnte MONETTI[6] eine solche Differenzierung nicht durchführen. LÜBBERS[7] versuchte das Vorliegen einer Bauchfell-Carcinose auf Grund des Verhältnisses zwischen der Plasma- und Ascites-Phosphatase zu stellen. Ob sich dieses Verfahren für die Praxis eignet, kann z. Z. noch nicht entschieden werden. KAY[8] versuchte, diese Krankheitsbilder auf Grund des Vorkommens spezifischer Globuline in der Ascitesflüssigkeit zu differenzieren. Bei chronischer Leberstauung soll es zu einer starken Zunahme der γ-Globuline kommen, während eine Carcinomatose von einer α-Globulinämie begleitet sein soll.

---

[1] LÜHRS, W., H. GUMMEL u. I. INDERMANN: Z. ges. inn. Med. **10**, 713 (1955).
[2] SHAY, H., et al.: Gastroenterology **19**, 441 (1951).
[3] WRÓBLEWSKI, F., u. J. S. LADUE: Ann. intern. Med. **43**, 345 (1955).
[4] WRÓBLEWSKI, F., u. J. S. LADUE: Cancer 8, 1155 (1955).
[5] LEVI, M.: Fisiol e Med. **7**, 593 (1936).
[6] MONETTI, G.: Fisiol. e Med. **11**, 299 (1940).
[7] LÜBBERS, P.: Klin. Wschr. **1955**, 462.
[8] KAY, H. E. M.: Brit. med. J. **1954**, 1025.

Vii. Pathogenese der Zunahme der Konzentration der alkalischen Plasma-Phosphatase bei Leberkrankheiten

Einleitung. Der Mechanismus der Zunahme der Konzentration der alkalischen Plasma-Phosphatase bei gewissen Leberkrankheiten ist seit bald 20 Jahren Gegenstand eingehender Diskussionen. Eine ganze Reihe von mehr oder weniger überzeugenden Hypothesen wurden postuliert, und trotz Hunderten von Tierexperimenten kann bis heute noch kein endgültiges Urteil abgegeben werden. Wir versuchen, im folgenden zusammenfassend die wichtigsten Hypothesen zu erläutern und zu kritisieren. Wir selbst schließen uns mit einigen Einschränkungen der sog. Retentionstheorie an.

Aktivierungshypothese. THANNHAUSER et al.[1,2] berichteten im Jahre 1937, daß Zusatz von Plasma leberkranker Patienten zum Blute gesunder Individuen in vitro zu einer Steigerung der alkalischen Phosphatase-Konzentration des zweiten führt. Sie postulierten auf Grund dieser Beobachtung, daß die alkalische Phosphatase im Plasma als ein „Proenzym" vorkomme, und daß in der Leber beim Obstruktionsikterus Aktivatoren gebildet werden, die zu einer Aktivierung der alkalischen Phosphatase führen. Weder ALBERS[3], CANTAROW[4] noch DELORY und KING[5] gelang es, die Beobachtungen von THANNHAUSER et al.[1,2] zu reproduzieren, und auf Grund von sorgfältigen Experimenten lehnten diese Autoren die Hypothese einer Aktivierung der alkalischen Phosphatasen bei Leberkrankheiten ab. Um diese Hypothese wurde es seither still.

Leukocyten-Hypothese. CRAM und ROSSITER[6] beobachteten im Jahre 1949, daß die menschlichen Leukocyten eine sehr große Konzentration an alkalischer Phosphatase enthalten, daß dieses Enzym aber unter normalen Verhältnissen maskiert ist. Durch die Behandlung mit oberflächenaktiven Substanzen gelang es ihnen, die alkalische Phosphatase aus den Leukocyten freizusetzen[7]. Es stellte sich daher die Frage, ob beim Obstruktionsikterus durch die abnorme Zunahme der oberflächenaktiven Gallensäuren im Blut eine Freisetzung des Enzymes erfolgt. HAIGHT[8] selbst zeigte aber kurze Zeit später, daß diese Hypothese nicht richtig sein kann, da es in vivo nach intravenöser Verabreichung von Gallesalzen nicht zu einer Zunahme der alkalischen Phosphatase im Blute von Kaninchen kam. Auch diese Hypothese ist heute nur noch von historischem Interesse.

Hypothese der gesteigerten Enzymsynthese in den Osteoblasten. Besonders MORRIS[9] versuchte die Zunahme der Konzentration des Plasmaenzymes durch die Annahme einer gesteigerten Enzymsynthese in den Osteoblasten zu deuten. Er postulierte, daß es beim Obstruktionsikterus als Folge des Galleausfalles zu einer Resorptionsstörung des Fettes und Calciums im Darm kommt, daß dadurch eine Osteoporose verursacht würde, die ihrerseits eine vermehrte Phosphatase-Synthese im Skeletsystem stimuliere. Gegen eine solche Theorie lassen sich manche Einwände machen. Zunächst kommt es erst nach einer langanhaltenden Obstruktion zu einer Osteoporose, während die alkalische Plasma-Phosphatase meist akut zunimmt und selbst geringe Schwankungen im Grad der Obstruktion widerspiegelt. Weiterhin kommt es bei der Osteoporose weder zu einer Stimulierung der Enzymsynthese noch zu einem Anstieg der Enzymkonzentration im Plasma. Schließlich hat die intravenöse Verabreichung von Calcium keinen Einfluß auf die bei Obstruktion abnorm erhöhte Plasma-Enzym-Konzentration[10].

Hypothesen einer gesteigerten Enzymsynthese in der Leber[11]

Verschiedene Auffassungen über die Pathogenese der erhöhten Plasma-Phosphatase-Konzentration beim Obstruktionsikterus müssen unter diesem Titel zusammengefaßt, aber getrennt besprochen werden, da sie sich in manchen wichtigen Einzelheiten unterscheiden und in der Vergangenheit oft verwechselt wurden.

---

[1] THANNHAUSER, S. J., M. REICHEL u. J. F. GRATTAN: J. biol. Chem. **121**, 697 (1937).
[2] THANNHAUSER, S. J., et al.: J. biol. Chem. **124**, 631 (1938).
[3] ALBERS, D.: Z. physiol. Chem. **266**, 1 (1940).
[4] CANTAROW, A.: Amer. J. clin. Path. **10**, 858 (1940).
[5] DELORY, G. E., u. E. J. KING: Biochem. J. **38**, 50 (1944).
[6] CRAM, D. M., u. R. J. ROSSITER: Canad. J. Res. E **27**, 290 (1949).
[7] ROSSITER, R. J.: J. Physiol. **110**, 136 (1949).
[8] HAIGHT, W. F.: Canad. J. Res. E **28**, 51 (1950).
[9] MORRIS, N., u. O. D. PEDEN: Quart. J. Med. **6**, 211 (1937).
[10] SHERLOCK, S., u. V. WALSHE: J. Path. Bact. **59**, 615 (1947).
[11] Siehe Fußnoten 1—6, S. 586.

1. Zunächst vertraten einzelne Forscher die Auffassung, daß die normale Plasma-Phosphatase aus der Leber stammt und daß es bei Leberkrankheiten als Folge der Ausscheidungsstörung zu einer Retention kommt. Diese Hypothese ist wahrscheinlich falsch, denn erstens stammt der größte Teil des Plasmaenzymes aus dem Skelet und zweitens kommt es nach Hepatektomie zu einer Zunahme des Plasmaenzymes, einer Beobachtung, die mit einer solchen Hypothese nicht vereinbar wäre. Schließlich unterscheiden sich die alkalische Phosphatase der Leber und des Plasmas in biochemischer Hinsicht[7].

2. Da es bei einer akuten Obstruktion bei gewissen Species gelegentlich zu Nekrosen in der Leber kommt, und da diese Läsionen histochemisch eine sehr intensive Reaktion auf alkalische Phosphatase geben, wurde postuliert, daß die abnorme Zunahme des Plasmaenzymes aus diesen Nekrosen stammen könnte. Diese Auffassung muß aber mit JACOBY und MARTIN[5] abgelehnt werden, da es gerade beim Hund trotz intensivem Anstieg der Enzymkonzentration im Plasma nicht zur Ausbildung solcher Nekrosen kommt.

3. Bei Regenerationsvorgängen in der Leber kann mit histochemischen Methoden regelmäßig eine starke Zunahme der alkalischen Phosphatasen in den sprossenden cellulären Neubildungen beobachtet werden. Uns fielen solche Veränderungen besonders beim Studium der regenerativen Veränderungen nach Benzidinvergiftung bei Ratten auf[8]. Auf Grund solcher Beobachtungen postulierte BURKE[9], daß es dann zu einer Zunahme der Konzentration der alkalischen Phosphatase im Plasma kommt, wenn regenerative Veränderungen in der Leber auftreten. Die abnormen Mengen des Plasmaenzymes stamme aus den regenerierenden Parenchym- und Gallengangzellen. Als Beispiele führt BURKE[9] die Erhöhung der alkalischen Phosphatase bei Cirrhosen, chronischen Hepatitiden und Carcinomen an, bei denen tatsächlich häufig regenerative Veränderungen beobachtet werden. Diese Auffassung ist aber mindestens ungenügend, da sie den akut erfolgenden Anstieg der Plasma-Konzentration bei extrahepatischen Obstruktionen beim Menschen, Hund und Kaninchen nicht zu erklären vermag.

4. Damit verbleibt die kürzlich von MARTIN und JACOBY[5] neuformulierte und von einer Reihe anderer Autoren vertretene Auffassung, wonach die Plasma-Phosphatase nicht durch die Galle ausgeschieden werde, sondern es sich beim Gallenenzym um eine in den Leberzellen gebildete alkalische Phosphatase handle. Beim Obstruktionsikterus trete dieses aus den Leberzellen stammende Enzym als Folge der Ausscheidungsstörung in den Blutstrom über. Die Argumente für eine solche Auffassung sind vor allem indirekter Natur. Zunächst wird betont, daß die Retentionshypothese nicht alle klinischen und tierexperimentellen Beobachtungen erklärt, einer Auffassung, der wir uns nicht anschließen können. Zweitens wird die geringere Zunahme der Konzentration des Enzymes im Plasma nach Hepatektomie im Vergleich zur Obstruktion als Hinweis auf eine Enzymproduktion in der Leber ausgelegt. Diese Argumentierung kritisierten wir bereits auf S. 577. Drittens führen MARTIN und JACOBY[5] das Ausbleiben eines Anstieges der Enzymkonzentration im Plasma des Meerschweinchen darauf zurück, daß dieses Tier keine Phosphatase in der Leber produziere und durch die Galle ausscheide. Diese Deutung ist nicht überzeugend, da bei diesem Tier das Enzym möglicherweise durch die Niere ausgeschieden wird. Schließlich können die gelegentlich im Sinne dieser Hypothese ausgelegten Transfusionsexperimente anders gedeutet werden (vgl. S. 578). Aus diesen Gründen lehnen wir diese Hypothese ab.

Retentionshypothese[10–12]. Wir sind der Auffassung, daß die Zunahme der Konzentration der alkalischen Plasma-Phosphatase bei Leberkrankheiten in jedem Fall auf eine Retention des Plasma-Enzymes infolge Ausscheidungsstörung in der Leber zurückzuführen ist. Wir begründen diese Annahme mit den folgenden zwei Argumenten:

1. Die alkalische Plasma-Phosphatase wird durch die Leber in die Galle ausgeschieden.

Tierexperimentelle Hinweise. Anstieg der Plasmaenzym-Konzentration nach Obstruktion des Gallenganges bei jenen Tieren (Hund, Kaninchen), bei denen das Enzym in die Galle

[1] BODANSKY, A., u. H. L. JAFFÉ: Proc. Soc. exp. Biol. (N. Y.) **31**, 107 (1933).
[2] GREENE, C. H., H. F. SHATTUCK u. L. KAPLOWITZ: J. clin. Invest. **13**, 1079 (1934).
[3] FREEMAN, S., Y. P. CHEN u. A. C. IVY: J. biol. Chem. **124**, 79 (1938).
[4] OPPENHEIMER, M. J., u. E. V. FLOCK: Amer. J. Physiol. **149**, 418 (1947).
[5] JACOBY, F., u. B. F. MARTIN: J. Anat. **89**, 440 (1955).
[6] FREEMAN, S.: Amer. J. Physiol. **164**, 792 (1951).
[7] GUTMAN, A. B., u. B. JONES: Proc. Soc. exp. Biol. (N. Y.) **71**, 572 (1949).
[8] PLETSCHER, A., H. THÖLEN u. R. RICHTERICH: Helv. physiol. Acta **11**, 171 (1953).
[9] BURKE, J. O.: Gastroenterology **16**, 660 (1950).
[10] ARMSTRONG, A. M., u. E. J. KING: Canad. med. Ass. J. **32**, 379 (1935)
[11] ARMSTRONG, A. M., E. J. KING u. R. I. HARRIS: Canad. med. Ass. J. **31**, 14 (1934).
[12] GUTMAN, A. B., et al.: J. clin. Invest. **19**, 129 (1940).

ausgeschieden wird. Fehlen eines solchen Anstieges bei Species, die die alkalische Phosphatase in den Urin ausscheiden (Katze, ? Meerschweinchen). Zunahme der Enzymaktivität nach totaler Hepatektomie oder nach Transfusion phosphatase-reichen Blutes.

Klinische Beobachtungen. Zunahme der Plasmaenzym-Konzentration bei extrahepatischer Obstruktion. Ausscheidung des Enzymes beim Menschen in der Galle.

2. Die Leber besitzt eine sehr geringe Reservekapazität in bezug auf die Ausscheidung des Enzymes in der Galle.

Tierexperimentelle Hinweise. Anstieg der Enzymkonzentration bei Ligatur eines einzigen Ductus hepaticus. Zunahme der Enzymkonzentration nach Hepatektomie progressiv, keine Adaptation. Langsame Abnahme der abnorm hohen Enzymkonzentration nach Transfusion von phosphatase-reichem Blut.

Klinische Beobachtungen. Anstieg der Plasmakonzentration bei Knochenkrankheiten trotz intakter Leberfunktion. Anstieg der Plasmakonzentration des Enzymes bei unvollständiger intrahepatischer Obstruktion (Stase-Stadium bei der epidemischen Hepatitis, Cholangitis, Choangiolitis, biliäre Cirrhose). Anstieg der Enzymkonzentration bei umschriebener, lokaler Obstruktion (Tumormetastasen oder Infiltrate).

Auf Grund einer solchen Synthese will uns scheinen, daß die Mehrzahl der tierexperimentellen und klinischen Beobachtungen auf Grund der Retentionshypothese befriedigend erklärt werden können. Besonders wichtig scheint uns die Auffassung, daß die Reservekapazität der Leber für die Ausscheidung des Enzymes kritisch ist. Eine solche Annahme erlaubt eine sinnvolle Deutung der Übergänge zwischen einer normalen und extrem hohen Plasma-Phosphatase. So mag es etwa bei einer hepatocellulären Schädigung durch Ödem zu einem Ausfall der kleinen Gallenwege in etwa 50% der Lebermasse kommen. Das verbleibende Lebergewebe ist nach dieser Hypothese nicht mehr fähig, die Ausscheidung des in normaler Menge gebildeten Plasmaenzymes zu bewältigen, und es kommt daher zu einem mäßigen Anstieg der Enzym-Konzentration im Plasma.

Achtes Kapitel

Niere

"It is no exaggeration to say that the composition of the blood is determined not by what the mouth takes in but what the kidneys keep: they are the master chemists of our internal environment, which, so to speak, produce the manufacture in reverse by working it over completely some fifteen times a day."

H. W. Smith, 1951

A. Zur Biochemie der Nierenfunktion

a) Einführung

Die Trias der funktionellen Mechanismen der Niere wurde auf Grund von indirekten Hinweisen bereits Ende des letzten Jahrhunderts erkannt. BOWMAN entwarf im Jahre 1842 ein naturgetreues und heute noch gültiges Bild der Glomerulumstruktur und erkannte dessen grundsätzliche Ähnlichkeit mit einem *Filter*. CARL LUDWIG beobachtete im Jahre 1844 die eiweißfreie Natur des Ultrafiltrates und postulierte, daß die Zusammensetzung des Urines vor allem durch die *Rückresorption* bestimmt wird. Schließlich verglich HEIDENHAIN im Jahre 1874 die Niere mit einer Drüse und entdeckte damit den dritten Fundamentalmechanismus, die *Sekretion*. Alle Exkretionsleistungen der Niere können als Spezialfälle dieser drei Prozesse — Filtration, Rückresorption und Sekretion — aufgefaßt werden. Während die älteren Forscher ihre Hypothesen vor allem auf Grund indirekter Hinweise postulierten, so kann heute kein Zweifel mehr vorliegen, daß es sich bei der Filtration, der Rückresorption und der Sekretion um reale Mechanismen und nicht um eine Fiktion handelt. Das quantitative Studium der drei Fundamentalfunktionen im intakten Individuum wurde durch die Entwicklung des Clearance-Konzeptes, um den sich besonders Rehberg, Marshall und van Slyke verdient machten, möglich. Diese Methode wird seit etwa 20 Jahren zum Studium der Nierenfunktion in der Physiologie und Klinik verwendet und trug Unschätzbares zum Verständnis der Funktion dieses Organes in Gesundheit und Krankheit bei. Dieses intensive Studium mit Hilfe der Clearance-Technik führte dazu, daß die physikalisch-chemischen Aspekte der Nierenfunktion weitgehend abgeklärt sind, daß aber anderseits die Biochemie der Niere stark vernachlässigt wurde. Im Gegensatz etwa zur Leber, ist unser Wissen um die Physiologie der Niere fast ausschließlich physikalisch-chemischer[1] und nicht biochemischer Natur.

b) Clearance-Konzept

i. Filtration niedrigmolekularer Substanzen

Zur Messung der Filtration in der Niere werden Substanzen verwendet, die die folgenden drei Eigenschaften aufweisen: Sie müssen vollständig, quantitativ, filtriert werden, sie dürfen von der Niere weder abgebaut, noch sezerniert oder rückresorbiert werden und sie müssen pharmakologisch inert sein. Es ist klar, daß die Frage, ob eine Substanz filtriert wird oder nicht, in erster Linie durch die relative Größe der Poren des Filters und der Partikel bestimmt wird. Die Erfahrungen der letzten 100 Jahre zeigten, daß zwar alle niedrigmolekularen Substanzen im Urin erscheinen können, daß dies aber bei hochmolekularen Verbindungen nur ausnahmsweise der Fall ist. Da das Molekulargewicht ein grober Index für die Molekülgröße ist, so sollte es durch die Untersuchung der Ausscheidung verschieden schwerer Moleküle gelingen, ein Bild von der Porengröße zu entwerfen. Wie aus Tab. 160 hervorgeht, werden unter physiologischen Bedingungen ausschließlich hochmolekulare Substanzen mit einem Molekülgewicht von weniger als 60 000 in den Urin ausgeschieden. Unter pathologischen Verhältnissen treten auch höhermolekulare Eiweiße wie Albumine und schließlich sogar Globuline in den Urin über und wir müssen aus dieser Beobachtung auf eine Zunahme der Porengröße im Glomerulumfilter schließen.

ii. Filtration hochmolekularer Substanzen

Das Inulin, mit einem Molekulargewicht von etwa 10 000 wird vollständig filtriert, seine Siebung im Glomerulumfilter beträgt 1. Im Gegensatz dazu wird unter physiologischen Verhältnissen das Hämoglobin mit einem Molekulargewicht um 60 000 in nur sehr geringen Mengen im Urin ausgeschieden. Seine Siebung im Glomerulumfilter beträgt annähernd 0. Zwischen diesen beiden Extremen lassen sich aller Übergangsformen nachweisen, vom gut filtrierten Myoglobin mit einem Molekulargewicht von etwa 17 000 bis zum kaum filtrierten Albumin mit einem Molekulargewicht um 75 000. Zuverlässigere Aufschlüsse geben solche Überlegungen, wenn anstelle des Molekulargewichtes der Molekülradius als Index für die Partikelgröße verwendet wird. Wie aus Abb. 124 hervorgeht, besteht eine enge Beziehung zwischen der Glomerulumfiltration und der Molekülgröße. Es kann aus dieser Darstellung entnommen werden, daß die Poren der Glomerula einen Radius von 35—50 Å-Einheiten aufweisen müssen. Mit Hilfe des Elektronenmikroskopes gelang es in den letzten Jahren, die Poren in der Basalmembran des Capillarendothels der Glomerula direkt sichtbar zu machen.

---

[1] Smith, H. W.: The Kidney. New York, N. Y.: Oxford University Press 1951 (*M.*).

Nach PEASE[1] sollen diese einen Radius von etwa 50 Å haben. Die gute Übereinstimmung der Resultate der indirekten und direkten Messungen der Porengröße ist überraschend, besonders wenn man an die Häufigkeit von Artefakten bei elektronenoptischen Untersuchungen denkt.

iii. Ausscheidung von Enzymen im Urin

Die Ausscheidung von Enzymen im Urin ist ein wichtiger Mechanismus der biologischen Inaktivierung dieser Substanzen. Es ist um so bedauernswerter, daß bisher noch keine systematischen Untersuchungen über die Elimination der Enzyme durch die Niere vorliegen. Immerhin lassen sich aus indirekten Hinweisen einige Gesetzmäßigkeiten ablesen. Enzyme sind relativ hochmolekulare Eiweiße. Es stellt sich daher als erstes die Frage, ob eine Beziehung zwischen ihrem Molekulargewicht und ihrem Übertritt in den Urin besteht. Wie aus Tab. 160 hervorgeht, wurden bisher nur solche Enzyme im Urin beobachtet, deren Molekulargewicht weniger als 60 000 beträgt. Einzig bei Nierenkrankheiten treten auch höhermolekulare Enzyme in den Urin über; es sei an den

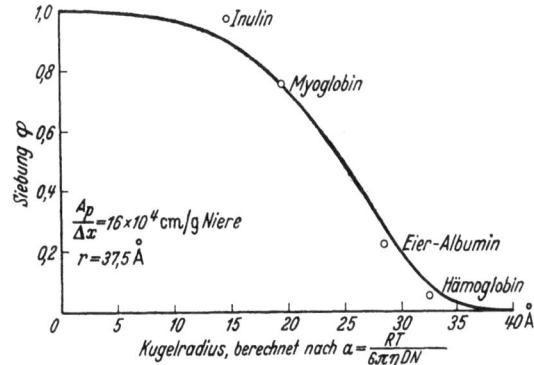

Abb. 124. Beziehung zwischen der Glomerulumfiltration (Siebung) und der Molekülgröße hochmolekularer Eiweiße (nach PAPPENHEIMER[2])

Tabelle 160. *Urin-Ausscheidung von Enzymen als Funktion des Molekulargewichtes*

Enzym	Molekular-gewicht	Vorkommen im Urin
Cytochrom c	13 000	nach intravenöser Verabreichung
Ribonuclease	15 000	Leukämien, Krebs
(Myoglobin	17 500	Crush-Syndrom)
Carbonat-Anhydratase	30 000	bei hämolytischen Anämien
(Gelatine	33 000	nach intravenöser Verabreichung)
Carboxypeptidase	31 600	?
Pepsinogen	34 000	physiologischerweise
Trypsinogen	36 500	β
(Bence-Jones-Protein	38 000	beim multiplen Myelom)
Chymotrypsinogen	41 000	?
α-Amylase	45 000	physiologischerweise
(Insulin	48 000	?)
(Dextran, schwedisch	50 000	nach intravenöser Verabreichung)
Desoxyribonuclease	60 000	Leukämien, Krebs
(Hämoglobin	68 000	bei der Hämoglobinurie)
(Albumin	75 000	bei Nephrosen)
DPN · H_2 → Cytochrom c-Trans-elektronase	76 000	?
FDP → Triosephosphat-Lyase . . .	150 000	fehlt auch bei Hyperenzymie
(Globulin	180 000	bei Nephrosen)
Fumarat-Hydratase	200 000	?
(Fibrinogen	250 000	fehlt)

[1] PEASE, D. C.: Anat. Rec. **118**, 339 (1954).
[2] PAPPENHEIMER, J. R.: Klin. Wschr. **33**, 362 (1955).

Verlust der Polyphenoloxydase (Coeruloplasmin) bei Nephrosen erinnert. Verschiedene Beobachtungen weisen darauf hin, daß der Begriff der Siebung ebenfalls gültig ist. So kommt es bei einer Parotitis zu einer Zunahme der Plasma-Konzentration der α-Amylase, obschon dieses Enzym z. T. durch die Nieren ausgeschieden wird. Da sein Molekulargewicht aber relativ hoch ist, so gelingt es der Niere nicht, den Syntheseüberschuß durch Filtration quantitativ zu eliminieren. Diese Beobachtungen machen es verständlich, weshalb die Beurteilung der Enzymsynthese, etwa bei der α-Amylase und dem Pepsinogen, durch Analysen der Enzymexkretion schwierig ist. Da bei Substanzen mit einem Molekulargewicht über etwa 25 000 der Clearancekonzept nicht mehr anwendbar wird, so dürfen aus der Urinausscheidung keine Rückschlüsse auf die Produktion von Enzymen gezogen werden. Diese Überlegungen gelten besonders dann, wenn die Urinausscheidung von Enzymen in kurzen Zeitintervallen untersucht wird. Unter diesen Verhältnissen spiegeln sich Änderungen der Enzymproduktion nur schlecht in der Urinausscheidung wider. Werden aber längere Zeitintervalle gewählt, so gelingt es meist doch, eine Zunahme der Enzymproduktion durch Messung der Enzymausscheidung im Urin zu erfassen. Dies erklärt, weshalb die Messung der Urinausscheidung der α-Amylase bei Pankreaserkrankungen und des Pepsinogens bei Magenkrankheiten dann relativ zuverlässige Werte gibt, wenn längere Zeitintervalle für die Urinsammlung verwendet werden (über 12 Std.). Die prozentual zwar geringe Zunahme der Glomerulumfiltration führt unter diesen Verhältnissen doch zu einer signifikanten Zunahme der Enzymausscheidung im Urin. Während wir uns so einigermaßen ein Bild von den Filtrationsvorgängen machen können, so ist noch immer nicht entschieden, ob Enzyme auch sezerniert und rückresorbiert werden. Da keine Enzyme mit einem Molekulargewicht über 60 000 im Urin beobachtet und da nach bisherigen Forschungen ausschließlich relativ niedrigmolekulare Substanzen durch Sekretion eliminiert werden, so ist es unwahrscheinlich, daß der Vorgang bei der Ausscheidung von Enzymen eine Rolle spielt. Im Gegensatz dazu kann eine Rückresorption von Enzymen z. Z. nicht ausgeschlossen werden, da auch andere Eiweiße, wie etwa Hämoglobin rückresorbiert werden. Zum Abschluß möchten wir einmal mehr hervorheben, daß es sinnwidrig ist, Änderungen in der Enzymsynthese in einem Organ durch Messung der Enzym-Konzentration im Urin erfassen zu wollen. Die Konzentration einer Substanz im Urin wird in erster Linie durch renale Faktoren reguliert. Einzig die Messung der Ausscheidung eines Enzymes in einer Zeiteinheit vermag annähernd ein Maß für Änderungen der Enzymproduktion zu geben.

iV. Rückresorption

Eine Rückresorption muß in allen jenen Fällen angenommen werden, bei denen eine kleinmolekulare Substanz im Plasma vorkommt, aber nicht in den Urin ausgeschieden wird. Durch Steigerung der Plasma-Konzentration einer rückresorbierten Substanz kann im allgemeinen die Rückresorption erhöht werden. Diese Zunahme erfolgt aber nicht unbeschränkt, sondern es wird ein bestimmter Maximalwert, der Tm (maximale tubuläre Resorption oder "tubular mass") erreicht, über den hinaus selbst bei weiterer Erhöhung der Plasma-Konzentration keine weitere Steigerung der Rückresorption erzwungen werden kann. Nach den auf S. 48 gemachten prinzipiellen Erwägungen sind drei verschiedene Rückresorptionsmechanismen zu erwarten:

1. Als passive Diffusion oder *physikalische Permeabilität* ist die *Rückresorption von Wasser, Urea und Ammoniak* aufzufassen. Die Rückresorption des Wassers ist die Folge eines osmotischen Gradienten, während diejenige des Harnstoffes und des Ammoniakes auf ein Diffusionsgefälle zurückzuführen ist. Diese Form der Rückresorption kann durch physikalisch-chemische Gesetzmäßigkeiten erklärt werden und ist nicht an die Vitalität der Zellen gebunden.

2. Als ersten Typus eines aktiven Transfers oder einer *physiologischen Permeabilität* ist die *Rückresorption von Ionen* zu erwähnen. Formal fällt bei Studien über die Rückresorption solcher elektrisch geladener Teilchen auf, daß kein Tm nachweisbar ist. Diese Form der Resorption ist an einen intakten Energiestoffwechsel der Zelle gebunden. Der Mechanismus des Transfers ist z. Z. noch rätselhaft. Es dürfte sich aber wahrscheinlich um ähnliche Prozesse handeln, wie wir sie bei der Sekretion von Wasserstoffionen im Magen ausführlich darstellten (S. 432).

3. Eine ganz andersartige Form des aktiven Transportes oder der physiologischen Permeabilität wird bei der *Rückresorption von niedrigmolekularen Substanzen* beobachtet. In diese Gruppe gehören Glucose, Aminosäuren, Phosphat, Sulfat, Harnsäure, Acetessigsäure, Vitamin C, Milchsäure, β-Oxybuttersäure, Inositol usw. Als Beispiel für diese Gruppe sei unten etwas ausführlicher auf die Rückresorption der Glucose eingegangen.

Die Natur der Rückresorptionsvorgänge ist z. Z. noch keinesfalls abgeklärt. Die folgenden Beobachtungen machen es aber wahrscheinlich, daß Enzyme bei diesen Vorgängen eine wichtige Rolle spielen:

Die tubuläre Resorption ist durch einen Tm limitiert. Dies kann entweder als eine beschränkte Menge eines Trägermoleküles oder Enzymes interpretiert werden. Bei gleichzeitiger Rückresorption verschiedener Substanzen wird häufig eine Kompetition, die sich in einer gegenseitigen Depression des Tm manifestiert, beobachtet. Zur Deutung dieser Beobachtung kann wiederum eine gegenseitige Verdrängung der Substanzen von einem gemeinsamen Träger oder Enzym angenommen werden. Durch die Verwendung geeigneter Inhibitoren gelingt es, die Rückresorption zu blockieren. So wird etwa die Rückresorption der Harnsäure durch Salicylate, Carinamid und Benemid gehemmt. Diese Beobachtungen können besser durch die Annahme einer Hemmung von Enzymen als einer Blockierung eines Trägers erklärt werden.

V. Tubuläre Sekretion

Die Beobachtung, daß gewisse Substanzen einen höheren Clearancewert aufweisen als das Inulin, läßt darauf schließen, daß diese nicht bloß durch Filtration, sondern noch zusätzlich durch Sekretion ausgeschieden werden. Ähnlich wie bei der Rückresorption und bei allen anderen Permeabilitätsproblemen kann auch hier zwischen drei verschiedenen Typen unterschieden werden:

1. Durch passive Diffusion gelangen z. B. das Ammoniak und Neutralrot in den Urin. Atebrin und ähnliche Basen werden in saurem Urin in ihre ionische Form umgewandelt, wodurch eine Rückdiffusion in die Zelle vermindert und das Diffusionsgefälle von der Zelle in den Urin aufrechterhalten wird. Salicylate werden umgekehrt in alkalischem Urin fixiert und rascher ausgeschieden, da diese Verbindungen im alkalischen p_H-Bereich dissoziiert sind. Diese Form der Sekretion kann durch physikalisch-chemische Gesetzmäßigkeiten befriedigend erklärt werden.

2. Die Sekretion von Wasserstoff- und Kaliumionen kann z. Z. noch kaum näher gedeutet werden. Es ist aber wahrscheinlich, daß die Wasserstoffionen in der Niere auf ähnliche Weise sezerniert werden wie im Magen (vgl. S. 432).

3. Die Sekretion von zahlreichen schwer klassifizierbaren Substanzen in ihrer molekularen Form. Als Beispiele seien Phenolrot, Creatinin, Indigokarmin, Hippursäure, Pantothensäure und eine Reihe aromatischer Säuren erwähnt.

Für die tubuläre Sekretion gelten dieselben Regeln wie für die tubuläre Rückresorption. Wiederum gibt es einen Tm, der bei weiterer Steigerung der Plasma-Konzentration der sezernierten Substanz nicht überschritten werden kann. Wiederum wird eine kompetitive Hemmung durch ähnliche Substanzen und eine Inhibition durch Enzymhemmer beobachtet.

B. Zur Biochemie der Niere[1,2]

a) Energiestoffwechsel

i. Sauerstoffverbrauch

Seit langem ist bekannt, daß die Niere pro Gewichtseinheit die höchste Sauerstoffaufnahme von allen Organen des Säugetierorganismus besitzt (Tab. 21). Als Substrate für

---

[1] *M.*: JUSTIN-BESANCON, L.: Les fonctions internes du rein. Paris: Masson 1930.

[2] *M.*: BÉNARD, H., u. A. GAJDOS: Activité métabolique du rein et son rôle dans l'excrétion urinaire. Paris: Masson 1954.

die Oxydation kommen vor allem Glucose und Fettsäure in Frage. Aus Untersuchungen mit dem Warburg-Apparat[1] und im Lungen-Nierenpräparat[2] geht hervor, daß etwa ein Drittel des Sauerstoffverbrauches zur Verbrennung von Glucose verwendet wird. Die Untersuchungen der letzten Jahre zeigten, daß alle Enzyme und Intermediärprodukte der Glykolyse, des Krebs-Cyclus und der Endoxydation in der Niere vorkommen. Vergleichende Untersuchungen ergaben sogar, daß die Konzentration der Intermediärprodukte des Krebscyclus in der Niere höher ist als in der Leber[3]. Auch Zwischenprodukte des Hexose-monophosphat-Shunts konnten in der Niere nachgewiesen werden[4]. Die verbleibenden zwei Drittel des Sauerstoffs dürften vor allem zur Oxydation der Fettsäuren verwendet werden. Dieser, nach dem Prinzip der β-Oxydation ablaufende Vorgang, wurde in der Niere von SNAPPER et al.[5-9] analysiert. GRAFFLIN und GREEN[10] zeigten im Jahre 1948, daß das Cyclophorase-System der Niere alle geradkettigen, gesättigten Fettsäuren bis C_{13} vollständig oxydiert. Besonders ausführliche Studien liegen über die Degradation der Valeriansäure[11], Octansäure[12] und Palmitinsäure[13] vor.

ii. Störungen im Energiestoffwechsel

Die Kapazität der Rückresorption und Sekretion ist bei zahlreichen Nieren-krankheiten eingeschränkt. Es ist wahrscheinlich, daß mindestens in den Früh-stadien der Erkrankungen eine Störung im Energiestoffwechsel für die Funktions-einbuße verantwortlich ist. Diese Verhältnisse wurden aber bisher noch wenig untersucht. Einzig über die Veränderungen des Energiestoffwechsels bei der Masugi-Nephritis liegen einige Untersuchungen vor. Die Beobachtungen von SARRE und EGER[14], wonach es zu einer geringen Zunahme des Sauerstoffver-brauches komme, dürften kaum zuverlässig sein, da diese Autoren den Sauerstoff-verbrauch von Nierenhomogenaten in einem nicht genügend angereicherten Medium untersuchten und bereits die Nieren der Kontrolltiere eine abnorm niedrige Sauerstoffaufnahme zeigten. AEBI und WÜTHRICH[15] wiesen kürzlich in einer schönen Studie nach, daß der Sauerstoffverbrauch bei der Masugi-Nephritis um etwa 20% vermindert ist.

iii. Dehydrogenasen[16]

Der Nachweis der Succinat-Dehydrogenasen in situ erfolgt durch Inkubation unfixierter Schnitte in einem Gemisch, das Succinat[17] und bestimmte Aktivatoren enthält[18, 19]. In der Niere ist die Enzymaktivität besonders intensiv in den proximalen Tubuli, der aufsteigenden Schlinge und den distalen Tubuli contorti[18-20]. Über Veränderungen der Verteilung der Succinat-Dehydrogenase unter pathologischen Verhältnissen entnehmen wir dem Übersichts-referat von WACHSTEIN[19] die folgenden Angaben: In nekrobiotischen Zellen verschwindet das Enzym oft lange bevor irgendwelche morphologische Veränderungen nachweisbar sind. Bei der Hydronephrose verlieren die Zellen der proximalen Tubuli ihr Enzym, doch bleibt dieses

[1] IRVING, J. T.: Biochem. J. 22, 964 (1928). — RUSSEL, J. H., u. A. E. WILHELMI: J. biol. Chem. 140, 747 (1941).

[2] HEMINGWAY, A., u. H. J. PHELPS: J. Physiol. 80, 369 (1934).

[3] FROHMAN, C. E., J. M. ORTEN u. A. R. SMITH: J. biol. Chem. 193, 803 (1951).

[4] DICKENS, F., u. E. GLOCK: Biochem. J. 50, 81 (1951).

[5] SNAPPER, I., u. A. GRUNBAUM: Biochem. Z. 150, 12 (1924).

[6] SNAPPER, I., A. GRUNBAUM u. J. NEUBERG: Biochem. Z. 167, 100 (1926).

[7] SNAPPER, I., u. A. GRUNBAUM: Biochem. Z. 175, 366 (1926).

[8] SNAPPER, I., A. GRUNBAUM u. J. NEUBERG: Biochem. Z. 185, 223 (1927).

[9] SNAPPER, I., u. A. GRUNBAUM: The Kidney in Health and Disease. Philadelphia 1935.

[10] GRAFFLIN, A. L., u. D. E. GREEN: J. biol. Chem. 176, 95 (1948).

[11] GEYER, R. P., M. CUNNINGHAM u. J. ENDERGAST: J. biol. Chem. 185, 461 (1950).

[12] GEYER, R. P., L. W. MATTHEWS u. F. J. STARE: J. biol. Chem. 180, 1037 (1949).

[13] VOLK, M. E., R. H. MILLINGTON u. S. WEINHOUSE: J. biol. Chem. 195, 493 (1952).

[14] SARRE, H., u. W. EGER: Z. klin. Med. 136, 96 (1939).

[15] AEBI, H., u. F. WÜTHRICH: Helv. med. Acta 20, 502 (1953).

[16] Uer.: WACHSTEIN, M.: J. Histochem. Cytochem. 3, 246 (1955).

[17] PADYKULA, H. A.: Amer. J. Anat. 91, 107 (1952).

[18] RUTENBURG, A. M., M. WOLMAN u. A. M. SELIGMAN: J. Histochem. Cytochem. 1, 66 (1953).

[19] WACHSTEIN, M.: J. Histochem. Cytochem. 3, 246 (1955).

[20] WACHSTEIN, M., u. E. MEISEL: Amer. J. Path. 30, 147 (1954).

in der aufsteigenden Schlinge noch lange erhalten. In den letzten Jahren war viel vom Verschwinden des Enzymes nach der Verabreichung von Quecksilberdiuretica die Rede, doch soll dies nach neueren Untersuchungen nur dann der Fall sein, wenn die Zellen als Folge einer Quecksilbervergiftung nekrobiotisch werden.

iV. Lokalisation einiger Phosphatasen[1]

Obschon die Funktion der alkalischen Phosphatase in der Niere noch nicht abgeklärt ist, so mag es hier doch am Platze sein, kurz auf einige der zahlreichen histochemischen Beobachtungen über das Verhalten dieses Enzymes unter physiologischen und pathologischen Bedingungen einzugehen. Die intensivste Enzymkonzentration wird im Stäbchensaum[2-4] der proximalen Tubuli beobachtet[1, 5, 6]. Allerdings kommen ausgeprägte Speciesunterschiede vor; bei der Katze geben auch Abschnitte der aufsteigenden Schlinge eine sehr intensive Reaktion[1, 6, 7]. Bei nekrotischen Veränderungen der Zellen bleibt das Enzym meist lange erhalten[8-10], doch verschwindet es aus atrophischen und regenerierenden Zellen[9-11]. Bei der experimentellen Hydronephrose wird eine Aktivitätseinbuße des Enzymes erst nach dem Auftreten von morphologischen Veränderungen beobachtet[9,12-16]. Nach Ligatur der Nierenarterie wird bald ein intensiver, bald ein nur mäßiger[13] Enzymschwund gefunden. Eine Abnahme der Enzymaktivität tritt nach Testosteron-[17] und Methylthiouracil-Verabreichung[18], Parathyreoidektomie[19], akutem und chronischem Cholinmangel[20] und Schockzuständen ein[21]. Auch nach Adrenalektomie kommt es zu einer deutlichen Abnahme der Enzymkonzentration in den proximalen Tubuli[21].

Von größerem Interesse ist die *Glucose-6-Phosphatase* der Niere, die möglicherweise bei der Abspaltung der Glucose vor der Entlassung in den Blutstrom eine Rolle spielt. CHIQUOINE[22] wies das Enzym mit der von ihm entwickelten histochemischen Technik besonders in der Basis der proximalen Tubuli, nicht aber im Stäbchensaum nach. Untersuchungen über das Verhalten der Glucose-6-Phosphatase unter experimentellen Bedingungen stehen noch aus.

V. Lipasen und Cholinesterasen

ROGER und BINET[23] zeigten bereits vor über 25 Jahren, daß Nierengewebe eine ähnliche lipolytische Wirkung besitzt wie die Leber, das Pankreas und die Lunge. RONA und LASNITZKI[25] untersuchten eingehend die Eigenschaften eines tributyrinspaltenden Enzymes, also wahrscheinlich einer Cholinesterase. BINET et al.[24] erbrachten den Nachweis, daß die Niere auch in vivo einer Lipolyse fähig ist. Sie injizierten Lipoidol in die Nierenarterie eines Hundes und maßen die lipolytische Wirkung auf Grund der Jodidausscheidung in den Urin.

Während der letzten Jahre wurden mehrere Methoden zum histochemischen Nachweis der Lipasen und Cholinesterasen entwickelt. Trotz der Verwendung verschiedener Substrate

[1] (Uer.): WACHSTEIN, M.: J. Histochem. Cytochem. 3, 246 (1955).

[2] BARTON, R.: Nature (Lond.) 173, 1233 (1954).

[3] BURGOS, M. H., H. W. DEANE u. M. L. KARNOVSKI: J. Histochem. Cytochem. 3, 103 (1955).

[4] JOHNSON, F. R.: Proc. Roy. Soc. B 142, 169 (1954).

[5] LANGLEY, J. B., u. E. R. FISHER: Anat. Rec. 120, 1 (1954).

[6] MANHEIMER, L. H., u. A. M. SELIGMAN: J. nat. Cancer Inst. 9, 181 (1948).

[7] SMITH, C., u. B. L. FREEMAN: Proc. Soc. exp. Biol. (N. Y.) 86, 775 (1954).

[8] HEPLER, O. E., H. GURLEY u. J. P. SIMMONDS: Arch. Path. (Chicago) 39, 133 (1945).

[9] WACHSTEIN, M.: J. exp. Med. 84, 503 (1947).

[10] WACHSTEIN, M.: Arch. Path. (Chicago) 43, 503 (1947).

[11] BREEDIS, C., C. M. FLORY u. J. FURTH: Arch. Path. (Chicago) 39, 402 (1942).

[12] WILMER, H. A.: J. exp. Med. 148, 225 (1953).

[13] WILMER, H. A.: Arch. Path. (Chicago) 37, 227 (1944).

[14] WACHSTEIN, M.: J. Lab. clin. Med. 32, 1130 (1947).

[15] GOEBEL, A., u. H. PUCHTLER: Virchows Arch. path. Anat. 326, 119 (1954).

[16] MIGONE, L., u. FIACCADORI: Medicina 3, 357 (1953).

[17] TISSIERES, A.: Acta anat. (Basel) 5, 235 (1948).

[18] MEIER, A. L.: Acta anat. (Basel) 16, 97 (1952).

[19] EGER, W., u. W. SCHULTE: Naunyn-Schmiedebergs Arch. exp. Path. u. Pharmak. 218, 222 (1953).

[20] WACHSTEIN, M.: Arch. Path. (Chicago) 38, 297 (1944).

[21] BERG, M., u. S. A. LEVINSON: Arch. Path. (Chicago) 53, 179 (1952).

[22] CHIQUOINE, A. D.: J. Histochem. Cytochem. 1, 429 (1953).

[23] ROGER, H., u. L. BINET: C. R. Soc. Biol. (Paris) 96, 377 (1927).

[24] JUSTIN-BESANCON, L.: Les fonctions internes du rein. Paris: Masson 1930 (M.).

[25] RONA, P., u. A. LASNITZKI: Biochem. Z. 152, 504 (1924).

wurden ziemlich übereinstimmende Befunde über die Verteilung der Enzyme in der Niere erhoben, doch sei betont, daß beachtliche Speciesdifferenzen vorkommen. Die intensivste Reaktion wird stets in den proximalen Tubuli beobachtet, während in der Medulla nur geringe Enzymmengen nachgewiesen werden können[1-7]. In nekrotischen Zellen nimmt die Enzymkonzentration gelegentlich zu, während regenerierende Zellen sehr enzymarm sind[8,9]. Bei der experimentellen Hydronephrose verschwindet das Enzym rasch aus den kollabierten proximalen Tubuli, während in den dilatierten Sammelröhren noch immer etwas Aktivität nachweisbar bleibt[8].

b) Lokalisation von Enzymen in der Niere

Während der letzten 15 Jahre wurde eine größere Zahl von histochemischen Untersuchungen über die Lokalisation von Enzymen in der Niere durchgeführt. Anstelle einer Wiederholung der bei der Besprechung der individuellen Enzyme bereits gemachten Lokalisationsangaben beschränken wir uns auf eine tabellarische Zusammenstellung über die Enzyme in der Rattenniere (Tab. 161). Im übrigen verweisen wir auf die in Einzelheiten gehende Übersichtsarbeit von WACHSTEIN[10].

Tabelle 161. *Lokalisation einiger Enzyme in der Rattenniere* (nach WACHSTEIN[3])

Enzym	Glom.	Prox. Tub.	Henle desz.	Henle asz.	Distl. Tub.	Samm.
Lipase	—	+ +	—	—	—	—
Cholinesterase	+	+ + +	—	+	+ + +	—
Alkalische Phosphatase .	—	+ + +	—	—	—	—
Saure Phosphatase . . .	+	+ + +	+	+	+	+
Glucose-6-Phosphatase .	—	+ + +	—	+	—	—
5-Nucleotidase	—	+	—	—	—	—
β-Glucuronidase	—	+ +	—	+ +	+ +	+
Succinat-Dehydrogenase .	—	+ + +	—	+ + +	+ +	—
DPN-Diaphorase	—	+ + +	+	+	+	+ +
TPN-Diaphorase	+	+ +	+ +	+	+	+

C. Biologie und Pathologie der Carbonat-Anhydratase[11,12]

a) Entdeckung des Enzymes

Die beim Sauerstofftransport durch die Erythrocyten beteiligten Mechanismen waren in den zwanziger Jahren bereits weitgehend abgeklärt. Im Gegensatz dazu herrschte in bezug auf den Transport des Kohlendioxydes noch manche Unklarheit. Dies veranlaßte HENRIQUES[13], die Freisetzung von Kohlendioxyd aus dem Plasma und Hämoglobin näher zu analysieren. Dabei stieß er auf zwei

---

[1] BARNETT, R. J.: Anat. Rec. 114, 577 (1952).

[2] RICHTERICH, R.: Acta anat. (Basel) 14, 342 (1952).

[3] WACHSTEIN, M.: J. Histochem. Cytochem. 3, 246 (1955) *(Uer.)*.

[4] CHESSICK, R. D.: Histochem. Cytochem. 1, 471 (1953).

[5] NACHLAS, M. M., u. A. M. SELIGMAN: Anat. Rec. 105, 677 (1949).

[6] WACHSTEIN, M., u. E. MEISEL: Proc. Soc. exp. Biol. (N. Y.) 79, 680 (1952).

[7] PEARSE, A. G. E.: Internat. Rev. Cytol. 2, 329 (1954).

[8] WACHSTEIN, M.: J. exp. Med. 84, 25 (1946).

[9] OLIVER, J.: Amer. J. Med. 15, 335 (1953).

[10] WACHSTEIN, M.: J. Histochem. Cytochem. 3, 246 (1955).

[11] *Hb.*: ROUGHTON, F. J. W., and A. M. CLARK: In "The Enzymes". Edited by J. B. SUMNER and K. MYRBÄCK, Bd. I/2, p. 1250. New York, N. Y.: Academic Press 1951.

[12] *Uer.*: ROUGHTON, F. J. W.: Physiol. Rev. 15, 241 (1935). — ROYGHTON, F. J. W.: Harvey Lect. 34, 96 (1944). — DAVENPORT, H. W.: Physiol. Rev. 26, 560 (1946). — GOOR, H. VAN: Enzymologia 13, 75 (1948).

[13] HENRIQUES, O. M.: Biochem. Z. 200, 1 (1928).

Befunde, die heute als Ausgangspunkt der Erforschung der Carbonat-Anhydratase in den Erythrocyten aufgefaßt werden müssen: Erstens beobachtete er, daß die Freisetzung des Kohlendioxydes aus dem Plasma durch einen spontanen Zerfall von Bicarbonat erklärt werden kann, daß aber anderseits die Liberation des Kohlendioxydes aus den Erythrocyten mit einer Geschwindigkeit erfolgt, die durch spontane Zersetzung des Bicarbonates nicht allein gedeutet werden kann. Zweitens berechnete er, daß nur etwa 1—2% des ausgeatmeten Kohlendioxydes durch spontanen Zerfall von Bicarbonat in den Lungencapillaren freigesetzt werden können und daß ein zusätzlicher Mechanismus vorliegen muß, der für die beschleunigte Zersetzung des Bicarbonats verantwortlich ist. MELDRUM und ROUGHTON[1] nahmen diese Probleme wieder auf, und es gelang ihnen, einen Katalysator vom Hämoglobin abzutrennen und zu zeigen, daß es sich dabei um ein Enzym handelt, die Carbonat-Anhydratase.

Die Biologie und Biochemie dieses interessanten Enzymes wurde seither recht eingehend studiert. MANN und KEILIN[2] zeigten im Jahre 1940, daß die Sulfonamide Inhibitoren der Carbonat-Anhydratase sind. DAVENPORT und WILHELMI[3] wiesen als erste in der Nierenrinde von Hund und Katze ein solches Enzym nach, und HÖBER[4] konnte durch Hemmung des Enzymes mit Sulfonamiden in vivo wahrscheinlich machen, daß die Carbonat-Anhydratase bei der Sekretion von Wasserstoffionen in der Niere eine Rolle spielt. Etwa gleichzeitig wurde auch die Bedeutung des Enzymes für die Ausscheidung von Bicarbonat im Pankreas, die Sekretion von Wasserstoffionen im Magen und die Ausscheidung eines bicarbonatarmen Sekretes in der Prostata erkannt.

b) Zur Biochemie

i. Merkmale des Enzymes[5]

Die Carbonat-Anhydratase wirkt auf das sog. *Kohlendioxyd-Carbonsäure-System.* Wird Kohlendioxyd in eine wäßrige Lösung gebracht, so reagiert dieses mit Wasser und bildet Carbonsäure, die ihrerseits in Bicarbonat- und Wasserstoffionen dissoziiert. Der erste dieser beiden Schritte, die Bildung der Carbonsäure, wird durch die Carbonat-Anhydratase katalysiert, während der zweite, die Dissoziation spontan erfolgt (Abb. 124a). Da der Zerfall der

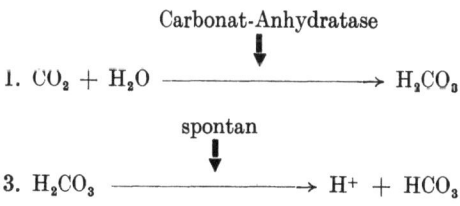

Abb. 124a. Wirkungsweise der Carbonat-Anhydratase

Carbonsäure außerordentlich rasch abläuft, so wird die Geschwindigkeit der Gesamtreaktion von der Aktivität und Konzentration des Enzymes limitiert. Die Reaktion kann in beiden Richtungen ablaufen und auch die katalytische Wirkung der Carbonat-Anhydratase ist reversibel. Die Kinetik der Reaktionen ist außerordentlich kompliziert und hängt unter anderem davon ab, in welcher Richtung die Katalyse abläuft. Da das Enzym eine an sich spontan rasch ablaufende Reaktion katalysiert, ist die Messung seiner Aktivität nicht einfach. Ein Teil der widersprechenden Angaben in der Literatur dürfte auf technische Mängel in den

[1] MELDRUM, N. U., u. F. J. W. ROUGHTON: J. Physiol. **72**, 6 P (1931).
[2] MANN, T., u. D. KEILIN: Nature (Lond.) **146**, 164 (1940).
[3] DAVENPORT, H. W., u. A. E. WILHELMI: Proc. Soc. exp. Biol. (N. Y.) 48, 53 (1941).
[4] HÖBER, R.: Proc. Soc. exp. Biol. (N. Y.) **49**, 87 (1942).
[5] *Uer.:* VALLEE, B. L.: Advanc. Protein Chem. **10**, 317 (1955).

Nachweismethoden zurückzuführen sein. Ein p_H-Optimum kann bei der Carbonat-Anhydratase nicht nachgewiesen werden; es existiert jedoch ein p_H-Minimum bei p_H 6,2. Die Reinigung des Enzymes ist bereits recht weitgehend gelungen. MANN und KEILIN[1] beobachteten, daß ein hochgereinigtes Präparat etwa 0,3% Zink enthielt. Einen ähnlichen Zinkgehalt wies auch eine von SCOTT und FISHER[2] kristallisierte Carbonat-Anhydratase auf. Das Molekulargewicht des kristallinen Enzymes lag bei etwa 30 000[3]. Es steht heute sicher fest, daß die Carbonat-Anhydratase ein Metallproteid mit Zink als prostetischer Gruppe ist.

ii. Hemmung durch Sulfonamide[4]

Schon vor Jahren wurde beobachtet, daß Sulfanilamidverabreichung bei Patienten nicht selten zu einer Acidose mit Verlust an fixen Basen und zu einer Zunahme des Urin-p_H's[5–7] führt. Der Mechanismus dieser Veränderungen wurde trotz eingehenden Untersuchungen nicht erkannt[8]. Die Beobachtung von KEILIN und MANN[9], wonach die an N_1 nicht substituierten aromatischen Sulfonamide eine starke Hemmwirkung auf die Carbonat-Anhydratase ausüben, ließ an einen Zusammenhang zwischen den erwähnten Störungen im Säure-Basengleichgewicht und der Enzymhemmung denken. Tatsächlich erbrachte HÖBER[10] im Jahre 1942 den Nachweis, daß die Verabreichung von Sulfanilamid beim Frosch durch Hemmung der Carbonat-Anhydratase eine verminderte Ausscheidung von Wasserstoffionen verursacht. Die in vivo Hemmwirkung dieser Sulfonamide war aber nicht sehr intensiv, gelang es doch damit nicht, die Bicarbonatsekretion im Pankreas und die Wasserstoffionensekretion im Magen zu hemmen. Diese Beobachtungen genügten aber, um das Interesse anzuregen. ROBLIN und CLAPP[11] synthetisierten eine Reihe von heterocyclischen Sulfonamiden, von denen das 2-Acetylamino-1,3,4-Thiadiazol-5-Sulfonamid, in der Folge einfacher als Diamox bezeichnet, eine etwa 1000mal intensivere Hemmwirkung auf die Carbonat-Anhydratase ausübte als die älteren Präparate[12]. Diese Substanz war auch relativ wenig toxisch und eignete sich vorzüglich zum Studium der Physiologie der Carbonat-Anhydratase.

c) Erythrocyten-Carbonat-Anhydratase und Kohlendioxydtransport

i. Transport des Kohlendioxydes

Der Transport des Kohlendioxydes im Blut erfolgt durch das Zusammenwirken verschiedener Puffersysteme des Plasmas und der Erythrocyten. Die folgenden physikalisch-chemischen Prozesse sind von besonderer Bedeutung:

1. Gemäß dem Konzentrationsgefälle diffundiert das Kohlendioxyd aus den Zellen in den extracellulären Raum und von dort in das Plasma und schließlich die Erythrocyten.

2. Im Plasma und in den Erythrocyten kommt es durch Hydratation zur Bildung von Carbonsäure, die spontan in Wasserstoff- und Bicarbonationen zerfällt.

3. Der Transport des Kohlendioxydes erfolgt in Form von Bicarbonat, im Plasma vornehmlich als Natriumbicarbonat, in den Erythrocyten besonders als Kaliumbicarbonat.

4. Die Neutralisierung der freien Wasserstoffionen erfolgt durch die Puffersysteme des Plasmas und durch das reduzierte Hämoglobin in den Erythrocyten.

Diese physikalisch-chemischen Mechanismen genügen aber nicht, um die rapide Aufnahme des Kohlendioxydes aus dem Gewebe in das Plasma und die rasche Abgabe aus dem Plasma in die Lungenalveolen zu erklären. Nimmt man an, daß sich das Blut etwa 1 sec in den Lungencapillaren aufhält und die spontane Freisetzung des Kohlendioxydes aus dem Bicarbonat etwa 10% des Gleichgewichtes erreicht, so ist anzunehmen, daß im lebenden Organismus der Zerfall

[1] KEILIN, D., u. T. MANN: Biochem. J. **34**, 1163 (1940).
[2] SCOTT, D. A., u. A. M. FISHER: J. biol. Chem. **144**, 371 (1942).
[3] PETERMANN, M. L., u. N. V. HAKALA: J. biol. Chem. **145**, 701 (1942).
[4] BERLINER, R. W., u. J. ORLOFF: Pharmacol. Rev. 8, 137 (1956).
[5] SOUTHWORTH, H.: Proc. Soc. exp. Biol. (N. Y.) **36**, 58 (1937).
[6] STRAUSS, M. B., u. H. SOUTHWORTH: Bull. Johns Hopkins Hosp. **63**, 41 (1938).
[7] MARSHALL, E. K., W. C. CUTTING u. K. AMERSON: J. Amer. med. Ass. **110**, 262 (1938).
[8] BECKMAN, W. W., et al.: J. clin. Invest. **19**, 635 (1940).
[9] MANN, T., u. D. KEILIN: Nature (Lond.) **146**, 164 (1940).
[10] HÖBER, R.: Proc. Soc. exp. Biol. (N. Y.) **49**, 87 (1942).
[11] ROBLIN, R. O., u. J. W. CLAPP: J. Amer. chem. Soc. **72**, 4890 (1950).
[12] MILLER, W. H., A. M. DESSERT u. R. O. ROBLIN: J. Amer. chem. Soc. **72**, 4893 (1950).

des Bicarbonates in den Lungencapillaren etwa 200fach beschleunigt wird[1]. Dasselbe gilt auch für den Übertritt des Kohlendioxydes aus dem Gewebe in das Blut. Diese Reaktionsbeschleunigung erfolgt durch die in den Erythrocyten konzentrierte Carbonat-Anhydratase. Berechnungen ergaben, daß in diesen Zellen genügend Enzym vorliegt, um die Hydratation des Kohlendioxydes und die Dehydrierung der Carbonsäure etwa 5000fach zu beschleunigen. Wie aus Tab. 162 hervorgeht, wird etwa 73% des Kohlendioxydes im Plasma und nur etwa 27% in den Erythrocyten transportiert. Diese Zahlen erwecken den falschen Eindruck, daß die Erythrocyten eine nebensächliche Rolle spielen. Tatsächlich werden über 60% des gesamten transportierten Kohlendioxydes durch die Carbonat-Anhydratase

Tabelle 162. *Transportformen des Kohlendioxydes im Blut*[1]

Form	%
Erythrocyten (40 ml) . . .	**27**
Gelöst	1
Carbamino-CO_2 (Hämoglob.)	6
HCO_3'	20
Plasma (60 ml)	**73**
Gelöst	3
HCO_3'	70

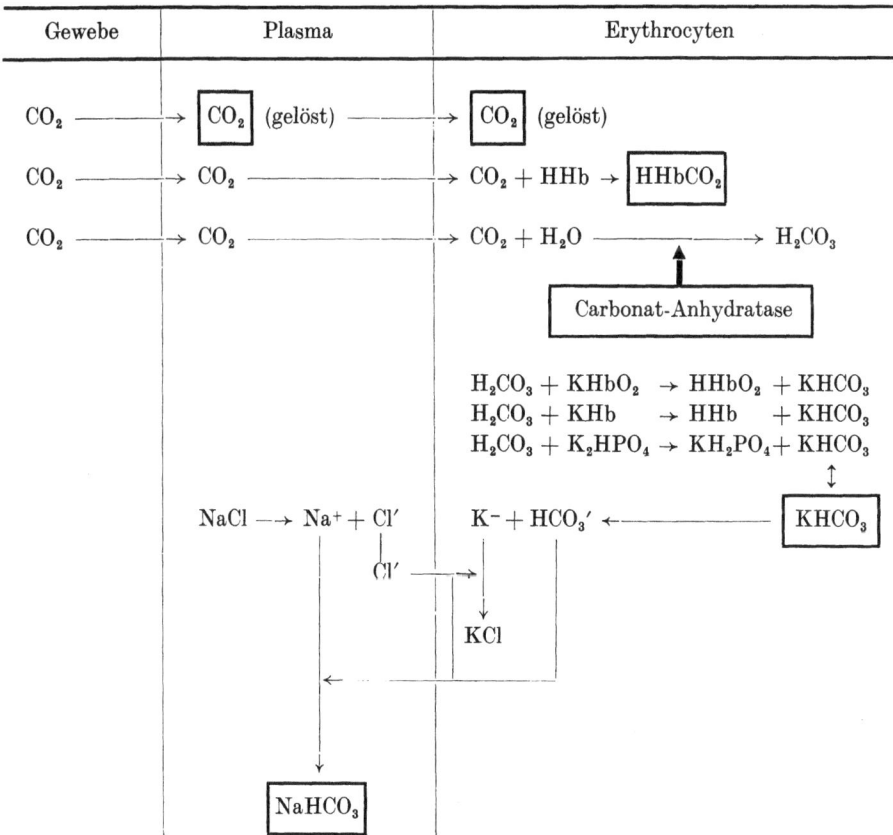

Abb. 125. Aufgabe der Carbonat-Anhydratase beim Transfer des Kohlendioxydes aus dem Gewebe in die Erythrocyten und das Plasma

in den Erythrocyten hydriert. Das entstandene Bicarbonat wird aber anschließend gegen Chloridionen aus dem Plasma ausgetauscht (Abb. 125) ("chloride shift"). Auch die Dehydrierung des Bicarbonates dürfte zum größten Teil durch

---

[1] ROUGHTON, F. J. W.: Harvey Lect. **34**, 96 (1944).

die Tätigkeit der Carbonat-Anhydratase in den Erythrocyten erfolgen. Die außerordentliche Konzentration der Carbonat-Anhydratase in den Erythrocyten macht
es unwahrscheinlich, daß die Hydratation oder Dehydrierung die Aufnahme,
bzw. Abgabe des Kohlendioxydes limitiert. Nach ROUGHTON[1] ist es wahrscheinlicher, daß die Geschwindigkeit des Anionenaustausches ("chloride shift") dafür
verantwortlich ist.

ii. Wirkung von Inhibitoren der Carbonat-Anhydratase

Falls die Hypothese über die Aufgabe der Carbonat-Anhydratase beim
Kohlendioxydtransport richtig ist, so wäre nach der Verabreichung von Enzym-
Inhibitoren ein akuter, vorübergehender Abfall der Kohlendioxyd-Ausscheidung
und eine Zunahme der Differenz zwischen dem alveolären und arteriellen Kohlen-
dioxyd-Partialdruck zu erwarten.

ROUGHTON et al.[2] verabreichten gesunden Individuen 2—3 g Sulfanilamid. Bei mäßiger
Arbeit kam es zu keinerlei Veränderungen, bei schwerer Arbeit wurde eine nur geringe Abnahme der Kohlendioxyd-Ausscheidung gefunden. Nach Verabreichung des viel stärker
hemmenden Diamox kam es beim Hund zu einem akuten Abfall des alveolären pCO_2 ohne
Veränderungen oder eine leichte Zunahme des arteriellen pCO_2[3]. Auch MAREN[4] beobachtete eine geringe Zunahme des Plasma-pCO_2 nach der intravenösen oder oralen Verabreichung
von Acetazolamid beim Hund. Während so beim Hund die nachgewiesenen Veränderungen
einigermaßen der Voraussage entsprechen, so sind die Resultate der Untersuchungen beim
Menschen weniger klar. CRANSTON et al.[5] beobachteten zwar einen leichten Anstieg des
arteriellen pCO_2, doch blieb der alveoläre pCO_2 und die Kohlendioxydausscheidung unverändert. Andere fanden bei ruhenden oder leicht arbeitenden Individuen nach der Verabreichung von Diamox überhaupt keine Änderungen[3, 6, 7]. Einzig bei schwerer Arbeit wurde
eine Abnahme der Kohlendioxyd-Ausscheidung nachgewiesen[7].

Diese Beobachtungen weisen darauf hin, daß beim Menschen die Carbonat-
Anhydratase in einem außerordentlichen Überschuß vorliegt. Dies geht auch aus
Untersuchungen über den Kohlendioxydtransport im Blut von Patienten mit
verminderter Carbonat-Anhydratase-Konzentration in den Erythrocyten hervor.
HODGSON[8] analysierte die Enzym-Konzentration in den Erythrocyten bei zahl-
reichen Patienten mit Blut-, Herz- und Lungenkrankheiten. Trotz häufig
erniedrigter Enzymkonzentration beobachtete er nie eine Störung in der Kohlen-
dioxyd-Ausscheidung[9]. Auch bei chronischen Lungenkrankheiten war die
Enzymkonzentration unverändert. Auch die Untersuchungen von LAMBIE[10] und
LEWIS und ALTSCHULE[11] über die häufig beobachtete Abnahme der Konzentration
der Erythrocyten-Carbonat-Anhydratase bei Anämien ließen in keinem Fall die
Vermutung aufkommen, daß die Abnahme des Enzymes zu einer Beeinträchtigung
der Atemfunktion führt. Trotz der großen Reservekapazität der Carbonat-
Anhydratase in den Erythrocyten ist aber z. Z. nicht klar, weshalb es beim
Menschen durch die Verabreichung von Diamox nicht gelingt, den Kohlen-
dioxydtransport zu hemmen[12].

[1] ROUGHTON, F. J. W.: Harvey Lect. **34**, 96 (1944).
[2] ROUGHTON, F. J. W., et al.: Amer. J. Physiol. **135**, 77 (1941); **137**, 593 (1942).
[3] TOMASHEFSKI, J. F., H. I. CHINN u. R. T. CLARK: Amer. J. Physiol. **177**, 451 (1954).
[4] MAREN, T. H.: Johns Hopk. Hosp. **98**, 159 (1956).
[5] CRANSTON, W. J., P. H. SANDERSON u. T. STAPLETON: J. Physiol. **129**, 71 P (1955).
[6] BECKER, E. L., J. E. HODLER u. A. P. FISHMAN: Proc. Soc. exp. Biol. (N. Y.) **84**,
193 (1953).
[7] SHEPARD, R. H., et al.: Fed. Proc. **13**, 135 (1954).
[8] HODGSON, T. H.: Brit. J. exp. Path. **17**, 75 (1936).
[9] SHEPARD, R. H.: Amer. J. med. Sci. **233**, 162 (1957).
[10] LAMBIE, C. G.: Edinburgh med. J. **45**, 373 (1938).
[11] LEWIS, H. D., u. M. D. ALTSCHULE: Blood **4**, 442 (1949).
[12] BERLINER, R. W., u. J. ORLOFF: Pharmacol. Rev. 8, 137 (1956).

d) Biologie der Carbonat-Anhydratase

Die Carbonat-Anhydratase kommt vor allem in Organen vor, in denen eine Komponente des Kohlendioxyd-Carbonsäuresystems sezerniert wird (Tab. 163). Über die Synthese des Enzymes liegen nur spärliche Angaben vor. Die Abnahme der Enzymkonzentration in den Erythrocyten bei Anämien dürfte auf eine Synthese-Störung zurückzuführen sein. Ob es bei Zinkmangelzuständen zu einer Abnahme der Enzymkonzentration kommt, ist nicht bekannt. Bei der Labilität des Enzymes ist es wahrscheinlich, daß dieses thermal oder biochemisch inaktiviert wird. Es ist interessant, daß es bei hämolytischen Anämien, wenn plötzlich große Enzymmengen aus den Erythrocyten ins Plasma übertreten, zu einer Ausscheidung der Carbonat-Anhydratase im Urin kommt[1]. Das relativ niedrige Molekulargewicht des Enzymes macht dies leicht verständlich. Ob die Messung der Urinausscheidung des Enzymes zur quantitativen Erfassung der Hämolyse geeignet ist, ist nicht bekannt.

Tabelle 163. *Einige typische Lokalisationen der Carbonat-Anhydratase*

Organ	Zelle	Sekretions-produkt	Sekret	Autor
Blut	Erythrocyten	CO_2	Plasma → Erythrocyten Erythrocyten → Plasma	[2]
Niere	distaler Tubulus	H^+	Zelle → Urin	[3]
Magen	Parietalzellen	H^+	Zelle → Magensaft	[4]
Pankreas	? Gangzellen	HCO_3'	Zelle → Pankreassaft	[5]
Ciliarkörper . . .	?	HCO_3'	Zelle → Kammerwasser	[6]
Schweißdrüsen . .	?	HCO_3'	Zelle → Schweiß	[7]
Speicheldrüsen . .	?	HCO_3'	Zelle → Speichel	[8]

An anderer Stelle gingen wir ausführlicher auf die spezifischen Aufgaben der Carbonat-Anhydratase in den Drüsenzellen des Pankreas, Magens, der Prostata und Niere ein. In bezug auf die Funktion des Enzymes bei den Sekretionsvorgängen in den Speicheldrüsen, den Schweißdrüsen, den Zellen des Plexus choriodeus und der Gehirnzellen verweisen wir auf das Übersichtsreferat von BERLINER und ORLOFF[9]. An dieser Stelle sollen einige generelle Erörterungen über die biologische Aufgabe des Enzymes eingeschaltet werden. Es ist zweifellos auffallend, daß an allen jenen Stellen große Mengen Carbonat-Anhydratase vorkommen, an denen ein Bestandteil des Kohlendioxyd-Carbonsäure-Systemes sezerniert oder resorbiert wird: Sekretion von Wasserstoffionen in der Niere und im Magen, Sekretion von Bicarbonationen im Pankreas, Resorption von Bicarbonationen in der Prostata, Resorption und Sekretion von Kohlendioxyd in den Erythrocyten. Bei jedem dieser Vorgänge kommt es zur Ausbildung eines Konzentrations-gradienten über die Zellmembran.

Nach dem Prinzip der Elektroneutralität wird es aber in jedem Falle auch zur Aufrichtung eines in der umgekehrten Richtung verlaufenden Konzentrations-gefälles kommen. Im Magen, wo Wasserstoffionen sezerniert werden, wird es

---

[1] ROBINSON: J. clin. Path. **3**, 142 (1950).

[2] MELDRUM, N. U., u. F. J. W. ROUGHTON: J. Physiol. **72**, 15 P (1932).

[3] HÖBER, R.: Proc. Soc. exp. Biol. (N. Y.) **49**, 87 (1942).

[4] JANOWITZ, H. D., H. COLCHER u. F. HOLLANDER: Amer. J. Physiol. **171**, 325 (1952).

[5] BIRNBAUM, D., u. F. HOLLANDER: Amer. J. Physiol. **174**, 191 (1953).

[6] WESTRAND, P. J.: Acta physiol. scand. **24**, 144 (1951/52).

[7] BRAUN-FALCO, O., u. B. RATHJENS: Experientia (Basel) **11**, 229 (1955).

[8] SAND, H. F.: J. appl. Physiol. **4**, 66 (1951).

[9] BERLINER, R. W., u. J. ORLOFF: Pharmacol. Rev. **8**, 137 (1956).

gleichzeitig mit dem cellulären Verlust an Wasserstoffionen zu einer Akkumulation von Hydroxylionen kommen, d. h. es entsteht eine intracelluläre Alkolose. Im Pankreas ist im Gegensatz dazu mit der Sekretion von Bicarbonationen eine Retention von Wasserstoffionen zu erwarten, d. h. es entsteht eine intracelluläre Acidose.

Wie bei der Besprechung der Organ-Carbonat-Anhydratasen erwähnt, ist es unwahrscheinlich, daß dieses Enzym unmittelbar bei der Sekretion der Wasserstoff- bzw. Hydroxylionen eine Rolle spielt. Da es nun aber bei der Sekretion von Wasserstoff- oder Hydroxylionen zu einer intracellulären Abweichung von der Neutralität, zu einer Akkumulation von Hydroxylionen (Alkalose) oder Wasserstoffionen (Acidose) kommt, so scheint es nicht unwahrscheinlich, daß die Aufgabe der Carbonat-Anhydratase darin besteht, die Wirksamkeit des Kohlendioxyd-Carbonsäure-Puffer-Systems in der Zelle aufrechtzuerhalten. Eine solche Deutung wurde zuerst von DAVIES und ROUGHTON[1] vorgebracht und gibt nicht nur eine Grundlage zum Verständnis der Aufgabe der einzelnen Organ-Carbonat-Anhydratasen, sondern erklärt auch, weshalb alle bisherigen Versuche, das Enyzm mit den Sekretionsvorgängen direkt in Beziehung zu bringen, scheiterten.

D. Wasserstoffionen-Sekretion

a) Sekretion von Wasserstoffionen

Eine der wichtigsten Aufgaben der Niere liegt in ihrer Fähigkeit, beim Vorliegen eines Überschusses Wasserstoff-Ionen in den Urin auszuscheiden und so das Säure-Basen-Gleichgewicht des Organismus zu erhalten. Schon physiologischerweise fallen im Laufe eines Tages als Resultat des Eiweißabbaues etwa 100 mäq Säure an, je etwa die Hälfte in der Form von Phosphor- und Schwefelsäure. Fehlt die Möglichkeit, diese fixen, d. h. nicht durch die Ausatmungsluft eliminierbaren Säuren in den Urin auszuscheiden, so entsteht eine Acidose mit einem Defizit an fixen Basen, die zur Neutralisation der Säuren verwendet werden. Unter pathologischen Verhältnissen kann dieser metabolische Säureüberschuß beträchtliche Werte annehmen, bei der diabetischen Acidosis häufig über 500 mäq/Tag. Die folgenden Mechanismen stehen der Niere zur Sekretion von Wasserstoffionen zur Verfügung:

1. Die *Sekretion von freien Säuren* (titrierbare Säure):

a) *Anorganische Säuren*. Bei p_H 4,8 liegen die Salz- und Schwefelsäure in der Form ihrer Natrium oder Kaliumsalze vor, d. h. für jedes Mol sezernierte Säure geht auch ein Mol fixer Base verloren. Dieser Mechanismus ist daher vom Gesichtspunkt der Basen-Ökonomie aus betrachtet wertlos.

b) *Schwache organische Säuren*. Diese Endprodukte des Stoffwechsels, wie Citronensäure, Acetessigsäure und β-Oxybuttersäure, besitzen eine ansehnliche basen-sparende Wirkung. So liegt z. B. bei p_H 4,8 nur etwa die Hälfte des β-Oxybuttersäure als freie Säure vor, so daß pro Mol Säure nur etwa 0,5 Mol Base verlorengeht.

c) *Schwache Puffersäuren*: Das wichtigste Puffersystem im menschlichen Urin sind die primären und sekundären Phosphate. Bei einem p_H von 7,4 (Glomerulumfiltrat) beträgt das Verhältnis BH_2PO_4/B_2HPO_4 (B = Kation) etwa 80/20. Bei einem p_H von 4,8 verschiebt sich das Verhältnis zu etwa 99/1. Es geht daraus deutlich hervor, daß durch eine Ansäuerung des Urins von p_H 7,4 auf p_H 4,8 pro Äquivalent Phosphat nur etwa 0,2 Äquivalente Base verlorengehen.

2. Die *Sekretion von Ammoniumionen*:

Freie Wasserstoffionen reagieren mit dem sezernierten Ammoniak unter der Bildung von Ammoniumionen. Auf diese Weise gelingt es ebenfalls, Wasserstoffionen ohne gleichzeitigen Basenverlust zu eliminieren.

---

[1] DAVIES, R. E., u. F. J. W. ROUGHTON: Biochem. J. **42**, 618 (1948).

Auf Tab. 164 stellten wir einige quantitative Angaben über die Bedeutung der einzelnen Mechanismen bei der Säuresekretion zusammen. Auf derselben Tabelle finden sich auch einige Angaben über typische pathologische Verhältnisse: die gesteigerte Sekretion bei der diabetischen Acidose und der Defekt der Säuresekretion bei der chronischen Nephritis.

Tabelle 164. *Sekretion von Wasserstoffionen durch die menschliche Niere* (in mäq/24 Std.)

Form	Normalerweise	Diabetische Acidose	Nephritische Acidose
Freie Säure	10—30	70—150	2—20
Ammoniak	30—60	300—500	1—15
Total	40—90	370—650	3—35

b) Mechanismus der Wasserstoffionen-Sekretion

HÖBER[1] berichtete im Jahre 1942, daß nach der Verabreichung von Sulfanilamid der Urin beim Frosch alkalisch wird. Da damals angenommen wurde, daß die Ansäuerung des Urins vor allem durch die Rückresorption von filtriertem Bicarbonat erfolgt, so glaubte HÖBER darin einen Beweis für die Beteiligung der Carbonat-Anhydratase bei der Bicarbonatrückresorption gefunden zu haben. Diese Auffassung mußte aber nach den Untersuchungen von PITTS und ALEXANDER[2] aufgegeben werden. Diese beobachteten bei Hunden nach der Infusion von Säuren und Puffersubstanzen, daß viel mehr titrierbare Säure im Urin ausgeschieden wird, als zu erwarten wäre, falls die Wasserstoffionen ausschließlich aus der filtrierten Carbonsäure, minus dem rückresorbierten Bicarbonat, stammen. Sie nahmen vielmehr an, daß ein Teil der Wasserstoffionen aktiv sezerniert und möglicherweise gegen andere Kationen ausgetauscht wird. Da Sulfanilamid zu einer Abnahme der titrierbaren Säure führte, schlossen sie daraus, daß die sezernierten Wasserstoffionen aus Carbonsäure stammen, die durch die Tätigkeit der Carbonat-Anhydratase aus metabolisch anfallendem Kohlendioxyd synthetisiert wird. Diese Hypothese wurde durch die Untersuchungen von BERLINER et al.[3] bestätigt und weiter ausgebaut. Diese zeigten, daß beim acidotischen Hund nach der Verabreichung von Diamox bis zu 50% des filtrierten Bicarbonates im Urin erscheint. Sie glauben, daß ein Austauschprozeß zwischen intracellulären Wasserstoffionen und tubulären Natriumionen ihre Beobachtungen am besten zu erklären erlaubt und daß dieser Vorgang indirekt auch für die Bicarbonatrückresorption verantwortlich ist. RELMAN et al.[4] zeigten, daß die Bicarbonatrückresorption direkt vom arteriellen pCO_2 abhängig ist.

Auf Abb. 126 wurde die zuerst von PITTS[5] klar formulierte neuere Auffassung der Wasserstoffionensekretion zusammenfassend dargestellt: Zunächst diffundiert Kohlendioxyd aus dem Plasma in die Zellen und zwar in direkter Abhängigkeit vom arteriellen pCO_2. In der Zelle wird durch die Aktivität der Carbonat-Anhydratase Carbonsäure, d. h. Wasserstoff- und Bicarbonationen, gebildet. Im nächsten Schritt werden die intracellulären Wasserstoffionen gegen die im Tubuluslumen liegenden Natriumionen ausgetauscht. Das dabei intracellulär gebildete Natriumbicarbonat wird in den Blutstrom resorbiert und steht wieder

[1] HÖBER, R.: Proc. Soc. exp. Biol. (N. Y.) **49**, 87 (1942).
[2] PITTS, R. F., u. R. S. ALEXANDER: Amer. J. Physiol. **144**, 239 (1945).
[3] BERLINER, R. W., T. J. KENNEDY u. J. ORLOFF: Amer. J. Med. **11**, 274 (1951).
[4] RELMAN, A. S., M. ETSTEN u. W. B. SCHWARTZ: J. clin. Invest. **32**, 972 (1953).
[5] PITTS, R. F.: Fed. Proc. **7**, 418 (1948).

zur Filtration bereit. Der Wasserstoff im Urin reagiert mit den Bicarbonationen zu Carbonsäure, die in Kohlendioxyd und Wasser zerfällt. Das Kohlendioxyd diffundiert anschließend in die Zellen zurück. Durch diesen Prozeß wird im Prinzip ein Molekül Säure sezerniert oder, anders ausgedrückt, ein Molekül Bicarbonat resorbiert. Indirekt kann daher der Austausch zwischen dem Wasserstoff- und Natriumion für den ganzen Vorgang verantwortlich gemacht werden. Die meisten Forscher betrachten die Ausstoßung des Wasserstoffions als das primäre Ereignis.

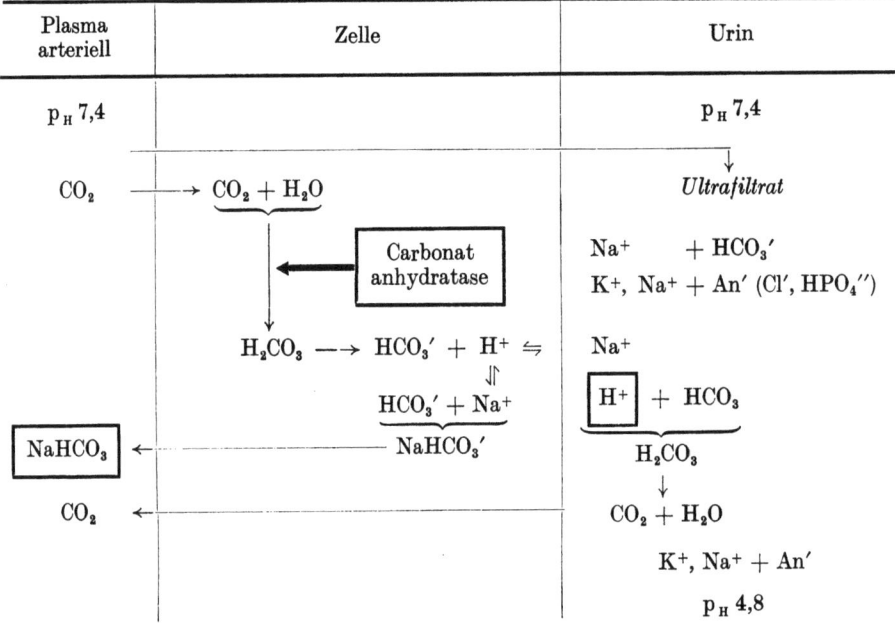

Abb. 126. Aufgabe der Carbonat-Anhydratase bei der Wasserstoffionensekretion (oder Bicarbonat-Rückresorption) in der Niere

c) Wirkung von Diamox[1]

Wie aus den bereits über 100 tierexperimentellen Beobachtungen hervorgeht, führt bei Säugetieren die Verabreichung von Diamox zu den folgenden Veränderungen der Nierenfunktion:

Die Urinausscheidung nimmt zu. Es dürfte sich dabei einfach um eine Folge der vermehrten Ausscheidung von gelösten Teilchen handeln, also im Prinzip um eine osmotische Diurese.

Die Ausscheidung des Ammoniakes und der titrierbaren Säure nimmt ab. Die Abnahme der Wasserstoffionenausscheidung wird auf eine direkte Wirkung durch Hemmung der Carbonat-Anhydratase zurückgeführt.

Die Natrium- und Bicarbonat-Ausscheidung nimmt zu, beides eine direkte Folge der Blockierung der Carbonat-Anhydratase.

Der Mechanismus der Zunahme der Kaliumausscheidung ist noch nicht sicher abgeklärt. Die Beobachtung, daß sich die Wasserstoffionen- und Kaliumionensekretion häufig reziprok verhalten, ließ daran denken, daß diese beiden Kationen vielleicht um einen gemeinsamen Transportmechanismus kompetitieren[2].

[1] BERLINER, R. W., u. J. ORLOFF: Pharmacol. Rev. 8, 137 (1956).
[2] BERLINER, R. W., T. J. KENNEDY u. J. ORLOFF: Arch. int. Pharmacodyn. 97, 299 (1954).

Es kommt somit nach der Verabreichung von Diamox im akuten Stadium zu Veränderungen, die alle als direkte oder indirekte Folgen der Enzymhemmung gedeutet werden können. Die Ausscheidung von Chlorid, Phosphat und Calcium wird meist nicht beeinflußt. Wenden wir uns nun aber den Wirkungen einer chronischen Verabreichung von Diamox zu, so werden die Verhältnisse komplizierter.

Wird Diamox über eine längere Zeitdauer verabreicht, so hört seine Wirkung auf und die Veränderungen in der Urinausscheidung normalisieren sich. Der exakte Mechanismus der Therapieresistenz ist noch nicht abgeklärt, doch dürfte die durch den Basenverlust im Urin entstehende Acidose vor allem dafür verantwortlich sein. Dafür spricht auch die Beobachtung, daß eine Acidose anderer Ursache ebenfalls die Wirkung des Diamox aufhebt. Bei einer metabolischen Acidose liegt eine verminderte Blut-Bicarbonatkonzentration vor, und das filtrierte Bicarbonat nimmt ab, so daß selbst dann, wenn die Wasserstoffionensekretion vollständig blockiert ist, noch immer nur geringe Bicarbonatmengen zur Ausscheidung kommen[1]. MAREN[2] glaubt, daß beim Hund nur etwa 20% der Bicarbonatrückresorption von der Carbonat-Anhydratase abhängig sind. Bei einer Acidose soll die enzymbedingte Resorption auf 5% reduziert werden. Er weist darauf hin, daß auch in einer metabolischen Alkalose mit niedrigem Plasma-Bicarbonat Diamox noch wirksam ist und glaubt daher, daß auch physiologischerweise die Carbonat-Anhydratase beim Vorliegen einer Acidose von geringerer Bedeutung ist als bei kompensierten Zuständen. Weiterhin ist zu erwähnen, daß die Wirkung des Diamox auf die Kaliumsekretion auch bei chronischer Verabreichung erhalten bleibt, obschon der Effekt auf die Natriumexkretion verschwindet[3, 4].

d) Diuretische Wirkung des Diamox[5]

SCHWARTZ[6] beobachtete bereits im Jahre 1949, daß es bei Patienten mit Ödemen nach der Verabreichung hoher Dosen von Sulfonamiden zu einer mäßigen Diurese kam. Nach der Entwicklung der neueren stärkeren Carbonat-Anhydratase-Inhibitoren, besonders des Diamox, stellte sich die Frage nach dessen diuretischer Wirkung beim Menschen. Es ist klar, daß Tierversuche in solchen Fällen nicht bindend sind und daß der Wert eines Diureticums nur durch sorgfältige klinische Untersuchungen an Patienten mit abnormen extracellulären Flüssigkeitsansammlungen ausgewertet werden kann. Bei Patienten mit schwerer Herzinsuffizient hatte die Verabreichung von Diamox keine befriedigende diuretische Wirkung[7-9]. Die Natriumausscheidung nahm nur wenig zu, während das Urin-p_H leicht anstieg und die Kaliumsekretion größer wurde. Nach wenigen Tagen kam es zur Ausbildung einer Acidose und damit zu einer Resistenz. Die Ursache dieses Versagens dürfte darauf zurückzuführen sein, daß das Diamox keine Wirkung auf die Chloridausscheidung hat und die ausgeschiedenen Kationen ausschließlich durch Bicarbonationen balanciert werden. Da aber andererseits nur etwa 20% des extracellulären Raumes aus Bicarbonationen zusammengesetzt ist, so überrascht es nicht, daß der therapeutische Effekt des

[1] BERLINER, R. W. u. J. ORLOFF: Pharmacol. Rev. **8**, 137 (1956).
[2] MAREN, T. H.: Bull. Johns Hopk. Hosp. **98**, 159 (1956).
[3] COUNIHAN, T. B., B. M. EVANS u. M. D. MILNE: Clin. Sci. **13**, 583 (1954).
[4] MAREN, T. H., et al.: Bull. Johns Hopk. Hosp. **95**, 277 (1954).
[5] HOFFMEISTER, W., u. F. KRÜCK: Ärztl. Wschr. **1957**, 49, 81.
[6] SCHWARTZ, W. B.: New Engl. J. Med. **240**, 173 (1949).
[7] COUNIHAN, T. B., B. M. EVANS u. M. D. MILNE: Clin. Sci. **13**, 583 (1954).
[8] RELMAN, A. S., A. LEAF u. W. B. SCHWARTZ: New Engl. J. Med. **250**, 800 (1954).
[9] RELMAN, A. S., A. LEAF u. W. B. SCHWARTZ: New Engl. J. Med. **250**, 759 (1954).

Diamox gering ist. Nach wiederholter Verabreichung entsteht eine Bicar-
bonatverarmung bei einer metabolischen Acidose, die die Wirkung des Diureticums aufhebt. Außer diesen negativen Berichten liegen auch eine Reihe
von Veröffentlichungen vor, in denen das Diamox als gutes bis vorzügliches Di-
ureticum bezeichnet wird. Da in den meisten Arbeiten aber keine objektiven
Unterlagen für diese Attribute gegeben werden, so ist es schwierig, ein Urteil
darüber abzugeben. Dies gilt auch für die immer wieder gemachte Feststellung, daß das Diamox bei Patienten mit geringer Insuffizienz eine sehr gute
Wirkung habe, bei solchen mit schwerem Herzversagen jedoch wirkungslos sei.

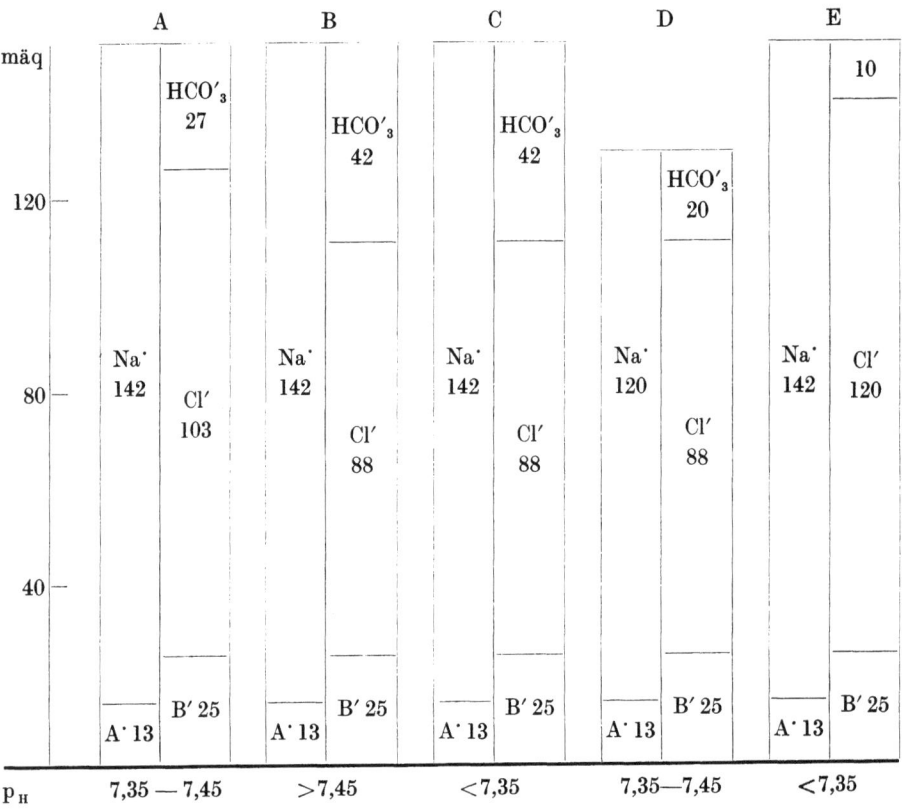

Abb. 127. Plasma-Elektrolytstörungen nach intensiver diuretischer Therapie. — A. Normale Elektrolytverhältnisse. — B. Hypochlorämische Alkalose. — C. Respiratorische Acidose. — D. Hyponatriämie. — E. Hyper-
chlorämische Acidose (aus RICHTERICH und LEMON[1])

Bei genauer Kenntnis der Elektrolytverhältnisse bewährt sich das Diamox
nicht selten bei den folgenden Anomalien:

Quecksilberresistenz. Die Hauptursache einer Resistenz gegen die Wirkung
von Quecksilberdiuretica ist das Vorliegen einer hypochlorämischen Alkalose
(Abb. 127). Das Vorliegen einer Alkalose und einer hohen Bicarbonatkonzen-
tration bildet eine ideale Ausgangssituation für die Behandlung mit Diamox
und führt in der Praxis oft rasch zu einer Normalisierung der Plasma-
elektrolyte[2, 3].

―――――――――
[1] RICHTERICH, R., u. H. M. LEMON: Schweiz. med. Wschr. **1955**, 987.
[2] GASCH, J., u. F. KRÜCK: Klin. Wschr. **1953**, 285.
[3] RUBIN, A. L., et al.: Ann. intern. Med. **42**, 358 (1955).

Alternierende Behandlung mit Quecksilber-Diuretica und Diamox: Bei der alternierenden Behandlung mit diesen beiden Diuretica pendelt der Patient zwischen einer hypochlorämischen Alkalose und einer hyperchlorämischen Acidose. Die Behandlung mit Diamox führt zu einer hohen Plasmachloridkonzentration und Acidose, der idealen Ausgangssituation für die Behandlung mit Quecksilberdiuretica. Nach Eintritt der Hypochlorämie spricht die Behandlung wieder auf Diamox an. Dieses Prinzip gibt oft auch bei Patienten mit Ascites gute Resultate[1, 2].

Hyperkaliämie. Hyperkaliämien jeglicher Ätiologie sprechen gut auf Diamox an, da dieser Inhibitor die Kaliumsekretion sowohl akut als auch chronisch fördert.

e) Wirkung beim Lungenemphysem

NADELL[3] berichtete vor einigen Jahren über 2 Patienten mit chronischem Emphysem, die ausgezeichnet auf eine Behandlung mit Diamox ansprachen. Es kam zu einer Normalisierung des Plasma-p_H und zu einer Elimination des Kohlendioxydes. Auch BELL et al.[4] fanden eine Abnahme des arteriellen pCO_2 bei solchen Patienten, allerdings ohne Normalisierung des Plasma-p_H. Die Deutung des Wirkungsmechanismus des Diamox ist z. Z. noch nicht abgeklärt. Beim chronischen Emphysem liegt häufig eine respiratorische Acidose mit Bicarbonatretention und Hypochlorämie vor (Abb. 127). Die Enthemmung der Bicarbonatausscheidung durch Carbonat-Anhydratase-Inhibitoren führt oft zu einer Normalisierung der Plasma-Elektrolyte mit klinischer Besserung. Verschiedene Autoren lehnen aber eine solche Deutung ab[5]. Die Erklärung, daß der diuretische Effekt des Diamox für die objektive und subjektive Besserung verantwortlich sei, kann nicht befriedigen[6]. Auch die Deutung, daß Diamox zu einer Restaurierung der Atemregulation durch Kohlendioxyd führe, wurde abgelehnt. Die Beobachtung von SCHWARTZ et al.[7], wonach Diamox beim chronischen Cor pulmonale eine gute Wirkung hat, ist wahrscheinlich ebenfalls hier einzureihen. Auch bei diesen Patienten wird durch die Behandlung eine respiratorische in eine metabolische Acidose umgewandelt.

Neuntes Kapitel

Männliche Geschlechtsorgane

> "If your Lordship should consider that these observations may disgust or scandalize the learned, I earnestly beg your Lordship to regard them as private and publish or destroy them as your Lordship think fit."
>
> A. van Leeuwenhoek, 1677

A. Enzymologische Aspekte der Spermiogenese und Befruchtung[8]

a) Einführung

Das Studium der Samenzellen ist ein faszinierendes Kapitel der Stoffwechselforschung. Im Samen liegt die einzige „Reinkultur" homogener, cellulärer

---

[1] GASCH, J., u. F. KRÜCK: Klin. Wschr. **1953**, 285.
[2] RICHTERICH, R.: Unveröffentlichte Beobachtungen.
[3] NADELL, J.: J. clin. Invest. **32**, 622 (1953).
[4] BELL, A. L. L., C. N. SMITH u. E. ANDREAE: Amer. J. Med. 18, 536 (1955).
[5] FISHMAN, A. P., P. SAMET u. A. COURNAND: Amer. J. Med. **17**, 533 (1954).
[6] COHN, E. J., D. G. CARROLL u. R. L. RILEY: Amer. J. Med. **17**, 447 (1954).
[7] SCHWARTZ, W. B., A. S. RELMAN u. A. LEAF: Ann. intern. Med. **42**, 79 (1955).
[8] Siehe Fußnote 1, S. 606.

Elemente des Säugetierorganismus vor. Das Medium, in dem diese Zellen leben, übertrifft an Zweckmäßigkeit und Komplexität alle Nährsubstanzen, die je von Bakteriologen und in der Gewebskultur ausgedacht wurden. Kein Zellteilungsvorgang kompliziert die Existenz dieser Zellen und dennoch ist ihre Vitalität und Überlebungsdauer eine der größten aller Säugetierzellen. Ihre vollständige Unabhängigkeit von einer Blutversorgung bringt die Samenzellen biologisch den Einzellern näher als den typischen Metazoenzellen. Ihre einzigartige Permeabilität erlaubt einen raschen Stoffaustausch und ermöglicht ihnen, extracelluläre Substanzen direkt als Energiequelle zu verwenden, eine Eigenschaft, die an den Stoffwechsel der Hefezellen erinnert.

Schon lange bevor diese Eigentümlichkeiten erkannt waren, gaben sich zahlreiche Forscher mit dem Stoffwechsel der Samenzellen ab. Seit dem Jahre 1677, als A. VAN LEEUWENHOEK diese zum erstenmal unter einem seiner Mikroskope erblickte, bildeten sie nicht nur das Objekt biologischer Forschung, sondern auch Gegenstand und Ausgangspunkt von uns heute pittoresk und absurd erscheinender philosophischer Spekulationen. Man denke nur an die „Ovisten" und „Animalculisten" und an die „Einschachtelungstheorie" von MALEBRANCHE. A. VAN LEEUWENHOEK beobachtete nicht nur als erster die Existenz der Spermien, sondern wies auch bereits auf die Anwesenheit der später als Sperminkristalle bezeichneten Elemente hin. Damit lieferte er auch den ersten Beitrag zu einer Biochemie des Semens. Etwa 100 Jahre später veröffentlichte VAUQUELIN unter dem Titel «Expériences sur le sperme humain» die erste Monographie über die Biochemie der Spermatozoen und weitere 100 Jahre später begann F. MIESCHER seine klassisch gewordenen Arbeiten über die Nucleoproteine der Fischspermien. Während der letzten 25 Jahre machte die Erforschung der Biochemie der Spermatozoen große Fortschritte, und die Kluft zwischen der Grundlagenforschung und der klinischen Medizin kann heute wenigstens stellenweise überbrückt werden. Dennoch sei nicht vergessen, daß zahlreiche medizinische Probleme von großer praktischer Bedeutung, wie etwa die Frage der männlichen Infertilität, der künstlichen Insemination, der Konzeptionsförderung und Hemmung, noch immer ungelöst sind und erst dann abgeklärt werden können, wenn die Grundlagenforschung weiter entwickelt ist.

b) Energiestoffwechsel der Spermatozoen

Eine Betrachtung des Stoffwechsels der Spermatozoen kann nur unter gleichzeitiger Berücksichtigung des Seminal-Plasmas erfolgen. Zellen und Medium bilden zusammen ein geschlossenes biologisches System mit gegenseitiger Wechselwirkung. Seit etwa 50 Jahren ist bekannt, daß die Spermatozoen nach der Ejaculation einen im Seminalplasma vorkommenden Zucker abbauen. Eine nähere Abklärung dieses glykolytischen Prozesses wurde aber erst möglich, nachdem MANN[2] im Jahre 1946 der Nachweis gelang, daß es sich bei dem im Seminal-Plasma vorkommenden Zucker um Fructose handelt. Die im Nährmedium, dem Seminal-Plasma, vorkommende Fructose wird zunächst durch die ATP → Fructose-Transphosphatase (Hexokinase) phosphoryliert. Möglicherweise ist diese Phosphorylierung direkt mit dem Transport gekoppelt. Der glykolytische Abbau des Fructose-6-phosphates erfolgt über die Glycerin-phosphorsäure und Phospho-brenztraubensäure zu Brenztraubensäure und Milchsäure. Durch die Zufügung von Fluorid wird die D-2-Phosphoglycerat-Dehydratase (Enolase) gehemmt und damit der Fructoseabbau unterbrochen. Die Fructolyse ist der wichtigste energieliefernde Vorgang für die Motilität der Spermatozoen. Nach BISHOP[3]

[1] M.: JOEL, C. A.: Studien am menschlichen Sperma. Basel: Schwabe 1942. — LONGO, G.: La sterilita nel maschio, Diffusion Scientifique Internationale. Salerno 1953. — WILLIAMS, W. W.: Sterility. Springfield, Mass.: Williams 1953. — BAYLE, H., u. C. GOUYGOU: La stérilité masculine. Assoc. franc. Urol. Paris 1953. — MANN, T.: The Biochemistry of Semen London: Methuen 1954.
[2] MANN, T.: Biochem. J. **40**, 481 (1946).
[3] BISHOP, M., et al.: J. Agric. Sci. **44**, 227 (1954).

besteht eine enge Beziehung zwischen Motilität und Fructolyse. Wird die Fructolyse, etwa durch Fluorid, unterbrochen, so kommt es gleichzeitig zu einer Hemmung der Motilität. Das Bindeglied zwischen dem biochemischen Vorgang der Fructolyse und dem physikalischen Prozeß der Beweglichkeit bildet wahrscheinlich das ATP-System.

Im Gegensatz zur Glykolyse, die sich gelöst im Plasma der Spermien abspielt, ist die Atmung an die Intaktheit intracellulärer Enzymsysteme gebunden. Typischerweise sind die cellulären Oxydationen im Mittelstück und Schwanz lokalisiert. Als Substrate für die Zellatmung kommen zunächst die Endprodukte der Fructolyse, also Brenztraubensäure und Milchsäure, in Frage[1]. Außer Kohlenhydraten werden aber auch Fette verbrannt, und es ist kaum ein Zufall, daß der Lipidgehalt der Gonaden während der Spermiogenese sehr hoch ist. REDENZ[2] zeigte bereits im Jahre 1933, daß gewaschene Spermatozoen nur in Anwesenheit von Sauerstoff zu überleben vermögen und daß es dabei zu einer progressiven Abnahme der Phospholipide kommt. Die Beobachtung, daß der Abbau der Lipide nach Zufügen von Zucker sofort aufhört, spricht dafür, daß diesem Modus des Energiegewinnes in jenen Situationen eine Bedeutung zukommt, in denen keine Fructose vorliegt. Da die Zugabe der Zucker erst in den Samenblasen erfolgt, so ist dies während der Spermiogenese und dem Aufenthalt der Samenzellen in Nebenhoden und abführenden Gängen der Fall.

c) Stoffwechsel und Infertilität

Während die morphologische Abklärung der männlichen Infertilität heute praktisch abgeschlossen ist, so liegen erst vereinzelte Beobachtungen über Stoffwechselstörungen der Samenzellen steriler Männer vor[3-5]. Da jede Form schließendlich Ausdruck eines Stoffwechselgeschehens ist, so kann die Hypothese, daß mindestens ein Teil der Sterilitätsfälle auf eine Stoffwechselstörung auf cellulärer Ebene zurückzuführen ist, nicht von der Hand gewiesen werden.

d) Stoffwechsel und Konzeptionsverhütung

Alle wirksam zur Anti-Konzeption verwendeten Substanzen führen zu einer Unterbrechung des Stoffwechsels der Spermatozoen. Da es sich dabei ausnahmslos um unspezifische Enzyminhibitoren handelt, gelingt es nur durch lokale Applikation, eine genügende lokale Konzentration zu erzielen. Im wesentlichen lassen sich nach ihrem Wirkungsmechanismus die folgenden Stoffgruppen unterscheiden:

Respiration- und Fructolyse-Inhibitoren. Fluoride blockieren die D-2-Phosphoglycerat-Dehydratase (Enolase) und unterbrechen damit die Fructolyse. Jodacetat hemmt die während der Fructolyse ablaufenden Oxydo-Reduktionen. Dinitrophenole und Azide entkoppeln die Oxydation und Phosphorylierung. Bei jedem dieser Beispiele wird der Energiestoffwechsel der Spermatozoen unterbrochen.

SH-Reagentien. Die Aktivität zahlreicher wichtiger Enzyme ist an die Anwesenheit freier SH-Gruppen gebunden. Alle Substanzen, die mit diesen Gruppen reagieren, z. B. Schwermetalle, führen zu einem Stoffwechseltod der Spermatozoen[6]. Die Inaktivierung durch Schwermetalle kann typischerweise durch BAL aufgehoben werden[7].

Oberflächenaktive Substanzen. Die biologischen Wirkungen von oberflächenaktiven Substanzen sind mannigfach und noch wenig erforscht. Detergentien führen zu einer Auflösung des "manteau lipidique" der Spermien. Die dadurch ausgelöste Permeabilitätsstörung äußert sich im Übertritt von Cytochrom c aus den Zellen in die Umgebung.

Hyaluronidase-Inhibitoren. Auf die noch umstrittene Bedeutung dieser Substanzen bei der Konzeptionsverhütung kommen wir unten zurück.

[1] SHETTLES, L. B.: Amer. J. Physiol. **128**, 408 (1940).

[2] REDENZ, E.: Biochem. Z. **257**, 234 (1933).

[3] BIRNBERG, C. H., D. A. SHERBER u. R. L. KURZROK: Amer. J. Obstet. Gynecol. **63**, 877 (1952).

[4] DAVIES, M. E., u. W. W. McCUNE: Fertil. and Steril. **1**, 362 (1950).

[5] LEUCHTENBERGER, C., et al.: J. Lab. clin. Med. **45**, 851 (1955).

[6] BARRON, E. S. G., L. NELSON u. I. M. ARDAO: J. gen. Physiol. **32**, 179 (1948).

[7] MacLOED, J.: In The Problem of Fertility. Edited by E. T. ENGLE. p. 154. Princeton: Princeton University Press 1946.

e) Hyaluronidase und Befruchtung

i. "Spreading factor" und Hyaluronidase[1,2]

HOFFMAN und DURAN-REYNALS[3] und McCLEAN[4] zeigten im Jahre 1930, daß im Testis und Semen eine Substanz vorkommt, die die Eigenschaften eines "spreading factors" aufweist, d. h. nach subcutaner Injektion zu einer lokalen Permeabilitätssteigerung des Bindegewebes führt. Etwa zur gleichen Zeit machten YAMANE[5] und PINCUS und ENZMAN[6] die merkwürdige Beobachtung, daß frisches Semen in vitro zu einer raschen Desintegration des Cumulus oophorus von Kanincheneiern Anlaß gibt. Der Zusammenhang zwischen diesen beiden Beobachtungen wurde damals nicht erkannt. Erst im Jahre 1939 berichteten CHAIN und DUTHIE[7], daß ein gereinigter "spreading factor" Extrakt aus Hoden eine hohe Konzentration an Hyaluronidase aufweist, und daß dieses Enzym wahrscheinlich mit dem "spreading factor" identisch ist. Von grundlegender Bedeutung war die Hypothese von McCLEAN und ROWLANDS[8] und DURAN-REYNALS[1], wonach die Desintegration des Cumulus oophorus unter der Einwirkung von Semen auf die Anwesenheit von Hyaluronidase zurückzuführen ist. Diese Auffassung findet ihre Bestätigung in zahlreichen in vitro-Experimenten, aus denen hervorgeht, daß wenigstens in vitro die Hyaluronidase den Cumulus oophorus aufzulösen vermag[2].

Die große Zahl von Spermatozoen, die bei einer Ejaculation in den weiblichen Geschlechtstrakt gelangen, war in Anbetracht der Beobachtung, daß ein einziges Spermium zur Befruchtung genügt, teleologisch seit langem schwierig zu interpretieren. Der Nachweis von Hyaluronidase in Spemien und der Nachweis einer in vitro befruchtungsfördernden Wirkung dieses Enzymes warf die Frage auf, ob die Ausschüttung zahlreicher Spermatozoen dem Zweck diene, große Mengen von Hyaluronidase an die Eizelle heranzutragen, um auf diese Weise den Boden für die Penetrierung des befruchtenden Spermatozoons zu bereiten. Eine solche Deutung der Massenwirkung der Spermatozoen wird heute von den meisten Forschern mit guten Gründen abgelehnt. Nach den Untersuchungen von PINCUS und ENZMAN[9] sind etwa 20000 Spermatozoen notwendig, um in vitro den Cumulus oophorus von Kanincheneiern aufzulösen. Im Gegensatz dazu wurde aber mehrfach gezeigt, daß in den Tuben meist nur etwa 100—1000 Spermatozoen nachgewiesen werden können;[10] dazu kommt, daß bei Tieren mehrfach Spermatozoen in Eiern beobachtet wurden, die noch von einer Corona radiata[11], ja selbst vom Cumulus oophorus[11] umhüllt waren.

ii. Aufgabe der Hyaluronidase bei der Befruchtung

Wenn auch die Massenwirkungshypothese der Spermatozoen die biologische Aufgabe der Hyaluronidase bei der Befruchtung nicht zu deuten vermag, so besteht doch wenig Zweifel, daß die einzelnen Spermatozoen eine ansehnliche Enzymkonzentration aufweisen. Die Beobachtung, daß die Hyaluronidase von

[1] *Uer.:* DURAN-REYNALS, F.: Bact. Rev. **6**, 215 (1942).
[2] *Uer.:* CHANG, M. C., u. G. PINCUS: Physiol. Rev. **31**, 1 (1951).
[3] HOFFMAN, D. C., u. F. DURAN-REYNALS: J. exp. Med. **53**, 387 (1931).
[4] McCLEAN, D.: J. Path. Bact. **34**, 459 (1931).
[5] YAMANE, D.: Cytologia **1**, 394 (1930).
[6] PINCUS, G., u. E. V. ENZMAN: J. exp. Med. **62**, 665 (1935).
[7] CHAIN, E., u. E. S. DUTHIE: Brit. J. exp. Path. **21**, 324 (1940).
[8] McCLEAN, D., u. I. W. ROWLANDS: Nature (Lond.) **150**, 627 (1942).
[9] PINCUS, G., u. E. V. ENZMAN: J. exp. Zool. **73**, 195 (1936).
[10] AUSTIN, C. R.: Nature (Lond.) **162**, 534 (1948).
[11] CHANG, M. C.: Ann. N. Y. Acad. Sci. **52**, 1192 (1950).

den Samenzellen leicht abgegeben wird, läßt darauf schließen, daß das Enzym an der Zelloberfläche lokalisiert ist[1]. Die Möglichkeit, daß es weniger der Hyaluronidasegehalt des ganzen Semens, als vielmehr derjenige eines einzelnen Spermatozoons ist, der beim Befruchtungsvorgang eine Rolle spielt, kann daher nicht von der Hand gewiesen werden. Auf diese Weise würden die einzelnen Samenzellen befähigt, durch die Grundsubstanz des Cumulus oophorus evtl. auch durch die Corona radiata und die Zona pellucida durchzustoßen. Daneben mag die Gesamtmenge der Hyaluronidase des Semens noch eine sekundäre Rolle spielen, sei es durch eine lytische Wirkung auf den cervicalen Schleimpfropf, sei es durch eine nidationsvorbereitende Wirkung auf die Uterusschleimhaut.

iii. Konzeptionsförderung durch Hyaluronidase

Wenn immer die Grundlagenforschung einen Schritt weiter in ein unbekanntes Gebiet vorrückt, so erscheinen in kurzer Zeit eine Reihe von medizinischen Arbeiten, in denen das neue Prinzip — oft auf sehr wackligen Füßen — zu therapeutischen Zwecken ausgewertet wird. Es überrascht daher keinesfalls, daß Hyaluronidase-Präparate zur Behandlung der menschlichen Sterilität herangezogen wurden. Alle solchen Versuche fielen aber negativ aus. TAFEL et al.[2] fanden überhaupt keine Wirkung, während KURZROK[3] zwar über eine Konzeptionssteigerung berichtete, doch sind seine Resultate statistisch nicht signifikant. Dies ist nicht sehr überraschend, gelang es doch bisher nie, eine Beziehung zwischen Fertilität und Hyaluronidase-Konzentration beim Menschen nachzuweisen[4-6].

iV. Konzeptions-Hemmung durch Hyaluronidase-Inhibitoren

Während eine günstige Beeinflussung der Sterilität durch Hyaluronidaseapplikation noch auf wackligen Füßen steht, so scheint anderseits die antikonzeptionelle Wirkung von Hyaluronidase-Inhibitoren etwas besser fundiert. PINCUS et al.[7] fanden im Tierversuch, nach lokaler Applikation von nitrierter Hyaluronsäure eine deutliche Hemmung der Konzeption. Ähnliche Substanzen wurden von WALDSCHMIDT-LEITZ[8] zur Empfängnisverhütung beim Menschen entwickelt. Die ersten klinischen Beobachtungen mit diesen Substanzen wurden von HERBRAND und RÖCKL[9] veröffentlicht, doch kann ein endgültiges Urteil z. Z. noch nicht abgegeben werden. Ein weiterer Hyaluronidase-Inhibitor, das phosphorylierte Hesperidin, wies im Tierversuch ebenfalls eine deutliche Hemmwirkung auf die Befruchtung auf[10], die aber inzwischen von anderer Seite bestritten wird[11]. Sehr zweifelhaft scheinen die Angaben von MARTIN und BEILER[12] und SIEVE[13], wo nach das phosphorylierte Hesperidin auch bei oraler Verabreichung die Konzeption verhindern soll. Noch wenig untersucht ist eine weitere interessante Substanz, die Trigentisinsäure, die in einer Dosierung von 5 mg per ml Semen eine Konzeption völlig verhindert, ohne eine spermizide Wirkung auszuüben[14].

---

[1] HECHTER, O., u. Z. HADIDIAN: Endocrinol. 41, 204 (1947).
[2] TAFEL, R. E., P. TITUS u. W. WIGHTMAN: Amer. J. Obstet. Gynec. 55, 1023 (1948).
[3] KURZROK, R. L.: Ann. N. Y. Acad. Sci. 52, 1180 (1950).
[4] GIAROLA, A., u. C. BALLERIO: Ann. di Ostet. Ginec. 72, 371 (1950).
[5] GIAROLA, A., u. C. BALLERIO: Ann. di Ostet. Ginec. 72, 383 (1950).
[6] GIAROLA, A., u. C. BALLERIO: Ann. di Ostet. Ginec. 72, 1450 (1950).
[7] PINCUS, G., N. W. PIRIE u. M. C. CHANG: Arch. Biochem. 19, 388 (1948).
[8] WALDSCHMIDT-LEITZ, E.: Zit. Anm. 9.
[9] HERBRAND, W., u. W. RÖCKL: Therapeut. Umsch. 10, 176 (1954).
[10] CHANG, M. C., u. G. PINCUS: Science 117, 274 (1953).
[11] MILLMAN, R., u. F. ROSEN: Science 118, 212 (1953).
[12] MARTIN, G. J., u. J. M. BEILER: Science 115, 402 (1952).
[13] SIEVE, B. J.: Science 116, 373 (1952).
[14] PARKER, A. S.: Lancet 1953, 1285.

B. Enzymologie der Prostata und ihres Sekretes[1]

a) Proteolytische Enzyme

Mindestens sechs verschiedene Peptidasen wurden im Prostatasekret beobachtet. An erster Stelle muß ein trypsinähnliches Enzym erwähnt werden, das zuerst von HUGGINS und NEAL[2] beobachtet und von LUNDQUIST[3] näher untersucht wurde. Weitere Peptidasen und Transaminasen beschrieben BARRON und HUGGINS[4] und AWAPARA[5]. Das Prostatasekret muß daher nächst dem Pankreassekret als peptidase-reichste extracelluläre Flüssigkeit angesprochen werden. Die physiologische Bedeutung dieser Enzyme sehen wir in ihrer Beteiligung an der Bereitstellung von Aminosäuren für den Intermediärstoffwechsel der Spermatozoen. Ebenfalls zu den Peptidasen ist ein Enzym zu rechnen, das eine ganz andere physiologische Bedeutung besitzt. Seit vielen Jahren ist bekannt, daß menschliches Samen-Plasma sich beim Stehen verflüssigt. HUGGINS und NEAL[2] erklärten dieses Verhalten durch den Nachweis eines *Fibrinolysins* im menschlichen Prostatasekret. Dieses Enzym ist im Prostatasekret so konzentriert, daß 2 ml Sekret genügen, um bei 37°C innerhalb 18 Std. 100 ml geronnenes Blut zu verflüssigen. Ob das Enzym mit dem im Plasma vorkommenden Plasmin identisch ist oder nicht, kann z. Z. nicht entschieden werden. Nach KAULLA und SHETTLES[6] soll im Semen außer dem Fibrinolysin auch eine Fibrinokinase, d. h. ein Aktivator des Plasmins oder Profibrinolysins, sowie ein Fibrinolysin-Inhibitor vorkommen. Diese Befunde weisen darauf hin, daß das Semen offenbar das ganze proteolytische Plasmin-System enthält. Das Fibrinolysin wird aktiv in der Prostata synthetisiert und nicht bloß aus dem Blutstrom in das Sekret sezerniert. Maligne Prostatazellen behalten gelegentlich ihre Fähigkeit Fibrinolysin zu synthetisieren. Dafür spricht die klinische Beobachtung, daß es beim Prostatacarcinom in seltenen Fällen zu einer Fibrinolyse, auf Grund abnormer Fibrinolysin-Mengen kommen kann (S. 622).

b) Weitere Hydrolasen

KARASSIK[7] wies bereits im Jahre 1927 auf eine im Semen vorkommende Diastase hin. Diese Angabe sollte aber überprüft werden, da ein solches Vorkommen fraglich scheint und es sich möglicherweise um eine Gruppe glykolytischer Enzyme handelte. Von größerem Interesse ist die zuerst von TALALAY et al.[8] im Semen und Prostatasekret nachgewiesene β-Glucuronidase. Mindestens 5 verschiedene Phosphatasen wurden bisher im Semen nachgewiesen. Die wichtigste ist die sog. saure Phosphatase. Die im lumennahen Teil der Samenblasen vorkommende alkalische Phosphatase fehlt in der Prostata fast vollständig. Das histochemisch in den Spermatozoen nachweisbare Enzym ist wahrscheinlich auf eine Adsorption von Samenplasmaenzym zurückzuführen. REIS[9] wies im Semen auch eine 5-Nucleotidase nach, die in den Samenblasen produziert wird[10]. Schließlich kommt sowohl im Seminal-Plasma als auch in den Spermatozoen eine ATP-ase vor[11], deren Bildungsstätte, Wirkungsmechanismus und physiologische Bedeutung aber noch ungeklärt ist. Dasselbe gilt auch für die Nucleasen, die mehrfach im Semen nachgewiesen wurden[12, 13].

---

[1] *Uer.:* HUGGINS, C.: Physiol. Rev. **25**, 281 (1945). — HUGGINS, C.: Harvey Lect. **42**, 148 (1947).

[2] HUGGINS, C., u. W. NEAL: J. exp. Med. **76**, 527 (1942).

[3] LUNDQUIST, F.: Acta physiol. scand. **25**, 178 (1952).

[4] BARRON, E. S. G., u. C. HUGGINS: J. Urol. **55**, 385 (1946).

[5] AWAPARA, J.: Endocrinology **51**, 75 (1952).

[6] KAULLA, K. N. v., u. L. B. SHETTLES: Proc. Soc. Biol. (N. Y.) Med. **83**, 692 (1953).

[7] KARASSIK, W. M.: Z. ges. exp. Med. **53**, 734 (1927).

[8] TALALAY, P., W. H. FISHMAN u. C. HUGGINS: J. biol. Chem. **166**, 757 (1946).

[9] REIS, J.: Enzymologia **5**, 251 (1938).

[10] MANN, T.: Biochem. J. **39**, 451 (1945).

[11] McLOED, J., u. W. H. SUMMERSON: J. biol. Chem. **165**, 333 (1946).

[12] ZAMENHOF, S., L. B. SHETTLES u. E. CHARGAFF: J. biol. Chem. **140**, 899 (1955).

[13] MAZIA, D.: J. cell. comp. Physiol. **34**, 17 (1949).

c) Carbonat-Anhydratase

BERTRAND[1] zeigte bereits im Jahre 1921, daß die menschliche Prostata einen hohen Zinkgehalt aufweist. Seit den Untersuchungen von MAWSON[2, 3] besteht kaum mehr ein Zweifel, daß der größte Teil dieses Metalles als Komplement der Carbonat-Anhydratase vorliegt. Die Konzentration dieses Enzymes ist hoch und entspricht etwa derjenigen in den Erythrocyten. HUGGINS[4] wies nach, daß das Prostatasesekret diejenige extracelluläre Flüssigkeit ist, die den geringsten Bicarbonatgehalt aufweist. Das Sekret verhält sich in dieser Hinsicht ähnlich wie der Magensaft und Urin, ist aber im Gegensatz zu diesen nicht sauer, sondern alkalisch. Bei allen Organen, in denen die Bicarbonatsekretion im Vergleich zum Blut abnorm hoch oder abnorm niedrig ist, findet sich eine auffällig hohe Carbonat-Anhydratase-Konzentration. Es ist daher wahrscheinlich, daß dieses Enzym-System am Bicarbonatumsatz beteiligt ist, doch sind die Einzelheiten dieses Mechanismus noch wenig abgeklärt.

d) Spermin und Diamin → O_2-Transhydrogenase

(Diamin-Oxydase)

"When human semen had stood a little while, some three sided bodies were seen in it, terminating at either end in a point; some were the length of the smallest grain of sand, and some were a little bigger. They were further as bright and clear as if they had been crystals." Mit diesen Worten beschrieb A. VAN LEEUWENHOEK in Brief Nr. 1677 an die Royal Society in London seine ersten Beobachtungen über die Sperminkristalle im Semen. Es gibt kaum eine zweite Substanz, die seit ihrer ersten Beschreibung so oft wiederentdeckt wurde und die sich so vieler verschiedener Namen rühmen kann, wie das Spermin. Nur zwei dieser Eponyme werden heute noch gelegentlich gebraucht: man spricht von den „Böttcherschen Kristallen" im Semen und von den „Charcot-Leydenschen Kristallen" im asthmatischen Sputum. Aber nicht nur die Entdeckung der Sperminkristalle, sondern auch die Abklärung ihrer chemischen Struktur könnte ausgezeichneten Stoff für einen Roman liefern. Die Verbindung wurde zunächst während Jahrzehnten mit Piperazin und Äthylamin verwechselt, bis POEHL[5] im Jahre 1898 schließlich die Summenformel des Spermins angeben konnte. Auf dieser Substanz baute nun POEHL[6] eine ganze Pharmakotherapie auf. Das Spermin soll nach seinen Angaben eine günstige Wirkung auf die „Autointoxikation" des Körpers bei den verschiedensten Krankheiten, von der Syphilis bis zum Skorbut ausüben und zu zahlreichen Wunderheilungen Anlaß gegeben haben. Indessen wurde das Spermin von den Pharmakologen aber vergessen, obschon es wahrscheinlich ähnliche pharmakodynamische Wirkungen wie die übrigen Polyamine aufweist[7]. HIRSCH und DUBOS[8] schreiben der Substanz auch eine gewisse bakteriostatische Wirkung zu.

Die hohe Konzentration dieser interessanten und trotz viel Arbeit und Spekulationen noch wenig erforschten Substanz im Semen kann nicht erklärt werden. Den einzigen Versuch einer physiologischen Deutung fanden wir in den Arbeiten von ZELLER[9,10]. Dieser wies nach, daß im menschlichen Semen eine Diamin → O_2-Transhydrogenase (Diamin-Oxydase) vorkommt, deren Konzentration etwa 100mal größer als im Blutplasma ist. ZELLER verknüpfte die Anwesenheit dieses Enzymes mit der schon lange bekannten Beobachtung, wonach die Sauerstoffaufnahme der Spermatozoen an die Anwesenheit von Seminal-Plasma gebunden ist und postulierte, daß dieses Enzym-System mit dem Spermin als Substrat möglicherweise bei der Sauerstoffaufnahme durch die Spermatozoen beteiligt sei.

[1] BERTRAND, G., u. R. VLADESCO: C. R. Acad. Sci. (Paris) **173**, 176 (1921).

[2] MAWSON, C. A., u. M. I. FISCHER: Arch. Biochem. **36**, 485 (1952).

[3] MAWSON, C. A., u. M. I. FISCHER: Biochem. J. **55**, 696 (1953).

[4] HUGGINS, C.: Harvey Lect. **42**, 148 (1947).

[5] POEHL, A. VON: Die physiologisch-chemischen Grundlagen der Spermintherapie nebst klinischem Material zur Verwendung des Spermium-Poehl. St. Petersburg: Wienecke 1898.

[6] POEHL, A. VON, et al.: Rational Organotherapy with Reference to Urosemiology. London: Churchill 1906.

[7] GUGGENHEIM, M.: Die biogenen Amine. 3. Aufl. Basel: Karger 1940.

[8] HIRSCH, J. G., u. R. J. DUBOS: J. exp. Med. **95**, 191 (1952).

[9] ZELLER, E. A.: Helv. chim. Acta **24**, 117 (1941).

[10] ZELLER, E. A., u. C. A. JOEL: Helv. chim. Acta **24**, 968 (1941).

C. Biologie der sauren Phosphatasen

a) Biochemie[1, 2]

i. Klassifikation

Zum Verständnis der nachfolgenden Abschnitte ist es notwendig, zunächst eine kurze Darstellung der biochemischen und biologischen Eigenschaften der sog. „sauren Phosphatasen" zu geben. Im medizinischen Sprachgebrauch werden darunter verschiedene isodyname Enzyme verstanden, deren p_H-Optimum im sauren Bereich liegt. Wie aus der von FOLLEY und KAY[2] und ROCHE[1,2] entwickelten und auf S. 359 dargestellten Klassifikation hervorgeht, umfaßt der Begriff der „sauren Phosphatasen" mindestens drei verschiedene Enzyme. Von diesen drei isodynamischen Phosphatasen besprechen wir im vorliegenden Abschnitt ausschließlich den Typ II und IV, da der Typ III für die Human-Biologie und -Pathologie bedeutungslos ist. Dieser *Typ III* findet sich besonders in der Leber, Milz und in geringerem Maß in den Erythrocyten. Im Gegensatz zum Typ IV bevorzugt dieses Enzym das β-Glykerophosphat im Vergleich zum α-Isomer als Substrat. Eine Abtrennung dieses Enzymes ist daher leicht möglich.

Die Kenntnis des vorwiegend in den Erythrocyten vorkommenden Typ IV ist einzig daher wichtig, weil dieses in geringen Mengen auch im Plasma vorkommende Enzym die Bestimmung der sauren Prostata-Phosphatase (Typ II) erschwert. Trotz seinem typischen p_H um 6, seiner Aktivierung durch Magnesiumionen und seiner Affinität zum β-Glykerophosphat ist eine Abtrennung vom Typ IV mit großen Schwierigkeiten und Unsicherheiten verbunden.

ii. Saure Plasma-Phosphatasen

(Typ II und IV)

Beim Prostata-Carcinom kommt es häufig zu einem abnormen Übertritt der prostatischen sauren Phosphatase (Typ II) in das Plasma, während die Konzentration der übrigen sauren Phosphatasen im Plasma — der nicht-prostatischen Enzyme vom Typ II und der sauren Phosphatase vom Typ IV — unverändert bleibt. Eine gute Illustration zu diesem Verhalten entnehmen wir der Studie von ROSENMUND[2], der die Phosphatase-Aktivität des Blutes von gesunden und kranken Individuen über den ganzen p_H-Bereich maß. Beim Kurvenbild einer gesunden Person (Abb. 128) fällt deutlich die alkalische Phosphatase auf, während sich im sauren Bereich eine Erhebung findet, bei der es schwierig ist zu entscheiden, ob es sich um den Typ IV (Erythrocyten) oder den Typ II handelt. Bei einem Patienten mit Prostata-Carcinom (Abb. 129) fällt ein Gipfelpunkt im sauren Bereich auf, der in diesem

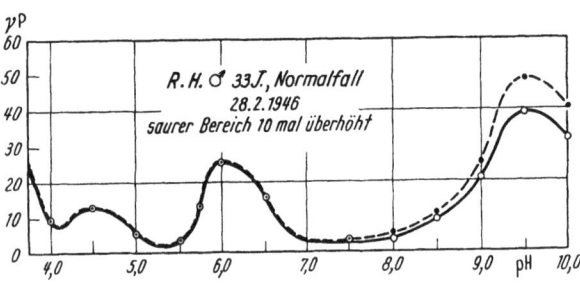

Abb. 128. Kurvenmäßige Darstellung der Phosphatase-Konzentration des Plasmas eines gesunden Individuums (nach ROSENMUND[2])

---

[1] *Hb.:* ROCHE, J.: In The Enzymes. Edited by J. B. SUMNER and K. MYRBÄCK. Vol. I/1, p. 473. New York: Academic Press 1950.

[2] *M.:* ROSENMUND, H.: Helv. med. Acta, Suppl. **33**, ad. Vol. 20 (1953). — FOLLEY, S. J., u. H. D. KAY: Ergebn. Enzymforsch. 5, 159 (1936). — ROCHE, J., u. J. COURTOIS: Expos. ann. Biochim. méd. 4, 219 (1944).

Falle wahrscheinlich auf eine Konzentrationszunahme der prostatischen sauren Phosphatase (Typ II) zurückzuführen ist.

Welcher Anteil der Gesamtaktivität der sauren Phosphatasen im Plasma prostatischen Ursprunges ist (Typ II) geht aus einer Darstellung von FISHMAN et al.[2] hervor (Abb. 130). Durch die Verwendung selektiver Inhibitoren kann die Aktivität der Plasma-Phosphatase aus der Prostata (Typ II) von derjenigen der übrigen sauren Plasma-Phosphatasen (Typ IV) differenziert werden. Abb. 130 zeigt, daß bei Patienten mit Prostata-Carcinom ausschließlich die Konzentration des Plasma-Enzymes vom Typ II zunimmt, während die übrigen sauren Phosphatasen unverändert bleiben. Diese „Basisaktivität" der sauren Plasma-Phosphatasen ist für die Aktivität des Enzymes bei Frauen und Kindern verantwortlich. Sie ist aus dem aus den Erythrocyten stammenden Typ IV und möglicherweise noch aus extraprostatischen Anteilen des Typ II zusammengesetzt. Es ist klar, daß die klinische Laboratoriumsdiagnostik um so zuverlässigere Resultate gibt, je selektiver das Enzym prostatischen Ursprunges erfaßt wird.

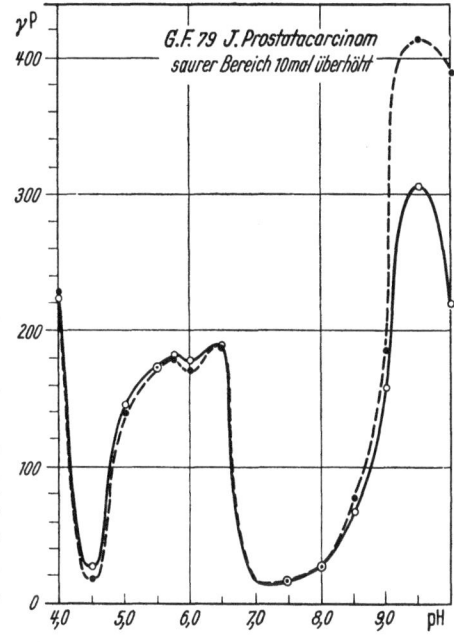

Abb. 129. Kurvenmäßige Darstellung der Phosphatasen-Konzentration des Plasmas eines Patienten mit Prostata-Carcinom (nach ROSENMUND[1])

iii. Gibt es verschiedene Phosphatasen vom Typ II?

Leider sind die Schwierigkeiten einer Klassifikation der sauren Phosphatasen damit noch nicht zu Ende. Selbst der Typ II scheint nämlich eine Gruppe biologisch-heterogener Enzyme zu umfassen, deren Differenzierung auf Grund biochemischer Eigenschaften z. Z. noch nicht möglich ist. Während die Prostata-Phosphatase vom Typ II bereits recht gut erforscht ist, befindet sich das Studium der extra-prostatischen sauren Phosphatasen vom Typ II noch im Anfangsstadium. Die saure Prostata-Phosphatase vom Typ II ist in der Prostata einiger weniger Species (Anthropoide und Mensch) in außerordentlich hoher Konzentration vorhanden und besitzt eine spezifische biologische

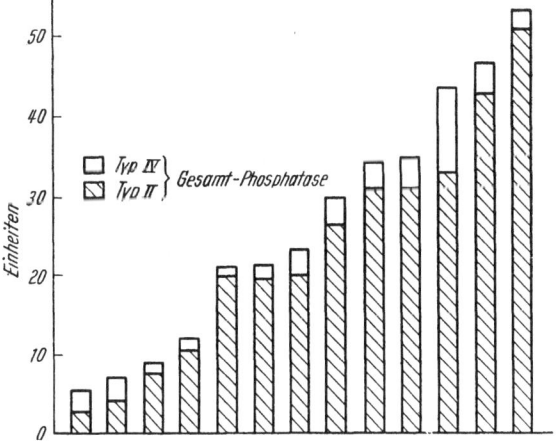

Abb. 130. Anteil der sauren Prostata-Phosphatase (Typ II) an der sauren Gesamt-Phosphatase (Typ IV aus Erythrocyten und extraprostatische Enzyme vom Typ II) bei Patienten mit Prostata-Carcinom (nach FISHMAN et. al.[2])

Aufgabe. Sie untersteht einer endokrinen Regulation durch Androgene. Im Gegensatz dazu kommt die extra-prostatische saure Phosphatase vom Typ II in praktisch allen Organen in geringer Konzentration vor, ist nicht von androgenen Hormonen abhängig und dürfte eine viel allgemeinere biochemische Funktion erfüllen.

[1] ROSENMUND, H.: Helv. med. Acta, Suppl. **33**, ad Vol. 20 (1953).
[2] FISHMAN, W. H., et al.: J. clin. Invest. **32**, 1034 (1953).

iV. Biochemie der sauren Prostata-Phosphatase (Typ II)

Eine differenzierte Erfassung der verschiedenen sauren Phosphatasen wird erst dann möglich sein, wenn die einzelnen Enzyme in kristalliner Form dargestellt werden können. Dies gelang bisher noch nicht. Immerhin kann die saure Prostata-Phosphatase in mehrfach konzentrierter Form hergestellt werden[1-3]. Elektrophoretische Analysen solcher konzentrierter Prostataextrakte zeigten, daß mindestens drei verschiedene Fraktionen vorlagen, von denen die enzymaktive etwa 10% des ganzen Materiales ausmacht[4]. Über die Reinigung extra-prostatischer Phosphatasen vom Typ II liegen noch wenig Angaben vor. RUFFO[5] konzentrierte ein solches Enzym aus Hundeleber, während PERLMAN und FERRY[6] eine Isolierung aus Kuhniere versuchten.

Alle Phospho-Monoesterasen sind relativ unspezifisch in bezug auf ihre *Substrate*. Auch die sauren Phosphatasen vom Typus II spalten ein weites Spektrum von Substanzen, das Phosphatester, Phospho-Proteine, Nucleotide usw. umfaßt. Auf das natürliche Substrat des prostatischen Enzymes kommen wir unten zurück (S. 619). Im Gegensatz dazu ist das physiologische Substrat der extraprostatischen Phosphatase vom Typ II noch nicht bekannt. Einzelheiten über die Substrataffinität der sauren Phosphatasen finden sich in den Arbeiten von WILDMAN und BONNER[7], COURTOIS[8], WALKER et al.[9] und BAUR[10], sowie in den eingangs erwähnten Übersichtsreferaten.

Die Unmöglichkeit die sauren Phosphatasen vom Typus II und IV (Erythrocyten) auf Grund der Substrataffinität und des p_H zu differenzieren, führte zu einem intensiven Suchen nach Aktivatoren und Inhibitoren, die eine solche Unterscheidung ermöglichen. Unter den Aktivatoren sind einzig Magnesiumionen zu erwähnen, die die alkalische Phosphatase vom Typ I und die saure Phosphatase vom Typ IV (Erythrocyten) aktivieren, aber ohne Wirkung auf die saure Phosphatase vom Typ II sind[11, 12]. Erfolgreicher war der Versuch, die saure Phosphatase vom Typ II von den übrigen sauren Phosphatasen durch Inhibitoren zu differenzieren (S. 629).

V. Wirkungsmechanismus der sauren Prostata-Phosphatase (Typ II)

Ein Teil der Konfusion über die funktionelle Bedeutung der sauren Phosphatasen vom Typ II ist darauf zurückzuführen, daß diesen Enzymen ausschließlich eine hydrolytische Wirkung zugeschrieben wurde. Neuere Untersuchungen ergaben jedoch, daß diese außer der hydrolytischen eine synthetische und vor allem auch eine transferierende Wirkung besitzen (Abb. 80).

Die spaltende Wirkung des Enzymes, eine exergone, d. h. mit Energieverlust einhergehende Reaktion, wurde bisher am eingehendsten untersucht. Der Laboratoriumsnachweis der sauren Phosphatase ist ausschließlich auf dem Nachweis dieser Eigenschaft aufgebaut. Unter geeigneten Verhältnissen vermag dasselbe Enzym auch Phosphatester zu synthetisieren[13, 14]. Da es sich dabei um eine endergone, d. h. energie-verbrauchende Reaktion handelt, dürfte dieser Enzymwirkung im Organismus kaum eine Bedeutung zukommen. Von besonderer Bedeutung ist die Phosphotransferase-Wirkung der sauren Phosphatase vom Typ II. AXELROD[15] machte zuerst darauf aufmerksam, daß saure Phosphatasen aus Citrus-Früchten in der Anwesenheit energiereicher Bindungen, Phosphatgruppen von einem Donator auf einen Akzeptor übertragen. APPLEYARD[16] zeigte, daß auch Prostata-Phosphatasen Phosphatgruppen von Phenolphthalein-Diphosphat auf verschiedene Alkohole übertragen. GREEN und MEYERHOF[17] beobachteten einen Phosphat-Transfer von Phosphocreatin, Phosphopyruvat und p-Nitrophenylphosphat auf Glycerin und von Acetylphosphat auf Glucose, Fructose,

[1] KUTSCHER, W., u. J. PANY: Z. physiol. Chem. **255**, 169 (1938).
[2] HUDSON, P. B., u. W. W. S. BUTLER: J. Urol. **63**, 323 (1950).
[3] DAVISON, M. M., I. ASIMOV u. H. M. LEMON: Amer. J. clin. Path. **23**, 833 (1953).
[4] DEROW, M. A., u. M. M. DAVISON: Science **118**, 247 (1953).
[5] RUFFO, A.: Boll. Soc. ital. Biol. sper. **18**, 171 (1943).
[6] PERLMANN, G. E., u. R. M. FERRY: J. biol. Chem. **142**, 513 (1942).
[7] WILDMAN, S. G., u. J. BONNER: Arch. Biochem. **14**, 381 (1947).
[8] COURTOIS, J.: Bull. Soc. Chim. biol. **30**, 37, 618 (1948).
[9] WALKER, B. S., et al.: Amer. J. clin. Path. **24**, 807 (1954).
[10] BAUR, H.: Z. Vitamin-, Hormon-, Fermentforsch. **2**, 507 (1948/49).
[11] KUTSCHER, W., u. A. WÖRNER: Z. physiol. Chem. **239**, 109 (1936).
[12] DAVIES, D. R.: Biochem. J. **28**, 529 (1934).
[13] THOAI, N. VAN, J. ROCHE u. E. DANZAS: Trav. Soc. Chim. biol. **26**, 1139 (1944).
[14] SCHNEIDER, A. J., u. H. S. LORING: J. biol. Chem. **220**, 129 (1956).
[15] AXELROD, B.: J. biol. Chem. **172**, 1 (1948).
[16] APPLEYARD, J.: Biochem. J. **42**, 596 (1948).
[17] GREEN, H., u. O. MEYERHOF: J. biol. Chem. **197**, 347 (1952).

Ribose und Trehalose. Als Enzym verwendeten sie saure Phosphatase aus Semen. Morton[1] wies nach, daß gereinigte Prostata-Phosphatase Phosphat-Gruppen von Natrium-β-Glycerophosphat oder Creatinphosphat auf Glucose überträgt. Eine Transfer-Reaktion vom gleichen Substrat auf Propylenglykol durch eine gereinigte saure Prostata-Phosphatase wurde von Davison-Reynolds et al.[2] zuerst demonstriert. Die Identität des phosphat-ester-spaltenden und phosphat-transferierenden Enzymes der menschlichen Prostata und des Plasmas von Patienten mit Prostata-Carcinom wurde kürzlich auch von London und Hudson[3] bestätigt. Die geringe Substratspezifität dieses Enzymes geht auch daraus hervor, daß Brawerman und Chargaff[4] bei Verwendung von Phenylphosphat als Phosphat-Donator selbst eine Phosphorylierung von Nucleosiden beobachteten.

Diese Experimente sind von großer theoretischer und praktischer Bedeutung. Sie zeigen nämlich, daß es unrichtig ist, die hydrolytische, synthetische und transferierende Aktivität der Phosphatasen verschiedenen assoziierten Enzymen zuzuschreiben, und daß vielmehr ein und dasselbe Enzym unter geeigneten Milieubedingungen alle drei Reaktionen zu katalysieren vermag. Ob es sich dabei um eine Eigentümlichkeit der Phospho-Monoesterasen handelt, oder aber um ein für alle Hydrolasen gültiges Prinzip, wie dies etwa von Morton[1] angenommen wird, kann z. Z. nicht entschieden werden.

Vi. Biochemische Nachweismethoden

Wir müssen an dieser Stelle auf eine eingehende Besprechung der verschiedenen Verfahren zum Nachweis der sauren Plasma-Phosphatase verzichten. Eine Zusammenfassung der wichtigsten Analysenmethoden folgt auf Tab. 165.

Tabelle 165. *Gebräuchliche konventionelle Methoden zum Nachweis der sauren Plasma-Phosphatase* (Typ II und IV) (nach Gomori[5])

Autor, Jahr	p_H	Einheit	Normalwerte
Substrat: Phenylphosphat			
Gutman u. Gutman, 1938, 1940[6,7]	4,9	1 mg Phenol/Std.	0,25—3/100 ml
Villela und Mello, 1948[8] . . .	4,95	1 mg Phenol/15 min	3,2/100 ml
Gomori, 1949[9]	5,0	1 μM Phenol/Std.	0,6—1,5 ml
Substrat: Glycerophosphat			
Langemann, 1949[10]	6,0	1 mg P/24 Std.	4—7/100 ml
de Mello, 1951[11]	5,0	1 mg P/Std.	0,04—0,64/100 ml
Substrat: Phenolphthaleinphosphat			
Huggins und Talalay, 1945[12] . .	5,75	0/1 mg Phenolphthalein/Std.	4—8/100 ml
Substrat: p Nitrophenylphosphat			
Hudson et al., 1947[13]	5,4	1 μM Nitrophenol/Std.	1—2,3/1000 ml
Substrat: β-Naphthylphosphat			
Seligman et al., 1951[14]	4,8	10 mg Naphthol/Std.	0,7—1,6/100 ml

[1] Morton, R. K.: Nature (Lond.) **172**, 65 (1953).

[2] Davison-Reynolds, M. M., R. B. Barrueto u. H. M. Lemon: Enzymologia **17**, 145

[3] London, M., u. P. B. Hudson: Biochim. biophys. Acta **17**, 485 (1955).

(1954).

[4] Brawerman, G., u. E. Chargaff: J. Amer. Chem. Soc. **75**, 4113 (1953).

[5] Gomori, G.: Amer. J. clin. Path. **24**, 99 (1954).

[6] Gutman, A. B., u. E. B. Gutman: J. clin. Invest. **17**, 473 (1938).

[7] Gutman, A. B., u. E. B. Gutman: J. biol. Chem. **136**, 201 (1940).

[8] Villela, G. G., u. M. I. Mello: Hospital, Rio de Janeiro **34**, 433 (1948).

[9] Gomori, G.: J. Lab. clin. Med. **34**, 275 (1949).

[10] Langemann, H.: Schweiz. med. Wschr. **1949**, 138.

[11] Mello, J. B. de: Hospital, Rio de Janeiro **40**, 857 (1951).

[12] Huggins, C., u. P. Talalay: J. biol. Chem. **159**, 399 (1945).

[13] Hudson, P. B., H. Brendler u. W. W. Scott: J. Urol. **58**, 89 (1947).

[14] Seligman, A. M., et al.: J. biol. Chem. **190**, 7 (1951).

Vii. Vorkommen der sauren Phosphatasen (Typ II, III und IV)

Die außerordentlich hohe Konzentration der sauren Phosphatase in der menschlichen Prostata geht aus Tab. 166 hervor. Neben diesem Organ finden sich saure Phosphatasen in praktisch allen untersuchten Geweben.

Tabelle 166. *Konzentration der sauren (Typ II, III und IV) und alkalischen Phosphatase (Typ I) in einigen Organen des Menschen* (nach SULLIVAN, GUTMAN und GUTMAN[1])

Organ, Gewebe	Enzymkonzentration	
	saure Phosphatase	alkalische Phosphatase
Prostata . .	1199	1,0
Niere	3,4	4,0
Duodenum. .	1,6	7,1
Leber	2,2	4,6
Knochen . .	2,2	5,9

b) Biologie der sauren Prostata-Phosphatase (Typ II)

i. Saure Phosphatasen im Urin

Bereits im Jahre 1925 wies DEMUTH[2] auf das Vorkommen einer im sauren Bereich optimalen Phosphatase im Urin des Menschen hin. In der Folge wurde dieser Beobachtung aber wenig Beachtung geschenkt und erst lange nachdem die Bestimmung der alkalischen Plasma-Phosphatase bereits zum Routinebestand des klinischen Laboratoriums gehörte, erwachte das Interesse an diesem Enzym. Die grundlegenden Arbeiten über die menschliche Urin-Phosphatase veröffentlichten KUTSCHER und WOLBERG[3] im Jahre 1935. Diese Forscher beobachteten, daß der Urin des geschlechtsreifen Mannes eine bedeutend höhere saure Phosphatase-Konzentration aufweist, als derjenige von Frauen und Kindern. Sie vermuteten auch bereits, daß das Enzym aus der Prostata in den Urin gelangt. Diese Beobachtungen wurden in der Folge wiederholt bestätigt. So zeigte etwa BURGEN[4], daß Mädchen und Frauen etwa 50 Einheiten im Urin ausschieden. Dieselbe Menge fand sich im Urin von Knaben, doch stieg diese während der Pubertät stark an, um schließlich bei der Geschlechtsreife Werte von etwa 250 Einheiten zu erreichen.

Die Vermutung von KUTSCHER und WOLBERG[3], daß das Enzym *aus der Prostata* stammt, fand ihre Stütze in einer Reihe indirekter Beobachtungen. Zunächst war die Enzymkonzentration in der Prostata auffällig hoch und die Konzentration im Ejakulat übertraf diejenige im Urin. Nach CLARK[5] steigt die Phosphatase-Konzentration im Urin des Mannes nach psychosexueller Reizung an, während ein solcher Anstieg bei der Frau fehlte. SCOTT und HUGGINS[6] fanden bei der Durchführung der Zwei-Gläser-Probe bei jungen Männern nach sexueller Reizung die saure Phosphatase ausschließlich im ersten Glas, also dort wo sich das Prostatasekret findet. Beweisend war jedoch erst die Beobachtung, daß im Nierenbeckenkatheterurin nur sehr geringe Mengen an saurer Phosphatase nachweisbar sind. Diese Untersuchungen führten schließlich zu den Beobachtungen von CLARK et al.[7], wonach die Messung der Ausscheidung der sauren Phosphatase im Urin direkt als zuverlässiges Maß für die Entwicklung der sonst schwer zugänglichen Prostata während der Pubertät verwendet werden kann.

Schon früh fiel auf, daß *im Urin zwei verschiedene saure Phosphatasen* vorkommen, von denen die eine in gleicher Konzentration bei beiden Geschlechtern

[1] SULLIVAN, T., E. B. GUTMAN u. A. B. GUTMAN: J. Urol. 48, 426 (1942).
[2] DEMUTH, F.: Biochem. Z. 166, 162 (1925).
[3] KUTSCHER, W., u. H. WOLBERG: Z. physiol. Chem. 236, 237 (1935).
[4] BURGEN, A. S. U.: Lancet 1947, 329.
[5] CLARK, L. C., u. P. TREICHLER: Psychosomatic Med. 12, 261 (1950).
[6] SCOTT, W. W., u. C. HUGGINS: Endocrinology 30, 107 (1942).
[7] CLARK, L. C., E. I. BECK u. H. THOMPSON: J. clin. Endocrin. 11, 84 (1951).

ausgeschieden wird, während die andere ausschließlich beim Manne angetroffen wird und prostatischen Ursprunges ist. Durch Präzipitation mit Ammonium-sulfat gelang es COURTOIS und PLUMEL[1] zwei Fraktionen zu trennen, von denen die eine bei der Frau fehlte, während beim Manne beide nachweisbar waren. Die bei Frau und Mann nachweisbare saure Urin-Phosphatase ist wahrscheinlich mit der „Basis-Aktivität" des Plasmas identisch, die ja ebenfalls nicht aus der Prostata stammt. WALDSCHMIDT und NONNENBRUCH[2] vermuteten als erste, daß diese zweite saure Urin-Phosphatase aus den Erythrocyten stammt und durch die Nieren ausgeschieden wird. Tatsächlich entspricht die ausgeschiedene Enzymmenge etwa der täglich durch den Zerfall von Erythrocyten freigesetzten sauren Phosphatase[3]. Eine kleine Studie über die Clearance dieser durch die Nieren ausgeschiedenen Phosphatase (Typ IV) und ihre Beeinträchtigung bei Nierenkrankheiten veröffentlichten kürzlich DANIEL et al.[4].

ii. Saure Phosphatasen in der Prostata (Typ II)

KUTSCHER und WOLBERG[5] begründeten ihre Annahme, daß die saure Urin-Phosphatase beim Manne aus der Prostata stammt, mit der Beobachtung, daß dieses Organ eine außerordentlich hohe Enzymkonzentration aufwies. Es ist interessant, daß außer dem Menschen einzig der Affe noch eine annähernd so hohe Konzentration des Enzymes in der Prostata besitzt[6]. Auf Tab. 167 sind einige Angaben über die Enzymaktivität der Prostata und ihres Sekretes unter verschiedenen Versuchsbedingungen nach den Angaben der GUTMANNs[6] zusammengestellt. Wie daraus hervorgeht, führt eine sexuelle Reizung zu einer Verdoppelung der Aktivität der Basalsekretion. Die Prostata des Neugeborenen enthält eine sehr geringe Enzymaktivität[6]. Während der Pubertät steigt die Konzentration rasch an und erreicht ihren Gipfel zu Beginn des geschlechtsreifen Alters (Tab. 168). Im hohen Alter kommt es wiederum zu einer Abnahme der Enzymaktivität der Prostata und ihres Sekretes. Mittels der von ihm entwickelten histochemischen Methode zeigte GOMORI[7], daß die Enzymaktivität der Prostata derjenigen aller übrigen Gewebe weit überlegen ist, was in guter Übereinstimmung mit quantitativen Analysen[8] (Tab. 166) steht. Das Enzym liegt ausschließlich in den Epithelzellen, während das Stroma negativ erscheint. Angaben über die histochemische Lokalisation des Enzymes bei verschiedenen Species machten BERN[9] und DEMPSEY et al.[10].

Tabelle 167. *Konzentration der sauren Phosphatase im Prostata-Sekret des Menschen*

Funktionszustand	Einheiten/ml	Autor
Ruhesekretion	117—1192	[11]
Nach Reizung	1890—3950	[12]

Tabelle 168. *Konzentration der sauren Phosphatase in der Prostata von verschieden alten Individuen* (nach GUTMANN und GUTMANN[6])

Altersgruppe	Einheiten/g
Neugeborener Knabe	1,5
Pubertät	73
Erwachsener	522—2284

[1] COURTOIS, J., u. M. PLUMEL: Bull. Soc. Chim. biol. **31**, 165 (1949).
[2] WALDSCHMIDT-LEITZ, E., u. W. NONNENBRUCH: Naturwissenschaften **23**, 164 (1935).
[3] KING, E. J., E. J. WOOD u. G. E. DELORY: Biochem. J. **39**, 24 (1945).
[4] DANIEL, O., P. R. N. KIND u. E. J. KING: Brit. med. J. **1954**, 19.
[5] KUTSCHER, W., u. H. WOLBERG: Z. physiol. Chem. **236**, 237 (1935).
[6] GUTMANN, A. B., u. E. B. GUTMANN: Proc. Soc. exp. Biol. (N. Y.) **39**, 529 (1938).
[7] GOMORI, G.: Arch. Path. (Chicago) **32**, 189 (1941).
[8] SULLIVAN, T. J., E. B. GUTMAN u. A. B. GUTMAN: J. Urol. **48**, 426 (1942).
[9] BERN, H. A.: Anat. Rec. **104**, 361 (1949).
[10] DEMPSEY, E. W.: In Recent Progr. Hormone Res. **3**, 127 (1948).

iii. Nachweis der Semen-Phosphatase in der forensischen Medizin

Durch die Beimischung des Prostata-Sekretes erhält das Semen große Mengen an saurer Phosphatase. Mit histochemischen Methoden gelingt es leicht zu zeigen, daß die Spermatozoen selbst eine sehr intensive Reaktion geben, teils auf Grund endogener saurer Phosphatase, teils als Folge der Adsorption von aus der Prostata stammenden Semen-Enzym. Es wurde daher versucht, die histochemische Reaktion auf saure Phosphatasen zum Spermiennachweis in der forensischen Medizin heranzuziehen[1]. Nach FAULDS[2] soll die Reaktion nach 14 Monaten, nach KAYES[3] selbst nach 2 Jahren noch positiv ausfallen. Über die Empfindlichkeit, Spezifität und Zuverlässigkeit dieser Methode im Vergleich zu den konventionellen Verfahren liegen aber noch wenig Unterlagen vor[4].

iV. Saure Phosphatase im Plasma

Die im Plasma bei Mann und Frau vorkommende „saure" Phosphatase ist ein Gemisch mehrerer Enzyme verschiedenen Ursprunges, wobei der Anteil der Prostata-Phosphatase (Typ II) und der Erythrocyten-Phosphatase (Typ IV) die beiden größten Fraktionen darstellen. Eine abnorme Zunahme des Typus IV, wie sie vielleicht bei hämolytischen Anämien zu erwarten wäre, wurde bisher noch nie beobachtet. Im Gegensatz dazu wird häufig eine Zunahme des Typ II bei Prostata-Carcinomen beobachtet. Über die Elimination der beiden Enzyme aus dem Blutstrom ist nur wenig bekannt. LONDON et al.[5] beobachteten, daß Erhöhung der Körpertemperatur rasch zu einer Inaktivierung des Typ II führt, während umgekehrt Abkühlung zu einem beträchtlichen Anstieg der sauren Phosphatase-Aktivität bei Patienten mit Prostata-Carcinom Anlaß gibt (Abb. 13). Diese Beobachtung spricht dafür, daß das Enzym vom Typ II vorwiegend durch thermale Inaktivierung eliminiert wird. Im Gegensatz dazu sprechen die Untersuchungen von DANIEL et al.[6] dafür, daß die Erythrocyten-Phosphatase (Typ IV) durch die Nieren ausgeschieden wird.

Die Beobachtung von HUGGINS und HODGES[7], wonach bei Patienten mit Prostata-Carcinom und stark erhöhter saurer Plasma-Phosphatase die Enzymkonzentration im Liquor cerebro-spinalis nicht ansteigt, spricht gegen die Annahme, daß das im Liquor nachweisbare Enzym[8] mit dem prostatischen identisch ist. Möglicherweise diffundiert das ja auch den Nierenfilter passierende Enzym vom Typ IV (Erythrocyten) in die Blut-Liquor-Schranke oder aber das Enzym wird in den Zellen des Plexus chorioideus synthetisiert.

V. Endokrine Regulation der Prostata-Phosphatase (Typ II)

Das Fehlen der sauren Prostata- und Urin-Phosphatase beim Kind, das Auftreten während der Pubertät beim Knaben, das Maximum im geschlechtsreifen Alter des Mannes, sind alles Befunde, die für eine Abhängigkeit dieser biochemischen Eigenschaft von Androgenen sprechen. Die saure Phosphatase der Prostata verhält sich wie ein typisches biochemisches Geschlechtsmerkmal. Diese Auffassung wird dadurch bestätigt, daß es nach Kastration zu einem extremen Absinken der Enzymproduktion kommt und daß beim Kryptorchismus eine enge Korrelation zwischen der Androgenausscheidung im Urin und der sauren

[1] HAUSEN, P. F.: Acta path. microbiol. scand. 23, 187 (1946).
[2] FAULDS, J. S.: Edinburgh med. J. 58, 94 (1951).
[3] KAYES, J.: Crim. Law Criminol. 41, 834 (1951).
[4] WALKER, J. T.: New Engl. J. Med. 242, 110 (1950).
[5] LONDON, M., R. McHUGH u. P. B. HUDSON: Cancer Res. 14, 718 (1954).
[6] DANIEL, O., P. R. N. KIND u. E. J. KING: Brit. med. J. 1, 19 (1954).
[7] HUGGINS, C., u. C. V. HODGES: Cancer Res. 1, 293 (1941).
[8] COLLING, K. G., u. L. J. ROSSITER: Canad. J. Res. E 28, 56 (1950).

Semen-Phosphatase nachweisbar ist[1, 2]. Auch bei Patienten mit Prostata-Carcinom führt die Verabreichung von Androgenen zu einem weiteren Anstieg der sauren Phosphatase-Konzentration im Plasma[3].

Da die Androgenproduktion der Hypophyse untergeordnet ist, so überrascht es keinesfalls, daß es nach Ausfall der Hypophyse nicht nur zu einer Atrophie des Prostata-Epithels, sondern auch zu einem Sistieren der Phosphatase-Synthese in der Prostata kommt[4].

Im Gegensatz zu dieser in vivo aktivierenden Wirkung der Androgene steht die hemmende Wirkung der Oestrogene auf die Synthese der sauren Phosphatase in der Prostata. Diese Eigentümlichkeit tritt besonders deutlich bei der Oestrogen-behandlung des Prostata-Carcinomes hervor (vgl. S. 632). Auf dem gleichen Grundprinzip beruht die starke Verminderung der Synthese der sauren Prostata-Phosphatase wie sie von ABUL-FADL und KING[5] bei einem Patienten mit Chorion-epitheliom und erhöhter Ausscheidung von Choriongonadotropinen im Urin beobachtet wurde.

Vi. Physiologische Aufgabe der sauren Prostata-Phosphatase

Im Jahre 1895 führte FLORENCE[6] die nach ihm benannte Reaktion zum Nach-weis von Sperma in die forensische Medizin ein. Spätere biochemische Unter-suchungen ergaben, daß es sich dabei um einen Nachweis des im Semen in ansehn-licher Konzentration vorliegenden *Cholins* handelte. Wie aus Tab. 160 hervor-geht, fehlt diese Substanz im frischen Ejaculat fast vollständig, tritt jedoch beim Stehen auf und erreicht die höchste Konzentration nach etwa 48 Std.[7]. Bei dieser Freisetzung des Cholins, einer Substanz, die wahrscheinlich bei der Regu-lation der Motilität der Spermatozoen eine Rolle spielt, handelt es sich sicher um einen enzymatischen Vorgang.

Anläßlich einer Analyse der phosphorhal-tigen Substanzen des Semens zeigte LUND-QUIST[8, 9], daß im frischen Ejaculat ansehnliche Mengen von *Phosphorylcholin* vorkommen. Diese Verbindung wird offenbar beim Stehen gespalten und führt zu der schon lange be-kannten Zunahme von Cholin und Phosphat im Semen. Diese beiden Produkte stammen nicht — wie lange angenommen wurde — aus Lecithin, sondern entstehen durch die hydrolytische Spaltung von Phosphorylcholin oder dem kürzlich nachgewiesenen Glycerylphosphorylcholin[10]. LUNDQUIST[11,12] zeig-te, daß die saure Phosphatase etwa dieselbe Affinität zu Phosphorylcholin besitzt wie zu Glycerophosphat. Da kein anderes geeignetes Enzym im Semen vorliegt,

Tabelle 169. *Änderungen der Cholin-Konzentration im menschlichen Semen nach der Ejaculation* (nach KAHANE und LEVY[13])

Cholinkonzentration mg/100 ml Semen	Zeitintervall
70	2 min
860	10 min
1600	1 Std.
2120	6 Std.
2030	22 Std.
2500	48 Std.
530	120 Std.

[1] HUGGINS, C., W. W. SCOTT u. C. V. HODGES: J. Urol. 46, 997 (1941).
[2] WATKINSON, J. M., et al.: Brit. med. J. 2, 492 (1944).
[3] HUGGINS, C., u. C. V. HODGES: Cancer Res. 1, 293 (1941).
[4] HUGGINS, C., u. P. S. RUSSELL: Endocrinology 39, 1 (1946).
[5] ABUL-FADL, M. A. M., u. E. J. KING: Biochem. J. 45, 51 (1949).
[6] FLORENCE, A.: Arch. Anthropol. crim. 10, 417, 520 (1895/96).
[7] KAHANE, E., u. J. LEVY: Bull. Soc. Chim. biol. 19, 959 (1937).
[8] LUNDQUIST, F.: Nature (Lond.) 158, 710 (1946).
[9] LUNDQUIST, F.: Acta physiol. scand. 13, 322 (1947); 14, 263 (1947).
[10] DIAMENT, M., E. KAHANE u. J. LEVY: Arch. Sci. physiol. 7, 45 (1953).
[11] LUNDQUIST, F.: Nature (Lond.) 158, 710 (1946).
[12] LUNDQUIST, F.: Acta physiol. scand. 13, 322 (1947); 14, 263 (1947).
[13] KAHANE, E., u. J. LEVY: Bull. Soc. Chim. biol. 19, 959 (1937).

andererseits aber die Phosphorylcholin-Spaltung enzymatischer Natur ist, so ist recht wahrscheinlich, daß es sich dabei um das natürliche Substrat der sauren Prostata-Phosphatase handelt.

Die Aufgabe der sauren Prostata-Phosphatase würde nach dieser Hypothese darin liegen, die Phosphorsäurecholin-Ester unmittelbar nach der Ejaculation zu spalten und dadurch Cholin und Phosphat freizusetzen. Daß die Hydrolyse erst nach der Ejaculation erfolgt, wird durch die räumliche Trennung der Bildungsstätte des Phosphorylcholins (Samenblasen) und der sauren Phosphatase (Prostata) gewährleistet. Das saure Milieu in der Vagina bietet ideale p_H-Verhältnisse für dieses Enzym mit seinem unbiologischen p_H-Optimum. Das freigesetzte Cholin spielt wahrscheinlich im Stoffwechsel der Spermatozoen oder aber bei der Anregung der Motilität dieser Zellen eine Rolle.

D. Prostata-Carcinom und saure Prostata-Phosphatase

a) Eigenheiten des Prostata-Carcinomes

i. Klinisch-Statistisches

Beim Prostata-Carcinom liegt eine echte *Altersdisposition* vor, d. h. die Tumorhäufigkeit nimmt bis ins höchste Alter progressiv zu[1]. Es handelt sich dabei wahrscheinlich um den einzigen menschlichen Tumor, bei dem eine wirkliche Altersdisposition vorliegt. Sorgfältige statistische Analysen in den letzten Jahren zeigten, daß die Carcinom-Häufigkeit zwar bis zu einem gewissen Alter allmählich zunimmt, daß es aber im höchsten Alter bei den meisten Carcinomen wieder zu einer Abnahme kommt. Nach Erhebungen in Amerika leiden etwa 14—29% aller Männer über 50 Jahre an einem Prostatacarcinom[2]. Aufschlußreich waren die Befunde von HIRST und BERGMAN[3], die 39 Patienten im Alter zwischen 80 und 100 Jahren untersuchten. In der Altersklasse zwischen 80 und 89 Jahren litten 48%, in der Klasse zwischen 90 und 99 Jahren sogar 80% aller Patienten an einem Prostata-Carcinom. Man erhält auf Grund solcher Analysen den Eindruck, daß das Prostata-Carcinom eine ,,physiologische'' Alterserscheinung des Menschen ist, dem kein Mann — Erreichen eines biblischen Alters vorausgesetzt — entgehen wird.

Das Prostata-Carcinom ist einer der wenigen menschlichen Tumoren, die in hohem Maße nicht autonom, sondern vom *Wirtsorganismus* abhängig sind. Dies geht bereits daraus hervor, daß bisher noch nie ein Prostata-Krebs bei Patienten mit hypophysärer Insuffizienz oder bei Eunuchen und Eunuchoiden beobachtet wurde. Die Entwicklung eines Prostata-Carcinoms ist an die Produktion von Androgenen gebunden. Verabreichung von Androgenen bei Krebsträgern führt zu einer Förderung des Krebswachstums und der Ausbreitung, während Androgen-Entzug oder Oestrogen-Verabreichung diese Tendenz in umgekehrter Richtung beeinflußt.

ii. Zur Diagnostik

Bei der außerordentlichen Häufigkeit des Prostata-Carcinomes stellt sich die Frage nach der Zuverlässigkeit der diagnostischen und differentialdiagnostischen Verfahren. Es ist wohl bekannt, daß nur eine sehr kleine Zahl von Patienten mit lokalen Beschwerden zum Arzt kommt. GRAVES und MILITZER[4] zeigten im Jahre 1935, daß von 120 Patienten mit Prostata-Carcinom etwa 80% den Arzt

---

[1] GAYNOR, E. P.: Virchows Arch. path. Anat. **301**, 602 (1939).
[2] Proc. nat. Cancer Conf.: Cancer of the Prostate, p. 139 (1949).
[3] HIRST, A. E., u. R. T. BERGMAN: Cancer **7**, 136 (1954).
[4] GRAVES, R. C., u. R. E. MILITZER: J. Urol. **33**, 235 (1935).

auf Grund von Metastasen-Symptomen aufsuchten; ja daß bei der ersten ärztlichen Untersuchung röntgenologische Beckenaufnahmen in etwa 85% auf das Vorliegen von Knochenmetastasen hinwiesen. Welche diagnostischen Hilfsmittel stehen dem Arzt zur früheren Erfassung dieser Krankheit zur Verfügung?

An erster Stelle muß die *Rectal-Untersuchung* erwähnt werden. Die Unzuverlässigkeit dieser Methode geht aus der folgenden Analyse hervor. HUDSON et al.[1] führten bei 300 Patienten mit normalem Palpationsbefund eine offene perineale Biopsie durch und fanden dabei 39 Carcinome. Nur bei 9 dieser 39 Patienten (23%) ließ der Palpationsbefund ein Carcinom vermuten, bei den übrigen 30 Patienten gab die digitale Untersuchung normale Befunde. Die Urologen empfehlen meist die *Cystoskopie* als Methode der Wahl zur Früherfassung des Prostata-Carcinomes. Obschon von gewissen Autoren befürchtet[2], dürfte die Gefahr einer Zellverschleppung und Impfmetastasen gering sein. Ein viel wichtigeres Argument gegen die Verwendung dieser Methode ist ihre Umständlichkeit, die sie für Reihenuntersuchungen nie brauchbar machen wird. Da heute in alle mehr oder weniger zugänglichen Organe zu diagnostischen Zwecken Nadeln gesteckt werden, wurde auch zur Frühdiagnose des Prostata-Carcinomes die *Nadel-Biopsie* empfohlen[3]. Dieses Verfahren hat aber mehrere Nachteile. Zunächst ist es ungezielt, d. h. die Wahrscheinlichkeit, einen lokalisierten Tumor zu erfassen, ist gering. Die pathologische Interpretation der kleinen Gewebsmengen ist schwierig. Schließlich wurden bereits mehrfach Impfmetastasen beschrieben[4], eine Beobachtung, die das Verfahren obsolet macht. Als nächstes stellt sich die Frage nach der Möglichkeit einer Verwendung *cytologischer Methoden*. Die Untersuchung des Prostata-Sekretes nach Prostata-Massage mit der Färbung nach PAPANICOLAOU wurde verschiedentlich zu diagnostischen Zwecken herangezogen, und eine Reihe von Statistiken orientieren über die Zuverlässigkeit des Verfahrens. RIABOFF[5] untersuchte das Prostata-Sekret von etwa 2000 über 50 Jahre alten Patienten. Nach autoptischen Untersuchungen wären in dieser Altersklasse bei 14—20% der Patienten ein Prostata-Carcinom zu erwarten. Tatsächlich führte die Cyto-Diagnostik aber nur in zwei von 2000 Patienten zur Entdeckung eines Prostata-Carcinomes. Das Verfahren ist daher unbefriedigend.

Als einzig zuverlässige Methoden verbleiben somit die offene perineale Biopsie und — wie unten gezeigt wird — die Bestimmung der sauren Plasma-Phosphatase durch L-Tartrat-Inhibition.

iii. Metastasen-Syndrom und alkalische Plasma-Phosphatase (Typ I)

Bei der Besprechung des Brust-Krebses gingen wir ausführlich auf die Metastasierung gewisser Krebse in das Knochen-System ein und definierten den Begriff des osteolytischen und osteoblastischen Metastasen-Syndroms. Während beim Brust-Krebs etwa 97% aller Knochen-Metastasen osteolytischer Natur sind, so führt das Prostata-Carcinom in etwa 97% aller Fälle zur Bildung osteoblastischer Läsionen[6]. Die Ursache dieses differenzierten Verhaltens ist nicht klar, doch ist es wahrscheinlich, daß in den Prostata-Carcinom-Zellen eine Substanz vorkommt, die eine ektopische Knochenbildung induziert.

Die typische biochemische Manifestation des osteoblastischen Metastasen-Syndromes ist die Zunahme der alkalischen Plasma-Phosphatase als Folge der

---

[1] HUDSON, P. B., et al.: Cancer **7**, 690 (1954).
[2] MALCAPINE, J. B.: Cystoscopy and Urography. p. 281. London 1949.
[3] SEMPLE, J. E.: Brit. med. J. **1**, 1236 (1951).
[4] CLARKE, B. G., W. F. LEADBETTER u. J. S. CAMBELL: J. Urol. **70**, 937 (1953).
[5] RIABOFF, P. J.: J. Urol. **72**, 62 (1954).
[6] SHARPE, W. S., u. J. R. McDONALD: Arch. Path. (Chicago) **33**, 312 (1942).

überschließenden lokalen Aktivität der Osteoblasten. Eine Zunahme der Konzentration dieses Enzymes im Plasma wird daher bei der Großzahl aller Patienten mit fortgeschrittenem Prostata-Krebs beobachtet und gehört zu den typischen biochemischen Veränderungen. Statistische Angaben über die Häufigkeit einer Zunahme der alkalischen Plasma-Phosphatase (Typ I) machten wir bereits auf S. 382 (Tab. 102).

iV. Fibrinolysine beim Prostata-Carcinom

Die Synthese eines fibrinolytischen Enzymsystemes gehört zu den physiologischen Eigenschaften der Prostataepithelzelle. Bei maligner Entartung bleibt diese Eigentümlichkeit der Zellen gelegentlich erhalten und die Fibrinolysin-Synthese geht auch in den Zellen der Metastasen weiter. Bei relativer Differenzierung der Carcinomzellen und bei starker Zunahme der Zellenzahl können die gebildeten Fibrinolysine zu einem eigenartigen Krankheitsbild, einer hämorrhagischen Diathese, Anlaß geben (S. 272).

V. Synthese von saurer Prostata-Phosphatase (Typ II) in Carcinomzellen

Auch die Synthese der sauren Prostata-Phosphatase (Typ II) gehört zu den physiologischen Eigenschaften der Prostatazellen. Sind auch neoplastische Zellen einer Synthese dieses Enzymes fähig? Eine Antwort auf diese Frage kann nicht a priori gegeben werden, führt der Differenzierungsverlust bei der malignen Entartung doch häufig zum Verlust von morphologischen und biochemischen Eigentümlichkeiten. Aus verschiedenen analytischen Untersuchungen, von denen einige auf Tab. 170 zusammengefaßt wurden, ist bekannt, daß die Carcinomzellen ihre Eigenschaft, eine saure Phosphatase vom Typ II zu synthetisieren, nicht verlieren, doch kommt es quantitativ zu einer deutlichen Verminderung dieser biochemischen Eigenschaft. Diese Stoffwechselfunktion bestätigt die relative Differenzierung dieses Tumors, die aus den folgenden Beobachtungen schon lange bekannt ist: die lange Latenzzeit, das langsame Wachstum, das morphologische Bild und die klinische Gutartigkeit. Besonders zu erwähnen ist auch die Beobachtung, daß nach Oestrogen-Therapie die Synthese der sauren Prostata-Phosphatase (Typ II) unterdrückt wird. Dies muß stets vor Augen gehalten werden, wenn eine Bestimmung der sauren Plasma-Phosphatase (Typ II) bei Patienten mit vorgängiger Oestrogen-Behandlung durchgeführt wird. Der Reichtum der Krebszellen an saurer Phosphatase wurde auch durch histochemische Untersuchungen bestätigt[5].

Tabelle 170. *Konzentration der sauren Phosphatase im normalen und pathologischen Prostatagewebe*

Diagnose	Einheiten/mg	Autor
Gesundes Individuum	522—2284	1
Hypertrophie, benign	668—4700	2
Carcinom, unbehandelt	43—188	2
Carcinom, unbehandelt	19	3
Carcinom, unbehandelt	8—280	4
Carcinom, nach Oestrogentherapie	1—20	4

Im Jahre 1936 veröffentlichten GUTMAN et al.[3] eine auch heute noch lesenswerte Studie über die Biochemie der Metastasen des Prostata-Carcinomes. Sie zeigten, daß nicht nur die Zellen des Primärtumors, sondern auch die Metastasenzellen der Synthese von saurer Prostata-Phosphatase (Typ II) fähig sind. Der

---

[1] GUTMAN, A. B., u. E. B. GUTMAN: Proc. Soc. exp. Biol. (N. Y.) **39**, 529 (1938).
[2] HUGGINS, C.: Harvey Lect. **42**, 148 (1947).
[3] GUTMANN, A. B., E. E. SPROUL u. E. B. GUTMANN: Amer. J. Cancer **28**, 485 (1936).
[4] FERGUSSON, J. D.: Lancet **1946**, 551.
[5] GOMORI, G.: Arch. Path. (Chicago) **32**, 189 (1941).

Reichtum der Metastasenzellen an saurer Phosphatase vom Typ II wurde inzwischen von Huggins[1] auch mit histochemischen Methoden bestätigt. Dieser wies auch darauf hin, daß anaplastische Carcinome mit schlechter Prognose einer Enzymsynthese nicht mehr fähig sind. Die Verwendung histochemischer Methoden erlaubt somit bei der pathologischen Diagnose Hinweise auf die Prognose des untersuchten Neoplasmas.

Tabelle 171. *Konzentration der sauren und alkalischen Phosphatase im Primärtumor und in den Metastasen bei einem Osteosarkom und einem Prostatacarcinom (nach Woodard[2])*

Diagnose	Gewebe	Enzymkonzentration	
		saure Phosphatase	alkalische Phosphatase
Osteosarkom	Primärtumor		56
	Lungenmetastasen	0,1	45
	Muskelmetastasen	0,2	39
Prostata-Carcinom	Primärtumor	19	0,1
	Knochenmetastasen	7,7	0,6
	Pleurametastasen	14	0,6

Vi. Übertritt der sauren Prostata-Phosphatase in den extracellulären Raum

Bereits physiologischerweise wird die in der Prostata synthetisierte saure Phosphatase (Typ II) nicht ausschließlich exogen sezerniert, sondern gelangt in geringer Menge auch in den extracellulären Raum und sekundär in den Kreislauf. Diese Partition eines Sekretionsproduktes ist eine physiologische Erscheinung und gilt nicht allein für das Sekret der Prostata, sondern auch für dasjenige der Magendrüsen (Pepsinogen), des Pankreas (Amylase, Lipase) und wahrscheinlich auch anderer Drüsen. Wir schlugen die Bezeichnung „endogen-exogene Partition (Divergenz) der Drüsensekrete" für dieses Verhalten vor. Der Übertritt geringer Sekretmengen in den extracellulären Raum muß als Ausdruck einer Diffusion aufgefaßt werden. Bei der Prostata führt der endogene Übertritt der sauren Phosphatase (Typ II) in das Plasma zum Auftreten des spezifischen Enzymes im Plasma des Mannes.

Beim Vorliegen eines Prostata-Carcinomes kommt es häufig zu einer Zunahme der sauren Plasma-Phosphatase prostatischen Ursprunges (Typ II). Die Ursache dieser Konzentrationszunahme ist nicht klar, doch könnte einer der drei folgenden Mechanismen dafür verantwortlich sein:

1. Carcinomzellen produzieren abnorme Enzymmengen, die in den extracellulären Raum diffundieren und in den Blutstrom gelangen.

2. Die Enzymproduktion ist normal, doch kommt es infolge der vermehrten Zellzahl zum Übertritt abnormer Enzymmengen in den Blutstrom.

3. Die Enzymproduktion ist normal, doch ist die Permeabilität der Krebszellen gestört und abnorm große Enzymmengen treten in den extracellulären Raum über.

Zur Zeit kann nicht mit Sicherheit entschieden werden, welcher dieser drei Mechanismen für die Zunahme der Enzymkonzentration im Plasma verantwortlich ist. Eine gesteigerte Enzymproduktion der Krebszellen ist auszuschließen, da analytische Daten (Tab. 171) auf eine verminderte Enzymkonzentration hinweisen. Es ist daher wahrscheinlich, daß die vermehrte Zellzahl einerseits, gestörte Permeabilitätsverhältnisse andererseits für die Zunahme der Enzym-Konzentration im Plasma verantwortlich sind.

---

[1] Huggins, C., R. E. Stevens u. C. V. Hodges: Arch. Surg. **43**, 209 (1941).
[2] Woodard, H. Q.: Cancer **9**, 352 (1956).

b) Diagnostische Bedeutung der sauren Plasma-Phosphatase (Typ II)

i. Enzymnachweis mit konventionellen Methoden

Die Beobachtung von GUTMAN et al.[1], wonach die Metastasenzellen von Prostata-Carcinomen ihre Fähigkeit, saure Phosphatase (Typ II) zu synthetisieren, beibehalten, war von großer theoretischer und praktischer Bedeutung. Von theoretischem Interesse, weil daraus hervorging, daß der Tumor biochemisch relativ differenziert ist und daß biochemische Merkmale eines Primärtumors auch in den Metastasenzellen in Erscheinung treten können. Von praktischer Bedeutung, weil diese Beobachtungen die Basis zur Entwicklung des diagnostisch wichtigen sauren Phosphatasen-Nachweises im Plasma bildeten. Zu dieser Zeit war noch nicht bekannt, daß im Blut überhaupt eine saure Phosphatase vorkommt, und ihre Entdeckung war dadurch erschwert, daß die Konzentration dieses Enzyms nur etwa $1/_{100}$ der schon gut bekannten alkalischen Phosphatase (Typ I) beträgt.

Im Jahre 1938 berichteten GUTMAN und GUTMAN[2] und BARRINGER und WOODARD[3], daß die Konzentration der sauren Plasma-Phosphatase bei Patienten mit disseminiertem Prostata-Carcinom häufig abnorm hoch ist. Diese Beobachtung war von fundamentaler Bedeutung, gelang es doch damit zum erstenmal in der Geschichte der Medizin, einen bestimmten Carcinomtyp auf Grund einer biochemischen Eigenschaft mit einer Laboratoriumsmethode zu erfassen. Diese Beobachtung über eine Zunahme der Konzentration der sauren Prostata-Phosphatase (Typ II) im Plasma beim Prostata-Carcinom wurde seither immer wieder bestätigt und die Bestimmung dieses Enzyms im Plasma eroberte sich einen bleibenden Platz in der Diagnostik des Prostata-Krebses und der Differentialdiagnostik des osteoblastischen Metastasen-Syndromes.

Im Jahre 1942 veröffentlichten SULLIVAN et al.[4] ihre Erfahrungen mit der Bestimmung der sauren Plasma-Phosphatase (Typ II und IV) bei über 800 Patienten, davon etwa 200 mit Prostata-Carcinom. Abnorme Ausfälle beobachteten sie, wie aus Tab. 172 hervorgeht, einerseits bei Patienten mit Prostata-Krebs und andererseits bei einzelnen Patienten mit dem Metastasen-Syndrom anderen Ursprunges oder Pagetscher Krankheit. Auf diese falschen positiven Resultate kommen wir unten zurück. Besonders wichtig war, daß kein einziger Patient mit Prostatitis oder benigner Prostatahypertrophie abnorm hohe Resultate aufwies. Die Methode gibt also sehr wenige falsche positive Resultate, die zudem ohne große Schwierigkeiten mit anderen diagnostischen Verfahren abgeklärt werden können. Wie steht es nun mit der Häufigkeit falscher negativer Resultate? Wie aus Tab. 173 hervorgeht, geben etwa 60% aller Patienten mit Prostata-Carcinom einen positiven Ausfall, darunter etwa 85% der Patienten mit Skeletmetastasen und etwa 10% der Patienten ohne Skeletläsionen. Aus dieser Statistik geht deutlich hervor, daß dem Verfahren zwar diagnostische und differentialdiagnostische Bedeutung zukommt, daß es sich aber nicht zu Massenuntersuchungen zur Früherfassung von Carcinomen eignet. Mehrere der auf S. 236 für Krebsteste angeführte Kriterien werden nicht erfüllt.

Die unseres Wissens größte Untersuchung über die Zuverlässigkeit der Bestimmung der sauren Plasma-Phosphatase (Typ II und IV) wurde von

[1] GUTMAN, E. B., E. E. SPROUL u. A. B. GUTMAN: Amer. J. Cancer 28, 485 (1936).
[2] GUTMAN, A. B., u. E. B. GUTMAN: J. clin. Invest. 17, 473 (1938).
[3] BARRINGER, B. S., u. H. Q. WOODARD: Trans. Amer. Ass. Genitourinary Surg. 31, 363 (1938).
[4] SULLIVAN, T. J., E. B. GUTMAN u. A. B. GUTMAN: J. Urol. 48, 426 (1942).

und Baum[1] im Jahre 1951 veröffentlicht. Nicht weniger als 1150 Patienten mit Prostata-Krebs, davon 495 mit und 656 ohne Knochenmetastasen, kamen zur Analyse. Ihre Resultate wurden auf Tab. 172 zusammengestellt. Die gute Übereinstimmung zwischen den Befunden der verschiedenen Autoren ist auffallend. Auf Tab. 173 wurden einige weitere Angaben von Nesbit und Baum[1] über die Beziehungen zwischen Prognose und saurer Plasma-Phosphatase (Typ II und IV) zusammengestellt. Ein signifikant größerer Teil der Patienten, die bei

Tabelle 172. *Verhalten der sauren Plasma-Phosphatase (Typ II und IV) bei verschiedenen Krankheiten* (nach Sullivan et al.[2])

Diagnose (Zahl der Patienten)	Einheiten in Prozent der Patienten				
	3,0	3—4,9	5,9—9,9	10—19,9	20
Gesunde Individuen (30)	100				
Prostata-Affektionen					
Carcinom + Metastasen (130) . .	15	12	25	16	32
Carcinom ohne Metastasen (70) .	89	11			
Hypertrophie (75)	100				
Prostatitis (10).	100				
Neoplasmen					
+ Skeletmetastasen (99)	81	13	6		
+ Lebermetastasen (46)	98	2			
— Metastasen (64)	94	5	1		
Primäre Knochentumoren (31) .	90	10			
Knochenkrankheiten					
Morbus Paget (96)	79	18	3		
Hyperparathyroidismus (9) . . .	67	11	22		
Verschiedene (72)	96	3	1		
Verschiedene Krankheiten (153) . .	98	1	0	1	

Tabelle 173. *Verhalten der Plasma-Konzentration der sauren Phosphatase (Typ II und IV) bei Patienten mit Prostata-Carcinom.* Bestimmung mit einer der konventionellen Methoden

Autor, Jahr	Prozent der Patienten mit abnormen Erhöhungen					
	alle Patienten		mit Skelet-Metastasen		ohne Skelet-Metastasen	
	Zahl	% erhöht	Zahl	% erhöht	Zahl	% erhöht
Huggins und Hodges[3] .	47	45	25	76	20	5
Sullivan et al.[2]	200	60	130	85	70	11
Herget und Sauer[4] . .	147	41	47	81	100	23
Emmet und Greene[5] . .	159	54	126	65	33	12
Woodard und Dean[6] . .	127	55	71	72	56	34
Bensley et al.[7]	91	48	40	59	51	29
Herbert[8]	87	48	35	83	47	26
Abul-Fadl und King[9]. .	44	64	22	73	22	55
Nesbit und Baum[1] . . .	1150	40	495	66	656	21
Total . .	2052	**45**	991	**77**	1055	**22**

[1] Nesbit, R. M., u. W. C. Baum: J. Amer. med. Ass. 145, 1321 (1951).
[2] Sullivan, T. J., E. B. Gutman u. A. B. Gutman: J. Urol. 48, 426 (1942).
[3] Huggins, C., u. C. V. Hodges: Cancer Res. 1, 293 (1941).
[4] Herget, C. C., u. H. R. Sauer: Cancer Res. 2, 398 (1942).
[5] Emmet, J. L., u. L. F. Greene: J. Amer. med. Ass. 127, 63 (1945).
[6] Woodard, H. Q., u. A. L. Dean: J. Urol. 57, 158 (1947).
[7] Bensley, E. H., et al.: Canad. med. Ass. J. 58, 261 (1948).
[8] Herbert, F. K.: Quart. J. Med. 59, 221 (1946).
[9] Abul-Fadl, M. A. M., u. E. J. King: J. clin. Path. 1, 80 (1948).

der ersten Untersuchung normale Enzymwerte aufwiesen, überlebte die 3-Jahres-Grenze. Dies besagt aber kaum mehr, als daß bei Patienten mit abnormen Werten die Dissemination des Carcinomes bereits weiter fortgeschritten war.

Auf Tab. 173 wurden außer den Resultaten von SULLIVAN et al.[1] und NESBIT und BAUM[2] noch diejenigen von HUGGINS und HODGES[3], HERGET und SAUER[4], EMMET und GREENE[5], WOODARD und DEAN[6], HERBERT[7] und ABUL-FADL und KING[8] zusammengestellt. Zur Beurteilung der echten positiven Resultate dieser Laboratoriumsmethode bewährte sich eine Einteilung in diejenigen Fälle mit Skeletmetastasen und solche, bei denen röntgenologisch noch keine Dissemination nachweisbar war. Alle diese Angaben beziehen sich ausschließlich auf Patienten, die vor der Bestimmung der Enzymkonzentration nicht durch Prostatektomie oder Eingriffe in das Endokrinium behandelt wurden. Aus dieser Sammelstatistik geht hervor, daß die saure Plasma-Phosphatase (Typ II und IV) nur bei etwa 45% aller Patienten mit Prostata-Krebs abnorm hoch ist. Beim Carcinom mit Knochenläsionen beträgt die Zahl der falschen negativen Resultate etwa 25%, beim Fehlen von Skelet-metastasen etwa 80%. Damit sind auch die Einschränkungen der Methode charakterisiert. Einzig positive Ausfälle sind beweisend, und in ihrer konventionellen Form erlaubt diese Methode nicht, ein Prostata-Carcinom auszuschließen.

Tabelle 174. *Beziehung zwischen der sauren Plasma-Phosphatase-Konzentration und der Prognose beim Prostata-Carcinom (nach NESBIT und BAUM[2])*

Plasma-Phospha-tase bei der ersten Untersuchung	Zahl der Patienten	Nach 3 Jahren verstorben
Normal . . .	194	34%
Erhöht . . .	87	60%

ii. Falsche positive Resultate bei Knochenerkrankungen

Bereits oben machten wir darauf aufmerksam, daß SULLIVAN et al.[1] bei einzelnen Patienten mit Knochenmetastasen nichtprostatischen Ursprunges eine geringe Erhöhung der Konzentration der sauren Plasma-Phosphatase (Typ II und IV) beobachteten. Solche Befunde wurden auch von anderen Autoren bei Knochenmetastasen von Adenocarcinomen der Brustdrüse, der Thyreoidea und des Colons erhoben[9-12]. Bei Durchsicht dieser Arbeiten fällt auf, daß alle diese Autoren Phenylphosphat als Substrat zum Nachweis der sauren Plasma-Phosphatase (Typ II und IV) verwendeten. Beim Gebrauch dieses Substrates werden bei etwa 20% aller Patienten mit Skeletmetastasen nicht-prostatischen Ursprunges leicht abnorme Resultate gefunden. Im Gegensatz dazu beobachtete z. B. WOODARD[13] bei einer großen Zahl von Patientinnen mit disseminiertem Brustkrebs nur in einem einzigen Fall einen leicht abnormen Ausfall. Diese Autorin verwendete aber im Gegensatz zu den oben erwähnten Forschern nicht Phenylphosphat, sondern Glycerophosphat als Substrat für den Enzymnachweis. Ähnliche, wenn auch weniger ausgesprochene Verhältnisse wurden auch bei der Pagetschen Krankheit beobachtet. GUTMAN et al.[14] zeigten bereits im Jahre 1940, daß von 200 Patienten mit Morbus Paget drei erhöhte Werte der sauren Plasma-Phosphatase (Typ II und IV) aufwiesen. WATKINSON[12] beobachtete sogar bei 3 von 9 Patienten leicht abnorme Werte. Auch für das Verhalten des Enzymes beim Morbus Paget gilt das oben für das Meta-

[1] SULLIVAN, T. J., E. B. GUTMAN u. A. B. GUTMAN: J. Urol. 48, 426 (1942).
[2] NESBIT, R. M., u. W. C. BAUM: J. Amer. med. Ass. 145, 1321 (1951).
[3] HUGGINS, C., u. C. V. HODGES: Cancer Res. 1, 293 (1941).
[4] HERGET, C. C., u. H. R. SAUER: Cancer Res. 2, 398 (1942).
[5] EMMET, J. L., u. L. F. GREENE: J. Amer. med. Ass. 127, 63 (1945).
[6] WOODARD, H. Q., u. A. L. DEAN: J. Urol. 57, 158 (1947).
[7] HERBERT, F. K.: Quart. J. Med. 59, 221 (1946).
[8] ABUL-FADL, M. A. M., u. E. J. KING: J. clin. Path. 1, 80 (1948).
[9] BENSLEY, E. H., et al.: Canad. med. Ass. J. 58, 261 (1948).
[10] LEMON, H. M.: Med. clin. N. Amer. 35, 292 (1942).
[11] LEMON, H. M., et al.: J. clin. Invest. 31, 646 (1952).
[12] WATKINSON, J. M., et al.: Brit. med. J. 1944, 492.
[13] WOODARD, H. Q.: Cancer 5, 236 (1952).
[14] GUTMAN, A. B., E. B. GUTMAN u. J. N. ROBINSON: Amer. J. Cancer 38, 103 (1940).

stasensyndrom gesagte: eine geringe Steigerung der Enzymkonzentration wird ausschließlich dann gelegentlich beobachtet, wenn Phenylphosphat als Substrat verwendet wird.

Zwei Hypothesen wurden zur Erklärung dieses Verhaltens herangezogen: Da im Knochen selbst geringe Mengen einer sauren Phosphatase vorkommen (Typ?), ist es naheliegend anzunehmen, daß bei ausgedehnten Knochenläsionen, wie sie beim disseminierten Carcinom und beim Morbus Paget vorkommen, geringe Enzymmengen aus dem Skelet in den Blutstrom übertreten. Das differenzierte Verhalten in bezug auf das Substrat spricht jedenfalls gegen einen Ursprung des Enzymes in neoplastischen Prostatazellen. LEMON und WISSEMAN[1] beobachteten, daß es bei der Großzahl von Adenocarcinomen zu einer Zunahme der Konzentration von sauren Phosphatasen im Krebsgewebe kommt. LEMON[2] nahm daher an, daß das gelegentlich im Plasma beobachtete Enzym nicht aus dem Knochen, sondern aus den neoplastischen Zellen stammt.

iii. Versuche zur Verbesserung der Methode

Die große Zahl falscher negativer Resultate macht die Bestimmung der sauren Plasma-Phosphatase (Typ II und IV) zur Früherfassung und einwandfreien Diagnose des Prostata-Carcinoms ungeeignet. Es wurden daher schon früh Versuche unternommen, die Empfindlichkeit und Spezifität des Verfahrens zu verbessern. Prinzipiell sind die folgenden Modifikationen erwähnenswert:

1. Stimulierung der Krebszellen durch die Verabreichung von Androgenen, in der Hoffnung, eine diagnostisch verwendbare Ausschüttung von saurer Prostata-Phosphatase (Typ II) aus den Krebszellen zu provozieren.

2. Erzwingung einer Ausschüttung von saurer Phosphatase (Typ II) aus den neoplastischen Zellen durch Massage der Prostata.

3. Verbesserung der Nachweismethode der sauren Phosphatasen, so daß nicht — wie mit der konventionellen Methode — ein Gemisch von Enzymen (Typ II, III, IV), sondern selektiv die saure Phosphatase prostatischen Ursprunges (Typ II) erfaßt wird. Die Verfahren der Alkohol- und Formaldehyd-Inhibition bewährten sich nicht, doch muß die Technik der L-Tartrat-Inhibition heute als die zuverlässigste Methode zur Erfassung des Prostata-Carcinomes betrachtet werden.

4. Da die saure Phosphatase prostatischen Ursprunges vor allem durch thermale Inaktivierung eliminiert wird, gelingt es durch Senkung der Körpertemperatur um 2—3°C bei Patienten mit Prostatakrebs einen abnormen Anstieg der Enzymkonzentration im Plasma zu provizieren. Dieses kürzlich von LONDON et al.[3] angegebene neue Prinzip fand aber noch nicht Eingang in die Praxis.

iV. Verhalten der sauren Plasma-Phosphatase nach Prostata-Massage

Bereits SULLIVAN et al.[4] stellten sich die Frage, ob es nicht durch lokale, mechanische Irritation gelingt, einen diagnostisch verwertbaren Anstieg der sauren Plasma-Phosphatase (Typ II und IV) zur Erfassung des Prostata-Carcinomes zu induzieren. Ihre diesbezüglichen Versuche verliefen aber ohne greifbaren Erfolg. Zweifellos führt eine Prostatamassage nicht selten zu einem Anstieg der Enzymaktivität des Plasmas, doch ist dieses Verhalten nicht pathognomonisch für Patienten mit Prostatakrebsen. HOCK und TESSIER[5] beobachteten bei 4 von 20 gesunden Individuen und DANIEL und VAN ZYL[6] bei 3 von 24 Patienten mit benigner Prostatahypertrophie einen abnormen Anstieg der Konzentration der sauren Phosphatase (Typ II und IV) im Plasma. BONNER et al.[7] verwendeten die von ihnen entwickelte Methode zur selektiven Erfassung der sauren Phosphatase vom Typ II und Typ IV (Erythrocyten) und verfolgten das Verhalten dieser Plasmaenzyme nach 2-minütiger Prostatamassage. Bei 5 prostatektomierten

[1] LEMON, H. M., u. C. L. WISSEMAN: Science 109, 233 (1949).
[2] LEMON, H. M.: Persönliche Mitt.
[3] LONDON, M., R. McHUGH u. P. B. HUDSON: Cancer Res. 14, 718 (1954).
[4] SULLIVAN, T. J., E. B. GUTMAN u. A. B. GUTMAN: J. Urol. 48, 426 (1942).
[5] HOCK, E., u. R. TESSIER: J. Urol. 62, 488 (1949).
[6] DANIEL, O., u. J. J. VAN ZYL: Lancet 1952, 998.
[7] BONNER, C. D., F. HOMBURGER u. W. H. FISHMAN: Surg. Gynec. Obstet. 99, 179 (1954).

Patienten kam es in keinem Fall zu einem Anstieg der Enzymkonzentration. Im Gegensatz dazu beobachteten sie bei 3 Patienten mit Prostata-Carcinom einen Anstieg der sauren Phosphatase des Plasmas (Typ II und IV), der ausschließlich auf eine Zunahme des prostatischen Enzymes (Typ IV) zurückzuführen war. Bei 12 von 22 Individuen ohne Prostatakrebs kam es zu einer beträchtlichen Zunahme der Enzymkonzentration im Plasma (Abb. 131).

Aus diesen Ausführungen geht hervor, daß die Bestimmung der sauren Plasma-Phosphatase (Typ II und IV oder Typ II allein) nach Prostatamassage wenig zur Diagnose des Prostata-Carcinomes beiträgt. Im Gegenteil muß festgehalten werden, daß die Enzymanalysen nie innerhalb 24 Std. nach einer rektalen Untersuchung erfolgen sollen, da es sonst häufig zu falschen positiven Resultaten kommt.

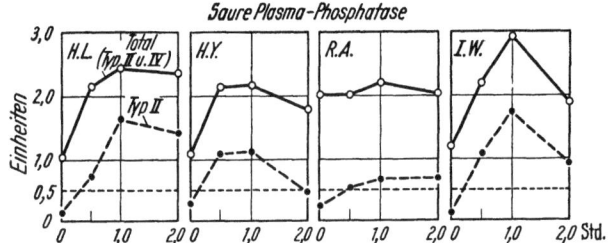

Abb. 131. Verhalten der Konzentration der sauren Prostata-Phosphatase (Typ II) und der sauren Gesamt-Phosphatase (Typ II und IV) bei vier gesunden Individuen nach Prostatamassage (nach BONNER et al.[1])

V. Verhalten der sauren Plasma-Phosphatase nach Androgen-Verabreichung

HUGGINS und HODGES[2] beobachteten bereits im Jahre 1941, daß die Verabreichung von Androgenen bei Patienten mit Prostatakrebs zu einer Stimulierung der Tumorzellen führt. Ähnliches wurde seither wiederholt beobachtet und bildet die Basis für die Auffassung, daß das Prostata-Carcinom ein androgenabhängiger Tumor ist. SULLIVAN et al.[3] gelang es durch die Verabreichung von Androgenen bei einzelnen Patienten mit Prostatakrebs eine Zunahme der sauren Plasma-Phosphatase-Konzentration (Typ II und IV) zu erzwingen, doch waren die Resultate mit diesem Test so unzuverlässig, daß ihm keine praktische Bedeutung zukommt.

BONNER et al.[1] nahmen diese Frage kürzlich wieder auf, vor allem weil sie mit der von ihnen entwickelten neuen Methode zur selektiven Erfassung der sauren Plasma-Phosphatase prostatischen Ursprunges (Typ II) zeigen wollten, daß nach Androgenen ausschließlich die Konzentration des Prostata-Enzymes zunimmt. Bei 12 Patienten, die 50 mg Testosteron pro die erhielten, kam es zu keinerlei Veränderungen der Enzymkonzentration. Von 14 Patienten, die mit 100 mg Testosteron täglich behandelt wurden, kam es nur bei 3 zu einer Zunahme der Konzentration des prostatischen Enzymes (Typ II) im Plasma. Aus diesen Versuchen geht hervor, daß die Provokation der sauren Phosphatase (Typ II + IV oder Typ II) im Plasma durch die Verabreichung von Androgenen keinerlei diagnostische Bedeutung besitzt.

Vi. Alkohol- und Formaldehyd-Inhibition der sauren Phosphatasen

Da es sich bei den mit der konventionellen Bestimmungsmethode im Plasma nachgewiesenen sauren Phosphatase um ein Gemisch verschiedener Enzyme,

[1] BONNER, C. D., F. HOMBURGER u. W. H. FISHMAN: Surg. Obstet. Gynec. **99**, 179 (1954).
[2] HUGGINS, C., u. C. V. HODGES: Cancer Res. 1, 293 (1941).
[3] SULLIVAN, T. J., E. B. GUTMAN u. A. B. GUTMAN: J. Urol. 48, 426 (1942).

besonders des Typ II aus der Prostata und des Typ IV aus den Erythrocyten handelt, so bestand Hoffnung, durch die Ausarbeitung einer selektiveren Methode zur Erfassung der prostatischen sauren Phosphatase vom Typ II im Plasma zuverlässigere diagnostische Resultate zu erhalten. Da alle Versuche, ein für das Prostata-Enzym spezifisches Substrat zu finden, scheiterten[1], so verblieb einzig die Hoffnung, geeignete Inhibitoren zu finden.

HERBERT[2] baute seine Nachweismethode auf dem zuerst von KUTSCHER und WÖRNER[3] beschriebenen Prinzip der Alkoholinaktivierung des prostatischen Enzymes auf. Wie aus seinen eigenen, sowie den Angaben von ABUL-FADL und KING[4] hervorgeht (Tab. 175), ist die Methode den konventionellen Verfahren an Zuverlässigkeit zwar überlegen, aber im großen ganzen noch immer unbefriedigend.

ABUL-FADL und KING[4] versuchten eine selektive Erfassung des sauren Plasmaenzymes prostatischen Ursprunges (Typ II) durch Hemmung der Erythrocyten-Phosphatase (Typ IV) mit Formaldehyd. Diese Methode erwies sich aber, wie aus Tab. 175 hervorgeht, als noch weniger befriedigend.

Tabelle 175. *Verhalten der sauren Plasma-Phosphatase beim menschlichen Prostata-Carcinom.* Nachweis mit differenzierenden Methoden

Autor	Prozent der Patienten mit abnormen Erhöhungen					
	alle Patienten		mit Skelet-Metastasen		ohne Skelet-Metastasen	
	Zahl	% erhöht	Zahl	% erhöht	Zahl	% erhöht
I. Konventionelle Nachweismethoden						
Sammelstatistik (S. 625) .	2052	45	991	77	1055	22
II. Alkohol-Inhibition						
HERBERT[2]	56	57	24	83	26	31
ABUL-FADL und KING[4] . .	31	68	48	83	13	46
Total	87	61	72	83	39	36
III. Formalin-Inhibition						
ABUL-FADL und KING[4] . .	44	48	22	73	22	23
IV. L-Tartrat-Inhibition						
BONNER et al.[5]	13	92	8	100	5	80
MATHES et al.[6]	16	88	6	100	10	80
WHITMORE et al.[7]	14	79	7	86	7	71
Total	43	86	21	95	22	77

Vii. L-Tartrat-Inhibition der sauren Plasma-Phosphatase (Typ II)

Nach diesen eher enttäuschenden Versuchen, die Methodik der Bestimmung der sauren Plasma-Phosphatase verbessern zu wollen, wurde in den letzten 2 Jahren ein neues Verfahren entwickelt, das als großer Fortschritt zu betrachten

[1] FISHMAN, J., et al.: J. Urol. 59, 1194 (1948).
[2] HERBERT, F. K.: Quart. J. Med. 59, 221 (1946).
[3] KUTSCHER, W., u. A. WÖRNER: Z. physiol. Chem. 239, 109 (1936).
[4] ABUL-FADL, M. A. M., u. E. J. KING: J. clin. Path. 1, 80 (1948).
[5] BONNER, C. D., F. HOMBURGER u. W. H. FISHMAN: Surg. Obstet. Gynec. 99, 179 (1954).
[6] MATHES, G., S. G. RICHMOND u. D. H. SPRUNT: J. Urol. 75, 143 (1956).
[7] WHITMORE, W. F., et al.: Cancer 9, 228 (1956).

ist und in kurzer Zeit die konventionellen Methoden verdrängen wird. ABUL-FADL und KING[1] zeigten im Jahre 1949, daß das L-Tartrat ein starker Inhibitor der sauren Phosphatase vom Typ II aus Prostata, Leber und Milz ist, daß die Erythrocyten-Phosphatase (Typ IV) jedoch nicht beeinflußt wird. Auf diesem Prinzip entwickelten FISHMAN und LERNER[2] eine Methode, die eine selektive Erfassung der sauren Prostata-Phosphatase vom Typ II ermöglicht. Dabei werden im Prinzip zwei Aktivitätsmessungen des Plasmas durchgeführt, die eine in der Abwesenheit, die andere mit Zusatz von L-Tartrat. Als Substrat dient Phenylphosphat und die Inkubation erfolgt während einer Stunde bei p_H 4,9. Unter „Gesamtphosphatase" ("total phosphatase") wird die saure Phosphatase-Aktivität des Plasmas in der Abwesenheit von L-Tartrat verstanden, während die Differenz zwischen der „Gesamtphosphatase" und der Aktivität in der Anwesenheit von L-Tartrat als „Prostata-Phosphatase" bezeichnet wird. Besser wäre es allerdings, einfach von sauren Phosphatasen vom Typ II zu sprechen, da sich diese Fraktion aus prostatischen und extraprostatischen Enzymen dieses Types zusammensetzt.

Die Erfahrungen mit dieser neuen Methode verdanken wir fast ausschließlich der Arbeitsgruppe an der Tufts Medical School in Boston[3-5].

Auffällig ist die scharfe Grenze zwischen der Norm und pathologischen Abweichungen, wie sie mit den konventionellen Methoden nie beobachtet werden. Weiterhin kommt es bei der Verwendung der L-Tartrat-Inhibition zum Auftreten eines deutlichen Geschlechtsunterschiedes, der ebenfalls mit den konventionellen Methoden nicht erfaßbar war. Eine tabellarische Zusammenstellung (Tab. 176)

Tabelle 176. *Verhalten der Plasma-Konzentration der sauren Gesamt-Phosphatase (Typ II und IV, konventionelle Methode) und der Prostata-Phosphatase (Typ II, L-Tartrat-Inhibition) bei verschiedenen Prostataerkrankungen* (nach FISHMAN et al.[3])

Diagnose (Zahl der Patienten)	Konventionelle Methode			L-Tartrat-Inhibition		
	Mittel	Streuung	abnorme Resultate	Mittel	Streuung	abnorme Resultate
Gesunde Individuen . . .		0,5—5			0—0,6	
Benigne Hypertrophie (44)	1,2	0,2—1,7	0	0,21	0—0,5	0
Prostatitis (22)	1,3	0,4—2,1	0	0,25	0—0,6	0
Prostata-Carcinom						
+ Metastasen (8) . . .		1,7—4,3	7		1—33	8
— Metastasen (5) . . .		1,3—3,1	0		0,1—1,7	4

von Patienten mit verschiedenen Krankheiten zeigt, daß im Vergleich zu den konventionellen Methoden keine falschen positiven Resultate beobachtet werden und daß die Zahl der erfaßbaren Patienten mit Prostata-Carcinom, mit und ohne Metastasen, höher ist. Ebenso wertvoll für die Beurteilung einer Methode, wie großangelegte statistische Erhebungen, ist die wiederholte Durchführung an einzelnen Patienten über eine längere Zeitdauer. Aus der Reihe von ausgezeichnet dokumentierten Fällen seien die folgenden beiden Beispiele erwähnt:

Patient C. B.: Dieser Patient wurde im Oktober 1952 hospitalisiert, hatte aber bereits früher eine transurethrale Prostatektomie für Adenocarcinom. Klinische und Röntgenuntersuchungen waren negativ, die „Gesamtphosphatase" normal. Bereits war jedoch die saure Plasma-Phosphatase vom Typ II erhöht. Erst im November 1953 kam es zu einer,

[1] ABUL-FADL, M. A. M., u. E. J. KING: Biochem. J. **45**, 51 (1949).
[2] FISHMAN, W. H., u. F. LERNER: J. biol. Chem. **200**, 89 (1953).
[3] FISHMAN, W. H., et al.: J. clin. Invest. **32**, 1034 (1953).
[4] BONNER, C. D., F. HOMBURGER u. W. H. FISHMAN: Surg. Gynec. Obstet. **99**, 179 (1954).
[5] BONNER, C. D., u. M. LYONS: Arch. Surg. **69**, 122 (1954).

auch mit den konventionellen Methoden erfaßbaren Anstieg der Gesamtphosphatase. Röntgenbilder waren selbst im November 1953 noch negativ.

Patient D. C.: Bei Routineuntersuchungen wurde wiederholt ein Anstieg der sauren
Plasma-Phosphatase vom Typ II beobachtet. Der Patient verstarb einige Zeit später an
einem Lungenkrebs, und eine pathologische Untersuchung der normal erscheinenden Prostata
deckte ein mikroskopisches Adenocarcinom auf.

Seit diesen ersten Mitteilungen über die Verwendung der L-Tartrat-Inhibition zur Erfassung der sauren Plasma-Phosphatase vom Typ II wurden zwei
weitere Arbeiten veröffentlicht, in denen die Beobachtungen von LERNER et al.
bestätigt wurden. MATHES et al.[1] analysierten die Enzymkonzentration im
Plasma einer größeren Zahl von Patienten mit Prostata-Carcinom. Die Großzahl
aller Patienten, die nicht vorgängig durch endokrine Eingriffe behandelt wurden,
wies abnorm hohe Werte auf (Tab. 175). Analoge Befunde erhoben DAY et al.[2],
die ebenfalls über mehrere Patienten berichten, bei denen die saure Phosphatase
vom Typ II abnorme Werte gab, während die Bestimmung der Gesamt-Phosphatase und das Röntgenbild noch normal waren. Auch diese Autoren betonen, daß
die Bestimmung der sauren Phosphatase vom Typ II nur bei unbehandelten
Patienten diagnostische Bedeutung besitzt. WHITMORE et al.[3] analysierten
die Plasmaenzyme bei 20 Patienten mit prostatischer Hypertrophie und
fanden in 3 Fällen leicht abnorme Werte. Die folgenden Ursachen mögen für
diesen von den Beobachtungen von FISHMAN et al.[4] abweichenden Befund
verantwortlich sein: das Vorliegen eines mikroskopischen Adenocarcinomes,
Trauma durch Rectaluntersuchung oder Cystoskopie und Infarkte. Auf einen
zeitlich beschränkten Anstieg der sauren Plasma-Phosphatase bei Infarkten bei
benigner Hypertrophie machten früher schon STEWART et al.[5] aufmerksam.

Wie aus der Sammelstatistik auf Tab. 175 hervorgeht, ist die neue Methode
den konventionellen Verfahren jedoch deutlich überlegen und verdient allgemein
eingeführt zu werden.

c) Saure Plasma-Phosphatasen und Therapie des Prostata-Carcinomes
i. Prostatektomie

Das älteste rationale Verfahren der Krebsbehandlung besteht in einer Entfernung des Primärtumors. Dieser Grundsatz hat jedoch beim Prostata-Carcinom
seine Einschränkungen. Dieser Krebs nimmt insofern eine Sonderstellung ein,
als relativ selten die primär lokalen Symptome den Patienten belästigen und sein
Leben bedrohen, als vielmehr die Manifestationen des Metastasen-Syndromes.
Die relativ späte Diagnosestellung hat weiterhin zur Folge, daß ein lokaler Eingriff oft unmöglich wird und sich der Chirurg auf palliative Maßnahmen beschränken muß. Der Einfluß einer Prostatektomie auf das Verhalten der sauren
Plasma-Phosphatasen variiert je nach den individuellen Verhältnissen. Liegen
keine Metastasen vor, so kann die Enzymkonzentration zur Norm absinken, wie
dies etwa bei einem von FISHMAN et al.[4] erwähnten Patienten der Fall war.
Beim Vorliegen des Metastasen-Syndromes hat dieser Eingriff meist keinen
Einfluß auf die Enzymaktivität im Plasma.

ii. Chirurgische Kastration

Seit vielen Jahren ist bekannt, daß ältere Hunde häufig an einer Krankheit leiden, die gewisse Ähnlichkeiten mit der Prostatahypertrophie des Menschen aufweist.

---

[1] MATHES, G., S. G. RICHMOND u. D. H. SPRUNT: J. Urol. **75**, 143 (1956).
[2] DAY, E., et al.: Cancer **9**, 222 (1956).
[3] WHITMORE, W. F., et al.: Cancer **9**, 228 (1956).
[4] FISHMAN, W. H., et al.: J. clin. Invest. **32**, 1034 (1953).
[5] STEWART, C. B., T. H. SWEETSER u. G. E. DELORY: J. Urol. **63**, 128 (1950).

HUGGINS und CLARK[1] gelang es, durch Kastration oder Behandlung mit Oestrogenen die Hypertrophie zum Verschwinden zu bringen. Die grundsätzliche Verwandtschaft zwischen der gesunden, der hypertrophischen und der neoplastischen Prostatazelle veranlaßte HUGGINS, der Frage nachzugehen, ob chirurgische oder medizinische Kastration auch eine Wirkung auf das Prostata-Carcinom ausübt. Durchgehen wir die ältere Literatur nach Angaben über die therapeutische Beeinflussung von Prostataaffektionen durch Kastration, so finden wir, daß diese Operation von WHITE[2] und CABOT[3] bereits Ende des letzten Jahrhunderts durchgeführt wurde. YOUNG[4] kastrierte im Jahre 1936 2 Patienten mit einem Prostata-Carcinom, beobachtete aber keine Besserung.

Ausgehend von der erwähnten Arbeitshypothese versuchten HUGGINS und HODGES[5] im Jahre 1941, das Prostata-Carcinom durch Kastration zu beeinflussen. In ihrer berühmten Arbeit berichteten sie über eine dramatische subjektive und objektive Besserung im Anschluß an den Eingriff und über ein Absinken der sauren Plasma-Phosphatase (Typ II und IV) zur Norm. Noch im gleichen Jahr veröffentlichten HUGGINS et al.[6] ihre Erfahrungen mit der chirurgischen Kastration bei 21 Patienten mit Prostata-Carcinom. 4 Patienten starben nach dem Eingriff, bei 2 Patienten war keine Besserung festzustellen. Die verbleibenden 15 Patienten wiesen jedoch eine so verblüffende Besserung auf, daß es nicht verwundert, daß die Methode sofort als Therapie der Wahl ihren Eingang in die Behandlung des Prostata-Carcinomes fand.

Im Jahre 1942 erschien eine größere Arbeit, in der SULLIVAN et al.[7] über ihre Erfahrungen mit der Kastration bei 33 Patienten berichteten. Sie analysierten besonders das Verhalten der alkalischen (Typ I) und sauren Plasma-Phosphatase (Typ II und IV) und kamen dabei zu recht aufschlußreichen Resultaten. Auf Tab. 177 wurde das Verhalten dieser Enzyme bei je einem Patienten mit und ohne Kastrationseffekt nebeneinandergestellt. Die Konzentration der sauren Plasma-Phosphatase

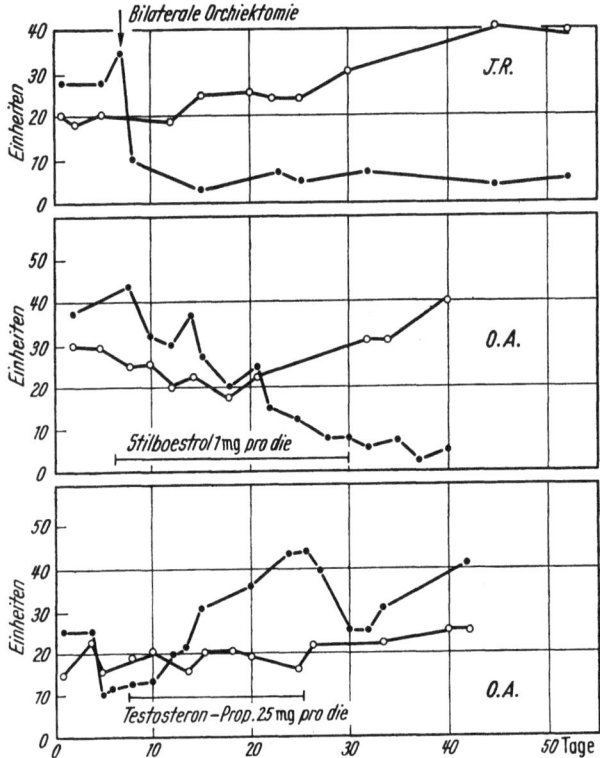

Abb. 132. Verhalten der Plasma-Konzentration der alkalischen und sauren Plasma-Phosphatase (Typ II und IV) beim disseminierten Prostata-Carcinom nach *a* bilateraler Orchiektomie, *b* Oestrogentherapie und *c* Testosteronverabreichung (nach HUGGINS und HODGES[5])

[1] HUGGINS, C., u. P. CLARK: J. exp. Med. **72**, 747 (1940).
[2] WHITE, J. W.: Med. News **65**, 664, 674 (1894).
[3] CABOT, A. T.: Ann. Surg. **24**, 265 (1896).
[4] YOUNG, H. H.: In Modern Urology. Edited by H. CABOR. **I**, S. 887. Philadelphia, Pa.: Lea and Febiger 1936.
[5] HUGGINS, C., u. C. V. HODGES: Cancer Res. **1**, 293 (1941).
[6] HUGGINS, C., R. E. STEVENS u. C. V. HODGES: Arch. Surg. **43**, 209 (1941).
[7] SULLIVAN, T. J., E. B. GUTMAN u. A. B. GUTMAN: J. Urol. **48**, 426 (1942).

(Typ II und IV) erwies sich als guter objektiver Maßstab für die Beurteilung des Kastrationseffektes. Beim Ansprechen auf die Therapie fiel die Enzymkonzentration innerhalb weniger Tage zur Norm ab und blieb normal. Kam es später als 3 Monate nach dem Eingriff zu einem erneuten Anstieg der Enzymkonzentration, so mußte dies als Hinweis auf ein Rezidiv aufgefaßt werden. Die alkalische Plasma-Phosphatase (Typ I) stieg nach dem Eingriff meist an und erreichte ihren Gipfelpunkt z. Z. der röntgenologischen Heilung der Metastasen. Nach 2—3 Wochen sinkt auch die Aktivität dieses Enzymes zur Norm ab.

Tabelle 177. *Wirkung von Kastration auf die Plasma-Konzentration der alkalischen und sauren Phosphatase (Typ II und IV) bei Patienten mit disseminiertem Prostata-Carcinom* (nach SULLIVAN et al.[1])

Patient	T. B.		L. B.	
Plasma-Phosphatase	saure	alkalische	saure	alkalische
Prä-operativ .	81	43	45	12
1. Woche . .	21	38	35	15
4 Wochen . .	7,4	52	36	12
8 Wochen . .	3,0	24	59	10
12 Wochen . .	4,1	13,4	393	24
16 Wochen . .	3,6	8,3	740	40

iii. Oestrogentherapie

Die Einführung der Oestrogene in die Behandlung des Prostata-Carcinomes erfolgte ebenfalls im Jahre 1941 durch HUGGINS und HODGES[2]. Die Resultate waren nicht so dramatisch und unmittelbar wie nach der Kastration, waren aber auf die Dauer denjenigen nach dem chirurgischen Eingriff mindestens ebenbürtig. Aus den ausführlichen Darstellungen von KAHLE et al.[3] und DEAN et al.[4] geht hervor, daß sich die saure und alkalische Plasma-Phosphatase ähnlich verhalten wie nach der chirurgischen Kastration. Die Entdeckung der Wirksamkeit von Oestrogenen zur Behandlung des Prostata-Carcinomes markiert in der Geschichte der Medizin die Entdeckung des ersten chemotherapeutischen Agens zur Behandlung von Krebsen. Leider waren die Erfolge der chirurgischen und medizinischen Kastration nicht selten zeitlich beschränkt, und es kam zum Auftreten von Rezidiven. Dafür werden heute zwei Ursachen in Betracht gezogen.

1. Es kommt zu einer Alteration im Wirtsorganismus, indem dieser im Hoden, den Nebennieren oder an anderer Stelle die Produktion von Androgenen wieder aufnimmt.

2. Das Carcinom wird anaplastisch und undifferenziert und entweicht der Androgen-Kontrolle.

Beide Möglichkeiten kommen in der Praxis vor. Von besonderer Bedeutung ist der erste Typ, die ungenügende Unterdrückung der Androgenbildung, da sie weiteren therapeutischen Maßnahmen zugeführt werden kann, wie Verabreichung von Oestrogenen nach Rezidiv im Anschluß an chirurgische Kastration oder schließlich Adrenalektomie. Eine ausgesprochen schlechte Prognose haben jene Carcinome, die ihre Abhängigkeit von Androgenen verlieren und als anaplastische, wildwachsende Tumoren therapie-resistent werden.

[1] SULLIVAN, T. J., E. B. GUTMAN u. A. B. GUTMAN: J. Urol. 48, 426 (1942).
[2] HUGGINS, C., u. C. V. HODGES: Cancer Res. 1, 293 (1941).
[3] KAHLE, P. J., H. D. OGDEN u. P. L. GETZOFF: J. Urol. 48, 83 (1942).
[4] DEAN, A. L., H. Q. WOODARD u. G. H. TWOMBLY: J. Urol. 49, 108 (1943).

iV. Adrenalektomie

Die Einführung der Adrenalektomie und neuerdings auch der Hypophysektomie zur Behandlung von hormon-abhängigen Krebsen war eine logische, wenn auch wahrscheinlich übertriebene Folgerung der erwähnten Gedankengänge. HUGGINS und SCOTT[1] beobachteten im Jahre 1945 eine ausgezeichnete Wirkung der Adrenalektomie bei einem Patienten mit Prostata-Carcinom und Rezidiv nach Orchiektomie. Über ähnlich gute Resultate berichtete 2 Jahre später COX[2] bei 3 weiteren Patienten. Im Jahre 1952 veröffentlichten HUGGINS und BERGENSTAL[3] ihre Resultate mit Adrenalektomie bei 7 Patienten mit Prostata-Carcinom und 6 Patienten mit Brustkrebs. In allen Fällen kam es zu einer subjektiven und objektiven Besserung mit Rückgang der Metastasen. Die oft vor der Operation stark erhöhte Konzentration der sauren Plasma-Phosphatase (Typ II und IV) sank in den meisten Fällen post-operativ zur Norm ab. Diese guten Resultate blieben aber nicht unwidersprochen. So beobachteten WEST et al.[4] bei 7 Patienten mit Prostata-Carcinom nur in zwei Fällen eine objektive Besserung, während bei den restlichen 5 die Besserung rein subjektiv war. Zur Zeit liegen noch nicht genügend Unterlagen vor, als daß die Methode zur routinemäßigen Durchführung empfohlen werden könnte.

---

[1] HUGGINS, C., u. W. W. SCOTT: Ann. Surg. **122**, 1031 (1945).
[2] COX, H. T.: Lancet **1947**, 425.
[3] HUGGINS, C., u. D. M. BERGENSTAL: Cancer Res. **12**, 134 (1952).
[4] WEST, C. D., et al.: Cancer **5**, 1009 (1955).

Namenverzeichnis

Sachverzeichnis

Die *kursiv* gesetzten Ziffern sind Haupthinweise

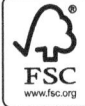

MIX
Papier aus verantwortungsvollen Quellen
Paper from responsible sources
FSC® C105338

FSC
www.fsc.org

If you have any concerns about our products,
you can contact us on
ProductSafety@springernature.com

In case Publisher is established outside the EU,
the EU authorized representative is:
Springer Nature Customer Service Center GmbH
Europaplatz 3, 69115 Heidelberg, Germany

Printed by Libri Plureos GmbH
in Hamburg, Germany